医师继续教育用书

儿内外科护理学

PEDIATRIC MEDICAL AND SURGICAL NURSING

主编 张齐放 钱培芬

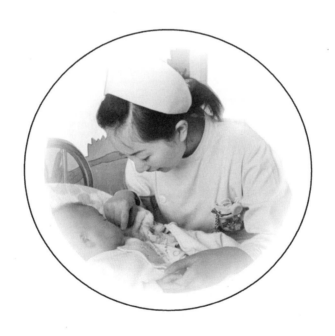

世界图书出版公司

上海 · 西安 · 北京 · 广州

图书在版编目(CIP)数据

儿内外科护理学/张齐放,钱培芬主编. —上海:上海
世界图书出版公司,2010.2
(医师继续教育用书)

ISBN 978 - 7 - 5100 - 1130 - 6

Ⅰ. 儿… Ⅱ. ①张…②钱… Ⅲ. 儿科学:护理学
Ⅳ. R473.72

中国版本图书馆 CIP 数据核字(2009)第 204311 号

儿内外科护理学

张齐放 钱培芬 主编

上海世界图书出版公司出版发行

上海市广中路 88 号

邮政编码 200083

上海市印刷七厂有限公司印刷

如发现印装质量问题,请与印刷厂联系

(质检科电话:021 - 59110729)

各地新华书店经销

开本:787×1092 1/16 印张:42.25 字数:1 100 000

2010 年 2 月第 1 版 2010 年 2 月第 1 次印刷

ISBN 978 - 7 - 5100 - 1130 - 6/R・236

定价:180.00 元

http://www.wpcsh.com

http://www.wpcsh.com.cn

主　编　张齐放　钱培芬

副主编　何美朵　袁晓晖　杨言菊

编　者（按姓氏笔画排序）

于　毅　王　燕　刘　静　刘麟璘　孙洪霞

孙勤瑾　李秀霞　李　娜　李雯珏　李敏杰

杨言菊　吴　翊　邱　琰　何美朵　余　佶

张齐放　陆小溪　陆燕燕　陆懿维　陈　洁

陈智娟　范敏君　庞源芳　胡艳华　姜　莉

姜　瑛　袁晓晖　顾敏杰　钱培芬　倪　颖

徐桂婷　曹冬娟

序

　　护理学是人类在同大自然及疾病斗争的实践中逐渐发展起来的一门独立学科,应该说护理学是基于人类的生存需要而产生的。当生命科学、医疗技术和社会经济在高速发展的时候,人们对疾病的护理和健康的理解、认识也有了新的追求。如果说过去的患者对健康的需求还只限于有病才求医,那么随着人们对健康认识的逐渐加深,健康将成为整体人一生的追求,这就要求护理工作打破"以患者为中心"的系统化整体护理的框架,进入以"整体人的健康"为中心的新护理阶段。

　　世界卫生组织(world health organization,WHO)早在 1948 年就为健康提出了如下定义:"健康不仅为消除疾病和损伤,更要实现生理、心理和社会能力等综合素质的完好状态或羸弱之消除,而系体格、精神与社会之完全健康状态 * "。这一定义的特点是将健康的概念从控制疾病,扩展到了人体的综合素质,包括个体的生理和心理状态以及与社会环境的和睦相处。

　　儿童期是人体从一个尚未成熟的婴儿向成熟的个体发展的过程,是由量变到质变的过程。在儿科这个领域,包含了从合理喂养、生长发育和保健,到青春期儿童生理、心理的正确指导;从儿科疾病的预防到儿童疾病的治疗;从儿科内科领域到儿科外科领域。小儿与成人在解剖和生理上有许多不同之处,各器官、系统在发育和功能上不成熟,免疫力又不同,儿童病症发作时,症状可以很突然和急剧,同时他们精神神经的发育和认知的阶段性发展,可能会对疾病和他们所接受的治疗感到更多的不安或困惑,这使小儿需要更专业、更全面、更富爱心的特殊护理照顾。

---

　　* 世界卫生组织法于 1946 年在纽约召开的国际卫生会议通过,1948 年 4 月 7 日生效。

  在 21 世纪这一新的历史时期,儿童健康也面临着许多新的问题和挑战。这些问题和挑战,明显区别于过去由于贫困和落后带来的严重威胁儿童生命和健康的致死性疾病的威胁,而将主要是由伴随快速的经济发展而出现的工业化、城市化、现代化和全球化带来的新的健康问题,突出表现在环境因素、社会因素、人们的行为和生活方式对儿童健康的影响,不仅影响儿童期的健康,甚至还会构成对儿童发育、成长的影响,伴随终身。因此,本书是在普通高等教育"十五"国家级规划教材《儿科护理学》的基础上,增加了大量儿内、外科护理学内容,以及儿童的精神神经发育和心理行为问题;还增加了儿内外科护理技术和操作规程;附加了世界卫生组织和联合国儿童基金会制订的爱婴医院十点措施和评估依据,还有儿科常用的图表等,实用性较强。本书的一大特色是内容充实、篇幅齐全、资料丰富,有较强的实用和学术价值。

胡庼澧

2009 年 8 月

前　言

　　本书是在普通高等教育"十五"国家级规划教材《儿科护理学》的基础上,根据儿科临床护理特点以及护理学院的学生与儿科医护人员的需求加以扩展和补充,增加了皮肤功能障碍儿童的护理、儿童心理系统疾病的护理等内容。尤其增加了儿外科护理学的内容,如头部和颈部疾病的护理、胸部疾病和腹部疾病的护理、泌尿生殖系统疾病的护理、运动系统疾病的护理及软组织感染性疾病的护理,这在以往儿科护理学教材中所缺如。本书包含的内容较全面,还增加了儿内外科护理技术和操作规程,且附有一些常用的图表如婴儿每日饮食建议表、常用食物及水果营养成分表、正常儿童生长曲线图、各年龄儿童生长发育正常测量值、儿科常用临床检验参考值、儿科常用药物的剂量与用法、正常儿童骨骼发育的 X 线指标等,并在每章节的后面附有思考题,是一本为临床儿科护理人员和护理学院学生提供帮助的学习参考书。

　　由于时间较紧和水平有限,在编写的过程中肯定存在不妥之处,望广大读者和同行指正。

张齐放　钱培芬

2009 年 8 月

目　录

外 科 篇

总　论

第一章 绪 论

儿科护理学是儿科学的重要组成部分,是一门研究小儿生长发育规律、小儿保健、疾病防治和护理,从而促进小儿身心健康的护理科学。现代儿科护理学集医疗、保健、康复、教育等为一体,其区别于传统儿科护理学的要点在于强调"以小儿的家庭为中心",融会多学科的先进理论和技术,为小儿提供全方位关怀性的全程照顾,保障和促进小儿身心健康。

第一节 现代儿科护理学的范围

一、现代儿科护理理念

儿科护理在形成初期只限于照料患病的儿童,随着医学模式的转变,现今的儿科护理被广泛应用于所有健康小儿的生长发育、疾病预防及促进小儿身心健康等各方面的研究。

现代儿科护理提出了健康小儿的定义:健康小儿必须有健康的身体和大脑,并生活在健康的环境中。即健康的小儿包括身体、精神和心理上的健康,是一个整体的概念。

美国的护理学者 Beverley 提出了以家庭为中心的护理核心概念:即以建立患者、家庭和照顾者三者之间的密切关系为基础,从而加强健康知识的传播、信息分享和协作。可概括为尊重患者及家庭;传送健康信息;尊重患者选择权;强调患者、家庭及照顾者间的协作;给予力量及支持;有弹性;授权等多个方面。

二、儿科护理学的任务

现代儿科护理学的任务是充分利用当今医学和相关学科的先进理论和先进技术,不断通过护理实践和科学实验研究,从体格、智能、行为和社会等多方面为小儿提供综合性、广泛性的护理,以增强小儿的体质,降低小儿发病率和死亡率,保障和促进小儿健康,从而进一步提高国民整体素质。

三、儿科护理服务的对象

儿科护理学的服务对象包括胎儿期至青少年期的所有小儿,小儿处于不断生长发育的过程中,具有不同于成人的特征和特殊需要。

四、儿科护理学的范畴

一切涉及小儿时期健康和卫生的问题都属于儿科护理学的范畴范围,其中包括了正常小儿身心方面的保健、小儿疾病的防治与护理,并与小儿心理学、社会学、教育学等多门学科有着广泛而密切的联系。

随着学科发展,儿科护理已从单纯的疾病护理发展成为以小儿及其家庭为中心的身心整体全面护理;从单纯的患儿护理转变为包括小儿生长发育、疾病防治与护理及促进小儿身心健康的全面服务;从单纯的三级医疗保健机构承担其任务发展成为由护理人员带动的全社会都参与和承担的小儿预防、保健、护理工程。因此,也就是说儿科护理学要达到保障和促进小儿健康的目的,势必要将科学育儿知识普及到每个家庭中,并获得全社会各方面的支持。

第二节 儿科护理的特点与一般原则

儿科护理学的研究和服务对象是小儿。小

儿从生命开始直到长大成人,整个阶段都处在不断生长发育的过程中,在其解剖、生理、心理、社会、病理、免疫、疾病诊治、心理社会等方面均与成人有所不同,而且各年龄阶段的小儿之间也存在着个体差异性,因此,在护理上有其特殊之处。

一、儿科护理的特点

(一)小儿生理功能特点

1. 解剖特点　从出生到长大成人,小儿在外观上就有着不断的变化,而各器官的发育也遵循着一定的规律。例如体重、身高、体重、头围、胸围及臂围等的增长,身体各部分比例的改变,骨骼的发育,牙齿的萌出等都有一定的规律。所以熟悉小儿的正常发育规律,才能进一步做好保健护理的工作。

2. 生理特点　小儿生长发育快,代谢旺盛,对营养物质特别是蛋白质、水和能量的需要量相对比成人多,但是其胃肠消化功能尚未成熟,故极易发生营养缺乏和消化系统紊乱。婴儿的代谢旺盛,但肾功能比较差,因此比成人容易发生水和电解质的紊乱。此外,不同年龄段的小儿有着不同的生理、生化正常值,例如心率、血压、呼吸、周围血象、体液成分等等。儿科护理人员只有熟悉这些生理生化特点才能迅速做出正确的判断和处理。

3. 免疫特点　小儿皮肤、黏膜娇嫩容易破损,淋巴系统发育未成熟,体液免疫及细胞免疫功能不健全,淋巴系统发育未成熟,所以其防御能力差。新生儿血清中的 IgM 浓度低,这就使其易受革兰阴性细菌的感染;婴幼儿期 SIgA 的缺乏,使其容易发生呼吸道及胃肠道的感染;其他体液因子如补体、趋化因子、调理素活性及白细胞吞噬能力等也比较差,在护理工作中应注意加强消毒隔离。

(二)小儿生理社会特点

小儿的身心尚未成熟,缺乏适应能力和实现自身需要的能力,对亲人的依赖性比较强,常不能配合治疗护理工作,这就要求护理人员在工作中付出加倍的理解和关爱。同时,小儿的心理成长还受到家庭、环境和教育的深刻影响。在护理过程中应该以小儿及其家庭为中心,加强与家长、教师、社会工作者的合作,根据不同年龄阶段小儿的生理发育特征和心理方面的不同需求采取相应的护理措施。

(三)儿科临床特点

1. 病理特点　由于小儿发育尚未成熟,对致病因素的反应往往与成人迥然不同,会发生多种不同的病理变化。例如维生素 D 缺乏时婴儿患佝偻病,而成人则表现为骨软化症;肺炎链球菌所致的肺部感染在婴儿常表现为支气管肺炎,而在年长儿则发生大叶性肺炎。

2. 疾病特点　小儿疾病种类及临床表现与成人区别较大,例如婴幼儿先天性疾病、遗传性疾病和感染性疾病比成人多见,而且在患急性传染病时常表现为起病急、来势凶和缺乏局限能力,容易并发败血症,并可导致呼吸衰竭、循环衰竭和水电解质的紊乱。新生儿及体弱儿在患严重感染性疾病时,常表现为各种反应低下,例如体温不升、拒食、表情呆滞、拒食、外周血白细胞降低或不增等,并常有无定位性症状和体征。此外,小儿病情发展过程易反复,易波动,变化多端,故应密切观察及时发现早期征象并尽早处理。

3. 诊治特点　不同年龄阶段的小儿患病有其独特的临床表现,在诊断时应该要重视年龄差异。以小儿惊厥为例,发生于新生儿时应考虑是否与产伤、窒息、颅内出血或先天异常有关;6 个月以内的婴儿则须考虑有无婴儿手足搐搦症或中枢神经系统感染;6 个月至 3 岁的小儿则以高热惊厥及中枢神经系统感染可能性大为多;3 岁以上年长儿的无热惊厥则以癫痫为多。

年幼儿常不能准确诉说或主动反映病情,在诊治过程中,除了向家长详细询问病史,还应密切观察病情,结合必要的辅助检查,早期、迅速地做出准确的诊断,并做出处理,严谨细致的护理尤为重要。

4. 预后特点　小儿患病时虽然起病急、来势猛、变化多,但是如果诊治及时有效,护理恰当,其好转恢复也快。小儿各脏器组织的修复和再生能力比较强,其后遗症一般较成人为少。但是年幼、体弱、危重的病儿病情变化迅速,需要严密监护、积极抢救,以渡过危急时期。

5. 预防特点　加强预防措施是使小儿发病

率和死亡率下降的重要环节。开展计划免疫,加强传染病管理可有效控制多种小儿传染病;重视小儿保健,降低营养不良、腹泻、肺炎等一些常见病的发病率;早期筛查,早期发现先天性遗传性疾病,视觉、听觉障碍以及智力方面的异常,加以干预、矫治,可以防止其发展成为不可逆转的严重伤残;在小儿时期注意合理营养,积极进行体育锻炼,防止小儿肥胖症,可对成年后出现的高血压、动脉粥样硬化引起的冠心病起到预防作用;及时早期诊治出小儿泌尿系统感染,可防止其迁延至成人期并发展成为晚期慢性肾炎而导致肾功能衰竭。小儿期的预防保健工作十分重要,儿科医护人员应将照顾者的焦虑从疾病治疗转移至疾病的预防和健康的促进上来。

二、儿科护理的一般原则

(一)遵守法律和伦理道德规范

儿科工作者应自觉遵守法律和伦理道德的规范,尊重小儿人格,保障小儿的权利,促进小儿身心方面的健康成长。

(二)以小儿及其家庭为中心

重视不同年龄阶段小儿的特点,关注小儿其家庭成员的心理感受和服务需求,为小儿及其家庭提供预防保健、健康指导、疾病护理和家庭支持等全方位的服务。

(三)实施身心整体护理

护理工作不应仅仅局限于满足小儿的生理的需要或维持已有的发育状况,还应包括维护和促进小儿心理行为的发展和精神心理的健康;在关注小儿机体各系统或各器官功能协调平衡的同时,使小儿的生理、心理活动状态与社会环境相适应,并应重视环境带给小儿的各方面影响。

第三节 儿科护士的角色行为与素质

儿科护士主要充当护理活动协调者、执行者、计划者、健康教育者、协调者、咨询者及患儿的代言人。此外,儿科护士必须具有强烈的责任感,要爱护尊重患儿,具备丰富的专业知识和熟练的技术操作能力,同时还必须掌握一定的人际沟通技巧。

一、儿科护士的角色行为

随着医疗模式的转变和护理学科的发展,儿科护士被赋予多元化角色,由单纯的疾病护理人员转变成为一个具备专业知识的独立实践者。

(一)小儿保护者

护理工作者在小儿保健和疾病治疗中,既承担病情的监护观察,又承担对住院小儿全方位的保护责任,其中也包括了对小儿权益及小儿家庭隐私的保护。现代化的医疗机构有先进的仪器设备对危重患儿进行病情监护,但在新生儿和小儿重症监护病室均实行无家长陪同制度,这就对护理人员的专业素质和职业操守提出了要求。护理人员对住院无陪同的患儿承担着临时法定监护人的责任,预防患儿在院内发生意外事件、保证小儿的安全都在责任之内。同时,儿科护士还应保护小儿的权益不被侵害,这些侵害包括不适当的医疗措施和护理操作,来自社会、医院、病室及家庭人员方面不适当的行为、语言和肉体的伤害。

(二)治疗护理工作的执行者、协调者

护士要正确的执行并配合医生等相关人员对患儿实施治疗,这种治疗包括药物治疗、心理治疗、物理治疗、饮食治疗和疾病的预防性治疗等。因此护士必须认识到自身在医疗活动中,在帮助患儿恢复健康方面所担任的重要角色。儿科护士要求具备全面的儿科医学知识,能够正确辨别判断异常状况,掌握各种常用药物的剂量、使用方法、副作用等,掌握化疗用药的程序和正确实施的时间,了解某些药物应用的次序不同对疗效可能造成的影响。

护士需要联系并协调有关人员和机构,维持一个有效的沟通网,使诊断、治疗、救助与有关小儿保健工作能够互相协调、配合,以保证小儿获得最适宜的整体性照顾。

(三)小儿护理活动的执行者

小儿机体各系统、器官的功能发育尚未完善,生活尚不能自理或不能完全自理。儿科护士的一个重要角色就是在帮助小儿保持或恢复健康的过程中,提供各种照料。例如感染的预防、

药物的给予、营养的摄取、心理的支持等,以满足小儿身、心两方面的需要。护士还有责任帮助患儿将他们生理和心理上的痛苦降低到最低程度,给患儿及其家长提供支持是直接护理的一部分,常用的方式有倾听、触摸和陪伴,尤其后两项非语言性的沟通对小儿最为有效。

(四)小儿护理的计划者、实施者和科研者

为保证小儿身心健康发展,护士必须运用护理专业知识和技能,收集有关小儿的生理、心理、社会状况等方面的资料,全面评估小儿的健康状况,从而找出其健康问题,并制订系统全面的、切实可行的护理计划,迅速采取有效的护理措施,以减轻小儿的痛苦,促进小儿身心健康发展。护理人员在角色扩展后,对残疾小儿保健的责任也在不断增加,护理人员要参与到制订残疾小儿的治疗计划中,使其尽可能地融入正常的学习生活中去。

在护理小儿的过程中,护理人员应不断审视自身工作,发掘日常工作中不利于小儿健康的护理观点、方法和条件,开展研究做出改进,进一步发展儿科护理的新理论、新技术,提高儿科护理质量,促进专业发展。

(五)小儿健康的教育者、促进者

在儿科护理中,护士不仅要对不同年龄、不同理解能力的患儿进行教育,还要通过教育改变患儿及其家长的某些行为,帮助患儿尽快适应医院环境、接受各种治疗。指导家长如何观察患儿的病情,如何给患儿提供全面照顾和支持使其更舒适。为患儿及其家长提供支持和咨询,包括想法与意见的交换,提供解决相应问题的基础知识,介绍相关的权威专业和团体,协助家庭制订应付压力的措施。通过指导,让家长掌握相关的护理方法,并理解在患儿出院后他们的责任及掌握照顾技巧的重要性。

(六)小儿健康的咨询者

护士倾听患儿及其家长的内心感受,触摸和陪伴患儿,提供有关的治疗信息,给予健康指导,解答小儿及家长对疾病和健康问题疑惑,使他们能够以积极有效的方法去应对压力,找到满足生理、心理、社会需要的适宜方法。

(七)小儿疾病的预防者

护士根据小儿生长发育过程中的各种需求制订出护理计划,做好卫生宣教和预防接种,以达到预防疾病和维护健康的目的。护理人员应指导小儿家长合理的养育方法以避免各种潜在的危险因素,包括对各种多发意外事故、伤害形式及相应预防措施的指导。此外,针对各年龄段小儿的心理特点及可能存在的心理问题进行及时的引导和教育,促进小儿心理健康成长。

(八)患儿代言人

护士是小儿权益的维护者,在小儿不会表达或表达不清自己的要求和意愿时,护士有责任解释并维护小儿的权益不受侵犯或损害。护士应根据患儿及其家长的需求、家庭的经济情况以及他们可从医院及社区获得的健康服务保障等提供相应的帮助,护士有责任把这些服务事项告知家长,关心并帮助患儿享用这些服务。

二、儿科护士的素质要求

(一)强烈的责任感

儿科护理工作具有一定的复杂性,小儿面临着生长发育的转变,又处于知识、能力相对缺乏的状态,这要求护士具有强烈的责任感,儿科护士不但要照顾他们的生活,还要启发他们的思维,进行有效的沟通,培养彼此间的信任,建立良好的护患关系。

(二)爱护并尊重小儿

小儿的健康成长不但需要物质营养,还需要精神养料,其中爱与关怀就是重要的精神营养素之一。护理人员要发自内心地爱护小儿,做到一视同仁;尊重小儿,做到言而有信,与小儿建立平等友好的关系,从而提高护理质量。

(三)丰富的专业知识,熟练的操作技巧

能够根据小儿生长发育过程中各时期的生理变化和社会心理需求给予全面的护理支持和帮助;掌握各年龄阶段小儿面对疾病的心理情绪反应,注意结合身、心两方面的客观征象及主观表述给出护理措施;具备开展健康教育的知识和能力;掌握儿科常用药物的剂量、作用、使用方法及副作用。随着医学科学的发展,儿科护理技术已结合了临床护理技术、抢救技术及先进的检查技术,因此作为儿科护士必须熟练掌握这些相关技术,从而取得最佳的护理效果。

（四）有效的人际沟通技巧

儿科护士的服务对象包括患儿与家长两方面，现代儿科护理，不仅要挽救患儿的生命，同时还必须考虑到疾病过程对患儿生理、心理等方面的影响。这就要求儿科护士掌握有效的人际沟通技巧，不断与患儿及家长交流信息，全面了解患儿的身心变化和社会需求，以促进患儿各方面的健全成长。

第四节 儿科护理学的发展与趋势

一、儿科护理学的发展

我国传统医学对于小儿疾病的防治和护理有相当完善的阐述，在我国医学发展史、相关医学典籍和历代名医传记中，常可见有关小儿保健、疾病预防等方面的记载。同时，我国儿科护理学的形成，在相当程度上受到了西方护理理念的影响。

19世纪下半叶，西方医学传入我国并逐渐发展开来，各国传教士开办了教会医院并设立了护士学校，医院中也设立了产科、儿科门诊及病房，当时的护理工作重点主要集中在对住院患儿的生活照顾上。

新中国成立以后，党和政府对儿童健康十分重视，宪法和农业发展纲要都提出了保护妇女和小儿的条款。儿科护理工作不断发展，从推广新法接生、实行计划免疫、建立各级儿科医疗保健机构、提倡科学育儿，直至发展形成了儿科监护中心等专科护理体系，儿科护理的范围和护理水平也得到了迅速的拓展和提高。小儿传染病发病率大幅度下降，小儿常见病、多发病的发病率、病死率亦迅速降低，小儿体质普遍增强。20世纪80年代初，我国恢复了中断30余年的高等护理教育，90年代开始发展护理硕士研究生教育，培养了一大批高级儿科护理人才，推动儿科护理队伍向高层次、高素质方向发展。

随着人们生活水平的提高和健康需要的增加，儿科临床护理已经从单纯疾病护理发展为对患儿身心的整体护理；儿科护理工作从护理患儿发展成为包括小儿的生长发育、健康维护、疾病预防和临床护理的综合性护理工作。儿科护士的服务范围从医院推广向社会、从个人推广至家庭、从治疗推广至康复，更多地参与到小儿防病保健工作。儿科护理学已逐渐发展成为具有独特理论、技术和功能的专门学科，其研究内容涉及影响小儿健康的生物、心理、社会等各个方面，儿科护士已成为促进小儿保健的中坚力量。

二、目前发展趋势

儿科分科精细，不同系统的疾病都建立了完善的治疗护理计划，在此基础上，儿科护理学正逐步向更广泛的领域拓展，例如妇幼保健知识的宣教、良好亲子关系的培养、早产儿及低体重儿的照顾与护理等都是目前备受关注的课题。随着医学研究及其他领域科学研究的发展，不孕症诊治、人工授精、试管婴儿、畸形胎儿诊断等新兴技术都对儿科护理提出了更高的要求，儿科护理工作者必须不断学习先进科学技术和护理理论，弘扬团结协作、求实创新、拼搏奉献的精神，为提高小儿健康水平和中华民族的整体素质作出更大贡献。

（顾敏杰）

思考题

1. 健康小儿的定义是什么？
2. 简述儿科护理学的范畴。
3. 儿科护士承担的角色有哪些？
4. 简述儿科护士的素质要求。

第二章　正常儿童的生长发育

第一节　儿童各年龄阶段的划分及意义

一、生长和发育的定义

儿童时期是人体生长发育的重要阶段,生长发育(growth and development)是儿童的基本特点。

生长(growth)是指体格的增长和器官形态的增大,发育(development)是指细胞组织结构的成熟和生理功能的完善。生长与发育两者关系密切,不能截然分开,故一般统称为生长发育。

二、年龄阶段的划分

根据儿童不同阶段生长发育的特点,将其根据年龄划分为以下7个阶段。

1. 胎儿期(prenatal stage)　指从妊娠第9周直到胎儿出生为止。

2. 新生儿期(neonatal stage)　指自胎儿娩出脐带结扎起至满28天。

3. 婴儿期(infancy)　出生后28天到1岁。

4. 幼儿期(toddler)　1~3岁小儿。

5. 学龄前期(preschool)　3~6岁小儿。

6. 学龄期(schoolage)　6~12岁小儿。

7. 青春期(adolescence)　12~20岁,一般女孩从11、12岁开始到17、18岁,男孩从13、14岁开始到18、20岁,个体差异较大。

三、生长和发育的规律

(一) 生长发育是连续的过程

生长发育在整个儿童时期不断进行,但是在各个时期生长发育的速度不同,从新生儿至婴儿期为生长快速期,自2、3岁至青春早期之间生长速率平稳而且缓慢,到了青春期又进入生长快速期。

(二) 各系统器官发育不平衡

身体各部发育速度不同,神经系统及其附属器官从出生至1岁以内发育速度最快;生殖系统在青春期生长发育速度最快;淋巴系统,包括胸腺、脾脏等在儿童期生长迅速,到12岁时达到高峰,此后逐渐降至成人水平;其他如呼吸、消化、泌尿、循环及骨骼肌肉系统的增长基本与体格生长平行。

(三) 生长发育遵循一定规律

由上到下(cephalocaudal law)即由头至四肢发展的规律;由近到远(proximal distal law)即身体的自我控制,总是从身体靠近中心的部分开始发展,从臂到手,从腿到脚;由粗到细,先出现粗的动作,再出现精细动作,如全掌抓握到手指拾取;由简单到复杂,先会做简单的动作,后会做复杂的动作;由低级到高级,先会看、听、感觉事物,再发展到记忆、思维、判断和分析。

(四) 生长发育有个体差异

影响生长发育的因素包括:① 遗传:人类遗传与疾病有密切的关系,其他如体形、身高、外貌等均与遗传有关;② 环境:包括家庭文化、社会经济与居住环境等因素;③ 性别:性别可造成生长发育的差异,一般而言女孩青春期开始早而持续时间短,男孩青春期开始晚而持续时间长;④ 双亲:孕期母亲的营养状况、儿童出生后父母对其进行的教养和营养供应情况,都影响到儿童的生长发育;⑤ 个体差异:营养、药物和疾病都对儿童的生长发育产生影响。

第二节　儿童体格及精神发育

一、各阶段儿童体格检查

(一) 体重

体重(weight)为各器官、系统、体液的总重量,易于准确测量。体重的变化最能反映儿童的健康及营养状态,体重也是儿科临床计算药量、静脉输液量等的依据。

足月儿出生时,男婴平均体重为 3.3 ± 0.4 kg,女婴为 3.2 ± 0.4 kg,满 6 个月时体重是出生时的 2 倍,满 1 岁时体重是出生时的 3 倍,2 岁体重为出生体重的 4 倍,此后至青春期前体重逐年增加 2~3 kg,青春期男孩体重平均增加 23.7 kg,女孩体重平均增加17.5 kg。

估计体重的公式:

<6 个月婴儿:体重(kg)=出生时体重(kg)+月龄×0.7(kg)

7~12 个月龄婴儿:体重(kg)=6(kg)+月龄×0.25

2 岁至青春前期:体重(kg)=年龄×2+7(或 8)(kg)

(二) 身高(长)

身高(height)指头顶到足底的全身长度。小于 3 岁儿童立位测量不易准确,应仰卧位测量,称身长。立位与仰卧位测量值相差约 1~2 cm。

身高的增长是骨骼成长的结果,两个增长高峰是婴儿期和青春期。出生时身长平均为50 cm,前 3 个月约增长 11~12 cm,1 岁时约增加出生时身长的 50%,4 岁时身高是出生时身长的 2 倍,13 岁时身高是出生时身长的 3 倍。青春期男孩身高平均增加27.5 cm,女孩身高平均增加 20.5 cm。

估计身高的公式(单位:cm):

2~12 岁:身高(cm)=年龄×7+70(cm)

(三) 身体比例

出生时身体中点在肚脐处,2 岁时身体的中点稍低于脐部,青春期身体中点接近耻骨联合。头占身体的比例:胎儿 2 个月时占 1/2,2 岁时占 1/4,成人时占 1/8。下肢占身高比例:婴儿期占 1/3,成人期占 1/2。坐高占身高的百分数随年龄而下降,出生时为 67%,14 岁时为 53%。

(四) 头围

头围与脑的发育密切相关,可以评估脑容量。较小的头围常提示脑发育不良,头围增长过速则常提示脑积水。

出生时头围约 34 cm,3 个月时为40 cm,1 岁时为 46 cm,2 岁时为 48 cm,5 岁时为50 cm,15 岁时头围接近成人,约 54~58 cm。

(五) 胸围

胸围的大小和肺及胸廓的发育有关。胸围本身并非很有意义,但与头围比较可评估儿童的营养状态。出生时胸围平均为32 cm,比头围小 1~2 cm,1 岁左右胸围等于头围,1 岁以后胸围应逐渐超过头围。儿童测量胸围时,将软尺置两乳头连线处,平行绕一圈,取吸气与呼气读数的平均值。

(六) 骨骼

骨骼的年龄与实际年龄呈平行关系。

1. 颅骨(skull)　颅骨随脑的发育而增长,可根据头围大小,骨缝和前、后囟闭合迟早等来衡量颅骨的发育。颅骨缝出生时尚分离,约于 3~4 个月时闭合,故新生儿头的外形易受姿势影响,所以要经常翻身,以避免压迫而影响发育。前囟对边的中点连线长度在出生时约 1.5~2.0 cm,后随颅骨发育而增大,6 个月后逐渐骨化而变小,约在1~1.5 岁时闭合。后囟在出生时即很小或已闭合。

2. 脊柱(spinal column)　出生时脊柱仅呈轻微后凸,3 个月左右会抬头出现颈椎前凸,6 个月能坐时出现胸椎后凸,1 岁左右开始行走时出现腰椎前凸。应注意儿童坐、立、走的姿势,选择适宜的桌椅,以保证儿童脊柱的正常形态。

3. 长骨　长骨的生长和成熟与体格的生长有密切关系,各个骨化中心的出现及融合有特定的顺序,通过 X 线检查长骨骨垢端骨化中心的出现时间、数目、形态及融合时间,可判断骨骼发育情况、测定骨龄。

(七) 牙齿

1. 乳牙(deciduous teeth)　共有 20 颗,生后 4~10 个月开始萌出,最晚至 28 个月出齐。2 岁以内乳牙数目为月龄减去 4~6。

2. 恒牙(permanent teeth)　骨化从新生儿时期开始,6岁左右开始萌出第1颗恒牙(第1磨牙),7~8岁开始,乳牙按萌出先后逐个脱落代之以恒牙,一般在20~30岁出齐。恒牙共32个。

(八)生殖系统

1. 男孩　约10%男婴的睾丸在出生时还未降至阴囊,一般在1岁以内都会下降到阴囊,少数未降者即为隐睾症。在青春期以前,男孩外阴处于幼稚状态,一般在10~11岁时睾丸、阴茎开始增大,12~13岁时开始出现阴毛,14~15岁出现腋毛、声音变粗,16岁后长胡须,出现痤疮、喉结,肌肉进一步发育。

2. 女孩　女婴出生时卵巢已发育较完善,但卵泡处于原始状态,至青春期在增强的LH和FSH的刺激下卵泡开始发育,乳房出现硬结。随着卵巢的增长发育,雌激素水平不断上升,9~10岁乳房初现,10~11岁阴毛初现,13岁左右出现初潮。

(九)神经系统

1. 脑　新生儿脑重平均为370 g,出生后第一年内发展最迅速,1岁时脑重达900 g,为成人脑重的60%,4~6岁时脑重为成人脑重的85%~90%左右。成人脑重为1 500 g左右。

2. 脊髓　胎儿脊髓发育相对较成熟,出生后即具有觅食、吸吮、吞咽、拥抱、握持等一些先天性反射和对强光、寒冷、疼痛等的反应。3~4个月前肌张力较高,凯尔尼格征可为阳性,2岁以下、巴宾斯基征阳性为生理现象。

3. 智力　4岁时儿童智力已达成熟时的一半。

(十)感觉

1. 视觉　新生儿由于晶体的调节功能和眼外肌反馈系统尚未发育完善,视觉在距离15~20 cm处最清晰,可以看见水平45°范围内活动的物体。1个月可凝视光源,看见水平90°范围的东西。3~4个月能看见水平180°范围内的东西。6个月时目光可随上下移动的物体垂直方向转动,喜红色等鲜艳明亮的颜色。8~9个月开始出现视深度感觉,能看到小物体。18个月能区别各种形状。5岁时可区别各种颜色,6岁时视深度已充分发育。6个月前因两眼同时视物的能力尚未完善,有斜视的可能,但在6个月后仍有斜视则为不正常。

2. 听觉　新生儿对大声音有惊吓反射(startle reflex),出生3~7天听觉已相当好,7~9个月能确定声源并对音乐有愉悦的反应。13~16个月时可寻找不同高度的声源,听懂自己的名字。4岁时听觉发育完善。

3. 味觉　出生时即具有。4~5个月对食物的微小改变很敏感,对各种味道有不同的反应。

4. 嗅觉　出生时即具有,闻到乳味会寻找乳头,3~4个月时能区别愉快与不愉快的气味,7~8个月开始对方向气味有反应。

5. 触觉　新生儿眼、唇、手掌、足底等部位的触觉已很灵敏。婴幼儿的安全感可由接触及安抚获得。

(十一)睡眠

出生1~15天睡眠约16个小时,3~5个月睡眠约14个小时,6~12个月睡眠约13个小时,1~2岁睡眠约12个小时,2~3岁睡眠约12个小时,3~5岁睡眠约11个小时。

(十二)动作和语言的发展

见表2-1。

表2-1　儿童动作和语言的发展

月龄/年龄	粗细动作	语言	应人能力
新生儿	无规律,不协调动作,紧握拳	能哭叫	音乐和铃声能使全身活动减少或哭声渐停止
2月	直立位及俯卧位时能抬头	能发出和谐的喉音	能微笑,有面部表情,两眼能够随物转动
3月	仰卧位能变为侧卧位,能用手摸东西	咿呀发音	头能随看到的物品或听到的声音转动180°,会注意自己的手
4月	扶着髋部时能坐,俯卧位时能用两只手支持能抬起胸部,手能握持玩具	能笑出声	能抓面前的物体,自己玩手,看见食物会表示喜悦,能较有意识的哭笑

续 表

月龄/年龄	粗 细 动 作	语 言	应 人 能 力
5月	扶腋下能站直,两手各握一个玩具	能喃喃地发出单调音节	伸手取物,能辨别人声,看见镜中人会微笑
6月	能独坐一会,用手摇玩具		能分辨熟人和陌生人,能拿面前的玩具或自己握足玩
7月	会翻身,能自己独坐较久,将玩具从一手换入另一手	能无意识地发出"爸爸""妈妈"等复音	能听懂自己名字,自己握饼干吃
8月	会爬,会自己坐起来、躺下去,能扶着栏杆站起来,会拍手	能重复大人所发简单音节	注意观察大人行动,开始认识物体,两手会传递玩具
9月	尝试独站,会从抽屉中取出玩具	能懂几个较复杂的词句,如"再见"等	看见熟人会伸出手来要抱,或与人合作游戏
10~11月	能独站片刻,扶着椅子或推车能走几步,拇、示指能对指拿东西	开始使用单词,一个单词表示很多意义	能模仿成人的动作,招手"再见",抱奶瓶自食
12月	独走,能弯腰拾东西,会将圆圈套在木棍上	能叫出物品的名字,比如灯、碗,能指出自己的手、眼	对人和事物有喜恶之分,穿衣能合作,用杯喝水
15月	走的好,能蹲着玩,能叠一方块积木	能说出几个词和自己的名字	能表示同意和不同意
18月	能爬台阶,有目标地扔皮球	能认识和指出身体各部分	会表示大小便,懂命令,会自己进食
2岁	能双脚跳,手的动作更准确,会用勺子吃饭	能说2~3字构成的句子	能完成简单的动作,如拾起地上的物品,能表达喜、怒、怕、懂
3岁	能跑,会骑三轮车,会洗手、洗脸、脱、穿简单衣服	能说短歌谣,数几个数	能认识画上的东西,认识男女,自称"我",表现自尊心、同情心,怕羞
4岁	能爬梯子,会穿鞋	能唱歌	能画人像,初步思考问题,记忆力强,好发问
5岁	能单脚跳	开始识字	能分辨颜色,数10个数,知道物品的用途及性能
6~7岁	参加简单劳动,如扫地、擦桌子、剪纸、泥塑、结绳等	能讲故事、开始自己穿鞋子	能数几十个数,可简单加减,喜独立自主,形成性格

二、儿童发展理论

弗洛伊德(Freud)的性心理发展理论、艾瑞克森(Erikson)的心理社会发展理论与皮亚杰(Piaget)的认知发展理论是三大发展理论,这些理论对于帮助人们了解人在各个生长发育时期的儿童的不同心理发展是很重要的(表2-2)。

表2-2 弗洛伊德、艾瑞克森和皮亚杰理论的比较

时 期	弗洛伊德 (性心理发展理论)	艾瑞克森 (心理社会发展理论)	皮亚杰 (认知发展理论)
婴儿期(0~1岁)	口腔期	信任/不信任	感觉运动期
幼儿期(1~3岁)	肛门期	自主/羞耻与怀疑	前运思期
学龄前期(3~6岁)	性蕾期	主动/内疚或罪恶感	前概念阶段 直觉思考阶段
学龄期(6~12岁)	潜伏期	勤勉/自卑	具体运思期
青春期(12岁以后)	生殖期	自我认同/角色混淆	形式运思期

(一)弗洛伊德的性心理发展理论

弗洛伊德的理论注重于儿童性心理的发展、对自己身体的欣赏及与他人关系的建立之上,他将性心理发展分为5个阶段。

1. **口欲期**　自出生至1岁左右。该时期婴儿贯注于口唇、口腔活动,从吮吸母乳中不但获得必要的营养,而且也获得极大快感。口欲满足则有助于儿童情绪与人格的正常发展;此期若发展不顺利,会偏向悲观、退缩、猜忌、依赖、苛求等人格特征,有些人会出现咬指甲、吸烟、吸毒、酗酒等行为。

2. **肛门期**　自1岁至3岁左右。该时期儿童关心肛门、直肠区的活动,此时也是训练幼儿大小便习惯的时期。幼儿可从排便与控制大便潴留中获得快感,即肛欲满足。如此期父母对儿童的大小便训练得当,则儿童能与父母产生和谐的关系,并形成日后人际关系的基础;若父母对儿童的大小便出现问题或儿童有与排泄有关的不愉快经历,则会形成缺乏自我意识或自以为是、冷酷无情、顽固、吝啬、暴躁等人格特征。

3. **性蕾期**　自3岁至6岁左右。该时期儿童对自己的性器官感兴趣,并察觉到性别的差异,男孩有"恋母情结"及"阉割情结",女孩则有"恋父情结"及"阳具钦羡",故与异性父母较接近。健康的发展在于与同性别的父母建立起性别认同感,如发展不顺利则可能产生性别认同障碍。

4. **潜伏期**　自6岁至12岁左右。该时期儿童早期的性欲冲动被压抑到潜意识领域,把精力投放到自己周围环境中的事物,喜欢与同性别的玩伴一起游戏或活动。正常发展则可获得许多人际交往经验,发展不顺利则会造成强迫性人格。

5. **生殖期**　12岁以后。该时期开始对异性发生兴趣,有了与性别关联的职业计划、婚姻理想,心理发展趋向成熟。如此期发展不顺利则会导致严重的功能不全或病态人格。

(二)艾瑞克森的心理社会发展理论

艾瑞克森将人的一生分为8个心理社会发展阶段,其中前5个阶段与儿童的心理社会发展有关。他认为每个阶段均有一个特殊的发展问题,成功解决每一阶段的发展问题就可健康地步入下一阶段,否则将影响后一阶段的发展。

1. **婴儿期**　自出生至1岁。主要心理社会发展问题为信任/不信任。良好的照料是发展婴儿信任感的基本条件,若父母或代理人以抚摸、喂养、爱供给婴儿所需的感情及满足其生理所需,婴儿的感受是愉快和良好的,则发展出对父母的信任感;反之则不信任,婴儿会把对外界的恐惧和怀疑情绪带入以后的发展阶段。

2. **幼儿期**　自1岁至3岁左右。主要心理社会发展问题为自主/羞怯与怀疑。此期的幼儿通过站、走、跳、说话、取物等动作进行对外界环境的多方面探索,从而产生独立自主的感觉,同时因为缺乏社会规范的概念,任性行为达到高峰,喜欢以"不"来满足自己独立自主的需要。羞耻与怀疑来自社会的压力和期望,父母的否定会令幼儿产生羞耻和疑虑。此外,婴儿期的不信任感和本期的缺乏实践机会也会引起羞怯和怀疑。

3. **学龄前期**　自3岁至6岁左右。主要心理社会发展问题为主动/内疚或罪恶感。此期儿童较前期更加成熟,能够有自己的创造行为,并能以现实的态度去评价个人行为,若对他们的好奇和探究给予积极鼓励和正确引导,则有助于他们主动性的发展。如果一味指责或者禁止活动或者要求他们完成力不能及的任务,都会使他们产生内疚感、缺乏自信、态度消极、怕出错和过于限制自己的活动。

4. **学龄期**　自6岁至12岁左右。主要心理社会发展问题为勤勉/自卑。这一期的儿童渴望通过学习获得有用的技能和工具,如果这个时期儿童能出色地完成任务并且受到鼓励,则可发展勤奋感,如无法胜任父母或老师所指定的工作时,则产生无能和自卑的感觉。

5. **青春期**　自12岁至18岁左右。主要心理社会发展问题为自我认同/角色混淆。此期的青少年关注自我,探究自我的过去、现在和未来发展,注意自己对自己的看法与别人对自己的看法是否相符,为追求自己的价值观与社会观念的统一而困惑和奋斗。如果不能顺利认同自我,则产生角色混淆,没有自我控制力,没有安全感。

(三)皮亚杰的认知发展理论

皮亚杰认为儿童的智力起源于他们的动作或行为,其认知发展理论的核心是阶段论:① 由于各种发展因素的相互作用,儿童思维发展是具有阶段性的;② 各阶段都有它独特的结构,标志着一定阶段的年龄特征;③ 各阶段的出现,从低到高是有一定次序的,不能逾越,也不能互换;④ 前一阶段为后一阶段做准备,后一阶段和前一阶段相比,有质的差异;⑤ 两个相邻阶段之间不是截然划分的,而是有一定交叉的;⑥ 由于各种因素,如环境、教育、文化及主体的动机等的差异,阶段可以提前或推迟,但阶段的先后次序不变。他将认知发展过程分为 4 个阶段。

1. 感觉运动期　自出生至 2 岁左右。此为婴儿思维的萌芽期,期间经历 6 个亚阶段。这一阶段主要指语言以前的阶段,婴儿主要通过感觉运动图式和外界取得平衡,处理主客体的关系,形成"客体恒存"观念,即意识到物体是永远存在的而不会神秘消失。

2. 前运思期　自 2 岁至 7 岁左右。这一时期是儿童表象和形象思维阶段。由于语言的出现和发展,促使幼儿日益频繁地用表象符号来代替外界事物,重视外部活动,但是还不能协调自己和别人的观点,以自我为中心。此时幼儿不理解事物的转化或逆向运动,并无真正的逻辑概念。

3. 具体运思期　自 7 岁至 11 岁左右。此期当于小学阶段,是前一阶段很多表象图式融化、协调而形成的。这一阶段的主要特点是出现了具体运筹即群集运筹图式,已能用逻辑处理客观事物,形成守恒概念,能进行可逆性思维。

4. 形式运思期　12 岁以上。具体的运筹思维,经过不断地吸收、调节、平衡,就在旧的具体运筹结构的基础上逐步出现了新的运筹结构,这就是和成人思维接近的,达到成熟的形式运筹思维。所谓形式运筹,就是可以在头脑中把形式和内容分开,可以离开具体事物,根据假设来进行逻辑推演。

第三节　儿童发育的特殊问题

在良好适宜的环境下大多数儿童按遗传所赋予的潜力,循一定的规律正常生长发育,但由于受体内外各种因素的影响,有些儿童在发展过程中可能出现偏离正常规律的现象,因此必须定期监测,以及早发现问题,找寻原因加以干预。

一、矮身材

儿童身高(长)低于同龄正常儿童身平均数减 2 个标准差(或第 3 百分位)。矮身材的原因较复杂,可受父母身材矮小的影响,或由于宫内营养不良所致;某些内分泌疾病如生长激素缺乏症、甲状腺功能减低等以及遗传性疾病如 21 -三体综合征、Turner 综合征,黏多糖病、糖原贮积症等也都可导致矮身材;但常见原因仍是长期喂养不当、慢性疾病以及严重畸形所致的重症营养不良,在纵向生长监测中必须随访身高,尽早发现矮身材,分析原因早期干预。

二、体重过重

儿童体重超出同年龄、同性别正常儿童体重平均数加 2 个标准差(或第 97 百分位)。体重过重的常见原因为营养摄入过多,活动量过少。干预原则则是减少热能性食物的摄入和增加机体对热能的消耗。

三、吮拇指癖,咬指甲癖

3~4 个月后的婴儿生理上有吸吮要求,常自吮手指尤其是拇指,这种行为多在安静、寂寞、饥饿、身体疲乏时和睡前出现,应随年龄增长而消失。但有时儿童因心理需要没有得到满足而精神紧张、恐惧焦急,或表示获得父母充分的爱,而又缺少玩具等视听觉刺激,便吮指或咬指甲自娱,渐成习惯,直到年长尚不能戒除独自读书玩耍时吮指或咬指甲的行为。长期吮手指可影响牙齿,牙龈及下颌发育,致下颌前突,齿列不齐,妨碍咀嚼。对这类儿童要多加关心和爱护,消除其抑郁孤单心理,当其吮拇指或咬指甲时就随时提醒并将其注意力引到其他事物上,应鼓励儿童建立改正坏习惯的信心,切勿打骂讽刺或在手指上涂抹苦药等。大多数儿童入学后受同学的影响会自然放弃此不良习惯。

四、遗尿症

正常儿童自 2~3 岁起已能控制膀胱尿,如 5 岁后仍发生不随意排尿即为遗尿症,大多发生在夜间熟睡时称夜间遗尿症,遗尿症可分为原发性和继发性两类。原发性遗尿症多因控制排尿的能力迟滞所致而无器质性病变，多半有阳性家族史，男多于女(2：1～3：1)，健康欠佳、劳累、过度兴奋、紧张、情绪波动等可使症状加重，有时症状自动减轻或消失，又可复发。部分患儿持续遗尿直至青春期或成人，往往造成严重心理负担，影响正常生活和学习；继发性遗尿症大多由于全身性疾病或泌尿系统疾病引起，处理原发疾病后症状即可消失。

对遗尿症患儿必须首先排除全身或局部疾病，应详细询问病史，了解患儿家庭、学校、周围环境等情况及训练儿童排尿的过程；帮助儿童建立信心，指导家长合理安排生活和坚持排尿训练，午后控制饮水量，逐渐延长排尿时隔时间，晚饭后避免兴奋活动，睡前排尿，睡熟后按时叫醒儿童排尿，亦可采用警报器协助训练；必要时给予药物治疗，常用去氨加压素(desmopressin, DDAVP)，以减少泌尿量。此外尚可考虑针灸推拿，中药秘方治疗。

五、破坏性行为

儿童因好奇，取乐，欲显示自己的能力或精力旺盛无处宣泄而无意中破坏东西，有的儿童则由于无法控制自己的愤怒、嫉妒或无助的情绪而有意采取破坏行为。对此类儿童要仔细分析原因，给予正确引导，避免斥责和体罚。

六、自闭症

自闭症(Autism)是一种先天脑部功能受损伤而引起的发展障碍，通常在幼儿2岁半以前就可以被发现。其病因包括遗传因素、母亲孕期病毒感染、某些代谢性疾病(如苯丙酮尿症)、脑外伤等，男性发病率高于女性。

自闭症患儿从小开始便表现出语言理解和表达的困难，难与身旁的人建立情感，对各种感官刺激的异常反应，及一成不变、难以更改的固定玩法与行为等和一般儿童不同的特征。自闭症的特征会随着年龄、智商及自闭症的严重程度而不同。

自闭症的治疗，在医学上以预防为主，防止自闭症的出现，包括遗传学上的辅导；症状治疗则以药物减轻症状，例如过分活跃、不集中、情绪不稳定、暴力倾向、睡眠困难等。对于自闭症儿

童及家庭来说，行为心理治疗及特殊教育有很大的帮助，此外还有言语治疗和社会工作治疗等。

七、儿童虐待与疏忽

儿童虐待(child abuse)指的是故意施与儿童的伤害，包括身体虐待、精神虐待和性虐待；疏忽(neglect)则是故意不予儿童适当的照顾，包括没有提供足够的食物、衣服、住所、医疗照顾、义务教育及社交的机会等，和利用儿童行乞、犯罪、参与妨害身心健康的活动，提供有碍身心健康的影片或出版物，出入不正当场所，纵容其养成抽烟、药瘾等不良习性。

各种身份的人都可能虐待儿童，但以父母占大多数，而近亲、手足、老师、父母的朋友们则占少数。且大部分虐待儿童的父母都是正常人，只有少数有犯罪倾向及心智不全。父母对未成年子女的家庭暴力对儿童是绝对有害的，常常导致子女的行为问题，主要问题有：不信任他人；退缩；自尊心和自信心降低；不尊重合理权威；攻击性强和亲子关系恶劣等。

我国《未成年保护法》规定，家庭暴力是违法甚至犯罪的，虐待未成年的家庭成员，情节恶劣的，要依法追究刑事责任。

第四节　儿童预防保健

儿童保健是研究儿童各时期生长发展规律及其影响因素，通过各级儿童保健组织，对不同年龄的儿童实施各种保健措施，以增强儿童体质，降低发病率和死亡率；并通过卫生宣教，具体指导家长和儿童工作者，根据儿童不同时期生长发育特点，运用现代科学技术成果促进儿童的德、智、体、美诸方面健康成长的综合性防治医学。

一、各年龄儿童保健原则

(一)胎儿期

儿童保健期从其父母婚前做起，婚前检查及遗传史调查，避免近亲结婚等可减少先天性遗传性疾病患儿的出生；胎儿的正常发育与孕母的健康状态、环境、生活、情绪等因素均有直接关系，所以保证孕妇有足够的营养，忌烟酒，合理安排

生活和工作,注意孕期卫生,预防感染,定期产前检查,防治流产、早产、妊娠高血压综合征等,治疗孕妇可能存在的心肾疾病、糖尿病、结核病等慢性疾病,孕期忌服对胎儿有害的药物,避免接触X线和放射性物质,做好围生期监护。

(二) 新生儿期

新生儿期的保健重点应放在第一周,建立新生儿家族访视制度,访视中及时了解儿童出生后的健康、喂养和疾病等情况,并进行全面体格检查,有针对性地给予护理、喂养、卫生、生活安排、疾病防治等方面的指导,对早产儿更应在保暖、喂养、护理和预防感染方面做重点随访和指导。

1. 保暖 室温宜保持在 22～24℃,湿度在 55％～65％,随时根据气温变化调节室温。

2. 喂养 积极提倡母乳喂养,如母乳不足,可选用代乳品,如配方奶粉,并给予喂养指导。

3. 日常护理 衣服用棉布制作,宽松,易脱,不妨碍肢体活动,婴儿切勿过紧包裹,尿布要勤换,以防红臀;脐带剪后残端应保持清洁干燥,防止感染;脐带脱落前,可用净水擦洗皮肤皱褶处,如颈下、腋下和腹股沟;脐带脱落后婴儿可放入水中洗澡,水温以略低于体温为宜;要防止擦伤,以免感染。

4. 体位 不宜长时间仰卧,要经常变换体位。

5. 预防感染 凡患有皮肤病、呼吸道感染和其他传染病者,均不能接触新生儿;母亲若患感冒或发热,喂奶时戴口罩,必要时可用吸乳器将乳汁吸出,消毒后再喂婴儿。喂奶用具应消毒和专用。

(三) 婴儿期

保健重点是积极提倡母乳喂养,指导合理喂养;有计划地进行各种预防接种;注意预防感染;加强母婴接触,促进儿童生长发育。

1. 合理喂养 及时地添加辅食,每添加一种新的辅助食品时注意观察婴儿的消化功能。

2. 生长发育监测 定期做健康检查和体格测量,进行生长发育系统监测以便及时发现问题和及时得到处理。

3. 预防接种和感染 按照免疫程序,完成预防接种的基础免疫。腹泻、呼吸道感染等感染性疾病常发生在婴儿期,肺炎是婴儿死亡的最重要病因,必须积极预防。

4. 促进感知觉的发展 结合婴儿的生活实践,训练他们由近及远地认识生活环境,培养观察力,促进感知觉的发育,并且加强体格锻炼。

(四) 幼儿期

幼儿期保健重点是注意营养,生长发育监测,培养良好的生活习惯,重视早期教育和保护牙齿和预防意外事故的发生。

1. 合理安排膳食 满足每日所需要的热能和各种营养素,并注意相互间的平衡关系。

2. 做好生长发育监测

3. 培养良好的生活习惯 ① 睡眠:培养良好的睡眠习惯,睡前不宜过度兴奋;居室温度适宜,空气新鲜,环境安静,被褥柔软舒适,不要蒙被睡觉,培养午睡的习惯;② 饮食:培养良好的进食习惯,餐后应休息片刻,再进行一般活动如散步等,不要做剧烈活动,2岁左右逐步培养儿童正确使用餐具和独立进餐的能力;③ 个人卫生习惯:要使儿童养成爱清洁习惯,2岁开始培养儿童早晚漱口,3岁学会刷牙,自5～6个月可开始训练排尿习惯;④ 自我服务:应重视幼儿自我服务能力和热爱劳动的培养。生活上自理是孩子独立性发展的第一步。

4. 早期教育 ① 促进儿童动作的发育:1岁后逐步学会走路,1岁半后在走稳的基础上培养跑、跳、攀登等能力;逐步培养儿童精细动作的发展,如玩积木、木珠子等;② 语言能力的培养:可通过户外活动,观看图片、实物和玩具等,教儿童认识生活用品、水果、蔬菜,为以后个性、品德的形成打下基础。

5. 预防意外事故和加强免疫

(五) 学龄前期

保健重点为:① 继续生长发育监测;② 重视早期教育;③ 加强传染病防治和注意安全,以防意外事故的发生;④ 加强体格锻炼。

(六) 学龄期

保健重点为:① 保证营养和加强体格锻炼;② 培养良好的生活习惯和卫生习惯;③ 加强品德教育,培养良好的心理素质、性情和脾气。

(七) 青春期

1. 营养问题 此期体格发育加速,需要大量营养,家长、学校和保健人员应给予指导和提供充足的营养,避免因偏食等导致营养不足,以免影响体格发育和引起贫血等。

2. 培养良好的生活习惯 保证充足的睡眠,养成良好的卫生习惯,不抽烟,不酗酒,坚持体育锻炼。

3. 树立正确的人生观 此时对于压力和问题的解决能力还较差,成人应尊重和理解他们,给予不定期的帮助和心理支持,使他们能够克服心理危机。

4. 性教育 重视青春期卫生和心理卫生的正面教育,避免和纠正不科学的认识。性教育内容应包括介绍生殖器官的结构与功能、第二性征、月经和遗精等知识。

二、散居和集体儿童保健

(一)责任地段儿童保健工作

1. 新生儿和早产儿的家庭访视 出院后满月的正常新生儿访视3次(出院后24~48小时,第14天,第28天),早产儿和有问题的新生儿增加家访次数。

2. 定期检查 儿童保健门诊进行定期健康检查和体格测量,监测儿童生长发育情况,发现总是及时进行指导,宣教或做缺点矫治;建立儿童保健卡。

3. 开展特殊门诊 如体弱儿或高危儿随访门诊;视、听觉检测门诊,有利于及早发现弱视和弱听患儿;口腔门诊、智力筛选门诊,营养指导和遗传咨询门诊等。

4. 协助科学育儿知识宣传工作

(二)集体机构(托儿所、幼儿园)儿童保健工作

1. 健全防病制度

(1)定期体检制:入托儿所、幼儿园前应进行全面检查,建立健康卡,以后每年至少体检1次,工作人员也应进行入所、园前体检和定期体检。

(2)晨、晚间检查制度:日托儿童每晨来所、园时做简单检查及询问,以便及早发现疾病,尤其是传染病。全托者午睡后或晚间再查1次。

(3)隔离制度:成立简易隔离治疗室,便于发现传染患儿后即行隔离。

(4)清洁卫生清毒制度:对水源和食物进行卫生监督;食具便具有清洁消毒制度。

(5)安全制度:有防卫措施,药物妥善保管,

防止意外事故。

2. 加强膳食营养管理 按年龄特点安排每周食谱,定期进行营养计算,满足儿童各类营养素的需要,注意食品卫生。

3. 合理安排生活日程 根据年龄和生理、心理特点安排生活日程,婴儿一般按吃—玩—睡—吃顺序安排。可结合日常生活和游戏开展早期教育,注意培养各种良好的习惯。

4. 体格锻炼 可开展婴儿被动操,幼儿则做简单的主动操,开展体育活动。

5. 早期教育 按不同年龄儿童神经精神发育和心理发展特点,进行早期教育是集体儿童机构的重要工作,保育员、教养员应精心安排和实施。

(三)学校卫生保健

1. 定期体检 每学期或每学生定期测量身高、体重。

2. 预防近视 注意用眼卫生,加强眼睛保健。读书和看电视间不宜超过1小时,最好间隔以远眺几分钟,注意做眼睛保护操,缓解眼睛疲劳。

3. 预防龋齿 讲究口腔卫生,早晚刷牙,饭后漱口,注意营养供给。

(1)预防传染病和其他常见病:对肠道寄生虫病,如蛔虫、蛲虫等学校儿童常见病,除积极预防外,可定期集体驱虫。

(2)体育锻炼和劳动:结合体育课进行体育锻炼,鼓励参与力所能及的家务劳动和公益劳动。

三、传染病管理

做好传染病管理和预防接种是减少儿童传染病发病率和死亡率的重要措施。为有效地控制传染病,必须做以下工作。

(1)对传染病患儿必须做到早诊断、早隔离和早治疗,以及早控制传染源,防止传染病的继续播散。

(2)健全疫情报告制度,按国家《急性传染病条例》规定,按甲、乙两类传染病,填写传染病卡片进行疫情报告(详见传染性疾病章节)。

(3)疫情报告的方式分法定和义务报告。医务人员是法定报告人,一旦发现传染病患儿,应立刻通过电话或填写"传染病报告卡"向防疫机构报告。托幼机构工作人员、学校老师、居民委员会的

保健员等都是义务报告员,发现传染病或可疑者应向地段保健或防疫机构报告。

四、计划免疫

(一) 免疫程序

根据儿童的免疫特点和传染病发生的情况指定免疫程序,有计划地使用生物制品进行预防接种,可提高人群的免疫水平,达到控制和消灭传染病的目的(表2-3、表2-4)。

表2-3　预防接种时间表

适合接种年龄	接种疫苗种类	
出生后24小时内	乙肝疫苗	第一剂
出生后2~3天	卡介苗	第一剂
出生满1个月	乙肝疫苗	第二剂
出生满2个月	脊髓灰质炎减毒丸活疫苗	第一剂
出生满3个月	脊髓灰质炎减毒丸活疫苗	第二剂
	白喉百日咳破伤风混合疫苗	第一剂

续　表

适合接种年龄	接种疫苗种类	
出生满4个月	脊髓灰质炎减毒丸活疫苗	第三剂
	白喉百日咳破伤风混合疫苗	第二剂
出生满5个月	白喉百日咳破伤风混合疫苗	第三剂
出生满6个月	乙肝疫苗	第三剂
出生满8个月	麻疹减毒活疫苗	第一剂
出生满1年6个月	白喉破伤风混合疫苗	加强
4岁	脊髓灰质炎减毒丸活疫苗	加强
4~6岁	乙肝疫苗	周岁时复查免疫成功者加强,免疫失败者重复基础免疫
	卡介苗	复查结核菌素阴性时加种
7岁	麻疹减毒活疫苗	加强
	白喉破伤风混合疫苗	加强
12岁	卡介苗	复查结核菌素阴性时加种

表2-4　各种预防接种的注意事项

免疫原	初种时间	复种时间	剂量	部位	方式	免疫原性质	常见反应	禁忌	备注
乙肝疫苗	第一次出生时,第二次1个月,第三次6个月	周岁时复查免疫成功者:3~5年加强	5 µg	上臂三角肌	肌内注射	主动免疫生物制品	一般无反应,个别局部轻度红肿、疼痛,很快消退	1. 黄疸 2. 高烧 3. 体重<2 500 g	
卡介苗(BCG)	出生后2~3天到2个月内	接种后于7岁、12岁进行复查,结核菌素阴性时加种	0.1 ml	左上臂三角肌上缘	皮内注射	无毒无致病性牛型结核菌悬液	接种后4~6周局部有小溃疡,2~3个月愈合	1. 体重<2 500 g 2. 严重湿疹或皮肤病 3. 发热 4. 疑似结核	腋下或锁骨上淋巴结肿大或化脓时的处理:肿大用热敷;化脓用干针筒抽出脓液;溃破涂5%异烟肼软膏或20% PAS软膏
百白破混合疫苗(D.P.T)	第一次3个月,第二次4个月,第三次5个月	1.5~2岁、7岁各加强一次,用吸附白破二联类毒素	0.2~0.5 ml	上臂外侧	皮下注射	百日咳菌液、白喉类毒素、破伤风类毒素的混合制剂	一般无反应,个别轻度发热,局部红肿、疼痛、发痒,多饮开水,有硬块时可逐渐吸收	1. 高热 2. 曾有D.P.T严重反应者改用D.T 3. 有痉挛性病史	掌握间隔期,避免无效注射
脊髓灰质炎减毒丸活疫苗	第一次2个月,第二次3个月,第三次4个月	4岁时加强口服三型混合糖丸疫苗	每次1丸		口服	Ⅰ、Ⅱ、Ⅲ型混合减毒丸活疫苗	一般无特殊反应,有时可有低热或轻泻	发热、腹泻	保存、运输及使用过程中均需冷藏;服用时用凉开水送服或直接含服

续　表

免疫原	初种时间	复种时间	剂量	部位	方式	免疫原性质	常见反应	禁　忌	备　注
麻疹疫苗	8个月以上易感儿	7岁时加强一次	0.2ml	上臂外侧	皮下注射	麻疹减毒活疫苗	部分婴儿接种后9～12天有发热及卡他症状,一般持续2～3天,个别有极轻微的皮疹	1. 发热、严重急症 2. 免疫功能不全	接种前1个月及接种后2个月避免用胎盘球蛋白、丙种球蛋白制剂

(二) 禁忌证

一般有急性传染病及恢复期患儿,有传染病接触史,未过检疫期者,严重慢性病,消耗性疾病,活动性肺结核,化脓性皮肤病,过敏者,某些疫苗还有特殊的禁忌证,尤应严格掌握。如免疫缺陷患儿禁用脊髓灰质炎减毒丸活疫苗;近1个月内注射过丙种球蛋白者,不能接种活疫苗;各种制品的禁忌证应严格按照制品使用说明执行。

(杨言菊　孙勤瑾)

思考题

1. 儿童生长发育可分为哪几个阶段?
2. 生长发育的规律是什么?
3. 2岁以内儿童的身高、体重估计公式是什么?
4. 弗洛伊德的性心理发展理论将儿童发展分为哪几个阶段?
5. 皮亚杰认知发展理论的核心是什么?
6. 什么是儿童虐待与疏忽?
7. 1岁以内婴儿应接受哪些疫苗接种?
8. 接种麻疹疫苗有哪些注意事项?

第三章 住院儿童的护理

我国儿科医疗机构大体包括以下三类：第一类是针对儿童的专门性医疗机构，如儿童医院、儿童医学中心；第二类是综合性医院的儿科病房；第三类是妇幼保健院，设有产科和儿科的医疗机构。

第一节 儿科病房的设置

一、布局与设施

目前，我国儿童医院的病房基本按照科别和系统设置病区，收治患儿。综合医院的儿科病房分内、外科。通常儿科病房按年龄分为新生儿病房和普通病房；按病情的危重程度，分为重病监护室和普通病房；按病种的区别，分为感染病房和非感染病房，防止交叉感染；为了适应家属和患儿的不同层次需求，分为陪客包房和普通病房。近年来提出母婴同室。

（一）普通病房

容纳 6 张床，配有床旁桌和床旁椅。每个床单位占地至少 2 m²，床间隔 1 m，之间有分隔帘，便于操作时保护患儿的隐私。

（二）双人陪客包房

除了普通病房的设施外，另设简单的厨房设备、影视设备和沙发。

（三）护士站

设在病房中央。全开放式弧形吧台设计，吧台分高低两层，以便与身高较矮的患儿面对面交流，体现了更为人性化的构思。现代化的电脑监控设备，护理人员通过电脑屏幕可观察到各病房情况和前后走廊的人员进出。在重症监护室内另设有独立的护士站。

（四）活动室

设置在病房的一端，以免喧哗声影响其他患儿，室内设计应符合儿童特征，有小桌、小椅及适合不同年龄儿童的玩具、画册、图书和活动设施，以及影视设备，并有专人负责管理。

（五）配膳室

设在病区外，配设分配膳食的移动小车，配奶室应备有配奶用具、冰箱、微波炉、消毒柜等。

（六）治疗室

分为两侧。一侧为各类穿刺专用的操作室；另一侧为静脉药物和口服药物的配置室。室内设有常用药柜、操作用物、治疗床、冰箱等。

（七）卫生间、盥洗室

每间病房均有独立的卫生间，照明完全，内设淋浴和洗漱设施以及安全扶手和呼叫设备。在病房走廊末端一侧还设有总的盥洗室，内有婴幼儿沐浴设备。

（八）母婴同室

新生儿与母亲一天 24 小时在一起，各项医疗操作不超过 1 小时。

二、环境管理

（一）环境与温湿度

病区内装有中央空调。室内应挂温度计、湿度计，根据不同病室患儿的年龄及病情分别调节温、湿度至最佳状态。同时注意管道和滤网的清洁和消毒。新生儿病房温度 22～24℃，湿度 55%～65%；婴幼儿病房温度 20～22℃，湿度 55%～65%；儿童病房温度 18～20℃，湿度 55%～65%。注意保持病室内空气流通，环境清洁。

（二）装饰布置

病房及走廊墙面色彩明快活泼，易擦洗，以卡通形象装饰走廊墙面，适合患儿心理，消除了就医恐惧感。地板为防滑略软的 PVC 地板,以防患儿跌倒。

(三) 照明与噪声

室内光线要充足,尽量采用自然光线,以便观察和护理。普通病房患儿睡眠时光线宜暗。护理人员要做到"三轻",即走路轻、操作轻、关门轻,以保持病室安静,利于患儿休息。

(四) 制定病房管理制度

及时、定时进行检查,保持病房内物品摆放整齐、统一,使患儿得到安静、整洁、舒适的住院环境。

三、预防意外

(一) 环境安全

婴儿居室的窗户、楼梯、阳台和床均应设护栏,要高于患儿肩部,防止坠落跌伤。家具边缘以圆角为宜,可适当包裹软垫,以免发生碰伤。

(二) 防止烫伤

让儿童远离厨房,保温瓶应放在患儿触不到的地方,禁止患儿自己倒热水。给儿童洗漱时应先加冷水再加热水。热水袋水温以 50℃ 为宜,外加布套,并且不宜直接接触患儿皮肤。暖箱要定期检修。

(三) 避免受伤

禁止患儿私自取用剪刀、筷子、图钉、别针等尖锐物品,不宜将小珠子、棋子等细小物件作为玩具,以免儿童放入口鼻造成误咽或划伤。妥善保管易燃易爆物品,如火柴、玻璃器皿等。室内电器,如吊扇、插座等应有保护和避雷装置。

(四) 防止气管异物

不要让患儿吃整粒的瓜子、花生,果冻类食品应分食,食用带刺、骨头和果核的食物时应小心避免吞入。

(五) 妥善保管药品

药品放置在药柜内,内外药要分开放置,防止误服外用药,造成伤害。消毒剂妥善保管,剧毒药须有专人加锁保管。严格执行查对制度,变质或标签不清的药物切勿服用。上述物品均应妥善保管,置于儿童无法触及的地方。

(六) 其他

(1) 加强看护,防止患儿私自外出,以免走失。

(2) 定期召开陪护家长会,介绍医院、科室规章制度,进行安全、卫生宣教。

四、病床与被服规格

(一) 病床

儿科病床为不锈钢制成,两侧有收放自如的安全床栏,床栏高度以患儿不宜跨越为宜。患儿上床后,应及时扣好床栏以防坠床。床褥应柔软适度,保持清洁干燥。

(二) 被服

患儿病服分为春秋季和夏季两类。选用色彩明快与环境色彩协调的全棉制品,吸水性强,柔软温和。

五、传染病的管理

一般儿科不收治小儿呼吸道、消化道传染病患儿,如一旦发现这类患儿,立即转往传染病医院或特定的传染病房,对曾与传染病患儿接触的易感患儿酌情被动免疫,并及时对病区进行相应的消毒处理。

传染病一经确定,应立即通过电话或填写疫情报告卡向防疫机构报告。

第二节　住院儿童的一般护理

一、入院护理

(一) 住院护理

住院处工作人员应热情主动地接待患儿及家长,根据住院证为患儿办理住院手续,准确无误地输入电脑信息,打印住院病历首页,并电话通知病区值班护士,做好迎接新患儿的准备。危重患儿由急诊护士陪护至病房。

(二) 一般患儿入病区后的初步护理

1. 准备床单位及用物　接住院处通知后根据病情安排床位,将备用床改为暂空床。新生儿或早产儿准备好暖箱。危重患儿应准备好抢救器械及药品,安置在重症监护室。

2. 迎接新患儿　值班护士应使用规范文明的语言,以热情大方的态度接待患儿及家长进入病房。向患儿及家长自我介绍,并介绍床位医生、病区护士长及床位护士,以及住院须知和环境设施。帮助患儿做好个人卫生，更换病服，修剪指、趾甲。若为危重患儿，护士应立即通知值班医生，同时与急诊护士交接班，了解治疗完成情况。观察患儿神志、面色、脉搏、四肢活动情况及皮肤是否完好，带入的导管是否通畅等，协助医生进行治疗和抢救，待病情稳定后再进行其他方面的护理。

3. 准备医疗和护理病历各一份　填写入院登记，住院小卡置于一览表上，将床头卡置于床尾。

4. 采集病史　了解简要病史，本次发病情况，主诉症状，伴随症状，了解患儿的休息、睡眠、饮食、药物过敏史、心理状态及护理要求。进行入院评估，护理体检，制订护理计划。

5. 其他

(1) 通知配膳室安排当天饮食，送饭到床边。

(2) 整理医嘱，执行治疗，落实分级护理。

(3) 书写护理及护理记录，详细交班。

(4) 每日询问患儿及家属对治疗护理的意见，做侵入性治疗时尽可能取得患儿的同意。

二、住院护理

(一) 基础护理

1. 饮食护理　按医嘱正确执行并发放患儿饮食，观察患儿的进食情况，能下地活动的患儿在护士的协助下可集体进餐，以促进食欲。对于病情要求进食特殊饮食或B超、胃肠镜检查需禁食的患儿，应及时做好饮食指导和监督工作。

2. 休息和睡眠　急性病、重症患儿应督促患儿卧床休息；慢性病及恢复期的患儿，可视病情适当活动，但应避免追逐、打闹。在患儿睡眠时间内尽量避免治疗和检查，保证患儿的睡眠。

3. 病室环境　室内定时开窗通风换气，每天2~3次，每次30分钟。一般病室每天紫外线照射消毒1次，每次30分钟。病室桌面、椅、床栏、床头柜等均以消毒剂湿擦为主，地面采用湿式清扫，每天4次。对死亡患儿行终末处理。

4. 个人卫生　根据病情及季节为患儿擦身或淋浴，夏季每天1~2次，冬季每周1~2次。每周给患儿修剪指、趾甲1次。每日晨、晚间护理，患儿衣服、被褥经常更换，保持清洁干燥。

5. 药物护理　按医嘱给口服药，认真执行三查七对。口服药一定要送到床边，协助患儿服下，以防患儿漏服或藏药不服。静脉用药要加强巡视，保持输液通畅，有问题及时处理。

6. 监测生命体征　每天监测体温、呼吸、脉搏，必要的测量血压，新患儿每天测量4次；危重患儿每天6次；每周测体重1次；新生儿、早产儿1周测2次。

7. 重点交班　口头、书面、床边三交班，每班清点患儿总数。危重及死亡患儿及时通知家属。

8. 健康宣教　针对患儿不同年龄、疾病对患儿及家属进行疾病相关知识的指导，包括病因、治疗、护理、饮食、康复及预防等。

9. 保证患儿住院期间的安全　水、电、暖气设备要有安全保护措施。

(二) 分级护理

医生根据病情开具护理等级医嘱，护士根据医嘱实施分级护理。

1. 特别护理　病情危重，需随时进行抢救的患儿。

(1) 急救药品、器材齐备、适用，保证应急使用。

(2) 设专人24小时看护，严密观察病情变化，应急处理及配合抢救。

(3) 制订、执行护理计划，特别护理记录书写应及时、详细、准确、完整、规范。

(4) 做好各项基础护理，防止并发症；注意与家属的沟通及心理护理。

2. 一级护理　危重患儿、大型手术后需重点观察的患儿以及新生儿等。

(1) 按病情需要准备急救物品，保证使用。

(2) 满足患儿需求，做好生理、心理及社会的整体护理。

(3) 根据病情需要制订、执行护理计划，护理记录完整、准确、规范。

(4) 每15~30分钟巡视患儿1次，密切观察病情变化及时报告医生并积极配合抢救。

(5) 做好基础护理，防止并发症。

3. 二级护理　病情较重、生活不能完全自理的患儿。

(1) 保证休息，根据患儿情况做适当活动。

（2）每1~2小时巡视1次，注意观察病情及特殊治疗用药后效果。

（3）做好基础护理，协助翻身，加强口腔、皮肤护理，防止并发症。

（4）给予生活必要的照顾，如洗脸、擦身、送饭、协助两便等。

4. 三级护理　病情较轻或恢复期患儿。

（1）责任护士认真履行职责。

（2）严格执行疾病护理常规，按时完成治疗和护理。

（3）每天测体温、脉搏、呼吸2次，经常巡视病情，督促患儿遵守院规，保证休息，注意患儿饮食情况。

三、母婴同室的护理

（一）收住对象

（1）凡住院分娩（阴道或剖宫产）的产妇及新生儿，除不宜母乳喂养者外，均应收住母婴同室。

（2）有严重并发症或合并症，暂不宜母乳喂养，待病情好转后酌情转入母婴同室。

（3）高危新生儿的母亲，如儿科无条件提供母婴同室，可继续留住母婴同室。如新生儿，则转入新生儿重症监护病房。有条件的医院应尽量将母亲共同转入儿科母婴同室。

（4）母婴同室期间，母亲或新生儿患传染病需隔离时，应将母婴共同进行隔离治疗。

（二）工作人员职责

1. 产儿科医师工作职责

（1）产、儿科医师分工合作，负责产妇及新生儿的医疗、保健、健康咨询等全面工作，24小时有人负责。

（2）产、儿科医师与护士密切配合，指导母乳喂养。

（3）每天查房至少2次，做好相应诊治工作。

（4）认真书写病历，包括有关母乳喂养记录。

2. 护理人员工作职责

（1）实行母婴责任制护理，认真执行母婴同室护理常规。

（2）医护配合共同做好母乳喂养工作。

（3）产房及待产室护士协助产妇做好早接触及早吸吮工作，并同时指导产妇母乳喂养。

（4）产房护士或助产士与产后母婴同室护士认真交接母婴情况。

（三）护理常规

1. 产后6小时内母婴观察及护理

（1）观察产妇生命体征及伤口、宫缩、阴道出血和排尿情况。

（2）核对新生儿姓名、性别、住院号。

（3）观察新生儿呼吸及皮肤、脐带有无渗血、婴儿有无呕吐并注意保暖。

（4）协助剖宫产的母亲进行早接触，早吸吮，并指导正确哺乳姿势及按需哺乳。

（5）协助并指导全部母亲生后6小时内再次喂奶，按需哺乳。

2. 新生儿及患儿的观察及护理

（1）记录新生儿及患儿的一般情况，每日测体温、体重、大小便次数及性质、黄疸情况并做好记录。

（2）了解新生儿的吸吮次数及吸吮情况。

（3）每天洗澡1次，做好新生儿皮肤护理、脐带护理、预防接种工作。

（4）严格执行消毒、隔离制度。

（5）加强巡视，了解母亲及新生儿情况，做好护理记录，发现异常及时报告医师。

（四）探视制度

（1）严格执行医院探视制度，以确保母婴得到充分的休息和治疗。

（2）为防止交叉感染，有感染性疾病者禁止探视。

（3）严格控制探视人数，每次不超过2人。

（五）消毒隔离制度

（1）母婴同室每天上下午各通风1次，每次15~20分钟，应注意母婴保暖。

（2）保持病室清洁卫生，安静温馨，严禁吸烟。

（3）每天常规进行母婴床单位消毒1次，用0.5%洗消净擦拭。

（4）母婴出院后，母婴床单位应做终末消毒处理。

（5）探视后病室进行通风换气。

（六）基本设施

房屋环境应舒适、清洁、明亮、安静、温湿度适宜，每一母婴床单位的面积应不少于 6 m²。

1. 室内设备

（1）每个母婴床单位应设有产妇床、新生儿床各 1 张，床头柜 1 个，靠背椅 1 把（方便产妇哺乳）。婴儿床应在产妇床旁，以便产妇随时可以观察新生儿及哺乳。

（2）室内有通风、保暖装置，室温应保持在 22～24℃。

2. 病区内设备

（1）治疗室。

（2）婴儿洗澡室。

（3）流动水洗手池及盥洗室。

（4）热水供应设备。

（5）宣教室或必要的宣教设施，如电视机、录像机、示教实物、宣传画、板报等。

（6）厕所及污物间。

（7）其他产科、儿科病房必备医疗、保健、抢救药品及设施。

每个医院应设有隔离的母婴同室。

四、出院护理

（一）出院护理

（1）医生签开出院医嘱，由护士发放出院并通知单通知患儿及家属做好出院准备，告知患儿及家属出院注意事项。撤去一览表及床头卡，登记出入院登记本。

（2）嘱患儿家属到住院结账处办理出院手续。

（3）责任护士发放满意率调查表；进行出院指导，如休息与睡眠、营养喂养方法指导、用药指导、病情观察、心理指导、门诊随访等。

（4）停止患儿的住院治疗，注销各项治疗单上的医嘱。

（5）整理病历和医疗文件，盖上出院图章。

（6）送患儿至电梯口。

（二）出院后终末处理

（1）整理床单位。

（2）撤去床上的被服。

（3）用紫外线照射 30 分钟。

（4）用 2 000 mg/L 消毒灵擦拭床单位。

（5）铺好备用床，准备迎接新患儿。

（三）转科护理

（1）遵医嘱转科，提前通知转入科室准备床位。

（2）在护理记录中写明病情小结，携病历护送患儿至转入科室。

（3）与转入科室护士交班，包括病情、输液、导管情况等。

五、临终护理

患儿进入终末阶段，处于极度衰竭状态，护士要提供周到、全面的护理。

（1）护士必须尊重患儿的意愿，尽力满足患儿的合理要求。

（2）患儿处于极度衰竭状态下，护士应体贴入微地做好一切基础护理工作，尽量减少对患儿的搬动和刺激，避免在年长患儿旁谈论病情，操作动作应熟练。

（3）做好患儿家属心理护理，给予理解、同情及各种方式的帮助。促进家属的心理适应，帮助家属和患儿共同渡过患儿人生最后阶段。

第三节　各阶段儿童的
住院反应

一、婴儿期（infancy）

婴儿期即 1 月龄至 1 岁，此期的各种心身发展是一生中最快的时期之一。由于哺乳行为及开始懂得认生，使小儿和母亲建立亲密的依恋关系。因此，这个年龄段的患儿会产生严重的分离焦虑。住院后拒绝与护士接触，表现为哭闹、不合作、拒食、神情不安、害怕陌生人、过分依赖母亲，亦有抑郁退缩表现。

二、幼儿期（toddler age）

1～3 岁即幼儿期。此时是儿童生长发育的重要时期，由于神经兴奋和抑制过程不平衡，且兴奋占优势，易激动、哭闹、情绪不稳定。同时幼儿对医院的生活和环境产生陌生感，又受到语言表达理解能力的限制,常表现为：① 反抗：哭叫着找妈妈,摇床、踢、跑,拒绝护士的关爱；② 失望：断断续续地哭泣、因找不到父母表现出厌食、无精打采、忧伤、吸手指、抱紧玩具,还会表现出退化行为,如原来会大小便的患儿,住院后常有尿裤子或尿床等现象；③ 否认：压抑了对父母的思念及想象,故当父母离开时,不再哭泣；④ 逐渐与周围的人交往,会跟随一位护士,接受照顾。

三、学龄前期(preschool age)

3～6(7)岁。学龄前儿童的各系统功能均已基本成熟,特别是中枢神经系统以及视、听、嗅、味、触五官感觉的成熟。出现简单的逻辑思维和判断能力,具有极强的模仿能力,其活动以合作型游戏为主,如喜欢玩过家家、扮演护士治疗注射或妈妈角色等。开始出现了独立意愿,开始不听大人的话,心理活动开始复杂。住院后产生恐惧及被动依赖的心理,儿童可能下意识地企图除去不想要及不喜欢的压力环境,可能将他的情绪、动机及愿望转移到环境中的其他事物。故意地出现敌对,并有攻击的行为,出现退化至婴儿或幼儿行为。

四、学龄期(school age)

6(7)～14岁的儿童。此时正处于学习阶段,从游戏为主的生活过渡到以学习为主的校园生活。这个时期的心理特点是有极强的求知欲和想象力。对事物有自己的看法,但又容易受别人的影响。情绪仍不稳定,波动较大,分离的焦虑不只来自父母,更多的是老师、伙伴、脱离的校园生活。担心自己的学习被耽误,落后于同学；害怕医院的医生,怕治疗,怕吃药；担心自己会变成残废或死亡等；对针头、验血、摄片等也会存在虚幻的惧怕；也有的患儿唯恐因自己住院给家庭造成严重的经济负担而感到内疚。

五、青春期的心理反应

青春期是独立性、自我肯定和角色认同发展的关键时期。生病住院限制了身体的运动,减少了与同伴交流的机会,使青少年依赖性增强,归

属感丧失,而表现为拒食、不合作、退缩、气愤和挫折感,也常被医务人员认为"难对付"的孩子。

任何青少年有别于同龄人的改变都被其看着是不幸的事情,所以,青少年对身体形象的关心更胜于关心疾病的严重性。对疼痛基本能自我控制,较少有语言的反抗和肢体动作,能用语言表达疼痛的感受,也相信护士能理解他们的感觉。

六、临终患儿的心理反应

临终患儿的心理反应与患儿对死亡的认识有关。对10岁以下的患儿来说,难以忍受的是病痛的折磨和与家人的分离,而不是死亡的威胁；10岁以后,儿童逐渐懂得死亡是生命的终结,且不可逆转,因此,惧怕死亡或死亡前的痛苦。

第四节　住院儿童的心理护理

一、住院儿童的特殊心理

(一) 恐惧感(fear)

医院总是和病痛联系在一起,病痛对儿童的心理和生理都构成伤害,儿童对病痛的忍耐度极其脆弱,因而对医院也有排斥感。有些医疗检查或治疗措施需要侵入身体造成疼痛,这也加深了患儿对检查和治疗的心理负担。有诸多因素同时影响和造成住院儿童的心理恐惧。

(二) 焦虑感(anxious)

由于住院治疗,进入一个陌生的环境,担心无父母或亲人的陪伴,在心理上对家长的依赖更强烈,当家长不在身边时便产生种种不安,担心自身安全受到威胁或遭到父母的遗弃,心理焦虑由此而生。

(三) 孤独感(lonely)

在住院时,不能像以往一样和熟悉的伙伴一起正常地玩乐,因周围都是陌生的面孔。儿童自身的心理调节能力比较弱,不能很快地适应新的环境和生活,会产生孤立无助的感觉。此时,一些属于儿童自己的物品或玩具对其心理具有安抚作用。

二、住院儿童的心理护理

(一) 沟通方式

沟通的方式可分为语言式、非语言式、双向式、抽象式沟通等。

1. 语言沟通 指以语言符号实现的沟通，包括口头与书面两种。口语沟通指借助于口头语言即以说话的方式实现的沟通。书面沟通是借助于具体的文字、图像、表格等实现的沟通。

2. 非语言沟通 又称身体语言沟通，是指不以自然语言为载体，而是以人的仪表、服饰、姿态、动作、神情、空间距离、语音语调等作为沟通载体进行的信息传递。

3. 双向沟通 沟通双方同时互为传递者和接受者，如谈心、讨论、健康指导等。

4. 抽象沟通 以游戏标志、照片、欣赏能力、衣着的选择等形式表达。

(二) 与住院儿童沟通

3岁内的婴幼儿，耐受力低，对外界的刺激反应非常敏感，稍有不适和疼痛，即出现哭叫不宁、手舞足蹈，如饥饿、便溺、困倦等，婴幼儿是以哭闹的方式来表达他们的情感和需要。护士要善于识别，及时给以满足，予以喂奶、换尿布、逗笑、拍抱等，此时患儿会显得平静、愉悦。当婴儿哭闹时，可巧用"冷处理"，转移婴儿的注意力。

儿童在8岁以前，语言能力差，很难与其以语言沟通，与外界的沟通大多用非语言式，如用手势、脸部表情等。在8岁以后才能流利地使用语言，因此护理人员要取得患儿的信任，必须运用各种沟通方法与患儿建立良好人际关系。交谈时应与儿童的视线成水平，可坐在小椅子上或蹲下。要诚实待之，不可答应不能兑现的诺言，以免破坏护理人员和儿童之间的互信。

学龄期左右的患儿，习惯依恋父母、家庭、幼儿园环境，一旦住院，不能适应与母亲分离的生活，不能适应陌生的医院环境，患儿常会吵着要找妈妈、要回家、发脾气、不肯服药、尿床等。因此，可让患儿的父母每天有一段时间来院陪伴患儿，使患儿逐步适应。

护士要像母亲般的关怀患儿，面带笑容，话语温柔，为患儿讲故事，陪伴做游戏。游戏是儿童时期必不可少的活动。儿童可从游戏中学到知识、增进对事物的认识与了解，发挥想象力、创造力与解决问题的能力。适当的游戏可很快缩短护士与患儿之间的距离，促进相互了解。可与患儿进行一些治疗性游戏，如体检、给模型娃娃喂药、注射等，可减轻患儿对医院的恐惧心理，与母亲分离的孤独感会得到缓解。适时抚摸、拥抱，能让患儿感到安心、舒适。同时在给药、治疗过程中多给予表扬、鼓励勇气，讲些趣味故事以分散患儿对疼痛的注意力。

(三) 与住院儿童家长的沟通

1. 沟通的作用

(1) 由于护理对象是儿童，故而与其家长的沟通比与成人病员家属的沟通更加重要，是了解患儿状况的主要渠道，也是告知病情、征询治疗方案的对象。

(2) 对家长进行护理指导，取得其理解与配合，保证治疗护理的顺利进行。

(3) 调节医患关系，是保证良好的病区环境和秩序的重要手段。

(4) 通过沟通，为家长提供舒缓紧张、焦虑情绪的机会，对保持患儿的稳定心理状况，也能起到积极的作用。

2. 沟通技巧

(1) 注意礼仪，亲切、热情和微笑都能使沟通更顺利和有效。

(2) 沟通时言语用词礼貌得体，语速要慢，语调缓和，对病情的描述要深入浅出、容易接受，使患儿家长能充分理解，不要故弄玄虚，产生歧义。

(3) 注意倾听，及时了解对方的所思所想。

(4) 在沟通时，掌握分寸，当家长表达愤怒情绪时应予以安抚，分析并解决引发愤怒的因素，使沟通顺利进行。允许家长抱怨，对合理的要求应尽量满足，对不合理的要求应耐心解释，争取取得家长的理解和配合。

(四) 与危重患儿家长的沟通

由于危重患儿将面临死亡，患儿及其家属的心情是很痛苦的，更加需要别人的安抚和同情。处在这样的境况时，患儿家属的心理状况脆弱，对医生和护士可能产生较为激烈的抵触情绪。

患儿家长来自不同的社会层面,由于年龄、性别、个性、职业、阅历、患儿病情、环境、家庭、经济等情况的差异,可能产生情绪波动和具体问题也大相径庭。因此,和病重患儿家属的沟通显得尤为重要,对护理人员的沟通技巧也提出了更高的要求。

(1)与家属进行广泛性的交流,深入了解其心理活动和目前的首要需求,加强护患交流,扩大掌握信息的范围。

(2)护士应具备对家属的谈话内容做出适当反馈的能力。在对话中应保持目光接触,使谈话双方融洽交流,谈话顺利进行。

(3)与家属交谈时要集中注意力,认真倾听,让家属看到自己的面部表情,谈话双方由于知识结构不同,会给交流带来困难,可从谈话中逐渐建立了解,以提高沟通的有效性。

(4)在遭遇不被理解或受到无理指责时,应本着开放和理解的心态,以倾听为主,待家属情绪平复后,再诚恳地向患儿家属做相应的解释。

第五节　小儿体液平衡的特点和液体疗法

一、小儿体液平衡的特点

体液是人体重要组成部分,保持体液平衡时维持生命所必需的条件。体液平衡包括维持水、电解质、酸碱度和渗透压的正常。小儿由于器官功能发育尚未成熟、体液平衡调节功能差、体液占体重比例大等生理特点,容易引发体液平衡失调,如处理不及时或处理不当可危及小儿生命,因此液体疗法是儿科治疗中的重要内容。

(一) 体液的总量和分布

体液由血浆、间质液和细胞内液三部分组成,前两者合称为细胞外液。年龄越小体液总量相对愈多(表3-1)。

(二) 体液的电解质组成

细胞外液的电解质以 Na^+、Cl^-、HCO_3^- 等为主,其中 Na^+ 量占细胞外液阳离子总量的90%以上,对维持细胞外液的渗透起主要作用。细胞内以 K^+、Mg^{2+}、HPO_4^{2-} 和蛋白质等为主。

表3-1　不同年龄小儿的体液分布(占体重的%)

年龄	体液总量	细胞外液 血浆	间质液	细胞内液
足月新生儿	78	5	38	35
1岁	70	5	25	40
2～14岁	65	5	20	40
成人	60	5	15	40

(三) 水代谢的特点

1. 水的需要量相对较大,交换率高　小儿由于新陈代谢旺盛,排泄水的速度也较成人快。年龄越小,出入水量相对愈多。婴儿每天水的交换量为细胞外液量的1/2,而成人仅1/7,故婴儿体内水的交换率比成人快3～4倍;此外,小儿体表面积相对较大,呼吸频率快,因此小儿年龄愈小水的需求量愈大,不显性失水相对愈多,对缺水的耐受力也愈差,在病理情况下较成人更易发生脱水(表3-2、表3-3)。

表3-2　小儿每天水需要量

年龄	水需要量(ml/kg)
0～1岁	120～160
1～3岁	100～140
4～9岁	70～110
10～14岁	50～90

表3-3　小儿每天不显性失水量

年龄	每天不显性失水量(ml/kg)
早产儿	2.0～2.5
足月新生儿	1.0～1.6
婴儿	0.8～1.0
幼儿	0.6～0.7
儿童	0.5～0.6

2. 体液平衡调节功能不成熟　肾脏的浓缩和稀释功能对于体液平衡调节起着重要作用。小儿肾脏功能不成熟,年龄愈小,肾脏对体液平衡的调节作用也愈差。婴儿肾脏只能将尿渗透压浓缩至700 mmol/L,每排除1 mmol/L溶质时需带出1～2 ml水(成人0.7 ml)。小儿肾脏的稀释能力相对较好,在出生1周时可达成人水平,但由于肾小球滤过率低,因此水的排泄速度较慢,当摄入水过多时易导致水肿和低钠血症。另外,由于小儿肾

脏排钠、排酸、产氨能力差,也容易发生高钠血症和酸中毒。

二、水、电解质和酸碱平衡紊乱

(一)脱水

脱水是指由于水的摄入量不足和丢失过多引起的体液总量,尤其是细胞外液量的减少。脱水时除水分丢失外,同时伴有钠、钾和其他电解质的丢失。

1. 脱水程度　指患病后累积的体液丢失量。主要根据前囟、眼窝、皮肤弹性、尿量和循环情况等临床表现进行分度。不同性质的脱水其临床表现不尽相同,现以等渗性脱水为例,脱水分度见表3-4。

表3-4　等渗性脱水的临床表现与分度

脱水程度	轻　度	中　度	重　度
精神状态	无明显改变	烦躁或萎靡	昏睡或昏迷
皮　肤	皮肤弹性稍差	皮肤弹性差	皮肤弹性极差
黏　膜	口腔黏膜稍干燥	口腔黏膜干燥	口腔黏膜极干燥
眼窝及前囟凹陷	轻度	明显	极明显
眼　泪	有	少	无
尿　量	略减少	明显减少	少尿或无尿
周围循环衰竭	无	不明显	明显
代谢性酸中毒	无	有	严重
失水占体重百分比(ml/kg)	5%以下 (30~50)	5%~10% (50~100)	10%以上 (100~120)

2. 脱水性质　指现存体液渗透压的改变。在脱水时,水和电解质均有丢失;但不同病因引起的脱水,其水和电解质(主要是钠,下同)的丢失比例可不同,因而导致体液渗透压的不同改变。钠是决定细胞外液渗透压的主要成分,所以临床根据血清钠的水平将脱水分为等渗性脱水、低渗性脱水和高渗性脱水三种。其中以等渗性脱水最常见,其次为低渗性脱水,高渗性少见。

(1)等渗性脱水(isotonic dehydration):血清钠为130~150 mmol/L,水和电解质成比例地丢失,血浆渗透压正常,丢失的体液主要是细胞外液,多见于急性腹泻、呕吐、胃肠液引流、肠瘘及短期饥饿所致的脱水。

(2)低渗性脱水(hypotonic dehydration):血清钠<130 mmol/L,电解质的丢失量比水多。多见于营养不良伴慢性腹泻,腹泻时补充过多的

非电解质液体,慢性肾脏疾病或充血性心力衰竭者,长期并反复使用利尿剂和大面积烧伤等患儿。由于细胞外液低渗,使水从细胞外向细胞内转移,导致细胞外液量减少和细胞内水肿。临床特点为脱水症状较其他两种类型严重,较早发生休克。神经细胞水肿者,可出现头痛、烦躁不安、嗜睡、昏迷或惊厥等神经系统症状。

(3)高渗性脱水(hypertonic dehydration):血清钠>150 mmol/L,电解质的丢失比水少,血浆渗透压增高,丢失的体液主要是细胞内液。多见于腹泻伴高热,不显性失水增多而给水不足(如昏迷、发热、呼吸增快、光疗或红外线辐射保温、早产儿等),口服或静脉注入过多的等渗或高渗液体,垂体性或肾性尿崩症和使用大量脱水剂的患儿。由于细胞外液高渗,使水从细胞内向细胞外转移,导致细胞内液量减少,而血容量得到部分补偿,有效循环血量变化不大。故在失水量相等的情况下,其脱水症比其他两种类型轻。临床特点为口渴,神经系统症状明显,循环障碍不明显,但脱水严重时仍可发生休克。主要表现为烦渴、高热、烦躁不安、皮肤黏膜干燥。高渗性脱水可使神经细胞脱水、皱缩,脑血管扩张甚至破裂出血,亦可发生脑血栓,表现为肌张力增高、惊厥、昏迷、脑脊液压力降低等,可有中枢神经系统后遗症。

(二)钾平衡紊乱

正常血清钾浓度为3.5~5.5 mmol/L,当血清钾低于3.5 mmol/L时为低钾血症,当血清钾浓度>5.5 mmol/L时为高钾血症。低(高)钾血症临床症状的出现不仅取决于血钾的浓度,更重要的是与血钾变化的速度有关。

1. 低钾血症(hypokalemia)

(1)病因:主要由于钾摄入量不足,丢失增加,或在体内分布异常引起。如长期不能进食或进食量小,呕吐、腹泻及长期利用利尿剂,碱中毒时钾过多地移向细胞内等情况。

(2)治疗:① 治疗原发病。② 轻度者可口服氯化钾每天200~300 mg/kg。③ 重度低钾需静脉补钾,全天总量一般为100~300 mg/kg(10%KCl 1~3 ml/kg),均匀分配,浓度一般不超过0.3%。肾功能障碍无尿时影响钾排除,此时补钾有引起高血钾的危险,故必须见尿补钾。但

如临床上低血钾证据确凿或患者膀胱有尿潴留不能排出时,则不宜再强调见尿补钾。当饮食恢复至正常饮食的一半时,可停止补钾。

2. 高钾血症(hyperkalemia)

(1)病因:① 钾摄入量过多:静脉输液注入钾过多过快,静脉输入大剂量青霉素钾盐,输入库存过久的全血。② 肾脏排钾减少:如肾功能衰竭、肾上腺皮质功能减退、高钾型肾小管酸中毒、长期使用潴钾利尿剂(螺内酯、氨苯蝶啶等)。③ 钾分布异常:钾由细胞内转移至细胞外,如严重溶血、缺氧、休克、代谢性酸中毒和严重组织创伤。

(2)临床表现:① 神经肌肉兴奋性降低:精神萎靡、嗜睡、躯干和四肢肌肉无力,腱反射减弱或消失,严重者呈弛缓性瘫痪;但脑神经支配的肌肉和呼吸肌一般不受累。② 心血管系统:心脏收缩无力,心音低钝,心率缓慢,心律失常,早期血压可偏高,晚期常降低;心电图出现 T 波高尖、P-R 间期延长、QRS 波群增宽、S-T 段压低、房室传导阻滞和室性自主节律等。③ 消化系统:由于乙酰胆碱释放引起恶心、呕吐、腹痛等。

(3)治疗:首先要积极治疗原发病,停用含钾药物和事物,供应组量的热以防止内源性蛋白质分解放钾。当血清钾 6～6.5 mmol/L、心电图正常给予阳离子交换树脂保留灌肠或排钾利尿剂。血清钾＞6.5 mmol/L 或有心电图异常者需迅速采取以下措施:① 拮抗高钾对心脏的毒性作用:10%葡萄糖酸钙加等量葡萄糖液缓慢静注,起效后改用 10%葡萄糖酸钙 10～20 ml 加入 10%葡萄糖 100～200 ml 静脉滴注。② 促使钾向细胞内转移:碱化细胞外液,用 5%碳酸氢钠 3～5 ml/kg(一般不超过 100 ml)快速静滴;应用葡萄糖加胰岛素静滴。③ 加速排钾:速尿、阳离子交换树脂、腹膜或血液透析。

(三)酸碱平衡紊乱

正常血液的 pH 值在 7.35～7.45。pH＜7.30 为酸中毒,pH＞7.45 为碱中毒。发生酸碱平衡紊乱时,如果机体通过缓冲系统的代偿,使血液的 pH 仍保持在正常范围时则称为代偿性酸中毒或碱中毒。

1. 代谢性酸中毒(metabolic acidosis)　最常见。根据阴离子间隙(anion gap,AG)值将其分为正常 AG 型(AG 值 8～16 mmol/L)和高 AG 型(AG 值＞16 mmol/L)两型。正常 AG 型代谢性酸中毒主要是失碱引起,见于:① 碱性物质从消化道或肾脏丢失。如腹泻,肾小管酸中毒,小肠、胰、胆管引流,应用碳酸酐酶抑制剂(乙酰唑胺)或醛固酮拮抗剂等。② 摄入酸性物质过多,如氯化钙、氯化镁等。③ 静脉输入过多的不含 HCO_3^- 的含钠液。④ 酸性代谢产物堆积,如进食不足、组织缺氧、休克等情况。高 AG 型主要是产酸过多所致,如糖尿病酮症酸中毒、饥饿性酮症和水杨酸中毒等。

(1)临床表现:根据血液 HCO_3^- 的测定结果,临床将酸中毒分为轻(18～13 mmol/L)、中(13～9 mmol/L)、重(＜9 mmol/L)3 度。轻度酸中毒症状不明显,主要靠病史和血气分析作出诊断。典型酸中毒表现为精神萎靡或烦躁不安、呼吸深快、口唇樱桃红、腹痛、呕吐、昏睡、昏迷。酸中毒时细胞通过 H^+-K^+ 交换使细胞外液 K^+ 增高,可导致心律失常和心力衰竭。酸中毒时血浆游离钙增高,在酸中毒纠正后下降,可使原有低钙血症的患儿发生手足搐搦。新生儿和小婴儿的呼吸代偿功能较差,酸中毒时其呼吸改变可不典型,往往仅有精神萎靡、拒食和面色苍白等。

(2)治疗:积极治疗原发病。正常 AG 型代谢性酸中毒处理原则为减少 HCO_3^- 的损失和补充碱剂;高 AG 型原则为改善微循环和机体缺氧状况。轻度酸中毒经病因治疗后通过机体代偿可自行恢复,不需碱剂治疗;一般主张 pH＜7.3 时可静脉补给碱性液体,常首选碳酸氢钠。在无条件测定血气或测定结果尚未出来以前,可暂按提高血浆 HCO_3^- 5 mmol/L 计算(1.4%$NaHCO_3$ 或 1.87%乳酸钠 3 ml/kg 可提高 HCO_3^- 约 1 mmol/L),必要时 2～4 小时后可重复;有血气测定结果时可按照公式计算:碱剂需要量(mmol)=(22−测得 HCO_3^- mmol/L)×0.6×体重(kg);或碱剂需要量(mmol)=|−BE|×0.3×体重(kg)。一般首次给予计算量的 1/2,根据治疗后情况决定是否继续用药。由于机体的调节作用,大多数患儿无需给足总需要量即可恢复,故在静滴 4 小时后(不宜过早,以保证输给的

HCO_3^- 在细胞内、外液中达到平衡），应再复查血气，决定是否继续用药。重度酸中毒伴重度脱水时，可用 1.4%$NaHCO_3$ 每次 20 ml/kg（总量不超过 300 ml），起到既纠酸又扩容的作用。碱剂宜稀释成等张液后输入，除非病情危重或需要限制入水量时才用高张碱液输入。在通气功能障碍时不宜用碳酸氢钠，用后可发生 CO_2 潴留反而使酸中毒加重。新生儿、缺氧、休克和肝功能不全不宜使用乳酸钠。在纠酸过程中由于钾离子进入细胞内，游离钙减少，应注意补钾和补钙。

2. 代谢性碱中毒（metabolic alkalosis）　由于体内 H^+ 丢失或 HCO_3^- 蓄积所致。见于严重呕吐，严重低钾血症，使用大剂量皮质激素，使用过多碱性药物，Bartter综合征（肾小球旁器增生症），脱氧皮质酮分泌增多，使用大剂量青霉素、氨苄西林等含有肾脏不能回吸收的阴离子（使远端肾小管 H^+、K^+ 排出及 Na^+ 回吸收增多），肾衰，使用呼吸机使高碳酸血症迅速解除等。

（1）临床表现：典型表现为呼吸慢而浅、头痛、烦躁、手足麻木、低钾血症和血清中游离钙降低而导致手足搐搦。

（2）治疗：去除病因，停用碱性药物。轻症给予 0.9%氯化钠液静脉滴注补充部分阴离子（氯离子）即可。严重者（pH＞7.6；HCO_3^-＞40 mmol/L；Cl^-＜85 mmol/L）可给予氯化铵治疗。需补充氯化铵量（mmol）＝（测得 HCO_3^-－22）mmol/L×0.3×体重（kg），先给计算量的 1/2 或 1/3，配成 0.9%的等渗溶液静脉滴注；或给予0.9%NH_4Cl 静滴，3 ml/kg 约可降低 HCO_3^- 1 mmol/L。肝、肾功能不全和合并有呼吸性酸中毒时禁用。肾衰合并代谢性碱中毒可静滴盐酸；对高碳酸血症迅速解除所引起的代谢性碱中毒，首先应调节呼吸机参数，使 $PaCO_2$ 回升到患儿原来耐受水平，以后再逐渐降低。

3. 呼吸性酸中毒（respiratory acidosis）　由于同期障碍导致体内 CO_2 潴留和 H_2CO_3 增高所致。见于：① 呼吸道阻塞：如喉头痉挛或水肿、支气管哮喘、呼吸道异物、分泌物阻塞、羊水或胎粪吸入等；② 肺和胸腔疾患：如严重肺炎、呼吸窘迫症、肺不张、肺水肿、气胸、大量胸腔积液等；③ 呼吸中枢抑制：脑炎、脑膜炎、脑外伤、安眠

药和麻醉药过量等；④ 呼吸肌麻痹或痉挛：感染性多发性神经根炎、脊髓灰质炎、严重低血钾、破伤风等；⑤ 呼吸机使用不当所致 CO_2 潴留。

（1）临床表现：除原发病表现外，缺氧为突出症状。

（2）治疗：积极治疗原发病，改善通气和换气功能，排除呼吸道阻塞。重症患儿应行气管插管或气管切开、人工辅助呼吸、低流量氧气吸入。有呼吸中枢抑制者可酌情应用呼吸兴奋剂。镇静剂可抑制呼吸，一般禁用。

4. 呼吸性碱中毒（respiratory alkalosis）　由于通气过度使血液 CO_2 过度减少、血 H_2CO_3 降低所致。见于：① 神经系统疾病：脑膜炎、脑肿瘤或外伤；② 低氧，严重贫血、肺炎、肺水肿、高山病等；③ 过度通气，紧张、长时间剧烈啼哭、高热伴呼吸增快、癔症患儿，呼吸机使用不当导致的 CO_2 排出过多；④ 水杨酸中毒（早期）；⑤ CO 中毒。

（1）临床表现：突出症状为呼吸深快，其他症状与代谢性碱中毒相似。

（2）治疗：主要是病因治疗，呼吸改善后，碱中毒可逐渐恢复。纠正电解质紊乱，有手足搐搦症者给予钙剂。

5. 呼吸性酸中毒合并代谢性酸中毒　是混合性酸中毒（mixed acidosis）中较常见者，由于换气功能障碍时 CO_2 潴留，同时伴有缺氧、进食不足、脱水和休克等情况时发生。此时既有 HCO_3^- 降低，又有 CO_2 潴留，血 pH 值明显下降。应积极治疗原发病，在处理代谢酸中毒的同时要保持呼吸道通畅，必要时须使用呼吸机加速潴留 CO_2 的排出。

三、液体疗法时常用的溶液

张力（tonicity）一般是指溶液中电解质所产生的渗透压，与正常血浆渗透压相等时为 1 个张力，即等张（isotonicity），低于血浆渗透压为低张（hypotonicity），高于血浆渗透压为高张（hypertonicity）。

（一）常用溶液

1. 非电解质溶液　常用 5%和 10%葡萄糖溶液。前者为等渗溶液，后者为高渗溶液，仅用于补充水分和部分热量，不能起到维持血浆渗透的作用。

2. 电解质溶液　用于补充体液容量,纠正体液渗透压、酸碱和电解质失衡。

(1) 0.9%氯化钠溶液(生理盐水)和复方氯化钠溶液(Ringer 溶液):均为等张溶液。生理盐水含 Na^+ 及 Cl^- 各为 154 mmol/L,Na^+ 含量与血浆相仿,但 Cl^- 含量比血浆含量(103 mmol/L)高 1/3,大量输给可使血氯增高,血浆 HCO_3^- 被稀释,发生高氯性酸中毒(尤其在肾功能不佳时)。复方氯化钠液除氯化钠外尚含与血浆含量相同的 K^+ 和 Ca^{2+},其作用及缺点与生理盐水基本相同,但大量输注不会发生稀释性低血钾和低血钙。

(2) 3%氯化钠:用于纠正低钠血症,每毫升含 Na^+ 0.5 mmol。

(3) 碱性溶液:用于纠正酸中毒。① 碳酸氢钠:制剂为 5%溶液为高张液(1 ml=0.6 mmol),1.4%溶液为等张液(5%碳酸氢钠稀释 3.5 倍为 1.4%的等张液)。可直接增加缓冲碱,故可迅速纠正酸中毒,担忧呼吸衰竭和 CO_2 潴留者慎用。紧急抢救酸中毒时,亦可不稀释静脉推注,但多次使用后可使细胞外液渗透压增高,小婴儿慎用;② 乳酸钠:制剂为 11.2%溶液。1.87%溶液为等张液(11.2%的乳酸钠稀释 6 倍)。需在有氧条件下经肝脏代谢生成 HCO_3^- 后才具有纠酸作用,奏效较缓慢,在休克、缺氧、肝功能不全、新生儿气或乳酸潴留性酸中毒时不宜使用。

(4) 氯化钾:制剂为 10%溶液。不可静脉直接推注,以免发生心肌抑制而死亡。一般用 0.2%的浓度(含钾 27 mmol/L)静脉滴注,最高浓度不超过 0.3%(含钾 40 mmol/L)。

(5) 氯化铵:制剂为 0.9%等张液(1 mmol NH_4Cl=53.5 mg),NH_4^+ 在肝内与 CO_2 结合成尿素,释出 H^+ 及 Cl^-,使 pH 值下降。用于纠正低氯性碱中毒。心、肺、肝、肾功能障碍者禁用。

3. 混合溶液　为适用于不同情况的补液需要,常把各种不同渗透压的溶液按不同比例配制混合溶液应用。几种常用混合溶液的配置见表 3-5、表 3-6。

4. 口服补液盐(oral rehydration salts,ORS)世界卫生组织推荐用于治疗急性腹泻合并脱水的一种口服液,经大量临床试验证明纠正脱水有明显疗效。配方为 NaCl 3.5 g,NaHCO₃ 2.5 g,枸橼酸钾 1.5 g,葡萄糖 20.0 g,加温开水至 1 000 ml 即成,其电解质的渗透压 220 mmol/L(2/3 张)。制成溶液的电解质浓度为 Na^+ 90 mmol/L,K^+ 20 mmol/L,Cl^- 80 mmol/L,HCO_3^- 30 mmol/L。具有纠正脱水、酸中毒及补钾的作用。小肠微绒毛上皮细胞膜上存在 Na^+-葡萄糖的共同载体,只有同时结合 Na^+ 及葡萄糖才能转运,由于 ORS 含有适度(2%)的葡萄糖,有助于肠道对 Na^+ 和水的吸收,因此,ORS 液还具有一定的止泻作用。

表 3-5　常用溶液成分

溶　液	每 100 ml 中液体含量(ml)(渗透压 300 mmol/L)	阳离子(mmol/L)		阴离子(mmol/L)		Na:Cl	张力(张)
		Na^+	K^+	Cl^-	HCO_3^-		
血浆		142	5	103	24	3:2	1
① 0.9%氯化钠		154		154		1:1	1
② 5%或 10%葡萄糖							0
③ 5%碳酸氢钠		595			595		3.5
④ 1.4%碳酸氢钠		167			167		1
⑤ 11.2%乳酸钠		1 000			(乳酸根)1 000		6
⑥ 1.87%乳酸钠		167			167		1
⑦ 10%氯化钾			1 342	1 342			8.9
⑧ 0.9%氯化铵		NH_4^+ 167		167			1
1:1 含钠液	①50:②50	77		77		1:1	1/2
1:2 含钠液	①35:②65	54		54		1:1	1/3
1:4 含钠液	①20:②80	30		30		1:1	1/5
2:1 含钠液	①65:④/⑥35	158		100	58	3:2	1
2:3:1 含钠液	①33:②50:④/⑥17	79		51	28	3:2	1/2
4:3:2 含钠液	①45:②33:④/⑥22	106		69	37	3:2	2/3

表 3-6 几种常用混合溶液的配置方法

溶液种类	张力	加入溶液 (ml)		
		5%或10%葡萄糖	10%氯化钠	5%碳酸氢钠 (11.2%乳酸钠)
2:1含钠液	1	加至500(或用蒸馏水)	30	47(30)
1:1含钠液	1/2	加至500	20	—
1:2含钠液	1/3	加至500	15	—
1:4含钠液	1/5	加至500	10	—
2:3:1含钠液	1/2	加至500	15	24(15)
4:3:2含钠液	2/3	加至500	20	33(20)

注：为了配制简便，加入的各液量均为整数，配成的是近似的溶液。

（二）液体疗法

液体疗法是通过补充不同种类的液体来纠正水、电解质和酸碱平衡紊乱的治疗方法。其目的是恢复血容量，纠正水、电解质和酸碱平衡紊乱，排泄毒素，补充部分热量，以恢复机体的正常生理功能。在一般情况下，只要输入的液体基本适合病情需要，不超过肾脏的调节范围，机体就能留其所需，排其所余，恢复水和电解质的正常平衡。因此，在实施液体疗法时要充分估计机体的调节功能，不宜过于繁杂。另外，由于不同个体之间存在较大差异，制订液体疗法方案时要注意个体化，在实施过程中要根据病情变化及时调整治疗方案。制订液体疗法的原则应简单化、个体化和重视机体代偿能力。液体疗法包括补充累积损失量、继续损失量和生理需要量三部分。补充液体的方法包括口服补液法和静脉补液法两种。

1. 口服补液法 适用于中度以下脱水、呕吐不严重的患儿。补给累积损失量轻度脱水 $50\sim80$ ml/kg，中度脱水 $80\sim100$ ml/kg。也可用于重度脱水，按 $100\sim120$ ml/kg 补给。所需液量要求在 $8\sim12$ 小时内服完。继续损失量根据实际损失补给。

2. 静脉补液 适用于严重呕吐、腹泻，伴中、重度脱水的患儿。主要用以快速纠正水电解质平衡紊乱。临床往往难以将补充累积损失、继续损失和生理需要三部分截然分开实施。在静脉补液的过程中还需要"三定"（定量、定性、定速），"三先"（先盐后糖、先浓后淡、先快后慢）及"两步"（见尿补钾、惊跳补钙）。

（1）定量：第1天补液总量轻度脱水为 $90\sim120$ ml/kg，中度脱水为 $120\sim150$ ml/kg，重度脱水为 $150\sim180$ ml/kg。营养不良小儿、肺炎、心肾功能损害者、学龄期小儿，补液总量应酌减 $1/4\sim1/3$。

（2）定性：原则为先盐后糖。低渗性脱水 2/3 张液，等渗性脱水 1/2 张液，高渗性脱水 $1/3\sim1/5$ 张液。

（3）定速：原则为先快后慢。补液总量的 1/2 应在头 $8\sim12$ 小时内补完，输入速度约为每小时 $8\sim12$ ml/kg。若有休克时首先进行扩容，用2:1液或1.4%碳酸氢钠，$10\sim20$ ml/kg（总量不超过300 ml）与 $30\sim60$ 分钟内静脉注入，以迅速改善有效循环血量和肾功能。余下液体于 $12\sim16$ 小时内补完，约每小时 5 ml/kg。因处于高渗状态的神经细胞内的钠离子不能很快排出，如低渗液体输入过快，水分易进入细胞引起脑水肿，使病情突然恶化。

（4）纠正酸中毒：当脱水纠正后，组织灌流得以改善，堆积的乳酸进入血中，易产生和加重酸中毒。因此，补液后更应注意酸中毒的纠正。

（5）补钾：原则为见尿补钾。

（6）其他处理：

1）补钙。补液过程中如出现惊厥、手足搐搦，可用10%葡萄糖酸钙 $5\sim10$ ml，用等量葡萄糖液稀释后静脉滴注。心衰患儿在用洋地黄制剂时慎用。

2）补镁。在补钙后手足搐搦不见好转反而加重时，要考虑低镁血症，可测定血镁浓度。同时用25%$MgSO_4$，每次 $0.2\sim0.4$ ml/kg，深部肌内注射,每天 2~3 次,症状小时后停用。

3) 补充维生素 B₁。液体疗法过程中输入大量水和葡萄糖后心脏负荷加重,可用维生素 B$_1$ 50~100 mg 肌注,每天 1 次。

表 3-7 各种损失液成分表

	Na$^+$	K$^+$	Cl$^-$	蛋白质
胃液	20~80	5~20	100~150	—
胰液	120~140	5~15	90~120	—
小肠液	100~140	5~15	90~130	—
胆汁液	120~140	5~15	50~120	—
回肠瘘口损失液	45~135	5~15	20~115	—
腹泻液	10~90	10~80	10~110	—
出汗(正常)	10~30	3~10	10~25	—
烫伤	140	5	110	3~5

第 2 天的补液需根据病情重新估计脱水情况来决定补液量,一般只需补充继续损失量和生理需要量。继续损失量必须根据实际损失量用类似的溶液补充,常见各种损失液的成分见表 3-7。补充生理需要量一般按每消耗 418 kJ (100 kcal) 热量需要 120~150 ml 水计算,在禁食情况下,根据基础代谢需要的热卡计算,每天供给热量约为 251~334.7 kJ/kg(60~80 kcal/kg),用 1/4~1/5 张含钠液补给。两部分液体于 12~24 小时内均匀输入。能够口服者应尽量口服。

(姜瑛 孙洪霞)

思考题

1. 儿科病房的设置如何安排更合理?
2. 住院患儿应做好哪些安全防护措施?
3. 住院患儿如何落实分级护理?
4. 如何调节热水袋的水温?
5. 与住院儿童家长的沟通作用是什么?
6. 沟通的方式有哪几种?
7. 住院儿童的特殊心理有哪些?
8. 何谓双向沟通?
9. 幼儿期患儿的住院表现有哪些?
10. 简述小儿体液平衡的特点。
11. 液体疗法时的常用溶液有哪些?

内科篇

儿　内　外　科　护　理　学

第四章　新生儿及新生儿疾病

第一节　正常新生儿及新生儿护理

新生儿期(neonatal period)是指从胎儿出生后脐带结扎到满 28 天。凡胎龄已满 37 周至 42 周的婴儿,体重在 2 500 g 以上,通常约 3 000 g,身长约 50 cm,各器官功能已相当成熟的婴儿,为正常新生儿。新生儿期是新生儿生理功能进行调整使之逐渐适应宫外生活的时期,了解和掌握新生儿期的特点,将对新生儿的医疗、护理、保健具有重要意义。

一、分类

(一) 根据胎龄分类

1. 早产儿(pre-term baby)　又称未成熟儿,胎龄满 28 周至不满 37 周的新生儿。

2. 足月儿(full-term baby)　胎龄满 37 周至不满 42 足周的新生儿。

3. 过期产儿(post-term baby)　胎龄满 42 周以上的新生儿。

(二) 根据出生体重分类

1. 正常出生体重儿　指出生体重为 2 500～3 999 g 的新生儿。

2. 低出生体重儿　指生后 1 小时内,体重不足 2 500 g 的新生儿。

3. 极低出生体重儿　出生体重低于 1 500 g 的新生儿。

4. 巨大儿　出生体重大于 4 000 g 的新生儿。

(三) 根据胎龄及出生体重关系分类

1. 小于胎龄儿(small for gestational age baby)　出生体重小于同胎龄体重第 10 百分位的新生儿。我国将胎龄已足月,体重小于 2 500 g 的婴儿称足月小样儿,是小于胎龄中最常见的一种。

2. 适于胎龄儿(gestational age baby)　指出生体重在同胎龄体重第 10 个至第 90 个百分位之间的新生儿。

3. 大于胎龄儿(big for gestational age baby)　指出生体重在同胎龄体重第 90 个百分位以上的新生儿。

二、特点

(一) 外表

正常足月新生儿体重在 2 500 g 以上,身长在 47 cm 以上,哭声响亮,皮肤红润,胎毛少,耳郭软骨发育好,轮廓清楚,四肢屈曲,肌张力好,乳晕清楚,可扪到结节,指(趾)甲可覆盖指(趾)尖,足纹深、遍及足底,男婴睾丸降入阴囊,女婴大阴唇覆盖小阴唇。

(二) 神经系统

新生儿大脑相对较大,其重量占体重的 10%～12%(成人仅占 2%)。脑沟和脑回未完全形成,而脑干及脊髓的发育较完善,所以新生儿有不自主和不协调的动作。大脑皮质兴奋性低,易疲劳,觉醒时间一昼夜仅 2～3 小时,除吃奶、大小便外,都处于睡眠状况。新生儿有特殊的神经反射,如觅食、吸吮、拥抱、握持等反射,在生后 3～4 个月自然消失。新生儿期这些反射的消失,或生后数月反射仍存在,常提示神经系统的病变。此外,新生儿巴宾斯基征、凯尔尼格征、踝阵挛、面神经反射为阳性,腹壁反射和提睾反射在生后头几个月不稳定。新生儿期间视觉、听觉、味觉、触觉、温度觉发育良好,而痛觉、嗅觉

（除对母乳外）相对较差。

（三）循环系统

胎儿在母体内靠胎盘进行气体和营养物质的交换。胎儿娩出后，肺部膨胀，脐循环中断，血循环发生了重大变化。肺血管阻力降低，左心房的进血量增多，压力增高，致使卵圆孔功能性关闭；同时，由于肺动脉血氧含量升高，动脉导管收缩而功能性关闭，促使体循环与肺循环分开。一般脐血管在血流停止后 6～8 周完全闭合，动脉导管大多于出生后 3 个月左右解剖上闭合。新生儿的心率快且波动较大，一般为 120～140 次/min，熟睡时可减至 70 次/min，哭闹时可达180 次/min，均属正常范围。新生儿的血压约 9.98/5.32 kPa（75/40 mmHg）。新生儿的血流分布集中于躯干和内脏，四肢较少。

（四）呼吸系统

胎儿在宫内依靠母体做氧气和二氧化碳的交换，因此仅有微弱的呼吸运动，胎儿娩出时，由于产道的挤压、缺氧、二氧化碳潴留和环境温度的改变等多种刺激，娩出后两肺逐渐膨胀，血氧饱和度在 3 小时内达到 90% 以上。由于新生儿胸廓几乎呈圆桶形，肋间肌较薄弱，呼吸运动主要靠膈肌的升降，所以呈腹膈式呼吸。加以呼吸中枢调节功能不够完善，新生儿的呼吸较表浅，节律不匀，频率较快（40～45 次/min）。新生儿鼻腔发育尚未成熟，几乎无下鼻道。鼻黏膜富于血管及淋巴管，故轻微炎症时便使原已狭窄的鼻腔更狭窄，而引起呼吸困难、拒哺及烦躁。

早产儿呼吸中枢及呼吸肌发育更不完善，常出现呼吸暂停或吮奶后有暂时性青紫。咳嗽及吞咽反射差，呕吐时胃内容物易吸入气管内而引起呼吸道梗阻或肺不张。新生儿肺的顺应性与肺泡的成熟度主要与 Ⅱ 型肺泡细胞所产生的肺泡表面活性物质有关，早产儿肺泡表面活性物质少，肺泡壁黏着力大，有促使肺泡萎陷的倾向，易患呼吸窘迫综合征。

（五）消化系统

新生儿的口腔黏膜柔嫩，唾液腺分泌量较少唾液中分泌型免疫球蛋白 A 含量甚微。出生后前 3 个月婴儿的口腔黏膜相当干燥，容易发生口腔炎与鹅口疮。新生儿颊部皮下脂肪较面部其他部位发达，在颊肌表面和颊、嚼肌之间，有一团脂肪块，张大口时在颊黏膜处可见此颊脂垫。

新生儿的胃呈横位，容量小，贲门较松弛，而幽门括约肌相对较发达，加之胃容量小（初生时 30～35 ml，2 周时 60～70 ml，1 个月时为 90～150 ml），故易发生溢乳或呕吐。新生儿胃解脂酶含量较低，但母乳含有解脂酶；胃酸酸度较低，与酪蛋白宜在低酸度中消化相适应，故新生儿对母乳消化良好。新生儿肠道的蠕动较快，下部尤甚，其肠道相对的较成人长，肠系膜相对地也较长，肠壁肌层薄，易有蠕动功能紊乱而引起呕吐、腹胀，甚或发生肠扭转、肠套叠。

胎粪在出生后 12 小时内开始排出，系胎儿肠黏液腺的分泌物、脱落的上皮细胞、胆汁、吞入的羊水或产道的血液等的混合物，黏稠，黑色或墨绿色。出生后 3～4 天转为黄色粪便。若生后 24 小时未排便，应检查有无消化道先天畸形。

（六）泌尿系统

新生儿肾脏在出生时已具有与成人数量相同的肾单位，但组织学上还未成熟。肾小球立方上皮细胞较多，而血管较少，滤过面积不足，滤过率低，浓缩功能差，不能及时处理过多的水或溶质，易发生水肿或脱水症状。正常足月新生儿于出生后 24 小时内开始排尿，出生后头数天，因液体摄入量少，每天排尿仅 4～5 次，1 周以后，进水量增多，而膀胱容量小，每天排尿可达 20 次之多。

（七）血液系统

胎儿期处于相对缺氧状态，出生时红细胞数及血红蛋白含量较高。出生后 6～12 小时因进食较少和不显性失水，红细胞数和血红蛋白量比出生时增高。出生后随着自主呼吸的建立，血氧含量增加，红细胞生成素减少，骨髓暂时性造血功能降低，网红细胞减少，而胎儿红细胞寿命较短，过多的红细胞自行破坏，而骨髓造血功能暂时低下，在 2～3 个月时可出现轻度贫血。新生儿出生时白细胞总数较高，第 3 天开始下降，血容量可占体重的 10%。

（八）皮肤、黏膜的屏障功能

初生婴儿的皮肤上有一层灰白色的胎脂覆盖，它是由皮脂腺的分泌物和脱落的表皮所组成，有保护皮肤的作用，出生后数小时逐渐自行吸收，不应强行擦洗。新生儿皮肤薄嫩、富于血管，易于损伤而招致细菌感染。严重者易扩散为败血症。

脐带接扎后逐渐干燥，1～7 天内脱落。

(九) 体温调节

新生儿的体温调节中枢功能不够完善，出生后环境温度低于宫内温度，其体温可通过辐射、对流、传导和蒸发导致热量丧失而下降。一般 1 小时内可下降 2～3℃，若环境温度适宜，体温可波动在 36～37.2℃ 之间。

新生儿对寒冷的反应与成人不同，受冷时不发生颤抖反应，而依赖棕色脂肪保存及产生身体热量。棕色脂肪分布在中心动脉（主动脉弓、颈动脉）附近、两肩胛间、眼眶后及周围等。受冷时，通过去甲肾上腺素的调节，棕色脂肪细胞发挥直接产热的功能。

新生儿皮下脂肪薄弱，体表面积相对较大，容易散热，体温高时通过皮肤蒸发和出汗散热，另一方面新生儿汗腺发育不完善，体内水分不足时容易发热，因而宜给新生儿较合适环境温度。不同出生体重、不同日龄的新生儿，其所需的中性温度是不同的（参阅本书相关章节）。

(十) 免疫系统

新生儿的特异性免疫和非特异性免疫都发育不成熟，容易发生感染。新生儿可通过母体胎盘获得免疫球蛋白 IgG，对麻疹、白喉等传染病有免疫力，但是 IgA 和 IgM 不能通过胎盘，因此新生儿易患呼吸道和消化道的疾病。

三、几种特殊生理状态

(一) 生理性黄疸(physiologic jaundice)

在新生儿中最常见，出生后 2～3 天出现黄疸，表现为皮肤和黏膜的黄染，4～5 天达高峰，7～14 天自然消退，早产儿可延至 3～4 周。

(二) 生理性体重下降

新生儿由于最初几天入量少，加之呼吸、皮肤蒸发水分和排出大小便的消耗，出生后 2～4 天时体重可下降 6%～9%，最多不超过 10%，一般于出生后 10 天左右恢复。只要喂养得当，生理性体重下降可很快得到补偿。

(三) 乳腺肿大

新生儿出生后 3～5 天内出现乳房逐渐增大的现象，有时还会分泌出乳汁。这是由于出生前受母体雌激素的影响，乳房急剧增大，2～3 周后症状会逐渐消失，不需要治疗。更不要挤它，以免引起感染。

(四) 假月经

有些女婴出生 5～7 天后，有阴道出血现象。这是胎儿在子宫内受母体雌激素影响，生殖器官充血引起的，不必做任何处理，1～3 天即止。

(五) 口腔黏膜改变

新生儿口腔上颚中线和齿龈切缘上的黄白色小斑点，为正常上皮组织的堆积或黏液积留，俗称"上皮珠"或"马牙"，出生后数周至数月可自然消退。新生儿两侧面颊部有脂肪垫，俗称"螳螂嘴"，对吸吮有利，"马牙"和"螳螂嘴"均属生理现象，不可挑割或用力擦拭，以免引起感染。

四、护理诊断

(一) 患儿方面

1. 有体液不足的危险　与入水量少，蒸发水分多有关。

2. 有窒息的危险　与呛奶、呕吐有关。

3. 有体温改变的危险　与体温调节中枢功能不完善有关。

4. 有感染的危险　与免疫功能不完善有关。

5. 有皮肤完整性受损的危险　与皮肤黏膜屏障功能不完善有关。

6. 有清理呼吸道无效的危险　与口腔黏液羊水未及时清除有关。

(二) 家长方面

有照顾者角色紧张的危险　与家庭缺乏护理新生儿的经验有关。

五、护理目标

(一) 患儿方面

(1) 维持体温在正常范围内。

(2) 住院期间无医源性感染。

(3) 个体能展示完整的皮肤。

(4) 没有误吸，表现出肺部气体交换增加。

(二) 家长方面

照顾者能说出正确照顾新生儿的相关知识。

六、护理措施

(一) 患儿方面

1. 产房护理

(1) 温度：产房室温保持在 25~28℃，在新生儿出生后，立即揩干身体上的水分，并给予包裹保暖，以防体热的散失。因产房环境的温度，比母体内的温度低，致使新生儿很难应付骤然降低的冷的环境。

(2) 呼吸支持：新生儿娩出后迅速清理口腔黏液及羊水，保持呼吸道通畅，避免引起吸入性肺炎。一般正常的新生儿，多半会在出生后 1 分钟内呼吸，且大声啼哭。

(3) 皮肤护理：初步处理皮肤皱褶处的血迹，擦干皮肤后给予包裹。脐部剪断后，用 2% 碘酊及 75% 乙醇消毒断面。待断面干后，用无菌纱布覆盖包好。

(4) 其他：记录出生时评分、体温、呼吸、心率、体重与身长。正常新生儿进入母婴同室，在 30 分钟内与母亲进行皮肤接触，尽早喂母乳。高危儿送入新生儿重症监护室，进行抢救和监护。

2. 后阶段护理

(1) 喂养：喂养正常足月儿的方式有母乳喂养、人工喂养和混合喂养。一般提倡早哺乳，出生后半小时左右即可哺乳，鼓励按需喂养。

母乳喂养为首选，因母乳中的营养素含量最符合婴儿的营养需要，更易消化吸收，母乳中含有大量免疫物质，可提高婴儿的抗病能力，母乳清洁无菌，温度适宜，喂养方便，还可促进母子感情，且有利于母体产后恢复。

母乳喂养方法：喂养前做好准备工作，更换清洁尿布，母亲洗净双手并用温开水清洁乳头。喂乳时，母亲取坐位或半卧位，将婴儿斜抱于怀中，面向母亲，婴儿需含住乳头和部分乳晕，母亲用示指和中指轻压乳房，以免堵住婴儿鼻孔，影响呼吸。一般喂哺时间为 15~20 分钟，不超过 30 分钟，两侧乳房交替。喂哺后，以温开水清洁乳头和乳晕。母亲将婴儿直抱，轻拍背部，将哺乳时吸入的空气排出，以免溢乳。再将婴儿右侧卧，头略高。

确实无法母乳喂养者先试喂 5%~10% 葡萄糖水，无消化道畸形及吸吮吞咽功能良好者可给予配方乳。人工喂养者，奶具专用并消毒，奶流速以能连续滴出为宜。

定时、定磅秤替新生儿测体重，每次测定前均要调节磅秤零位点，确保测得体重的精确度。为了解营养状况提供可靠依据。

(2) 沐浴：新生儿体温稳定后即可沐浴，每天 1 次，用温水或无刺激的婴儿皂、婴儿溶液，清洁婴儿头面部、颈部、躯干和四肢，洗净后用毛巾擦干，并涂少许爽身粉，拭去双眼和鼻腔分泌物。沐浴时，室温为 24~28℃，水温为 38~40℃。

(3) 脐部护理：脐部应保持干燥无菌，局部无渗血，以清洁干燥的敷料包扎，若敷料被尿液污染应及时更换。断脐后，局部有渗出可用 75% 乙醇保持干燥，有脓性分泌物可用 3% 过氧化氢溶液清洗，然后涂 2% 碘酊，有肉芽形成用 5%~10% 硝酸银溶液点灼。

(二) 家长方面

1. 探视方针　母婴室和新生儿室有严格的消毒隔离和清洁制度，限制人员探视，尤其禁止患病者探视新生儿。入新生儿室前需更换清洁的衣、裤、鞋、帽，接触新生儿前、后都必须严格洗手。患感冒的家属尽量不接触新生儿，或在接触时戴口罩。

2. 护理指导

(1) 喂养：宣传母乳喂养的优点，教授哺乳的方法和技巧，鼓励和支持母亲坚持母乳喂养。如确系无母乳或母乳不足者，则指导采取正确的人工喂养方法。低体重儿吸吮力强者可按正常新生儿的喂养方法进行，按需授乳。吸吮力弱者可将母乳挤出，用滴管哺喂。

(2) 保暖：新生儿房间应阳光充足，温度和湿度适宜，包被的松紧度适宜。北方寒冷季节要特别注意保暖，预防硬肿症的发生。低体重儿的体温调节功能比较差，对外界环境适应力低，体温常在 36℃ 以下，更要注意保暖。应指导家长正确使用热水袋或代用品保温，防止烫伤。

(3) 日常护理：指导家长为婴儿沐浴。介绍正确的眼睛、口腔黏膜、鼻腔、外耳道、臀部和脐部的护理方法。指导家长观察儿童的精神状态、面色、体温和大小便情况等。让家长了解新生儿的生活方式,如睡眠时间和哭闹时间。低体重儿的护理要注意事先做好准备工作,集中进行各项护理,尽量少暴露婴儿。动作要轻柔、敏捷,避免使婴儿疲劳。出生体重在 2 000 g 以下的婴儿应不予洗澡,只用消毒的植物油清洁皮肤皱褶处。

(4) 预防疾病:婴儿出生两周后应口服维生素 D,每天 400 IU,预防佝偻病。夏季要指导预防中暑和婴儿腹泻,冬季预防新生儿硬肿症以及一氧化碳中毒。同时,指导母亲注意防止新生儿窒息,例如,寒冷季节婴儿包被蒙头过严,哺乳姿势不适当,乳房堵塞婴儿口、鼻等均可导致窒息。

(5) 促进亲子间的情感联结:鼓励家长拥抱和抚摸婴儿,对婴儿说话和唱歌等,刺激婴儿的感觉器官,使婴儿体重、智能及社会适应能力得以健康发展。

七、出院计划

新生儿自医院回家后,由专业保健人员及时进行家庭访视。并建立新生儿健康管理卡和预防接种卡,根据儿童和家庭的需求随时访视。

访视内容包括:了解新生儿出生情况;观察儿童面色、呼吸、哭声、吸吮力和大小便等情况;测量身长、体重和体温,检查皮肤、黏膜和脐部,检查有无先天畸形,如先天性髋关节脱臼、先天性心脏病、唇裂等;根据儿童及其家庭情况给予预防保健。宣传计划生育的意义;及时发现患儿,早期诊断,早期治疗。并告知父母持有书面管理卡的到儿童保健门诊的复诊预约时间。

(陆燕燕)

第二节 早产儿与低出生体重儿的护理

一、早产儿的特点和护理

早产儿(per-term infant)指胎龄满 28 周至未满 37 周(196～259 天)的新生儿。绝大多数早产儿的体重小于 2 500 g,身高小于 46 cm,四肢呈伸展状。其身体各器官构建和生理功能呈不同程度的不成熟。

(一) 发生原因

1. 人为因素 预产期的计算错误。
2. 胎盘因素 胎盘早期剥离、前置胎盘或胎盘功能不全。
3. 子宫因素 多胎妊娠、子宫颈闭锁不全、子宫畸形。
4. 胎儿因素 先天性畸形、感胎儿与母体血型不合,如 Rh 因子及 ABO 血型不合导致的有核红血球症(erythro blastosis fetalis)。
5. 母亲因素 营养不良、工作过劳、严重身体及情绪的伤害、先兆子痫、高血压、糖尿病、心脏病及感染。
6. 社会经济地位 经济能力较低的家庭较易发生营养不良、工作过度、生产过多及产前照顾不良。
7. 其他 母亲紧密频繁的怀孕、父母亲年纪过大或过小、抽烟过多、羊水过多或过少等。

(二) 护理评估

1. 早产儿的外表特征
(1) 皮肤:早产儿皮肤脂肪缺乏,皮肤较薄、透明,极易看到血管,上面并覆有一层厚厚的胎脂,肤色苍白或粉红色,易形成黄疸性皮肤变化。胎毛通常很多,几乎覆盖整个体表,但在出生后的几周内就会消失。
(2) 胎毛:为覆盖皮肤的细毛,随着妊娠周数的增加而减少。妊娠周数在 28～30 周时,胎毛量最多,之后逐渐消失。脸部的最先消失,然后才是躯干及四肢。早产儿的背部及脸部常覆盖有胎毛,其头发很细。
(3) 耳朵:小于 34 周出生的新生儿,其耳朵软而平,无形状可言。大约在妊娠 36 周时,耳郭的上半部已出现些软骨并且有稍微内曲的现象,折叠后放松会缓慢地弹回原状;足月儿的耳郭坚硬且竖立着,若折叠后放松,可很快地弹回原状。
(4) 乳晕:早产或体重低于妊娠周数的新生儿其乳房组织没有或减少(<0.2 cm);足月妊娠者,其乳房芽组织大约 0.1～1 cm。
(5) 躯干:胸部很小,其横径宽,但前后径小,腹肌松弛,腹壁薄弱,使腹部呈圆形比胸部大且易在脐部及腹股沟产生疝气。

(6) 四肢：瘦小、活动力弱、躺姿如同青蛙，指甲短而软，脚掌缺乏掌纹，因血清蛋白少而可能水肿。

(7) 足底皱褶：足底皱褶是胎儿出生后 12 h 内，妊娠周数测定的可靠指标。过了这段时间之后，足部皮肤会开始干燥，而表层的皱褶开始出现。足底皱褶的产生，是由足部的前端开始，当妊娠周数愈大时，皱褶就会向足跟延伸，还可能脱皮。愈早产的小孩，其足跟为光滑无皱褶且只有脚底前部有少数皱褶。

(8) 生殖器官：女婴的会阴部及大阴唇发育不全，故小阴唇及阴蒂突出，大阴唇呈唇分开的状态，阴道无含血丝分泌物。男婴在妊娠 36 周以前，阴囊小且只有少许皱褶，睾丸未降至阴囊，而在腹股沟处可触摸到睾丸。

2. 早产儿各系统的表现

(1) 体温：早产儿体表面积大；皮下脂肪少；过冷时肌肉颤动的反应少，控制血液流至皮肤微血管的血管扩张能力不佳；体温调节中枢不成熟；其胃肠发育不全，无法摄取足够热量来维持体温。汗腺功能不足，妊娠 32 周以下出生的婴儿不会出汗。

(2) 呼吸系统：早产儿呼吸中枢、呕吐反射、咳嗽反射均比较微弱。由于早产儿肺泡发育不全，缺乏表面张力素（surfactant）导致肺泡塌陷，容易发生呼吸困难、不规则的呼吸暂停及发绀。早产儿的胸廓及呼吸肌无力，需较强的刺激才能反应。

(3) 循环系统：由于早产儿肺部小动脉的肌肉发育未完全，使左至右的分流增加，易有开放性动脉导管（PDA），愈早产的婴儿，动脉导管未闭比例愈高。同时又因缺氧、酸中毒而易引起持续性肺动脉高压（PPHN）。早产儿的凝血酶原不足，维生素 C 不足，容易出血。而白蛋白不足及血管渗透性较大而导致水肿。

(4) 排泄系统：肾小球滤过率，愈不成熟的早产儿愈低。早产儿浓缩尿液或排除过多液体方面能力有限，易有水分过多或脱水的危险。肾脏系统的不成熟影响排泄药物的能力。肾脏的缓冲能力很低，使早产儿易发生代谢性酸中毒。

(5) 中枢神经系统：脑室周围的微血管比较不成熟易破裂。黄疸严重时，因缺氧使脑血管屏障受损，造成核黄疸。早产儿对刺激反应较慢，吸吮、吞咽及张力反射低，易致喂食困难。咳嗽反射微弱或无，控制呼吸、体温之中枢发育不好。

(6) 消化系统：早产儿吸吮、吞咽及呕吐反射不良，食管贲门括约肌功能不佳，容易呛乳而发生乳汁误吸。早产儿出生时休克、缺氧，使肠道血流减少，易造成坏死性肠炎。此外，早产儿的胃容量小，进食少，影响营养、热量及水分的需求。

对脂肪的消化吸收差，对蛋白质、碳水化合物的消化吸收较好。肝功能不成熟，易发生黄疸及低血糖。

(7) 免疫系统：早产儿由母体处获得的 IgG 免疫球蛋白抗体少，易受感染，如皮肤娇嫩，屏障功能弱，较易受损和感染；脐部为开放性伤口，易发生脐炎；尤其易发生呼吸道和消化道感染。

(8) 视觉：早产儿视网膜血管成熟度不佳，过度、长期、高浓度给氧易造成视网膜血管收缩，刺激血管增生，渗透压发生变化，引起视网膜、玻璃体的出血及纤维化。

(三) 其他高危新生儿

(1) 母亲有糖尿病史，孕期阴道流血史、感染史、孕期吸烟史、吸毒、酗酒史，母亲为 Rh 阴性血型，过去有死胎、死产史。

(2) 异常分娩史，包括：母亲有妊高征，先兆子痫、子痫，羊膜早破，羊水胎粪污染，各种难产、手术产如高位产钳、臀位抽出、胎吸，分娩过程中使用镇静和止痛药物史等。

(3) 出生时异常，如 Apgar 评分 <7 分，脐带绕颈，早产儿，小于胎龄儿，巨大儿，各种先天性重症畸形及疾病。

(四) 常见护理诊断

1. 患儿方面

(1) 体重过低：与早产有关。

(2) 体温调节无效：与早产、皮肤过薄、皮下脂肪过少、体温调节系统发育不成熟有关。

(3) 活动无耐力：与早产、中枢神经系统发育不成熟有关。

(4) 营养不足：与早产、吸吮、吞咽不协调，胃肠功能不成熟有关。

(5) 有皮肤完整性受损的危险：与机械因

素、皮肤发育不成熟、制动有关。

（6）有感染的危险：与免疫系统不成熟、侵入性操作有关。

2. 家长方面

（1）知识缺乏：与缺乏护理未成熟儿的经验有关。

（2）焦虑：与担心患儿预后有关。

（五）预期目标

1. 患儿方面

（1）腋温保持正常（36.5～37.2℃）。

（2）保持血氧浓度稳定。

（3）活动时无明显的心率、呼吸频率、血压及肌张力的波动，活动耐力增加。

（4）因活动造成压力的表现减少。

（5）皮肤无破损。

（6）住院期间无院内感染的症状，不发热。

2. 家长方面

（1）父母能正确表达忧虑，讨论低出生体重的生理特点及治疗原理，提出适当的问题。

（2）父母能掌握拥抱、喂食、穿衣、换尿布、安抚及刺激等婴儿照顾技巧。

（3）父母能掌握必要的婴儿护理技术。

（4）父母能列出应报告的症状与体征：体重减轻或不增加、喂食困难、发热、呼吸困难、昏睡、肌肉抽动、颤抖。

（5）父母表示能胜任家庭护理工作，持有书面的到儿童保健门诊的复诊预约时间。

（六）护理措施

1. 患儿方面

（1）保持适宜的温度环境，每1～4小时测量1次腋温或肛温。使用辐射加温床时罩上塑胶套或隔热板防止散热。双层或单层的保育箱内置挡热板；使用自动控温设备，并将监测温度探测器置于婴儿上腹部（不要放在骨头上）。每次记录体温时同时记录保育箱的温度。应提供温热水蒸气，保持湿度在50%～80%。如无禁忌，给婴儿戴帽子、穿毛线鞋。确需沐浴时才给婴儿沐浴。

（2）集中护理活动，以避免体温随环境温度变化而波动。必要时护理过程中给予休息。诊疗操作过程中使用外在热源装置，置放时应距离

婴儿18英寸。将病房的灯光调暗、减少噪声；用毯子覆盖保育箱；减少拥抱；活动前先评估此活动的重要性。

（3）进行持续性心肺功能监测。每小时或需要时以脉搏血氧计测1次血氧浓度。每小时评估1次呼吸状况、呼吸过速、呼吸暂停、心动过速、皮肤颜色变化、恶心、呕吐、肌肉抽动、惊吓、过度兴奋的活动、动作迟缓、四肢过度伸张、角弓反张、生理状况迅速恶化。有变化时应通知医生。

（4）采取俯卧或侧躺的姿势，用毛毯卷放在身体四周，将婴儿床围成巢状，以限制四肢活动。每2～4小时变换1次姿势，评估褥疮范围。每2～4小时评估1次皮肤及黏膜情况。

（5）移动婴儿时应小心，不要损伤皮肤，要求其他医护人员（检验科、放射科）也应特别小心保护婴儿皮肤。尽量少用胶布；使用胶布前先在皮肤上涂抹保护物。避免使用一般撕揭胶布的方法，需用清水松落胶布。进行局部诊疗操作后，立即清洗局部消毒剂，以免化学性灼伤及化学物质吸收。至少每小时评估1次静脉注射部位，一旦发现浸润，应立即停止注射。避免将热水袋或化学发热剂直接接触皮肤上。

（6）禁食的患儿按常规以生理盐水进行口腔护理。

（7）有可能的话，用脉搏血氧计代替经皮血氧检测仪测定血氧浓度；假如使用经皮血氧检测仪，应经常（1～2小时）更换穿刺部位，并将热度设定在最低范围。

（8）将低出生体重儿与其他患感染性疾病的婴儿分开；若可能的话，护士也分开。接触病婴前后均应严格洗手；接触婴儿时应戴手套。

2. 家长方面

（1）听取父母诉说，提供有关信息：评估父母的焦虑程度及应对方法；提供关于低出生体重儿的确切信息，鼓励提问；提供婴儿进展的信息。

（2）示范拥抱、喂食、穿衣、换尿布、安抚婴儿的技巧；婴儿情况允许时，让父母参与照顾工作。

（3）讲解并示范婴儿护理技术。

（4）解释并列出应报告医师的症状与体征。

（5）帮助父母拟定家庭护理计划，必要时借助有关社区资源；解释保证婴儿护理良好的必要

性;核实父母是否持有复诊预约时间。

二、低出生体重儿的特点和护理

低出生体重儿(low birth weight infant, LBW)指出生 1 小时内体重不满 2 500 g 的新生儿,其中体重低于 1 500 g 者为极低出生体重儿(very low birth weight infant, VLBW),体重低于 1 000 g 者为超低出生体重儿(extremely low birth weight infant, ELBWI)。低出生体重儿以早产儿和小于胎龄儿多见。

(一) 产房护理

1. 温度和干燥　在新生儿出生后,立即揩干身体上的水分,并给予包裹保暖,以防体热的散失。因产房环境的温度,比母体内的温度低,致使新生儿很难应付骤然降低的冷的环境。

2. 呼吸支持　当胎儿自母体出生时,首先要做的是以吸管(或橡皮抽吸球)自新生儿的口咽或鼻腔抽吸出口内及呼吸道内的黏液,以协助其建立自行呼吸的功能。抽吸时,要使新生儿采仰卧头低的姿势,如此吸管才容易插入喉部。动作须轻柔以免伤及黏膜,抽吸时间不可超过 10 秒,否则可能发生咽喉部痉挛。

3. 复苏后护理　从产房(或手术室)将新生儿送至监护室的过程中应该有合适、安全的转运系统。

(二) 新生儿监护室(neonal intensive care unit, NICU)护理

1. 体温护理　提供适宜温度(36℃左右),在第一、二天要保持高湿度环境(湿度保持 90%),必要时可安置于暖箱(暖箱应用见第五章)。

2. 预防感染　由于低出生体重儿对病原体侵袭的抵抗力弱,因此所有一切接触婴儿的医疗护理用品都应严格消毒,医护人员必须做到接触婴儿前先洗手。感染发生时往往症状并不明显,应密切观察。

3. 呼吸支持　低出生体重儿胸廓柔软,肺扩张能力有限,肺泡换气面积相对小,肺表面活性物质产生不足,应注意呼吸窘迫的发生,应掌握好应用呼吸机的时机,适当的应用表面活性物质,给予高频震荡通气。但应该将氧浓度控制在最小范围内,设定值要尽可能的小,将可能由呼吸机造成的肺损伤减低到最低程度。

4. 营养支持

(1) 胃肠道营养:一般低出生体重儿出生后血清电解质稳定 2～3 天时,开始胃肠外营养。临床表现稳定后,尝试建立适当的营养。喂养有进步、体重增加的婴儿,将提供适当的热量以助生长发育。同时检测不耐喂养的指标,如腹部膨胀、呕吐和胃内容无残留,不耐受也标志着胃肠功能的紊乱,超低出生体重新生儿胃肠运动功能差。但至少有 2/3 的超低出生体重新生儿有不耐受喂养的间歇期,要尽力给予营养喂养,从一半量到足量。

(2) 静脉营养:低出生体重儿肾小球滤过滤低下,葡萄糖输液量应严格管理(表 4-1)。脂肪乳剂以长链和中链各 50% 的脂肪乳剂为好。维生素和微量元素补充宜早期开始。氨基酸液应在脂肪乳剂和葡萄糖已完全充分给予的情况下,再补充,以供组织建设之用。输血最好用肝素抗凝血浓缩红细胞悬液。此外还可考虑红细胞生成素。

表 4-1　输液量与出生体重、孕周及电解质情况

出生体重(g)	孕 周	液体量 [ml/(kg·d)]	电解质测试频率
500～600	23	140～200	Q6 h
601～800	24	120～130	Q8 h
801～1 000	25～26	90～110	Q12 h

5. 循环系统护理　持续肺动脉高压(PPHN),动脉导管未闭(PDA)是常见的循环系统问题,应根据 ELBWI 的病情进行处理,如纠酸、呼吸机的应用。部分低体重出生儿的未闭动脉导管可自然闭合。平时宜控制补液量在每天 60～80 ml/kg 之内。

(三) 存活率

随着近年来围生医学的发展,死亡率有所下降,存活者的后遗症也有减少。上海交通大学医学院附属新华医院及浙江医科大学附属儿童保健院曾分别报道其存活率为 66.6%、63.6%。而 Robert 报道其存活可达 95%。目前为止出生体重最低而存活者为 1992 年瑞典报道 1 例390 g 的婴儿。

（四）预后及随访

围生期和 NICU 的良好管理对预后有很大的帮助，出院前要给家长培训，如何对低出生体重儿进行合适的理学帮助（如抚触），如何喂养和日常护理等。出院后的定期随访包括让家长到康复中心的短期培训等均属十分重要，使低体重出生儿从体格生长、神经智能和心理行为等全方位良好的发育。医护人员随访和指导做得越深越好，家长接受程度和执行康复办法的努力程度，将直接影响低出生体重儿的预后。

第三节　新生儿呼吸窘迫综合征

新生儿呼吸窘迫综合征（neonatal respiratory distress syndrome，NRDS）又称新生儿肺透明膜病（hyaline membrane disease，HMD），多发生于早产儿，是导致早产儿死亡的主要原因。由于缺乏肺表面活性物质所引起。临床表现为生后不久即出现进行性呼吸困难和呼吸衰竭；病理以肺泡壁上附有嗜酸性透明膜和肺不张为特征。多见于未成熟儿和糖尿病母亲分娩的婴儿。胎龄越小，发病率越高。患此症的新生儿如能得到良好的照顾，而能度过 72 小时大多可免于死亡。

一、病因

Ⅱ型肺泡上皮细胞分泌肺表面活性物质由多种脂类、蛋白质和碳水化合物组成，脂类为主要成分，约占 85%，蛋白质占 13%。肺表面活性物质具有降低肺表面张力、保持呼气时肺泡张开的作用。肺表面活性物质缺乏时，肺表面张力增加，肺泡半径缩小，吸气时必须增加压力，因而造成呼吸困难。由于增加压力，遂使肺泡逐渐萎陷，肺通气降低，通气与血流灌注比失调，造成低氧血症和二氧化碳蓄积。由于缺氧、肺血管收缩，肺泡上皮细胞破坏，通透性增加，纤维蛋白渗出而形成透明膜。

肺表面活性物质在胎龄 20～24 周时初现，35 周后迅速增加，故本病在胎龄<35 周的早产儿中多见。此外，糖尿病母亲分娩的婴儿、缺氧、剖宫产和肺部有严重炎症者易发生本病。

二、病理生理

肺部呈暗红色，质韧，可见肺不张、肺水肿、肺血管淤血和出血；肺泡上皮坏死随病程而加重。透明膜形成初起为斑片状，后转为播散。36 小时后肺泡上皮开始恢复，透明膜被巨噬细胞和纤维蛋白溶解作用清除。在恢复过程中，肺泡表面开始出现表面活性物质，并逐渐增加。

（一）缺乏表面张力素

表面张力素（surfactant）可维持肺泡的稳定性。从胚胎的第 24 天，肺开始从内胚层发育出来，胚胎的 16～20 周时，肺的立方上皮细胞开始分化成第一型（空泡状细胞，类脂物质，为换气之构造）和第二型（非空泡状细胞，似结缔组织细胞，产生一种脂蛋白，称表面张力素。在胎龄 20～24 周时出现，磷脂甘油在 36 周后才急速上升）两种不同的细胞。因为在胎儿出生时，肺部及呼吸道充满了液体，必须靠表面张力素降低液体的表面张力，使肺泡扩张，保持呼吸道通畅。如不足时，肺就不易扩张，发生呼吸困难，形成呼吸窘迫综合征。

（二）肺泡血液灌流不足

表面张力素可减少使肺泡塌陷的压力，是维持正常呼吸所需要的抗扩张不全因子，若缺乏，将使肺的可扩张性减少，使呼吸更费力，婴儿疲劳，导致肺泡换气不全，肺泡扩张不全，肺泡血液灌流减少，减少肺部的新陈代谢，进而使表面张力素的产生减少（图 4-1）。

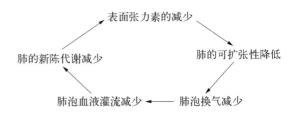

图 4-1　呼吸窘迫综合征的肺泡功能

（三）影响肺扩张的因素

（1）缺乏表面张力素。

（2）肺的可扩张性降低。

（3）约有 50%～60% 的肺缺少血液灌注。

（4）血液右向左分流。

（5）肺体积减小，造成缺氧代谢性酸中毒、呼吸性酸中毒、心率加快。

(6) 肺组织萎陷、肺变小，坚硬呈暗红色肝样。

(7) 显微镜下见肺泡萎陷，肺泡管的过度扩张，肺泡表面覆盖染成粉红色透明膜。

三、临床表现

新生儿呼吸窘迫综合征多见于早产儿，患儿刚出生时哭声尚好（亦可出生后即有青紫窒息），于 4~6 小时内出现呼吸急促，呼吸频率>60 次/min，呼气呻吟声、鼻翼扇动和吸气性三凹征等典型体征。出生后 24 小时胸部 X 线片有特征表现：两肺呈普遍性透亮度降低，可见弥漫性均匀网状颗粒阴影和支气管充气征，重者呈"白肺"，心边界不清，心影增大。由于低氧血症，表现为发绀，严重时青灰，呼吸不规则、呼吸暂停、呼吸衰竭，并伴有四肢松弛，心音由强到弱，有时在胸骨左缘可听到收缩期杂音；肝可增大；肺部听诊两肺呼吸音减低，早期多无阳性发现，以后可闻及细湿啰音。病情一般较重，重者可于 3 天内死亡；如能存活 3 天以上又未并发脑室内出血或肺炎者，则可逐渐好转。尿量减少，可出现水肿，耗氧量增加。

观察患儿出现胸部凹陷的形态，可参考 Silverman-Andersen 的计分法（表 4-2）。

表 4-2　Silverman-Andersen 计分法

分数	胸部的凹陷情形			鼻孔扩张程度	因呼吸困难引起呻吟
	上胸壁	下胸壁	剑突		
0	与腹壁同时上升	吸气时，无肋间的凹陷	看不见	无	听不见
1	腹壁上升时，有轻微的凹陷（吸气时迟缓）	吸气时，轻度的肋间凹陷	略可看见	轻微	用听诊器可听见
2	腹壁上升时，上胸壁有极明显的凹陷为跷跷板式（一低一高）	吸气时，明显的肋间凹陷	明显	明显	耳朵能听见

注：这是以观察婴儿呼吸时有无困难的情形来决定，满分为 10 分，分数越高表示情况越差，发生严重的呼吸困难，得零分者表示婴儿呼吸正常。

四、诊断

出生后数小时内出现呼吸困难和 X 线胸部特点即可诊断，必要时可做胃液泡沫稳定试验。还应注意可能有肺部感染同时存在。出生 12 小时后出现呼吸困难者一般不考虑本病；但轻症患儿也可较晚起病，有迟至 24~48 小时者。

(一) 生化检查

血气分析动脉血氧分压（PaO_2）降低，二氧化碳分压（$PaCO_2$）升高，pH 值下降，碱剩余（BE）减少，二氧化碳结合力（CO_2CP）下降，血钠低，血钾和氯升高。

(二) X 线检查

出生 24 小时胸部即有特征性表现，两肺呈普遍性透亮度降低，可见弥漫性均匀网状颗粒阴影和支气管充气征，重者呈"白肺"，心界不清。

(三) 实验室检查

血 pH、碳酸氢根（HCO_3^-）、动脉血氧分压（PaO_2）降低而二氧化碳分压（PCO_2）、碱剩余（BE）增高，血钾早期常增高。

(四) 鉴别诊断

1. B 组溶血性链球菌感染　宫内或分娩过程中感染所致新生儿肺炎的临床表现，极似 HMD。但该病常有孕妇羊膜早破史或感染表现，肺部 X 线改变有不同程度的融合趋势，病程经过与 HMD 不同，用青霉素有效。

2. 急性呼吸窘迫综合征（ARDS）　该病的临床表现与 NRDS 相似，但 ARDS 主要继发于严重窒息和感染，常在原发病后 1~3 天出现呼吸急促、青紫、呼吸循环衰竭。X 线胸片以肺气肿、浸润性改变为主。

3. 湿肺　多见于足月儿，病程短，呈自限性。X 线表现以肺泡、间质、叶间胸膜积液为主。

4. 吸入性肺炎　出生后即呼吸困难、呻吟，但不呈现进行性发展，X 线表现为肺气肿较明显。

五、治疗

应采取综合急救措施，使患儿度过极期，待新生儿能产生足量的肺表面活性物质时，病情可望恢复。治疗重点是：① 纠正缺氧；② 表面活性物质疗法；③ 其他对症和支持疗法。

（一）纠正缺氧

1. 尽早使用鼻塞持续气道正压呼吸（CPAP）压力以 0.49～0.98 kPa（5～10 cmH₂O）为宜。

2. 机械通气指征　当 CPAP 治疗无效，PaO_2 仍<6.7 kPa（50 mmHg）、$PaCO_2$>7.9 kPa（60 mmHg）或频发呼吸暂停时，应进行气管插管并进行间歇正压通气（IPPV）加呼气末正压通气（PEEP），压力为 0.4～0.6 kPa（4～6 cmH₂O）。

（二）肺表面活性物质疗法

每次剂量 60～200 mg/kg，经气管内给药，可用 2～4 次。① 预防性治疗可在出生后 30 分钟内应用，一般在产房中进行。② 已确定为 HMD 时应尽早应用表面活性物质制剂，天然制剂优于人工合成制剂。

（三）纠正酸中毒和电解质紊乱

对混合性酸中毒要先纠正呼吸性酸中毒；对严重的代谢性酸中毒可使用 5% 碳酸氢钠，每次 3～5 ml/kg，以 5%～10% 葡萄糖稀释成等张溶液，于 30 分钟内静脉滴入。

（四）支持疗法

适中环境温度，相对湿度应维持在 60% 左右。每天静脉补液 40～80 ml/kg。热量应充足，危重期应由静脉补充能量；病情好转后由消化道喂养。保证呼吸道通畅。

（五）抗生素

应用青霉素或头孢菌素等抗生素加强肺内感染的预防和治疗。

六、预防

（1）防止早产，控制母孕期糖尿病，防止新生儿出生窒息。

（2）须提前分娩或有早产迹象而胎儿不成熟者，分娩前 2～3 天应由孕母肌注地塞米松或倍他米松 6 mg，每天 2 次；或氢化可的松 100 mg 静脉点滴，每天 2 次；共 2 天。胎龄不足 34 周者，效果显著。

七、护理评估

（一）健康史

了解患儿是否足月；收集患儿的出生史，如了解出生 1 分钟和 5 分钟的 Apgar 评分及分娩过程是否顺利，患儿是否接受任何药物和治疗，分娩时母亲有无何种药物或麻醉机等；询问出生后患儿何时出现呼吸窘迫症状。

（二）身体状况

观察患儿生命体征，如神志、体温、脉搏、呼吸，观察呼吸窘迫的程度，注意心率、心律，患儿一般活动后有无烦躁、昏睡，对刺激的反应。皮肤有无发绀、网状花纹、苍白、水肿等异常情况。尤其注意排泄物的色、质、量。

（三）辅助检查

了解血气分析，羊水测磷脂和鞘磷脂的比值，X 线检查等。

八、护理诊断

（一）患儿方面

1. 气体交换受损　与表面活性物质生成减少、肺组织发育不成熟有关。

2. 有体液过多的危险　与最初 72 小时液体潴留有关。

3. 营养失调，低于机体需要量　与呼吸窘迫、喂食无耐力有关。

4. 呼吸道清理无效　与气道内插管、黏液过多和肺不张有关。

5. 有感染的危险　与免疫系统不成熟、侵入性诊疗操作有关。

6. 低效性呼吸形态　与呼吸道阻塞、神经代偿失调有关。

7. 有缺氧、窒息的危险　与呼吸窘迫有关。

（二）家长方面

1. 知识缺乏　缺乏本病相关知识与缺乏特定知识来源有关。

2. 焦虑　与担心患儿预后有关。

3. 有亲子依附关系异常的危险　与复杂的护理技巧而导致的危机有关。

九、预期目标

（一）患儿方面

（1）出生 72 小时后肺泡张开功能良好，患儿能进行有效地自主呼吸。

（2）患儿住院期间无感染发生。

（3）患儿维持正常呼吸形态，没有呼气性呻吟,吸气性"三凹征"、鼻翼扇动、发绀。不发生窒息。维持合适的血氧浓度。

（4）患儿皮肤弹性好,体重保持稳定或有所增加。

（二）家长方面

家属能对疾病建立正确认识,表现为焦虑减轻,能与婴儿有适当的依附关系。

十、护理措施

（一）患儿方面

1. 维持有效呼吸,保持呼吸道通畅

（1）密切观察病情,用监护仪监测体温、呼吸、心率、经皮测氧分压等,并随时进行再评估,认真记录特别记录单。

（2）维持适宜环境温度,相对湿度55%左右,使患儿皮肤温度保持36～37℃,减少耗氧量。

（3）及时清除口、鼻、咽部分泌物,必要时于雾化吸入后吸痰,保持呼吸道通畅。

（4）提供氧气及辅助呼吸。根据病情及血气分析采用不同供氧方法和调节氧流量,使PaO_2维持在$6.67～9.3$ kPa（$50～70$ mmHg）,SaO_2维持在$87\%～95\%$之间。注意避免氧中毒。① 尽早应用鼻塞持续气道正压呼吸,增加功能残气量,防止肺气泡萎陷和不张,改善通气和血流比例失调,使PaO_2上升。② 当CPAP无效,PaO_2仍<6.7 kPa（50 mmHg）,或$PaCO_2$仍>7.9 kPa（60 mmHg）,或频发呼吸暂停时,行气管插管并采用间歇正压通气（IPPV）加呼气末正压通气（PEEP）。

（5）遵医嘱气管插管内滴入肺表面活性物质,滴入前彻底吸净气道内分泌物,于患儿吸气时滴入并转动患儿体位,从仰卧位转至右侧位,使药物较均匀进入各肺叶;也可在滴入后,用复苏器加压给氧,以助药液扩散。

（6）遵医嘱用碳酸氢钠纠正代谢性酸中毒。

2. 预防感染 保持室内空气清新,严格执行无菌操作,遵医嘱给予抗生素防治肺内感染。

3. 保证营养及水分供应 准确记录患儿24小时出入量。危重期间由静脉补充热量,病情好转后可由消化道喂养。

4. 健康教育 让家长了解病情及治疗过程,以取得最佳配合;同时做好育儿知识的宣传工作。

（二）家长方面

（1）给予患儿父母精神支持。

（2）鼓励父母与患儿间的交流。

（3）提供适当患儿年龄段发展的听觉、触觉和视觉刺激。

（4）尽可能鼓励父母参与护理。

（5）适当地鼓励父母做抉择。

（6）准许父母口述对疾病、设备、护理的关心及提出相关的疑问。

十一、效果评价

（一）患儿方面

（1）患儿72小时后肺泡张开功能良好,能进行有效的自主呼吸。

（2）患儿住院期间未发生感染。

（3）患儿未发生窒息。

（4）患儿皮肤弹性好,体重有所增加。

（二）家长方面

家属能正确认识本病,焦虑、恐惧减轻,与婴儿建立依附关系。

第四节 新生儿窒息

新生儿窒息（asphyxia of newborn）是指婴儿出生时无呼吸抑制者;若出生时无窒息,数分钟后出现呼吸抑制者亦属窒息。严重时呼吸功能障碍,氧及二氧化碳交换能力丧失,导致血氧浓度降低,二氧化碳积聚及酸中毒,是围生期小儿死亡和导致伤残的重要原因之一。我国一般医院发生率约5%。

一、病因

凡造成胎儿或新生儿血氧浓度降低的任何因素都可以引起窒息,与胎儿在宫内所处环境及分娩过程密切相关。

（一）母亲因素

（1）母亲全身疾病如糖尿病,心、肾疾病,严重贫血和急性传染病。

(2) 产科疾病如妊娠高血压征、前置胎盘、胎盘早剥和胎盘功能不足。

(3) 母亲吸毒、吸烟或被动吸烟。

(4) 母亲年龄≥35 岁或<16 岁,多胎妊娠。

(二) 分娩因素

(1) 脐带受压、打结、绕颈。

(2) 手术引产如高位产钳、臀位、抬头吸引不顺利。

(3) 产程中的麻醉、镇静剂和催产药使用不当。

(三) 胎儿因素

(1) 早产儿、小于胎龄儿、巨大儿。

(2) 畸形如后鼻孔闭锁、喉蹼、肺膨胀不全、先天性心脏病。

(3) 羊水或胎粪吸入致使呼吸道阻塞。

(4) 宫内感染所致神经系统受损。

二、病理生理

(一) 呼吸改变

1. 原发性呼吸暂停 是指胎儿或新生儿缺氧窒息时,最初 1~2 分钟呼吸加深、加快,如缺氧未及时纠正,立即转为呼吸抑制和反射性心率减慢。此时患儿虽有青紫,但肌张力存在,血管轻微收缩,血压升高,循环尚好,如及时给氧或予以适当刺激仍能恢复呼吸,甚至有时在无外界帮助下也能恢复呼吸。

2. 继发性呼吸暂停 如缺氧继续存在,则出现喘息样呼吸,心率继续减慢,血压由血管收缩最初升高逐渐下降,肌张力逐渐减弱而消失,面色苍白,呼吸运动减弱,最后出现一次深度喘息而进入继发性呼吸暂停,如无外界正压呼吸的帮助则无法恢复而死亡。

(二) 各器官血流量改变

低氧和呼吸性酸中毒,引起体内血液的重新分布,血流量减少,保证心、脑、肾上腺等处的血液供应,其余血管收缩。当缺氧继续存在,无氧代谢使酸性产物极度增加,导致重度代谢性酸中毒。

(三) 血液生化及代谢改变

缺氧导致血 $PaCO_2$ 升高,pH 和 PaO_2 值降低。早期血糖正常或增高,后出现低血糖。应激

情况下,低钙血症,间接胆红素增高,心钠素分泌增加,低钠血症。

三、临床表现

(一) 胎儿缺氧(宫内窒息)

早期有胎动增加,胎心率增快,≥160 次/min;晚期胎动减少甚至消失,胎心率变慢,羊水被胎粪污染呈黄绿或墨绿色。

(二) Apgar 评分

是一种简易的临床评价刚出生婴儿窒息程度的方法,内容包括心率、呼吸、对刺激反应、肌张力和皮肤颜色五项,每项 0~2 分,总共 10 分评分越高,表示窒息程度越轻,1~3 分为重度窒息,4~7 分为轻度窒息(表 4-3)。

表 4-3 Apgar 评分表

体 征	评 分 标 准			出生后评分	
	0	1	2	1分钟	5分钟
皮肤颜色	青紫或苍白	身体红,四肢青紫	全身红		
心率(次/min)	无	<100	>100		
弹足底或插鼻管反应	无反应	有些动作如皱眉	哭,喷嚏		
肌张力	松弛	四肢略屈曲	四肢能活动		
呼 吸	无	四肢略屈曲慢,不规则	四肢活动正常,哭声响		
总 分					

(三) 各器官受损表现

1. 心血管系统 表现为心源性休克、心衰和持续胎儿循环。

2. 呼吸系统 易发生羊水或胎粪吸入综合征,低体重儿常见新生儿呼吸窘迫综合征,呼吸暂停。

3. 肾脏损害 较多见,急性肾功能衰竭时有少尿、蛋白尿、血尿素氮及肌酐增高,肾静脉栓塞可见肉眼血尿。

4. 中枢神经系统 缺血缺氧性脑病和颅内出血。

5. 代谢方面 常见低血糖,电解质紊乱如

低钠血症和低钙血症。

6. 胃肠道　有应急性溃疡及坏死性小肠炎。

四、诊断

主要是根据临床表现进行诊断。血生化检查显示呼吸性和代谢性酸中毒。窒息引起肾功能损害时,肾小球滤过率降低,肾小管重吸收障碍。

五、治疗

(一) ABCDE 复苏方案

A:建立通畅的呼吸道,及时吸出气道内分泌物。

B:建立呼吸。

C:建立正常循环。

D:药物治疗。

E:评估和保暖。

(二) 复苏程序

复苏是一个连续的序列过程,首先要对新生儿情况进行评估,据此决定是否需要进行复苏,随后进行相应的复苏操作。在执行某一操作步骤之后,还需要再次评估以判定其效果,作出下一步决定和操作。如此不断地评估—决定—操作—再评估—决定—操作。贯穿到复苏的每一个步骤。循环往复完成复苏。

六、预后

孕妇应定期做产前检查,发现高危妊娠应及时处理,避免早产和手术引产;提高产科技术;对高危妊娠进行产时胎心监护,及早发现胎儿窘迫并进行处理;产时,当胎头娩出后,立即挤净口、鼻内黏液,出生后再次挤出口、鼻、咽部分泌物,并做好一切新生儿复苏准备工作。

七、护理评估

(一) 健康史

了解患儿是否足月;收集患儿的出生史,胎儿的胎心率情况,有无胎儿窘迫的诱因,有无使用镇静剂。

(二) 身体状况

如了解出生 1 分钟和 5 分钟的 Apgar 评分。观察患儿生命体征,神志、肌张力、体温、尿量和窒息所致的各系统症状,皮肤有无发绀、网状花纹、苍白。

(三) pH 测定

患儿头皮毛细血管的 pH 测定(正常胎儿头皮血 pH 最低值为 7.25,若 pH<7.15 说明胎儿窒息)来发现胎儿的窒息。

八、护理诊断

(一) 患儿方面

1. 气体交换受损　与肺动脉收缩、肺血管阻力增加、肺血流减少、中枢神经系统受损有关。

2. 清理呼吸道无效　与新生儿咳嗽、咳痰、支气管纤毛运动能力不全有关。

3. 心排血量减少　与肺水肿、肺动脉收缩、液体转至组织间隙有关。

4. 活动无耐力　与中枢神经系统过度刺激有关。

5. 肾组织灌注改变　与低血容量、缺血有关。

6. 有感染的危险　与院内感染、免疫反应受抑制、衰弱有关。

(二) 家长方面

1. 知识缺乏　与疾病过程、新生儿潜在高死亡率及后遗症、情感连接过程受阻有关。

2. 焦虑　与患儿的预后有关。

九、预期目标

(一) 患儿方面

(1) 维持呼吸道通畅,气体交换充足,中枢神经系统未受影响。

(2) 生命体征及血压正常,外周循环血量充足,循环血量充足。

(3) 无心跳减慢现象,护理人员能保持安静,保持舒适的体位。

(4) 保持正常的排出量,尿液生化检查正常,血液生化检查正常。

(5) 无全身感染的症状与体征,全血细胞计数正常,血中药物的峰-谷水平正常。

(二) 家长方面

(1) 能说出治疗计划。

(2) 能妥善照顾婴儿。

(3) 能将婴儿融入家庭。

十、护理措施

(一) 患儿方面

1. 维持自主呼吸　将患儿仰卧,臀部垫高2~3 cm,使颈部稍后伸至中枕位,立即清除口、鼻、咽及气道分泌物,拍打或弹足底和摩擦患儿背部促使呼吸出现。

2. 复苏　积极配合医生按 A、B、C、D、E 程序进行复苏。

3. 保持气道通畅　迅速清除口、鼻、咽部分泌物。给予 1% 碳酸氢钠溶液或碳酸钠溶液 50~100 ml 洗胃,温度 30~32℃以清除吸入胃内的羊水等物。

4. 氧气吸入　采用连续监测血氧饱和度调节给氧方式和浓度,当血氧饱和度≥95%时,间断鼻导管吸氧 0.5~1 L/min 或不吸氧,当血氧饱和度在 85%~94% 时改为持续低流量吸氧,当血氧饱和度<85%时,可给头罩吸氧 5~8 L/min,缺氧改善后改为鼻导管吸氧,一般足月儿鼻导管吸氧 0.5~1 L/min,早产儿或低体重儿鼻导管氧流量为 0.3~0.5 L/min,按医嘱调整氧浓度,避免长时间高浓度给氧。

5. 建立有效的静脉通路保证药物应用　由于新生儿的心肺发育不完善,需严格控制输液速度,以免在短时间内输液过多引起心衰及肺心肿,故采用微量输液泵控制输液速度及输液量。使药物均匀及时地输入体内,输液中密切观察有无局部液体外渗及输液反应,同时做好液体出入量的记录。

6. 复苏后护理

(1) 保暖:出生后立即擦干新生儿体表的羊水及血迹,以减少体表散热,保持室温26~28℃,相对湿度 55%~65%,可将患儿置于其中性温度之中,1~2 小时观察皮肤温度,4 小时测量 1 次肛温。病情稳定后置于暖箱中。

(2) 每小时观察并记录体温、呼吸、面色、氧饱和度、神志、反射、吸吮力、肌张力、出入水量及有无抽搐发生。按医嘱监测动脉血气分析;有变化及时通知医生,并做好各种抢救的准备工作。

(3) 应加强监护,患儿取侧卧位,床旁准备吸引器等抢救物品,应用心电监护以随时监测患儿心率、呼吸、SpO$_2$、BP,注意患儿神志、肌张力、体温、尿量和窒息所致的各系统症状,如有异常及时通知医师采取相应处理措施。

有条件使用监护仪时,保持监护仪功能良好,报警装置完好。

(4) 评估窒息程度(Apgar 评分表)。

7. 减少环境的刺激　护理工作尽量集中做,光线柔和,将婴儿置于婴儿床中,四周围起如巢状。

8. 预防感染　感染的危险与免疫功能低下有关,严格消毒隔离,无菌技术操作,勤洗手及加强环境管理,定时通风,空气消毒,合理使用抗生素,预防院内感染。

9. 合理喂养　根据病情推迟喂奶时间,有吸吮能力者可直接哺乳,吸吮无力者应给滴管或鼻饲喂养,喂奶时需细致耐心,避免移动,宜取右侧卧位,上身抬高,以免呕吐再度引起窒息,鼻饲应选择细软胃管,防止食管及胃黏膜损伤,采用少量多次喂奶法,每次喂奶前先抽吸胃内容物,观察胃内有无潴留,若潴留量低于上次奶量 20% 则喂奶量应减去潴留量,若>20% 需停喂 1 次,鼻饲后用少量温开水冲洗胃管,注意观察有无溢奶、呕吐、发绀等情况。

10. 收集检查标本　按医嘱收集尿液生化检查标本,血液生化检查标本。

(二) 家长方面

(1) 安慰家长,耐心细致地解释病情,介绍有关医学基础知识,取得家长理解,减轻家长的恐惧心理,得到家长最佳的配合。

(2) 向其介绍特别的照顾方法。通过角色模范的作用和家人的性格认同法,促进依附关系的产生。

十一、效果评价

(一) 患儿方面

(1) 患儿呼吸道通畅,气体交换充足。

(2) 中枢神经系统未受影响,生命体征及血压正常,外周循环血量充足,循环血量充足。无心跳减慢现象。

(3) 患儿能保持正常的排出量,尿液生化检查正常,血液生化检查正常。

(二) 家长方面

父母能说出治疗计划,学会如何照顾婴儿,并将婴儿融入家庭。

(徐桂婷)

第五节 新生儿高胆红素血症

高胆红素血症(hyperbilirubinemia)是指新生儿的胆红素代谢及排泄途径改变,使血清内胆红素浓度增高。分生理性和病理性两种。临床上足月儿血清总胆红素>205.2 μmol/L(12 mg/dl)、早产儿>256.5 μmol/L(15 mg/dl)即可诊断为新生儿高胆红素血症。

一、生理性黄疸

(一) 病因

新生儿生理性黄疸的发生与新生儿胆红素代谢的特点有关。

1. **胆红素产生相对过多** 胎儿在宫内低氧环境中生活,红细胞数相对地较多,且红细胞寿命较短(90 天),所以产生胆红素的量也多。出生后过多的红细胞迅速破坏,使血中非结合胆红素增加更多。

2. **肝细胞摄取非结合胆红素的能力差** 新生儿肝细胞内缺乏 Y 蛋白及 Z 蛋白(只有成人的 5%~20%),在出生后第 5 天才逐渐合成。这两种蛋白质具有摄取非结合胆红素的功能,由于 Y、Z 蛋白的合成不足,使肝细胞对非结合胆红素的摄取减少。

3. **肝脏系统发育不成熟** 新生儿肝脏的葡萄糖醛酸转移酶的活力很低,不能将非结合胆红素转变为结合胆红素,以至非结合胆红素潴留血中而发生黄疸。

4. **肠肝循环增加** 新生儿出生后头几天,肠道内正常菌群尚未建立,因此随胆汁进入肠道的结合胆红素不能被还原为粪胆元。另一方面新生儿肠道中有较多 β-葡萄糖醛酸苷酶,可将结合胆红素又水解为非结合胆红素,再被肠黏膜吸收,经门静脉返回至肝脏,这是新生儿肠—肝循环的特点。其结果是使肝脏代谢胆红素的负担增加,导致非结合胆红素潴留血中。

(二) 临床表现

出生后 2~3 天出现黄疸,见于面、颈,然后可遍及躯干及四肢,一般稍呈黄色,巩膜可有轻度黄染,但手心足底不黄。7~14 天消退,早产儿的生理性黄疸可出现较晚,程度较重,消退也较晚(3~4 周)。足月儿血清总胆红素一般<205.2 μmol/L (12 mg/dl)、早产儿<256.5 μmol/L (15 mg/dl)。除黄疸外,一般无其他临床症状,大小便颜色正常。

(三) 治疗

一般不需要治疗,应注意保暖,供给充足的热量。

二、病理性黄疸

(一) 病因

1. **产前的原因** 主要为宫内感染,特别是巨细胞病毒及乙肝病毒感染。先天性胆管闭锁。某些遗传代谢缺陷,如半乳糖血症、遗传性果糖不耐受等。G6PD 缺乏症。母子血型不合的 ABO 溶血和 Rh 溶血。

2. **产后因素** 则以产后感染和母乳性高胆红素最为常见。

(二) 临床表现

出生后 24 小时内出现黄疸,消退时间超过 2 周,或于消退后重新出现,或进行性加重。血清胆红素浓度超过正常值或每天增加>85.5 μmol/ L (5 mg/dl),直接胆红素>34.2 μmol/L(2 mg/dl)。

1. **胆红素脑病**(bilirubin encephalopathy)部分患儿血胆红素>342 μmol/L(20 mg/dl)后可因未结合胆红素过多而透过血脑屏障进入脑组织,影响脑细胞的能量代谢,脑细胞因能量不足有变性坏死,其中以大脑基底节、下丘脑及第四脑室底部黄疸最明显,又称为核黄疸。它的发生与胎龄、缺氧、酸中毒、低血糖、低蛋白血症、感染及用药均有相关性。其临床表现为黄疸明显加重,表现为嗜睡、吸奶无力或呛奶、肌张力减退、反应差,以后可出现呻吟、尖叫、凝视、角弓反张甚至抽搐,严重者可引起死亡。后遗症的主要表现为智力低下、手足徐动、听觉和眼球运动障碍、流涎,严重者造成四肢强直、肌肉萎缩、抽搐等,影响患儿的生存生活质量。

2. 母乳性黄疸(breast milk jaundice) 约有1%的母乳喂养儿的生理性黄疸持续不退,或减退后又加重,这可能是由于母乳中的 3α-20β 孕二醇抑制葡萄糖醛酰转移酶所致。若改为人工喂养,3～5天后血清胆红素即可恢复正常。

(三)治疗

1. 光疗 是安全而疗效显著的方法。胆红素经光氧化作用后,产生胆绿素和双吡咯,因能溶于水而易于排入胆汁和尿液中。光源用蓝光或日光均可,波长 420～470 nm 的蓝光最有效。照射距离为 50～75 cm。光疗指征:血清总胆红素＞205.2～256.5 $\mu mol/L$(12～15 mg/dl),其中结合胆红素＜68.4 $\mu mol/L$(4 mg/dl)者,应在检查病因的同时开始光疗(详见第五章第四节)。

2. 药物治疗 选用抗生素控制感染,保护肝脏。适当输血浆和白蛋白,防止胆红素脑病发生。

3. 换血疗法 是机械性除去胆红素以降低血中胆红素值。能迅速降低血中胆红素浓度但对婴儿危险性较大。且换血操作较复杂,易发生感染、血容量改变及电解质紊乱等并发症,所以必须谨慎从事(详见第五章第四节)。

三、护理评估

(一)健康史

了解新生儿有无宫内感染史,了解母亲既往有无不明原因的流产、死胎或重度黄疸儿分娩史,询问母亲产前、产时用药和新生儿用药情况。

(二)身体状况

仔细观察黄疸的范围、程度,胎便排泄情况,有无兴奋、惊厥、抑制等神经系统阳性表现。检查患儿血型是否与母亲血型不合。

(三)辅助检查

了解患儿红细胞、血红蛋白、网织红细胞、患儿血清特异性血型抗体检查等实验室检查结果。

四、护理诊断

(一)患儿方面

潜在并发症:胆红素脑病、心力衰竭。

(二)家长方面

1. 知识缺乏 缺乏本病相关知识与缺乏特定知识来源有关。

2. 焦虑 与担心患儿预后有关。

五、预期目标

(一)患儿方面

(1)患儿维持体液平衡,尿液达到每小时 2～3 ml/kg,颜色较淡,大便柔软无水便。

(2)患儿体重减轻小于10%,能摄入所需喂食量。

(3)体温正常,黏膜湿润,囟门无凹陷。

(4)预防胆红素脑病的发生,维持血胆红素浓度稳定或下降。

(二)家长方面

(1)家属能了解疾病的理论知识、主要治疗及护理方法。

(2)家属能了解日常生活护理工作及观察患儿的黄疸情况,生命体征。

六、护理措施

(一)患儿方面

1. 观察一般情况和黄疸情况 新生儿入院时评估其危险因素,观察患儿的皮肤是否出现黄疸或黄疸加重,每天两次观察并详细记录小便次数、量、颜色。注意患儿出生日数与黄疸出现的关系,发现有异常情况如食欲减退、嗜睡、呕吐及肌张力下降、角弓反张等核黄疸症状,及时通知医生进行处理。监测血胆红素值。

2. 维持液体摄入量 维持水分的摄入,给予治疗饮食,记录出入水量,发现体重减轻或黏膜干燥、囟门凹陷、尿液浓缩等体液不足现象及时由静脉补充液体。

3. 光疗法护理

(1)光疗前准备:让患儿裸体睡于蓝光箱中央,光源距婴儿体表 50～70 cm,尽可能多暴露婴儿皮肤,但应注意保护眼睛及外生殖器,可用黑色罩布遮盖,箱内温度应保持在 30～32℃,光照时间根据病因、病情轻重和血清胆红素浓度减退的程度来定,可连续照射 24～72 小时。

(2) 光疗的注意事项:

1) 光疗时要用眼罩保护眼睛,每天更换,用尿布保护会阴部。但尿布遮盖面积不可过大,以便使皮肤与更多的光接触。

2) 光疗箱应有放有测温剂,每隔 2～4 小时测患儿体温 1 次,根据体温随时调整箱温,维持体温的恒定。

3) 光疗时,注意补充水分,每隔 1 小时,补充适量水分。

4) 如发生腹泻时,轻症不必处理,严重者停止光疗。

5) 如出现斑丘疹或淤点,如数量不多者,继续光疗,严重者停止光疗。因光疗时可使血小板数量减少,应同时注意检测血小板。

6) 光疗时注意补充维生素 B_2,每天 0.3 mg 即可。因光疗可破坏维生素 B_2。

7) 光疗合并青铜症:当血清结合胆红素高于 68.4 μmol/L(4 mg/dl),且有肝功能损害,肝转氨酶升高,碱性磷酸酶升高,肝脏肿大,皮肤黏膜呈现青铜色,即为青铜症,要立即停止光疗。光疗停止后可缓慢恢复。

8) 记录灯管使用时间,灯管使用时间过长疗效减弱应及时更换。

9) 发热:为光疗过程中最常见的现象之一,患儿体温可达 38～39℃,也有在 39℃ 以上者。这是由于荧光灯的热能所致,夏季更易发生此现象。

4. 换血疗法护理

(1) 换血时护理:每换 100 ml 血需测静脉压 1 次,高则多抽,低则多进,保持静脉压的稳定。注射器内不能进入空气,以免造成空气栓塞。换血速度要均匀,以每分钟 2～4 ml/kg 的速度进行。换血过程中需经常用加有肝素的生理盐水冲洗注射器,防止凝血块进入。如抗凝剂为枸橼酸盐则每换 100 ml 血补充 10% 葡萄糖酸钙 1 ml,同时应观察有无心动过缓、心电图 Q - T 间隔延长等低血钙症状。首次及末次抽出的血均送血胆红素定量检测。应将每次进量、出量、累积出入量以及体温、心率、呼吸、肤色、静脉压等做好详细记录。

(2) 换血后护理:密切观察患儿一般情况,尤其是心率、呼吸,早期应每半小时监测 1 次,发现异常情况及时与医生取得联系。术后可结合光照疗法,监测血胆红素值,4 小时 1 次至安全范围,满 24 小时后按常规监测,如胆红素值又＞342 μmol/L(20 mg/dl),可再次换血。术后需禁食 4 小时后试喂糖水,若进食良好无腹胀则恢复饮食。一般不必静脉输液。观察伤口有无出血,皮肤颜色,有无发烧,保持局部清洁干燥,必要时给予抗生素,防止感染。

(二) 家长方面

(1) 对患儿家属进行健康教育,让他们熟悉病情,掌握疾病的治疗和护理等相关知识。

(2) 指导父母对患儿的生活护理工作,讨论护理技巧,增强信心,同时告知其复诊时间,回家后需观察患儿的黄疸情况、生命体征、食欲情况,如有无肌肉强直、躁动不安、尖声哭叫等异常情况,立即就医。

七、效果评价

(一) 患儿方面

(1) 患儿尿液达到每小时 2～3 ml/kg,颜色较淡,大便柔软无水便。

(2) 患儿体温正常,黏膜湿润,囟门无凹陷,体重未下降。

(3) 患儿血胆红素浓度稳定,为发生胆红素脑病。

(二) 家长方面

(1) 家属掌握疾病的基本知识、主要治疗及护理方法。

(2) 家属能担当日常生活护理工作及观察患儿的黄疸情况、生命体征。

第六节　新生儿溶血病

新生儿溶血病(hemolytic disease of the newborn)因母婴血型不合而引起的同族免疫性溶血称为新生儿溶血病。以 Rh、ABO 血型不合最多见。

一、病因

本病是由于母子血型不合,产生同种血型的免疫反应所引起的。当胎儿红细胞所含有父亲遗传来的血型抗原,恰为母体所缺少时,抗原即通过胎盘进入母体,刺激母体产生相应的 IgG 血型抗体,此抗体可通过胎盘进入胎儿血循环,与胎儿体内相应红细胞的抗原相作用,引起特异性抗原抗体反应,造成胎儿红细胞破损而出现溶血。

二、病理生理

胎儿由父亲遗传获得母体所不具有的血型抗原,在胎儿红细胞通过胎盘进入母体后,母体可产生相应的 IgG 血型抗体,当这种抗体进入胎儿血循环与其红细胞上的相应抗原结合,即可引起红细胞破坏,引起胎儿血管外溶血。大量溶血造成严重贫血,甚至导致心力衰竭。因胎儿严重贫血、低蛋白血症和心力衰竭而致全身水肿。贫血使髓外造血组织代偿性增生、出现肝脾大。娩出时黄疸往往不明显,但很快出现并迅速加重。溶血产生的大量未结合胆红素又可透过血脑屏障使脑神经核黄疸,产生神经系统症状,出现胆红素脑病。A、B、O 溶血病主要发生在第一胎,约占 40%～50%。当母亲为 O 型而胎儿为 A 型或 B 型时即可发生。如母为 AB 型,或婴儿为"O"则均不会发生新生儿溶血病。

三、临床表现

症状较重与溶血程度基本一致。ABO 溶血病多为轻症。Rh 溶血病一般较重。轻者除黄疸外,可无其他明显异常。病情严重者贫血明显,同时有水肿、心力衰竭、肝脾大,甚至死胎。

(一) 黄疸

与溶血程度及肝内形成结合胆红素的能力有关。常于患儿出生 24 小时内出现黄疸并迅速加重。血清胆红素以未结合型为主,但亦有因胆汁淤积而在恢复期出现结合胆红素升高者。

(二) 贫血

程度不一,严重者可有心力衰竭。有些 Rh 溶血病患儿于 3～6 周时发生晚期贫血,这是由于血型抗体在体内持续存在,继续溶血所致。

(三) 肝脾大

轻症无明显增大,重症胎儿水肿时有明显肝脾增大,系髓外造血所致,多见于 Rh 溶血病。

(四) 胆红素脑病

一般发生在出生后 2～7 天,早产儿多见。常随着黄疸加重逐渐出现神经系统症状,首先为嗜睡、喂养困难、吮吸无力、拥抱反射减弱、肌张力减低等。半天至 1 天后很快出现双眼凝视、肌张力增高、角弓反张、前囟隆起、呕吐、哭叫、惊厥,常伴有发热。严重者可致死亡。幸存者症状逐渐恢复,肌张力恢复正常,但常遗留有手足徐动症、听力下降、智能落后、眼球运动障碍等后遗症。

四、诊断

(1) 了解孕妇过去是否有过原因不明的死胎、流产、输血史,或前几胎小儿有无重度黄疸表现。

(2) 检测母、婴的血型(ABO 及 Rh 血型),以确定血型不合的存在。

(3) 对婴儿进行各种血清学检查,以确定血型抗体的存在。如抗体阳性则表明存在 ABO 血型不合或 Rh 血型不合。

五、治疗

(一) 产前处理

Rh 阴性孕妇既往有死胎、流产史,本次妊娠中 Rh 抗体效价高达 1:32 或 1:64 以上,测定羊水胆红素值增高,且羊水磷脂酰胆碱/鞘磷脂比值>2(提示胎肺已成熟)者,可考虑提前分娩,以减轻胎儿受累。对重症 Rh 溶血病孕妇可给予反复血浆置换治疗,以换出抗体。减轻胎儿溶血。孕妇在预产期前 1～2 周口服苯巴比妥 90 mg/d,以诱导胎儿葡萄糖醛酸转移酶的产生。

(二) 新生儿处理

重点是降低血胆红素,防止胆红素脑病。

1. 降低血清胆红素含量

(1) 光照疗法:参阅高胆红素血症章节。

(2) 换血疗法:符合下列条件之一者即应进行。

1) 产前已经确诊为新生儿溶血病,出生时有贫血、水肿、肝脾肿大及心力衰竭,脐血血红蛋白<120 g/L。

2) 脐血胆红素 >68.4 μmol/L,或出生后 6 小时达 102.6 μmol/L,12 小时大于 171 μmol/L,24 小时大于 256 μmol/L,早产儿胆红素达 256 μmol/L者。

3) 已有早期胆红素脑病症状者。

对 Rh 不合溶血症,应选用 Rh 系统与母亲相同、ABO 系统与新生儿相同的血液。ABO 不合溶血症则用 AB 型血浆和 O 型红细胞混合血,或用抗 A、抗 B 效价不高的 O 型血,所用血液应与母亲血清无凝集反应。换血量为 150～180 ml/kg(约为婴儿全血量的 2 倍)。一般经脐静脉插入导管换置。

2. 药物治疗

(1) 供给白蛋白:可输血浆 25 ml/次或白蛋白 1 g/kg,以增加胆红素与白蛋白的结合,减少胆红素脑病的发生。

(2) 肾上腺皮质激素:能阻止抗原与抗体反应,减少溶血。并有促进肝细胞葡萄糖醛酸转移酶对胆红素的结合能力。泼尼松每天 1～2 mg/kg,分 3 次口服,或氢化可的松每天 6～8 mg/kg 或地塞米松每天 1～2 mg 加 10% 葡萄糖 100～150 ml 静脉滴注。疑有感染者在有效抗感染药物控制下慎用。

(3) 酶诱导剂:能诱导肝细胞滑面内质网中葡萄糖醛酸转移酶的活性,降低血清非结合胆红素。苯巴比妥尚能增加 Y 蛋白,促进肝细胞对胆红素的摄取。苯巴比妥每天 5～8 mg/kg,尼可刹米每天 100 mg/kg,皆分 3 次口服。越早用药治疗效果越好。

(4) 葡萄糖及碱性溶液:葡萄糖可供给患儿热量,营养心、肝、脑等重要器官,减少代谢性酸中毒。酸中毒时,血脑屏障开放,可使胆红素进入脑组织的量增加,尚应及时输给碱性溶液纠正酸中毒,预防胆红素脑病。碳酸氢钠剂量 (mEq)=碱剩余×体重(kg)×0.3。

(5) 中药:中药可以退黄,体外试验有抑制免疫反应的作用。常用的方剂有:

1) 黄汤。黄芩 4.5 g,黄连 1.5 g,制大黄 3 g。

2) 陈蒿汤。茵陈 1.5 g,栀子 9 g,制大黄 3 g,甘草 1.5 g。

3) 消黄利胆冲剂。茵陈 9 g,栀子 3 g,大黄 3 g,茅根 10 g,金钱草 6 g,茯苓 6 g。

以上三方可选其中之一,每天服 1 剂,分次在喂奶前服。

六、预后

(1) Rh 阴性妇女在娩出 Rh 阳性婴儿 72 小时内,应尽早肌注抗 RhD IgG 300 μg,以避免被致敏。下次妊娠 29 周时再肌注 300 μg,效果更好。

(2) 对 Rh 阴性妇女的流产者,产前出血、羊膜穿刺后或宫外孕输过 Rh 阳性血时,应肌注同样剂量。

(3) 对 ABO 血型不合溶血病的孕妇可给中药如茵陈等预防。

(姜莉)

第七节 新生儿缺血缺氧性脑病

由于各种围生期因素引起的缺氧和脑血流减少或暂停而导致胎儿和新生儿的脑损伤,称之为缺血缺氧性脑病(hypoxic-ischemic encephalopathy, HIE)。多见于足月儿,是导致儿童神经系统伤残的常见原因之一。

一、病因

所有引起新生儿窒息的原因都可导致本病。一般认为因宫内窒息引起的约占 50%,分娩过程中窒息约占 40%,出生后因脐部疾患、呼吸暂停、先天性心脏病、外周循环衰竭等引起的占 10%。

二、发病机制

缺氧缺血性脑病的发病机制有:① 缺氧时血流动力变化;② 缺氧时细胞能量代谢衰竭;③ 兴奋性氨基酸的神经毒性;④ Ca^{2+} 内流与再灌注损伤;⑤ 氧自由基与缺氧血性脑损害;⑥ 一氧化氮在缺氧缺血时的双相作用;⑦ 缺氧缺血

性脑损害过程中的炎性介质;⑧ 凋亡与迟发性神经元死亡等学说。

三、病理变化

主要是脑水肿、脑组织坏死及颅内出血。严重窒息的足月儿,脑病变主要在大脑皮质特别是脑沟坏死、严重病例脑回皮质层萎缩、神经胶质细胞增生及脱髓鞘变,病变可进展为基底神经节及脑干核的损伤,脑实质及蛛网膜下腔是常见的出血部位。晚期往往形成瘢痕脑回及基底神经节大理石样纹状变。早产儿除易发生室管膜下及脑室内出血外,亦可发生侧脑室周围白质软化。晚期发生空洞及脑积水。

四、临床表现

患儿有严重的宫内窘迫或出生时重度窒息,出生后 12～24 小时内出现神经系统症状,如意识障碍、肌张力改变、原始反射异常、惊厥或脑干受损表现等,即可诊断 HIF。根据病情又可以分为:

(一)轻度

出生后<24 小时症状最明显,以后逐渐减轻。无意识障碍。其特点是:兴奋过度,易激惹,对刺激反应过强、下颌和肢体颤抖。神经系统检查正常,无明显后遗症。

(二)中度

出生后 24～72 小时症状最明显,表现为嗜睡、反应迟钝,出现惊厥、肌阵肌张力减退、瞳孔缩小、周期性呼吸伴心动过缓,脑电图呈低电压,1～2 周后可逐渐恢复,但意识模糊进入浅昏迷并持续 5 天以上者预后差。

(三)重度

出生后 72 小时内症状最明显,昏迷,深浅反射及新生儿反射均消失,肌张力低下,瞳孔固定无反应,有心动过缓、低血压、呼吸不规则或暂停,脑电图可见暴发抑制波。死亡率高,幸存者每留有神经系统后遗症。

五、诊断

病史具有明显的围生期缺氧史,特别是重度窒息史(Apgar 评分:1 分钟<3 分,5 分钟<6 分,经抢救 10 分钟后始有呼吸或需气管插管正

压呼吸 2 分钟以上者)。

(一)头颅 B 超检查

普遍回声增强,脑室变窄或消失,提示脑水肿,散在高回声区提示广泛脑实质缺血。

(二)头颅 CT 检查

若显示脑局部或弥漫性的低密度影,提示脑水肿的可能;若高密度影提示出血的可能。

(三)脑电图

可判断 HIE 的病情轻重,给诊断提供参考。

(四)磁共振扫描

对于病变的来源、性质、部位、侵犯范围显示更清晰。

(五)脑脊液检查

对出血的诊断有帮助,但脑脊液检查阴性不能排除 HIE。

六、治疗

(一)支持疗法

1. 供氧 选择合适的给氧方法,保持 $PaO_2>6.065～9.13\ kPa$、$PaCO_2<5.32\ kPa$,但要防止 PaO_2 过高和 $PaCO_2$ 过低。

2. 纠正酸中毒 改善通气以纠正酸中毒,继而使用碳酸氢钠纠正代谢性酸中毒,严重酸中毒时可用 5%碳酸氢钠 1～3 ml/kg 以 5%葡萄糖 1:1 稀释,静脉缓慢推注,或经 1:2.5 稀释后静脉滴注。

3. 纠正低血糖 按每分钟 6～8 ml/kg 静脉输注葡萄糖,使血糖>3.36 mmol/L,但应注意防止高血糖。

4. 纠正低血压 每分钟输注多巴胺 3～15 μg/kg,可合用多巴酚丁胺 2.5～10 μg/kg,应从小剂量开始逐渐增加用量。

5. 补液 每天补液量控制在 60～80 ml/kg。

(二)控制惊厥

首选苯巴比妥钠,负荷量为 20 mg/kg,于 15～30 分钟静脉输入,若不能控制惊厥,1 小时后可加用 10 mg/kg;每天维持量为 5 mg/kg。

(三)治疗脑水肿

出现颅内高压症状可先用呋塞米 1 mg/kg,静脉推注;也可用甘露醇,首剂 0.5～0.75 g/kg 静脉推注,以后可用 0.25～0.5 g/kg,每 4～6 小

时 1 次。

七、护理评估

（一）健康史

了解新生儿有无宫内窘迫或出生时重度窒息，即可诊断 HIF。

（二）身体状况

仔细观察患儿神经系统症状，如意识障碍、肌张力改变、原始反射异常、惊厥或脑干受损表现等，黄疸的范围、程度，胎便排泄情况，有无兴奋、惊厥、抑制等神经系统阳性表现。

（三）辅助检查

了解患儿头颅 B 超，CT 检查结果，有条件可做脑电图、磁共振扫描。脑脊液检查对出血的诊断有帮助。

八、护理诊断

（一）患儿方面

1. 潜在并发症　脑疝。
2. 有废用综合征的危险　与缺血缺氧导致的后遗症有关。

（二）家长方面

1. 焦虑　与担心患儿疾病预后有关。
2. 知识缺乏　缺乏疾病康复干预相关知识。

九、预期目标

（一）患儿方面

（1）72 小时内患儿颅内压降低，无脑疝发生。

（2）患儿病情稳定无抽搐、惊厥，生命体征平稳。

（3）患儿脑功能正常，未遗留肢体活动障碍。

（二）家长方面

（1）家长主诉焦虑减轻。

（2）家长掌握疾病康复的相关干预措施，并积极配合相关治疗。

十、护理措施

（一）患儿方面

1. 加强监护，控制惊厥

（1）给氧：脑组织对缺氧极为敏感，及早合理给氧，保持血氧分压（PaO_2）在 $6.65 \sim 9.31$ kPa（$50 \sim 70$ mmHg）以上，二氧化碳分压（$PaCO_2$）在 5.32 kPa（40 mmHg）以下。防止 PaO_2 过高和 $PaCO_2$ 过低。PaO_2 过高，可增加氧自由基，导致脑血管痉挛及影响脑血流量。而二氧化碳可刺激呼吸中枢，轻度二氧化碳分压增高，可能对神经有保护作用。适当地给患儿增加氧流量，吸痰、拍背、改变体位，保持呼吸道通畅。不宜长期高浓度吸氧，易造成晶体后纤维组织增生及支气管发育不良。一般足月儿的氧流量为 $0.5 \sim 1.0$ L/min，氧浓度为 $30\% \sim 40\%$，早产儿及低体重儿氧流量为 $0.3 \sim 0.5$ L/min，氧浓度为 $25\% \sim 30\%$ 为宜。

（2）限制液体输入量和控制脑水肿：新生儿心肺发育不完善，需严格控制输液速度和量，特别是在应用血管活性药时，要精确控制输液量和速度。输液过程中要密切观察输液血管是否通畅，有无局部液体外渗、输液反应等。同时还应注意观察患儿神志、呼吸、前囟张力、瞳孔的改变，出现颅内高压症状时，及时采取相应措施，防止颅压进一步增高，尽可能减少神经系统后遗症。

（3）严密监护患儿的呼吸、心率、血氧饱和度、血压等，注意患儿的神志、瞳孔、前囟张力、肌张力及抽搐等症状，观察药物反应。

（4）惊厥的处理：HIE 常引起抽搐，抽搐可增加脑组织氧耗，加重脑缺氧及脑损伤，应密切注意有无抽搐先兆，如尖叫、兴奋、易激惹、斜视、四肢肌张力增高等。遵医嘱给予镇静剂（苯巴比妥）、脱水剂，以降低颅内高压；减轻脑水肿。密切观察患儿的抽搐情况，并尽量减少引起抽搐的因素，如病房保持安静、操作尽量集中、动作轻柔等。在药物治疗的同时，应注意保护头部，减少搬动，密切观察病情，及早发现颅内高压症状，及时处理。

（5）保暖和喂养：HIE 患儿由于神经系统损伤较重，生存能力较差，体温调节中枢功能亦不健全，更易并发硬肿症。患儿置保暖箱中复温，复温中注意不能操之过急，避免升温过快过高导致肺出血，一般每小时提高箱温 $1℃$，复温后腹部局部皮肤温度维持在 $36 \sim 37℃$，即可达到保温的效果,适度复温可使肌体耗氧及代谢率降低,蒸发热量减少。一切治疗及护理操作均在箱内集中进行,尽量减少打开箱门的次数,维持箱温的稳定。经过正常复温,采用小滴管喂奶,少量多次,每次1~2 ml,据患儿情况逐渐增加剂量。病情严重且吸吮及吞咽反射消失的患儿,除静脉营养外,采用胃管喂奶。喂奶后严密观察患儿面色的变化以及呼吸、心率、肌张力及腹胀情况。同时患儿取右侧卧位,头稍抬高,以利胃排空减少潴留,防止误吸及呕吐后吸入。

(6)基础护理:严格执行消毒隔离、无菌操作制度,预防交叉感染。每天定时开窗通风,定时进行电子灭菌灯照射消毒,消毒液擦拭保温箱内外,工作人员接触患儿前用消毒液浸泡双手,并用清水冲净。严禁探视,加强口腔护理,保持脐部、臀部等部位皮肤的清洁干燥,这些措施均有利于HIE患儿的恢复。

2. 早期康复干预 对疑有功能障碍者,将其肢体固定于功能位。早期给予动作训练和感知刺激干预措施,促进脑功能的恢复。

(二)家长方面

向患儿家长耐心细致地解答病情以取得理解;恢复期指导家长掌握康复干预的措施,以得到家长最佳的配合并坚持定期随访。

十一、效果评价

(一)患儿方面

(1)患儿颅内压降低,未发生脑疝。

(2)患儿病情稳定,不再发生抽搐、惊厥,生命体征平稳。

(3)患儿脑功能正常,肢体活动正常。

(二)家长方面

(1)家属主诉焦虑减轻。

(2)家属掌握本病康复干预措施,并能积极配合相关治疗。

第八节 新生儿低钙血症

正常情况下,血液中总钙为2.5 mmol/L(10 mg/dl)游离钙为1.5 mmol/L(6 mg/dl)。当血液中总钙低于1.8 mmol/L(7.0 mg/dl)或游离钙低于0.9 mmol/L(3.5 mg/dl)时称为低钙血症(hypocalcemia)。

一、病因

(一)早期低血钙

发生在出生后48小时内,因妊娠后期血钙经胎盘输入胎儿的量增加,胎儿轻度高钙血症使甲状旁腺受抑,血中甲状旁腺激素降低而导致低血钙。

1. 早产儿 $25-(OH)D_3$直接与胎龄有关,且早产儿$25-(OH)D_3$向$25-(OH)_2D_3$转化能力低下,尿磷排出减少及肾C-AMP对甲状旁腺激素(PTH)的反应低下,故早产儿更易发生早期低血钙。

2. 围生期窒息 孕妇妊高征、产前出血、新生儿窒息、颅内出血、胎粪吸入、新生儿呼吸窘迫综合征等各种新生儿缺血缺氧疾病因组织缺氧,磷释放增加,血磷升高,血钙水平响应低下。

3. 糖尿病母亲 婴儿从母体经胎盘转运来的钙量增加,其甲状旁腺受抑更为明显,出生后的新生儿约有一半伴低钙血症。

(二)晚期低血钙

发生在出生后48小时后,多为足月儿。主要见于:

(1)为进食高磷物如牛乳制品,含磷量高,且钙磷比例不适,一方面影响钙的吸收,另一方面高磷酸盐血症使血钙降低。

(2)母亲妊娠期间维生素D摄入不足。

(3)低镁血症。

(4)与甲状旁腺功能低下有关。先天性甲状旁腺功能低下见于以下几种原因。

1)暂时性先天性特发性甲状旁腺功能不全,为良性自限性疾病,母甲状旁腺功能正常。

2)继发于母甲状旁腺功能亢进的甲状旁腺功能低下,母血钙增高,引起胎儿高血钙和胎儿甲状旁腺的抑制。甲状旁腺往往比正常儿大,症状顽固而持久,血磷血量一般在2.6 mmol/L(8.0 mg/dl)或更高。在某些病例疗程常持续数周之久,可伴发低镁血症,患儿母亲的病史往往是隐匿的,可无临床症状,或仅由于婴儿的顽固性低钙抽搐而发现母亲的甲状旁腺肿瘤。

3）永久性甲状旁腺功能不全，较少见，具有持久的甲状旁腺功能低下和高磷酸盐血症。由于甲状旁腺的单独缺失所引起，多数是散发性的，为X连锁隐性遗传。常合并胸腺缺如、免疫缺损、小颌畸形和主动脉弓异常，称为DiGeorge综合征。

（5）其他：用碳酸氢钠治疗新生儿代谢性酸中毒，或换血时用枸橼酸钠作抗凝剂，均可使游离钙降低。代谢性或呼吸性酸中毒、光疗、脂肪输入也可引起低钙血症。

二、临床表现

症状轻重不一，主要为神经肌肉兴奋性增高症状，表现易惊、震颤、手足搐搦、惊厥等，严重者可出现呼吸暂停、喉头痉挛。早产儿低钙血症一般无惊厥，常表现为屏气、呼吸暂停、青紫，严重者可发生猝死。发作期间一般状况良好，但可表现肌张力增高、腱反射亢进、踝阵挛阳性。

三、诊断

（1）对出现惊厥疑诊低钙血症的新生儿应结合病史和血钙、尿钙等检查结果明确诊断。应与新生儿颅内疾病、电解质紊乱、低血糖症等引起的惊厥作鉴别。心电图检查可见QT间期延长，早产儿>0.2秒，足月儿>0.19秒提示低钙血症。

（2）血钙降低，血磷正常或升高，部分可伴低血糖。

（3）心电图检查可见QT间期延长，早产儿>0.2秒，足月儿>0.19秒，传导阻滞，T波倒置或心动过速。

（4）对反复、持久低钙血症摄X线胸片，必要时应测母血钙、磷和甲状旁腺激素浓度。

四、治疗

（一）抗惊厥

钙剂对低钙惊厥疗效明显，惊厥发作时应立即静脉推注10%葡萄糖酸钙，若惊厥仍不缓解，应加用镇静剂。钙剂应用方法为10%葡萄糖酸钙2 ml/kg，以5%葡萄糖液稀释1倍后静脉推注，其速度为1 ml/min。必要时可间隔6～8小时再给药1次。每天最大剂量为6 ml/kg。因血钙升高可抑制窦房结引起心动过缓，甚至心脏停搏，故静脉推注时应保持心率>80次/min。同时应防止药液外溢至血管外，避免组织坏死。惊厥停止后可口服葡萄糖酸钙或氯化钙1～2 g/d维持治疗。病程长者可口服钙盐2～4周，以维持血钙2～2.3 mmol/L为宜。

（二）补充镁剂

使用钙剂后，惊厥仍不能控制，应检查血镁。若血镁<1.2 mEq/L（104 mg/dl），可肌内注射25%硫酸镁，每次0.4 ml/kg。

（三）减少肠道磷吸收

可服用10%氢氧化铝3～6 ml/次，因为氢氧化铝可结合牛乳中得磷，从而减少磷在肠道的吸收。

（四）调节饮食

因母乳中钙磷比例适当，利于肠道钙的吸收，故应尽量母乳喂养或应用钙磷比例适当的配方乳。

（五）甲状旁腺功能不全者

需长期口服钙剂，同时给予维生素D_2 10 000～25 000 U/d或二氢速变固醇0.05～0.1 mg/d或1,25-$(OH)_2D_3$ 0.25～0.5 μg/d。治疗过程中定期监测血钙水平，调整维生素D的剂量。

五、护理评估

（一）健康史

了解患儿出生史，是否早产，母亲是否有妊高症、有无产前出血。患儿有无新生儿窒息、颅内出血、胎粪吸入、新生儿呼吸窘迫综合征等各种新生儿缺血缺氧疾病。

（二）身体状况

仔细观察患儿神经肌肉兴奋性增高症状，有无易惊、震颤、手足搐搦、惊厥等，是否出现呼吸暂停、喉头痉挛。肌张力增高、腱反射亢进、踝阵挛阳性体征情况。

（三）辅助检查

了解患儿血磷、血钙、尿钙等检查结果。心电图检查，X线胸片，母亲的血钙、磷和甲状旁腺激素浓度。

六、护理诊断

(一)患儿方面

1. 有窒息的危险　与低血钙造成的喉痉有关。

2. 婴儿行为紊乱　与神经、肌肉兴奋性增高有关。

(二)家长方面

1. 焦虑　与担心患儿疾病预后有关。

2. 知识缺乏　缺乏疾病康复干预相关知识。

七、预期目标

(一)患儿方面

(1)患儿住院期间不发生窒息。

(2)患儿住院期间不发生抽搐。

(二)家长方面

(1)家长主诉焦虑减轻。

(2)家长掌握疾病康复干预措施,并积极配合相关治疗。

八、护理措施

(一)患儿方面

降低神经肌肉的兴奋性,防止窒息。

(1)正确用药:10%葡萄糖酸钙静注或静滴时均要用5%～10%葡萄糖液稀释至少1倍,稀释后药液推注速度≤1 ml/min,并有专人监护心率,以免过快输入引起循环衰竭和呕吐等毒性反应,当患儿的心率<80次/min,应立即停用。同时,静脉用药整个过程应保持静脉通畅,以免药物外溢,应立即拔针停止注射,局部用25%～50%硫酸镁湿敷。口服葡萄糖酸钙时,应在两次喂奶间给药,禁忌与牛奶搅拌在一起,以免影响钙吸收。

(2)加强巡视:备好吸引器、氧气、气管插管、气管切开等急救用物,一旦发生喉痉挛等紧急情况,争分夺秒组织抢救。

(3)鼓励母乳喂养,无法母乳喂养的情况下,应给予母乳化配方奶喂养。

(二)家长方面

介绍育儿知识,提倡母乳喂养,无法母乳喂养者,可帮助提供可选择的几种配方奶。牛奶喂养者,则指导父母学会患儿服用钙剂和维生素D方法。

九、效果评价

(一)患儿方面

患儿住院期间未发生窒息和抽搐。

(二)家长方面

家长主诉焦虑减轻,掌握疾病康复的相关干预措施,并积极配合相关治疗。

第九节　新生儿低血糖与高血糖症

低血糖症

新生儿期容易发生糖代谢紊乱,包括低血糖症和高血糖症,新生儿低血糖症(neonatal hypoglycemia)的诊断标准一般为:足月儿出生3天内全血血糖<1.67 mmol/L(30 mg/dl),3天后<2.2 mmol/L(40 mg/dl);低出生体重儿3天内<1.1 mmol/L(20 mg/dl),1周后<2.2 mmol/L(40 mg/dl)。目前认为凡全血血糖<2.2 mmol/L(40 mg/dl)都可诊断为新生儿低血糖症。

一、病因

(一)葡萄糖产生过少和需要量增加

多见于:① 早产儿、适于胎龄儿,其原因为口服和静脉摄入减少以及合成葡萄糖的原料下降,糖原异生和糖原分解的酶系统功能不成熟,以及脑组织偏大(使葡萄糖利用率较大,出生体重低者,这一作用更大。)② 小于胎龄儿由于糖异生的限速酶磷酸烯醇丙酮酸羧激酶发育延迟,摄取糖异生所需的特殊氨基酸的能力低下,导致糖原储备减少和糖异生障碍致低血糖。低体温时在复温的同时输入葡萄糖可预防低血糖。③ 败血症、寒冷损伤、先天性心脏病患儿,主要由于热量摄入不足、代谢率上升,糖异生率下降,并有引起胰岛素敏感性增高而致末梢葡萄糖利用率上升的可能。先天性心脏病、充血性心力衰竭先心病者可由于肝血流下降而引起肝脏摄取糖异生底物的缺陷。孕母嗜酒,酒精抑制了母亲及胎儿肝糖原的贮存,使胎儿体重和肝重量下降,血葡萄糖浓度和肝糖原均较低。④ 糖异生及糖原分解障碍遗传性疾病如糖原贮积症、半乳糖血症及果糖不耐受症等均由于糖原异生及糖原分解的酶缺乏以及胰高血糖素水平低下,导致血葡萄糖浓度下降,发生低血糖。

(二)葡萄糖消耗增加

多见于:① 高胰岛素血症糖尿病母亲婴儿:糖尿病母亲妊娠时,母体长期连续过量供给的葡萄糖使胎儿胰腺 B 细胞高度增生及类似胰岛素活动增加,故分娩后母体供给的葡萄糖中断,新生儿易发生低血糖。② 免疫性溶血,Beckwith 综合征,由于红细胞破坏造成的谷胱甘肽水平增高,刺激了胰岛素的释放,高胰岛素血症者可发生低血糖。窒息和婴儿胰岛细胞增生症等。

(三)其他

母亲服用氯磺丙脲而致新生儿发生低血糖,该药对孕母和胎儿胰岛 B 细胞有刺激作用。利尿剂对胰岛素分泌也有影响,从而导致新生儿低血糖。亮氨酸过敏者可发生低血糖,亮氨酸影响胰岛素的分泌;服用水杨酸制剂也可导致低血糖,原因为线粒体氧化磷酸化障碍。先天性肾上腺增生可致低血糖,新生儿肾上腺嗜铬组织可能不成熟,其参与低血糖时儿茶酚胺的反馈调节。原发性肾上腺低功儿童低血糖发病率高,低血糖期间血浆葡萄糖浓度与皮质醇浓度呈明显相关。

二、临床表现

新生儿低血糖症常缺乏特异表现,无症状性低血糖比症状性低血糖多 10~20 倍,主要见于早产儿。临床症状多发生于出生后数小时至 1 周内,常见症状有反应低下,面色苍白,拒奶,体温不升,呼吸暂停,震颤或惊跳、兴奋、呼吸暂停、阵发性青紫、嗜睡、昏迷、惊厥、出汗等。可分为

(一)早期过渡型

多发生在窒息、重度溶血病、母亲患糖尿病和延迟开奶者,80%的患儿仅血糖低,而无症状。有症状者多发生在出生后 6~12 小时内,低血糖持续时间不长,只需补充少量葡萄糖(<每分钟 6 mg/kg)即可纠正,血糖常于 12 小时内达正常水平。

(二)继发型

由某些原发病如窒息、硬肿症、败血症、低钙血症、低镁血症、中枢神经系统病变、先天性心脏病或突然中断静滴高浓度葡萄糖液等引起。低血糖症状和原发病症状常不易区别,如不监测血糖易漏诊。

(三)典型或暂时性低血糖

发生于母患妊娠高血压综合征或双胎儿,多为小于胎龄儿,80%出现症状,可发生在刚出生时或出生后 2~3 天。还可伴发红细胞增多症、低钙血症、中枢神经系统病变或先天性心脏病,需要积极治疗,在新生儿期可多次发生低血糖症。

(四)严重反复发作型

多见于先天性内分泌或代谢性疾病引起,可伴有原发病的临床表现如脑垂体发育不良、胰岛腺瘤、甲状腺功能亢进、亮氨酸过敏、半乳糖血症、糖原贮积症等。

三、诊断

1. **主要依靠血糖监测** 可空腹 4~6 小时后测空腹血糖,也可测尿酮体。

2. **胰岛素** 正常空腹血浆胰岛素一般不高于 71.8 mmol/L。

3. **糖耐量试验** 25% 葡萄糖 2 ml/kg(0.5 g/kg)静注,约 1.5 分钟注射完。注射前采取空腹动脉血,作为 0 分钟标准,注射后 5、15、30、45、60 分钟分别采动脉血测血糖。

4. **胰高血糖素耐量试验** 肌注胰高血糖素 30 μg/kg(最大量为 1 mg)于 0、10、30、45、60、90、120 分钟测血糖。结果:正常时 15~45 分钟内血糖升高 1.38~2.77 mmol/L(25~50 mg/dl),糖原代谢病 G6PD 缺乏时空腹及餐后无血糖升高。

5. **脑干诱发电位和皮质诱发电位** 近年来有报道低血糖时可有异常的诱发电位。

四、预防

对于低血糖症高危患儿应定时监测血糖,出生后能进食者宜提前喂养,出生后 2~4 小时开

始喂糖水或奶;不能经口或鼻饲喂养者,静脉输注葡萄糖维持营养;对易发生低血糖的新生儿应于生后 3、6、9、12、24 小时监测血糖,尽早发现低血糖症。胃肠道外营养者补充热量时注意补充氨基酸及脂肪乳,葡萄糖浓度不低输入量浓度和速度,不能骤停输液以防反应性低血糖。

五、治疗

(一)无症状低血糖症

先给予进食,可口服 10% 葡萄糖 5～10 ml/kg,每 2～3 小时 1 次,如无效可给予静脉注射 10% 葡萄糖速率 6～8 mg/(kg·min),4～6 小时测血糖调节静脉注射速率,维持 24 小时后停用静脉点滴改服糖水 1 日。

(二)有症状低血糖症

静脉输注葡萄糖。缓慢静脉注射 25% 葡萄糖 2～4 ml/kg,以 1 ml/min 速率注入,继续用 10%～12% 葡萄糖静脉滴注 8～10 mg/(kg·min),定期监测血糖输液泵控速度,血糖稳定 24～48 小时改用 5% 葡萄糖维持,逐渐减量,一般 2～3 天治愈。极低出生体重儿对葡萄糖耐受性差,每分钟输注量不宜>8 mg/kg,否则易致高血糖症。

(三)持续或反复低血糖症

葡萄糖输注速率可提高至每分钟 12～16 mg/kg;急症情况下可加用胰高血糖素 0.03 mg/kg(不超过 1 mg)肌内注射,4～6 小时可重复;亦可每天加用氢化可的松 5 mg/kg,静脉注射;或泼尼松 1～2 mg/kg 口服。胰岛细胞增生症则须做胰岛次全切除。先天性代谢缺陷患儿应给予特殊饮食疗法。

六、护理评估

(一)健康史

了解患儿的出生史,有无败血症、寒冷损伤、先天性心脏病等疾病。有无糖异生及糖原分解障碍遗传性疾病,如糖原贮积症、半乳糖血症及果糖不耐受症等。母亲是否是高胰岛素血症糖尿病,有无不良服药史。

(二)身体状况

仔细观察患儿有无反应低下,拒奶,体温不

升,呼吸暂停,震颤或惊跳、兴奋、呼吸暂停等症状,患儿皮肤有无阵发性青紫,患儿是否嗜睡、昏迷、惊厥、出汗等。

(三)辅助检查

了解患儿的空腹血糖值,糖耐量试验和胰高血糖素耐量试验结果,也可测尿酮体。

七、护理诊断

1. 营养失调 低于机体需要量与摄入不足、消耗增加有关。
2. 潜在并发症 呼吸暂停。

八、预期目标

(1)患儿住院期间能获得充足的营养,体重保持稳定或有所增加。

(2)患儿不发生呼吸暂停。

九、护理措施

(一)保证能量供给

(1)出生后能进食者提倡尽早喂养,对有可能发生低血糖的患儿于出生后每小时给予 10% 葡萄糖 1 次,3～4 次后喂奶;早产儿或窒息儿尽快建立静脉通路,保证葡萄糖输入。

(2)静脉输注葡萄糖时严格执行输注量及速度,应用输液泵控制并每小时观察记录 1 次。

(3)定期监测血糖,及时调整输注量和速度。防止治疗过程中发生医源性高血糖症。

(二)注意保暖

根据患儿体重、体温情况,可给予热水袋或温箱保暖并予滴注葡萄糖以后的状况作比较。对呼吸暂停者立即进行刺激皮肤、托背、吸氧等处理。

(三)观察病情

(1)随时观察患儿的生命体征,注意有无震颤、多汗等,同时注意患儿神志、哭声、呼吸、肌张力及抽搐情况,如发现呼吸暂停,立即给予拍背、弹足底等初步处理。

(2)根据患儿缺氧程度,合理给氧。

高血糖症

新生儿高血糖症(neonatal hyperglycemia)指全血血糖>7.0 mmol/L(125 mg/dl),或血糖

浆>8.12~8.40 mmol/L(145~150 mg/dl)。早产儿糖代谢能力较差,易发生高血糖症,在极低出生体重儿高血糖症发生率可达50%~60%。

一、病因

(一)医源性高血糖

早产儿和极低体重儿发生率高,由于输注葡萄糖浓度过高、速率过快或机体不能耐受所致。

(二)抑制糖原合成

呼吸暂停使用氨茶碱治疗时,能激活肝糖原分解,抑制糖原合成所致。

(三)疾病影响

窒息、感染、寒冷等应急状态下,可能于肾上腺素、能受体兴奋,儿茶酚胺和胰高血糖素释放增加或胰岛反应差有关。

(四)真性糖尿病

新生儿期少见。

二、临床表现

轻者无症状,当血糖超过7 mmol/L(125 mg/dl)即可出现渗透性利尿,甚至发生脱水,烦渴、体重下降、眼闭不合、惊厥等症状。早产儿高血糖时,因高渗血症可致脑室内出血,高血糖还可以引起呼吸暂停。

三、预防

新生儿出生数天要监测血糖,根据血糖水平调整葡萄糖输注量和速度,对早产儿、高危儿要严格控制葡萄糖滴入速度,稀释药物用5%葡萄糖。

四、治疗

减慢葡萄糖输注速率为每分钟4~6 mg/kg,或更低;治疗原发病,纠正脱水及电解质紊乱;高血糖不易控制者可给胰岛素每小时0.05~0.1 U/kg输注并监测血糖,正常后停用。

五、护理评估

(一)健康史

了解患儿的出生史,有无医源性高血糖,使用药物。出生时有无窒息、感染史。有无寒冷等应急状态。

(二)身体状况

仔细观察患儿尿量,有无出现渗透性利尿,皮肤温度、色泽、完整情况,囟门情况。是否出现脱水、烦渴、眼闭不合、惊厥、呼吸暂停等症状。

(三)辅助检查

了解患儿的空腹血糖值,糖耐量试验和胰高血糖素耐量试验结果。

六、护理诊断

1. 有体液不足的危险　与多尿有关。
2. 有皮肤完整性受损的危险　与多尿、尿布潮湿有关。

七、预期目标

(1)患儿体液平衡维持在正常水平。
(2)患儿无皮肤损伤发生。

八、护理措施

(一)维持血糖稳定

(1)严格控制输注葡萄糖的量及速度,监测血糖变化。
(2)观察病情,注意患儿口渴、体重和尿量等变化。遵医嘱及时补充电解质溶液,以纠正电解质紊乱。

(二)做好臀部护理

勤换尿布,保持会阴部清洁干燥。如皮肤有破损,给予相应处理。

第十节　新生儿败血症

新生儿败血症(neonatal septicemia)是指新生儿期病菌侵入血液循环并在其中生长繁殖及产生毒素而造成的全身感染。常见的病原菌以细菌和霉菌为主,但也可以由病毒或少见的原虫引起。发病率约占活产婴的1‰~10‰,出生体重越轻,发病率越高。

一、病因和发病机制

(一)病原菌

致病菌随不同地区和年代而异。我国败血

症病原菌主要以葡萄球菌、革兰阴性细菌如大肠杆菌及 B 族 β-溶血性链球菌为主。

(二) 自身因素

1. **非特异性免疫** 新生儿皮肤角质层薄，黏膜柔软，易破损而失去保护作用。脐部残端为开放伤口，肠黏膜通透性大，都有利于细菌及毒素入侵。新生儿血清中 C1q、C3、C4、C5、C8、C9 及 B 因子含量低，因此对某些病原体的调理作用减低。中性粒细胞储备量少，白细胞在应激状态下杀菌力下降。新生儿生成白介素 6(IL6)、γ 干扰素(IFNγ)、肿瘤坏死因子 α(TNF-α)等细胞因子的能力低下，早产儿更明显。

2. **特异性免疫** IgA 具有抵抗病毒的能力，IgM 对革兰阴性细菌最有效，而新生儿期 IgA、IgM 缺乏，因此容易感染。T 淋巴细胞对特异性抗原反应差，直接吞噬及杀伤病原体的功能低下。

(三) 感染途径

新生儿败血症可以发生在产前、产时或产后。产前感染与孕妇有明显的感染有关，尤其是羊膜腔的感染更易引起发病。产时感染与胎儿通过产道时被细菌感染有关，如胎膜早破、产程延长等。产后感染往往与细菌从脐部、皮肤黏膜损伤处及呼吸道、消化道等侵入有关，其中以脐部最多见。近年来医源性感染有增多趋势。

二、病理生理

革兰阴性菌释放出内毒素而引起心排血量减少，微血管渗透性增加，停留在血管内皮的微生物或毒素的作用引起血管炎，或器官的实质变性。随病原菌种类而有些变化不同，患儿共同和最显著的病理变化是毒血症引起的中毒改变。组织器官细胞变性、微血管栓塞、组织坏死与出血。脏器可呈混浊肿胀、细胞变性和炎症细胞浸润。脾脏常充血肿大，脾髓高度增生。继发性脓胸、化脓性心包炎、胸膜炎及急性心内膜炎等合并症都较多见。

三、临床表现

新生儿患病时大多无特异性症状，常有食欲减退、体温降低、反应稍差。继而发展较快，出现烦躁不安、易受刺激、尖锐性哭吵、呼吸困难、口唇发绀、呕吐、腹胀、肝脏肿大、黄疸、体重减轻等症状。早产儿患败血症时亦缺乏"典型"表现，主要症状为不吃(或吸吮无力)、不哭(或哭声低微)、不动(或全身虚弱)、反应低下(或精神萎靡)、体温不升(或随外界温度波动)、体重不增或黄疸迅速加重等。上述症状并非同时出现，亦非一定全部出现，所以对未成熟儿及出生数日内的新生儿有上述可疑感染病史者，仅有 1~2 个症状出现时即应引起重视。如出现以下较特殊表现时，常提示有败血症之可能。

1. **黄疸** 可为败血症的唯一表现。黄疸迅速加重或退而复现无法解释时，均应怀疑本症。

2. **肝脾肿大** 尤其是无法解释的肝肿大。

3. **出血倾向** 可有淤点、淤斑，甚至 DIC。

4. **休克表现** 面色苍白，皮肤出现大理石样花纹，脉细而速，肌张力低下，尿少、尿闭等。

四、诊断

根据病史中产程延长、胎膜早破、消毒不严接生史，患儿有皮肤、黏膜损伤史或皮肤、黏膜或深部组织有化脓性感染。实验室检查中白细胞总数和分类的改变以及 CRP 值增高等，应考虑本病的可能性。患儿血培养 2 次或 2~3 份标本均有同一细菌，且与药物敏感试验一致。从脑脊液、粪常规、尿液常规或深部组织分离出同一细菌。白细胞总数、中性粒细胞增高，病情严重时白细胞计数可明显减少。临床症状明显，血培养阴性，也应考虑本病。

五、治疗

败血症治疗的主要关键是合理使用有效抗生素，彻底清除原发病灶和迁徙性损害，及早发现新的迁徙性病灶，提高机体抵抗力。

(一) 抗生素治疗

足量、早期、静脉应用抗生素，疗程要足，一般应用 10~14 天。首选青霉素类及氨基糖苷类药物联合使用。再根据细菌培养结果选择有效抗生素。待临床症状消失后 5~7 天停药。

(二) 支持疗法

注意喂养，保证足够能量和液体量，维持电

解质及酸碱平衡,必要时输注新鲜血、粒细胞、血小板,早产儿可静注免疫球蛋白。

(三)对症治疗

保暖,可置入暖箱保温隔离,吸氧。及时处理脐炎、脓疱疮等局部病灶。

六、预防

针对特有感染途径,采取有效措施,完全可以预防本病发生。做好产前保健,及时治疗孕妇感染。产时做到无菌操作。对难产及羊水污染严重的新生儿可用抗生素治疗。与新生儿接触的人(包括产妇、医护人员等)均应先洗手,这是切断感染途径的重要方法。做好皮肤、黏膜(包括脐带、口腔黏膜等)护理,一旦发现皮肤化脓感染儿应立即与正常儿隔离,医疗器械应严格消毒处理,避免医源性感染。提倡母乳喂养。

七、护理评估

(一)健康史

了解新生儿胎龄、分娩方式、Apgar 评分、体重、感染史等情况。询问患儿体温、有否拒奶、不哭、少尿等。

(二)身体状况

观察患儿的反应是否低下,监测体温、脉搏、呼吸、心率、尿量等的变化,观察皮肤颜色,了解血常规、血生化及 X 线胸片等检查结果。

(三)心理社会状况

了解患儿家长心理状况,对本病病因、性质、护理、预后知识的了解程度,评估其家庭居住环境及经济状况等。

八、护理诊断

(一)患儿方面

1. 体温不升或体温过高　与感染有关。

2. 皮肤完整性受损　与脐炎、脓疱疮有关。

3. 营养失调,低于机体需要量　与吸吮无力、摄入量不足有关。

4. 潜在并发症　化脓性脑膜炎。

(二)家长方面

1. 知识缺乏　缺乏本病相关知识与缺乏特定知识来源有关。

2. 焦虑　与担心患儿预后有关。

九、预期目标

(一)患儿方面

(1)患儿体温维持在正常范围。

(2)控制局部感染,维持皮肤完整。

(3)住院期间患儿能维持良好的营养状况,体重增加。

(4)及时发现并发症并配合抢救。

(二)家长方面

(1)家长能了解疾病的理论知识、主要治疗及护理方法。

(2)家长能掌握日常生活护理工作及观察患儿情况、生命体征。

十、护理措施

(一)患儿方面

1. 观察早期症状　如昏睡,活动力减少及肌肉张力降低,食欲下降,体温改变等。

2. 观察呼吸情况　密切观察患儿有无呼吸,如出现呼吸暂停及时给予强刺激,必要时进行口对口的人工呼吸,并报告医生,记录呼吸暂停时间、持续时间的长短,对刺激的反应。保持呼吸道通畅,备好氧气、吸痰器以便使用。

3. 维持体温稳定

(1)保证抗生素有效进入体内,尤其是青霉素类药物,药一定要现配现用,确保疗效;用氨基糖苷类药物,注意药物稀释浓度及对肾脏、听力的影响,按时检查尿液。

(2)患儿体温易波动,除感染因素外,易受环境因素影响,当体温偏低或体温不升时,及时给予保暖措施。当体温过高时,予以物理降温及多喂水。

4. 局部病灶的护理　护理时仔细观察全身情况,及时发现局部感染病灶进行处理防止感染继续蔓延扩散。有脐部感染时,每天清创换药 1～2 次,先用 3％H_2O_2 清洗,再用碘伏。皮肤有小脓疱时,用 75％的乙醇溶液消毒后,用无菌针头将脓疱刺破,拭去脓液,涂 0.1％甲紫或抗生素软膏。发现口腔溃疡、鹅口疮时及时处理。

5. 保证营养　评估患儿的营养状况、吸吮能力,每天入量及有无腹胀、呕吐情况。少量多次耐心喂养,喂后轻轻拍背,防止呛咳。供给除经口喂养外,结合病情考虑静脉内营养,必要时输注新鲜血或血浆,以改善营养、增加抗病能力。

6. 严密观察生命体征及神经系统症状的变化 加强巡视,严重者需专人护理,发现患儿面色发青,体温异常,呕吐,前囟饱满,阵发性尖叫,提示有并发化脓性脑膜炎可能,及时与医生取得联系,配合抢救。

(二)家长方面

(1)做好家长的心理护理,解释新生儿败血症的病情、治疗效果及预后。

(2)向家长讲解与败血症有关的护理知识,如接触患儿前洗手,保持皮肤清洁卫生及脐部护理等。

十一、效果评价

(一)患儿方面

患儿体温正常,皮肤完整,营养状况良好,体重增加。局部感染被控制,未发生并发症。

(二)家长方面

家长能复述疾病的理论知识、主要治疗及护理方法。并学会日常生活护理工作及观察患儿情况,生命体征。

第十一节 新生儿出血症

新生儿出血症(hemorrhagic disease of the newborn,HDN)是维生素 K 缺乏,体内某些维生素 K 依赖的凝血因子活力低下而引致的自限性出血性疾病。

一、病因与发病机制

在新生儿期与下列因素有关。

(1)维生素 K 经过胎盘的通透性差,胎儿的维生素 K 要靠自身合成。由于胎儿肝功能不成熟,出生时肝内维生素 K 贮存量亦低,早产儿、小于胎龄儿尤甚。

(2)人乳中维生素 K 的含量(15 μg/L)远低于牛奶中的含量(60 μg/L)。母乳喂养者多见。

(3)维生素 K 可由肠道细菌合成,其吸收需依赖胆汁的存在。新生儿初生时肠道无菌,奶量不足,影响维生素 K 的合成。新生儿的胆汁中胆酸含量低(尤其是早产儿),影响维生素 K 的吸收。由于母乳中维生素 K 含量很低,正常新生儿肠道菌群尚未建立,尤其在母乳喂养儿肠道中以双歧杆菌为主,合成维生素 K 能力极差,故母乳喂养儿发生维生素 K 缺乏性出血的机会更大。

(4)婴儿有先天性肝胆疾病、慢性腹泻,影响肠黏膜对维生素 K 的吸收,口服抗生素者可抑制肠道正常菌群维生素 K 的合成。

(5)其他继发因素,如母体产前使用过抗凝剂、抗癫痫药(苯妥英钠、苯巴比妥)、抗结核药(利福平)等,可发生与维生素 K 竞争性抑制作用。

维生素 K 不参与凝血因子 II、VII、IX、X,但这些凝血因子前体蛋白的谷氨酸残基必须在肝细胞微粒体内羧化成 γ-羧基谷氨酸,以螯合更多的 Ca^{2+},然后方具有凝血活性,这一过程必须有维生素 K 参与。因此,多数患儿在经维生素 K 治疗后,其凝血机制得以迅速改善;但早产儿由于血液中的凝血酶原不足,来源缺乏和肝功能尚不完善,故维生素 K 疗效不佳。

二、临床表现

本病特点是突然发生出血,其他方面无特殊异常。易发生出血的部位:依次为头皮血肿、多部位出血、颅内出血、胃肠道出血、肺出血、皮肤出血和其他部位出血。肺出血的病死率较高,联合多部位出血较多见,出血部位越多,病死率越高。脐出血大多为脐部的残端,胃肠道出血要排除女婴的假月经和因使用脱水剂而致的血尿(因尿布上有血水渗透)。分为三型。

(一)早发型

在出生后 24 小时内发病,绝大多数是母亲摄入影响维生素 K 代谢的药物,包括抗凝药如华法林,抗惊厥药如巴比妥及苯妥英钠,抗结核药如异烟肼、利福平。此型病情较重,可威胁生命。这种出血不能被出生后注射维生素 K 预防,因出血始于分娩过程中。如在分娩发作前母亲接受维生素 K 治疗,可能取得预防效果。

（二）经典型

未接受维生素 K 预防用药者，出生后 2～3 天发病。早产儿迟至 2 周，多与母乳喂养或开奶过迟、出生时未用维生素 K 有关。一般为少量或中等量出血，多为自限性。1 周后出血少见。

（三）晚发型

出生 1 个月后发病，与某些因素有关。如未接受维生素 K 预防治疗、母乳喂养或长期腹泻、肝胆疾患等，因胆盐产生少，不利于维生素 K 吸收。前者生后 1～3 个月发病，后者可在生后 1 年内任何时间发病。颅内出血多见，预后不良。

三、诊断

（1）根据病史特点、临床表现和实验室检查，健康新生儿生后 2～5 天发生自然出血现象，血小板和出血时间正常，则考虑本病，若凝血酶原时间延长则可确诊本病，特别是维生素 K 治疗有效可帮助诊断。

（2）血小板计数正常。

（3）试管法凝血时间可延长，出血时间及血块退缩时间正常。

（4）凝血酶原时间比正常对照延长，>3 秒是诊断本症的重要依据。

（5）白陶土部分凝血活酶时间延长有诊断意义。

（6）纤维蛋白原正常。

（7）其他：疑颅内出血做腰穿脑脊液检查，头颅 B 超及 CT 检查明确出血部位。

四、治疗

（一）维生素 K_1

已发生出血者立即用维生素 K_1 1～2 mg 静注，根据病情连用 3～5 天。

（二）凝血酶原复合物

主要含有 II、VII、IX、X 凝血因子和少量蛋白质，1 U 该制品相当于 1 L 正常新鲜血浆中的 II、VII、IX、X 因子的活性。剂量为每天 10 U/kg，静滴。

（三）消化道出血

量大者应禁食，可胃肠外营养。用冷生理盐水 10 ml 将凝血酶溶解成 10～100 U/L，注入胃内保留 0.5 小时后开放引流，每 6～8 小时 1 次

至出血停止。

（四）止血

立止血每次 0.3～0.5 U，肌注或静注，连用 3 天，能缩短出血时间，减少出血量。脐部出血可直接用凝血酶敷脐，出血难止可局部用云南白药。

（五）输血

大量出血的患儿，输新鲜血 10～20 ml/kg 以纠正贫血，抢救休克。

五、预防

凡母孕期使用影响维生素 K 代谢的药物如抗凝剂、抗癫痫药（苯妥英钠、苯巴比妥）、抗结核药（利福平），分娩前给以维生素 K_1 10 mg 肌注，3～5 天；授乳母亲每周口服维生素 K_1 20 mg 两次。以上预防方法的效果尚不肯定。新生儿生后立即肌注维生素 K_1 1～2 mg，有一定的预防作用；如婴儿需长期全静脉营养，或有肝、胆疾患，肠道吸收不良及母乳喂养者，均应每周 1 次定期补充维生素 K_1 0.5 mg。

六、护理评估

（一）健康史

了解患儿的出生史，有无先天性肝胆疾病、慢性腹泻，母亲产前使用过抗凝剂、抗癫痫药（苯妥英钠、苯巴比妥）、抗结核药（利福平）等。

（二）身体状况

仔细观察患儿其精神、神志、面色、呕吐物和大便情况（主要观察其性质、次数、颜色和量），以及身体的其他部位有无出血倾向。

（三）辅助检查

了解患儿的凝血酶原时间，血常规、纤维蛋白原检查。

七、护理诊断

（一）患儿方面

1. 感染的危险　与抵抗力低下有关。
2. 潜在并发症　脑疝。
3. 营养失调　低于机体需要量与摄入不足有关。

（二）家长方面

焦虑与缺乏疾病认识及担心疾病预后有关。

八、预期目标

(一)患儿方面

(1)患儿不发生感染。

(2)患儿不发生脑疝。

(3)患儿能获得充足的热量,体重不减或有所增加。

(二)家长方面

家长能正确认识疾病,焦虑减轻,配合治疗。

九、护理措施

(一)患儿方面

(1)注意保护性隔离,避免继发感染。

(2)保持安静,护理操作集中进行,动作轻柔。避免晨晚间护理,减少搬动。采用静脉留置针输液,以免反复穿刺刺激。

(3)患儿消化道出血时,按医嘱禁食,采用微量输液泵,按医嘱输血、输液,同时给予维生素K_1治疗,禁忌洗胃。

(4)对于出血量较多患儿应备有新鲜血,以便及时使用。

(5)密切观察病情变化,记录脉搏、呼吸,估计出血量。注意有无精神萎靡或嗜睡等颅内出血表现,有无休克及内出血征象;观察面色,如患儿面色苍白、出血量增多,立即报告医生及时处理。

(6)注意胃肠道出血,观察大便性质,必要时行大便潜血试验。胃肠道出血明显者,应暂禁食,待消化道活动性出血停止后即开始喂奶。脐部渗血者给予局部消毒处理,以防感染。

(7)准备好急救物品、药品等。

(二)家长方面

给予患儿父母精神支持,尽可能鼓励父母参与护理,耐心解答家长对疾病的疑问,给予疾病指导及心理支持。指导家长学会观察本病的症状及急救处理措施。告知家长如有出血,应立即送医院诊治。同时少惊动患儿,保持安静,以减少出血。

十、效果评价

(一)患儿方面

患儿住院期间未发生感染、脑疝。营养充足,体重不减或有所增加。

(二)家长方面

家长能正确认识疾病,焦虑减轻,配合治疗。

第十二节　新生儿颅内出血

新生儿颅内出血(intractanial hemorrhage of the newborn)是常见的一种脑损伤,发生率较高,尤其是早产儿和低出生体重儿。出血主要包括硬膜下出血、原发性蛛网膜下腔出血、脑室周围与脑室内出血以及小脑出血四种类型。以蛛网膜下腔出血、脑室周围及脑室内出血多见。目前,由于接产技术的不断提高,因缺氧引起的脑室管膜下出血及脑室内血已成为新生儿颅内出血的主要病理类型,与早产儿存在胚胎生发基质有关。脑血管组织毛细血管丰富,结构疏松,对缺氧、高碳酸血症和酸中毒极为敏感,容易发生坏死、崩解而出血。此外,缺氧使脑血管自主调节功能受损,血管被动扩张血管破裂出血,还直接损伤毛细血管壁引起出血。若患儿同时合并有新生儿呼吸窘迫综合征、胎粪吸入综合征、硬肿征、缺氧缺血性脑病等较严重疾病,颅内出血发生均较高。可能由于各种原因引起血流速度变化,脑血流增减和脑静脉压增加等,而脑室管膜下生发基质未成熟的血管破裂,导致脑室内出血。足月儿由于胚胎生发层退化至足月时基本消失,故脑室及脑室管膜下出血较少出现。

一、病因

一切在产前、产程中、产后可以引起胎儿或新生儿缺血、缺氧的原因都可导致颅内出血,早产儿多见。其发生原因临床上分为缺氧性和产伤性。

(一)产前因素

引起颅内出血的产前因素包括孕妇出血、高血压、自体免疫性血小板减少性紫癜、非免疫性胎儿宫内水肿、脉络膜丛血管畸形、胎儿凝血异常等。

(二)围生期缺氧史

宫内窒息、反复呼吸暂停。

(三)产伤史

胎吸助产、产钳助产、急产、巨大儿、头盆不称。

（四）其他

快速扩容、高钠血症、血压波动、快速输入高渗液体、机械通气不当等。

二、发病机制

（一）缺氧缺血性颅内出血

缺氧和酸中毒直接损伤毛细血管内皮细胞，使其通透性增加或破裂出血。缺氧和酸中毒损伤脑血管自主调节功能，形成压力被动性脑电流，当体循环压力升高时，脑血流量增加，导致毛细血管破裂，相反在血压下降时，脑血流量减少而致缺血性改变，缺血坏死区内可有出血灶。≤32周早产儿在大脑侧脑室和第四脑室周围的室管膜下以及小脑软脑膜下的外颗粒层均留有胚胎发层基质，该组织是一个未成熟的毛细血管网，其血管壁仅有一层内皮细胞，缺乏胶原组织支撑，小毛细血管脆弱，当动脉压突然升高时即可导致毛细血管破裂出血，试管膜下血液向内可穿破室管膜引起脑室内出血，脑室周围纤溶系统活跃，故向外可扩散到白质致脑室质出血，脑室周围静脉系统呈 U 形，当缺氧或血压下降，血流改变方向时即引起血液淤滞，毛细血管压力增加而破裂；部分足月儿在室管膜下亦残留生发层机制，故也可能发生出血，而其脑室内出血则大多来自脉络层。

（二）产伤性颅内出血

分娩过程中胎头所受压力过大，导致大脑镰、小脑天幕撕裂而致硬脑膜下出血，脑表面静脉撕裂常伴有蛛网膜下腔出血。

（三）医源性颅内出血

过多搬动婴儿及护理不当致使婴儿跌落，频繁吸引和气胸均可使血压急剧上升引致脑血流变化而造成颅内出血。

三、临床表现

颅内出血的症状和体征与出血的部位及出血量有关，常见者包括：① 意识形态的改变：如激惹、过度兴奋、冷淡、嗜睡、昏迷等；② 眼症状：凝视、斜视、眼球上转困难、眼球震颤等；③ 颅内压增高表现：脑性尖叫、前囟隆起、角弓反张、惊厥等；④ 呼吸改变：增快或缓慢、不规则或呼吸暂停等；⑤ 肌张力：早期增高，以后减低；⑥ 瞳孔：不对称、对光反射不良、固定和散大；⑦ 其他：无原因可解释的黄疸和贫血。各类型颅内出血的特点如下。

（一）硬膜下出血

多数为产伤所致的小脑天幕、大脑镰撕裂和大脑表浅静脉破裂所造成的急性大量出血，在数分钟或几小时内神经系统症状恶化、呼吸停止死亡；亚急性者，在出生后 24 小时后出现症状，以惊厥为主，有局灶性脑征，如偏瘫、眼斜向瘫痪侧等；亦有症状在新生儿期不明显，而在出生后数月后产生慢性硬脑膜下积液，有惊厥发作、发育迟缓和贫血等。

（二）原发性蛛网膜下腔出血

出血起源于蛛网膜下腔的桥静脉，典型症状是出生后第 2 天发作惊厥，发作间歇情况良好，大多数预后良好，个别病例可因粘连而出现脑积水后遗症。少量出血者无症状；大量出血者常于短期内死亡。

（三）脑室周围-脑室内出血

多见于早产儿。常于 24 小时内出现症状，也可生后 2～3 天出现症状。大量出血时，神经系统迅速由兴奋转向抑制，病情迅速恶化。脑脊液呈血性。

（四）小脑出血

多发生在胎龄＜32 周的早产儿，常合并新生儿呼吸窘迫综合征、肺出血，临床症状不典型，大多数有频繁呼吸暂停，心动过缓，最后呼吸衰竭死亡。

四、诊断

病史和临床表现仅能提供诊断线索，对早产儿脑室内出血、脑室周围出血敏感，一般主张出生后 3～7 天内检查 B 超为宜。CT 对各种出血均有较高诊断率，以出生后 5～7 天检查为宜。脑脊液检查急性期均匀出血性，1 周后呈黄色，一般可持续 4 周左右。MRI 对各种颅内出血均较敏感。

五、治疗

（一）支持疗法

参考缺血缺氧脑病章节。

(二) 止血药

可选择使用维生素 K_1，酚磺乙胺及立止血，酌情可输新鲜血。

(三) 降颅压

对伴有颅内高压者可用地塞米松每次 $0.5\sim 1.0\,mg/kg$，每天 2 次静脉滴注。如有瞳孔不等大、呼吸节律不整、叹息样呼吸或双吸气时可用甘露醇静脉推注每次 $0.25\sim 0.5\,g/kg$。

(四) 脑代谢药物

出血停止后可给予胞二磷胆碱静脉滴注，$0.1\,g/$次，加入 $5\%\sim 10\%$ 葡萄糖液 50 ml，每天 1 次，$10\sim 14$ 天为 1 个疗程；脑活素 2 ml，稀释后静脉滴注，每天 1 次，$10\sim 14$ 天为 1 个疗程。恢复期可给予吡拉西坦 (脑康复) 每天 0.2 g，连服 3 个月。

(五) 硬脑膜穿刺

用于硬膜下出血的患儿，每天 1 次，每次抽出量不超过 15 ml。

(六) 对症治疗

控制惊厥，有抽搐者给予苯巴比妥。有感染者加用抗生素。

六、预防

加强孕妇保健工作，及时发现高危妊娠，预防早产，提高产科技术，减少难产所致的产伤和窒息。母有原发性血小板减少性紫癜病史者，应给予糖皮质激素、静脉滴注免疫球蛋白等治疗。防止发生医源性颅内出血，避免突然和(或)持续的脑血流过高，如高碳酸血症、高血压、迅速扩容等以预防脑血流动力学紊乱。

七、护理评估

(一) 健康史

了解新生儿的胎龄、分娩方式、体重、喂养及保暖等情况。

(二) 身体状况

观察患儿的反应是否低下；有无意识改变，如激惹、表情淡漠、嗜睡等；监测体温、脉搏、呼吸、心率、瞳孔、肌张力的变化，观察皮肤颜色，评估患儿全身硬肿范围及程度了解血常规、血生化及 X 线胸片等检查结果。

(三) 心理社会状况

了解患儿家长心理状况，对本病病因、性质、护理、预后知识的了解程度，评估其家庭居住环境及经济状况等。

八、护理诊断

(一) 患儿方面

1. 潜在并发症　颅内高压症。
2. 有窒息的危险　与惊厥呕吐、呼吸中枢受到抑制有关。
3. 婴儿喂养困难　与颅内出血，中枢神经受损有关。
4. 有感染的危险　与新生儿机体抵抗力低有关。
5. 体温调节无效　与感染、体温调节中枢受损有关。

(二) 家长方面

1. 家庭应对无效　与家长为表达的内疚、失望感有关。
2. 知识缺乏　缺乏疾病病因、表现、预后等知识及护理要点。

九、预期目标

(一) 患儿方面

(1) 住院期间患儿不发生颅内压增高。
(2) 病儿住院期间不发生窒息。
(3) 患病期间病儿能获得所需的营养和水分。
(4) 病儿住院期间不发生感染，体温正常。

(二) 家长方面

(1) 家长能合理的表达出焦虑、失望感，积极求医，配合治疗。
(2) 家长能正确认识疾病，并积极配合对患儿的护理。

十、护理措施

(一) 患儿方面

1. 病情观察

(1) 观察神志、瞳孔变化：本病患儿早期多表现为兴奋症状，如易激惹、烦躁、哭闹、脑性尖叫、惊厥等。随着病情发展及出血量增多，则表现为抑制状态,如嗜睡、昏迷、双眼凝视、双瞳孔大小不等或固定、对光反射迟钝等。在护理过程中,我们如发现患儿烦躁不安,反复啼哭,伴有抽泣样呼吸、口周发绀、惊厥、心跳频繁,应报告医生,使患儿得到及时治疗。

(2) 观察前囟:婴幼儿颅内压增高时,可通过前囟膨隆、颅缝分开及头围增大等代偿,故在临床中我们注意观察患儿的头围、颅骨缝、前囟的膨隆及紧张度,以提供对患儿的诊断依据。

(3) 观察抽搐情况:若发现患儿眼球震颤,凝视或强直性偏斜,烦躁尖叫,甚至上下肢屈曲性一次或多次同步性抽动等,多是抽搐先兆,应及时报告医生进行处理。

(4) 观察心率、呼吸变化:呼吸不规则是本病的主要特征之一。出血量多时,可出现呼吸慢而不规则或阵发性停止,脑实质及小脑内出血或颅内高压时,还伴有心动过缓,严重者可致呼吸衰竭而死亡。

2. 患儿体位要适当　首先要让患儿绝对静卧,尽量减少干扰和搬动,各种治疗及护理要集中进行,注意保持头部安静,并将头肩部抬高15°~30°,以利静脉回流,减低颅内压,让患儿取右侧卧位,头偏向一侧,预防吸入呕吐物及分泌物引起窒息;有头颅血肿者,头偏向健侧,以防压伤。

3. 消除导致缺氧的各种诱发因素

(1) 保持呼吸道通畅:要随时清除口鼻及喉头分泌物,呕吐物,合理给氧,以改善组织缺氧。有窒息时立即进行人工呼吸,并按医嘱使用呼吸兴奋剂如洛贝林、尼可刹米等,以恢复自主呼吸。

(2) 镇静、止惊:新生儿在缺氧时,脑血管自主调节功能受损,哭闹、抽搐等刺激又可增加血管内压力,从而加重出血或水肿。并进一步加重缺氧,形成恶性循环。因此,对患儿要进行有效镇静,常用镇静剂有苯巴比妥每次 3~5 mg/kg 静推,地西泮每次 0.1~0.3 mg/kg 肌注或静推,这两种药可交替或重复使用,每 4~6 小时 1 次,但地西泮或与苯巴比妥合用时有发生循环、呼吸衰竭的危险,故用药后一定要密切观察心率呼吸,并做好急救准备。如患儿在静脉注射地西泮时,出现呼吸暂停,面色、口唇发绀,立即口对口

人工呼吸,面罩吸氧,使用呼吸兴奋剂等,经抢救后患儿恢复了自主呼吸。

(3) 降低颅高压,防止脑水肿及缺血缺氧加重,甚至引起脑疝导致死亡。① 脱水疗法:常用有 20% 甘露醇、呋塞米、地塞米松等,使钠和水从尿内排出,而降低颅内压,使用脱水剂期间要注意监测水电解质的变化。② 脑保护剂:苯巴比妥、地西泮除了镇静止惊外,还可抑制或降低脑代谢,改善脑血流,从而降低颅内压。③ 控制液体入量:按每天 50~60 ml/kg,并根据电解质变化随时调整,输液速度要慢,以 4~6/min 为宜,使患儿始终保持轻度脱水状态。④ 保温:注意保暖,使患儿体温保持在正常范围即 36~37℃ 之间,不能过高或过低,从而使机体处于最低耗氧量状态,以降低脑代谢。

4. 喂养问题　出血早期,由于病情严重,易出现吮吸抑制状态,吞咽、吮吸、觅食反射均降低或消失,应根据病情推迟喂奶时间 24~48 小时,病情稳定后再开始喂奶,喂奶时要少量多次,喂完后要注意观察,防止呕吐、窒息。无吮吸能力者,可用滴管或鼻饲喂养,必要时应用静脉营养液以补充热量。

5. 控制出血　按医嘱使用止血药物,常用维生素 K$_1$ 每次 3~5 mg 肌内注射,每天 1 次,连续 3 天,或静滴酚磺乙胺、氨基己酸等,严重者输新鲜血、血浆或白蛋白,以补充凝血因子和纠正贫血,增强机体抵抗力。

6. 加强基础护理,预防并发症　置于新生儿病室,保持病室安静及温度、湿度的恒定,做好消毒隔离及严格无菌操作,注意脐带、皮肤、臀部及口腔的护理,按医嘱使用抗生素,以防感染。

(二) 家长方面

做好健康教育,教育家长坚持治疗,了解治疗的目的和意义,促进患儿的健康。

十一、效果评价

(一) 患儿方面

(1) 患儿住院期间未发生并发症。

(2) 患儿住院期间未发生窒息。

(3) 患病期间病儿能获得所需的营养和水分。

（4）患儿住院期间未发生感染，体温正常。

（二）家长方面

（1）家长能表达出焦虑、失望感，积极求医，配合治疗。

（2）家长能正确认识疾病，并积极配合对患儿的护理。

第十三节 新生儿硬肿症

新生儿硬肿症（neonatal scleredema）是新生儿期由多种原因引起的皮肤及皮下脂肪变硬及水肿，常伴有体温及多器官功能低下或损害的临床综合征。由寒冷引起者又称新生儿寒冷损伤综合征（neonatal cold injure syndrome）。新生儿硬肿症是新生儿常见病，病死率高，是新生儿死亡的重要疾病之一。

一、病因

（一）新生儿体温调节功能低下

新生儿体温调节中枢发育不成熟，易于散热，能量（糖原、棕色脂肪）储备少，产热不足，出生后早期主要以棕色脂肪组织的化学性产热为主，缺乏寒战产热的物理产热机制以及产热代谢的内分泌调节功能，尤以早产儿、低体重儿和小于胎龄儿更明显。

（二）皮下脂肪组成特点

新生儿皮下脂肪少（<1 500 g 低体重儿皮下脂肪极少），缺少使饱和脂肪酸变成不饱和脂肪酸的酶；皮下白色脂肪组织的饱和脂肪酸含量比不饱和脂肪酸多。前者融点高，当体温降低时，皮脂易发生硬化。

（三）寒冷环境

寒冷使末梢血管收缩，去甲肾上腺素分泌增多，致棕色脂肪分解，增加产热以维持体温，寒冷时间长，则储备的去甲肾上腺素耗尽，棕色脂肪耗竭，化学产热能力剧降，导致新生儿寒冷损伤发生心肺功能抑制的恶性循环。胎儿出生后体温随室温下降。窒息、麻醉、母用镇静剂、感染及产伤等因素，影响体温调节更易发生低体温。

（四）摄入量不足

早产儿热量摄入不足，加上新生儿糖原储存少，产热来源受限。

（五）疾病影响

肺炎、败血症、腹泻、窒息、严重先天性心脏病或畸形影响新生儿代谢和循环，特别是严重感染时，可导致微循环衰竭和 DIC。缺氧、酸中毒，休克时抑制了神经反射调节及棕色脂肪产热。

二、临床表现

本病多发生在冬、春寒冷季节，以出生 3 天内或早产新生儿多见。发病初期表现为体温降低，吮乳差或拒乳、哭声弱等症状；病情加重时发生硬肿和多器官损害体征。

（一）低体温

体温低于 35℃，重症可低于 30℃。患儿早期出现食欲差或拒乳，反应差、哭声低、心率减慢、尿少等。

（二）硬肿

皮肤发硬、水肿，重者肢体硬，不能活动，触之橡皮样。硬肿发生顺序：小腿→大腿外侧→整个下肢→臀部→面颊→上肢→全身。硬肿范围按头颈 20%，双上肢 18%，前胸及腹部 14%，背及腰骶部 14%，臀部 8%，双下肢 26% 计算。

（三）多器官功能损害

早期常有心音低钝，心动过缓，微循环障碍表现；严重时可出现休克、DIC、功能衰竭和肺出血等器官衰竭表现，临终前往往有肺、消化道出血。

（四）病情分度

根据临床表现，病情分为轻、中、重度（表 4-4）。

表 4-4 新生儿寒冷损伤综合征的病情分度

分度	肛温	肛-腋温差	硬肿范围	全身情况及器官功能改变
轻度	≥35℃	正值	<20%	无明显改变
中度	<35℃	0 或负值	25%~50%	反应差、功能明显低下
重度	<35℃	负值	>50%	休克、肺出血、急性肾功能衰竭、DIC

三、治疗

(一) 复温

凡肛温 30℃,且腋温高于肛温者,可置于已预热至适中温度的暖箱中,一般经 6~12 小时左右可恢复正常体温;体温低于 30℃者置于比肛温高 1~2℃的暖箱中,待肛温恢复至 35℃时,维持暖箱的温度于适中温度,亦可采用恒温水浴法等快速复温措施。复温中应观察腹壁、肛温及腋温的变化随时调节暖箱温度,并同时检测呼吸、心率、血压及血气等。基层单位复温可用热水袋、火炕或电热毯包裹等方法;也可置婴儿于怀抱中紧贴人体,比较安全。

(二) 热量和液体供给

经静脉给予热量者应达到每天 210 kJ/kg;可进乳者应尽早喂哺,热量渐增至每天 419~502 kJ/kg。体温低时输注葡萄糖的速度宜慢,一般为每分钟 6~8 mg/kg;体温恢复后可根据血糖检测结果加快输注速率。液量可按 0.24 ml/kJ 计算。

(三) 纠正器官功能紊乱

① 有微循环障、休克者应进行纠酸、扩容,可用 2:1 张液 15~20 ml/kg,在 1 小时内经静脉滴入;继用 1/3 或 1/4 张液 70~90 ml/kg 缓慢输入,早期心率低者可给予血管活性药多巴胺,每分钟 5~10 μg/kg 静脉滴注;② 根据并发症选用适当抗生素防止感染;给予其他对症处理。

四、预防

加强新生儿护理,保持适宜的产房和新生儿室的环境温度,不应低于 24℃;新生儿出生后应立即擦干羊水,注意保暖和用温热毛毯包裹。加强母乳喂养,补充热量。新生儿转运过程中应有合适的保暖措施。预防早产、感染、窒息等新生儿高危因素。

五、护理评估

(一) 患儿方面

1. 健康史 了解新生儿的胎龄、分娩方式、体重、喂养及保暖等情况;询问患儿体温、硬肿变化情况,有否拒奶、不哭、少尿等。

2. 身体状况 观察患儿的反应是否低下,监测体温、脉搏、呼吸、心率、尿量等的变化,观察皮肤颜色,评估患儿全身硬肿范围及程度,注意是否有心衰及脏器出血情况。了解血常规、血生化及 X 线胸片等检查结果。

(二) 家长方面

心理社会状况:了解患儿家长心理状况,对本病病因、性质、护理、预后知识的了解程度,评估其家庭居住环境及经济状况等。

六、护理诊断

(一) 患儿方面

1. 体温过低 与早产、感染、窒息、保暖不当有关。

2. 潜在并发症 肺出血、DIC。

3. 婴儿喂养困难 与患儿吸吮能力差、摄入不足有关。

4. 有感染的危险 与新生儿机体抵抗力低有关。

5. 皮肤完整性受损 与皮肤硬化、水肿,局部血液供应不良有关。

(二) 家长方面

知识缺乏 与患儿家长缺乏正确保暖及育儿知识有关。

七、预期目标

(一) 患儿方面

(1) 12~24 小时患儿体温恢复正常范围,并维持在 36~37℃之间。

(2) 能及时发现并发症并积极配合处理。

(3) 患病期间患儿能获得所需的营养和水分,体重开始增长。

(4) 患儿住院期间不发生感染。

(5) 患儿皮肤完整性保持良好,硬肿逐渐消失。

(二) 家长方面

患儿家长能正确采取保暖措施,正确喂养和护理患儿。

八、护理措施

(一) 患儿方面

1. 积极复温、消除硬肿 检测肛温和腋温,根据患儿的体温情况采取相应的复温法。

（1）设立新生儿专科病房，保持室内的整洁、空气流畅、湿度、温度。

（2）复温护理：① 对肛温在30～34℃，肛-腋温差为正值的轻、中度患儿，复温方法：足月儿，一般用温暖的襁褓包裹，置于25～26℃室温环境中，再加用热水袋，或赤身置于母亲怀中体温往往较快恢复至正常。早产儿，更换好温暖的棉毛衣后将患儿置于30℃的温箱中，每小时监测肛温1次，根据患儿的体温情况调节温箱的温度在30～34℃范围内，使患儿6～12小时恢复正常体温。当肛温升至35～36℃后，暖箱温度调至该患儿适中温度。② 对肛温小于30℃，肛-腋温差为负值的重度患儿，复温方法：将患儿置于比其体温高1～2℃暖箱中开始复温，每小时监测肛温、腋温1次，同时提高箱温0.5～1℃，不超过34℃，使患儿12～24时恢复正常体温。或用远红外辐射式保暖床，复温方法：将床温调至30℃，先将患儿放于远红外保暖床上并用无色透明的塑料膜罩好（塑料膜不能直接接触患儿的皮肤，以防烫伤），以减少对流散热。随着患儿体温的不断升高及时提高床温，但一般床温不宜超过34℃，以后通过皮温来检测辐射热，恢复正常体温后置患儿于预热到适中温度的暖箱中。③ 如无条件者可采用母亲怀抱、热水袋、电热毯等保暖复温，要注意温度，防止烫伤。

2. 保证能量供给　细心喂养，能吸吮者可经口喂养；吸吮无力者可用鼻饲或静脉输液，遵医嘱给予补充生理需要营养，并酌情静滴黄芪注射液及丹参注射液等药物。热能开始每天应达到209 kJ/kg（水分50 ml/kg），随体温上升增至每天418 kJ/kg（水分100 ml/kg）。重者可输血及血浆。有明显心、肾功能损害者用注意控制输液量及滴速。

3. 加强病情观察　随时监测体温、脉搏、呼吸、硬肿范围及程度、尿量、有无出血症状等，详细记录护理单，备好抢救药物及设备，如发现患儿面色突然青紫，呼吸加快，肺部啰音增多，要考虑肺出血，应及时与医生联系进行救治。

4. 预防感染

（1）做好消毒隔离，严格遵守操作规程。

（2）加强皮肤、口腔、脐部的护理，及早发现、治疗并发症。尽量避免肌内注射，防止皮肤破损引起感染。

（二）家长方面

介绍有关硬肿症的疾病知识，指导患儿家长加强护理，注意保持适宜的环境温度、湿度；鼓励母乳喂养，保证足够的热量。可指导家长运用中医推拿：保持皮肤清洁，徒手或以凡士林、红花浸液涂于拇指指腹或手掌大鱼际肌，由内向外做环形按摩。从最硬处开始，力度适中，寻肝脾两经走行，逐一加大按摩部位，每次2分钟，每天按摩2次，按摩部位根据硬肿程度交替进行。逐渐减少按摩至硬肿消退后停止。

九、效果评价

（一）患儿方面

（1）12～24小时患儿体温恢复正常范围，并维持在36～37℃之间。

（2）患儿未发生并发症。

（3）患病期间患儿能获得所需的营养和水分，体重开始增长。

（4）患儿住院期间未发生感染。

（5）患儿皮肤完整性保持良好，硬肿消失。

（二）家长方面

患儿家长能正确采取保暖措施，正确喂养和护理患儿。

第十四节　新生儿皮肤黏膜疾病

新生儿因其免疫功能不成熟，皮肤黏膜薄嫩，不能很好地起到屏障功能，且脐部开放性伤口，细菌容易繁殖入血，造成感染。

鹅　口　疮

鹅口疮（thrush）又名"雪口"，是由白念珠菌引起的口腔黏膜炎症，多见于新生儿、体弱儿、营养不良、腹泻、长期使用广谱抗生素或激素的患儿。新生儿常由产道感染，哺乳期则由不洁的乳头、乳具或喂养者的手感染。

一、病因

使用消毒不当的奶嘴或母亲哺乳前未清洁双手乳房导致婴儿感染。不恰当使用抗生素影响到口腔内正常细菌的生长,而易有白念珠菌的合并感染发生。体弱儿、营养不良的婴儿较易患病。糖尿病、副甲状腺功能亢进时有利于白念珠菌的生长。腭裂、兔唇患儿本病的发病率较高。

二、临床表现

多为局部表现,口腔黏膜上出现白色或灰色乳凝块样物,略高于黏膜表面,最常见于颊黏膜,其次是舌、齿、上腭、牙龈、上下唇内侧等处的黏膜。初期呈点状和片状,逐渐融合成片,可波及大部分的口腔黏膜,及蔓延到咽部,患处不痛、不流涎,不易拭去,若强行拭去可有剥离出血,见红色创面,白膜可迅速复生。一般不影响吸吮,也无全身感染症状,偶有严重者可累及消化道和呼吸道,并发败血症、脑膜炎等严重疾病,危及生命。

三、治疗

1. 保持口腔清洁　哺乳前后用2%碳酸氢钠溶液清洁口腔。
2. 局部用药　局部涂抹10万u～20万u/ml制霉菌素、鱼肝油混悬溶液,每天2～3次。

四、护理诊断

(一)患儿方面

1. 口腔黏膜改变　与口腔黏膜损伤、口腔卫生不良、机体抵抗力低下有关。
2. 舒适度的改变　与患儿口腔感染有关。

(二)家长方面

知识缺乏　与家长缺乏口腔卫生知识有关。

五、预期目标

(一)患儿方面

(1)患儿口腔黏膜完整无损。
(2)患儿在进食时,口腔无不适感。

(二)家长方面

家长了解口腔卫生的相关知识。

六、护理措施

(一)患儿方面

(1)认真做好病情观察,发现儿童口腔黏膜出现乳白色凝块,及时通知医生予以处理。
(2)遵医嘱给予局部用药和口腔护理,用2%碳酸氢钠擦拭口腔,再涂1%甲紫,1～2次/d,严重者可用制霉菌素甘油涂口腔3～4次/d。为确保局部用药达到目的,涂药前应先将纱布或干棉球放在颊黏膜腮腺管口处或舌系带两侧,以隔断唾液;再用干棉球将病变部黏膜表面吸干后方能涂药。涂药后嘱患儿闭口10分钟,然后取出隔离唾液的纱布或棉球,不可立即漱口、饮水或进食。
(3)注意哺乳期的卫生,母乳喂养者,指导乳母做好哺乳前手和乳头的清洁,人工喂养者,奶瓶、奶头要煮沸消毒。
(4)合理喂养,保证足够的营养,提高机体抵抗力。
(5)避免长期使用抗生素或激素,不可避免时要做好口腔护理。用3%过氧化氢溶液或1%利凡诺溶液清洗溃疡面。

(二)家长方面

向家属讲解疾病发生的原因、影响因素以及鹅口疮发生后的护理。保持患儿口腔卫生的知识及食具消毒的方法及要求。

七、效果评价

(一)患儿方面

口腔黏膜完整无损,无破溃、出血,进食时,患儿未表现因口腔无不适而吵闹。

(二)家长方面

家长能复述口腔卫生的相关知识。

脐 部 感 染

脐部感染(infection of umbilicus)是指与脐相连组织的感染,主要因断脐时或出生后处理不当,脐残端被细菌入侵,繁殖所引起。

一、病因

断脐时或出生后脐部处理不当,脐残端被细

菌入侵、繁殖而引起的感染。最常见的化脓菌为金黄色葡萄球菌,其次为表皮葡萄球菌、大肠杆菌和链球菌,其他的化脓菌也可致病,但较少见。

二、临床表现

患儿早期脐部有少量的黏液或脓性分泌物,脐部伤口未愈合。同时脐部周围红肿,重者会形成脓肿、蜂窝织炎、脐瘘。患儿伴有不同程度的发热、不愿意吃奶、吐奶、哭闹不安、腹泻等。

三、治疗

正确处理原发局部病灶,取局部分泌物做细菌检查,根据细菌药物敏感试验结果,合理选用抗生素。

四、护理诊断

(一) 患儿方面

1. 皮肤完整性受损　与断脐、脐部感染有关。
2. 潜在并发症　败血症。

(二) 家长方面

知识缺乏　与家长缺乏婴儿脐部护理知识有关。

五、预期目标

(一) 患儿方面

(1) 展示患儿脐部伤口愈合。

(2) 1 周内患儿脐部感染得到控制,不发生败血症。

(二) 家长方面

家长掌握正确的脐部护理操作。

六、护理措施

(一) 患儿方面

(1) 新生儿脐带脱落前要每天检查脐部,观察脐带残端有无出血、渗血、渗液等情况。若发现脐部出血要及时处理。一般情况下只要用消毒棉签蘸 75% 的乙醇溶液涂擦脐部,由内向外做环形消毒,然后盖上消毒纱布,再用胶布固定,以防止感染。

(2) 勤换尿布,并要避免尿布直接覆盖在脐部的敷料上,若尿湿了脐带包皮,需及时重新消

毒脐部后更换敷料。

(3) 给婴儿洗澡时要做到尽量不打湿敷料,更不能将婴儿全身浸入澡盆内,以防脐部被水浸湿糜烂处而引起感染。

(4) 脐带脱落后,脐窝稍潮湿,每天要用 2% 的碘酒擦洗,再用 75% 的乙醇溶液擦洗,然后涂 1%~2% 的甲紫,每天 2~3 次,直到局部红肿消退、干燥。

(5) 换药时要严格执行无菌操作,保持局部干燥,防止污染。注意保暖,防止受凉。

(二) 家长方面

教会家长正确的脐部护理操作,注意观察有无败血症的早期表现。

七、效果评价

(一) 患儿方面

1 周内患儿脐部伤口愈合良好,感染得到控制,未发生败血症。

(二) 家长方面

家长能正确的护理婴儿脐部,并能观察败血症的早期症状。

新生儿脓疱病

新生儿脓疱病(neonatal impetigo)又称新生儿天疱疮,是发生在新生儿时期的一种以大疱为主的急性传染性化脓性皮肤病。发病急骤,传染性强。病原菌为第Ⅱ噬菌体组 71 型金黄色葡萄球菌,系接触性传染,多由母亲、医护人员或家属接触新生儿而感染。新生儿免疫功能不完善,皮肤细嫩易破损,再加上包裹使局部皮温增高,易于化脓菌的侵入和繁殖。多见于生后 4~10 天的新生儿。

一、临床表现

初起时,皮肤上突然生出豌豆或蚕豆样大小的红斑和水疱,疱内含有黄色的液体,水疱很快变大,极易破裂,疱内带有大量细菌的液体就会流出,污染四周的皮肤,引起新的脓疱,多发生在面部、手部等暴露部位或皮肤的皱褶处。一般身体不发热,或仅有微热,约 2 周内痊愈。严重者,脓疱迅速遍布全身,皮肤发红,随即大片表皮脱落,同时伴

有全身症状,可出现发热、腹泻、肺炎、肾炎、脑膜炎甚至败血症等,可在两三天内危及生命。

二、治疗

(1) 注意新生儿的皮肤清洁卫生。发现患儿应立即隔离,并对婴儿室、患儿的衣物等进行消毒。

(2) 及早应用足量细菌敏感度高的抗生素,如青霉素、红霉素、先锋霉素等。

(3) 局部无菌情况下,剪破疱壁,吸取疱液,用1:10 000的高锰酸钾或0.1%利凡诺溶液湿敷,外用2%龙胆紫溶液,或0.5%~1%新霉素乳剂。

三、护理诊断

(一) 患儿方面

1. 皮肤完整性受损 与皮肤感染有关。

2. 有传播感染的危险 与致病菌有传染性有关。

(二) 家长方面

1. 知识缺乏 与家长缺乏本病的护理知识有关。

2. 有处理治疗方案不当的危险 与家长对病情、病因、治疗、预防及皮肤护理知识缺乏有关。

四、预期目标

(一) 患儿方面

患儿皮肤破溃正在进行愈合。

(二) 家长方面

(1) 家长能理解需要隔离的目的,叙述隔离的状态、方法。

(2) 家长能描述疾病的病因、治疗、预防、皮肤护理的方法。

五、护理措施

(一) 患儿方面

1. 严格执行消毒隔离制度 隔离患儿,对病室进行消毒,设专人护理,护理人员要注意经常洗手。患儿的用具、被服应消毒。

2. 根据医嘱局部用药 可先用乙醇溶液将疱消毒,然后擦破吸去脓液,再涂以1%~2%甲紫溶液或涂0.5%新霉素膏,或杆菌肽油膏。脓

疱疮可能诱发儿童肾炎,必要时要给予抗生素治疗。

3. 保持儿童的清洁卫生 经常给儿童洗澡换衣服,剪指甲,便后及时用温水清洁外阴,减少皮肤刺激,防止皮肤损伤。衣服、尿布等应每天煮沸消毒1次,烈日下暴晒被褥。生活用品要经常消毒、洗晒,并自备一套,单独使用。

4. 其他

(1) 注意补充营养和液体,增强机体抗病能力,必要时可少量多次输血、血浆。

(2) 产妇如有化脓性疾病应先治疗,暂不哺乳。

(3) 注意观察皮肤破溃的愈合情况。

(二) 家长方面

向家长讲解疾病发生的原因、影响因素以及脓疱疮发生后的护理,保持患儿清洁卫生的知识及食具消毒的方法及要求。

六、效果评价

(一) 患儿方面

患儿皮肤破溃处愈合良好,未发生交叉感染。

(二) 家长方面

家长能正确描述疾病的相关治疗护理方法。

(王燕 李敏杰)

思考题

1. 说出足月新生儿、早产儿、过期产儿、低体重儿、极低体重儿、巨大儿、足月小样儿的定义。

2. 说出正常新生儿的几种生理状态。

3. 简述出生后最初阶段的护理要点。

4. 新生儿喂养有哪几种方法? 简述母乳喂养的优点。

5. 简述新生儿的父母教育要点。

6. 简述新生儿鹅口疮与正常新生儿口腔黏膜改变的鉴别。

7. 新生儿鹅口疮的护理要点是什么?

8. 新生儿眼炎的病因及护理要点是什么?

9. 新生儿脓疱病如何做好隔离及皮肤护理?

10. 新生儿脐部感染的症状是什么? 如何做好脐部护理。

第五章　儿科重症监护

第一节　ICU 概述

一、布局结构

重症监护病房(intensive care unit，ICU)应成为相对独立的单元,装有层流空调的装置,空气通过过滤、净化达 10 万级。室温维持在 20～25℃,相对湿度为 50%。每个抢救床单位占用面积约需 8～10 m²,抢救床位应提供生命信息监护与生命支持系统两大部分。

二、人员编制要求

新生儿重症监护病房(neonatal intensive care unit，NICU):均为重危患儿,病情变化快,需要进行持续观察,加上较多仪器设备,治疗复杂,所需人力,物力远较一般病房为多。必须强调有一支业务水平高全心全意为患儿服务的医护队伍。一般认为 NICU 中护士与患儿之比为 2.5:1～3:1;每位护士可护理恢复期患儿 4～5 人,医生与患儿之比 1:2～1:3;NICU 应配备固定的医生及护士,设病房主任 1 人,多由新生儿内科专家主任医师,应有固定的主治医师或高年资住院医师 1 人,年轻住院医师可采取 6 个月至 1 年的轮转。护士长 1 名应固定,下设副护士长 1 名。

三、监护室常用设备介绍及应用

(一)常用设备

1. 监护仪

(1)心肺监护仪:监护心率,心电波形,呼吸次数,并具有呼吸暂停报警功能。

(2)呼吸暂停监护仪:仅用作呼吸暂停发作监护用。

(3)血压监护仪:为无创伤性电子血压监护,能同时监测脉率及血压(包括收缩压、舒张压、平均动脉压)。

(4)体温监测:具有测皮肤、直肠温度功能。

(5)氧浓度分析仪:可测定吸入氧浓度。

(6)经皮氧分压($TcPO_2$)测定仪。

(7)经皮二氧化碳分压($TcPCO_2$)测定仪。

(8)脉率及血氧饱和度仪:能同时测定脉率及血氧饱和度。

(9)电子磅秤。

(10)颅内压监测仪:经前囟测定颅内压力。

(11)透光灯(纤维光源):诊断气胸用。

2. 治疗设备　辐射加温床(具有伺服系统),保暖箱(具有伺服系统),静脉输液泵,控制精确输液速度(分滚动式输液泵及注射器推注式输液泵),光疗设备。

3. 供氧系统　包括氧源,空气源,空、氧混合器,鼻导管,可供不同吸入氧浓度的塑料面罩,塑料头罩(带有温、湿化装置),鼻塞持续气道正压吸氧装置,呼吸器(应具有持续气流,时间循环,压力限制,温、湿化及报警装置)。

4. 抢救复苏设备　复苏皮囊(带面罩),器官内插管(新生儿用插管内径为 2.5 mm、3 mm、3.5 mm 及 4 mm),喉镜片(0 号),除颤器。

5. 各种插管　周围动、静脉内插管,脐动、静脉插管分 3.5 Fr*、5 Fr、8 Fr;喂养管分为 5 Fr、8 Fr;吸痰管分为 6 Fr、8 Fr;胸腔内闭式引流器及负压引流装置。

---

* Fr 是导管周长单位,1 Fr=0.33 mm。

6. 床边 X 线机

7. 其他 转运床、加温毯等。

(二)应用

监护仪是重症监护病房最重要、最必需的设备之一,它能及时、准确、详尽地提供患儿的心电、脉搏、呼吸、血压、体温、血氧饱和度、血二氧化碳分压等重要生命指标信息,从而为医护人员的诊疗提供可靠的依据,使危重患儿的抢救成功率得以明显提高。

1. 心电监护 主要用于持续监测心电活动。使用时将传感器分别贴于左右前胸壁及右大腿或右腋中线下胸部皮肤上,也可置于左、右上肢及左下肢。荧光屏上连续显示心电波形和心率数值,可通过振幅调节所需振幅,并可设置报警上下限,当心率超过预设范围时,仪器发出声响报警。荧光屏上显示或打印出的心电波形,只能作为了解心率和心律变化所用,不能作为 S-T 段和各波形分析的依据,当心电波形出现异常时需结合临床,必要时做心电图检查,以判断监护结果。电极放置时间不能超过 24~48 小时,时间过长,导电膏干燥易出现伪差,或信号不能引出,并可损伤皮肤。

2. 呼吸监护 通常与心脏监护仪组合在同一仪器内,传感器共同用一个电极。荧光屏上连续显示呼吸波形和呼吸频率,也有报警装置,当呼吸频率或呼吸停止时间超过预设范围时,仪器发出音响报警。注意调节监护仪的合适敏感度,敏感度过低时,浅表的呼吸不能通过其胸廓阻抗的改变而显示呼吸频率,遂发出呼吸暂停的报警。敏感度过高,又可将心脏搏动引起的胸廓阻抗改变显示成呼吸频率,影响结果的判断。

3. 经皮血氧分压(TCPO₂)监测仪 在血容量、心脏指数正常和周围灌注良好的情况下,$TCPO_2$ 监测可较准确反映 PaO_2,两者的相关系数通常为 0.97~0.99。$TCPO_2$ 传感器主要由铂丝(阴极)、银丝(阳极)及热敏电阻和加热装置组成。常用部位,新生儿为上胸部、胸腹部或大腿内侧,儿童为上胸部或上臂内侧。荧光屏连续显示数字,有报警装置。监测时注意擦净皮肤,电极与皮肤间涂接触液,避免空气进入测量部位。电极温度在早产儿为 45℃,足月儿为 40℃,每

2~4 小时需更换部位,以免局部皮肤烧伤。当有休克、严重酸中毒、青紫型先天性心脏病、严重贫血、水肿、用大剂量妥拉苏林时,$TCPO_2$ 和 PaO_2 两者相关性差。

4. 经皮二氧化碳分压监测仪 经皮二氧化碳分压($TcPCO_2$)与 $PaCO_2$ 的相关系数为 0.80~0.95。$TcPCO_2$ 传感器由 pH 敏感电极的银/氯化银参考电极及热敏电阻和加热装置组成,用电解质液和透过膜覆盖在传感器上,加热后贴于皮肤表面皮肤血管扩张,当 CO_2 通过皮肤和透过膜向电解质内弥散时,pH 发生变化,产生电流,转化为相应的 $TcPCO_2$ 值以数字形式连续显示出来。传感器放置部位及监测注意事项同经皮血氧分压监测仪。

5. 经皮血氧饱和度($TcSO_2$)监测仪 该仪器与 $TcPO_2$ 监测仪相比,具有反应时间短,可自身调节和探头对皮肤无热损害,使用方便等优点,目前已广泛用于临床。使用时将探头夹于耳垂、手掌或足底部,数秒钟后荧光屏上即可显示血氧饱和度数值。也可调节报警上下限。本法对低氧血症有监护意义,但不能监测高氧血症,故用于早产儿应特别谨慎,以免氧中毒,必要时测血气,了解 PaO_2 情况。

6. 血压监测 一般常用间接测压法(无创伤性测压法),以特制的袖带束缚上臂,仪器自动充气放气,测出收缩压、舒张压、平均压和心率,以数字显示。并可调节报警的上下限,也可根据需要定时自动测量。直接测压法(创伤性测压法)仅用于周围灌注不良,明显水肿,严重低体温和心胸外科手术后。

7. 体温监护仪 为连续测量体温功能,数字显示,体温的读数单位以华氏或摄氏。探头根据部位不同有体表探头、直肠/食管探头,将探头置于相应部位,体温数字约 30 秒显示出来,1 分钟后体温读数可被更新,如体温变化明显,体温读数更新的频率可每秒钟 1 次。

四、输液泵的应用

输液泵在现代急救及危重患儿抢救工作中是不可缺少的医用器械。它的主要用途为:① 保证半衰期特别短,需要精确控制剂量的药

物、血管扩张药、胰岛素、利多卡因等的准确输入速度;② 防止输液过多,并有助于精确计算出入量,尤其是对新生儿及肾功能不全的患儿;③ 保证血管通畅,特别是动脉导管及中心静脉的通畅。

输液泵分两大类:① 推注或注射器输液泵,是以恒定性压力作用于注射器的活柱上,当活柱受压时,液体通过输液管道流入血管。用注射器输液泵容量小,故多用于新生儿或输注药物及缓慢静注含抗凝剂的液体。② 蠕动输液泵,是利用滚轮连续转动,使输液泵管路一定部位受到挤压,产生蠕动,从而推动液体向前流动而注入血管。能调定总输入量,输液速度能控制于每小时 1~999 ml 的范围,递增量为 1 ml/h,有灵敏的报警装置。应用输液泵过程中,应加强观察,注意针头是否在血管内,及时发现有无堵塞、药液外漏等情况,防止刺激性药物外溢引起的组织损害。

第二节 NICU 重症监护常规

一、体温监护

由于高危新生儿的体温调节中枢发育不完善,缺乏脂肪组织保护,因此,体温波动较大。需要进行体温监测及采取保温措施。

(一) 保温

一般为便于对新生儿进行观察及抢救,将新生儿放在开放的保暖床上(远红外辐射保暖床),全身裸露,热敏电阻探头的金属面紧贴皮肤,根据皮肤温度自动调节热辐射量。

(二) 体温监测

每 2~4 小时测量肛温 1 次,必要时,每 30 分钟或 1 小时测量 1 次,以避免误差,也可应用腹部电极测量体温。

(三) 减少失水

由于新生儿体表面积相对较大,热量的散失较多,可用无色透明塑料薄膜覆盖体表,以减少不显性失水。从保温箱抱出时要注意保暖。

二、心肺监护

对有呼吸困难、呼吸不规律及呼吸表浅、心率过速或过缓及心律不齐的新生儿要实行心肺监护,目的是保持患儿的心肺功能。心肺监护的

措施包括:

(1) 让患儿取头胸较高的位置。

(2) 每 15 分钟测呼吸频率 1 次,每 30 分钟听呼吸音 1 次。

(3) 必要时吸痰。吸痰压力不可超过 10.7 kPa(80 mmHg),时间不要超过 5~10 秒,以防发生窒息或心动过缓。

(4) 心肺监护仪的使用:一般监护过程中如出现呼吸暂停、心律不齐或心动过缓或过速,仪器会自动报警。应立刻检查患儿,并及时通知医生。

(5) 血压计的使用,每 30 分钟用血氧测定仪测定血氧饱和度 1 次或连续监测。

(6) 观察呼吸道分泌物的形态、量及颜色,以了解是否有肺部感染。

(7) 每 1~2 小时改变新生儿的姿势以维持良好的换气、引流肺部的分泌物及促进皮肤的完整性。

三、氧气疗法及呼吸管理

氧气疗法是新生儿监护室重要的工作内容之一,其主要目的是提高患儿的动脉氧分压,以保持组织的正常功能,防止酸中毒、休克及左向右分流。

一般高危新生儿常需氧气疗法。根据呼吸窘迫的程度,可应用 4 种方式来给氧。

1. 氧气罩给氧法 一般要求流进氧气罩的氧气每分钟不能少于 5 L,氧浓度可维持在 40%,以避免产生二氧化碳潴留。

2. 鼻导管法 氧流量为 0.3~0.6 L/min,氧浓度 30%~40%。

3. 口罩法 口鼻均应在罩内,此法耗氧量大,故氧流量 1~3 L/min,氧浓度在 50%~60%,可以与雾化吸入同时进行。

4. 呼吸道持续正压给氧法(CPAP) 一般当新生儿的给氧浓度超过 30%~40% 时,应采用正压给氧法:① 一般常用经鼻 CPAP,使用简单,不需气管插管;② 其功能是增加肺的功能性余气量,防止呼气时肺泡塌陷,以减少肺内的血液分流;③ 一般使用压力为 4~5 cm H_2O (0.392~0.490 kPa),氧的供应量为 5 L/min;

④ 是一种有效的治疗新生儿呼吸障碍的方法,可以缩短使用高浓度氧气的时间,减少使用人工机械呼吸致慢性肺部感染的危险,大大提高呼吸窘迫综合征患儿的存活率。

5. 使用呼吸器供给氧气 一般常用于:频繁的呼吸暂停者;使用 CPAP 氧浓度在 100%,但患儿的 PaO_2 仍然低于 6.67 kPa(50 mmHg)者;$PaCO_2$ 大于 9.33 kPa(70 mmHg),高碳酸血症,使用碱性溶液治疗后 pH 值仍然小于 7.2者。在使用呼吸机时,护士应注意:① 做好插管前的准备工作,包括消毒气管插管、接头、气管外吸痰管及连接呼吸机、连接氧气及压缩空气用的管道等,并检查各种器械的功能;② 在插管时协助清理呼吸道,固定患儿的头部;③ 人工呼吸进行期间应注意插管固定是否牢固,有无脱出或插入过深;④ 观察患儿胸廓是否随着呼吸节律起伏,以判断是否有堵塞或呼吸机管道漏气;⑤ 每1/2 小时应给患儿翻身吸痰,吸痰前后需短暂地给加压给氧;⑥ 高度注意患儿有无气胸发生;⑦ 停止使用呼吸机及拔管后,仍应进行心肺监护,并注意有无声门水肿、狭窄等情况发生,以便及时做出处理。

一般正在用氧观察中要监测动脉血的 pH值、氧分压、二氧化碳分压是否有改善。一般要求动脉血中 PaO_2 维持在 6.67~9.33 kPa(50~70 mmHg),$PaCO_2$ 在 4.67~6.00 kPa(35~45 mmHg),pH 值在 7.35~7.45 之间。

观察新生儿的面色、呼吸频率、呼吸方式及鼻翼煽动是否有改善。

监测氧浓度,以防发生新生儿晶体后纤维增生及支气管肺发育不良等中毒的症状。

四、喂养方面的护理

如应用胃管饮食,最好每 6 小时能喂 2 ml母乳。喂养前先抽吸胃内溶液,以观察有无消化不良,然后再将抽出物送回胃内,喂养量应该减去胃内存留物。喂养后应轻轻拍背。精确测量出入量,每天测体重 1 次,并测量尿量、尿比重等。

五、静脉输液及输液泵的使用

一般严重呼吸窘迫的新生儿由于胃肠蠕动慢,为了避免吸入性肺炎,一般要求禁食,给予静脉输液。输液时应注意:

(1) 根据医嘱调整流速。观察注射部位是否有渗漏或发炎,如用脐动脉导管,要观察出血情况。

(2) 注意水及电解质的平衡。一般要维持尿液排出量在 1~3 ml/kg。尿比重在 1.006~1.013 之间。

(3) 注意血压的变化。每天同一时间测体重 1 次。

(4) 避免使用高张力溶液,在给予药物以前必须稀释。

六、促进生长发育

在安排护理活动时应注意,除安排必要的休息外,需要根据患儿的具体情况,给予必要的维持生长发育所需的刺激,以促进其生长发育。根据患儿的具体情况安排好休息、活动的间隔。将患儿置于符合体温需要的水袋上,给予触觉刺激。将大毛巾作鸟巢状,患儿置于其中,会产生如在母亲子宫内的安全感。在患儿的床旁可根据情况悬挂一些色彩鲜艳的玩具,最好能增加一些粉红色,以增加促进患儿生长发育的视觉刺激。护士在护理活动中,可采用对患儿抚摸等方法来增加触觉的刺激。采用与患儿轻声交谈的方法来增加其听觉刺激,减少不必要的噪声及其他不良刺激,如尽量不要让室内的光线太刺眼,尽量将护理活动集中安排,以便有足够的时间让患儿休息。

七、促进亲子关系的建立

鼓励父母参与新生儿的护理活动,如洗澡、喂养。鼓励父母探视新生儿。对父母进行如何做父母的示范及指导。鼓励父母说出他们的感受及想法。

八、预防感染

所有接触婴儿的人都需要洗手,戴口罩,穿医院提供的清洁衣服。有感染性疾病的人禁入新生儿监护室。定期空气消毒。防止护理操作过程中损伤新生儿的皮肤。尽量用母乳喂养。出院患儿住院期间所在范围内的床、墙及地面要进行彻底消毒。

第三节 气管插管及气管切开

气管插管

气管插管术是小儿急救常用的治疗措施,熟练掌握气管内插管技术,对危重患儿的抢救工作十分重要。

一、适应证

(1) 窒息或心搏骤停。

(2) 任何原因引起呼吸衰竭需要进行人工通气治疗者。

(3) 各种先天及后天性上呼吸道梗阻,需立即建立可控制的人工气道者。

(4) 各种原因引起的呼吸道分泌物潴留,不能自行咳出,需抽吸者。

(5) 怀疑有呕吐物误吸入肺,可行气管插管给氧及做气管、支气管冲洗。

(6) 各种原因引起的新生儿呼吸困难。

二、支气管插管的准备

(一) 必备的器械及材料

(1) 小儿喉镜 1 套,有直形及弯形镜片各 1 个。

(2) 不同口径的气管导管 2～3 根,以及连接导管的接卸管及呼吸气囊。

(3) 插管内用金属导芯铜丝。

(4) 阻咬牙垫。

(5) 气管内吸痰管及电动吸引器。

(6) 固定导管的蝶形胶布。

(7) 各种应急抢救药品。

(二) 气管导管的选择

气管导管分为有套导管及无套导管两种。无套导管主要用于新生儿及幼婴;有套导管主要用于成人及年长儿。目前气管导管的标号多采用两种:

(1) 导管内径(ID)标号,每号相差 0.5 mm,如 9.0 即 9 mm。

(2) 法制 F 标号:F = 导管外径(mm)× 3.14,即导管外周径,每号相差 2F。气管导管的标号和长度应根据插管途径、年龄、性别和身材

等因素选择(表 5 - 1)。

表 5 - 1 小儿气管导管及吸引管的选择

年 龄	导管内径 ID(mm)	F 编号	气管导管从唇至气管中段的距离(cm)	吸引管号(F)
早产儿	2.5～3.0	10～12	10	6
足月儿	3.0～3.5	12～14	11	6
1～6 个月	3.5～4.0	16	11	6～8
6～12 个月	4.0	18	12	8
2 岁	4.5	20	13	8
4 岁	5.0	22	14	8～10
6 岁	5.5	24	15～16	10
8 岁	6.0	26	16～17	10
10 岁	6.5	28	17～18	12
12 岁	7.0	30	18～20	12
14 岁以上	7.5～10.0	32～42	20～26	12

三、气管插管的步骤

气管插管分为经口插管及经鼻腔插管两类。经口腔插管操作迅速、简便,较经鼻插管损伤小,紧急情况下应采用。经鼻腔插管易损伤鼻腔黏膜而致出血,且插入的导管也较细,但清醒患儿较易耐受鼻腔插管,且不妨碍患儿进食,对长期人工呼吸患儿较为合适。

(一) 经口腔气管插管法

(1) 患儿头呈轻微伸展位,略向后仰,操作者左手持喉镜,将镜片通过舌与硬腭间沿中线向前插入会厌软骨内,左手小指固定在患儿颌下。

(2) 喉镜向前推进暴露会厌。

(3) 暴露声门是关键,持喉镜的左手用腕力向后下一轻挑即能挑起位于会厌软骨内的镜片顶端,会厌就被举起向前贴于镜片下面,声门即暴露。如暴露不完全可将固定在颌下的左手小指在环状软骨处轻压,使气管向下,声带气管开口可得到暴露。

(4) 操作者右手持装有管芯的导管,弯曲部向上插入声门下合适的位置,拔去管芯,放好牙垫,蝶形胶布固定。

(5) 接上呼吸囊,加压呼吸,以听诊器倾听肺部两侧呼吸音,观察呼吸运动,确定导管位置是否正确。

(二) 经鼻腔气管插管法

(1) 观察鼻腔有无阻塞,插管前先用1%麻黄素滴鼻,使鼻腔黏膜收缩,增大鼻腔。

(2) 操作者将涂有润滑剂的气管导管经一侧鼻孔向下通过鼻道进入咽喉部。

(3) 在喉镜窥视下暴露声门。

(4) 操作者右手持插管钳从口腔右侧进入咽喉部夹住导管端,将其插入气管内。

四、导管位置的监测

(1) 胸部检查,插管后接呼吸囊加压呼吸,或接呼吸机,此时观察胸部活动是否均匀及两肺呼吸的对称。如两肺无呼吸音,胸廓不抬高而上腹部隆起,并闻气过水音,说明导管误入食管。如胸廓两侧活动不对称及两肺呼吸音不一致,说明导管插入过深,进入一侧支气管,应慢慢后退,直至胸廓活动及呼吸音对称。

(2) 胸部 X 线检查,导管应在第二胸椎水平,如位置不对,进行相应调整。

五、气管插管可能引起的并发症

(1) 插管时间太长或导管远端位置不当,可引起低氧血症。

(2) 操作粗暴引起舌、齿龈、会厌、气管、声带及食管损伤。

(3) 喉镜的镜片、气管导管或吸管刺激咽后壁的迷走神经及低氧血症可导致心率过缓和呼吸暂停。

(4) 导管远端进入一侧支气管,使该侧过度充气致气胸。

(5) 如金属导丝伸出导管远端,可致气管或食管穿孔。

(6) 如无菌操作不严,可致感染。

气 管 切 开

利用气管切开术放置气管套管是最安全、有效的人工呼吸道,它可完全不受上呼吸道的影响,也不给上呼吸道带来损伤。与气管插管相比,气管切开的套管固定和吸痰都更方便,也更便于与呼吸机连接,便于进食,患儿较易耐受,可长时间应用。在技术熟练者气管切开术是相当安全,但国外报道,仍有 0.9%～5.1% 的死亡率。气管切开术在急性呼吸衰竭的治疗过程中起着至关重要的作用,但在婴儿,由于气管插管的广泛应用,呼吸衰竭已很少进行气管切开术。

一、适应证

(1) 由于喉部炎症、肿瘤、外伤、异物等原因引起的喉阻塞,而病因不能迅速解除时,应施行气管切开。

(2) 由于各种原因引起的昏迷、颅脑病变、神经瘫痪、严重的胸腹部外伤等,可使咳嗽反射消失,或因疼痛而抑制咳嗽,使痰液不易咳出,分泌物潴留于下呼吸道引起缺氧者,亦要做气管切开术。

(3) 对某些口腔、颌面、咽喉、胸部手术的患儿,为了便于麻醉,防止血液吸入下呼吸道和保持术后呼吸通畅,可施行预防性气管切开。

(4) 在无条件施行气管镜手术时,或已经支气管镜探取异物未成,估计有窒息危险者,可考虑行气管切开术取出异物。

二、术前准备

1. 气管套管的选用 见表 5-2。

表 5-2 套管号码、内径及患儿适用年龄

号 别	00	0	1	2	3	4
内径(mm)	4.0	4.5	5	6	7	8
长度(mm)	40	45	55	60	65	70
适用年龄	1～5 个月	6～12 个月	2 岁	3～5 岁	6～12 岁	13～18 岁

2. 麻醉 一般采用局麻,病情十分危急时,为了争取时间,可以不用麻醉。

3. 体位 患儿取仰卧位,肩下垫小枕,头后仰,使气管上提并向前移,由助手固定头部,使头和颈部保持中线位置。

4. 消毒 按外科方法常规进行颈部消毒,如情况紧急,可不加消毒,立即做紧急气管切开。

三、操作方法

1. 切开 自甲状软骨下缘,沿颈前正中切开皮肤及皮下组织,直达胸骨上缘 1～2 cm。

2. 分离气管前软组织　用血管钳自中线向深层分离胸骨舌肌和胸骨甲状肌，用拉钩拉开暴露甲状腺峡部，向上牵引，露出了气管前壁。在整个分离过程中，用左手示指随时触摸环状软骨，保证手术始终沿颈部中线进行。

3. 气管切开　暴露气管后，于3～4气管环处，用尖刀或镰刀刺入前壁，由下向上挑开两个气管环，注意尖刀不可刺入过深，以免刺伤气管后壁或食管。

4. 放入气管套管　切开气管后，用弯血管钳或气管切口撑开器插入气管口，并将其撑开；同时用吸引管将气管内分泌物吸尽，以利呼吸；然后放入大小合适，带有管芯的气管外套管，拔去管芯，如呼吸通畅，即放入内管，并用纱布带系紧套管，在颈侧打上外科结固定，再用一块剪开一半的纱布垫于伤口和套管之间，切口处不能缝合。

四、术后护理

1. 保证呼吸道通畅　每天数次取出内管，先放在水中煮沸消毒，然后清洗，再消毒后放入。呼吸道分泌物要吸出，以保持呼吸道通畅。

2. 保持室内温度及湿度　室温保持在22℃左右，相对湿度70%左右。

3. 防止外套管脱出　经常注意外套管是否在气管内。

4. 更换纱布垫　根据分泌物的多少，随时更换纱布，清洁伤口，防止感染。

5. 拔管问题　原来需要气管切开的适应证不复存在，病情恢复，在安全的前提下尽早拔管。

五、常见并发症

1. 皮下气肿　为术后常见并发症之一，多由于软组织分离过多，使皮下间隙加大，从器官切口逸出的空气过多，向皮下组织扩散而成，一般数天内可自行吸收，不需处理。

2. 纵隔气肿或气胸　由于软组织分离过多，气体沿气管前筋膜进入纵隔。气胸多因损伤胸膜引起。

3. 出血　少量伤口出血，可用凡士林纱布填于气管套管周围伤口内，再酌情用止血药。

4. 拔管困难　手术时如切口部位过高，伤及

环状软骨时，可造成喉狭窄；喉部炎症不消，声门下区持续水肿；气管切口内生长肉芽等，因此要积极寻找原因，进行适当处理，以争取早日拔管。

第四节　新生儿黄疸光照疗法和换血疗法

光 照 疗 法

光照疗法（photoherapy）是降低血清未结合胆红素简单有效方法。其优点是不需经过特殊训练，一般的医护人员即可操作，经济实惠，对婴儿的危险性小。

缺点是降低血中胆红素的速度慢，且局限于照光下部分，对于血中胆红素量高或者增加快速的婴儿，预防脑部受损的效果较差。

一、禁忌证

（1）直接胆红素高（>68.4 μmol/L）。

（2）有心肺或肝脏功能损害。

（3）有出血倾向。

（4）有呕吐或腹泻表现。

（5）尿量减少。

（6）体温过高（>38℃）。

二、用物准备

蓝光箱，婴儿护眼罩（可用墨纸或胶片剪成眼镜状），尿布1块，工作人员用的墨镜。

三、操作步骤

（1）照射前检查灯管是否明亮，不亮时及时更换，应做好灯管清洁，擦去灰尘，水槽内加蒸馏水。用5%碘伏擦拭蓝光箱消毒。

（2）接同电源，预热，使蓝光箱内温度为28～32℃，湿度为50%～65%。夏季可打开箱门，注意避风降温。如为蓝光床，冬季应在床的四周围上白布保暖。

（3）患儿测体温，必要时测体重，取血检查血清胆红素水平。

（4）患儿照光前应洗澡，洗澡后不应扑粉，以减少皮肤感染和避免阻碍光线照射皮肤。剪短指、趾甲，防止因哭吵双手、脚舞动而抓伤

皮肤。

（5）患儿全身裸露，戴护眼罩，手腕上戴好手标带，抱入蓝光箱中，将尿布折成长条形，遮盖会阴部。

（6）登记入蓝光箱时间，照射中应勤巡视，保持玻璃罩的透明度，患儿的呕吐物、大小便及汗水应及时清除，工作人员为患儿进行护理时，可戴墨镜并进行严格交接班。

（7）出箱前，先将包裹用的衣服进行预热，再切断电源，摘掉护眼罩，出箱后再次进行全身沐浴或擦身，检查全身皮肤有无破损及炎症。测体温体重及血清胆红素水平，包裹好患儿。

（8）登记出箱时间。

（9）倒尽水槽中余水，用5％碘伏擦净蓝光箱备用。

四、注意事项

（1）因光疗时通过体表接受光的照射而使体表组织间隙中的胆红素得到光分解，从而降低胆红素，所以必须充分暴露小儿皮肤，使之有较大接触面积。用黑布遮住双眼以防损伤视网膜；用尿布遮住生殖器，防止损伤生殖器功能；遮盖面积勿过大否则影响疗效。

（2）因患儿需裸体，光疗箱内的温度要求30℃左右，湿度50％。夏季防止过热，冬季注意保暖，箱内应有降温及保暖设备。每2～4小时测体温及箱温1次，以便及时调整。

（3）光疗时不显性失水增加，每天液体摄入量应增加30％～50％，并应监测尿量。

（4）光疗的作用部位在皮肤的浅层组织。光疗可降低皮肤黄疸的可见度，不代表血胆红素相应下降程度，需每12～24小时监测血胆红素1次。

（5）蓝色荧光管使用2 000小时减弱45％，因此每次照射后应做记录，超过2 000小时应更换新管，以免影响疗效。

（6）应详细记录箱温，体温，呼吸，脉搏，进食量，大小便次数。密切观察全身情况，呕吐，发绀，皮疹及大便性状，可有绿色稀薄大便。应注意观察做好臀部护理。

（7）光疗时哭闹不安者，可给予苯巴比妥，防止皮肤擦伤。

五、光疗副作用

（1）发热。

（2）腹泻。

（3）皮疹。

（4）维生素B_2缺乏与溶血。

（5）青铜症。

（6）低血钙。

（7）贫血。

换 血 疗 法

一、目的

换血疗法是用胆红素浓度正常的成人血替换患儿的血。换血疗法的目的是：① 换出已致敏的红细胞和血清中的免疫抗体，阻止继续溶血。② 去除血清中的未结合胆红素，防止核黄疸发生。③ 纠正溶血导致的贫血，防止缺氧及心力衰竭。

二、换血的指征

（1）母婴有ABO血型不合或Rh血型不合，出生时有胎儿水肿，明显贫血（脐带血Hb＜120 g/L）。

（2）足月儿血清胆红素超过342 μmol/L（20 mg/dl），早产儿体重在1 500 g者，胆红素超过256 μmol/L（150 mg/dl），体重1 200 g者，胆红素超过205 μmol/L（12 mg/dl），应考虑换血（早产儿应适当放宽换血指征）。

（3）凡是有胆红素脑病早期症状者。

三、换血前的准备

（1）血源选择：Rh溶血病应采用Rh血型与母亲相同，ABO血型与患儿相同（或抗A，抗B效价不高的O型）的供血者，ABO溶血病可用O型的红细胞加AB型血浆或用抗A，抗B效价不高的O型血。

（2）换血量为150～180 ml/kg（约为患儿全血量的2倍），总量约400～600 ml，应尽量选用新鲜血，库血不应超过3天。

四、换血过程的护理

（1）按常规进行腹部皮肤消毒，铺布，将硅胶管插入脐静脉,连接三通管,抽血测定血清胆红素及其他生化项目,并测量静脉压,然后开始换血。

（2）根据患儿体重,一般体重和心功能状况,每次换血量 10~20 ml,从少量开始逐渐增加到每次 20 ml,换血速度每分钟 10 ml,速度应均匀,病重体弱者应慢速进行。

（3）每换血 100 ml,要测静脉压 1 次,高则多抽,低则少抽,以保持静脉压的稳定,静脉压力一般保持在 0.588~0.785 kPa(6~8 cmH$_2$O)。

（4）如果使用枸橼酸保养液作为血液抗凝剂,则每换 100 ml 血后要缓慢推注 10%葡萄糖酸钙 1 ml(用 10%葡萄糖液稀释)。

（5）注射器内不能进空气,防止空气栓塞。换血过程中必须经常用含肝素的生理盐水冲洗注射器,防止凝血。

（6）换血过程应注意保暖。密切观察患儿反应,做好心电监护;监测生命体征,皮肤颜色,出入量,静脉压及用药等,并认真做好护理记录。换血开始前,换血中,换血结束时均需抽取血标本,监测血清胆红素浓度,并根据具体情况检查相关生化项目,以判断换血效果及病情变化。

（7）术中严格无菌操作,换血完毕后拔出脐静脉导管,结扎缝合后,用纱布轻轻压近固定,局部伤口注意无菌处理。清点术中物品。

（8）换血后的护理应注意:① 根据患儿病情,术后继续光照治疗。② 密切监测病情,术后每半小时测心率和呼吸,病情平稳后可改为每 2 小时测 1 次。观察有无胆红素脑病的早期表现,以及有无心功能不全、低血糖、低血钙、水电解质紊乱、休克等并发症,若有异常及时报告医师。③ 若血红蛋白小于 100 g/L,可少量输血,若胆红素又超过 342 μmol/L(20 mg/dl),可考虑再次换血。④ 术后一般情况良好,2~4 小时后可试喂糖水,无不良反应可喂奶。⑤ 观察伤口有无渗血,保持局部清洁,防止感染,必要时使用抗生素。

第五节　新生儿暖箱使用

新生儿保持体温相对恒定的功能较差,尤其是未成熟儿,体温调节中枢发育不完善,不能维持体温稳定。低温会造成缺氧,酸中毒,低血糖,

高胆红素血症,硬肿,生长发育迟缓等一系列不良后果。因此,暖箱的应用,使早产儿维持在中性温度环境中,以减少热量和氧的消耗,提高未成熟儿的成活率起重要作用。

一、用物

暖箱(infant incubator),磅秤,护理篮,水,尿布,温度计,奶瓶,消毒液,抹布。

二、适应证

（1）凡出生体重在 2 000 g 以下者。
（2）异常新生儿,如新生儿硬肿症、体温不升者。
（3）保护性隔离。

三、操作步骤

（1）备齐用物:检查各物品的有效性,暖箱先用消毒液擦拭干净。
（2）接通电源:检查暖箱各项显示是否正常。
（3）铺好床垫:注意棉垫不可堵塞四周空隙。
（4）暖箱预热:在加水管内加蒸馏水至上端标准线,接通电源,分别调节箱内的温度和湿度(表 5-3)。
（5）新生儿入箱:称体重仅包裹尿布;调节温、湿度,将新生儿放入箱内。

表 5-3　不同体重早产儿箱温、湿度调节

出生体重(g)	1 周内暖箱温度(℃)	1 周后暖箱温度(℃)	相对湿度(%)
<1 000	35	34	55~65
1 000~1 500	34	32	55~65
1 500~2 000	33	32	55~65
>2 000	32	30	55~65

四、注意事项

（1）各种操作集中进行,除称体重外,一般护理操作均需在暖箱内进行。操作前均需洗手。
（2）密切观察温箱,如暖箱发出警报信号,应立即寻找原因及时处理,正常每 2~4 小时记录 1 次箱温,交接班时要交清暖箱的实际温度。
（3）按患儿的体重标准来调节箱温,并观察

体温、体重和胃纳情况。

(4) 每天清洁暖箱1次。

(5) 体重低于1 000 g者，箱内一切布类用物全部要高压蒸汽消毒。

(6) 新生儿出箱后，先切断电源，暖箱用消毒液擦拭，并用紫外线照30分钟，保持干净。铜绿假单胞菌感染患儿用后的暖箱应用福尔马林熏蒸24小时后方能使用。

(7) 注意安全，暖箱位置不应放在取暖器、排风器、风口及阳光直射处。

(8) 暖箱定期做细菌培养，以检查清洁消毒质量。

五、出箱条件

(1) 体重在2 000 g左右，一般情况良好者。

(2) 体温维持在24～26℃，不加热暖箱也能维持正常体温。

(3) 每3小时喂奶1次（奶量按要求完成）。情况良好，体重继续上升者，虽然体重还未到2 000 g，也可出暖箱。

第六节 小儿血气

不同年龄组小儿的血气正常值有所不同，总的来说，年龄小于2岁的婴幼儿，年龄越小，各项指标越小。2岁以上小儿血气正常值与成人相似。

一、小儿血气正常值

见表5-4。

表5-4 小儿血气正常值

	新生儿	～2岁	>2岁	成 人
pH	7.30～7.40	7.30～7.40	7.35～7.45	7.35～7.45
PaO_2 (kPa)	8.0～12.0	10.7～13.3	10.7～13.3	10.7～13.3
(mmHg)	60～90	80～100	80～100	80～100
$PaCO_2$ (kPa)	4.0～4.7	4.0～4.7	4.7～6.0	4.7～6.0
(mmHg)	30～35	30～35	35～45	35～45
HCO_3^- (mmol/L)	20～22	20～22	22～24	22～27
BE(mmol/L)	-6～2	-6～2	-4～2	±2～±3
SO_2(%)	90～96.5	95～97.7	95～97.7	95～97.7

二、正常动、静脉血气的比较

静脉血因受各种因素的影响，如含有各种代谢产物，含CO_2较多，其各项血气指标均与动脉血不同（表5-5）。

表5-5 小儿动、静脉血气比较

	动 脉 血	静 脉 血
pH	7.35～7.45	7.34～7.42
$PaCO_2$	5.3 kPa(40 mmHg)	6.1 kPa(46 mmHg)
PaO_2	13.3 kPa(100 mmHg)	5.3 kPa(40 mmHg)
BE	±3	-2.5
CO_2	170～220 ml/L (17～22 ml%)	150～160 ml/L (15～16 ml%)
SO_2	95%～100%	75%

三、酸碱平衡紊乱的基本类型

(一) 酸碱平衡紊乱的分类

根据pH值的改变，可分为酸中毒或碱中毒；又可分为呼吸性、代谢性；根据其代偿的情况又可分为完全代偿及失代偿。

(二) 酸碱平衡紊乱的代偿问题

根据血液pH改变的情况又可分为：① 完全代偿：血液pH在正常范围；② 未代偿：除原发因素外，另一因素在正常范围，pH有明显改变；③ 部分代偿：除原发因素外，另一因素有相应的改变，pH较原来有所恢复，但尚未达到正常。

根据患儿是否达到最大代偿能力区分：机体发生酸碱变化后，尽量维持细胞外液pH在正常范围，机体的这种调节作用发挥到最大时，即最大代偿。不同类型的酸碱紊乱达到最大代偿所需的时间不同。代谢性酸碱平衡，由于呼吸代偿（肺）比较快，几乎立即开始，12～20小时内可达最大限度；呼吸性酸碱失衡，由于代谢因素代偿（肾），要在6～18小时血液内才有可观察的变化，最大代偿需5～7天才能达到。

(三) 酸碱平衡紊乱及代偿情况

见表5-6。

表 5-6 酸碱平衡紊乱及代偿情况

类型	代偿情况	pH	PaCO₂	BE	HCO₃⁻	PaO₂
代谢性酸中毒	未代偿	↓	N	↓	↓	N
	部分代偿	↓	↓	↓	↓	N(↑)
	完全代偿	N	↓	↓	↓	N(↑)
呼吸性酸中毒	未代偿	↓	↑	N	↑	↓
	部分代偿	↓	↑	↑	↑	↓
	完全代偿	N	↑	↑	↑	↓
代谢性碱中毒	未代偿	↑	N	↑	↑	N
	部分代偿	↑	↑	↑	↑	N
	完全代偿	N	↑	↑	↑	N
呼吸性碱中毒	未代偿	↑	↓	N	N	N(↑)
	部分代偿	↑	↓	↓	↓	N(↑)
	完全代偿	N	↓	↓	↓	N(↑)

N：正常；↑：升高；(↑)：可能升高；↓：下降。

1. 代谢性酸中毒 原发性改变为 HCO₃⁻ 减少或酸性代谢产物的增多。据 AG 是否增加，又可分为高 AG 代谢性酸中毒和正 AG 代谢性酸中毒两大类。前者为"获得"性代谢性酸中毒，即酸性代谢产物增多，或输入酸性物质，血氯多正常，多见于糖尿病酮症酸中毒、乳酸中毒（休克、心衰等）、肾功能不全。后者为丢碱性代谢性酸中毒，血氯多增高，见于肾小管酸中毒及腹泻等。

2. 代谢性碱中毒 其原发改变是 HCO₃⁻ 升高，代偿变化是 PaCO₂ 上升，多见于：H⁺ 丢失过多，如呕吐，肾脏排 H⁺ 过多（主要因盐皮质激素过多引起）；碱性物质输入过多；严重缺钾和氯。新生儿代谢性碱中毒常发生于幽门狭窄的持续性呕吐，引起氯、氢离子丢失。

3. 呼吸性酸中毒 其原发改变是 PaCO₂ 升高，代偿变化是 HCO₃⁻ 上升。多见于呼吸系统的通气和（或）换气障碍，如呼吸衰竭及神经、肌肉的疾病，呼吸系统的疾病导致通气障碍，CO₂ 潴留，PaCO₂ 上升。

4. 呼吸性碱中毒 呼吸性碱中毒原发改变是 PaCO₂ 下降，代偿性变化是 HCO₃⁻ 降低，多见于：呼吸中枢病变或药物刺激（如水杨酸中毒）；缺氧性刺激引起通气过度；人工呼吸致通气过度等。

5. 混合性酸碱平衡紊乱 混合性酸碱平衡紊乱的类型不同，血气分析各项指标的变化结果

也不同。如混合性酸中毒（呼吸性酸中毒合并代谢性酸中毒）时，两者都可使 pH 降低，故两者合并可使 pH 更低；混合性碱中毒（代谢性碱中毒合并呼吸性碱中毒）时，pH 更高；在酸碱不一致型混合性酸碱平衡紊乱，判断有一定的困难，如呼吸性酸中毒使 pH 降低，PaCO₂ 升高，BE 可正常，当合并代谢性碱中毒时，pH 可以正常，也可以升高或降低，这时可与完全代偿性呼吸性酸中毒或代偿性碱中毒相混，应根据病情、时间及最大代偿等判断；代谢性酸中毒合并呼吸性碱中毒时，要注意与完全代偿的代谢性酸中毒或呼吸性碱中毒相鉴别（表 5-7）。

表 5-7 混合性酸碱平衡紊乱的血气变化

类型	pH	PaCO₂	HCO₃⁻	BE	PaO₂
代谢性酸中毒并呼吸性酸中毒	↓↓	↑	↓(N)	↓	N(↓)
代谢性碱中毒并呼吸性碱中毒	↑↑	↓	↑(N)	↑	N(↑)
代谢性酸中毒并呼吸性碱中毒	不一定	↓	↓	↓	N(↑↓)
代谢性碱中毒并呼吸性酸中毒	不一定	↑	↑	↑	↓

N：接近正常；↑↑：升高；↑：稍升高；↓↓：下降；↓：稍低；(↑)：可能稍升高；(↓)：可能稍低；(N)：可能正常；(↑↓)：可能稍升高或稍低。

（四）血气、酸碱平衡紊乱的诊断

1. 了解血标本的处理及患儿情况 取血时间，是否放置过长；取血部位，动脉、动脉化毛细血管、静脉；患儿吸氧情况，氧浓度，是否用呼吸器；患儿的诊断，一般情况及其他检查结果（血红蛋白、电解质）。

2. 综览血气分析结果 只看 pH、PaCO₂、BE、PaO₂ 四项即足够，看有无明显的技术误差，并熟悉掌握一些有助于诊断的数字。

3. 判读血气分析结果的具体步骤 先看 pH，正常、酸血症、碱血症；二看通气情况（PaCO₂），正常、不足、过度；三结合 pH 改变判断 PaCO₂ 改变是原发或继发，并根据此推断代谢情况；四看代谢情况（BE 或 HCO₃⁻），印证从 pH 与 PaCO₂ 分析所得结果（碱不足或碱过剩，原发与继发），分析有无复合的酸碱平衡紊乱；PaO₂

处于什么水平,是否有低氧血症;最后结合吸氧情况以及 $PaCO_2$ 对肺功能进行评价;结合循环情况、血红蛋白及氧饱和度(SO_2)对氧运输及机体氧供应进行评价。

4. 注意事项 要动态地观察病情及血气变化。全面地分析病情,抓主要矛盾。重视临床观察。

第七节 全静脉营养

全静脉营养又称完全胃肠外营养(TPN),是指从静脉途径供给患儿每天所需的全部营养成分,使患儿在不能进食的情况下仍能维持良好的营养状况。危重患儿的营养支持在挽救患儿生命中发挥了重要作用,提高了抢救成功率和患儿的生存素质,成为重症监护室的重要工作之一。

一、全静脉营养的适应证

在理论上,危重患儿如不能由肠道获取足够的营养,即应考虑给予静脉营养,但在临床实践中,由于医疗设备条件及医疗护理技术水平的不同,因此全静脉营养的适应证应根据各自具体情况,现多认为下列情况需进行静脉营养。

(1)患儿营养状况良好,但预计2周或更长时间内不能进食(包括鼻饲)。

(2)患儿营养状况差,并且有:

1)5天以上不能经胃肠道提供营养。

2)每天经胃肠道提供营养少于需要量的60%,持续1个月以上。

3)3~5天内经胃肠道提供营养少于需要量的80%。

(3)患儿处于应激或高代谢状态:以下疾病常需实行全静脉营养,如出血性肠炎,先天性消化道畸形手术前后,体重<1 000 g之高危新生儿尤其伴有呼吸窘迫,长期腹泻的低体重儿,严重烧伤、感染、营养不良等。

二、营养液的成分

(一)液体量

水对维持机体内环境稳定和正常代谢起着重要作用。每天液体的生理需要量通常按千克

体重简单计算如下:① 第一个 10 kg 为 100 ml/kg;② 第二个 10 kg 为 50 ml/kg;③ 第三个 10 kg 为 20 ml/kg。如体重为 26 kg 小儿,每天生理需要液量为:10 kg×100 ml+10 kg×50 ml+6 kg×20 ml=1 620 ml。

水的需要量与能量供应、原发病、尿量、胃肠丢失、不显性失水等有关,全静脉营养时,个体差异较大,同一患儿静脉营养的不同阶段所需液量不同,在发热、光疗、呼吸加快时,应随不显性失水增多增加液量,活动量加大,胃肠道丢失过多,第三间隙液增加,亦需加大液量。而先天性心脏病、充血性心力衰竭、肾功能衰竭、脑水肿、不显性失水减少(如用头罩、闭式暖箱、机械通气等),则需适当减少液量。所给液量应以匀速 24 小时持续滴注。

新生儿肾脏不像成人那样能有效地清除给予的水负荷,仅为成人的一半,因此给予新生儿的水和溶质,应有准确的计量(表 5-8)。

表 5-8 不同日龄新生儿每天液体需要量(ml/kg)

日龄	<1 000 g	<1 500 g	~2 500 g	>2 500 g
1	100	80	60	60
2	120	100	90	80
3~7	140	120	100	100
14	150~200	120~150	100~150	

(二)热量

全静脉营养要提供危重患儿足够的能量。危重患儿食欲减退,消化能力下降,疾病对能量消耗却增加。小儿比成人含脂肪和蛋白质的百分比小,体内热量储备少。由于年龄、病种和病情等个体差异,及温度、湿度等外环境条件不同,每个患儿的具体需要量又各自差异(表 5-9)。

表 5-9 全静脉营养小儿每天热量需要

年龄(岁)	kJ/kg	(kcal/kg)
0~1	377~502	(90~120)
~7	314~377	(75~90)
~12	251~314	(60~75)
12岁以上	126~251	(30~60)

在发热、应激状态、组织破坏、疾病康复期等

能量需求增加,体温每升高 1℃,热量需求量增加 10%～13%。一般来讲,小儿在严重创伤、疾病时热量增加 25% 即可。全静脉营养时,热量供应逐渐增加,适可而止。过高则增加呼吸商,加重脏器负担。所谓静脉高营养,近年来已有不少学者提出异议。目前国内大多进行外周静脉输注,虽然有脂肪乳剂,仍往往只能提供 335 kJ/(kg·d)[80 kcal/(kg·d)]左右。长期需要时仍需要中心静脉插管才能充分保证热量需要。

全静脉营养需要合理的热量比例才能维持机体正常代谢及生长:碳水化合物 50%～60%,脂肪 30%～35%,蛋白质 10%～15%,因疾病原因需调整热量比例时,脂肪供热不应超过非蛋白质热卡的 60%,新生儿一般不超过 40%。

(三) 糖

糖是肠外营养支持的重要非蛋白质能源之一,一般采用葡萄糖溶液静脉输入。对于新生儿,适宜的葡萄糖供应是保持其中枢神经系统发育及功能正常的必要物质。葡萄糖在体内的利用率较高,本身或其代谢产物在组织均可被利用。与其他营养素也无配伍禁忌,且价格低廉。

经周围静脉输入时为避免其高渗透性对血管壁的刺激,浓度应小于 12.5%,经中心静脉时浓度可达 20%～30%。每天供应葡萄糖 10～20 g/kg。糖过多可造成耗氧量、二氧化碳产量增加,使通气量增加,增加呼吸循环系统负担。过多葡萄糖在体内转化为脂肪储存,可造成脂肪肝。但经周围静脉营养支持时往往因浓度受限,供热量不够,此时可用脂肪乳剂调节。

全静脉营养时应严格控制输入的葡萄糖量、浓度、速度及停药的方法,避免高血糖或低血糖发生。使用过程中应监测尿糖。对加用胰岛素问题,现仍意见不一。

(四) 脂肪

必需脂肪酸是维持血小板、免疫系统正常功能,以及神经组织结构完整所需的营养物质。并在保护皮肤、毛发、合成前列腺素及促进伤口愈合等方面起重要作用。目前临床常用的静脉脂肪注射液系用豆油或红花油乳化而成的中性三酰甘油的含水分液体。它以磷脂为载体,其乳化脂肪颗粒大小与血浆乳糜颗粒近似,约 0.4～

1 μm。可补充人类本身不能合成的不饱和脂肪酸;并可以较小容积提供较高热量,产生有效的贮存,有利于正氮平衡;还可避免发生因摄入过多葡萄糖而致的代谢紊乱。

脂肪乳为中性液,pH 5.5～8,10% 脂肪乳剂每毫升含 4.6 J(1.1 cal),20% 则约为 8.37 J(2 cal)。与高渗葡萄糖、氨基酸液一同输注,可降低液体总渗透压。

一般脂肪乳供给热量应占总热量的 40%。由 0.5～1 g/(kg·d)开始,早产儿首次可用 0.25 g/kg,每 1～2 天增加 0.5 g/kg,总量不超过 3.5～4 g/(kg·d)。全天脂肪乳需要总量应在 20～24 小时匀速输注,首次使用最初 15～20 分钟应减慢速度,10% 及 20% 脂肪乳初次输注速度分别为 0.1 ml/min 及 0.05 ml/min。儿童可承受的最大速度为 1 ml/(kg·min)。一般不与其他制剂配伍使用。如需用由同一静脉输注时,应采用不同输液器,在末端接近针头处用 Y 形管相连,以减少两种液体的接触时间。

(五) 氨基酸

氨基酸是全静脉营养时氮的主要来源。1 g 氨基酸可提供热量 17.3 kJ(4.1 kcal)。供给氨基酸的目的与成人不同,除促进机体修复外,还为了保证小儿生长发育的正常需求。氨基酸液中所含的各种氨基酸,特别是必需氨基酸的比例应适合不同年龄小儿的需求。除 8 种必需氨基酸外婴幼儿尚需供给组氨酸、半胱氨酸、酪氨酸以及牛磺酸。无先天性代谢障碍、尿毒症、严重肝病与异常损失时,新生儿和未成熟儿氨基酸需要量为 2～2.5 g/(kg·d),婴幼儿为 2.5～3.0 g/(kg·d),年长儿与成人为 1.5～2.5 g/(kg·d)。一般用葡萄糖电解质液 1～2 天后加用氨基酸。自 0.5～1 g/kg 开始,以后每天递增 0.5 g/kg,最大量 2.5～3.5 g/(kg·d),须注意周围静脉注射氨基酸浓度应≤2%,中心静脉可为 3%。不同氨基酸制剂含氮量不同,但氮与非蛋白热量之比以 1:150～1:200 为宜。如热量供给不足,氨基酸不能有效利用,则仅作为能源被消耗。使用氨基酸时,应每克给钾 3～5 mmol。并常规监测体重、身高、血 pH、BUN、血浆蛋白及氨等,有条件时应测定血及尿中的氨基酸含量及氮增长率。

（六）电解质

电解质是组织和体液的重要成分，对维持机体内环境的稳定和代谢、神经肌肉的应激性及维护各种酶的活性等方面均起重要作用。患儿对电解质的需要量变化较大（表 5 - 10），主要根据热量供应、丢失量、血中电解质浓度，根据不断监测结果随时调整。随着全静脉营养热量的增加，电解质需要量也增加，其中钾与磷更显著，每给418.4 J（100 cal）热量，应给 3～5 mmol 钾，1.5～2.5 mmol 磷。

表 5 - 10　小儿电解质需要量

成　分	每天需要量[mmol/(kg·d)]
钠	3.0～4.0
钾	2.0～3.0
氯	2.0～3.0
镁	0.25
钙	0.5～1.0
磷	0.5～1.5

（七）微量元素

微量元素在人体内含量虽少，但在人体代谢中起着重要作用，在人体已知的 1 300 多种酶中，大多含有一种或数种元素。微量元素对蛋白质和核酸的合成及结构稳定、对人体的生长发育、免疫防御、创伤愈合及营养代谢等都有密切关系。静脉营养时如不补充微量元素，4 周后可出现其缺乏症状。

（八）维生素

维生素是体内生理、生化过程中的重要辅酶，在人体代谢过程起着显著作用，静脉营养时必须每天供给维生素。小儿静脉营养 2 周不补充维生素即可出现维生素缺乏的改变，通过静脉给予维生素量比口服量要大，因水溶性维生素较快由肾脏排泄，而采用静脉营养治疗的患儿大多处于应激反应、严重缺乏营养或严重感染等危急状态中，因此需要的维生素量范围很大。

三、全静脉营养的输注方法

（一）输液原则

为了减少和预防发生代谢并发症，在开始静脉营养时应按"由单到多，由淡到浓"的原则，即热量、氨基酸、葡萄糖和脂肪乳剂的用量需逐日递增，至 5～7 天达到需要量。脂肪须晚于氨基酸 1～2 天开始，当停止静脉营养时也必须先逐天减低剂量，先停脂肪乳剂，后停氨基酸。长期应用更要慎重，尤其在中心静脉使用高浓度葡萄糖后。

（二）配制营养液的注意事项

所有的营养液均必须在无菌条件下配制，配液处应设在远离污物并避开人员来往频繁的地方；检查营养液有无可见颗粒物存在；经常测定营养液的 pH、电解质浓度，定期细菌学检查。

（三）全静脉营养的途径

1. 中心静脉　中心静脉输液可长期（数月或数年甚至终生）维持静脉开放，24 小时匀速或循环输液，有利于减少穿刺操作费用和患儿的心理负担。多由颈内静脉、颈外静脉、锁骨下静脉、脐静脉、大隐静脉、贵要静脉放置中心静脉导管。一般均做皮下隧道以固定在正确位置。导管入皮处敷料每周至少更换 3 次，减少静脉炎的发生。

2. 周围静脉营养　凡 2 周以内的静脉营养，反复性败血症、锁骨下静脉栓塞、中心静脉插管技术有困难，均可采用周围静脉途径。周围静脉穿刺前要选好静脉，避免导管脱出，严密消毒，防止局部感染和静脉炎。周围静脉输液法管理较简单并发症少，但缺点是葡萄糖浓度不能高于12.5%。

（四）静脉输注时注意事项

（1）逐渐增加输入营养物的种类和浓度，最初 1～2 天仅用葡萄糖与电解质，以后加用氨基酸。如患儿耐受良好，再经 1～2 天可加用脂肪乳剂。在此过程中逐渐增加输液速度，并提高氨基酸和脂肪乳的供应量。一般 7～10 天后患儿即可获得足够热量。

（2）严格控制输液速度，最好使用输液泵于24 小时内匀速输注，否则易导致代谢并发症。

（3）严格记录出入量，并做好监视，以及早发现潜在问题，予以及时处理。宜每天测量体重，观察生命体征，检测尿糖、尿酮、血钠、血钾、血氯、二氧化碳结合力、血糖、BUN、肌酐等。

（4）注意导管位置与功能。

（5）对危重患儿应减低氮/热量比率，增加脂肪供热量与调整氨基酸用量，特别是支链氨基酸，减少液体负荷。

（6）葡萄糖、氨基酸、矿物质、水溶性维生素可置于同一容器内，脂肪乳剂与脂溶性维生素应置于另一容器。为保证溶液稳定，一般在营养液中不加其他药物，经三通注药亦应考虑药物的配伍禁忌。

（7）禁忌经中心静脉导管取血或监测压力，以免增加污染机会。

四、全静脉营养的并发症

（1）导管引起的并发症。

（2）感染并发症。

（3）代谢并发症

1）高血糖或低血糖。

2）氨基酸代谢有关的并发症：高血氨症，高氯性代谢性酸中毒。

3）矿物质缺乏或过量。

4）与脂肪代谢有关的合并症：急性反应，高脂血症及"脂肪超负荷综合征"，肝功能异常及胆汁淤积，溶血性贫血，血小板减少，呼吸功能及肾功能损害等。

5）维生素过量与不足。

6）微量元素缺乏。

第八节 机 械 通 气

机械通气是指自主呼吸不能维持正常气体交换，需要使用呼吸器帮助患儿完成通气过程，以维持适当的气体交换。

一、呼吸机的治疗作用

（一）改善通气功能

这是呼吸机的最基本作用。正确应用呼吸机可以有效地保证通气量，使增高的 $PaCO_2$ 恢复正常，或控制在临床允许的范围，在此方面还没有其他手段能和呼吸机相比。

（二）改善换气功能

应用呼吸机，可有效地提高吸入氧浓度，保证需要的氧供应。另外，合理使用呼吸机，可使通气/血流比例调和肺内分流量增加的病理情况得到改善，从而提高 PaO_2。近年来由于呼气末正压的应用，在不伴通气不足的严重换气障碍（如呼吸窘迫综合征）患儿，有时应用呼吸机治疗。

（三）减少呼吸功

使用呼吸机可大大减少呼吸肌的工作，减少机体的氧消耗，平静呼吸时呼吸肌氧耗量占总耗氧量的 5％以下，而在严重呼吸困难时氧耗量可超过 30％，在呼吸衰竭患儿，这对于减轻缺氧对机体影响有重要意义。通过减少呼吸负担，也将使循环负担减轻，防止心脏储备能力耗竭。呼吸功减少，也避免呼吸肌的疲劳。

（四）保持呼吸通畅

应用呼吸机多同时开放气道，加之应用呼吸机便于呼吸道的湿化和黏痰的引流，呼气时正压有利于肺泡的扩张，有预防肺不张和呼吸衰竭的作用。

（五）治疗脑水肿

现有应用呼吸机过度通气，治疗脑水肿，当 $PaCO_2$ 降至 3.33～4.00 kPa（25～30 mmHg）时，脑血管收缩，脑血流量减少，脑血含量下降，颅内压也随之降低。

对以上呼吸机的治疗作用要有恰当的估计，其作用发挥受到患儿病情、呼吸机性能、医护人员对呼吸机的管理是否得当等方面因素影响。而治疗作用超过一定限度还可变为不良反应。

二、呼吸机对机体的生理影响

正常人在自主呼吸情况下呼吸的全程胸腔为负压，外界空气是被"吸入"肺内的；而应用呼吸机时，吸气时空气是被"压入"肺内，肺内压及胸内压均为正压，呼气是靠胸廓和肺的弹性回缩完成。应用呼吸机对肺内和胸内的正压，是对患儿产生一系列影响的生理基础。

（一）对呼吸生理的影响

1. 对呼吸正压的影响　机械通气时，气道内压、肺泡内压、胸腔内压与自主呼吸完全不同，若吸气压过高，可造成肺组织和间质结构破坏，而发生纵隔气肿、皮下气肿及气胸等，称为气压伤。

2. 对肺容量的影响　正压通气使气道及肺

泡扩张,肺血容量也相应减少,肺气体容量增加。

3. 对肺泡通气的影响 气体交换的多少主要与肺泡通气量有关,肺泡通气量由潮气量、死腔量和呼吸频率来决定。应用呼吸机时的潮气量通常都大于应用呼吸机前,通气压力增加时,潮气量增加的程度视肺顺应性而定,两者并非直接关系,而潮气量过大往往是造成肺损伤的主要原因。

4. 呼吸死腔 呼吸机压力和潮气量适当可减少呼吸死腔,这是因呼吸加深、气体分布均匀和肺血流再分配的结果。但呼吸机使用不当,也可使呼吸死腔增加。呼气时正压使气管和支气管的内径扩大,解剖死腔增加。压力过大或吸气流速过高,大部分气体将进入阻力较小的肺泡,阻力大的肺泡进气减少,加重气体分布不匀,使生理死腔增大。

5. 气体交换 应用呼吸机时若吸气流速较慢,压力适度,潮气量足够,由于小儿肺不张被压力疏通,可使肺内分流量减少。若压力过高,则肺泡扩张的同时,肺血流因受压而减少,则可加重通气/血流比例失调,甚至加大肺内分流量,影响气体交换。

6. 呼吸功和呼吸机 应用呼吸机不当,自主呼吸与呼吸机对抗,将使呼吸功增加。长期应用呼吸机不利于呼吸肌功能锻炼,脱机时易出现呼吸肌疲劳。

7. 对呼吸道分泌物的作用 除湿化器对痰的湿化作用外,间隙正压呼吸本身即可帮助分泌物向外排出。

8. 呼吸中枢 应用呼吸机后有时自主呼吸常停止,这是肺内张力感受器传入冲动,使呼气神经元受到抑制。

9. 肺表面活性物质 一般对肺表面活性物质无影响,若潮气量过大、压力波动过大、频率过快、肺泡内的肺表面活性物质可被"挤"到气道,致肺顺应性下降,继发性肺水肿。

(二) 对循环的影响

间隙正压呼吸对循环的影响包括:① 吸气时胸内压增加,影响静脉血回心;② 呼气时对心脏的压迫作用,影响心脏充盈;③ 吸气时肺泡内压力增高,肺循环血量减少,右心负担加重。以

上结果可致血压下降和心排血量减少。心功能正常者多影响不明显,这是由于以下代偿机制:① 血液重新分布,血容量增加,使静脉血流增多;② 血管张力改变,周围静脉压增高,以利血液回心。

(三) 对其他脏器功能的影响

1. 对脑血流量和颅内压的影响 脑血流在很大程度上受 $PaCO_2$ 的调节,$PaCO_2$ 升高,脑血流也升高,反之减少。若机械通气引起呼吸性碱中毒(过度通气),$PaCO_2$ 降低,脑血流减少。如 $PaCO_2$ 低于 20 mmHg,脑血流可减少 60%,同时脑脊液生成量也减少,颅内压降低。颅内压降低的程度在原有 $PaCO_2$ 升高、脑血流增加、颅内压高的患儿更明显。长时间维持 $PaCO_2$ 较低时,脑血流又渐恢复,这是由于脑内代谢产物增多,引起局部脑血管扩张所致。

2. 对肾血液和肾功能的影响 原无肾实质改变,仅因严重缺氧引起肾功能不全,经过适当通气治疗后,肾功能可迅速好转。如呼吸机调节不当,胸内压升高,引起心排血量减少,血压下降,肾血流减少,加上原发的缺氧和 CO_2 潴留的影响,可导致肾功能不良,发生水钠潴留。

3. 对肝脏的影响 长时间机械通气或调节不适当可引起肝功能损害及肝肿胀,其原因为:① 中心静脉压升高,肝淤血;② 心排血量下降,血压下降,造成肝动脉供血不足;③ 原发性低氧;④ CO_2 潴留时的肝脏损伤。

4. 对消化系统的影响 不适当机械通气,可造成下腔静脉淤血,胃肠静脉充血,门脉高压。加上机械通气可引起应激反应,发生消化道溃疡,最后常发生消化道出血。

5. 对周围组织器官循环的影响 不适当的正压通气引起心排血量下降,可使周围组织器官血流量减少,因而影响组织细胞的供氧。在 PEEP 时尤易发生,最终多器官功能衰竭。所以在使用呼吸机时要根据患儿情况随时调节,以求达到最小的影响和最好的气体交换。

三、机械通气适应证、禁忌证及途径

(一) 机械通气适应证

因疾病的种类和患儿情况而异,要综合考虑

患儿全面情况,应争取在全身各脏器未衰竭之前应用。同时应用呼吸机还应考虑到医疗护理的素质及呼吸机的条件。血气分析对决定应用呼吸机有重要参考价值,急性呼吸衰竭 $PaCO_2$ 在 8.0~9.3 kPa(60~70 mmHg)以上,慢性呼吸衰竭时 $PaCO_2$ 在 9.3~10.6 kPa(70~80 mmHg)以上;pH 低于 7.20~7.25;吸入 60%氧时 PaO_2 低于 6.7 kPa(50 mmHg),可考虑应用呼吸机,不要求三项条件齐备。具体适应证如下。

(1)严重通气不良:包括中枢性呼吸衰竭和周围性呼吸衰竭,如肺炎、脑炎、脑膜炎、颅内出血、气道梗阻等。

(2)严重换气障碍:如呼吸窘迫综合征(包括 ARDS 和新生儿呼吸窘迫综合征)、肺水肿、肺出血等,此时需要应用呼气末正压通气。

(3)神经肌肉麻痹:神经肌肉麻痹致肺活量减少至正常的 1/3 或 1/4,呼吸幅度减小,有缺氧表现。

(4)先天性心脏病手术后:此时应用呼吸机可减少呼吸功,减轻呼吸和循环负担,防止心脏储备能力耗竭。

(5)新生儿破伤风及抽搐患儿使用大剂量镇静剂需呼吸支持时。

(6)新生儿持续胎儿循环,需过度通气治疗时。

(7)窒息、心肺复苏。

任何原因呼吸停止或即将停止都是应用呼吸机的绝对适应证。

(二)禁忌证

没有绝对禁忌证,对呼吸道内加压可使病情加重的疾病慎用。如肺大泡、张力性气胸、低血容量休克、心肌梗死及支气管异物未取出之前。

(三)呼吸机的应用途径

1. 口罩(或鼻罩) 口罩适用于病情较轻患儿,优点为无创伤,适用于间断的短期应用,每次应用时间多<1~2 小时。鼻罩优点为可经口进食和谈话,可应用较长时间,比口罩方便。

2. 气管插管 可保留 48~72 小时,目前多用硅胶导管,其保留时间可达 2 周以上。

(1)经口气管插管:喉镜明视下经口插管,方法简便,操作迅速,拔管后肺不张较经鼻插管少。但固定困难,位置经常容易变动,发生意外脱管的可能性较大,患儿清醒时难以忍受。同时影响口腔护理,不宜长期使用。

(2)经鼻气管插管:插管经鼻入口咽,喉镜明视下,用插管钳送入气管。插管曲线符合解剖弯曲,便于固定,减少了对喉和气管摩擦损伤及以外脱出,长期使用患儿能耐受,又不影响口腔护理,唯方法稍复杂,有时压迫鼻中隔、鼻翼,引起局部坏死。

3. 气管切开 可长期带管,不影响进食,因解剖异常致插管困难,必用此法,但损伤大,不能反复多次使用。

四、呼吸机类型及通气方式

(一)呼吸机的类型

1. 常频呼吸机 机械输入较大潮气量使肺有节律的扩张,通过对流进行有效气体交换。按吸气转为呼气方式不同分为如下类型。

(1)定容型:吸气时输送给患儿事先调节好的一定的气量,当达到预定气量后吸气停止,转为呼气。特点:可调节潮气量、频率及呼吸比值。压力大小则随着潮气量大小、肺容量大小、气道阻力及肺顺应性大小而变化。该型呼吸机能克服一定的气道阻力,容易保证通气量。应密切观察气道压力的变化,压力过高说明预调气量过大或气道阻力增大及肺顺应性减小,压力过小说明预调气量过小或说明管道有漏气。定容呼吸机动力来源为电源和气源,性能稳定,坚固耐用。

(2)定压型:该型呼吸机输送气体到肺,当压力达到预定值后停止送气,转为呼气。与限压不同,限压只是通气压力限制在一定值,继续送气,并不切换。此类型呼吸机可同步,引起气压伤较少,应用该类型呼吸机,潮气量与预定压力值、肺病变情况、吸气流速及吸气时间有关,在肺顺应性减低或呼吸道阻力增大时,潮气量将减少。若严重漏气,则吸气相不断送气,以至吸气时间延长。

(3)定流型:吸气在达到预调的流量时停止。

(4)定时型:每次吸气按预定时间停止,流量大小也可调。由于潮气量＝流量×吸气时间，潮气量也可通过计算得出。其本质与定容型呼吸机相似。

（5）定时限压持续气流呼吸机：切换方式为时间切换，流量大小可调节，同时有限压装置。使气道压力限制在预定范围，并不因压力受限而形成切换，而是继续送气，该型呼吸机保留了定时型及定容量的特点，又具有由于压力峰值受限而不容易造成气压伤的优点，同时有持续气流的存在。适用肺顺应性低、潮气量小、呼吸频率快的新生儿及婴儿。

2. 高频呼吸机 高频通气以比解剖死腔还小的潮气量，极快的频率进行通气，通过弥散机制进行气体交换。

3. 新生儿和婴儿专用呼吸机的性能要求 一般成人呼吸机只能用于体重大于 10 kg 的小儿，而对婴幼儿只能用特制的专用呼吸机，应达到以下的性能要求。

（1）具有良好湿化、温化装置，恒温效果好且安全可靠。

（2）机械死腔小，呼吸机气路气体压缩系数小于 0.03 ml/kPa（0.3 ml/cmH$_2$O）[一般成人呼吸机为 $0.2\sim0.5$ ml/kPa（$2\sim5$ ml/cmH$_2$O）]。

（3）呼吸频率在 $0\sim200$ 次/min，潮气量在 $10\sim20$ ml 内精确可调。吸气流速在 $2\sim20$ L/min 内可调。同步间歇指令通气（SIMV）、持续气道正压（CPAP）自主呼吸一定采用持续恒流供气。

（4）自主触发灵敏度高，触发负压在 $-0.03\sim0.05$ kPa（$-0.3\sim0.5$ cmH$_2$O），吸气触发量在 $0.03\sim0.05$ ml，反应延迟时间 < $0.02\sim0.05$ 秒。

（5）呼吸气时间单独可调，吸气时间在 $0.2\sim1.5$ 秒范围。吸气峰压限制范围在 $1\sim8$ kPa（$10\sim80$ cmH$_2$O）内可调；PEEP/CPAP 在 $0\sim1.47$ kPa（$0\sim15$ cmH$_2$O）内可调；呼气末停顿时间在 $0\sim2$ 秒内可调；氧浓度（FiO$_2$）在 $0.21\sim1.0$ 范围内精确可调。

（6）报警敏感度高，包括电源、气源、气道压力、呼吸暂停、吸气温度等。

（二）常用呼吸机通气方式

1. 间歇正压通气（IPPV） 也称机械控制通气（CMV），是呼吸机最基本的通气方式。此方式呼吸机不管患儿自主呼吸的情况如何，均按预调的通气参数为患儿间歇正压通气。主要用于无自主呼吸的患儿。

2. 间歇指令通气（IMV）、同步间歇指令通气（SIMV） 应用 IMV 时机械呼吸次数较慢，患儿除了得到机械呼吸间歇的指令性通气外，还以呼吸机管道中的持续气流自主呼吸。而 SIMV 是由患儿自主呼吸启动的 IMV，强制送气的频率可在一定范围由患儿控制，更符合患儿生理需要。

3. 呼气末正压通气（PEEP） 在应用呼吸机时，于呼气末期在呼吸道保持一定正压（通常只在吸气时用正压，吸气时压力降至零），避免肺泡早期闭合，使一部分因渗出、肺不张等原因失去通气功能的肺泡扩张，增加功能残气量，减少肺内分流，纠正低氧血症。

4. 持续气道正压（CPAP） 使吸气期和呼气期均给予高于大气压的正压，只能在自主呼吸较好的情况下作为辅助呼吸。

5. 压力支持通气（PSV） 在自主呼吸基础上，呼吸机提供一定压力支持，使每次吸气时压力均能达到预定峰压值，保持足够潮气量，当自主吸气流速降低到最高吸气流速的 25% 时，送气停止，患儿开始呼气。适用于有自主呼吸而通气量不足的患儿。该方式也可同其他通气方式（CPAP、SIMV）合用。

6. 反比通气（IRV） 应用反比通气时吸/呼时间比 > 1，可达 2：1，甚至 3：1。其作用是由于吸气时间延长，可保持较高平均气道压，增加功能残气量，防止肺泡萎陷，利于氧合。

7. 分隔肺通气（ILV） 用双腔插管将两肺分隔开，给予不同形式的通气方式。多一侧肺用 IPPV 或 SIMV 等方式，而另一侧肺用高频通气等方式。主要用于一侧有严重肺大泡、肺脓肿等，另一侧正常者。也用于开胸手术中。

五、呼吸机参数

压力、时间、流速及通气量是呼吸机四大基本参数，其间相互联系，共同影响肺通气、换气功能。不同的通气方式及不同类型的呼吸机，所需调节的参数不尽相同，往往只需调节部分参数即可。

（一）呼吸机参数的初调

1. 潮气量（VT） 呼吸机潮气量输出量多大于人的生理潮气量，生理潮气量为 6～8 ml/kg，而机械通气可按 10～15 ml/kg 计算；原因为：① 呼吸机管道顺应性；② 压缩容积的存在；③ 导管或套管周围与气管壁之间都有间隙。潮气量调节应从实际出发，观察胸廓起伏，能否打断自主呼吸，听诊两肺的进气情况，最后再根据血气调整。

2. 呼吸频率（f） 根据每分钟通气量（VE）=潮气量（VT）×呼吸频率（f），故调节或改变每分钟通气量时呼吸频率是重要调节参数。一般应用接近患儿正常频率，阻塞性通气功能障碍用较慢频率，限制性通气功能障碍用较快频率。

3. 吸呼比值（I∶E） 取决于肺部病变的情况，通常为 1∶1～1∶2，常用 1∶1.5。重度换气障碍，可延长呼气时间，甚至反比呼吸。阻塞性通气障碍，呼气时间应适当延长。

4. 峰压（PIP） 吸气峰压值的大小与肺病变程度有关，肺病变轻度者 1.5～2.0 kPa（15～20 cmH₂O）压力，中度者 2.0～2.5 kPa（20～25 cmH₂O）压力，重度者需 2.5～3.0 kPa（25～30 cmH₂O）压力。定容型呼吸机峰压由潮气量决定。婴儿型呼吸机峰压的大小受限压的控制。通常高限在 2.5～3.0 kPa（25～30 cmH₂O）。在限压范围内，峰的大小受肺顺应性、呼吸道阻力、流速和 I∶E 的影响。

5. 呼气末正压（PEEP） 使用 0.2～0.3 kPa（2～3 cmH₂O）的 PEEP 是符合生理状态的（代替正常呼吸时声门处造成的 PEEP）。有换气障碍可增加 PEEP，一般肺部病变，PEEP 维持在 0.3～0.5 kPa（3～5 cmH₂O）即可。对以肺顺应性降低、功能残气量减少、肺换气障碍为主病理生理改变的疾病（如肺透明膜病、肺水肿、肺出血等），PEEP 可较高，0.8～1 kPa（8～10 cmH₂O）在婴儿为高水平 PEEP，很少用。

6. 流速 若不考虑压力的限制，通常流速越大，峰压越高，潮气量也越大。婴儿型呼吸机持续气流的流速，至少是每分钟通气量的 2 倍，一般在 4～10 L/min。

7. 吸入氧浓度（FiO₂） 原则是最低的 FiO₂，维持 PaO₂ 在 8～12 kPa（60～90 mmHg），一般呼吸衰竭不宜超过 50%～60% 的浓度，严重缺氧可短期用高浓度吸入，时间应 <12～24 小时。复苏时可用 100% 氧，最好勿超过 6 小时，以免氧中毒。

8. 调节温、湿化器 婴儿进行机械通气时，对吸入气必须加温、加湿，尤其婴幼儿，吸入气温度控制在 30～35℃。

（二）呼吸机参数的复调

血气分析是调节呼吸机参数的主要依据。用呼吸机稳定通气 20～30 分钟后或病情发生变化时应采取血气，初期可间隔 4 小时 1 次，病情稳定后可延长至 6、8 小时或 12 小时 1 次。根据血气分析结果复调呼吸机参数。

六、呼吸机的撤离

患儿病情好转，即可逐步降低机械通气条件，为撤离准备。

（一）撤机条件

（1）导致机械通气的原发病已清楚或基本控制。

（2）具备保持气道通畅、维持足够通气量的条件 肺部感染基本控制，呼吸道分泌物减少，咳嗽有力，自主呼吸较强。

（3）心血管及中枢神经系统功能稳定。

（4）患儿营养状况得到改善（早产儿尤其应注意）。

（5）FiO₂ <0.4 时 PaO₂ >6.7～8 kPa（50～60 mmHg）。

（6）在 IMV 或压力支持等辅助通气条件下，较低的通气条件，而血气维持正常。

（二）撤机步骤

1. 通气方式撤机 SIMV 为撤机过程中最常用的通气方式，呼吸机频率为原有频率的 1/2～1/10，一般新生儿 20 次/min，婴儿 15 次/min，儿童 8～12 次/min。逐渐减少机械频率至停止。PSV+SIMV 也是小儿常用的撤机方式，随自主呼吸的增强，逐渐降低 PSV 的水平。

2. 锻炼时间 自主呼吸较强，一般状况较好的小儿，改用辅助通气方式后逐渐降低条件，此过程约 4～6 小时,复查血气正常,可予以停机拔管。

3. CPAP 过渡撤机　逐渐降低 CPAP 值和 FiO_2,观察自主呼吸情况和血气变化,若维持良好,停用呼吸机。气管拔管前 CPAP 不应小于 0.2 kPa(2 cmH_2O)以免增加自主呼吸功能消耗。

(三) 气管拔管注意事项

1. 拔管指征

(1) 上呼吸道梗阻解除或基本解除。

(2) 下呼吸道分泌物已充分引流、冲洗,痰液量明显减少,感染已得到控制,患儿咳嗽有力。

(3) 自主呼吸规则,有足够通气量,断氧无明显呼吸困难及发绀。

(4) 患儿循环及中枢神经功能稳定。

(5) 满足其他撤离呼吸机条件。

2. 拔管及拔管后护理

(1) 拔管前 4 小时内不进食,并抽出胃内容物。

(2) 拔管前 1～2 小时静脉给予地塞米松 0.5 mg/kg,或氢化可的松 5 mg/kg。

(3) 充分拍背、吸痰,吸引口、鼻、咽腔分泌物,连同吸痰管将导管一起拔出。

(4) 拔管后立即吸氧,吸氧浓度较原吸氧浓度高 5%～10%,如缺氧严重可采用鼻塞 CPAP。

(5) 听诊双肺呼吸音,了解通气情况。保证上呼吸道通畅,若患儿有舌后坠,应托起下颌或放置口腔通气道。

(6) 拔管后根据情况禁食 8～12 小时,如有喉头水肿等合并症,应鼻饲喂养,至症状消失。摄入不足可由静脉补充部分液量及热卡。

(7) 拔管后 3 天内定时为患儿超声雾化、翻身、拍背、吸痰,变换体位。吸痰管不宜插入过深,以免加重局部水肿及引起喉痉挛。

(8) 避免应用有呼吸抑制作用的镇静药或减少其用量。早产儿如出现呼吸暂停或呼吸表浅,可静脉缓慢滴注氨茶碱。

(9) 拔管后 24 小时内适当控制入量。

(10) 拔管后加强监护,1～2 小时后复查血气。

(徐桂婷)

思考题

1. 简述 NICU 人员编制要求。

2. NICU 常用的仪器有哪些?

3. NICU 重症监护常规有哪些?

4. 小儿气管插管适应证有哪些?

5. 小儿全静脉营养的适应证有哪些?

6. 小儿全静脉营养的并发症有哪些?

7. 呼吸机的治疗作用有哪些?

8. 机械通气的具体适应证有哪些?

9. 呼吸机撤机条件有哪些?

10. 气管插管的拔管指征有哪些?

第六章 呼吸功能障碍

第一节 小儿呼吸系统的
解剖生理特点

小儿呼吸系统疾病发病率高,病情较严重,与小儿呼吸系统解剖生理及病理生理特点有关。因此,必须了解这些特点,对小儿进行适当护理、锻炼、预防和治疗。

一、小儿上呼吸道解剖特点

(一) 鼻和鼻窦

由于面部颅骨发育不足,小儿鼻腔相对短小。新生儿几乎没有下鼻道。此后随面部颅骨的发育,鼻道逐渐加长加宽,到4岁时下鼻道才完全形成。婴幼儿没有鼻毛,鼻黏膜柔弱,血管丰富,易发生感染,感染后鼻黏膜易充血、肿胀而发生鼻塞,甚至出现呛咳与呼吸困难,婴儿可能会导致吃奶困难,出现拒绝吃奶及烦躁不安的症状。婴儿期鼻黏膜下层缺乏海绵组织,以后逐渐发育,所以在婴儿期很少发生鼻出血,6~7岁后鼻出血才多见。

(二) 鼻咽部和咽部

婴儿鼻咽及咽部相对地狭小,而且较垂直。扁桃体虽有一定的防御功能,但当细菌藏于腺窝深处时,容易成为慢性感染灶。年幼儿的耳咽管,短而直,呈水平位,感冒后易并发中耳炎。

(三) 喉

小儿喉腔相对较狭窄,初呈漏斗状,以后呈圆柱形,软骨柔软细弱。假声带及黏膜薄弱,且富于血管及淋巴组织,因此有轻微炎症即可致喉头肿胀,喉腔狭窄。

二、小儿下呼吸道解剖特点

(一) 气管、支气管

新生儿气管长度4 cm,气管分叉相当于新生儿第3~4胸椎水平,以后随年龄增长而逐渐下降,12岁时气管分叉降至第5~6胸椎水平。右侧气管和支气管较直,气管插管常易滑入右侧,气管异物也多见于右侧。

(二) 肺与肺门

小儿肺脏结构特点是弹力组织发育差,血管丰富,毛细血管及淋巴间隙较成人宽,整个肺脏含血多而含气少,间质发育旺盛,肺泡数量少而易被黏液堵塞,故易发生肺炎、肺不张、肺气肿。肺门包括大支气管、血管和大量的淋巴结,肺门淋巴结与肺脏其他部位的淋巴结互相联系,因此,肺部各种炎症均可引起肺门淋巴结的反应。

(三) 胸廓及膈

婴幼儿胸廓较短呈桶状,肋骨水平位,膈肌位置较高,胸部呼吸肌不发达,主要靠膈肌呼吸,易受腹胀等因素影响,肺的扩张受限制,通气和换气易受影响,出现呼吸困难。

(四) 胸膜及纵隔

小儿胸膜较薄,胸膜囊大于肺脏而有储备间隙。纵隔较成人相对大,柔软而富于弹力。当胸膜腔大量积液时,易引起纵隔器官的移位。

三、小儿呼吸的病理生理特点

(一) 呼吸频率与节律

小儿因代谢旺盛,需氧量高,但因解剖特点使呼吸道受到一定的限制,只能增加呼吸频率来满足机体代谢的需要。年龄越小,呼吸频率越快,但小儿因呼吸中枢发育不完善,容易出现节律不齐,尤以早产儿、新生儿最为显著。

(二) 呼吸型

婴幼儿呼吸肌发育不完全,呼吸时胸廓活动范围小而膈肌活动明显,呈腹膈式呼吸;随年龄增长,呼吸肌逐渐发育成熟,小儿开始行走时,膈肌和腹腔脏器逐渐下降,肋骨由水平逐渐倾斜,于是出现腹式呼吸。

(三) 呼吸功能的特点

1. 肺活量(VC) 系指一次深吸气后的最大呼气量,小儿约为 50～70 ml/kg。安静时年长儿仅用肺活量的 12.5% 来呼吸;婴幼儿则需用 30% 左右。说明其呼吸潜在力较差。

2. 用力肺活量(FVC) 为深吸气后用最快速度所能呼出的最大气量,有时间的因素,分为 1 秒钟的(FEV_1)或 3 秒钟的(FEV_3),即在最大吸气后,1 秒钟和 3 秒钟内用力呼气量占用力肺活量百分率。

3. 潮气量(VT) 系指安静呼吸时每次吸入或呼出的气量。年龄越小,潮气量越小。

4. 每分钟通气量 即潮气量乘以呼吸频率。正常婴幼儿由于呼吸频率较快,每分钟通气量如按体表面积计算与成人相近。

5. 功能残气量(FRC) 为平静呼气后残留在肺内的气量。肺脏体积与肺弹性回缩力的改变是影响功能残气量的重要因素。

6. 气体弥散量 CO_2 的排出主要靠弥散作用,CO_2 弥散速率较氧大,故比 O_2 易于弥散。小儿肺脏小,肺泡毛细血管总面积与总容量均比成人小,故气体弥散量亦小。但以单位肺容积计算则与成人相近。

7. 气道阻力 气道阻力的大小取决于管径大小和气体流速等,管道气流阻力与管腔半径的 4 次方成反比。小儿气道阻力大于成人,气管管径随发育而增大,阻力随年龄增大而递减。

以上呼吸功能特点显示,各项呼吸功能的储备能力较低。当小儿患有呼吸系统疾病时,较易发生呼吸衰竭。

四、呼吸道免疫特点

小儿呼吸道的非特异性和特异性免疫功能均较差。新生儿、婴幼儿的咳嗽反射和气道平滑肌收缩功能差,纤毛运动功能亦差,难以有效地清除吸入的尘埃及异物颗粒。婴幼儿的 SIgA、IgA、IgG 和 IgC 亚类含量较低,而且肺泡巨噬细胞功能不足,乳铁蛋白、溶菌酶、干扰素、补体等的数量和活性不足,故易患呼吸道感染。

第二节 呼吸系统常见症状及检查

一、小儿常见的呼吸系统疾病

1. 过敏性疾病 如哮喘。

2. 感染性疾病 如流行性感冒、咽喉炎、支气管炎、肺炎、支气管肺炎、中耳炎等。

3. 异物性疾病 如吸入性肺炎。

4. 外伤性疾病 如气胸。

二、小儿呼吸系统疾病的常见症状

(一) 呼吸异常

1. 呼吸深度的改变

(1)太深:常见于发热、呼吸性碱中毒、水杨酸盐中毒、中枢神经系统障碍。

(2)太浅:常见于横膈麻痹、呼吸性酸中毒。

2. 软骨和胸廓上软组织的下陷 如肺不张。

3. 声音的改变

(1)哮喘:通常表示小支气管狭窄。

(2)鼾音:多为大通道阻塞的特征。

(3)啰音:表示呼吸道有分泌物。肺炎患儿听诊时可听及啰音。

(4)打鼾:打鼾等嘈杂声音表示有腺样增殖体增生、鼻后孔阻塞、息肉或鼻道有异物。

(5)哮鸣:一种混杂的吸气声音,通常由于喉部或气管阻塞。

(6)低哼:大多是胸痛的征象,可能是急性肺炎或侵及肋膜,亦见于肺水肿,也是呼吸窘迫症状之一。

(二) 皮肤颜色的改变

小儿因血液循环停滞,容易产生发绀,此时通常表示该患儿有心、肺方面疾病。常引起小儿发绀的原因如下:

1. 各种原因引起的肺泡换气不足 如呼吸道阻塞、呼吸肌无力或呼吸中枢受抑制时。

2. 肺部气体和血液的分布不均匀 如支气管性肺炎。

3. 肺泡微血管血流扩散障碍 如间质性肺炎、肺纤维变性造成的发绀。

(三)胸痛

可能由多种原因引起,包括食管、心包膜、横膈、肋膜或胸壁的疾病。

1. 肋间痛 通常发生在病变区域,呼吸运动时疼痛会加剧。

2. 横膈肌疼痛 会放射到颈部前、后面或腹部。

3. 肋膜痛 大多数的肋膜痛与呼吸有关,所以呼吸变浅变快。

(四)咳嗽

呼吸道任何部位的炎症或感染,都会引起咳嗽。呼吸道的上皮细胞含有传入接受器,对机械性或化学性刺激敏感。这些接受器集中于喉部、气管隆凸、大型和中型支气管的分叉处。因为肺泡中没有咳嗽接受器,所以小儿在大叶性肺炎的早期,可能不会出现咳嗽。

1. 形态

(1) 麻疹的囊状纤维变性易引起严重的咳嗽。

(2) 百日咳的咳嗽伴随吸气吼声。

(3) 吸入异物的咳嗽声较刺耳。

2. 咳嗽的评估

(1) 咳嗽的发作时间和持续时间。

(2) 咳嗽的种类:干性、频频不断、湿性,如犬吠声、刺耳的、奇特的(一种突然来袭、爆发性或症状更强烈)。

(3) 咳嗽的进展:变好、变坏、没有变化、持续。

(4) 咳嗽的形态:白天、晚上、日夜都有,因时间与活动的不同而表现出不同的症状或强度。

(5) 咳嗽的相关症状:喉痛、呼吸困难、疼痛及疼痛的位置。

(6) 咳嗽的分泌物:痰液的量、黏稠度、颜色等。

三、小儿呼吸系统疾病的常见检查

(一)肺功能检查

见表6-1。

表6-1 小儿肺功能试验

试验名称	意　义
肺活量(VC)	◇ 肥胖者↓
	◇ 有呼吸道阻塞疾病者↓
	◇ 有限制性肺疾病时正常
强迫呼气容量	◇ 正常情况下 FEV_1 为肺活量的80%
◇ FEV_1	◇ 有阻塞肺疾病时↓
◇ FEV_3	
功能残余量 (FRV)、功能残余容积(FRC)	有阻塞肺疾病时↓

(二)放射线检查

1. X线检查 常用的影像检查方法,它可显示胸腔内在结构,清楚显示肺、呼吸道、心脏和大血管。

2. 胸部体层摄影 可知横膈活动及肺的呼吸运动情形。

3. 支气管造影 检查支气管扩张、末梢支气管阻塞情形,或检查是否有畸形。

4. 食管摄影 检查食管吞咽异常和畸形,若发现食管异位则提示存在纵隔肿块。

5. 肺血管造影 分为肺动脉造影和支气管造影。

6. 放射性核素检查 检查肺动脉灌流缺陷和肺部病变区,或吸入异物的位置。

7. 诊断性气腹 向腹腔注入气体的方法,区别横膈位置。

(三)肺脱落细胞检查

1. 痰细胞检查 有利于肺癌的早期诊断。

2. 肺部穿刺术 获取肺部抽吸物做组织学检查或培养。

3. 肺切片检查 诊断长期拖延而无法用其他方法检查出来的肺部疾病。

(四)支气管镜检查

(1) 呼吸道内异常定位。

(2) 移除呼吸道吸入异物。

(3) 去除阻塞性的黏液。

（4）给予支气管灌洗。

（五）血气分析

新生儿和婴幼儿的肺功能不易检查，但可进行血气分析了解氧饱和度水平和血液酸碱平衡状态，为诊断和治疗提供客观依据。

正常动脉血气体和酸碱值为：

（1）PaO_2：$10.64\sim13.3$ kPa。新生儿为$7.98\sim11.97$ kPa。

（2）$PaCO_2$：$4.67\sim6.00$ kPa。新生儿为$3.99\sim4.67$ kPa。

（3）pH值：$7.33\sim7.43$。新生儿为$7.27\sim7.47$。

PaO_2小于 6.65 kPa，$PaCO_2$大于 6.65 kPa，SaO_2小于 0.85 提示呼吸衰竭。

第三节 呼吸系统疾病常见的特殊治疗

一、氧气治疗

氧气疗法就是通过输入一定浓度的氧，从而改善机体缺氧状态的一种治疗手段。

（一）氧疗的作用

1. 纠正低氧血症 增加吸入气的氧浓度可提高动脉血氧分压（PaO_2）。对于有 PaO_2 降低所致低氧血症的效果显著。

2. 减少呼吸做功 机体对低氧血口症和缺氧的反应是增加呼吸做功。吸入高浓度可维持充分的 PaO_2，改善肺泡气体交换和氧合，减少对通气量的需求，从而减少呼吸做功。

3. 减少心脏负荷 心血管系统时代偿低氧血症和缺氧的主要机制。氧疗改善了氧合，因而减少了对增加心脏功能（心排血量）的需要。

4. 对新生儿的作用 氧疗对新生儿还有以下作用：① 有利于动脉导管关闭。② 有利于改善早产儿的呼吸状况。③ 有利于肺表面活性物质的合成。④ 能防止胆红素脑病。⑤ 新生儿在$32\sim34$℃环境下耗氧量增加，若此时供养不足，则不能产生足够热量维持体温，致体温下降，故氧疗有利于体温维持。

（二）氧疗的适应证

（1）患儿出现有低氧症状，如先天性心脏病

的发绀，呼吸困难患儿，新生儿窒息，高热、惊厥等代谢率增高患儿及肺不张、肺炎患儿。

（2）心功能不全、休克及一般情况恶化的患儿。

氧疗虽无绝对禁忌证，但早产儿尤其极低出生体重儿，多不主张长期氧疗，避免引起视网膜病变。

（三）早产儿给氧指征

临床上有呼吸窘迫的表现，在吸入空气时，$PaO_2<6.65$ kPa（50 mmHg）或经皮氧饱和度（$TcSO_2$）< 85% 者。治疗的目标是维持PaO_2 $6.65\sim10.64$ kPa（$50\sim80$ mmHg），或$TcSO_2$ 90%～95%。

（四）给氧的方法

1. 鼻导管吸氧 是儿科最常用的给氧方法，具有简便、舒适及用氧量少等优点，且不影响患儿说话、咳嗽、吃奶。分单侧和双侧两种。吸氧时，将导管插入鼻腔$1.5\sim2.0$ cm 即可。氧流量：新生儿为 $0.3\sim0.5$ L/min；婴幼儿为$0.5\sim1.0$ L/min；学龄小儿为 1.5 L/min。氧浓度（FiO_2）$=21+4\times$氧流量（L/min）。此法适用于PaO_2 中度下降的患儿，PaO_2 低于 5.32 kPa，用此方法供氧则不够充分。

2. 面罩吸氧 包括开放式面罩与密闭式面罩。应根据不同的年龄选择合适的吸氧面罩，小儿多采用开放式面罩。氧流量：新生儿为$1\sim2$ L/min；婴幼儿为$2\sim4$ L/min；学龄小儿为$3\sim6$ L/min。氧浓度可达40%～60%，加大氧流量，甚至可达到 90% 以上的浓度。此法适用于病情较重，PaO_2 明显下降的患者。缺点是影响吃饭、吃奶，易滑落，用氧量较大。应用此法时注意：① 面罩不能密闭，要保持开放；② 氧流量或空气与氧混合气体量一定要大，否则会造成 CO_2 潴留。

3. 头罩吸氧 根据小儿头颈大小，选择合适的头罩，罩于小儿头与颈部有一半圆形开口。本法适用于新生儿及婴幼儿，较舒适，易观察，但需氧量大，氧流量不小于 5 L/min，否则引起CO_2潴留。头罩吸氧浓度可达30%～90%，常用于小婴儿。但罩内温度和湿度均较室温高，不适合发热患儿或在炎热夏天使用。

4. 空气稀释面罩法 是一种特殊设计的供氧装置,利用氧喷射流产生负压,从侧孔带入一定量空气,以稀释氧气达到所需的氧浓度。根据氧流量来推测氧浓度。氧流量 4～6 L/min,氧浓度可达 24%～28%,氧流量 8～10 L/min,氧浓度可达 35%～40%。适用于较严重的缺氧和呼吸衰竭患儿。缺点是吃奶、咯痰不方便,使用过程中须注意防止气孔堵塞。

5. 氧帐 将患儿全部置于氧气帐内,氧流量 3～5 L/min,并混掺空气,使达到流量氧流量 8 L/min,帐内氧浓度达 45%。此法耗氧量大,观察护理均不方便,国内外医院少用。

6. 呼吸道持续正压给氧(CPAP) 适用于因肺内分流量增加引起的低氧血症。如新生儿呼吸窘迫综合征、肺不张等。长期应用呼吸机,撤机后可用 CPAP,便于向完全自主呼吸过渡。但对于呼吸浅表而无有效呼吸者,以及体重<1 000 g 的早产儿不宜应用。禁用于肺气肿、肺大泡、气胸、休克、严重腹胀、肺顺应性正常的持续肺动脉高压者。

7. 高压氧治疗 在 2～3 个大气压的特殊高压氧舱内吸纯氧。其特点是显著提高血液内溶解氧浓度。主要用于一氧化碳中毒,新生儿缺氧缺血性脑病,中毒性脑病,厌氧菌感染,颅高压等。禁用于急性期颅内出血、严重肺感染、高热、急性中耳炎。

(五) 注意事项

(1) 根据血气分析确定氧浓度,随时调节供氧量。

(2) 氧气要充分湿化。

(3) 使用氧气时,应先调节流量后方可使用,停用氧气时应先拔出导管,再关闭氧气开关,以免一旦关错,大量氧气突然冲入患儿呼吸道造成肺组织损伤。

(4) 鼻导管和鼻塞管应每 8～12 小时更换 1 次,更换时将导管内分泌物清除,新导管由另一侧鼻孔插入,以免固定一侧鼻黏膜受氧的刺激发生糜烂,面罩至少每天更换 1 次,头罩吸氧每 4 小时应停 30 分钟,以防氧气罩内二氧化碳蓄积或氧气中毒。

(5) 吸氧过程中要注意观察患儿生命体征变化,是否烦躁不安,呼吸困难缓解情况如何,氧气装置有无漏气,是否通畅。

(6) 停止吸氧应逐渐减少氧流量,直至下降到空气氧浓度。完全停氧后注意患儿生命体征变化及有无发绀和呼吸困难发生。

(7) 用氧注意安全,切实做到防震、防火、防热、防油。

(六) 氧中毒

氧气除对人体具有重要的生理作用外,也有危害我们的一面。吸氧浓度大于 40% 称为高浓度氧,吸氧浓度小于 40% 称为低浓度氧,过高的氧分压或长时间吸入高浓度氧,均可造成氧中毒,主要表现在对肺脏的直接影响和对其他组织的损害两方面。

1. 肺氧中毒(oxygen intoxication of the lung) 氧中毒的肺部改变是直接吸入高浓度氧的结果,病变严重程度与吸入氧浓度及持续时间有关,与血氧水平无关。临床表现为患儿在氧疗过程中出现呼吸困难、胸闷、咳嗽、咯血、呼吸窘迫等症状。新生儿还可出现支气管肺发育异常,肺部弥漫的间质改变和细支气管上皮的改变。

2. 吸收性肺不张(absorbefacient atelectasis) 当呼吸道有梗阻时,吸入高浓度氧后可产生肺不张。这是由于当吸入高浓度氧时氮的比例减少,氧被血液迅速带走,气体不能及时补充而出现吸收性肺不张。

3. 晶体后纤维增生(retrolental fibroplasia, RLF) 氧对眼的损害与肺氧中毒不同,其发生直接与视网膜动脉血氧水平有关,即使吸入低浓度氧,只要血氧分压长时间增高即可造成眼的损害,出现晶体后纤维增生,有时视网膜可出现剥离。主要见于胎龄小于 36 周、体重小于 2 000 g 的早产儿,偶见足月儿。

二、雾化治疗

雾化吸入疗法是通过特定方式(如超声震动或气流方式等)将药物溶液或粉末分散成微小的雾滴微粒,使其悬浮于气体中,然后吸入呼吸道已达到治疗的目的。

(一) 影响因素

1. 雾化吸入途径 上呼吸道对吸入的气体

可起过滤、湿润、温暖的作用。通过鼻腔进行雾化吸入治疗时经受的阻力较大，而经口腔-咽喉吸入时阻力则大为降低，有利于药物雾化微粒进入下呼吸道，故雾化吸入治疗主要是利用口腔途径吸入。

2. 药物微粒的大小　药物微粒的气体动力学直径是影响其沉着部位的重要因素。直径在 $1\sim5\ \mu m$ 的气雾微粒最容易在下呼吸道沉着，而直径达于 $5\ \mu m$ 的则易在上呼吸道沉着。因此，临床应用时应根据治疗部位的不同，选择产生相应微粒直径的雾化方式。

3. 患儿呼吸的模式　快而浅的呼吸，气体吸入速度快，药物微粒多沉着在上呼吸道，治疗效果不佳。缓慢而深的呼吸能使药物微粒沉着在肺泡和终末细支气管，在吸气末做短暂屏气 $1\sim2$ 秒后，可使微粒沉着量增多，提高雾化吸入效果。理想的呼吸模式应该是在平静呼气后缓慢深吸气，并在吸气末做屏气。

4. 雾化药物的理化性质　药物的雾化微粒必须有合适的温度和 pH 值，无刺激性，不损害气道的纤毛、黏膜。若药物的 pH 值小于 6.5，纤毛运动就会停止。

5. 气道的功能状况　呼吸道疾病时，气道的功能状况会影响药物微粒的分布情况。炎症是气道管壁水肿、分泌物增加，均使药物微粒进入下呼吸道的机会减少，疗效降低。

（二）雾化吸入器的类型

1. 超声雾化吸入器　通过超声波在液体表面的空化作用，破坏液体表面的张力和惯性而产生雾滴，其雾滴的直径 90% 在 $5\ \mu m$ 以下，能直接吸入肺泡和终末细支气管，适合临床雾化吸入治疗。

2. 气动雾化器　利用压缩空气或氧气作为动力，当气体向一个方向高速运动时，在其后方或四周形成负压，前方由于空气阻力而产生正压，使药液呈雾状喷出。气源压力：一般气体需 $3\sim5\ kg$，若用氧气作气源则氧流量需每分钟 $8\sim10\ L$。使用时仅用潮气量呼吸即可，较适合小儿，3 岁以下的婴幼儿可辅以面罩吸入。

3. 手压式定量雾化吸入器（metered dose inhaler，MDI）　药物溶解或悬浮在液体混合推进剂内，放密封的气筒中，内腔高压，当按压雾化器顶部时，利用氯氟碳引发正压力，药物即由喷嘴喷出。幼儿使用时可借助贮雾器和 MDI 配合使用，以增加吸入效果。

4. 蝶式吸纳器（diskhaler）　是一种用以盛载干粉末吸入药物，帮助其被吸入呼吸道的干粉雾化吸入器。蝶式吸纳器具有操作简便、不需与呼吸配合的优点，适合小儿使用。

5. 呼吸激动定量干粉吸入器　为 Astra 公司推出的新吸入器，商品名为"都保"。将药物的干粉纯品放在密闭的药瓶中，其供吸入的开口有一特殊装置，通过吸入者吸气产生的气流使固定剂量的药物干粉进入呼吸道。这种吸入器不含任何推进剂、润滑剂、防腐剂等佐剂，但 3 岁以下的小儿使用困难。

（三）适应证

（1）支气管哮喘、喘息性支气管炎、哮喘持续状态。

（2）慢性肺疾患　支气管内膜结核、肺结核、矽肺等。

（3）急性或慢性呼吸道感染　鼻炎、咽炎、喉炎、支气管炎、毛细支气管炎、肺炎等，特别适合某些革兰阴性菌，如铜绿假单胞菌的感染。

（4）呼吸道的湿化治疗。

（5）呼吸道遭受有害气体或化学性毒物灼伤。

（6）手术前后的麻醉和术后的护理　如胸腔手术、支气管纤维镜检查术前的麻醉。气管切开、气管插管、人工呼吸机等术后护理。

（7）作为疫苗或脱敏疗法的一种途径。

（8）利用核素做气溶胶吸入扫描，以测定肺脏局部通气功能和肺部病变。

（四）雾化药物

1. 平喘药物　多为支气管扩张剂、抗胆碱能制剂，如博利康尼令舒、普米克令舒、爱喘乐等药物。

2. 抗微生物药物　抗生素及抗真菌、病毒药，如庆大霉素、两性霉素、三氮唑核苷等。一般用药量约为全身用药量 1/4。

3. 祛痰药物　可用 0.9% 氯化钠湿化气道，协助稀释痰液，黏稠痰液时用 α-糜蛋白酶、溴己新(必嗽平)等药物。

(五) 注意事项

(1) 雾化器的咬口、导管、气雾药液盛器必须做好严格的消毒,每次使用后 2 000 mg/L 有效氯溶液浸泡消毒,避免交叉感染。

(2) 药物雾化微粒作为异物进入呼吸道,特别是药物本身或其佐剂的特异性刺激,均可引起支气管痉挛,患儿可出现阵咳的症状。因此嘱咐患儿用药后漱口,婴幼儿可少量饮水。

(3) 雾化吸入治疗中雾化液要无菌,加强口腔清洁,并注意改善全身营养状况,避免革兰阴性菌感染。

(4) 适用激素类雾化吸入剂后,特别是睡前使用时,应注意口腔清洁,可用 0.9% 氯化钠漱口,以预防口腔及咽部真菌感染。

(5) 根据个体的差异和临床表现,调整药物剂量。

三、胸腔物理治疗

(一) 胸腔物理治疗的意义及范围

胸腔物理治疗(CPT)方法简单,但对一些肺功能损害的患儿,可帮助他们排出痰液,改善呼吸及避免引起肺积水的并发症。

胸腔物理治疗有四种方式:体位引流、叩击、震颤、呼吸运动。

(二) 胸腔物理治疗的禁忌

如肺气肿、咯血、移动性肋骨骨折、过度的疼痛等患儿,均不适合给予胸腔物理疗法,以免病情加重。

(三) 体位引流

给予体位引流时,需掌握有不同年龄小儿的肺部解剖学知识之后,再施行到患儿身上,比较安全。

1. 原理 若把一个痰多的支气管处于一个垂直姿势时(即患侧在上),则远端支气管的痰液,便会借着重力的原理,流到近端的支气管,再进入较大的气道,到了气道,再借着咳嗽或吸痰的方式,将痰排出。此时排出的痰,通常是比较黏稠的。

2. 准备事项

(1) 心理准备:在给患儿做体位引流时,患儿常常会因为害怕、紧张、不舒服等因素,而易发生支气管平滑肌痉挛的现象。所以在施行体位引流前,应注意患儿心理方面的准备。给予适当的心理护理以加强其信心。

(2) 场地准备

1) 婴儿。可放在保温箱、推床、护理人员或父母的腿上来施行体位引流。当一个烦躁、易哭的婴儿,被放在腿上并轻轻拍打,往往很容易使其很快的安静下来,要特别注意,不要让婴儿跌倒。

2) 小儿。可以放在床上或斜板上(但此斜板需有枕头或毛巾支托),来施行体位引流。

(3) 姿势:根据病变肺叶的位置,来决定体位引流倾斜的角度,并决定采取何种卧姿。但不论采何种卧姿,均应注意尽量采取舒适轻松的姿势,膝盖稍弯曲,以减少肌肉紧张,以防降低治疗效果。避免采取俯卧或头下垂的姿势,因其会使横膈变换位置,对病情不稳定的患儿极不合适,应该根据病情加以修正与改变。

(4) 注意事项:体位引流常会引起强烈的咳嗽,若要持续做引流时,应给予患儿坐起休息时间。饭后 1 小时才能给予体位引流。

(四) 叩击

1. 原理 用手正对患儿的胸前叩击,会产生空气振动,并传送能量波到肺内,以震动附着在支气管壁内的痰液,使其沿着气道管壁而自然流出。

2. 方法

(1) 手叩击法:帮助患儿采取一个舒服的姿势,医护人员弓起手掌,快速地做屈和伸的运动。且手腕应保持轻松然后沿着胸腔的外廓,对引流部位加以拍打,促进痰液的排出。

(2) 手指叩击法:用 3 根或 4 根指头,弯起来并微微举起中间的指头,以屈和伸的动作,打在胸壁上。

(3) 面罩叩击法:使用一种具有软泡或海绵气袋构造的面罩,并且此面罩边缘处还需具有一个栓塞,如此,不仅有弹性且敲打起来较无疼痛感。面罩对于小婴儿的叩击,可说是非常实用的,一样可产生与手叩击法相同的效果。对较大患儿的叩击,也可采用不同大小的面罩来做。

3. **注意事项** 给予患儿较薄的衣服，以免敲击时产生刺痛。做好年幼患儿的心理护理，使其配合治疗。叩击时，通常要集中在病变部位，当痰液排出时，避免健侧肺叶因痰液的移动而遭受到感染。注意叩击力量应轻于成人。叩击时做好保暖工作，避免患儿受凉。对于持续吸氧的患儿，施行叩击时，维持稳定的氧流量。避免在骨突处及脏器处叩击。无法用手叩击的小部位，改用手指叩击。叩击可与体位引流配合施行。

（五）震颤

是一种较难执行的步骤，只在呼气时做，指导小儿做一次深呼吸，然后慢慢地从撅起的嘴唇呼气，操作者两手重叠，放在关键肺叶上面，当小儿呼气时，借加强前臂屈肌及伸肌的收缩，传播快速的震动冲动，完全呼气以后，放松压力。若婴儿的呼吸太快时，电动牙刷的手柄（有合适的垫子），可帮助震颤。

（六）体位引流与叩击共同配合使用

1. **引流上叶顶节** 患儿半坐卧呈30°，操作者叩击和震颤锁骨和肩胛骨间的部分。

2. **引流上叶前节** 患儿仰卧，操作者叩击和震颤锁骨和乳头之间的部分。

3. **引流上叶后节** 患儿被撑起30°，操作者叩击和震颤脊柱两侧的上背部。

4. **引流右中叶的侧节和中节** 患儿侧卧，头低30°。操作者将患儿上半身朝背部转22.5°，叩击和震颤上方的乳头。

5. **引流左上叶的舌节** 操作者将患儿于转向对侧的相同位置，重复叩击上方的乳头部分。

6. **引流下叶上节** 患儿俯卧，头放低15°，操作者叩击和震颤肩胛骨尖端以下的脊柱两侧。

7. **引流下叶的前底节** 患儿侧卧，头放低30°，躺在操作者伸出的腿上。操作者叩击和震颤腋部以下的肋骨部分，然后转向另一侧，重复执行。

8. **引流下叶的侧底节** 患儿俯卧，头放低30°。操作者将患儿上半身朝侧面转22.5°，叩击并震颤较低的肋骨部分，然后转向另一侧，重复同样步骤。

9. **引流下叶的后底节** 患儿俯卧，头放低30°，操作者叩击并震颤脊柱两侧的较低肋骨区，但要避开肾脏部位。

四、呼吸运动

呼吸和体位引流运动并未广泛施行于患儿，但对于年纪较大，可以提高学习欲望的小儿，是一种有用的技巧。对有脊柱后侧弯、囊性纤维化病变、气喘和支气管扩张症的患儿，治疗效果明显。

（一）呼吸运动的作用

（1）发展有效的横膈式和下层肋间肌的呼吸。

（2）放松所有肌肉，特别是上层胸部、肩带和颈部的肌肉。

（3）达到一种良好、容易的姿势。运动的次数和种类，依据患儿的年龄、动机、力量，以及生理障碍的种类和范围而定。

（二）横膈式呼吸

伸展运动时使用到肋间肌、胸部和上腹部肌肉。为使腹部扩张，应让患儿仰卧，膝盖弯曲，一手放在上胸部，另一手放在腹部，压迫下部肋骨缘和上腹部时，要他慢慢呼气，然后吸气，放松而且扩张上腹部，应该不会移动胸部或颈部。背部受支持的坐姿情况下，也可实行此运动。

为了专心于身体侧面的扩张，患儿仰卧，膝盖弯曲，手掌放置两侧下肋骨缘，当压迫下面肋骨和上腹部时，指导患儿慢慢呼气，而且在呼气末了时，压缩肋骨，使肺底部的空气尽量驱出，然后吸气，将下部肋骨向外扩张，抵抗来自手部的轻微压力，同样，胸部及颈部也不能够动，仰卧做完运动以后，再坐起来，支持其背部，再重复施行此运动。

（三）侧弯腰

侧弯腰时，患儿双脚分开，舒适地坐着，伸展左边肋骨边缘时，左手放在右下肋骨，右手臂轻松地挂在右侧，指导患儿当头和肩弯下右侧时，慢慢呼吸，并将左手压住肋骨。来自左手的压力，加上躯干弯曲，使右肺排出更多的空气。然后坐直，将头和肩向左侧微倾，而慢慢吸气，以便将右下肋骨尽量向右扩张，如此能使右侧肺叶扩张。当臂部保持水平时，弯曲腰部和躯干，在对侧重复此运动。

第四节 急性上呼吸道感染

急性上呼吸道感染(acute upper respiratory infection)是小儿最常见的疾病,主要侵犯鼻、鼻咽和咽部,简称为上感。鼻咽感染常可出现并发症,涉及邻近器官如喉、气管、肺、口腔、鼻窦、中耳、眼以及颈淋巴结等。而其并发症可迁延或加重,故应早期诊断,早期治疗。

一、病因

(一)病原体

以病毒为主,可占原发上呼吸道感染的90%。支原体和细菌少见,有时以病毒感染后上呼吸道黏膜失去抵抗力,细菌乘虚而入并发化脓性感染。常见病毒有鼻病毒、腺病毒、柯萨奇病毒、流感病毒、副流感病毒、呼吸道合胞病毒等。侵入上呼吸道的继发性细菌感染大多属于β溶血性链球菌A组、肺炎球菌、嗜血流感杆菌及葡萄球菌,其中链球菌往往引起原发性咽炎。

(二)诱发因素

营养不良、缺乏锻炼、过敏体质的小儿,身体防御能力降低,容易发生上呼吸道感染,特别是消化不良、佝偻病等以及原发免疫缺陷病,或后天获得性免疫功能低下患儿,并发这类感染时,往往出现严重症状。

二、流行病学

(1)在症状出现前数小时到症状出现后1~2天左右才有传染力。

(2)传播途径为飞沫传染。

(3)潜伏期12~72小时(平均24小时)。

(4)易发生在6个月大以后的小儿。

(5)婴幼儿对上呼吸道感染较敏感,可视年龄、营养状况、疲倦、身体受凉程度,而有轻重之别。

三、临床表现

(一)临床症状

一般年长儿症状较轻,婴幼儿时期则症状较重。

1. 潜伏期 大多为2~3天或稍久。

2. 轻症 鼻部症状为主,如流涕、鼻塞、喷嚏等,也有流泪、微咳或咽部不适,在3~4天内自然痊愈。如感染涉及咽部及鼻咽部时可伴有发热、咽痛、扁桃体炎及咽后壁淋巴组织充血和增生,有时淋巴结可稍肿大。婴幼儿容易引起呕吐及腹泻。

3. 重症 体温39~40℃或更高,伴有寒战、头痛、全身无力、食欲下降、睡眠不安等,不久即可因鼻咽分泌物引起频繁咳嗽。有时咽部微红,发生疱疹和溃疡,称疱疹性咽炎。有时红肿明显,波及扁桃体出现滤泡性脓性渗出物,咽痛和全身症状加重,如颌下淋巴结肿大,压痛明显。有高热惊厥和急性腹痛者须与其他疾病作鉴别诊断。

(二)分类

根据病因不同,临床表现可有不同的类型。

1. 普通感冒(common cold) 俗称"伤风",又称急性鼻炎或上呼吸道卡他,以鼻咽部卡他症状为主要表现。成人多数为鼻病毒引起,次为副流感病毒、呼吸道合胞病毒、埃可病毒、柯萨奇病毒等。起病较急,初期有咽干、咽痒或烧灼感,发病同时或数小时后,可有喷嚏、鼻塞、流清水样鼻涕,2~3天后变稠。可伴咽痛,有时由于耳咽管炎使听力减退,也可出现流泪、味觉迟钝、呼吸不畅、声嘶、少量咳嗽等。一般无发热及全身症状,或仅有低热、不适、轻度畏寒和头痛。检查可见鼻腔黏膜充血、水肿、有分泌物,咽部轻度充血。如无并发症,一般经5~7天痊愈。

2. 病毒性咽炎、喉炎和支气管炎 根据病毒对上、下呼吸道感染的解剖部位不同引起的炎症反应,临床可表现为咽炎、喉炎和支气管炎。

急性病毒性咽炎多由鼻病毒、腺病毒、流感病毒、副流感病毒以及肠病毒、呼吸道合胞病毒等引起。临床特征为咽部发痒和灼热感,疼痛不持久,也不突出。当有咽下疼痛时,常提示有链球菌感染。咳嗽少见。流感病毒和腺病毒感染时可有发热和乏力。体检咽部明显充血和水肿。颌下淋巴结肿大且触痛。腺病毒咽炎可伴有眼结合膜炎。

急性病毒性喉炎多由鼻病毒、流感病毒甲型、副流感病毒及腺病毒等引起。临床特征为声嘶、讲话困难、咳嗽时疼痛,常有发热、咽炎或咳嗽,体检可见喉部水肿、充血,局部淋巴结轻度肿大和触痛,可闻及喘息声。

急性病毒性支气管炎多由呼吸道合胞病毒、流感病毒、冠状病毒、副流感病毒、鼻病毒、腺病毒等引起。临床表现为咳嗽、无痰或痰呈黏液性,伴有发热和乏力。其他症状常有声嘶、非胸膜性胸骨下疼痛。可闻及干性或湿性啰音。X线胸片显示血管阴影增多、增强,但无肺浸润阴影。流感病毒或冠状病毒急性支气管炎常发生于慢性支气管炎的急性发作。

3. 疱疹性咽峡炎　常由柯萨奇病毒 A 引起,表现为明显咽痛、发热,病程约 1 周。检查可见咽充血,软腭、腭垂、咽及扁桃体表面有灰白色疱疹有浅表溃疡,周围有红晕。多于夏季发作,多见儿童,偶见于成人。

4. 咽结膜热　主要由腺病毒、柯萨奇病毒等引起。临床表现有发热、咽痛、畏光、流泪,咽及结合膜明显充血。病程 4～6 天,常发生于夏季,游泳中传播。儿童多见。

5. 细菌性咽-扁桃体炎　多由溶血性链球菌引,次为流感嗜血杆菌、肺炎球菌、葡萄球菌等引起。起病急,明显咽痛、畏寒、发热,体温可达 39℃以上。检查可见咽部明显充血,扁桃体肿大、充血,表面有黄色点状渗出物,颌下淋巴结肿大、压痛,肺部无异常体征。

四、诊断

急性上呼吸道感染见有典型症状如发热、鼻塞、咽痛、流涕、扁桃体肿大等,结合发病季节、流行病学特点临床诊断并不困难。

病毒感染一般白细胞偏低或在正常范围内,早期白细胞总数和中性粒细胞百分数较高,细菌感染则白细胞总数大多增高。对病因的确定诊断需依靠病毒学与细菌学检查。

五、治疗

应充分休息、解表、清热,重点以预防并发症为主,应注重一般护理和对症处理。

(一) 药物疗法

分为去因疗法和对症处理。去因疗法对病毒感染多采用中药和抗病毒药物治疗。细菌感染则用青霉素或其他抗生素。高热时除用物理降温外,可用药物如适量阿司匹林或用对乙酰氨基酚,根据病情可 4～6 小时重复 1 次,忌用量过大以免体温骤降、多汗发生虚脱。

(二) 局部治疗

如有鼻炎,为保持呼吸道通畅可用滴鼻药 4～6 次/d,年长儿可用复方硼酸溶液和淡盐水漱口。

(三) 中医治疗

常用解表法,以辛温解表治风寒型,以辛凉解表治风热型。

六、护理评估

(一) 健康史

询问患儿病前 1～4 周有无上呼吸道感染史,目前有无发热、咳嗽、流涕、鼻塞等症状。

(二) 身体状况

观察患儿有无鼻咽部充血情况,颌下淋巴结有无肿大、压痛。

(三) 社会状况

了解患儿及家长的心理状况,对本病病因、性质、护理、预后知识的了解程度。

七、护理诊断

(一) 患儿方面

1. 舒适的改变　与感染发热引起颅内血管扩张而致头痛有关。
2. 体温过高　与上呼吸道炎症有关。
3. 有抽搐的危险　与高热有关。

(二) 家长方面

1. 知识缺乏　缺乏疾病相关知识与缺乏特定知识来源有关。
2. 焦虑　与患儿体温增高有关。

八、预期目标

(一) 患儿方面

(1) 患儿体温维持在正常范围,缓解躯体不适。
(2) 补充体液,维持机体代谢需要。
(3) 预防并发症,增强体质。

（二）家长方面

（1）家长能知晓疾病的理论知识、主要治疗及高热护理方法。

（2）家长能观察患儿的病情变化，知晓预防措施。

九、护理措施

（一）患儿方面

1. 观察生命体征 密切观察病情变化，警惕高热抽搐的发生。在护理患儿时应经常检查口腔黏膜及皮肤有无皮疹，注意咳嗽的性质及神经系统症状等，以便能早期发现麻疹、猩红热、百日咳及流行性脑脊髓膜炎等急性传染病。在疑有咽后壁脓肿时，应及时报告医师，同时要注意防止脓肿破溃后脓液流入气管引起窒息。

2. 高热护理 密切监测体温变化，体温38.5℃以上时应对症治疗，采用正确、合理的降温措施，如头部冷湿敷、枕冰袋，在颈部、腋下及腹股沟处放置冰袋，或用乙醇擦浴，冷盐水灌肠。也可以用25%安乃近溶液滴鼻或口服退热剂。注意保证患儿摄入充足的水分。及时更换汗湿衣服，保持口腔及皮肤清洁。

3. 提高患儿舒适度 各种治疗护理操作尽量集中完成。保证患儿有足够的休息时间。及时清除鼻腔及咽喉部分泌物，保证呼吸道通畅。要注意通风，保持室内空气清新，提高病室湿度，使其维持在60%左右，可改善血液循环，对减轻呼吸道症状有明显效果。鼻塞严重时应先清除鼻腔分泌物后用0.5%麻黄素液滴鼻，每天2~3次，每次1~2滴，对因鼻塞而妨碍吸吮的婴儿，宜在哺乳前15分钟滴鼻，使鼻腔通畅，保证吸吮。注意观察咽部充血、水肿、化脓情况，及时发现病情变化。咽部不适时可给予润喉含片或雾化吸入。

4. 保证水分与营养摄入 鼓励患儿多饮水，一般高热时宜给予清淡的易消化、高营养半流质和流质饮食，必要时静脉补充营养和水分。

（二）家长方面

指导家长掌握上呼吸道感染的预防知识，懂得相应的应对技巧；在集体儿童机构中，应早期隔离患儿，如有流行趋势，可用食醋蒸法将居室消毒；对反复发生上呼吸道感染的患儿应注意加强体育锻炼，多进行户外活动；穿衣要适当，以逐渐适应气温的变化，避免过热或过冷；另外要积极防治各种慢性病，如佝偻病、营养不良及贫血。

十、效果评价

（一）患儿方面

（1）患儿高热消退，体温维持在正常范围。

（2）患儿呼吸道不适症状消失。

（二）家长方面

（1）能说出高热护理的知识。

（2）指导如何预防本病。

十一、预防

减少上呼吸道感染的根本办法在于预防。多进行户外活动，注意加强体育锻炼，增强体质；穿衣要适当，根据气温的变化，注意增减衣服；要避免交叉感染，在流行季节，尽量不去公共场所，以防被感染；另外要积极防治各种慢性疾病，如佝偻病、营养不良及贫血。

第五节 急性感染性喉炎

急性喉炎（acute sore throat）为喉部急性弥漫性炎症，以犬吠样咳嗽、声嘶、喉鸣和吸气样呼吸困难为特征，可发生在任何季节，以冬春季为多，常见于婴幼儿，新生儿极少发病。

一、病因

由于小儿喉部的解剖生理特点，喉腔狭小，软骨软弱，血管和淋巴管很丰富，黏膜下组织松弛。一旦发生炎症，容易引起水肿，使喉腔堵塞，发生严重的呼吸困难。小儿营养不良，抵抗力下降，变态反应体质以及鼻咽部的感染蔓延至喉部，极易诱发喉炎。急性传染病期，气候突变、吸入带刺激性尘埃或气体，均可诱发喉炎。多为病毒感染基础上合并细菌感染。

二、流行病学

（1）1岁以下的婴儿少见，常见于4~7岁的小儿为高峰期。

（2）细菌性喉炎多见于2岁以上的小儿。

三、临床表现

多继发于上呼吸道感染，也可为急性传染病的前驱症状或并发症。可有不同程度的发热，小儿在夜间睡梦中惊醒，骤然声音变哑、频咳、咳嗽时发出"空、空"的声音，像狗叫一样，被称为犬吠样咳嗽，吸气时可有吸气性喉鸣，咽喉部充血，假声带肿胀，声门下黏膜呈梭状肿胀，以至喉腔狭小发生喉梗阻。呈吸气性呼吸困难，鼻翼扇动，有胸骨上窝、锁骨上窝、上腹及肋间隙凹陷的"三凹征"表现，患儿面色发绀，有不同程度的烦躁不安，咳出分泌物后可稍见缓解。白天症状较轻，夜间加剧（因入睡后喉部肌肉松弛，分泌物潴留阻塞喉部，刺激喉部发生喉痉挛）。少数患儿有呛食现象，哺乳或饮水即发呛，吃固体食物呛咳较轻。

为了便于观察病情，掌握气管切开的时机，按吸气性呼吸困难的轻重将喉梗阻分为以下四度。

1. 第一度喉梗阻　患儿在安静时如常人，只是在活动后才出现吸气性喉鸣和呼吸困难。胸部听诊，呼吸音清楚。如下呼吸道有炎症及分泌物，可闻啰音及捻发音，心率无改变。

2. 第二度喉梗阻　患儿在安静时也出现喉鸣音及吸气性呼吸困难。胸部听诊可闻喉传导音或管状呼吸音。支气管远端呼吸音降低，听不清啰音。心音无改变，心率较快，约120～140次/min。

3. 第三度喉梗阻　除第二度梗阻的症状外，患儿因缺氧而出现阵发性烦躁不安，口唇及指、趾发绀，口周发青或苍白，常爬上爬下，打人咬人、恐惧、出汗。胸部听诊呼吸音明显降低或听不见，也听不到啰音。心音较钝，心率在140～160次/min以上。

4. 第四度喉梗阻　经过呼吸困难的挣扎后，渐呈衰竭，半昏睡或昏睡状态，由于无力呼吸，表现暂时安静，"三凹征"也不明显，但面色苍白或发灰。此时呼吸音几乎全消失，仅有气管传导音。心音微弱极钝，心率或快或慢，不规律。贻误诊断可致死亡。

四、诊断

根据病史及典型症状，可以做出诊断，喉镜检查可见喉黏膜呈弥漫性充血、喉室带肿胀，甚至可遮盖声带，即可明确诊断。根据临床症状判断喉梗阻的程度。

1. Ⅰ度　活动或哭闹后出现喉鸣音及吸气性呼吸困难。

2. Ⅱ度　安静时也有喉鸣音及吸气性呼吸困难。

3. Ⅲ度　呼吸困难，缺氧，发绀，患儿常烦躁不安，极度躁动，头面出汗，双眼圆睁，惊恐万状。

4. Ⅳ度　极度衰竭，昏睡或昏迷，表面安静，呼吸微弱，面色发绀变成苍白或灰白，"三凹征"不明显。

五、治疗

小儿急性喉炎病情发展快，易并发喉梗阻，治疗应及时。使用抗生素及肾上腺皮质激素治疗，疗效迅速良好。

（一）抗生素疗法

急性喉炎病势进展迅速，多有细菌感染，应及早选用适当足量的抗生素控制感染。常用者为青霉素、头孢菌素、红霉素和交沙霉素等。一般患儿，用一种抗生素即可。病情严重者可用2种以上抗生素。应取咽拭做细菌培养及药物敏感试验，以便选用适当抗生素。

（二）肾上腺皮质激素疗法

激素有抗炎、抗毒及控制变态反应的作用，治疗喉炎效果良好，但用量要够大，否则不易生效。凡有Ⅱ度以上呼吸困难者均用激素治疗，常用泼尼松、地塞米松或氢化可的松。Ⅱ度呼吸困难者，可口服泼尼松，每次按1 mg/kg计算，每4～6小时口服1次。一般服药6～8次后，喉鸣音及呼吸困难多可缓解或消失。呼吸困难缓解后即可停药。Ⅱ度呼吸困难较重者，可先肌内注射2 mg地塞米松，再口服泼尼松。对具有深Ⅱ度或Ⅲ度严重呼吸困难者，静脉点滴地塞米松（每次2 mg，视年龄大小酌增减）或氢化可的松（5～10 mg/kg），于4～6小时滴完。

（三）镇静剂

急性喉炎患儿因呼吸困难缺氧，多烦躁不安，宜用镇静剂。异丙嗪口服或注射，不但有镇静作用,还可减轻喉水肿及喉痉挛,多数患儿用后效果良好。应用冬眠合剂后,患儿面色发灰,影响观察呼吸困难的程度;有时喉肌松弛还可加重呼吸困难,故急性喉炎患儿最好不用。缺氧严重时应及早考虑气管切开术。

(四) 雾化吸入

多用超声雾化吸入,普米克令舒和博利康尼令舒雾化吸入后加速喉部炎症及水肿的消退,并稀释分泌物。

(五) 直接喉镜吸痰

Ⅲ度呼吸困难患儿,由于咳嗽反射差,喉部或气管内常有分泌物潴留,可在直接喉镜下吸出,除去机械性梗阻,减轻因分泌物刺激所引起的喉痉挛,多可立即缓解呼吸困难。在进行直接喉镜检查吸痰的同时,还可喷雾1%～3%的麻黄素和肾上腺皮质激素,以减轻喉部肿胀,缓解呼吸困难。吸痰后,应严密观察病情变化,必要时行气管切开术。

(六) 气管切开术

Ⅳ度呼吸困难者,应立即行气管切开术抢救。Ⅲ度呼吸困难经治疗无效者也应做气管切开。

(七) 其他对症疗法

体温高者,应用物理或药物降温。进流质或半流质易消化食物,多饮水,必要时输液。中毒症状重者,可输全血或血浆。痰黏稠干燥者用雾化吸入。呼吸困难缺氧者吸氧。

六、护理评估

(一) 健康史

询问患儿上呼吸道感染史,监测体温、脉搏、呼吸、心率等的变化。

(二) 身体状况

观察咳嗽性质、痰量、有无吸气性喉鸣音及呼吸困难,观察和分析喉梗阻的程度。

(三) 社会状况

了解患儿及家长的心理状况,对本病病因、性质、护理、预后知识的了解程度。

七、护理诊断

(一) 患儿方面

1. 低效性呼吸形态 与喉部炎症、水肿有关。

2. 有窒息的危险 与严重喉部炎症、水肿致喉头梗阻有关。

3. 体温过高 与感染有关。

4. 焦虑 与呼吸困难不能缓解有关。

(二) 家长方面

1. 知识缺乏 缺乏疾病相关知识与缺乏特定知识来源有关。

2. 焦虑 与患儿呼吸困难有关。

八、预期目标

(一) 患儿方面

(1) 患儿体温维持在正常范围。

(2) 保持呼吸道通畅,预防窒息。

(二) 家长方面

(1) 家长能知晓疾病的理论知识、主要治疗及家庭护理方法。

(2) 家长能观察患儿的病情变化,知晓预防措施和复诊时间。

九、护理措施

(一) 患儿方面

1. 改善呼吸功能和保证呼吸通畅

(1) 保持室内空气新鲜,温度适宜,空气湿度在60%左右,以减少对喉部的刺激,有利于缓解喉头痉挛,减轻呼吸困难。患儿置于舒适体位,持续低流量吸氧,保持安静,定时给予药物雾化吸入,以迅速消除喉头水肿,恢复气道通畅。

(2) 遵医嘱给予抗生素、激素治疗以控制感染,减轻喉头水肿,缓解症状。

(3) 严密观察病情变化,注意患儿的呼吸、心率、精神状态、呼吸困难程度,以及治疗后的反应。根据患儿"三凹征",喉鸣音、青紫及烦躁等的表现正确判断缺氧的程度,及时抢救喉梗阻,随时做好气管切开术的准备工作,已备急救。

2. 维持正常体温,促进舒适

(1) 密切观察体温变化,高热时采取降温措施。

(2) 保证营养和入量,喉炎患儿容易呛咳,应耐心喂养,如口入不足,必要时应静脉补液。

(3) 保持患儿安静,尽可能将所需要的检查及治疗集中进行,以不打扰患儿的休息。若患儿过于烦躁不安,遵医嘱给予异丙嗪,已达到镇静和减轻喉头水肿的作用。避免使用氯丙嗪,以免使喉头肌松弛,加重呼吸困难。

(二)家长方面

(1)向家长解释急性喉炎的病因、治疗过程的基本原理和结果。

(2)告知所使用药物的作用、副作用、剂量和方法。

(3)告知家长正确的护理方法。

(4)告知家长此病的预防事项。

十、效果评价

(一)患儿方面

(1)患儿喉头水肿减轻,恢复正常呼吸。

(2)患儿体温维持在正常范围,呼吸通畅。

(二)家长方面

(1)能说出家庭护理知识。

(2)知道何时复诊。

十一、预防

加强体育锻炼,增强体质,预防各种呼吸道疾病。

第六节 急性支气管炎

急性支气管炎(acute bronchitis)是婴幼儿时期发病最多,较重常继发于上呼吸道感染,并为麻疹、百日咳、白喉、伤寒及其他急性传染病的一种临床表现。

一、病因

急性感染性支气管炎,多流行于冬季,常为急性上呼吸道感染的一部分。可发生于普通感冒或鼻咽,喉及气管、支气管树的其他病毒感染之后,常伴发继发性细菌感染。引起急性支气管炎的病毒包括腺病毒,冠状病毒,流感病毒 A 和 B,副流感病毒,呼吸道合胞病毒,柯萨奇病毒 A21,鼻病毒和引起风疹和麻疹的病毒。肺炎支原体、百日咳杆菌和肺炎衣原体也可引起急性感染性支气管炎,常见于年轻成人。营养不良和接触空气中的污染物是诱发因素。有慢性支气管肺疾病的患者支气管清除机制受损,常反复发生支气管炎。复发还可能与慢性鼻窦炎、支气管扩张症、支气管肺过敏或 COPD 及儿童的扁桃体增大和腺体样增殖体有关。

急性刺激性支气管炎的致病因素可能有各种矿物植物粉尘;强酸,氨,某些挥发性有机溶剂,氯,硫化氢,二氧化硫或溴化物的气味;环境刺激物臭氧和二氧化氮或吸烟草制品。

咳嗽变异型哮喘,这类哮喘的支气管收缩程度不足以引起显著的哮鸣音,其原因可能是有特应性体质的人吸入过敏原,或在气道高反应性相对轻微时慢性接触刺激物。其处理与普通哮喘相似。

二、流行病学

(1)多见于婴幼儿,小儿也可发病。

(2)常发生在冬季、春季。

(3)经飞沫传染。

三、临床表现

急性感染性支气管炎往往先有急性上呼吸道感染的症状:流涕,不适,寒战,低热,背部和肌肉疼痛以及咽喉痛。剧烈咳嗽的出现通常是支气管炎出现的信号,开始时干咳无痰,但几小时或几天后出现少量黏痰,稍后出现较多的黏液或黏液脓性痰,明显的脓痰提示多重细菌感染。有些患儿有烧灼样胸骨后痛,咳嗽时加重。在无并发症的严重病例,发热 38.3~38.8℃可持续3~5天。随后急性症状消失(尽管咳嗽可继续数周)。持续发热提示合并肺炎。可发生继发于气道阻塞的呼吸困难。

无合并症的急性支气管炎几乎无肺部体征。可能闻及散在的高音调或低音调干啰音,偶然在肺底部闻及捻发音或湿啰音。尤其在咳嗽后,常可闻及哮鸣音。持续存在的胸部局部体征提示支气管肺炎的发生。

严重并发症通常仅见于有慢性呼吸道疾病的患儿。这些患儿的急性支气管炎可致严重的血气异常(急性呼吸衰竭)。

四、诊断

体检可闻及中等湿啰音散在下胸部。咳出

分泌物后,啰音暂时减少,偶因支气管内积痰太多,呼吸音减低,咳出痰后,呼吸音恢复正常。重症支气管炎与肺炎早期难以鉴别。

五、治疗

主要是控制感染和对症治疗。

（一）控制感染

年幼体弱儿或有发热、痰多而黄,考虑为细菌感染时使用抗生素。

（二）对症治疗

一般不用镇咳剂,以免抑制咳嗽反射,影响痰液咳出。喘息者可进行超声雾化吸入,喘息严重时可加用全身激素。

六、护理评估

（一）健康史

询问患儿上呼吸道感染史,目前有无发热、咳嗽、流涕、鼻塞等症状。

（二）身体状况

观察咳嗽性质、痰液的颜色、痰量及黏稠度,有无高热、惊厥史。

（三）社会状况

了解患儿及家长的心理状况,对本病病因、性质、护理、预后知识的了解程度。

七、护理诊断

（一）患儿方面

1. 体温过高　与支气管黏膜感染有关。

2. 清理呼吸道无效　与支气管内分泌物增多及年幼体弱不能主动排痰有关。

3. 气体交换受损　与痰多、咳嗽无力有关。

（二）家长方面

1. 知识缺乏　缺乏疾病相关知识与缺乏特定知识来源有关。

2. 焦虑　与患儿咳嗽、体温增高有关。

八、预期目标

（一）患儿方面

（1）患儿体温维持在正常范围。

（2）保持呼吸道通畅,减轻呼吸道不适症状。

（二）家长方面

（1）家长能知晓疾病的理论知识、主要治疗及高热护理方法。

（2）家长能观察患儿的病情变化,知晓预防措施和复诊时间。

九、护理措施

（一）患儿方面

1. 休息　患儿应注意卧床休息,室内保持适宜温、湿度。

2. 保证营养　给予营养丰富易消化食物,发热期间进食流质或半流质。婴儿奶后给予侧卧位。

3. 保持口腔清洁　由于患儿发热、咳嗽、痰多,咳嗽剧烈时可引起呕吐,故要注意保持口腔清洁,以增加舒适感,增进食欲。婴幼儿在进食后喂适量白开水,以清洁口腔。年长儿在晨起、餐后、睡前漱洗口腔。

4. 对症护理　咳嗽严重患儿适当应用镇静剂及止咳平喘药。体温>38.5℃可采取物理降温和药物降温措施,防止发生惊厥。病情较重患儿,炎症所致黏液腺分泌增多,纤毛上皮遭到不同程度的损伤或破坏,使痰液排出困难,潴留于支气管内影响通气时采取超声雾化吸入,拍背吸痰,保持呼吸道通畅。咳喘症状显著者给予氧气吸入。

（二）家长方面

（1）向家长解释急性支气管炎的病因、治疗过程的基本原理和结果。

（2）告知所使用药物的作用、副作用、剂量和方法。

（3）告知家长高热及咳嗽的护理方法。

（4）告知家长此病的预防事项。

十、效果评价

（一）患儿方面

（1）患儿炎症控制,恢复正常呼吸功能。

（2）患儿体温维持在正常范围。

（二）家长方面

（1）能说出家庭护理知识。

（2）知道何时复诊。

第七节　急性细支气管炎

急性细支气管炎是一种婴儿常见的呼吸道感染,是一种特殊类型肺炎。是由一种由病毒侵入整个呼吸道的炎症,细支气管(肺部最细的空气管道)受其影响最大,细支气管的黏膜因发炎而肿胀,加上分泌物,细支气管管腔阻塞严重,呼吸困难。

一、病因

起病的病毒之中以呼吸道融合病毒(RSV)为数最多(约70%～85%),其他如副流行性感冒病毒、流行性感冒病毒、腺病毒、鼻病毒及腮腺炎病毒等也有。双重病毒感染或合并其他病菌亦不少(约5%～10%)。

二、流行病学

(1) 通常发生于2～12个月年龄群的婴儿。
(2) 很少发生在2岁以后,多见6个月的婴儿。
(3) 常发生在冬季、春季。
(4) 经飞沫传染。

三、临床表现

早期通常先有3～5天的咳嗽、流涕、低度发烧,咳嗽和发作性呼吸困难,咳嗽似百日咳,发热高低不等,呕吐、喘憋较重,有明显鼻扇"三凹征",重症患儿可出现梗阻性肺气肿,面色苍白及发绀。呼吸增快,脉搏快而细。叩诊鼓音,喘憋稍缓解时才听到中湿啰音。喘鸣音明显,偶有笛音等干啰音。部分患儿出现脱水和代谢性酸中毒。少部分患儿可能有结膜炎、咽喉炎或中耳炎。患有慢性肺疾病、严重的神经缺陷、多种先天异常、先天性心脏病、免疫缺陷、早产儿及6周内婴儿有较高之危险性。有些病童可多次罹患此病;有些更可因此造成以后气管的敏感化——气喘。而咳嗽可能持续3～4周。

四、诊断

患儿年龄小,在发病初期出现明显的发作性喘憋,X线检查见小的点片状阴影,肺纹理粗厚,肺泡有明显受累。X线检查在初期出现明显肺水肿助于诊断。本病需与支气管哮喘、百日咳、充血性心力衰竭等疾病鉴别。

五、治疗

主要以对症治疗为主,缺氧、喘憋者及时给氧,雾化吸入,拍背吸痰。发作时用异丙嗪缓解支气管痉挛。静脉点滴加入氢化可的松5～8 mg/kg数小时内输入。喘憋严重者静注5%碳酸氢钠3～5 ml/kg,效果显著。根据血气分析补充液体,个别严重呼吸衰竭病例进行气管插管及应用加压人工呼吸,出现心力衰竭用洋地黄类药物。中医治疗效果较好,隔离条件差者,适当应用抗生素控制感染。

六、护理评估

(一) 健康史
询问患儿上呼吸道感染史,目前有无发热、咳嗽、流涕、鼻塞等症状。
(二) 身体状况
观察咳嗽性质、痰液的颜色、痰量及黏稠度,有无高热、惊厥史。患儿有无哮喘、呼吸困难、喘憋等症状。
(三) 社会状况
了解患儿及家长的心理状况,对本病病因、性质、护理、预后知识的了解程度。

七、护理诊断

(一) 患儿方面
1. 气体交换障碍　与换气和灌流不平衡有关。
2. 清理呼吸道无效　与气管支气管的感染、阻塞及分泌物有关。
3. 有体液不足的危险　与呼吸困难引起的不显性水分丧失有关。
(二) 家长方面
1. 知识缺乏　缺乏疾病相关知识与缺乏特定知识来源有关。
2. 焦虑　与患儿咳嗽、哮喘有关。

八、预期目标

(一) 患儿方面

(1) 患儿体温维持在正常范围。

(2) 保持呼吸道通畅,减轻呼吸道不适症状。

(二) 家长方面

(1) 家长能知晓疾病的理论知识、主要治疗及高热护理方法。

(2) 家长能观察患儿的病情变化,知晓预防措施和复诊时间。

九、护理措施

(一) 患儿方面

1. 环境　防止院内医源性交叉感染,做好呼吸道隔离。病室空气新鲜,定时通风,阳光充足,保持室温 20~22℃,维持相对湿度在 55%~60%,每天 1~2 次紫外线照射进行病室空气消毒,地面用含氯消毒液擦地每天 2~3 次。

2. 保持呼吸道通畅　采取半卧位,随时吸出呼吸道分泌物,并给予雾化吸入。

3. 对症护理　有高热者,早期首选物理降温,其次药物降温。持续烦躁不安,按医嘱给镇静剂,如复方氯丙嗪、地西泮肌注或静脉推注,水合氯醛灌肠等。

喘憋严重者给适量氧气吸入,定时做超声雾化吸入,加用止咳、化痰、平喘药。

4. 病情观察　根据本病年龄小的特点应更加密切观察病情变化。如呼吸困难发展较快,出现发作性喘憋时,及时给予适当浓度的氧气吸入。特别要注意保持呼吸道通畅。注意观察呼吸次数,脉搏细数,面色苍白及发绀等。家族史中有变态反应患儿,患儿反复发生喘憋但不发热,皮下注射小量肾上腺素后迅速见效,有可能是支气管哮喘。部分患儿可发生严重脱水,在小婴儿中还可能有代谢性酸中毒。重度喘憋可有二氧化碳潴留,动脉血氧分压下降,出现呼吸性酸中毒。

(二) 家长方面

(1) 向家长解释急性细支气管炎的病因、治疗过程的基本原理和结果。

(2) 告知所使用药物的作用、副作用、剂量和方法。

(3) 告知家长高热及咳嗽的护理方法。

(4) 告知家长此病的预防事项。

十、效果评价

(一) 患儿方面

(1) 患儿炎症控制,恢复正常呼吸功能。

(2) 患儿体温维持在正常范围。

(二) 家长方面

(1) 能说出家庭护理知识。

(2) 知道何时复诊。

第八节　肺　炎

肺炎(pneumonia)是儿科常见的疾病,尤其多见于婴幼儿,重症肺炎是婴幼儿时期主要死亡原因之一。它是由不同病原体或其他因素所引起的肺部炎症,以发热、咳嗽、气促、呼吸困难及肺部固定湿啰音为共同临床表现,婴幼儿以急性支气管肺炎为多见。

目前临床常以病理、病原、病情及病程分类。① 病理分类主要包括大叶性肺炎、小叶性肺炎、间质性肺炎、毛细支气管性肺炎,其中支气管性肺炎最多见。② 病原体分类主要包括细菌性肺炎、病毒性肺炎、支原体性肺炎、衣原体性肺炎、真菌性肺炎、原虫性肺炎及非感染因素引起的肺炎。③ 按病程肺炎可分为急性肺炎(病程 1 个月内)、迁延性肺炎(病程在 1~3 个月)或慢性肺炎(病程超过 3 个月)。

近年来,从病原性和抗生素合理使用角度,将小儿肺炎分为社区获得性肺炎和院内获得性肺炎。

一、病因

(一) 病毒

病毒是本病发生的主要病原体,主要为腺病毒、合胞病毒、副流感病毒、流感病毒、轮状病毒等。

(二) 细菌

引起支气管肺炎的细菌很多,多继发于病毒感染,亦有原发即为细菌感染者。常见的细菌自肺炎双球菌、金黄色葡萄球菌、溶血性链球菌、大肠杆菌等，流感杆菌亦可致肺炎，其他细菌感染少见。

(三) 其他病原

肺炎支原体肺炎多见于年长儿，而霉菌性肺炎多见于长期滥用抗生素、肾上腺皮质激素的婴幼儿、营养不良患儿。

(四) 诱发因素

若室内居住拥挤、通风不良、空气污浊、致呼吸微生物较多，容易发生肺炎。

二、病理生理变化

肺炎时由于通气障碍和病原体的毒素作用。可造成缺氧及中毒症状，如发热、低氧血症、酸中毒、嗜睡、昏迷、惊厥，重症可发生循环衰竭和呼吸衰竭。

三、临床表现

(一) 轻型支气管肺炎

起病可急可缓、一般先有上呼吸道感染症状，但也可骤然发病。

1. 发热　大多数较高，在 39～40℃左右，不规则，热型不定，多呈弛张热型，婴幼儿患佝偻病、营养不良者体温可不高；新生儿患肺炎时，可出现体温不升。

2. 咳嗽　是本病的早期症状，开始为频繁的刺激性干咳，随之咽喉部出现痰鸣音，咳嗽时可伴有呕吐、呛奶。

3. 呼吸表浅增快　鼻扇，部分患儿口周、指甲轻度发绀。

4. 肺部体征　早期不明显，仅有呼吸音粗糙或呼吸音稍减低，数天后可闻及中、细湿啰音尤以细湿啰音为著，背部两肺底及脊柱旁较密集、深吸气末更为清楚。

除呼吸道症状外，患儿可伴有精神萎靡、烦躁不安、食欲不振、哆嗦、腹泻等全身症状。如治疗及时得当多在两周内恢复。

(二) 重型肺炎

除轻症肺炎之表现加重外，持续高热全身中毒症状严重，且伴有其他脏器功能损害。循环系统常出现心音低钝、心率增快(140～180/min)，肝脏短时间内增大，这是充血性心力衰竭的征象。神经系统症状常有烦躁不安或嗜睡，晚期可出现惊厥、脑膜刺激征。消化系统则表现为严重腹胀、吐咖啡色物、便血等。

四、分类

通常采用以下分类，因为可以选择适当的治疗药物，且能预估预后。

(一) 细菌性肺炎

常见为肺炎双球菌、葡萄球菌、β 族链球菌三种细菌性肺炎(表 6-2)。

表 6-2　三种细菌性肺炎的比较

项目＼分类	肺炎双球菌性肺炎	葡萄球菌性肺炎	链球菌性肺炎
流行病学	1. 致病菌为肺炎双球菌，病变包括大叶肺炎 2. 是婴儿常见之细菌性肺炎，主要发生在 4 岁以下 3. 以冬春两季常见	1. 致病菌为金黄色葡萄球菌，病变包括支气管肺炎 2. 仅次于肺炎双球菌性肺炎，主要发生 2 岁以下 3. 以冬天常见 4. 常有葡萄球菌性皮肤病的病史 5. 经常由医院内的交叉感染引起	1. 致病菌为 β 族溶血性链球菌。包括气管炎、细支气管炎及间质性肺炎 2. 是少见的细菌性肺炎，主要发生在 3～5 岁
病理变化	主要发生在肺叶，炎症反应有四个时期：充血期、红色肝样化期、灰色肝样化期及消解期	1. 局部的多发性脓肿及液体形成 2. 支气管黏膜坏死及脱落 3. 脓胸(局限一处)、脓气胸	肺叶及肺小叶有炎症反应，同肺炎双球菌性肺炎

续 表

项目＼分类	肺炎双球菌性肺炎	葡萄球菌性肺炎	链球菌性肺炎
临床表现	1. 突然发作,病程较短,常见急性病容 2. 发热 39.4～40℃(持续型常见) 3. 干咳→有痰→有血丝 4. 常有胸痛,患侧有压迫感 5. 呼吸有喉鸣音且较浅较快 6. 听诊则两侧有啰音	1. 逐渐发生或突然发生 2. 鼻分泌物、咳嗽 3. 腹胀、脸色苍白、发绀、休克 4. 渐进性的呼吸困难,呼吸有咕噜音 5. 听诊有浊音及沙哑、水泡状之捻发音	1. 突然发病,但也可能没有生病的象征 2. 发高烧、寒战 3. 咳嗽加剧 4. 呼吸困难 5. 胸膜疼痛 6. 听诊有单侧性水泡音
诊断	1. X线片可见大叶受侵 2. 痰液、鼻咽分泌物、血液培养(＋) 3. 白细胞数目:20 000～30 000个/ml,以多形核白细胞为主	1. X线片可见斑块及脓疡 2. 痰液、肺内液、肺抽出液培养(＋) 3. 白细胞数目:15 000～20 000个/ml,不成熟的增加	1. X线片可见斑块或扩散性浸润形 2. 多形核白细胞增加 3. 红细胞沉降速率(ESR)增加 4. 呼吸道分泌物及脓胸积液的培养(＋)
治疗	1. 青霉素为最佳药物,治疗期限7～10天(治疗24小时后开始消解) 2. 晚期患儿给予对症治疗	1. 抗生素治疗 2. 脓胸者予胸腔引流	1. 青霉素为最佳药物 2. 有的可自然痊愈

(二) 非细菌性肺炎

分为病毒性肺炎、霉菌性肺炎(分枝杆菌肺炎)、吸入性肺炎等(表6-3)。

表6-3 三种非细菌性肺炎的比较

项目＼分类	霉菌性肺炎	病毒性肺炎	吸入性肺炎
流行病学	1. 致病菌为霉菌,是为原发性非典型性肺炎,包括大叶肺炎 2. 常发生年龄为5～15岁 3. 以秋末、初冬常见 4. 拥挤的家庭较易感染	1. 致病菌为呼吸道合胞病毒、腺病毒及副流行性感冒病毒 2. 包括了细支气管炎、细支气管周围炎及间质性肺炎 3. 常发生年龄2岁以下 4. 以冬春两季常见 5. 男性多于女性	1. 致病因素为吸入食物、呕吐物、脂质、粉剂、溶剂等 2. 常见为右上叶或右支气管肺炎 3. 任何年龄均可发生,但以1～3岁最常见
病理变化	下叶支气管周围有浸润现象	细支气管坏死及气管的阻塞而造成肺气肿	肺组织的发炎→慢性纤维化增生→多发性局部结节
临床表现	1. 不知不觉的发作,病程较长 2. 轻微发热 3. 刺激性咳嗽,有无痰→黏液→脓或血丝 4. 喉头疼痛 5. 听诊有单侧性的捻发音	1. 发作慢,病程长 2. 体温不稳定:37.2～40℃ 3. 咳嗽:无痰而紧的咳嗽 4. 胸痛 5. 呼吸加速 6. 严重发绀	1. 症状根据阻塞的程度和异物性质而定 2. 闭气、气喘、咳嗽 3. 喉支气管阻塞则出现呼吸困难及吸气性喘鸣
诊断	1. X线片:可见下叶支气管周围有浸润 2. 补体固定试验增加 3. 痰液之培养(＋)	1. X线片:可见下叶支气管周围有浸润 2. 鼻咽分泌物培养(～) 3. 特定性抗生素比价升高	1. 家属或患儿的主诉,吞入异物 2. 临床症状
治疗	1. 红霉素 2. 四环霉素 3. 支持疗法	1. 支持疗法 2. 抗生素以防继发性的感染 3. 预后佳	依症状而处理

五、细菌性与非细菌性肺炎比较

　　肺炎的症状有发热(可能合并畏寒)、咳嗽(可能有痰)、胸痛(可能合并腹痛或头痛)、气促或呼吸困难等。一般而言,病毒性肺炎症状较细菌性肺炎轻,在临床上区分两者并非易事,仅列举细菌性与非细菌性肺炎间的差异(表6-4)。

表6-4　细菌性与非细菌性肺炎的比较

分类 临床表征	细菌性肺炎	非细菌性肺炎
发作情形	突发	渐进
咳嗽	含痰(化脓性或血性)	少痰或无痰
肋膜炎	常见	罕见
X线片与病理变化比较	一致	偶尔不一致
白细胞数目	>15 000个/ml 中性粒细胞增加	>15 000个/ml 单性白细胞增加
痰培养与细菌检查	可见中性粒细胞或有致病细菌	可见单核白细胞,无细菌
血清学检查	无益于诊断	可有血清冷凝集试验协助诊断

六、护理评估

(一) 健康史

　　询问患儿发病情况,既往有无反复呼吸道感染现象,了解患儿发育情况以及发病前有无原发疾病如麻疹、百日咳等。

(二) 身体状况

　　观察患儿有无发热、咳嗽、气促、端坐呼吸、鼻翼扇动、"三凹征"、唇周发绀及肺部啰音等症状和体征。观察痰液的颜色、性状、量、气味以及咳嗽的有效性。观察有无循环、神经、消化系统受累的临床表现。了解X线片、病原学及外周血验检结果。

(三) 社会状况

　　了解患儿及家长的心理状况,对本病病因、性质、护理、预后知识的了解程度。

七、护理诊断

(一) 患儿方面

　　1. 气体交换受损　与肺部炎症有关。

　　2. 清理呼吸道无效　与呼吸道分泌物过多,痰液黏稠和年幼体弱无力排痰有关。

　　3. 体温过高　与感染有关。

　　4. 低效性呼吸型态　与呼吸道分泌物增多,支气管黏膜充血、水肿有关。

　　5. 潜在并发症

　　(1) 心力衰竭:与肺动脉高压和中毒性心肌炎有关。

　　(2) 中毒性脑病:与缺氧和二氧化碳潴留及病原体毒素有关。

　　(3) 中毒性肠麻痹:与毒血症和严重缺氧有关。

　　(4) 脓胸、脓气胸、肺大泡:与化脓菌的侵袭有关。

(二) 家长方面

　　1. 知识缺乏　缺乏疾病相关知识,与缺乏特定知识来源有关。

　　2. 焦虑　与担心患儿病情有关。

八、预期目标

(一) 患儿方面

　　(1) 显示呼吸困难程度减低,生命体征正常,皮肤颜色正常。

　　(2) 显示正常的体温,较大患儿能口头表示舒适。

　　(3) 维持适当的水分与营养。

　　(4) 维持正常的睡眠形态和休息。

(二) 家长方面

　　(1) 能说出基本的诱因、治疗的基本原理及再次复发的潜在因素。

　　(2) 能说出具体应报告医生的症状,如发热、咳嗽、呼吸困难等。

　　(3) 能讨论如何避免复发。

　　(4) 能列出所使用药物的作用、副作用、剂量和方法。

　　(5) 能复述何时需要复诊。

九、护理措施

(一) 患儿方面

　　1. 休息　保持并使环境清洁、舒适、宁静,空气新鲜,室温18~22℃、湿度55%~60%为宜,是患儿能安静卧床休息,以减少氧气消耗,减轻缺氧。

2. 氧疗法 气促、发绀的患儿应给予鼻导管或面罩供养,有助于改善低氧血症;呼吸衰竭的患儿,在面罩和鼻导管给氧仍不能纠正低氧血症时,可考虑给予机械通气。定时评估治疗效果并记录。

3. 生命体征和呼吸窘迫程度 密切监测生命体征和呼吸窘迫程度,以了解疾病的发展情况。按医嘱使用抗生素治疗,重症一般采取静脉给药,注意观察治疗效果和有无不良反应。

4. 保持呼吸道通畅 帮助患儿取合适的体位,抬高床头,以利于呼吸运动和上呼吸道分泌物的派出;帮助清除呼吸道分泌物,指导和鼓励患儿进行有效的咳嗽,排痰前协助转换体位做体位引流。可五指并拢、稍向内合掌成空心状,由下而上、由外向内地轻叩背部,边拍边鼓励患儿咳嗽,以促使肺泡和呼吸道的分泌物借助重力和震动而易于排出;还可采用超声雾化吸入疗法使痰液变稀薄而利于咳出。

5. 监测体温 患儿发热时每 2～4 小时监测 1 次体温,除按医嘱给予口服退热药外,可给予温水擦浴或者头置冰枕以降低体温。

6. 营养和水分的补充 供给患儿高热量、高蛋白质、高维生素而又较清淡、易消化的半流质、流质,防止蛋白质和热量不足而影响身体的恢复,要多饮水,摄入足够的水分可防止发热导致的脱水并保证呼吸道黏膜的湿润和黏膜的修复,增加纤毛运动的能力,避免分泌物干结影响痰液排出。另一方面,静脉输液时应严格控制液体滴注速度,保持匀速滴入,防止加重心脏负担,诱发心力衰竭,对重症患儿应记录出入水量。

7. 警惕并发症发生 严密观察患儿,及时发现病情变化,并协助医师共同处理并发症。

如果患儿出现烦躁不安、面色苍白、气喘加剧并有心率加速(＞160～180 次/min),以及肝脏在短时间内急剧增大,此为心力衰竭的表现,应及时报告医师,并限制输液速度,准备强心、利尿药物,以便及时应用。若患儿口吐粉红色泡沫痰,则为肺水肿的表现,可给患儿吸入经 20％～30％乙醇溶液湿化的氧气,乙醇溶液能降低泡沫的表面张力,使泡沫破裂消散,以改善肺泡气体交换,迅速减轻缺氧症状。但每次吸入不宜超过 20 分钟。

应密切观察神志情况、瞳孔的变化和肌张力等,若有烦躁和嗜睡、惊厥、昏迷、呼吸不规则、肌张力增高等颅内高压表现时应考虑中毒性脑病的可能,需立即与医师一同进行抢救。

观察腹胀、肠鸣音是否减弱或消失,是否有便血,以便及时发现中毒性肠麻痹,必要时给予禁食、胃肠减压,或使用新斯的明皮下注射。

注意有无突然憋气、呼吸困难加重,检查气管是否居中、两侧胸廓运动是否对称、胸壁有无皮下气肿,叩诊是否为过清音或浊音,呼吸音有无降低或消失,如疑为气胸、脓胸,应及时通知医师进行相应处理。

(二) 家长方面

(1) 向家长解释肺炎的病原、治疗过程的基本原理和结果。

(2) 告知所使用药物的作用、副作用、剂量和方法。

(3) 让家长参与协助患儿多休息及提供护理和舒适的措施。

(4) 告知家长此病无绝对预防方法,但是充足的营养、适当的休息、好的护理对所有患儿有益,尤其是早产儿或虚弱的患儿,更要有完善的护理,小心喂食,避免食物进入呼吸道,同时注意避免接触呼吸道感染的患儿和易引起感染的病原。

(5) 与家长核对有关复查的信息。

十、效果评价

(一) 患儿方面

(1) 无发热。

(2) 能执行每天的日常活动而没有呼吸困难的现象。

(3) 能摄取足够的食物和水分。

(二) 家长方面

(1) 能说出家庭护理知识。

(2) 知道何时复查。

十一、预防

指导家长平时加强患儿营养、增强体质的知

识,开展户外活动,进行体格锻炼。教育患儿养成良好的个人卫生习惯。易患呼吸道感染的患儿,在寒冷季节或气候骤变外出时,应注意保暖,避免着凉;少到人多的公共场合,避免交叉感染;患有营养不良、佝偻病、营养性贫血及先天性心脏病的患儿应及时进行相应治疗,有利于增强抵抗力,减少呼吸道感染的发病。

第九节　支气管哮喘

支气管哮喘(bronchial asthma)是由多种细胞(如嗜酸性粒细胞、肥大细胞、T淋巴细胞、中性粒细胞及气道细胞等)和细胞组分共同参与的气道慢性炎症性疾患。这种慢性炎症导致气道高反应性,当接触多种刺激因素时,气道发生阻塞和气流受限,出现反复发作的喘息、气促、胸闷、咳嗽等症状,常在夜间和(或)清晨发作或加剧,多数患儿可经治疗缓解或自行缓解。

一、病因与诱发因素

致病因素是多方面的,包括患儿的特异性体质和引起变态反应的过敏原。常见致病因素有以下几种。

(一) 过敏原

1. 呼吸道感染　主要是病毒感染,如呼吸道合胞病毒、腺病毒、流感病毒、副流感病毒等。此外,还可见支原体、衣原体及细菌感染。

2. 吸入物　如花粉、灰尘、尘螨、烟雾、真菌等。

3. 食物　异类蛋白的摄入,如鱼、虾、蛋、奶等。

(二) 过敏体质

一般认为本病属多基因遗传,在特应性家族的成员中,其气道高反应性普遍增加,父母有气道高反应性的,则子女哮喘发病率明显增高。患儿多有其他过敏病史,如湿疹、荨麻疹、血管神经性水肿等。

(三) 其他

冷空气刺激、情绪激动、运动、某些药物如阿司匹林均可诱发哮喘。

目前认为它的发病机制较为复杂,是一种多因素、多种细胞相互作用的慢性炎症性疾病,患儿的气道反应性增高许多倍,轻微的刺激因素即可引起强烈广泛的支气管收缩而引起哮喘。

二、病理变化

在哮喘发作时,黏液性分泌物增多,并形成黏液栓子加上呼吸道黏膜苍白、水肿;小支气管和毛细支气管的平滑肌发生痉挛,使管腔变小,气道阻力增加出现哮喘。近年来观察到在哮喘发作时,肺动脉压力增高,伴有血管狭窄,可能与肺内微循环障碍有关。

三、临床表现

一般在哮喘发作前1~2天有呼吸道感染,年长儿起病急,常在夜间发作。发作时烦躁不安,出现呼吸困难,以呼气时困难为主,不能平卧,坐起耸肩喘息,面色苍白,鼻翼扇动,口唇指甲发绀,出冷汗,面容非常惶恐。咳嗽剧烈,干咳后排出黏痰液。听诊有干、湿啰音。白细胞总数增多等。

发作初期无呼吸困难,自觉胸部不适,不易深呼吸、哮鸣音有或无。慢性病症状为身材矮小而瘦弱,显示肺气肿的病态。

四、分期与病情严重程度评估

(一) 哮喘的分期

为了便于规范化治疗和管理,根据患儿临床表现和肺功能,将哮喘全过程划分为急性发作期、慢性持续期及临床缓解期。临床缓解期是指哮喘患儿症状、体征消失,FEV_1或PEF$\geqslant$80%预计值,并维持4周以上。

(二) 哮喘病情严重程度评估

可分为三部分。

1. 患儿病情严重程度　包括新发生的哮喘患儿和既往已经被诊断为哮喘而长时间为规范应用药物治疗的患儿。一般根据治疗开始前1个月内喘息发作的频率、程度、肺功能情况进行评估,分为4级(表6-5)。

表 6-5 哮喘病情严重程度分级的判断指标

级　别	日间症状	夜间症状	FEV₁ 或 PEF 占预计值(%)	PEF 变异率(%)
一级 (轻度间歇)	<1 次/周,发作间歇无症状	≦2 次/月	≧80	<20
二级 (轻度持续)	≧1 次/周,但不每天有症状,发作时可能影响活动	>2 次/月	≧80	20~30
三级 (中度持续)	每天有症状,影响活动	>1 次/周	60~80	>30
四级 (重度持续)	持续有症状,体力活动受限	频繁	≦60	>30

2. 规范化治疗期间患儿病情严重程度评估　当患儿已经处于规范化治疗期间(一般 1 个月),对病情控制不理想的患儿应重新进行哮喘病情严重程度的评估,根据其目前病情的严重程度和治疗前的级别诊断进行综合判断,确定患儿病情的实际严重级别,以指导下一步的治疗(表 6-6)。

表 6-6 规范化治疗后哮喘严重度及重新综合判断级别的原则

治疗前判定的病情级别	治疗后病情严重程度			
	轻度间歇	轻度持续	中度持续	重度持续
轻度间歇	轻度间歇或持续	轻度持续	中度持续	重度持续
轻度持续	轻度持续	中度持续	重度持续	重度持续
中度持续	中度持续	重度持续	重度持续	重度持续

3. 哮喘急性发作时病情严重程度评估　哮喘急性发作是指喘息、气促、胸闷、咳嗽等症状突然发生,或在慢性炎症的基础上突然加剧,以 FEV₁ 或 PEF 下降为特征,重症出现低氧血症或 CO_2 潴留。病情轻重、进展、持续时间不一,重者可在数分钟内危及生命。应对病情作出及时和全面的评估,以便迅速给予有效的个体化治疗(表 6-7)。

表 6-7 哮喘急性发作期分度的诊断标准

临床特点	轻　度	中　度	重　度	危重度
气促	走路时	稍事活动时	休息时	
体位	可平卧	喜坐位	前弓位	
讲话能力	能成句	成短句	说单字	难以说话
精神意识	可能有焦虑、烦躁	时有焦虑、烦躁	焦虑、烦躁	嗜睡,意识模糊
出汗	无	轻微	大汗淋漓	
呼吸频率	轻度增加	增加	明显增加	减缓或暂停
辅助呼吸机制活动及三凹征	一般没有	通常有	通常有	胸腹反常运动
哮鸣音	散在,常在呼气末出现	响亮、弥漫	响亮、弥漫	减弱乃至消失
脉搏(次/min)(>8 岁)	<100	100~120	>120	减慢或不规则
吸入速效 β₂ 受体激动剂后 PEF 占正常预计值或本人最佳值的百分数(%)	>80	60~80	<60 或 β₂ 受体激动剂作用持续时间<2 小时	
PaO_2(吸空气,kPa)	正常	>8.0	<8.0 可能有呼吸衰竭	
$PaCO_2$(kPa)	<6.0	<6.0	>6.0	
SaO_2(吸入空气)	>0.95	0.91~0.95	<0.90	
pH				降低

五、治疗

治疗应越早越好,要坚持长期、持续、规范、个体化治疗原则,治疗包括发作期快速缓解症状,抗炎,平喘;缓解期防止症状加重或反复,抗炎,降低气道高反应性、防止气道重塑、避免触发因素、做好自我管理。

(一)去除病因

避免接触过敏原,去除各种诱发因素,积极治疗和清除感染病灶。

（二）控制发作

解痉和抗炎治疗,用药物缓解支气管痉挛,减轻气道黏膜水肿和炎症,减少黏痰分泌。

1. 支气管扩张剂

(1) β肾上腺素能受体兴奋剂:可刺激β肾上腺素能受体,诱发 cAMP 的产生,使支气管平滑肌松弛和肥大细胞膜稳定。常用药物有沙丁胺醇（salbutamol,舒喘灵）、特布他林（terbutaline,喘康速）、克仑特罗（clenbuterol,氨喘素）。可采用吸入、口服等方法给药,其中吸入治疗具有用量少、起效快、副作用少等优点,则是首选的药物治疗方法。

(2) 茶碱类药物:具有解除支气管痉挛,抗炎,抑制肥大细胞和嗜碱性粒细胞脱颗粒及刺激儿茶酚胺释放等作用,常用氨茶碱、缓释茶碱等。

(3) 抗胆碱药物:抑制迷走神经释入乙酰胆碱,使呼吸道平滑肌松弛。常用异丙托溴铵（ipratropine）。

2. 肾上腺皮激素　能增 cAMP 的合成,阻止白三烯等介质的释放,预防和抑制气道炎症反应,降低气道反应性,是目前治疗哮喘最有效的药物。因长期使用可产生众多副作用,故应尽可能用吸入疗法,对重症或持续发作,或其他平喘药物难以控制的反复发作的患儿,可给予泼尼松口服,症状缓解后即停药。

3. 抗生素　疑伴呼吸道细菌感染时,同时选用抗生素。

（三）处理哮喘持续状态

1. 吸氧、补液、纠正酸中毒　可用 1/5 张含钠液纠正失水,防止痰液过黏成栓;用碳酸氢钠纠正酸中毒。

2. 静脉滴注糖皮质激素　早期、较大剂量应用氢化可的松或地塞米松等静脉滴注。

3. 应用支气管扩张剂　可用沙丁胺醇雾化吸入,氨茶碱静脉滴注,无效时给予沙丁胺醇静脉注射。

4. 静脉滴注异丙肾上腺素　经上述治疗无效时,试用异丙肾上腺素静脉滴注,直至 P_aO_2 及通气功能改善,或心率达 180～200 次/min 时停用。

5. 机械呼吸　指征为:① 严重的持续呼吸困难。② 呼吸音减弱,随之呼吸音消失。③ 呼吸肌过度疲劳而使胸部活动受限。④ 意识障碍,甚至昏迷。⑤ 吸入 40％氧气而发绀仍无改善,$P_aCO_2 \geq 8.6$ kPa（≥ 65 mmHg）。

六、哮喘的管理

1994 年在美国国立卫生研究院心肺血液研究所与世界卫生组织的共同努力下,共有 17 个国家的 30 多位专家组成小组,制定了关于哮喘管理和预防的全球策略,即全球哮喘防治创议,简称"创议"（Global Initiative for Asthma——GINA）。全球哮喘防治创议的创立主要是为了增强卫生工作者、公共卫生官员、普通公众等对哮喘的认识,以及通过全世界的协同努力加强哮喘的预防和管理。

（一）六部管理法

(1) 在哮喘管理中教育患儿,并与患儿建立伙伴关系。

(2) 评估和监测哮喘的严重度。

(3) 避免暴露危险因素。

(4) 制定小儿和成人哮喘长期管理的个体化的治疗方案。

(5) 制定哮喘发作时的个体化方案。

(6) 规定定期的随访治疗。

（二）哮喘成功管理的目标

(1) 最少或没有症状,包括夜间症状。

(2) 最少的哮喘发作。

(3) 没有因急诊去看病或去医院。

(4) 最低限度地需要缓解药物。

(5) 体力活动和运动不受限。

(6) 肺功能接近正常。

(7) 最少或没有药物副作用。

七、护理评估

（一）健康史

询问患儿发病情况,既往有无反复呼吸道感染史、过敏史、遗传史等。

（二）身体状况

观察患儿有无刺激性干咳、气促、哮鸣音、吸气困难等症状和体征。观察有无循环、神经系统受累的临床表现。了解 X 线、病原学及外周血检结果和肺功能检测报告、PEF值。

（三）社会状况

了解患儿及家长的心理状况,对本病病因、性质、护理、预后知识的了解程度。

八、护理诊断

（一）患儿方面

1. 低效性呼吸形态　与气道梗阻、支气管痉挛有关。

2. 活动无耐力　与缺氧有关。

3. 有体液不足的危险　与过度换气、肺蒸发水分过多和大量出汗有关。

（二）家长方面

1. 知识缺乏　缺乏疾病相关知识与缺乏特定知识来源有关。

2. 焦虑　与担心本病预后有关。

九、预期目标

（一）患儿方面

（1）患儿哮喘症状缓解,肺功能接近正常。

（2）患儿体力活动和运动不受限,情绪稳定。

（二）家长方面

（1）说出基本的诱因、治疗的基本原理及再次复发的潜在因素。

（2）说出具体应报告医生的症状,如哮喘的发作时间、持续时间。

（3）能讨论如何避免哮喘发作。

（4）能说出吸入药物的使用方法。

（5）能复述何时需要复诊。

十、护理措施

（一）患儿方面

1. 消除呼吸困难和维持气道通畅　患儿多有氧气吸入,发作时应给予吸氧,以减少无氧代谢,预防酸中毒。因给氧时间较长,氧气浓度以不超过40%为宜,用面罩雾化吸入氧气更为合适。有条件时应监测动脉血气分析,作为治疗效果的评价依据。可采取半卧位或坐位,使肺部扩张。还可采取体位引流以协助患儿排痰。

2. 药物治疗的护理　药物治疗对缓解呼吸困难和缺氧有重要意义,常使用支气管扩张剂,

如拟肾上腺素类、茶碱类和抗胆碱类药物。可采用吸入疗法,吸入治疗用量少、起效快、副作用小,是首选的治疗方法。吸入治疗时可嘱患儿在按压喷药于咽喉部的同时深吸气,然后闭口屏气10秒可获较好效果。也可采用口服、皮下注射和静脉滴注等方式给药。使用肾上腺能 β_2 受体激动剂时注意有无恶心、呕吐、心率加快等副作用。使用氨茶碱应注意有无心悸、惊厥、血压剧降等严重反应。

3. 哮喘持续状态的护理　哮喘持续状态危险性极大,应积极配合医生做好治疗工作。及时给予吸氧,保证液体入量,纠正酸碱平衡,还应迅速解除支气管平滑肌痉挛,可对肾上腺皮质激素、氨茶碱、β_2 受体激动剂吸入困难者静脉给药,如沙丁胺醇。亦可给予异丙肾上腺素,稀释后以初速每分钟 $0.1\ \mu g/kg$ 滴入,每 $15 \sim 20$ 分钟加倍,直到每分钟 $6\ \mu g/kg$,症状仍不缓解时,则可考虑气管切开机械通气。

4. 保证休息　过度的呼吸运动和低氧血症使患儿感到极度的疲乏,应保证病室安静、舒适清洁,尽可能集中进行互利以利于休息。哮喘发作时患儿会出现焦虑不安,护士应关心、安慰患儿,给予心理支持,尽量避免情绪激动。及时执行治疗措施,以缓解症状,解除恐惧心理,确保患儿安全、放松。护士应协助患儿的日常生活,患儿活动时如有气促、心率加快应让其卧床休息并给予持续吸氧。根据患儿逐渐增加活动量。

5. 密切观察病情　观察患儿的哮喘情况,如呼气性呼吸困难程度、呼吸加快和哮鸣音的情况,有无大量出汗、疲倦、发绀,患儿是否有烦躁不安、气喘加剧、心率加快,肝脏在短时间内急剧增大等情况,警惕心力衰竭和呼吸骤停等并发症的发生,还应警惕发生哮喘持续状态,若发生应立即吸氧并给予半卧位,协助医师共同抢救。

6. 哮喘间歇期的护理　协助医生制定和实施个体化治疗方案,通过各种方式宣教哮喘的基本知识,提高患儿经常就诊的自觉性及坚持长期治疗的依从性,从而减少严重哮喘的发生。

（二）家长方面

（1）家长解释哮喘的病原、治疗过程的基本原理和结果。

(2) 知道所使用药物的作用、副作用、剂量和吸入方法。

(3) 让家长参与协助患儿多休息及提供护理和舒适的措施。

(4) 告知家长避免患儿哮喘发作,学会使用峰速仪。

(5) 指导家长做好家庭内治疗管理和监测,同时注意患儿的生活环境,避免接触过敏原或触发因素。

十一、效果评价

(一) 患儿方面

(1) 患儿哮喘症状缓解,肺功能接近正常。

(2) 能执行每天的日常活动而没有呼吸困难的现象。

(3) 患儿能够正确的使用吸入药物。

(二) 家长方面

(1) 能说出哮喘具体症状,给予患儿做 PEF 测定。

(2) 能讨论如何避免哮喘发作,说出吸入药物的使用方法,知道复诊时间。

十二、预防

(1) 原因不明者应密切观察发作的诱因,寻找过敏原,协助病因治疗。平时多锻炼,增强体质,避免精神过度紧张,减少发作。

(2) 患儿发作时,家长不要惊慌,直到患儿进行腹式呼吸,正确使用气管扩张药物。平时协助患儿练习胸、腹式呼吸。

第十节　过敏原检测

支气管哮喘是多种炎症介质和细胞因子参与的慢性气道炎症,是一种变态反应性疾病。多种吸入性和食入性过敏原均可引起或诱发哮喘发作。全球哮喘防治战略方案(GINA)提出在支气管哮喘防治措施中尽可能避免与过敏原的接触,是哮喘防治措施的首要措施。

一、过敏原检测的必要性及其适应证

由于诊断技术的不断改善和致敏原种类的增多,变态反应性疾病的范畴正在逐渐扩大。变态反应性疾病的临床表现并不具有特异性,许多非过敏因素也可造成与变态反应相类似的反应。某些物质可以直接促使肥大细胞脱颗粒,引起临床上的假变态反应,因此,变态反应性疾病的病因诊断非常重要。一种过敏原可以引起不同的疾病,同一种疾病也可由不同的过敏原引起。变态反应性疾病的诊断包括非特异性诊断与特异性诊断。

前者指对一般变态反应性疾病作出临床通用的病名诊断,如特应性皮炎(AD)、荨麻疹;后者指病因诊断,即过敏原检测,明确具体致病物质即过敏原。过敏原检测在临床上主要达到 3 个目的,一是确定过敏原,二是排除某些过敏原在疾病中的作用,三是指导患儿采取特殊的避免接触过敏原的措施,并尝试进行特异性脱敏治疗。因此,对于可能与变态反应相关的和需要排除过敏原作用的疾病均应进行过敏原检测。大多数慢性荨麻疹的发作与常见过敏原无关,但在这些患者中也应进行过敏原检测,其目的是为了排除过敏原的致病作用。

二、过敏原检测的方法

过敏原检测的方法可分为体内和体外两种。体内试验主要是指各种皮肤试验,体外试验主要指血清 IgE 的测定。体内试验又大致可分为两种,即皮肤试验和激发试验。常用的皮肤试验有皮内试验(intradermal test, IT)、皮肤点刺试验(skin prick test, SPT)、斑贴试验(patch test)。其中皮内试验和皮肤点刺试验用于 I 型变态反应性疾病的过敏原检测,斑贴试验用于 N 型变态反应(如接触性皮炎)的过敏原检测。

(一) 皮肤点刺试验

SPT 实际上是一种特殊的皮内试验,其检测原理是给患者注入微量可疑过敏原,观察可能的风团和红晕反应。当检测食物过敏原时,可采用新鲜食物或水果榨汁的点刺方法。点刺的阳性标准是风团面积$>7 mm^2$或直径$>3 mm$。但由于不同个体对过敏原的反应差别较大,目前主张通过与阳性对照相比判断反应程度。在判断结果时,伴有红晕的风团更具有临床价值。由于 $1 g/L$ 浓度的组胺诱发的风团面积小,重复性

差,目前推荐的浓度为 10 g/L。具体分级标准为:风团反应大于阳性对照判为(＋＋＋＋);风团反应与阳性对照相同者判为(＋＋＋);风团反应为阳性对照的 2/3 判为(＋＋);风团反应为阳性对照的 1/3 判为(＋);无风团反应者判为(－)。由于 SPT 安全,易于操作,灵敏度高,临床相关性好,欧洲变态反应和临床免疫学协会(EAACI)推荐其为最佳体内诊断方法。

影响因素对于不同的过敏原,SPT 的诊断价值也不同。吸入性过敏原的诊断价值远高于食物过敏原。引起假阳性反应常见的原因有:① 点刺液的非特异性刺激。② 患者有皮肤划痕征等。引起假阴性反应的常见原因有:① 点刺液的抗原性低或失效。② 患者皮肤反应性差(如老年人)。③ 试验前曾服用过抗组胺药物。必须注意的是,SPT 前应停用相关药物,短效的抗组胺药(如氯苯那敏)停药时间应在 1～3 天,中效抗组胺药(如西替利嗪)需停药 3～5 天,长效抗组胺药(如阿司咪唑)则需停药 3 周以上。糖皮质激素对皮肤试验的迟发相有抑制作用。

分析结果时应注意的问题分析点刺试验结果必须结合病史和体检结果。判断的一般原则:皮肤试验阳性,临床上有该过敏原诱发过敏的病史,则提示其为疾病的致敏原。相反,病史阴性,皮试也阴性,基本可认为该过敏原与本病无关;如果皮试阴性,而确有过敏原诱发过敏的病史,在排除假阴性的前提下,推测这种反应是通过非 IgE 途径介导,可考虑作激发试验。如果皮试阳性,病史阴性,在排除假阳性的情况下,可考虑行 IgE 检测。无症状者出现皮试阳性时,应慎重解释。其可能一是假阳性,二是患者可能处于敏感状态,是未来发展为变态反应性疾病的危险因素。食物过敏原的测试结果远不如吸入过敏原可靠,必要时可进行排除激发试验或双盲安慰剂对照食物激发试验。

(二) 体外试验

体外试验为免疫化学测定,一般是检测血清中的 IgE。适用于:① 皮肤病变广泛,无法行皮试。② 有抗原诱发严重过敏反应史,皮试有一定危险者。③ 服抗组胺药后皮肤反应受抑制,皮试结果不准确。④ 该抗原不能做皮试,如化

工原料等。优点是抽血量少,痛苦小。随着 IgE 测定技术的完善,此项检测已日趋商品化。目前国内已出现多种检测系统,这些检测系统各有其特点,其中以 Uni-CAP 系统最有代表性,它的基本原理是放射性变应原吸附试验,此系统将过敏原吸附在一种称作 immuno CAP 的新型固体上,后者是装在小胶囊中的亲水性载体聚合物,由活化的纤维素衍生物合成,与变应原有极高的结合能力。CAP 系统具有优良的反应条件和较短的扩散距离,其结果具有高灵敏度、高特异性。目前可进行总 IgE、特异性 IgE 和 IgG 的体外定量检测。

1. 总 IgE 检测的意义 总 IgE 包括血清中的特异性 IgE 和非特异性 IgE。许多因素可以影响总 IgE 的水平,如遗传、年龄、种族、性别、吸烟、婴儿喂养方式、寄生虫等。总 IgE 测定虽然不能说明对何种物质过敏,但在鉴别过敏与非过敏的问题上有一定价值。资料显示,在变态反应性疾病中,78％的患者总 IgE 高于 110 kU/L,而非变态反应性疾病中 84％低于 25 kU/L,约有 20％～30％的变态反应性疾病患者特异性 IgE 高而总 IgE 正常。总 IgE 升高也可见于寄生虫感染,其他一些疾病如选择性 IgA 缺乏症、骨髓瘤、霍奇金淋巴瘤、肾病综合征、肝脏疾病等。所以总 IgE 高不等于过敏,相反过敏者不一定出现总 IgE 高。高 IgE 提示过敏的可能性大,这在患者皮试阴性时决定是否进行进一步检测时有意义。

2. 过敏原特异性 IgE(a llergensp ecificIg E, sIgE) 过敏患者的血清中存在着具有过敏原的 sIgE,如对牛奶过敏者则有针对牛奶过敏原的 sIgE,对尘螨过敏者则有针对尘螨的 sIgE,该抗体只能与该过敏原特异性结合。IgE 的测定在变态反应体外诊断中具有重要地位,其定量检测具有较高的可信度,特异性和敏感性在 85％～95％。sIgE 水平越高,与临床疾病的相关性越强。

3. 过敏原 sIgE 检测组合的应用 在许多过敏原检测系统中均有一定数量的单项过敏原 sIgE 检测,也有一定的组合。比如在 CAP 系统的 phadiatop(吸入物过敏原过筛试验),它包含

空气中90％以上的常见过敏原,如果出现阳性可提示对吸入物有过敏,可进一步进行详细检测,如果阴性则初步提示患者对常见的气源性过敏原(airborrne allergen)不过敏。这种方法的敏感性和特异性均可达90％左右,大大方便了临床筛查,并减轻了患者的经济负担。

(三) 过敏原激发试验

激发试验就是模拟自然途径,使过敏原进入人体,引起一次轻微的发病,严格地说,皮肤试验也属于激发试验的范畴。规范的激发试验才是最可靠的特异性诊断方法,但有时会给患者带来痛苦和危险,不能作为临床常规的检查方法,只有在非常必要时,在确保安全的情况下方可实施。因此,患有严重过敏性疾病者(如过敏性休克、哮喘)和在疾病发作期不宜进行激发试验。激发试验包括鼻黏膜激发试验、支气管激发试验、食物激发试验、药物激发试验和职业激发试验。如果病史(与接触过敏原相关的症状)与sIgE或皮肤点刺试验结果完全一致,则无必要进行过敏原激发试验。食物过敏的诊断不能仅仅依靠病史或皮肤试验,当病史与sIgE或皮肤点刺试验结果不完全符合时,应进行有控制性的禁食和食物激发试验。

(四) 特应性斑贴试验

研究显示,IgE介导的变态反应在AD的发病中起重要作用,AD皮损表皮朗格汉斯细胞(LC)表面有较多的FsRI表达,LC可能通过该受体摄取并处理过敏原,从而通过N型变态反应诱导AD发作或加重。近年来不少学者尝试应用特应性斑贴试验来确定过敏原对AD的作用,其基本方法与斑贴试验类似。将一定浓度的吸入或食物过敏原(如尘螨、牛奶等)在AD患者的背部正常皮肤进行斑贴,在48小时和72小时后观察可能出现的反应。如果LC上结合有sIgE,则可出现阳性反应;相反,如果仅有游离的IgE,而LC上无IgE结合,则可能出现APT阴性而体外RAST阳性的结果。因此,从理论上说APT比SPT和RAST更能说明变应原在AD中的作用。目前部分研究显示,APT在AD的阳性率较SPT和体外RAST高,并与病史有显著相关性,显示较高的临床诊断价值。但因APT的方法尚未标准化,不同研究者所用的变应原因来源、浓度、斑贴部位及观察时间的不同,其结果有一定差异。因此,APT的进一步应用有待上述方面的有效解决。

(五) 其他试验

目前国内用于过敏原的检测还有其他一些方法,如生物共振系统,但这些方法的特异性和准确性尚未得到肯定,其应用价值有待研究。还有一些较为复杂的试验主要用于研究,如嗜碱性粒细胞脱颗粒试验、嗜碱性粒细胞组胺释放试验等,但均不适用于临床,仅在药物变态反应等情况下用其进行试验。

三、过敏原检测的推荐程序

北京协和医院变态反应科张宏誉教授结合我国实际情况提出的过敏原特异性诊断程序如下:① 当临床病史非常典型或不适宜做皮试时,可直接进行过筛试验或sIgE检测。② 对大多数患者,在采集病史的基础上先做常规的吸入或食物过敏原皮肤试验,如果测试阳性,再对相应的过敏原做sIgE测定,如病史、皮试和sIgE均相符,则可确定过敏原。③ 如果皮试均阴性或结果不确定,可根据病情做总IgE、常见吸入性过敏原、常见食入性过敏原筛选,如果这些试验仍阴性,则可初步排除IgE介导的速发型变态反应。

第十一节　纤维支气管镜的护理

一、目的

通过纤维支气管镜经鼻、咽、喉到达气管、支气管深部,直视气管、肺内局部病变情况,不仅可以对肺先天性发育不良、局部阻塞性疾病、肺不张、急慢性肺部感染性疾病、咯血、哮喘、弥漫性肺实质病变等进行协助诊断,还可针对病变部位进行局部介入治疗,并且有助于胸外科手术方法的选择,决定手术切除范围,有效地提高肺部疾病的诊治水平。

二、适应证

(1) 性质不明的弥漫性肺病变,如浸润灶、肺不张、肿物等。

（2）急慢性肺部感染性疾病，如反复发作性肺炎及慢性、难治性肺炎。

（3）难以解释的咯血、长期干咳、局限性哮鸣。

（4）支气管肺部阻塞性疾病，如管外压迫、肿物、深部异物及分泌物阻塞等。

（5）需行肺灌洗术、肺活检术获取标本以供病原菌培养、细胞分析和病理检查者。

（6）气管插管困难者行纤支镜引导插管。

（7）胸外科手术前明确病变位置，决定手术切除范围。

（8）对气管、支气管肿物或异物进行术前诊断和定位。

（9）气管手术、肺切除术后，观察切口愈合情况，有无肉芽增生或狭窄。

三、禁忌证

（1）大咯血及严重出血性疾病患儿。

（2）高热不退者。

（3）肺功能严重减退者。

（4）心、肾、肝功能严重衰竭者。

（5）一般情况太弱不能承受检查者。

四、术前护理

（1）及时协助完成术前的各项检查，如用肝功能、乙肝表面抗原、血小板计数、出凝血时间、X线胸片、血气、肺功能等。

（2）做好患儿的心理护理，介绍纤维支气管镜检查的过程，鼓励他们增加战胜疾病的信心，减轻患儿对检查术的恐惧心理，从而取得患儿积极的配合，在最短时间内完成诊治工作。

（3）术前6小时禁食、禁水、禁药以免发生意外。

（4）术前15～30分肌内注射阿托品（0.3 mg/kg）和地西泮（0.03 mg/kg）。

（5）用棉棍蘸生理盐水湿润并清理鼻道分泌物及结痂，以保证呼吸道通畅。

（6）用2%利多卡因间断喷洒鼻咽3次，进行上气道的表面麻醉。

（7）操作时将纤维支气管镜插入部及鼻腔涂少许石蜡油，减轻纤维支气管镜对鼻道摩擦。

（8）患儿采取仰卧位，用被单约束四肢，松紧适度。

（9）术中均给予鼻导管低流量氧吸入，防止操作过程中发生低氧血症。

五、术中护理

（1）操作中经常给予患儿表扬与鼓励，激励其勇敢精神，并随时提醒其注意配合。

（2）密切观察患儿的生命体征及口唇颜色，根据缺氧情况调节氧流量。

（3）对于呼吸道分泌物较多的患儿，及时吸痰，随时观察痰的量与颜色，不宜长时间吸引，以防缺氧加重及气管内黏膜的损伤。

（4）灌洗时应采用温生理盐水（37℃）以免刺激气管内黏膜加剧咳嗽，每次灌洗量根据年龄、部位、病情决定，一般每次10～20 ml。总量可达5 ml/kg左右。注入时速度要适中，注入后立即用吸引器吸出（吸引器压力100 mmHg），注意吸出量，应与注入量基本相等。

（5）术中给药需经两人核对后再注入，操作时应动作敏捷、灵活、沉着、准确，做到配合默契，尽量缩短时间，减少患儿的痛苦。

六、术后护理

（1）术后休息需观察15分钟，由医师陪伴送回病房，以免途中发生意外。根据病情给予短期氧气吸入。

（2）术后<3小时禁止饮食、饮水，以免麻醉作用尚未消失，饮食、水易误入气管内。

（3）咯血及做活检患儿，术后肌注维生素；防止出血，观察咳痰是否有血丝或血块。

（4）加强监护，密切观察患儿体温、脉搏、呼吸变化，做到及时对症处理。注意密切观察是否有皮肤出血点、发热、咯血、气胸、喉痉挛等并发症的发生。

七、仪器及急救用品的准备

（1）纤维支气管镜采用奥林巴斯BF-3C-20,BF-P-10型，活检钳采用FB-19C,FB-15C型，同时采用NT-300型内镜图像显示仪，不但扩大了视野,还能随时录像,可用于教学、会诊、制订治疗方案等。

(2) 认真检查电源、电路是否正常,冷光源的光亮度,纤维支气管镜活检孔是否通畅,弯曲调节钮是否灵活,摄像、录像系统是否正常及吸引器压力的高低,一切检查完毕方可进行。

(3) 备好急救器械,如喉镜、气管插管、复苏器。急救药品:肾上腺素、洛贝林、立止血、垂体后叶素等,以备发生意外及时抢救。

八、术中可能出现的危象及处理

(一) 缺氧

由于患儿气道狭窄,做此检查对呼吸影响较大,个别患儿哭闹不配合,挣扎会加重缺氧。甚至引起心搏骤停,发现患儿发绀暂停操作,给大流量氧吸入,待缺氧缓解后再继续操作。

(二) 出血

对于做活检后创面出血,或气管黏膜炎症严重触之即出血者,给予 1:10 000 的肾上腺素 1 ml 局部喷洒止血或冷盐水冲洗止血。

(三) 麻醉药过敏

利多卡因毒性虽小,但具有较强的弥散力和组织穿透力,药物作用时间快、持续时间长,也有引起个别死亡的报道,因此不可忽视。发现患儿出现胸闷,面色苍白,甚至呼吸困难等,应立即停止操作,给氧气吸入,必要时皮下注射肾上腺素。

(四) 喉气管痉挛

由于纤维支气管镜刺激,麻醉深度不足,气道高反应等多种因素都可诱发喉气管痉挛,如不及时正确处理,可致严重缺氧和二氧化碳蓄积,甚至危及生命。一经出现,应及时给予肾上腺素、利多卡因并经活检孔给氧。

(袁晓晖)

思考题

1. 简述小儿上下呼吸道的解剖特点。
2. 小儿呼吸系统疾病的常见症状有哪些?
3. 简述小儿肺功能试验的意义。
4. 简述体位引流与叩击共同配合使用的方法。
5. 描述急性上呼吸道的流行病学。
6. 细菌性与非细菌性肺炎的差别是什么?
7. 哮喘病情严重程度分级的判断指标是什么?
8. 哮喘急性发作期分度的诊断标准是什么?
9. 肺炎患儿的护理措施有哪些?
10. 过敏原检测的目的是什么?
11. 试述皮肤点刺试验的影响因素和结果判定。
12. 分析过敏原检测结果应注意什么?
13. 纤维支气管镜的适应证有哪些?

第七章　胃肠功能障碍

胃肠道疾病是婴儿与儿童时期最常见的疾病之一。胃肠道的主要功能是消化与吸收身体所需的营养，因此当儿童胃肠道功能发生紊乱时，往往会影响到儿童的正常生长发育，所以应重视儿童的胃肠道疾病。

第一节　小儿消化系统解剖生理特点

儿童处于不断的生长发育时期，营养物质的需要量相对较成人多，消化系统的负担较重，但功能尚未发育完善，这就形成了儿童生理功能和机体需要不相适应的矛盾，具体表现在儿童消化系统的解剖生理特点上。

一、口腔(oral cavity)

足月新生儿出生时已具有较好的吸吮吞咽功能，颊部具有坚厚的脂肪垫，有助于吸吮活动，早产儿则较差。吸吮动作是复杂的先天性反射，严重疾病可影响这一反射，使吸吮变得弱而无力。新生儿及婴幼儿口腔黏膜柔嫩，血管丰富，容易损伤出血，故忌用毛巾擦拭口腔黏膜，以免损伤口腔黏膜而导致感染。新生儿唾液腺发育不完善，唾液分泌量少，随年龄增长唾液发育将趋于完善。5～6个月以后的婴儿，由于出牙，唾液分泌明显增多，而婴儿口底浅，且不会及时吞咽所分泌的全部唾液，故出现生理性流涎。新生儿期淀粉酶分解碳水化合物的作用较弱，以后才逐渐加强，故4～5个月以后才宜添加淀粉类食物。

二、食管

食管的功能主要有两个：一是推进食物和液体由口入胃；二是防止吞下期间胃内容物反流。新生儿和婴儿的食管呈漏斗状，黏膜纤弱，缺乏腺体，弹力组织及肌层的不发达，儿童食管下端贲门括约肌发育不成熟，食管下端压力低，控制能力差，常发生胃食管反流，一般在9个月龄时消失。婴儿吸奶时常吞咽过多空气，容易溢奶。

三、胃(oesophagus、stomach)

儿童的胃大多呈水平位，位置高于成人1～2椎体，3岁以上接近成人。儿童能站立和行走后，胃的位置逐渐变为垂直。婴儿胃平滑肌发育尚未完善，在充满液体食物后易使胃扩张；由于贲门肌张力低，幽门括约肌发育较好，且自主神经调节差，故婴儿时期较易引起幽门痉挛而发生呕吐，尤其在哺乳时吞入较多空气，或吃奶量过多及哺乳后立即置于平卧位时。儿童胃容量小，新生儿胃容量30～60 ml，后随年龄而增大，1～3个月90～150 ml，1岁时250～300 ml，食物通过胃的时间比成人快，每次食量不如成人大，故年龄愈小每天饮食次数应较年长儿多。婴儿胃黏膜有丰富的血管，但腺体和杯状细胞较少，盐酸和各种酶的分泌均较成人少且酶活力低，消化功能差。婴儿胃排空时间与食物种类有关，母乳为2～3小时，牛乳为3～4小时，水仅为1～1.5小时。早产儿胃排空更慢，易发生胃潴留。婴儿一般3小时左右喂1次奶。

四、肠(intestines)

婴儿肠管的总长度相对较成人长，一般为身长的5～7倍，或为坐高的10倍，且小肠长度占大肠长度的比例较高，有利于消化与吸收。小儿肠黏膜细嫩,富有血管和淋巴管,小肠绒毛发育良好,肌层发育差。小儿肠系膜柔软而狭长,黏膜下组织松弛,尤其结肠无明显结肠带与脂肪垂,升结肠与后壁固定差,当游动度较大容易发生肠套叠。婴儿肠道蠕动较强,故排便次数较多。早产儿肠蠕动协调能力差,易发生粪便滞留、胎粪延迟排出,甚至发生功能性肠梗阻;肠乳糖活性低,易发生乳糖吸收不良。婴幼儿尤其是未成熟儿肠壁薄,通透性高,肠黏膜屏障作用差,肠内毒素、过敏原及不完全分解产物可经肠黏膜吸收进入人体,引起全身性感染或变态反应性疾病。

五、肝(liver)

年龄越小,肝脏相对越大,新生儿肝在右肋和剑突下易触及,柔软、无压痛。婴儿肝脏结缔组织发育较差,肝细胞再生能力强,肝血管丰富,不易发生肝硬变,但易受各种不利因素的影响,如缺氧、感染、药物中毒等均可使肝细胞发生肿胀、脂肪浸润、变性坏死、纤维增生而肿大,影响其正常生理功能。婴儿期胆汁分泌较少,对脂肪的消化、吸收功能较差。

六、胰腺(pancreas)

胰腺分为内分泌和外分泌两部分,前者分泌胰岛素控制糖代谢;后者分泌胰液,内含各种消化酶,与胆汁及小肠的分泌物相互作用,共同参与对蛋白质、脂肪及碳水化合物的消化。婴儿出生时胰液分泌量少,3~4个月增多,婴幼儿时期胰液及其内含消化酶的分泌易受天气和疾病的影响而受抑制,从而导致发生消化不良。因6个月以内儿童的胰淀粉酶活性较低,1岁以后才开始接近成人,故出生后3~4个月以前不宜过早喂淀粉类食物。新生儿及婴幼儿胰脂肪酶和胰蛋白酶的活性均较低,对脂肪和蛋白质的消化和吸收功能较差。

七、肠道细菌(bacteria)

在母体内,胎儿的肠道是无菌的,新生儿出生几小时后细菌便从空气、奶头、用具等经口、鼻、肛门进入肠道。一般情况下胃内几乎无菌,十二指肠和上部小肠也较少,以结肠和直肠的细菌最多。肠道菌群种类易受食物性质影响,母乳喂养儿以双歧杆菌为主,人工喂养儿及混合喂养儿肠内的大肠杆菌、嗜酸杆菌、双歧杆菌及肠球杆菌所占比例几乎相等。正常肠道菌群对入侵肠道的致病菌有一定的拮抗作用。当消化功能紊乱时,肠内细菌大量繁殖可进入小肠甚至胃内而致病。

八、健康小儿的粪便

1. 胎粪　新生儿出生后12小时内开始排便,最初排出的大便称胎粪,为深墨绿色、黏稠、无臭味,由胎儿肠道脱落的上皮细胞、消化液及吞下的羊水组成,总量为100~200 g,若喂乳充分,2~3天后即转为正常婴儿粪便。若出生后24小时内无胎粪排出,应注意检查有无肛门闭锁等消化道畸形。

2. 人乳喂养儿粪便　为黄色或金黄色,多为均匀糊状,或带少许粪便颗粒,或较稀薄,绿色、不臭,呈酸性反应(pH4.7~5.1)。每天排便2~4次,一般在增加辅食后次数即减少,1岁后减至1~2次/天。

3. 人工喂养儿粪便　牛、羊乳喂养的婴儿粪便为淡黄色或灰黄色、较干燥、呈中性或碱性反应(pH6~8),量多,多成形,含乳凝块较多。因牛乳蛋白质较多,粪便有明显的蛋白质分解产物的臭味,大便1~2次/天,易发生便秘。

4. 混合喂养儿粪便　喂给人乳加牛乳者的粪便与喂牛乳者相似,但较软、黄。添加淀粉类食物可使大便增多,稠度稍减,呈暗褐色,臭味加重。添加谷类、蛋、肉、蔬菜等辅食后,粪便性状逐渐接近成人,每天1~2次。

第二节　小儿常见呕吐

呕吐(vomit)是儿童时期常见的临床症状之一。可由于消化系统疾病引起,也可于全身各系统和器官的多种疾病。可以为单一症状,也可以是多种危重疾病的复杂症状之一。如果得不到及时正确的治疗则会影响患儿营养物质的摄入,严重者则引起脱水和电解质紊乱。

一、病因

(一) 一般情况引起的呕吐

喂养不当,过饱或吞咽空气过多,奶的配方不适合,儿童进食后不停地活动和哭闹,神经性呕吐,焦虑紧张发生呕吐,再发性呕吐。

(二) 消化系统疾病引起的呕吐

1. 先天性　消化道畸形所致,如食管闭锁或狭窄、食管裂孔疝、食管过短、幽门痉挛或肥大性狭窄、贲门松弛、先天性肠闭锁或狭窄、肠旋转不良、肠重复畸形、巨结肠、肛门闭锁等。

2. 后天性　如食管炎、胃食管反流、食管壁静脉曲张、溃疡病、胃炎、肠炎、胆管蛔虫症、肠套叠、机械性或功能性肠梗阻等。新生儿出生后1~2天咽下羊水太多会发生呕吐,称为咽下综合征。

3. 感染性　感染性腹泻病、急性胆囊炎、病毒性肝炎、急性胰腺炎、沙门菌属感染、急性肠系膜淋巴结炎、腹膜炎和阑尾炎等。

(三) 消化道外疾病引起的呕吐

1. 颅内疾病　各种脑膜炎、脑炎、脑肿瘤、脑脓肿、脑外伤、颅内出血、胆红素脑病等。

2. 呼吸道疾病　上呼吸道感染、咽炎、扁桃体炎、支气管炎、肺炎等。

3. 心肾疾病　心肌炎、心包炎、心力衰竭、肾功能不全等。

4. 内分泌及代谢性疾病　甲亢、代谢性酸中毒、低钠及高钠血症、低钾血症、糖尿病。

5. 酮症酸中毒、苯丙酮尿症、半乳糖血症等

二、发病机制

呕吐中枢位于延髓背外侧,当受刺激即可发生呕吐。当胃内容物或一部分小肠内容物,通过食管逆流出口腔的一种反射动作称为呕吐。它由一系列复杂而协调的反射动作所组成,是在中枢神经系统调节下,通过感觉和运动神经,以反射方式完成的。呕吐时,首先是幽门收缩与关闭,胃逆蠕动,胃底充盈,而后贲门开放同时腹肌收缩,膈肌下降,腹压增高,迫使胃内容物通过食管、咽部而排出体外。反复呕吐常引起以下改变:① 呕吐时丢失水分和电解质又影响液体入量易导致脱水及电解质紊乱。② 胃液富含盐酸,在幽门梗阻的婴幼儿和呕吐较重的儿童丢失的盐酸过多,易导致碱中毒,表现为呼吸浅、慢或暂停,小儿兴奋性增高,碱中毒时血清游离钙减少,可致手足抽搐和惊厥,此时血氯化物减少、pH 值升高,尿呈碱性。③ 在婴儿胃肠炎和下消化道梗阻时,除胃酸外也丢失大量肠道碱性液。如反复呕吐较少时间,使患儿长时间饥饿,可导致代谢性酸中毒,表现为精神萎靡、呼吸延长快,血清钠、氯减少,pH 值降低。④ 反复呕吐,进食少,机体消耗脂肪产生大量酮体,可诱发酮血症,查尿酮体阳性。

三、临床表现

(一) 呕吐的类型

1. 溢奶　发生在小婴儿,其胃成水平位,胃肌肉发育尚未完善,贲门松弛,因而在哺乳过多或吃奶时吞入空气容易发生溢奶,表现为吃奶后自口角溢出奶汁。这种情况比较常见,不影响健康。

2. 普通呕吐　呕吐前常有恶心及胃部不适,以后吐一口或连吐几口,吐出较多的胃内容物。多见于饮食不当引起的消化不良,胃肠道感染或全身感染引起的症状性呕吐。

3. 反复呕吐　在小婴儿多见于胃食管反流症,学龄前或学龄儿童多见于再发性呕吐。

4. 喷射性呕吐　吐前多无恶心,大量的胃内容物突然经口腔或鼻孔喷涌而出。可见小婴儿吞入大量空气、幽门梗阻及颅内压增高等。

(二) 呕吐的时间

注意询问病史。如进食一刻钟内即发生呕吐,多为食管病变引起。先天性肥大性幽门狭窄,喂奶后很快发生呕吐。溃疡病并发幽门梗阻时,多在饭后 6~12 小时呕吐。上部胃肠道梗阻和秋季腹泻多在疾病早期出现呕吐,下部胃肠道梗阻和肾功能衰竭,呕吐常见出现于疾病的晚期。

(三) 呕吐物的性质

不同疾病引起的呕吐,其呕吐物的性质也不同。肥大性幽门狭窄虽呕吐严重,但只吐奶,不吐胆汁;十二指肠下部梗阻吐胆汁;下部肠道梗

阻可吐粪便;呕吐剧烈时,呕吐物可带血或咖啡样物。吐出的胃内容物多带酸味;胃排空困难食物潴留时,呕吐物可有酸腐味;呕吐物中有粪便时,可有粪臭味。

四、诊断

因为呕吐仅是一种症状,其病因复杂多样、伴发症状不同、表现形式近似,所以需要认真地采集病史,仔细地体格检查,必要时需有针对性地进行实验室检查,最后经过客观的综合分析才能得出初步诊断。

(一)小儿年龄

新生儿呕吐多见于颅内损伤、缺氧窒息、颅内感染、消化道畸形、败血症、肺炎等。婴儿期以喂养不当和感染、肠套叠多见。儿童时期除感染、肝胆疾病以外,还有习惯性呕吐。

(二)呕吐与进食的关系

进食后即刻呕吐应考虑病变在食管或贲门。呕吐物为酸性凝结块,提示病变在胃、幽门。呕吐物含胆汁,则提示病变在十二指肠壶腹部以下,多为梗阻性疾病。喷射性呕吐见于颅内出血,或吞咽大量空气是胃膨胀所致。

(三)呕吐伴有的症状

呕吐伴有腹痛、腹泻多为胃肠炎或婴儿腹泻;呕吐伴精神改变、惊厥多为颅内疾患所致;呕吐伴发热多为感染所致;呕吐伴有高血压应考虑心肾疾病。

五、治疗

呕吐的原因很多,呕吐的治疗主要是病因治疗及对症治疗,由于引起呕吐的原因非常广泛,所以要认真地寻找病因,才能根治。对症治疗主要是服一些止吐药物,常用的有:① 多潘立酮(吗丁啉):为促胃动力药,对胃排空时间延长引起的消化不良性恶心呕吐;② 甲氧氯普胺(胃复安):为中枢性镇吐药。呕吐严重,诊断未明确前,原则上应禁食观察,有脱水和电解质紊乱时要及时进行纠正,给予液体疗法(参阅相关章节)。溢奶者应改善哺乳方法,喂乳时应注意采取正确的婴儿体位,喂后将其抱起伏在成人肩上同时拍背,使胃中气体充分排出。

六、护理评估

(一)健康史

了解喂养史包括喂养方式、人工喂养喂何种奶粉、冲配浓度、喂养次数和量,添加辅食情况。有无不洁饮食和食物过敏史。询问患儿呕吐的形式,有无发热、腹痛、腹胀等。

(二)身体状况

观察患儿体温、脉搏、呼吸、皮肤、黏膜情况和营养状况,反复腹泻者注意观察患儿有无脱水症状。

(三)心理社会状况

了解家长的心理状况和对疾病的认识程度,有无缺乏喂养和卫生知识;了解患儿的居住环境条件、经济条件、家长的文化程度。

(四)其他

了解血常规等检查结果。

七、护理诊断

(一)患儿方面

1. 体液不足　与反复呕吐,进食量少,体液摄入不足呕吐有关。

2. 舒适度的改变　与呕吐感到恶心有关。

3. 有营养失调的可能　与反复呕吐,摄入量不足有关。

4. 潜在的并发症　窒息。

(二)家长方面

知识缺乏　与缺乏特定知识的来源及受教育程度不同有关。

八、预期目标

(一)患儿方面

(1)患儿呕吐次数减少或恢复正常饮食。

(2)患儿恶心症状减轻,使舒适感增加。

(3)患儿呕吐症状在短期内好转,皮肤黏膜保持湿润,弹性改善。

(4)患儿水电解质平衡保持体重。

(5)患儿发病期间未发生窒息。

(二)家长方面

(1)能说出基本的诱因、治疗的基本原理。

(2)能讨论如何避免复发。

（3）能列出所使用药物的作用、副作用、剂量和方法。

九、护理措施

（一）患儿方面

1. **体位**　呕吐的患儿最好取右侧卧位，以免呕吐物被吸入引起窒息或吸入性肺炎。

2. **喂养**　喂奶的婴儿喂奶时应采取正确的婴儿体位，喂后将其抱起伏在大人的肩膀上轻轻拍背，使其胃中气体充分排出后，平放于右侧卧位，因以乳汁已易进入肠道，婴儿食后不宜立即更换衣服或多动婴儿，以免避免溢奶。

3. **其他**　呕吐必要时应禁食，禁食一般6～8小时，期间少量多次口服补液，禁食后的婴儿最好喂母乳或稀释奶；有脱水者可遵医嘱进行静脉补液。

4. **病情观察**　注意观察患儿呕吐次数、量、呕吐物的内容、呕吐的特点与进食关系。

5. **观察记录**　观察记录出入水量，尿比重，患儿皮肤黏膜有无干燥、脱水，皮肤弹性好坏及有无口渴情况，哭有无眼泪以便了解有无脱水现象。

6. **口腔护理**　呕吐后加强口腔护理，被污染的衣物应及时更换。

（二）家长方面

（1）向家长解释呕吐的病因、治疗过程的基本原理和结果。

（2）告知所服用药物的作用、副作用、剂量和方法。

（3）让家长参与协助患儿多休息，及提供护理和舒适的措施。

（4）告知家长此病的预防事项。

（5）告知家长复诊的时间。

十、效果评价

（一）患儿方面

（1）患儿无呕吐减少或恢复正常饮食习惯。

（2）能摄取足够的食物和水分。

（二）家长方面

（1）能说出家庭护理的知识要点。

（2）熟悉门诊随访的时间。

第三节　小儿腹泻

小儿腹泻（child diarrhea）是一组多病因、多因素引起的疾病，是以排便次数增多及粪便性状有改变为特点的儿童时期的常见病。6个月～2岁婴幼儿发病最高，是儿童营养不良、生长发育障碍甚至死亡的常见原因之一。有感染性腹泻（包括肠炎、痢疾等）和非感染性腹泻（包括饮食性腹泻、过敏性腹泻、症状性腹泻）等等。

一、病因

（一）易感因素

（1）婴幼儿消化系统发育未成熟，消化酶、胃酸分泌少，酶活力偏低；儿童生长发育快，所需营养物质相对较对，胃肠道负担重，容易发生消化道功能紊乱。

（2）婴儿胃酸偏低，胃排空较快，对进入胃内的细菌杀灭能力较弱。新生儿出生后尚未建立正常肠道菌群时，机体防御功能差，不恰当使用抗生素等引起肠道菌群失调时，均易患肠道感染。

（二）感染因素

1. **病毒感染**　80％婴幼儿腹泻由病毒感染引起。最常见为轮状病毒肠炎，好发在6个月至2岁婴幼儿，病程一般在7～10天，临床表现有发热、腹泻水样便，每天5～10次至10多次。伴轻度呕吐，呕吐常发生在发病头1～2天，随后出现腹泻。吐泻严重者多伴有脱水酸中毒。其次有肠道病毒（包括柯萨奇病毒、埃可病毒、肠道腺病毒）、诺伏克病毒、冠状病毒、星状病毒和杯状病毒等。

2. **细菌感染**（不包括法定传染病）

（1）致腹泻大肠杆菌：根据能引起腹泻的大肠杆菌的不同致病毒性和发病机制，已知的菌株可分为5大组。

1）致病性大肠杆菌。为最早发现的致腹泻大肠杆菌。致病菌侵入肠道后，黏附在肠黏膜上皮细胞引起炎症反应，导致肠黏膜微绒毛破坏、皱襞萎缩变平，黏膜充血、水肿而致腹泻，可累及全肠道。

2) 产毒性大肠杆菌。致病菌黏附在小肠上皮刷状缘,在细胞外繁殖,产生不耐热肠毒素和耐热肠毒素引起腹泻。

3) 侵袭性大肠杆菌。致病菌直接侵入小肠黏膜引起炎症反应,也可黏附和侵入结肠黏膜,导致肠上皮细胞炎症和坏死,引起痢疾样腹泻。

4) 出血性大肠杆菌。致病菌黏附于结肠产生与志贺菌相似的肠毒素,引起肠黏膜坏死和肠液分泌,致出血性肠炎。

5) 黏附-集聚性大肠杆菌。致病菌以集聚方式黏附于下端小肠和结肠黏膜致病,不产生肠毒素,不引起组织损伤。

(2) 空肠弯曲菌:分为空肠型、结肠型和胎儿亚型 3 种,致病菌直接侵入空肠、回肠和结肠黏膜,引起炎症性、侵袭性腹泻,某些菌株亦能产生肠毒素。

(3) 耶尔森菌:除侵袭小肠、结肠壁细胞外,并产生肠毒素,引起侵袭性和分泌性腹泻。

(4) 其他:沙门菌(主要为鼠伤寒和其他非伤寒、付伤寒沙门菌)、嗜水气单胞菌、难辨梭状芽孢杆菌、金黄色葡萄球菌、铜绿假单胞菌、变形杆菌等均可引起腹泻。

3. 真菌 致腹泻的真菌有念珠菌、曲菌、毛霉菌,小儿以白念珠菌多见。

4. 寄生虫 常见为蓝氏贾第鞭毛虫、阿米巴原虫和隐孢子虫等。

(三) 非感染因素

1. 食饵性腹泻 多为人工喂养患儿,常因喂养不定时,饮食量不当,突然改变食物品种,或过早喂给大量淀粉或脂肪类食品引起。

2. 症状性腹泻 如患中耳炎、上呼吸道感染、肺炎、肾盂肾炎、皮肤感染或急性传染病时,可由于发热和病原体的毒素作用而并发腹泻。

3. 过敏性腹泻 如对牛奶或大豆(豆浆)过敏而引起腹泻。对牛奶过敏者较多。

4. 其他 原发性或继发性双糖酶缺乏,乳糖酶活力降低,肠道对糖的消化吸收不良,使乳糖积滞引起腹泻;气温降低,腹部受凉肠蠕动增加;天气过热消化液分泌减少等都可能诱发消化功能紊乱导致腹泻。

二、发病机制

导致腹泻发生的机制包括肠腔内存在大量不能吸收的具有渗透性的物质;肠腔内电解质分泌过多;炎症所致的液体大量渗出以及肠道运动功能异常。临床上不少腹泻是多种机制共同作用的结果。

(一) 感染性腹泻

病原微生物多随污染的食物和饮水进入消化道,亦可通过污染的日用品、手、玩具或带菌者传播。

1. 细菌性肠炎

(1) 肠毒素性肠炎:各种产生肠毒素的细菌可分泌性腹泻,如霍乱弧菌、产肠毒素性大肠杆菌、空肠弯曲菌等。一般仅在肠腔内繁殖、黏附在肠上皮细胞刷状缘,不侵入肠黏膜。细菌释放不耐热肠毒素和耐热肠毒素,使小肠液总量增多,超过结肠的吸收限度而发生腹泻,排出大量无脓血的水样便,导致患儿脱水和电解质紊乱。

(2) 侵袭性肠炎:各种侵袭性细菌感染可引起渗出性腹泻,如志贺菌属、沙门菌属、侵袭性大肠杆菌、耶尔森菌等均可直接侵袭小肠或结肠肠壁,使黏膜充血、水肿,炎症细胞浸润引起渗出和溃疡等病变。患儿排除含有大量白细胞和红细胞的菌痢样粪便;结肠由于炎症病变而不能充分吸收来自小肠的液体,且某些致病菌还会产生肠毒素,故亦可发生水泻。

2. 病毒性肠炎 各种病毒侵入肠道后,在小肠绒毛顶端的柱状上皮细胞上复制,使细胞发生空泡变性和坏死,其微绒毛肿胀,不规则和变短、受累的肠黏膜上皮细胞脱落,遗留不规则的裸露病变,致使小肠黏膜回吸收水分和电解质的能力受损,肠液在肠腔内大量集聚而引起腹泻。同时,发生病变的肠黏膜细胞分泌双糖酶不足,活性降低,使食物中糖消化而积滞在肠腔内,并被细菌分解成小分子的短链有机酸,使肠腔的渗透压增高;双糖的分解不全亦造成微绒毛上皮细胞钠转运的功能障碍,两者均造成水和电解质的进一步丧失。

(二) 非感染性腹泻

常常由喂养不当或冷热不调引起,如喂养不

定时,量过多或过少,食物的成分不适宜,过早地喂大量的淀粉(如奶糕、麦粉)或脂肪类食物,或突然改变食物的种类和断奶,造成消化功能障碍,食物不能充分消化和吸收而积滞在小肠上部,使肠腔内酸度降低,有利于肠道下部的细菌上移和繁殖,使食物发酵和腐败,造成消化功能紊乱。分解产生的短链有机酸使肠腔内渗透压升高,并协同腐败性毒性产物刺激肠壁使肠蠕动增加,导致腹泻、脱水和电解质紊乱。

三、临床表现

(一) 一般症状

1. 轻型腹泻 排便次数增多,每天数次到10次,稀便或带少量水分,淡黄或绿色,少有酸味,有时有少量黏液,精神尚好,无脱水和全身中毒症状,可有低热恶心、呕吐,体重不增或稍降,有时尿少。

2. 中型与重型 多为肠道内感染所致,常见急性发作或有轻型转变而来。排便每天10次至数十次,水样、量多、少量黏液、腥臭味,并伴有呕吐,严重的可吐咖啡样沉渣,早期食欲减退,以后加重,严重拒食,多数有发热。

(二) 水、电解质紊乱症状

1. 脱水程度

(1) 轻度脱水:失水量约为体重的5%(50 ml/kg),患儿精神较差或不安,皮肤稍干燥,弹性稍差,眼窝及前囟稍凹陷,哭有泪,尿量稍减少不明显。

(2) 中度脱水:失水量约为体重的5%～10%(50～100 ml/kg),患儿精神萎靡或烦躁不安,皮肤黏膜干燥,弹性较差,眼窝及前囟凹陷明显,哭时泪少,口腔黏膜干燥,四肢发凉,尿量明显减少。

(3) 重度脱水:失水量约为体重的10%以上(100～120 ml/kg),患儿精神极度萎靡,表情淡漠,嗜睡,朦胧或昏迷,皮肤发灰干燥,弹性极差,四肢厥冷,哭时无泪,脉细数微弱,皮肤出现花纹,尿极少或无尿等休克症状。

2. 电解质紊乱症状

(1) 代谢性酸中毒:中、重度脱水多有不同程度的酸中毒,主要表现精神萎靡、呼吸深快、口唇显樱桃红色,严重者意识不清、呼气有丙酮味。

(2) 低钾血症:表现为精神萎靡、四肢无力、肌张力低下腱反射消失,严重者表现为瘫痪;肠蠕动减少、肠鸣音弱、腹胀、严重者肠麻痹可致肠梗阻;心音低钝、心率减慢、心律不齐、严重者心衰、心电图改变。

(3) 低镁、低磷血症:极少数久泻和营养不良的患儿出现低镁、低磷症状,常在脱水及电解质紊乱纠正后出现,表现为烦躁、手足震颤、惊厥、易受刺激、不能入睡。个别患儿在额部或皮肤皱褶处出现红晕。

(4) 低钙血症:表现为烦躁、惊跳、手足搐搦或惊厥。

(三) 几种常见急性感染性肠炎的临床特点

1. 轮状病毒 轮状病毒好发秋冬季,以秋季流行为主,故又呈秋季腹泻。多见6个月龄至2岁的婴幼儿。潜伏期1～3天,起病急,常伴有发热、上呼吸道感染症状,呕吐、排便次数增多、量多、呈黄色或淡黄色,水样或蛋花汤样,无腥臭味,常并发脱水、酸中毒。本病为自限性疾病,数天后呕吐渐停,腹泻减轻,不喂乳类的患儿恢复更快,约3～8天自行恢复。

2. 大肠杆菌肠炎 多发生在5～8月气温较高季节,多在新生儿室、托儿所、病室内流行。致病性大肠杆菌和产气大肠杆菌粪便呈蛋花汤样或水样,混有黏液,常伴有呕吐,严重者可伴发热、脱水、电解质紊乱和酸中毒;侵袭性大肠杆菌肠炎可排出痢疾黏液脓血便,常伴恶心、呕吐、腹痛、里急后重,可出现全身中毒症状甚至休克。出血性大肠杆菌肠炎开始为黄色水样便,后转为血水样便,有特殊臭味,伴腹痛,粪便镜检有大量红细胞,一般无白细胞;黏附-集聚性大肠杆菌肠炎多见于婴幼儿,发热、腹泻、粪便为黄色稀水便。

3. 空肠弯曲菌肠炎 多发生在夏季,可散发或暴发流行,6个月～2岁婴幼儿多见,为人畜共患的疾病。发病急,症状与细菌性痢疾相似,粪便镜检有大量白细胞及数量不等的红细胞。

4. 鼠伤寒沙门菌小肠结肠炎 夏季发病率高,多见于2岁以下的婴幼儿,尤其新生儿和1岁以内的婴儿,常引起暴发流行。发病较急,症状轻重不一,有恶心、呕吐、腹痛、腹泻、腹胀、发热;排便每天数次至数十次,呈稀糊状、带有黏液甚至脓血,有特殊腥臭味;镜检有红细胞、白细胞和脓细胞。

5. **抗生素诱发的肠炎**　多继发使用大量抗生素后营养不良、免疫功能低下,长期应用肾上腺皮质激素者更易发病。真菌性肠炎多为白念珠菌所致,常并发其他感染。排便次数增多,黄色稀便,泡沫较多带黏液,有时可见豆腐渣样细块(菌落);粪便镜检有真菌孢子体和菌丝。

四、实验室检查

(一)血常规

白细胞总数及中性粒细胞增多提示细菌感染,降低提示病毒感染,嗜酸性粒细胞增多多属寄生虫感染或过敏性病变。

(二)粪便检查

粪便常规内无或偶见白细胞者常为侵袭性细菌以外的病因引起,粪便内有较多的白细胞者常由于各种侵袭性细菌感染引起。粪便培养可检出致病菌。真菌性肠炎,粪便涂片发现念珠菌孢子及假菌丝有助诊断。疑为病毒感染者应做病毒学检查。

(三)血液生化

血钠、血钾测定可提示脱水性质。血气分析可了解体内酸碱平衡紊乱的程度和性质。必要时查血钙、血镁。

五、治疗原则

调整饮食,减少胃肠道负担,预防脱水,纠正脱水,合理用药,控制感染,加强护理和避免并发症。

(一)调整饮食

腹泻期间继续饮食,婴儿可母乳喂养。6个月以下的人工喂养者可予配方奶粉或豆浆。6个月以上除予以配方奶粉外,应继续已往的平常饮食。应鼓励患儿多进食,并每天加餐1次,直至腹泻停止后2周,以预防营养不良。

(二)抗菌药物

病毒性肠炎以饮食疗法和支持疗法为主,不需应用抗菌药。细菌感染性肠炎一般需要用抗生素。如大肠杆菌、空肠弯曲菌等可选用庆大霉素、硫酸阿米卡星(硫酸丁胺卡那霉素)、氨苄西林、红霉素等,抗生素诱发性肠炎应停用原来的抗生素,可选用万古霉素等。

(三)微生态调节剂

如培菲康、乳酶生、丽珠肠乐等。最适宜水样便腹泻为病毒或产毒细菌引起的腹泻。

(四)消化道黏膜保护剂

如思密达,改善消化道黏膜,促进受损黏膜上皮细胞的再生和修复。

(五)纠正水和电解质紊乱

1. **口服补液**　鼓励患儿少量多次口服 ORS 补液盐:ORS 由氯化钠 3.5 g、碳酸氢钠 2.5 g、氯化钾 1.5 g 及葡萄糖 20 g 组成,加水至 1 000 ml(实际应用时可分成小包,如分成 5 包,每包冲水 200 ml),少量多次喂服,在 4～6 小时服完。

2. **静脉补液**　用于中、重度脱水或吐泻频繁或腹胀的患儿。补液方法见液体疗法章节。

3. **纠正酸中毒**　重度酸中毒或经补液后仍有酸中毒症状者,应补充碳酸氢钠或乳酸钠碱性溶液。

4. **纠正低钾血症**　一般按每天 3～4 mmol/kg(相当于氯化钾 200～300 mg/kg)补给,缺钾症状明显者可增至 4～6 mmol/kg,轻度脱水时可分次口服,中、重度脱水予静脉滴入。

5. **纠正低钙或低镁血症**　静脉缓注 10% 葡萄糖酸钙或深部肌内注射 25% 硫酸镁。

6. **对症治疗**　腹胀明显者用肛管排气或肌注新斯的明。呕吐严重者可针刺足三里、内关或肌注氯丙嗪等。

六、护理评估

(一)健康史

了解喂养史包括喂养方式、人工喂养喂何种奶粉、冲配浓度、喂养次数和量,添加辅食情况。有无不洁饮食和食物过敏史。询问患儿腹泻开始的时间、粪便的性质、次数、量、味,有无发热、呕吐、腹痛、腹胀、里急后重等。有无腹泻史和长期使用抗生素史。

(二)身体状况

观察患儿生命体征如神志、体温、脉搏、呼吸、皮肤、黏膜情况和营养状况,记录 24 小时出入水量,测量体重以及前囟、眼窝、皮肤弹性、循环情况和尿量等,评估脱水的程度和性质;检查肛周皮肤有无发红、发炎、皮肤完整性。

(三)心理社会状况

了解家长的心理状况和对疾病的认识程度,有无缺乏喂养和卫生知识;了解患儿的居住环境条件、经济条件、家长的文化程度。

(四)其他

了解血常规、粪便常规、粪便致病菌培养和血生化等检查结果。

七、护理诊断

(一)患儿方面

1. 腹泻 与喂养不当、感染等因素有关。
2. 体液不足 与腹泻、呕吐丢失液体过多有关。
3. 皮肤完整性受损 与粪便次数增多刺激臀部皮肤有关。
4. 体温过高 与感染有关。
5. 营养不足 与腹泻引起的饮食摄入减少、营养吸收不良有关。
6. 舒适度的改变 与粪便次数增多刺激臀部皮肤或腹绞痛情况有关。
7. 潜在并发症 酸中毒、低钾血症。

(二)家长方面

1. 知识缺乏 与缺乏特定知识来源。
2. 焦虑 与患儿持续腹泻有关。

八、预期目标

(一)患儿方面

(1)患儿排便次数减少,大便性状正常。
(2)腹泻、呕吐症状在短期内好转,皮肤弹性改善。
(3)体温逐渐恢复正常。
(4)皮肤黏膜保持完整。
(5)舒适感增加。
(6)保持患儿营养和热量。
(7)及时发现并发症。

(二)家长方面

(1)能说出本病基本的诱因、治疗的基本原理。

(2)能观察症状,如粪便次数、性质、颜色、脱水。
(3)能讨论如何避免复发。
(4)能列出所使用药物的作用、副作用、剂量和方法。
(5)能复述如何需要复诊。

九、护理措施

(一)患儿方面

1. 严格隔离,注意观察 严格消毒隔离,防止感染传播,按肠道传染病隔离,做好床边隔离,护理患儿前后要认真洗手,防止交叉感染。注意粪便的变化:观察记录粪便次数、颜色、性状、量,了解粪便常规、粪便致病菌培养等检查结果。做好动态比较,为输液方案和治疗提供可靠依据。

2. 纠正水和电解质紊乱

(1)口服补液:用于轻、中度脱水及无呕吐或呕吐不剧烈且能口服的患儿,鼓励患儿少量多次口服 ORS(oral rehydration salts)补液盐:由氯化钠 3.5 g、碳酸氢钠 2.5 g、氯化钾 1.5 g 及葡萄糖 20 g 组成,加水至 1 000 ml(实际应用时可分成小包,如分成 5 包,每包冲水 200 ml),少量多次喂服,累积损失量在 4～6 小时服完。在治疗过程中,可喂白水,并哺给母乳或稀释牛奶。

(2)静脉补液:用于中、重度脱水或吐泻频繁或腹胀的患儿。① 建立静脉通路,保证液体按计划输入,特别是重度脱水者,必须尽快(30 分钟)补充血容量。② 按照先盐后糖、先浓后淡、先快后慢、见尿补钾原则,补钾浓度应小于 0.3%,每天补钾总量静脉点滴时间不应少于 6～8 小时,严禁直接静脉推注。③ 每小时巡回记录输液量,必须根据病情调整输液速度,了解补液后第 1 次排尿时间,以估计疗效。

(3)正确记录 24 小时出入量。

3. 监测体温变化 体温过高者可应给予患儿多喝饮水,温水浴,头枕冰袋等物理降温措施,做好口腔护理。

4. 防止尿布皮炎 选用柔软布类尿布,勤更换,每次便后用温水或接近皮肤酸碱度的肥皂清洗臀部并擦干,并检查肛周皮肤有无发红、破损。

局部皮肤发红处涂以 5％鞣酸软膏或 40％氧化锌油并按摩片刻,促进局部血液循环。避免使用不透气塑料布或橡皮布,防止尿布皮炎发生。

5. 关注失禁和腹痛　每 1～2 小时检查失禁的情况。患儿腹痛时,可先协助患儿尝试排便,并给予安慰、适当的医疗照顾,如热水袋热敷。

6. 合理按排饮食　腹泻患儿存在着消化功能紊乱,根据患儿病情,合理安排饮食,达到减轻胃肠道负担,恢复消化功能的目的。一般在补充累积损失阶段可暂禁食 4～6 小时(母乳喂养者除外),腹泻次数减少后,给予流质或半流质如粥、面条,少量多餐,随着病情稳定和好转,逐步过渡到正常饮食。双糖酶缺乏者,不宜用蔗糖,并暂停乳类。

7. 观察并发症

(1) 监测代谢性酸中毒表现:当患儿出现呼吸深快、精神萎靡、口唇樱红,应及时报告医师及使用碱性药物纠正。

(2) 观察低血钾表现:常发生于输液后脱水纠正时,当发现患儿全身乏力、不哭或哭声低下、吃奶无力、肌张力低下、反应迟钝、恶心、呕吐、腹胀及听诊发现肠鸣音减弱或消失、心音低钝、心律失常,提示有低血钾存在,应及时补充钾盐。

(3) 判断脱水程度:通过观察患儿的神志、精神、皮肤弹性、前囟眼眶有无凹陷、机体温度及尿量等临床表现,估计患儿脱水的程度,同时要动态观察经过补充液体后脱水症状是否得到改善。

(二) 家长方面

(1) 向家长解释腹泻的病原、治疗过程的基本原理和结果。

(2) 告知所使用药物的作用、副作用、剂量和方法。

(3) 让家长参与协助患儿多休息及提供护理和舒适的措施。

(4) 告知家长此病的预防事项、易引起感染的病因。

(5) 告知家长复诊的时间。

十、效果评价

(一) 患儿方面

(1) 患儿逐渐恢复到无腹泻、发热的情况。

(2) 患儿能摄取足够的食物和水分。

(3) 在治疗期间患儿皮肤保持完整。

(二) 家长方面

(1) 能说出家庭护理的知识要点。

(2) 能知道诉说何时复查。

第四节　消化道异物
食 管 异 物

因儿童喜将物品嘬在口中玩耍,误吞而造成食管异物。常见的异物有硬币、纽扣、微型电池、别针、塑料盖、骨片、枣核等。

一、食管异物停留部位

食管异物停留的部位取决于异物的大小、形状、质地和食管本身有无病变。约 70％的异物停留在环咽肌及其下方,此处食管腔狭窄蠕动较弱,15％左右在食管中 1/3 管腔内,10％左右可达食管下 1/3。

二、临床表现

吞入的异物最初表现为哽噎、疼痛、流涎、吞咽困难、呕吐。食管黏膜有裂伤时可吐出血水。误吸及较大异物压迫气管致咳嗽、呼吸困难、喘鸣甚至窒息。食管异物的常见合并症为食管炎、食管气管瘘、食管穿孔、纵隔炎、食管周围脓肿或上纵隔脓肿,偶可见呼吸道感染。如局部炎症涉及或异物上级主动脉可发生大出血,危及生命。

三、诊断

诊断主要依靠病史、临床症状和放射学检查。胸部 X 线正侧平片可显示不透 X 线的金属以异物;而多次小口吞咽对比剂,显示食管局限性充盈缺损,可提示透光异物存在。

四、治疗

食管异物一经确诊即需用食管镜取出异物。如异物嵌入食管壁内或穿出食管外,应行外科手术取出。对食管异物的合并症应及时进行对症及对因处理。

胃肠道异物

胃肠道异物常在儿童发生,多见5个月～6岁小儿,异物多数经口误入,或其他原因引起。并常停留于胃肠道的狭窄部位,如贲门、回盲部等产生症状,部分光滑或细小的异物可自行排出,无需处理,但对于利器如尖钉、钱币、假牙等,原则上应积极取出,以免损伤胃肠道黏膜。纽扣电池滞留胃内24小时,也应取出,以免汞泄漏引起中毒。

一、临床表现

除有毒或腐蚀性者外,进入胃肠道的异物一般很少有症状,少数病例可引起腹绞痛,尖锐带棱角的异物可损伤胃肠黏膜而出血,在婴幼儿有报告肠穿孔的危险。

二、诊断

(一)影像学检查

对阻光性异物可通过X线透视和拍腹部平片以明确诊断和定位,对不阻光性异物可吞饮或加服棉花纤维的钡剂检查,多可使含纤维的钡剂附着在异物的表面而显影。

(二)内镜检查

上消化道异物可用胃镜检查,结肠异物可用肠镜检查,在诊断同时取出异物。

三、治疗

(一)一般观察

表面光滑异物等待自行排出,不宜使用泻剂和改变食谱,以免肠胃功能增加,使异物易于嵌顿或发生肠胃穿孔。

(二)内镜治疗

近年来应用胃镜治疗消化道异物的报道越来越多,取异物指征如下。

(1)滞留于上消化道异物。

(2)尖锐的异物,较长的异物,或毒性异物(如电池)经过胃肠道可导致中毒者。

(3)长针类的异物,一般不易通过十二指肠曲。异物取出术依异物种类、形态、大小选择不同类型的取物器,如圈套器、齿鼠钳、提网篮、提网兜、持针钳等。

(三)手术治疗

对胃镜不能取出的下列异物应考虑剖腹手术取出异物。

(1)尖锐异物后滞不前或疑有穿孔者。

(2)巨大异物估计不能通过幽门。

(3)肠道金属异物停滞一处4～5天后不再移动,有压痛者。

(4)引起梗阻等并发症,一般治疗无效者。

第五节　食管静脉曲张和上消化道出血

食管静脉曲张

小儿食管静脉曲张及破裂出血系肝内、外原因致门静脉压力增高,食管、胃底静脉侧支循环阻力增加所致。在小儿导致门静脉高压的原因主要有两类,肝外门静脉血栓形成、先天性门静脉闭锁狭窄、海绵型变性以及后天性门静脉炎症。肝内原因常见为乙型肝炎肝硬化、胆汁性肝硬化等。

一、临床表现

(一)症状

患儿出现呕血或黑便,多表现原因不明的大量呕血。吐出新鲜血液或含血块,继之出现柏油样黑便。

(二)体征

患儿腹壁静脉曲张显露,脐周静脉显露,形成门体侧支循环;充血性脾肿大,大多数患儿同时伴有脾功能亢进;肝硬化患儿可伴有腹水。

二、诊断

(一)影像学检查

1.超声波检查　能显示肝肿大、脾肿大与扩大的门静脉系统,以及门静脉海绵状变性。

2.X线检查　食管中下段黏膜皱襞明显增宽、迂曲,呈蚯蚓状或串珠状充盈缺损,食管边缘呈锯齿状或虫蚀状。

3.血管造影　显示侧支血管扩张类型和范围,以及血流动力学变化,了解有无门静脉血管畸形,有助于决定分流手术方法。

(二) 内镜检查

表现为黏膜下灰蓝色隆起,可呈结节状,半珠状凸入食管腔。根据其曲张程度分为三度:① 轻度,曲张静脉呈 S 型,血管直径<3 mm;② 中度,一般不超过食管中段,呈结节状隆起。血管直径 3～6 mm;③ 重度,呈明显结节状隆起,使管腔部分狭窄,血管直径超过 6 mm,范围超过食管中段,并累及胃底。

三、治疗

食管静脉曲张的治疗是对症治疗,目的通过降低门静脉压力,栓塞曲张静脉来达到制止曲张静脉破裂出血和防止再出血。

(一) 非手术治疗

1. 出血期治疗

(1) 降低门静脉压力:可采用垂体加压素 0.1～0.2 U/kg 加入用 5%GS2 ml/kg 稀释,在 5～20 分钟内缓慢静脉注射。或使用生长抑素及其衍生物如施他宁,首剂 5 μg/kg＋NS 5 ml 静脉慢推(5 min),以后每小时 3.5 μg/kg 加入补液中静脉点滴维持,亦可用奥曲肽(善得定),首剂 2 μg/kg,以后每小时 0.5 μg/kg 静滴,持续 24 小时。

(2) 三腔管气囊压迫止血:在内镜下注射硬化剂,1%乙氧化醇或 5%鱼肝油酸钠等给予血管内外联合注射。

(3) 补充血容量:肝硬化者输注凝血酶原复合物。

2. 非出血期治疗

(1) 采用 β 阻滞剂,如普萘洛尔(心得安),可降低门静脉压,用于门静脉高压再出血的预防,一般在血止后 10～15 天开始服药,从小剂量开始,逐渐加量致心率较服用前减慢 25%为度,注意不能骤然停药,否则易致再出血,但对伴有心力衰竭、哮喘、慢性支气管炎、心肌传导障碍应禁用。胃肠动力药如甲氧氯普胺(胃复安)、多潘立酮、西沙比利能提高食管下端括约肌张力,使流经食管的曲张静脉血流量减少,对预防出血可能起一定作用。

(2) 内镜下皮圈结扎法:对食管静脉进行橡皮圈结扎,疗效好。

(3) 硬化剂治疗。

(4) 手术治疗:急诊手术作食管胃底静脉缝扎术或脾切除,择期手术常做分流术。

上消化道出血

胃、十二指肠溃疡合并出血是上消化道出血的常见病因之一。出血是由于血管受到溃疡的侵蚀、破裂所致。出血量少时,仅在粪便中发现隐血,出血量多时出现黑便、呕血。

一、病因

在上消化道大出血的病因中资料统计,以消化道溃疡居首位,其中十二指肠溃疡大出血占半数以上,食管静脉曲张破裂占第二位。再次为胃炎、其他疾病。

二、临床表现

(一) 症状

患儿反复少量出血,表现为贫血、粪便隐血试验阳性,当患儿大量出血,同时伴有呕血及黑便;短期内出血量大于 400 ml,则有循环系统的代偿现象,出血量大于 800 ml,即可出现休克,上腹部压痛,肠鸣音活跃。

(二) 体征

患儿出现容量减少征,上消化道出血如在数分钟到数小时内失血量超过 800 ml 或循环血量的 25%,则出现心排出量减少,面色苍白,血压下降,心搏增速、口渴、不安等休克症状。血压可随体位而变化,平卧位时血压变化小,而坐起则下降。由于大量失血,左心室压减低,心排血量减少,致皮肤苍白、四肢发凉、尿少甚至无尿等。

三、诊断

(一) 急诊胃镜检查

在消化出血后 24～48 小时内做胃镜检查,找出出血部位与出血病因。区分出血是活动性出血、近期出血或非出血病灶,有时可发现一些特殊部位的病变,如十二指肠乳头病变、胆管出血。如发现有活动性出血者,可同时做胃镜下局部止血治疗。

（二）实验室检查

患儿粪便隐血试验阳性，尤其是胃镜的确诊。

四、治疗措施

（一）药物

通过输血、输液纠正低血量性休克，并设法止血，可采用垂体加压素 0.1～0.2 U/kg（最大不超过 20 U），加入用 5％GS2 ml/kg 稀释，在 5～20 分钟内缓慢静脉注射，药物作用可持续 45～60 分钟，必要是 1 小时后可重复或采用持续静脉滴注，速度为每分钟 0.2～0.4 U/m²，共 12～24 小时。

（二）内镜注射血管硬化剂

硬化剂可用 1％乙氧硬化醇。

（三）双气囊三腔管压迫止血

出血不止，可考虑用双气囊三腔管压迫止血，但小儿易引起并发症，故一般常做手术前准备时应用。

（四）外科治疗

可采用静脉曲张结扎术。

五、护理评估

（一）健康史

了解饮食情况、是否有溃疡史，有无刺激性饮食和食物过敏史。饮食习惯，有无偏食，喜欢吃什么，检查或服药对食欲有无影响。观察腹痛的规律、特点、性质，患儿睡眠是否足够，精神及情绪状态和营养状况。

（二）身体状况

观察患儿生命体征如神志、体温、脉搏、呼吸、血压是否正常，观察指甲、皮肤以了解末梢循环。记录 24 小时出入水量。

（三）心理社会状况

了解家长的心理状况和对疾病的认识程度，有无缺乏对溃疡病的知识；了解患儿的居住环境条件、经济条件、家长的文化程度。

（四）其他

了解血常规、粪便隐血、血生化和胃镜等检查结果。

六、护理诊断

（一）患儿方面

1. 组织灌注量不足　与消化道大量出血，血容量减少有关。

2. 恐惧　与出血量大，出血时间长，病情变化大等有关。

3. 活动无耐力　与血容量减少，出现头晕等不适感有关。

4. 有感染的危险　与机体抵抗下降有关。

（二）家长方面

知识缺乏　与缺乏特定知识来源有关。

七、预期目标

（一）患儿方面

（1）组织灌流量恢复正常，出血情况减少至消失。

（2）缓解恐惧心理。

（3）在恢复阶段，患儿能逐渐增加活动量，帮助康复。

（二）家长方面

（1）能说出基本的诱因、治疗的基本原理及再次复发的潜在因素。

（2）能讨论避免复发的措施方法。

（3）能列出所使用药物的作用、副作用、剂量和方法。

（4）能说出具体应报告医生的症状，如进食与疼痛的规律、呕吐物与粪便颜色。

（5）能复述需要复诊的情况。

八、护理措施

（一）患儿方面

1. 急症护理　活动期禁食，取平卧位，绝对卧床休息，头偏向一侧以防误吸，保证呼吸道通畅。迅速建立静脉通路作输血准备和通知医生。

2. 口腔护理　呕血患儿需做口腔护理，清除血迹和呕吐物，以免引起患儿不良心理反应。

3. 止血护理　密切观察生命体征，心率、BP 和出血情况，按医嘱使用止血药物，常用的止血措施有去甲肾上腺素 8 mg 加入 150～250 ml 的冷生理盐水中分次口服，或用 10～14℃的冰盐水反复洗胃,使血管收缩,以减少血流量和抑制胃液分泌,达到加快止血的目的,也可服用凝血酶加生理盐水(<37℃)或冷牛奶,并在服药后嘱患儿适当转动身体以利药物与创面充分接触,提高止血疗效,但伴有休克则不宜使用。在洗胃过程中应密切注意有无急性腹痛、心率和呼吸的变化,并及时做相应处理。

4. **密切观察**　注意患儿腹痛的部位、性质、节律;腹痛与饮食、服药的关系;在出血期间还应密切观察患儿大便的颜色、性质、量,及呕吐是否停止等情况。定时检查红细胞计数、血红蛋白、血细胞比容。观察患儿尿量、尿色、脱水程度、电解质情况。

5. **心理护理**　避免患儿精神紧张、焦虑、恐惧,安定患儿的情绪,必要时给予镇静剂。

6. **饮食护理**　出血停止6小时后可进温凉、清淡无刺激性的流质,逐渐之半流质、质软易消化的食物,少量多餐。避免刺激性饮食,如忌食机械和化学刺激性强的食物,生冷、硬、粗纤维多的蔬菜、水果,以及产气性食物,如葱头、芹菜、韭菜、未经加工的豆类、干果和粗粮等和浓肉汤、咖啡、巧克力、油炸食物、味精、酸辣、香料等调味品、碳酸饮料,含大量蔗糖的食物。宜选营养价值高、质软而易于消化的食物,如牛奶、鸡蛋、豆浆、鱼、嫩的瘦猪肉等。

(二)家长方面

(1)向家长解释上消化道出血原因、治疗过程的基本原理和结果。

(2)告知所使用药物的作用、副作用、剂量和方法。

(3)告知家长该病的诱因、合理饮食、适当休息。

(4)告知家长对胃黏膜有刺激的药物慎用。

(5)与家长核对有关复诊时间。有呕血、黑便、上腹不适及时就诊。

九、效果评价

(一)患儿方面

(1)呕血、黑便、上腹不适等症状在恢复期消失。

(2)能进行每天的正常活动。

(3)正常饮食后无胃部不适感。

(二)家长方面

(1)能说出家庭护理的知识,能做好日常生活的观察。

(2)知道定时复查。

第六节　胃幽门螺杆菌感染

1983年澳大利亚学者 Warren 和 Marshall 报道,在人胃黏膜活检组织中发现并在艳阳环境下培养出幽门螺杆菌(Helicobacter pylori,Hp),并认为与慢性胃炎和消化性溃疡并密切相关,被医学界认为,Hp 的发现是过去20年医学史上的重要发现。

一、生物学特征

1. **光镜下形态各异**　Hp 为"S"形、"U"形或弧形杆菌。菌体宽 0.3～0.6 μm,长 1.5～5.0 μm。大多大小均匀,形态典型,革兰染色阴性。在陈旧培养物中,Hp 常变成圆球体,在革兰染色下呈现大小不一,染色深浅不一,周界较模糊的特征。在胃黏膜活检标本直接涂片中,多数存在于着色较浅的黏液带中,常呈鱼贯状排列,在 Hp 密集处,甚少杂菌混杂,在着色的组织液背景下,Hp 菌体周围常呈现有微荚膜样结构。

在病例组织切片中可见,Hp 多数存在于胃黏膜上皮细胞表面,特别是在胃小凹。在病例切片中尚可见到在胃黏膜表面有 Hp 存在的临近部位常有大量中性粒细胞、浆细胞等炎症细胞的浸润。在胃的肠腺化生区域很难找到 Hp,但是在十二指肠的胃化生区域却能找到 Hp。

2. **菌落特征及细菌动力**　在微需氧条件下,37℃环境下,经72小时培养,Hp 形成较小菌落,直径<1 mm,成灰白或灰色,边缘整齐,隆起的圆形菌落。新鲜的菌落制成湿片在暗视野下可见 Hp 呈螺旋状迅速向前的运动。

3. **生化反应特征**　Hp 均有氧化酶、过氧化氢酶、尿素酶、DNA 酶、碱性磷酸酶和亮氨酰氨酞酶,而马尿酸盐试验均阴性。

在胃黏膜活检标本的超薄切片中可见:一般情况下,胃黏膜上皮与黏液层间不存在细菌。

若出现细菌,常为大小、形态较统一的、都呈弯曲菌样特征的菌群。多聚居胃小凹中或上皮细胞与上皮细胞连接处,亦常镶嵌于微绒毛与微绒毛之间。

二、流行病学

(一) 小儿 Hp 感染率

文献报道,Hp 在人群中的流行率与患者所居住国家或地区的社会经济是否处在发达或发展中的地位有关。在西方发达国家地区儿童与青少年中一般很少有 Hp 定植,与此相反的是在发展中国家 Hp 感染率较高。

(二) Hp 的传播途径

Hp 传染源的传播途径目前尚不清楚,自然界中也无其确定的宿主,除人外,仅在非人灵长类有其自然感染。一些研究发现,Hp 能在各种水生态系统中生存,尤其是被患者粪便污染的水,所以有学者提出污染的水可能是 Hp 传播的一种模式。更多的证据证明 Hp 是从人到人的传播,但 Hp 是怎样通过人到人之间的传播尚不清楚,目前较多的证据是支持粪-口途径传播。如通过聚合酶链反应(PCR)在患者的唾液、牙斑和粪便中可检出 Hp DNA。也有报道从患者的牙斑和粪便中分离培养出 Hp,最近有报道从同一家庭的多名成员中分离出相同的 Hp 菌株。这些都支持了 Hp 的粪-口传播途径的假设,但到目前为止对 Hp 的传染源与传播途径尚未作出肯定的结论。

三、病理变化和胃十二指肠疾病的关系

现有的大量证据均支持 Hp 为慢性胃炎的病原菌。Hp 进入体内主要定居在胃黏膜。故慢性胃炎患者 Hp 检出率很高,而正常胃黏膜几乎无 Hp 检出,另发现胃黏膜上 Hp 定居的数量与白细胞浸润成正比,与炎症程度呈正相关。在成人胃炎炎症活动的主要成分是中性粒细胞。而在儿童淋巴细胞则居主导地位,且胃镜下黏膜的形态学改变主要是胃窦黏膜小结节、小颗粒。Macarhur 等总结了 20 篇消化道症状小儿 Hp 感染的状况,发现凡有 Hp 感染者,其产生胃窦炎的比例均明显高于无 Hp 感染者,最低为 1.9%,

最高达 71.0%,平均为 11.38%,瑞金医院的研究也发现在小儿慢性活动性胃炎中,Hp 感染率高达 96.97%,而在非活动性慢性胃炎仅为 43.56%,Hp 清除后,胃黏膜组织的炎症明显改善。可见 Hp 感染与慢性活动性胃炎的发生有密切关系,是慢性胃炎重要致病原因。

四、诊断

Hp 感染的诊断方法有多种,主要分为 2 大类。① 直接法:用培养、PCR、组织学方法直接检测胃黏膜内的 Hp。② 间接法:利用细菌的生物学特性,特别是根据 Hp 具有水解尿素的能力而做的呼吸试验、尿素酶试验。血清学因不能提供细菌当前是否存在的证据,故不能用于目前感染的诊断,主要用于筛选或流行病学调查。

(一) 细菌的直接检查

1. 培养法

(1) 胃黏膜培养:通过胃镜钳取胃窦黏膜做 Hp 培养是最精确的诊断方法,可作为验证其他诊断性试验的金标准。此外,还可提供细菌的药物敏感试验,指导临床选用药物,尤其是治疗失败者或者生活在 Hp 耐药性很高的国家。Hp 培养方法特点是特异性高,但敏感性居中,操作技术难,耗费时间较长,培养一般需 3~6 天,即使是有经验的实验师操作,培养成功率也仅达 50%~80%。影响 Hp 生长,造成假阴性结果的因素主要有:① 培养标本不含 Hp,因为 Hp 分布不均匀,应从不同部位多取几块。② 胃镜检查前用吞咽表面麻醉药。③ 活检钳污染了戊二醛或其他微生物。④ 最近使用过抗生素或 H_2 受体阻滞药、铋剂或奥美拉唑,这些均能抑制细菌生长。⑤ 标本要尽快接种培养,一般应于 2 小时内完成。⑥ 分离培养基应新鲜。⑦ 有条件时先用液体培养,然后进行分离。

(2) 粪便培养:最近报道从人的粪便中也可培养出 Hp,但需在微氧的环境下离心,浓缩细菌而获得,因为现只能在 50% Hp 定植患者的粪便中检出,所以对此非侵袭方法需做进一步研究。

2. 组织切片法　是 Hp 的另一种的直接检查方法,因为 Hp 定居在人胃黏膜的黏液层下,上皮组织表面,正常该部位未见其他细菌,因此

根据在组织切片上的形态特点和分布特征(Hp在组织学的表现特征是在胃黏膜和胃之间存在的螺旋杆状物),即可诊断 Hp 感染,是较可靠的方法。此外,组织切片能提供组织形态学改变的信息。组织学检查特点是敏感性高,有不同的染色方法可以重复使用,并可永久保存资料。

3. 直接涂片染色 用相差显微镜直接检查涂于玻片上的胃黏膜中 Hp。

(二)尿素酶试验

因 Hp 是人胃内唯一能够产生大量尿素酶的细菌,故可通过检测尿素酶来诊断 Hp 感染。尿素酶分解胃内的尿素生成氨和二氧化碳,是尿素浓度降低,氨浓度升高。基于此原理,现已经发展了多种检测 Hp 尿素酶的方法。

1. 胃活检组织尿素酶试验 胃黏膜活检组织快速尿素酶试验为目前临床应用最为广泛的一种方法,具有简便、实用、快速、灵敏等优点,但受细菌数量的影响,活检组织中 Hp 数量很少时,则易出现假阴性。在使用铋剂、氨苄西林(氨苄青霉素),甚至 H_2 受体拮抗药治疗后,尿素酶试验的敏感性也明显降低,故此方法主要用于 Hp 感染的最初检测。目前所用的方法有以下两种。

(1) pH 指示剂法:试剂中含有尿素和 pH 指示剂(如酚红 pH6.8 时的黄棕色,pH8.4 时为粉红色)。从胃内取出的标本通常呈酸性(pH<6.0),一般情况下试剂的颜色不变,如果胃内有 Hp 感染时,当黏膜标本放入试剂中,Hp 产生的尿素酶很快分解尿素产生氨,使 pH 值升高,试剂为粉红色。

(2) 分析化学法:采用分析化学原理检测 Hp 尿素酶的最终产物,由于阳性显色反应不是取决于试剂中 pH 的因素所知的假阴性。福建三强生化有限公司生产的 CPUT 试剂盒属于这种方法,可半定量指示 Hp 感染的程度(+,++,+++,++++)。

2. 呼吸试验 用核素标记尿素,口服后测定呼气中标记的 CO_2 量,能间接反映尿素酶的量,属非侵入性检查。呼吸试验具有快速、可靠、安全、无痛苦的优点,适合大规模流行病学调查,表明目前是否有 Hp 感染,而不是曾否有过感染,因此优于血清学检查。有研究发现服用胶态次枸橼酸铋剂 2 小时后,即可见 $^{14}CO_2$ 量明显降低,因此用于疗效观察是一种较敏感的指标,也是随访的一种理想方法。呼吸试验根据标记物的不同,分为 ^{13}C-尿素呼吸试验和 ^{14}C-尿素呼吸试验。

(1) ^{13}C-尿素呼吸试验:受试者口服 ^{13}C-尿素 5 mg/kg,随后每 10 分钟收集 1 次呼气标本,连续 3 小时。如果胃内有 Hp 感染,口服的 ^{13}C-尿素溶液在尿素酶的作用下分解成 $^{13}CO_2$,经胃肠道吸收后呼出。收集的气体标本用质谱仪分析,计算 $^{13}CO_2$ 含量。有 Hp 感染者在口服溶液后 20 分钟即出现 $^{13}CO_2$ 升高,在 100 分钟内持续升高,而无 Hp 感染者则无 $^{13}CO_2$ 呼出。^{13}C 为稳定性核素,无放射性,可反复检查,也不存在放射性废物处理等问题,儿童中应用是安全的。但 $^{13}CO_2$ 测定较为复杂,需用质谱仪,费用昂贵,多数医院尚不能开展。

(2) ^{14}C-尿素呼吸试验:为了克服 ^{13}C-尿素呼吸试验操作复杂、费用昂贵的缺点,用 ^{14}C-尿素取代 ^{13}C-尿素,得到同样满意的效果。检测 ^{14}C 用液体闪烁计数器即可,因而更为实用。其缺点是 ^{14}C 有一定的放射性,不适合于孕妇和儿童。

影响呼吸试验精确性因素:假阴性结果最常见原因是用抗生素、铋剂或奥美拉唑不久后做的呼气试验(一般要求在治疗结束后至少 1 个月再进行);其次是尿素从胃排空过快或样本收集太迟。假阳性结果为体内存在其他产尿素酶的细菌或口腔内存在尿素酶活性的细菌。

注意:呼吸试验仅能提供 Hp 存在的信息,而不能区分消化道疾病,无法替代胃镜检查,不能作为有上消化道症状儿童的最初评价。

3. 胃液尿素或尿素氮测定

4. ^{15}N-尿素试验

(三)PCR(聚合酶链反应)

PCR 是检测 Hp 是否存在的另一种方法,其特点是其特点能快速检测到新鲜胃黏膜标本中的 Hp,也能检测石蜡包埋的活检样本。

(四)血清学检查

血清学试验由于非侵入性且简单在儿童中

应用受欢迎,是一个理想的筛选试验,小儿中由于 Hp 感染比成人少,阳性发现较成人更有助于诊断。文献报道小儿中 IgG 抗体含量与细菌的多少或胃炎组织学严重程度之间有一定相关性。但血清学不能作为单一的诊断试验用,且因 Hp 根除后抗体下降缓慢,故也不能用于抗菌治疗后的即刻随访。

五、治疗

近 10 年来世界上许多国家的学者对 Hp 的治疗进行了大量的研究,但至今尚未找到一个理想的治疗方案,究其原因是与 Hp 的耐药性和定居的环境有关。Hp 定居于胃黏液的下层、黏膜的表面,许多药物难以穿透黏液层达到有效的治疗浓度,此外大多数抗生素在胃的酸性环境中起活性明显降低。目前比较理想的药物治疗方案应是以疗效高、副作用少、价格适中、耐药性低为原则,常用的药物有以下几种。

(一) 铋剂

药用铋剂化合物,包括硝酸铋、次水杨酸铋和次枸橼酸铋,常用的铋剂为胶体枸橼酸铋(colloidal bismuth subcitrate, CBS)。长期以来人们用铋剂治疗消化性溃疡,近年来机制比较复杂。

(二) 质子泵抑制剂

PPI 具有抗 Hp 的作用,但其机制尚不明,在体内的主要作用可能还是降低胃内酸度,增强抗生素的活性和改变 Hp 在胃内生存环境。

(三) 抗生素

研究证实对 Hp 具有杀灭作用的抗生素有阿莫西林(羟氨苄青霉素)、克拉霉素、甲硝唑、替硝唑、呋喃唑酮、庆大霉素等。实践证明,只有联合用药才能取得较好效果。目前大多数学者公认的联合用药方案有:① 以铋剂为主＋两种抗生素。② 以质子泵抑制剂或 H_2 受体拮抗剂为主＋两种抗生素形成的三联疗法。对一些耐药菌株,用三联疗法未能根治者,可改用四联疗法,即铋剂＋PPI 或 H_2RA＋两种抗生素。

中华儿科杂志编辑委员会和儿科学分会感染消化组有关专家推荐以下治疗方案:① CBS＋ H_2RA＋一种抗生素。② CBS＋两种抗生素。③ PPI＋两种抗生素。④ H_2RA＋两种抗生素。

联合使用药物,1～2 周的短程治疗就达到 90％左右的根治效果,且副作用少,治疗顺应性也好,先推荐短程疗法。儿科推荐用药剂量:胶体枸橼酸铋(CBS)每天 6～8 mg/kg,阿莫西林每天 30～50 mg/kg,替硝唑每天 10 mg/kg,呋喃唑酮每天 3～5 mg/kg,克拉霉素每天 15～20 mg/kg,以上抗生素全天量,分早晚两次服。雷尼替丁大于 8 岁儿童的剂量是 3～5 mg/kg,每天 2 次口服。奥美拉唑 0.3～0.5 mg/kg,每天 1 次口服。联合用药的不良反应主要是恶心、腹痛、咽痛、便秘、皮疹、真菌感染。

第七节 胃 炎
急 性 胃 炎

急性胃炎(acute gastritis)系由各种外因和内因引起的急性广泛性或局限性的胃黏膜炎性病变。按病因分为感染性胃炎、腐蚀性胃炎、应激性胃炎、药物性和饮食性胃炎。

一、病因和发病机制

(一) 药物性及饮食性胃炎

前者已非甾体类抗炎药如阿司匹林、吲哚美辛(消炎痛)最常见。肾上腺皮质激素、某些抗生素、抗肿瘤药、氯化钾等均可引起。药物可刺激胃黏膜,破坏黏膜的保护屏障,阿司匹林药更可影响胃黏膜合成硫糖蛋白,使胃黏液减少,胃腔里 H^+ 逆扩散增加;药物可影响上皮细胞能量代谢,影响黏液碳酸氢盐屏障的建立。过热、过冷的饮食,浓茶、咖啡、辣椒等刺激性调味品及难以消化的粗糙食物均可引起急性胃炎。

(二) 应激性溃疡

严重感染、中毒、创伤、窒息、休克、颅压增高及精神过度紧张均可引起。目前认为与自主神经兴奋引起胃黏膜血管痉挛,血流减少,导致黏膜缺血缺氧,黏液分泌减少,H^+ 逆扩散增加等,引起胃黏膜受损相关。另外,组胺的释放,使胃酸、胃蛋白酶分泌增加,也是引起胃黏膜炎症、糜烂甚至溃疡的原因。

(三) 腐蚀性胃炎

是由于吞服强酸、强碱或其他腐蚀剂引起。强酸可致胃黏膜凝固坏死,强碱可致液化坏死。患儿均伴有口腔与食管灼伤,且程度比胃更严重。

(四) 感染性胃炎

细菌及其毒素,如沙门菌、嗜盐菌、金葡萄球菌等毒素均可引起急性胃炎。近年发现病毒也可引起急性胃炎。

(五) 蛋白质过敏性胃炎

多由牛奶或奶制品过敏引起。

二、临床表现

多急性起病,表现为上腹饱胀、疼痛、嗳气、恶心、呕吐、呕吐物可带血呈咖啡样,也可发生较多出血,表现为呕血或黑便,甚至是首发表现,如应激性胃炎、阿司匹林引起的胃炎。感染性胃炎伴有腹泻时称为急性胃肠炎,有的患儿可伴发热等感染中毒症状。呕吐严重可因其脱水、酸中毒。失血可致休克。

三、诊断

周围血白细胞数增多中性粒细胞增多。粪便常规显示有黏液及红、白细胞。内镜检查见胃黏膜充血、水肿、渗出、斑点状出血或糜烂等。

四、治疗

(一) 病因治疗

对细菌感染行抗感染治疗,如为幽门螺杆菌感染则应抗幽门螺杆菌治疗;对药物引起的停用相关药物;应激性胃炎应积极治疗原发病;对腐蚀性胃炎应给予相应的中和药物,如口服牛奶、鸡蛋清等。

(二) 饮食治疗

给予清淡流质或半流质饮食,必要时应禁食 1~2 餐,如有胃出血应禁食。

(三) 对症治疗

可用甲氧氯普胺止吐,口服胃黏膜保护剂,纠正水、电解质、酸碱平衡紊乱,控制出血等。有严重出血者可用西咪替丁、法莫替丁或奥美拉唑及止血药。

五、护理评估

(一) 健康史

了解患儿饮食习惯,有无偏食,有无食过热,过冷或粗糙的食物,检查或服药对食欲有无影响。了解生长发育情况,有无长期服药史。

(二) 身体状况

观察腹痛的规律、部位、特点、性质,有无夜间痛醒史,营养状况,患儿睡眠是否足够,精神及情绪状态。测量体温以了解体温。

(三) 心理社会状况

急性胃炎患儿的症状和体征突发,患儿及家长一般未有心理准备,故可出现忧虑、焦虑的情绪,甚至恶变为恐惧的心理。所以要了解家长的心理状况和对疾病的认识程度,有无喂养和卫生知识;了解患儿的居住环境条件、经济条件、家长的文化程度。

(四) 其他

了解 Hp 检测和胃镜等检查结果。

六、护理诊断

(一) 患儿方面

1. 舒适的改变　与胃部病变、上腹饱胀不适、腹痛有关。

2. 营养失调　与消化吸收功能障碍有关。

3. 体液不足　与体液摄入不足、进食量少、体液丢失有关。

(二) 家长方面

知识缺乏　与相关健康知识来源不足,以及常有不良饮食、行为习惯有关。

七、预期目标

(一) 患儿方面

(1) 缓解胃部不适及其焦虑情绪。

(2) 摄取合理营养及水分,避免失液过多。

(3) 积极配合治疗,去除致病因素。

(4) 较大患儿能够鉴别可能引起胃部不适的原因,并学会设法避免。

(二) 家长方面

(1) 能说出基本的诱因、治疗的基本原理及再次复发的潜在因素。

（2）能说出相关健康知识,纠正患儿不良饮食、行为习惯,避免复发。

（3）能列出所使用药物的作用、副作用、剂量和方法。

八、护理措施

(一) 患儿方面

1. 饮食方面　应注意饮食规律和卫生,少量多餐,细嚼慢咽,不暴饮暴食。饮食富有营养易消化,避免粗糙和刺激性食物,勿食过冷、过热和容易发酵产气的食物。发病前2天应禁食补液,病情好转后可给流质饮食,少量多餐,每次50~100 ml,随病情好转饮食渐由半流质改为软饭。进食后应休息20~30分钟。

2. 心理方面　保证患儿充足的睡眠和休息,耐心解释消除恐慌和紧张不安的情绪,使患儿在一个心情舒畅的良好环境中生活。

3. 病情观察　密切观察患儿的呕吐性质和呕吐量、生命体征的变化,有呕血、黑便者,注意出血情况,如出汗、皮肤湿冷、脉微弱、血压、呼吸及焦虑恐惧等失血性休克,提示出血量增多,应积极抢救,输液扩容,同时需要禁食。

4. 避免呕吐物呛入气管　强碱中毒性胃炎给服橘子汁、柠檬酸,使之与碱起中和作用。强酸中毒则给蛋清、牛奶,可与胃酸结合有缓冲作用。吞咽疼痛者耐心劝说其少量多餐,并可用地卡因咽喉喷雾以止痛。

5. 慎用某些对胃有刺激的药物　如阿司匹林、水杨酸类、激素、红霉素等,对胃黏膜有一定的刺激作用。

(二) 家长方面

（1）向家长解释急性胃炎的原因、治疗过程的基本原理和结果。

（2）告知所使用药物的作用、副作用、剂量和方法。

（3）告知家长该病的诱因、合理饮食、适当休息。

（4）告知复诊时间。

九、效果评价

(一) 患儿方面

胃部不适感缓解或消失,在恢复期无呕吐、腹泻、黑便情况。

(二) 家长方面

能说出家庭的一般护理知识,避免再次发作。

慢 性 胃 炎

慢性胃炎（chronic gastritis）系指各种原因持续反复作用于胃黏膜引起的慢性炎症。

一、病因及发病机制

引起慢性胃炎的原因很多,多见于急性胃炎之后,为黏膜经久不愈反复发作,而发展成为慢性炎症。

(一) 幽门螺杆菌

目前研究较深入的胃内幽门螺杆菌感染,被认为是很多慢性胃炎的主要原因。文献报道,Hp在人群中的流行率与患儿所居住国家或地区的社会经济是否处在发达或发展中的地位有关。在西方发达国家地区儿童与青少年中一般很少有 Hp 定植,与此相反的是在发展中国家 Hp 感染率较高。

(二) 十二指肠-胃反流

由于幽门括约肌功能低下,十二指肠液反流入胃,是造成慢性胃炎的重要因素。十二指肠液内含有胆汁、肠液和胰液,能破坏胃黏膜的正常屏障作用而造成 H^+ 反渗,弥散进入胃黏膜,增加毛细血管淤血,造成炎症。

(三) 药物

长期服用大量非甾体类消炎药,如阿司匹林、吲哚美辛（消炎痛）等,均可破坏胃黏膜保护屏障导致胃黏膜损伤而发胃炎。

(四) 饮食习惯

小儿饮食没有规律,挑食、偏食,使食物中维生素及微量元素缺乏。常食过冷、过热、过于粗糙食物及辛辣的食物对胃黏膜也是一种刺激。

(五) 其他因素

长期精神紧张、生活无规律、气候变化、环境变化多可引起支配胃的神经功能紊乱,使胃液分泌和胃运动不协调而产生胃炎。

二、临床表现

(一) 症状

患儿出现反复发作、无规律性的腹痛、腹胀常在进食后加重,疼痛多位于上腹部、脐周。幼儿可表现为不安和正常进食行为改变;年长儿常感腹痛,轻者为隐痛或钝痛,重者有剧烈绞痛。有恶心、呕吐食欲不振、面黄肌瘦、嗳气、泛酸伴有胃糜烂者可呕血、黑便。

(二) 体征

无明显特殊体征,部分患儿可表现面色苍白、舌苔厚腻、腹胀、上腹或脐周轻度压痛。有贫血面容者应查大便隐血。

三、诊断

胃酸测定、幽门螺杆菌检测(包括胃黏膜组织培养、尿素酶试验、血清学 Hp-lgG 抗体测定、^{13}C 尿素酶呼吸试验)、壁细胞抗体检测、X 钡餐检查。胃镜检查可直接观察胃黏膜的变化,可取黏膜做病理学检查,是慢性胃炎最可靠的诊断方法。

内镜黏膜病理改变如下。

1. 充血 黏膜色泽呈斑块状、线状或弥漫性鲜红。

2. 水肿 黏膜肿胀,色泽较苍白,反光增强,胃小区轮廓更明显。

3. 黏液增多 黏液与黏膜附着牢固,若用水冲去,可见黏膜表面发红或糜烂剥脱。

4. 花纹状 黏膜红白相间,红点与红点之间黏膜苍白,似麻疹样改变。

5. 微小结节形成 胃窦平坦时黏膜呈微细或颗粒状、结节状。

6. 糜烂 有新鲜或陈旧性出血点。

7. 出血斑点 黏膜散在分布,点状或小片状新鲜或陈旧性出血。

四、治疗

(一) 病因治疗

对感染性胃炎应使用敏感抗生素。停用能损伤胃黏膜的药物,创造良好的生活环境。

(二) 饮食治疗

养成良好的饮食习惯及生活规律,宜选择易消化无刺激性的食物,进食宜细嚼慢咽。

(三) 清除幽门螺杆菌

对幽门螺杆菌相关性胃炎可用奥美拉唑、阿莫西林、甲硝唑的三联疗法。

(四) 对症治疗

(1) 有消化不良症状者可给予胃黏膜保护剂如硫糖铝。

(2) 腹胀恶心、呕吐者可给予胃肠动力药如甲氧氯普胺、多潘立酮、西沙必利。

(3) 有高酸症状者可给予西咪替丁,但萎缩性胃炎者应忌用制酸剂。

(4) 有胆汁反流者可给硫糖铝和胃肠动力药,以中和胆盐,防止反流。

(5) 萎缩性胃炎可给予养胃冲剂等;伴有恶性贫血者应给予维生素 B_{12} 和叶酸。

五、护理评估

(一) 健康史

了解患儿饮食习惯,有无偏食,有无食过热,过冷或粗糙的食物,有无细菌感染如幽门螺杆菌的感染等。检查或服药对食欲有无影响。了解生长发育情况,有无长期服药史。

(二) 身体状况

观察腹痛的部位、规律、特点、性质,有无为持续性或进食后上腹部饱胀不适或疼痛、嗳气、反酸、食欲减退,有无夜间痛醒史、出血,营养状况,患儿睡眠是否足够,精神及情绪状态。

(三) 心理社会状况

患儿有无出现忧虑、焦虑的情绪,及因害怕恶变而产生恐惧心理。了解家长的心理状况和对疾病的认识程度,有无缺乏喂养和卫生知识;了解患儿的居住环境条件、经济条件、家长的文化程度。

(四) 其他

了解 Hp 检测和胃镜等检查结果。

六、护理诊断

(一) 患儿方面

1. 舒适的改变 与胃部病变、上腹饱胀不适、腹痛有关。

2. 营养失调 与消化吸收功能障碍有关。

3. 焦虑 与反复胃部不适反复发作有关。

(二) 家长方面

缺乏知识 与相关健康知识来源不足,以及常有不良饮食、行为习惯有关。

七、预期目标

(一) 患儿方面

(1) 缓解胃部不适及其焦虑情绪。

(2) 有规律的饮食,摄取合理营养,体重增加。

(3) 积极配合治疗,去除致病因素。

(4) 较大患儿能够鉴别可能引起胃部不适的原因,并学会设法避免。

(二) 家长方面

(1) 能说出基本的诱因、治疗的基本原理及再次复发的潜在因素。

(2) 能说出致病相关因素及基本的对应措施,避免复发。

(3) 能列出所使用药物的作用、副作用、剂量和方法。

八、护理措施

(一) 患儿方面

1. 饮食方面 慢性胃炎患儿应注意饮食规律和卫生,少量多餐,定时、定量和细嚼慢咽,不暴饮暴食。饮食富有营养易消化,富有营养,避免粗糙和刺激性食物,勿食过冷、过热和容易发酵产气的食物,进食后应休息 20～30 分钟。胃酸低或无胃酸者食物应煮熟后食用,并可给刺激胃酸分泌的食物,如鸡汤、肉汤等。高胃酸者则应避免进食酸性、多脂肪食物,以减少胃酸分泌。如果家庭中有明确的 Hp 感染者,应实行分餐制,以防止交叉感染。

2. 心理方面 生活起居要有规律,注意劳逸结合,保证充足的睡眠和休息,不能让患儿过度疲劳。尤其是考试期间,使患儿在一个心情舒畅的良好环境中学习生活。平时应注意腹部保暖,可以缓解腹部不适;急性发作或伴消化道出血时应卧床休息,部分腹痛较严重的患儿可适当使用解痉制酸药物以缓解疼痛。

3. 禁烟酒 对中学生以上的应教育孩子不要吸烟、喝酒。烟草中的有害成分能刺激胃黏膜引起胃酸分泌增加,过量饮酒能使胃黏膜充血、水肿、糜烂产生急性胃炎。长期饮酒可使慢性胃炎的发生率明显增加。

4. 慎用对胃黏膜有刺激的药物 如阿司匹林、水杨酸类、激素、红霉素等。对胃黏膜有一定的刺激作用。

(二) 家长方面

(1) 向家长解释慢性胃炎的原因、治疗过程的基本原理和结果。

(2) 告知所使用药物的作用、副作用、剂量和方法,坚持治疗,避免使用对胃黏膜有损伤的药物。

(3) 告知家长该病的诱因、合理饮食、适当休息。Hp 阳性者,家庭饮食实行分餐制。

(4) 告知家长对胃黏膜有刺激的药物慎用。

(5) 与家长核对有关复诊时间。

九、效果评价

(一) 患儿方面

患儿饮食规律,胃部不适感缓解或消失。

(二) 家长方面

家长了解并掌握一定的健康知识,能实施对应的措施。

第八节 消化性溃疡

消化性溃疡(peptic ulcer)是指胃和十二指肠由于胃酸及消化酶对自身黏膜的消化而形成的溃疡。消化性溃疡有逐年升高的趋势,儿童各年龄均可发病,婴幼儿多为继发性溃疡,常有明确的原发疾病,胃溃疡和十二指肠溃疡发病率相近;儿童期溃疡多为原发性溃疡,以十二指肠多见,男孩较女孩发病率高。

一、病因和发病机制

近年认为幽门螺杆菌消化道感染与消化性溃疡的发病和复发有密切关系。

(1) 胃酸和胃蛋白酶的侵袭力。

(2) 胃、十二指肠黏膜的防御功能。

(3) Hp 感染。

(4) 遗传因素：消化性溃疡属常染色体显性遗传病，25%～60% 患儿伴有家族史，其中父亲有溃疡史者占 32%，母亲有溃疡史者只有 8%。单卵双胎有 50% 可患有同一种消化性溃疡。

(5) 其他因素：严重缺氧或感染（如肺炎、败血症、脑膜炎等）、重度营养不良、大面积烧伤、神经损伤或大量长期使用肾上腺皮质激素，情绪波动、精神紧张，抽烟饮酒等因素均可促进溃疡发病。儿童被动吸烟也同样能诱发溃疡，应引起足够重视。

二、病理变化

由于胃酸、胃蛋白酶侵入黏膜的力量与胃、十二指肠黏膜本身的抵抗力之间失去平衡而致消化性溃疡的发生。

(一) 溃疡内镜下黏膜炎症改变

1. 充血型　黏膜充血、水肿、镜下反光增强。

2. 肿胀型　黏膜水肿肥厚呈不规则形隆起，表面充血。

3. 颗粒型　黏膜呈滤泡样或颗粒状或结节状隆起，大小较均匀。

4. 出血糜烂型　黏膜充血处见点状、片状或蜂窝状糜烂，表面可有出血。

溃疡在胃镜中所见为橘红色，黏膜上有鲜明的白色、灰白色病变，一般为圆形、椭圆形，边缘清楚，周围黏膜在同一平面或仅仅微隆起，溃疡面光滑，被有白色或灰白色苔状物，多数为单个溃疡，少数为多发性。

(二) 内镜下溃疡病分期

1. 活动期（A 期）　又称厚苔膜期。A_1：溃疡苔厚而污秽，边缘肿胀，无皱襞集中，有较多分泌物。A_2：溃疡苔膜厚而清洁，边缘肿胀逐渐消失，四周出现上皮再生形成红晕，皱襞开始向溃疡集中。

2. 愈合期（H 期）　又呈薄苔膜期。H_1：苔膜变薄，溃疡缩小，周围有上皮再生。H_2：接近愈合，但溃疡面仍有极少白薄苔。

3. 瘢痕期（S 期）　又呈无苔期。S_1：溃疡白苔已消失，中央充血呈红色，又称红色瘢痕期。S_2：中央出血已完全消退，有呈白色瘢痕期，表

示溃疡已完全愈合。

三、临床表现

(一) 原发性消化性溃疡

小儿年龄不同，临床表现也不相同。新生儿多为急性溃疡，无性别差异，出生后 24～48 小时发病最多，可能与此时胃酸分泌增多有关。多数患儿往往以呕血、便血、穿孔为最早发现的症状。婴幼儿常表现为食欲差，反复呕吐，烦躁不安，以呕血、便血就诊。学龄前和学龄儿童的疼痛部位多位于上腹部或脐周围，以十二指肠球部溃疡多见，与进食无明显关系，且多伴有恶心、反酸、食欲不振、贫血，但呕血、黑便发生率低。溃疡可以自愈或治愈，Hp 阳性的溃疡病患儿，根除 Hp 后复发率很低。

(二) 继发性消化性溃疡

继发性溃疡多于应激因素或服用非甾体类抗炎药有关。小儿常见的应激因素有严重的全身性感染、休克、败血症、手术、外伤等。继发性溃疡的临床特点是，缺乏明显的临床症状，至出现出血、穿孔或休克才被发现，病死率较高。

四、诊断

(一) 粪便隐血试验

素食 3 天后检查，阳性者提示溃疡有活动性。

(二) 胃液分析

用五肽胃泌素观察基础酸排量和酸的最大分泌量，十二指肠溃疡患儿明显增高，有家族史和反复发作者也升高。十二指肠溃疡患儿在标准蛋白质饮食后 1～2 小时测血清胃泌素，均较胃溃疡患儿高。

(三) 幽门螺杆菌检测

见幽门螺杆菌感染章节。

(四) 胃肠 X 线钡餐造影

1. 直接征象　发现胃和十二指肠壁龛影可确诊。

2. 间接征象　溃疡对侧切迹，十二指肠球部痉挛、畸形对本病有诊断参考价值。因此小儿溃疡浅表。检出率较成人为低，气、钡双重对比造影效果佳。

3. 纤维胃镜检查　内镜观察不仅能准确诊

断溃疡,而且可估计溃疡灶大小、溃疡周围的轻重、溃疡表面有无血管暴露和评估药物治疗的效果,同时又可采用黏膜活检做病理组织学和细菌学检查。

五、鉴别诊断

小儿消化性溃疡常易误诊和漏诊,故对出现剑突下有灼伤感或饥饿感;反复发作、进食后缓解的上腹痛、夜间及清晨症状明显,而无寄生虫感染者;与饮食有关的呕吐;粪便隐血试验阳性的贫血患儿;反复胃肠不适,且有胃溃疡尤其是十二指肠的家族史;原因不明的呕血和便血、穿孔者等,均应警惕消化性溃疡病的可能性。应及时进行胃镜检查,尽早明确诊断。

应与下列疾病鉴别。

1. 腹痛　应与肠痉挛、蛔虫症、腹内脏器感染、结石等疾病鉴别。

2. 呕血　新生儿和小婴儿呕血可见于新生儿自然出血症、食管裂孔疝、败血症等;年长患儿需与肝硬化致食管静脉曲张破裂及全身出血性疾病鉴别。

3. 便血　消化性溃疡出血多为柏油样便;鲜红色便仅见于大量出血者;均应与肠套叠、憩室、息肉、腹型过敏性紫癜及血液病所致出血鉴别。

六、治疗

消化性溃疡的治疗原则:缓解症状、促进愈合、预防复发、防止并发症。

(一) 一般治疗

1. 休息　生活应有规律,保证睡眠避免过度疲劳及精神紧张。重者可卧床休息3～7天,预防发生溃疡出血。

2. 饮食　宜少量多餐,给予易消化食物,忌酸性和辛辣刺激性食物,不宜暴饮暴食,要细嚼慢咽。少吃冷饮、糖果、油炸食品,急性期宜食用豆浆、牛奶、米汤,缓解期可食面条、馒头类。

3. 纠正水、电解质紊乱　注意观察及时补充水、电解质、热量。加强支持治疗,改善全身状况。

(二) 药物治疗

1. 抗酸和抑酸剂

(1) 组胺 H_2 受体拮抗剂:可直接抑制组

胺,阻滞乙酰胆碱和胃泌素分泌,达到抑酸和加速溃疡愈合的目的。常用西咪替丁,每天 10～15 mg/kg,分4次于饭前10～30分钟口服,或按每次 0.2～0.3 g,用5%～10%葡萄糖溶液稀释后静脉滴注。雷尼替丁,每天 3～5 mg/kg,每12小时1次,或每晚1次口服,或将上述计量分2～3次,用5%～10%葡萄糖溶液稀释后静脉滴注,肾功能不全者剂量减半。疗程均为4～8周。

(2) 质子泵抑制剂:作用于胃黏膜壁细胞,降低壁细胞中的 $H^+ - K^+ - ATP$ 酶活性,阻抑 H^+ 从细胞质内转移到胃腔而抑制胃酸分泌。常用奥美拉唑,剂量为每天 0.7 mg/kg,清晨顿服。疗程2～4周。

(3) 中和胃酸的抗酸剂:常用碳酸钙、氢氧化铝、氢氧化镁等。

2. 胃黏膜保护剂　硫糖铝有利于黏膜细胞再生和溃疡愈合,思密达加强胃黏膜的屏障作用,促进胃黏膜上皮细胞的修复与再生。

3. 抗幽门螺杆菌　应用雷尼替丁、思密达、阿莫西林(制酸、护膜、抗感染)三联疗法,口服4周,幽门螺杆菌转阴,应用克拉霉素、奥美拉唑、甲硝唑三联疗法1周幽门螺杆菌根除率可达90%～100%。

(三) 外科治疗

急性大出血,经内科保守治疗无效;急性溃疡穿孔;器质性幽门梗阻;难治性溃疡。

七、护理评估

(一) 健康史

了解是否有慢性胃炎及幽门螺杆菌感染病史和遗传史,有无不良的饮食行为习惯或严重创伤、烧伤、颅内疾病等应激状态。是否精神过度紧张、过度疲劳。

(二) 身体状况

观察患儿腹痛的部位、规律、特点、性质。有无体重减轻、贫血、乏力。睡眠是否足够,精神及情绪状态及消化不良的表现。

(三) 心理社会状况

了解患儿有无出现紧张、焦急、恐惧、悲观等心理变化,影响患儿的日常生活、休息、睡眠,使机体抵抗力下降,手术耐受性下降。了解家长的心理状况和对疾病的认识程度,有无缺乏喂养和卫生知识;了解患儿的居住环境条件、经济条件、家长的文化程度。

(四) 其他

了解血常规、粪便隐血、血生化胃镜等检查结果。

八、护理诊断

(一) 患儿方面

1. 疼痛 与溃疡或化学性物质或炎症刺激腹膜有关。

2. 营养失调 与进食后饱胀不适,食欲减退或大出血、机体能量消耗过多有关。

3. 焦虑或恐惧 与患儿精神紧张、失眠、病情反复发作或出现并发症有关。

4. 体液不足 与腹膜腔大量液体渗出、胃肠道内积液、大量呕吐等有关。

5. 代谢紊乱 与酸性产物不断生成、碳酸氢钠大量丢失有关。

6. 潜在的并发症 穿孔、出血、幽门梗阻、胃溃疡恶变。

(二) 家长方面

知识缺乏 与缺乏特定知识来源及自我护理知识有关。

九、预期目标

(一) 患儿方面

(1) 缓解或消除不适症状。

(2) 减轻焦虑和压力,促进身心健康。

(3) 改善饮食习惯,促进溃疡愈合。

(4) 维持患儿的营养,提供适合的饮食。

(5) 维持患儿水、电解质与酸碱平衡。

(6) 促使患儿遵守治疗计划。

(7) 预防并发症。

(二) 家长方面

(1) 能说出基本的诱因、治疗的基本原理及再次复发的潜在因素。

(2) 能列出所使用药物的作用、副作用、剂量和方法。

(3) 能说出具体应报告医生的症状,如进食与疼痛的规律、呕吐物与粪便颜色。

(4) 能复述何时需要复诊。

十、护理措施

(一) 患儿方面

1. 缓解躯体不适 观察其腹痛的时间、部位,疼痛的规律与服药的关系,呕吐物及粪便的颜色、性质、数量,做相应处理并通知医生。

2. 心理护理 本病的发生与心理因素有很大关系,故应避免患儿精神紧张、焦虑、恐惧,安定患儿的情绪,合理安排生活和学习,保证足够的休息和睡眠。

3. 摄取合理营养 食物温软、易于消化,减少对溃疡面的物理性刺激。少食多餐,4～5 次/天,定时进食,充分嚼碎,避免刺激性饮食,减少胃液分泌。急性期应用豆浆、牛奶、米汤等。缓解期可食面条、馒头类等富于营养,保证热量。饥饱适宜,勿暴饮暴食。因饥饿时无食物中和胃酸,蛋白酶相对过多,暴饮暴食易损伤胃的自我保护机制。睡前不要进食,避免夜间刺激胃酸分泌过高而诱发溃疡。

4. 观察患儿病情变化 年长儿腹痛发生率高,十二指肠溃疡患儿多为上腹中线有局限性的压痛,饭前或夜间发作,进食后缓解。胃溃疡则在中上腹或偏左有压痛,往往进食后痛。患儿发生胃、十二指肠溃疡大出血表现为:突然发生呕血或柏油样粪便,并出现出汗、皮肤湿冷、脉搏微弱、血压下降、呼吸急促以及焦虑、恐惧等失血性休克表现时,提示出血量增多,应积极抢救,补液扩充血容量,同时需要禁食。需要做胃液分析的患儿,抽取胃液时要观察胃液的颜色、气味、黏液、食物残渣等情况。

5. 避免选择服用对胃有刺激的药物和食物

(二) 家长方面

(1) 告知家长消化性溃疡的原因、治疗过程的基本原理和结果。

(2) 告知所使用药物的作用、副作用、剂量和方法。

(3) 告知家长该病的诱因、合理饮食、适当休息。

(4) 告知家长对胃黏膜有刺激的药物慎用。

(5) 与家长核对有关复诊时间。

十一、效果评价

(一) 患儿方面

恢复正常饮食,不适感缓解或消失。

(二) 家长方面

(1) 能说出家庭基本护理的知识。

(2) 知道定时复查,学会日常观察。

第九节 非特异性肠炎

溃疡性结肠炎

溃疡性结肠炎(ulcerative colitis, UC)是一种确切病因不明的结肠黏膜和黏膜下层的非特异性慢性炎症,少累及回肠末端。小儿发病率较低,主要发生在青春期及学龄期儿童,婴儿也可发病,但更少见。

一、病因

(一) 自身免疫因素

溃疡性结肠炎常并发自身免疫性溶血、类风湿关节炎、红斑狼疮、桥本病、虹膜炎等,且用肾上腺皮质激素类药物或其他免疫抑制剂治疗有效,因此考虑本病可能为一自身免疫性疾病。

(二) 感染因素

一些患儿用抗生素治疗有效。

(三) 饮食过敏原因

某些食物可使病变复发,去除这些饮食后可使病情缓解。

(四) 遗传原因

患儿家族中约有 15%～30% 发病者。

(五) 精神因素

临床多发现有些患儿伴有焦虑、紧张、多疑以及自主神经紊乱的表现,精神治疗可收到一定的效果。

二、病理变化

溃疡性结肠炎主要局限于结肠和直肠,远端结肠受累程度较重,绝大部分影响直肠,约 60%～70% 患儿呈全结肠炎,90% 的患儿在 10 岁以前炎症侵犯整个结肠。炎症最初主要侵犯黏膜层,沿结肠纵形分布,呈连续性改变,常伴有溃疡、出血、水肿和上皮再生等。极少部分患儿的炎症可连续性延伸至末端回肠 25 cm 左右处,称为"倒灌性小肠炎",常不伴狭窄和变形。在极严重病例中,炎症可深达黏膜肌层,病变区域内可见颗粒样增生上皮形成岛样结构,称为"假息肉"样变。肠壁因纤维化而导致增厚很少见,但长期病变可引起结肠狭窄和缩短。瘘管和肛周病变甚少。

三、临床表现

大多数患儿为慢性发病,10% 患儿为急性发作,经治疗症状缓解后可反复再发。

(一) 肠道外表现

<5% 患儿有生长发育延缓,关节病变,结节性红斑,大便隐血阳性,血沉增快,非异常性腹痛,大便习惯改变,胆管炎。

(二) 轻度病变表现

50%～60% 患儿病初为稀便,进行性加重排黏液血便和脓液,轻度直肠出血,腹痛,无全身表现。

(三) 中度病变表现

30% 患儿有血性腹泻,腹部绞痛,便急感,腹部压痛。

(四) 全身症状

患儿有食欲不振,体重减轻,轻度发热和贫血。

(五) 重度病变表现

10% 患儿每天血便>6 次,伴或不伴腹胀的压痛,心率加快,发热,体重减轻,明显贫血,白细胞增加,低蛋白血症。

四、并发症

最严重的溃疡性结肠炎并发症是中毒性巨结肠,发生率<5%,属抢救或手术治疗中的急症,这时患儿常表现为病变肠段的明显扩张、发热、心率加快、低钾血症、低镁血症、低蛋白血症和脱水、白细胞总数增加伴未成熟中性粒细胞出现,其中某些症状如发热和腹部压痛常会因使用大剂量皮质激素而掩盖。

五、诊断

(一) 实验室检查

血常规检查可发现白细胞增加或贫血,

70％～90％患儿血沉加快,血浆总蛋白和白蛋白水平常明显降低,血清铁、锌、镁水平下降,转氨酶和碱性磷酸酶的升高,大便常规检查除了观察红、白细胞外,还应该包括寄生虫检查和细菌培养。

(二) 放射学检查

常规X线胸片和腹部立卧位平片可了解结肠扩张情况和狭窄引起的梗阻,以及穿孔等并发症。

(三) 内镜检查

全结肠镜检查整个结肠、末端回肠,并在病变部位活检,对确诊和了解病变程度是一项最为敏感和特异性检查手段,并可使部分患儿免于钡餐检查,病变活动期时可看到黏膜连续的水肿、充血、质地脆弱,糜烂见于急性期,并接着可发生黏膜再生和上皮萎缩基础上的假息肉形成。UC是不论结肠近端受累与否,直肠处的病变往往是最为严重的。局外性、节段性或右半结肠的变化提示克罗恩病可能性大,并需在多处取活检,以便做病理学上鉴别。

六、治疗

溃疡性结肠炎是一种主要局限于结肠的疾病,病变结肠切除手术是治愈的唯一方法,但手术的并发症、术后回结肠连接困难和无结肠造成生活质量的降低仍是临床上以药物治疗作为第一选择,只有对内科治疗无效、严重出血、并发症、长期激素依赖、肠癌风险增加者才考虑手术切除治疗。

非手术治疗主要是对症治疗减缓症状,改善营养状况。

1. 饮食疗法　急性期纠正水电质紊乱,改善贫血和低蛋白血症,必要时给予肠道外营养,症状好转后可给要素饮食。缓解期应进食易消化、少纤维、富含蛋白质和碳水化合物的饮食。

2. 药物治疗　儿童溃疡性结肠炎治疗的原则是控制炎症和症状、预防复发。治疗方案和药物种类的选择取决于炎症的严重程度。

(1) 轻度患儿:轻度患儿有结肠炎症状但没有全身表现,治疗以门诊处理为主,可予以休息、低渣饮食、小剂量水杨酸磺胺类制剂柳氮磺胺吡啶(sulfasalazine,SASZ)或非磺胺的单纯水杨酸制剂阿司匹林(ASA),治疗反应见于用药2周以后,包括大便次数减少、出血减轻、腹痛缓解,以后活动量和饮食可逐渐开放。

(2) 中度患儿:中度患儿常同时有结肠炎和全身症状,应住院治疗,并做相应检查以了解病变程度、有无并发症和对治疗的反应。除了卧床休息和低渣饮食外,给予皮质激素是另一个治疗措施。SASZ或ASA作为辅助性药物。纠正低蛋白血症和贫血有助于患儿体力恢复,如患儿对治疗反应不佳,可考虑鼻饲要素饮食或肠外营养,对长期依赖激素或症状顽固者免疫抑制剂硫唑嘌呤(azathioprine,AZA)或其活性代谢产物6-硫嘌呤(6-mercaptopurine,6-MP),可使75％患儿症状缓解。

(3) 重度患儿:临床上因有明显便血、体重下降、腹痛、白细胞增加、贫血和低蛋白血症需紧急处理,部分患儿对治疗反应不佳,并随时会出现需外科处理的各类并发症,如中毒性巨结肠、出血或穿孔。静脉内营养有助于机体营养成分的有效补充,同时让胃肠道彻底休息,针对贫血、低蛋白血症和水电解质紊乱应及时对症处理。根据大便细菌培养结果,选择广谱抗生素,对有指征患儿可给予静脉皮质激素或促皮质激素治疗。在治疗过程中应动态观察患儿症状、体征、实验室指标和影像学改善情况,如患儿对治疗反应不理想,需考虑手术治疗。长期皮质激素和免疫抑制剂及静脉输液治疗会带来相应的并发症,并使手术时机延误。部分患儿在决定手术治疗前,可选用能较快时间内起反应的免疫抑制剂如环孢素A(Cyc-A)或他克莫司(tacrolimus,FK-506),待病情控制后改用缓效类药物,如AZA或6-MP等。

七、护理评估

(一) 健康史

询问有无自身免疫性疾病,如结节性红斑、关节炎、红斑狼疮、自身免疫性疾病、溶血性贫血等;有无感染因素;有无遗传因素;有无过敏反应,如进食牛奶等食物;有无精神方面的因素,如过度紧张或劳累等。

(二) 身体状况

观察患儿腹痛的部位、规律、特点、性质。观察腹泻的次数、性质。有无贫血、乏力、发热、消瘦、食欲不振、恶心、呕吐等表现。睡眠是否足够,观察精神及情绪状态及消化不良的表现。观察患儿皮肤、黏膜情况和营养状况,有无体重减轻、贫血、乏力。

(三) 心理、社会状况

了解家长的心理状况和对疾病的认识程度,了解患儿的居住环境条件、经济条件、家长的文化程度,以及对使用激素药物的依赖程度。

(四) 辅助检查

了解粪便检查、X 线钡剂检查、纤维结肠镜检查的结果。

八、护理诊断

(一) 患儿方面

1. 疼痛　与病变侵犯浆膜层,引起刺激有关。

2. 焦虑或恐惧　与患儿精神紧张、失眠、病情反复发作或出现并发症有关。

3. 体液不足　与经常腹泻有关。

4. 营养失调　与患儿食欲不振,机体能量摄入不足有关。

5. 潜在并发症　中毒性巨结肠。

(二) 家长方面

知识缺乏　与缺乏相关知识的来源及自我护理的知识有关。

九、预期目标

(一) 患儿方面

(1) 消除患儿的焦虑、恐惧心理。

(2) 缓解腹痛等不适症状。

(3) 维持患儿的营养,提供适合的饮食。

(4) 维持患儿水、电解质、酸碱平衡。

(5) 促使患儿遵守治疗计划。

(6) 预防并发症。

(二) 家长方面

(1) 能说出基本的诱因、治疗的基本原理。

(2) 能说出具体应报告医生的症状,如疼痛的规律、粪便颜色、性质等。

(3) 能复述何时需要复诊。

十、护理措施

(一) 患儿方面

1. 休息　急性发作期和重症患儿绝对卧床休息,恢复期患儿也注意劳逸结合。

2. 饮食　急性发作期应禁食或进流质,也可用全胃肠外营养治疗,以使肠道获得充分休息。一般患儿给予易消化、软质、少纤维素、富于营养的饮食。

3. 心理护理　护士应对患儿病情有全面了解,帮助患儿消除顾虑,减轻其心理负担。

4. 对症支持　① 腹痛:观察腹痛部位、性质、时间,注意腹部体征的变化,以便及早发现中毒性巨结肠症及肠穿孔等并发症的发生。② 腹泻:腹泻是本病的主要症状,护士要认真记录大便的次数与性质。血便量多时,应与医生联系,予以对症处理,并密切观察生命体征的变化。准确记录出入量,防止发生水与电解质紊乱。腹泻频繁及长期卧床营养不良者,要特别注意臀部及肛门的护理,每次大便后用软纸擦净肛门并用温水洗净,局部涂油保护。认真留取粪便标本并定期做好粪便的各种检查,因为它是病情变化的一个重要指标。③ 支持疗法:由于重症或慢性反复发作的患者,常有贫血、失水、营养不良等,应注意改善其全身情况,输血、补液以纠正贫血及低蛋白血症。

5. 合理用药　耐心细致的做好磺胺类、抗生素、激素类药物的用药指导。溃疡性结肠炎病变主要局限在直肠或左侧结肠者,可考虑用琥珀酸氢化可的松 100 mg 加入温盐水 100 ml,每晚 1 次,保留灌肠,并可根据情况加用锡类药、黄连素、云南白药等。灌肠前嘱患儿先排便,灌肠时患儿取左侧卧位,选择肛管要细,药液温度控制在 37℃左右,防止温度过高、过低刺激肠道,肛管插入要深,压力要低,有时需慢慢滴入,液量一般不超过 200 ml,以使灌入药液能保留较长时间,保留的时间越长越好,有利于肠黏膜的充分吸收。

(二) 家长方面

(1) 向家长解释溃疡性结肠炎的病因、临床表现及疾病的严重性、治疗过程和可能产生的危害。

（2）耐心细致地劝慰家长，做好安抚工作，家长提高医疗和护理工作的依从性。

（3）向家长解释合理饮食、适当休息的重要性，具体指导其如何避免诱因，定期门诊随访。

十一、效果评价

（一）患儿方面

（1）患儿焦虑、恐惧情绪得到缓解。

（2）在恢复阶段患儿的不适感消失。

（3）恢复正常的饮食，维持日常营养。

（4）患儿能积极配合治疗和护理计划。

（5）并发症未出现。

（二）家长方面

（1）能说出家庭基本护理的知识，能够合理安排患儿饮食，避免诱发因素。

（2）知道定时复查，学会日常观察。

克罗恩病

克罗恩（Chron's）病又称局限性回肠炎，其病变可累及全消化道，从口腔到肛门的任何部位，但主要侵犯回肠、空肠，其次为结肠。在肠管一段或多段形成局限性肉芽肿，故又称为肉芽肿性回肠炎，是一种进行性无特效治疗的疾病，可反复发作，轻型病例预后较好，重型较差。

一、病因

克罗恩病的病因不完全明了，可能与多重因素综合协同致病有关，包括遗传学、肠腔内病因、黏膜完整性和免疫性异常等。此病可在同一家庭出现数例，提示有遗传因素。

二、病理变化

克罗恩病的病变为圆心性、阶段性、常呈跳跃式，肠壁全层受侵，称透壁性损害，受影响的肠壁全层肥厚、僵直、黏膜发生裂隙、溃疡，黏膜下层明显加厚。在组织学方面，受累肠段初期表现充血水肿，出血肥厚，久之出现溃疡，非干酪性肉芽肿，内含多核巨细胞和上皮细胞，肠壁水肿和纤维化。晚期病例可穿孔，浆膜和系膜上脂肪过多，肠管间粘连、狭窄，有时有内瘘形成。

三、临床表现

克罗恩病在 4 岁以前较少见，多在青春期出现症状，50％的患儿仅侵犯回肠末端，10％单独波及结肠。先出现厌食、乏力、消瘦苍白、低热、营养紊乱、体格发育差及性成熟推迟，有些患儿以发育迟缓为首发症状。消化道局部症状早期以阵发性腹痛、腹泻为主，无里急后重，伴有黏液和血便。腹部常有弥漫性和不同程度的压痛。晚期常出现合并症如慢性不全性肠梗阻、肠穿孔、内瘘形成，右下腹可及肿物。有时可产生直肠狭窄和肛门瘘管。

部分患儿可伴有肠道外症状，如结节性红斑、脓皮病、贫血、肝炎、肾结石、关节炎、杵状指（趾）等。其次由于肠吸收功能异常、便血，可继发贫血、血浆蛋白减少，低钙（低镁及低锌）血症，维生素 D 缺乏症，急性肾功能衰竭以及淀粉样变性。

四、并发症

克罗恩病的主要肠道并发症是与肠壁全层炎症有关的粘连、狭窄和脓肿较为常见，并可并发肠梗阻和肠道内细菌过度生长。瘘管可涉及腹腔、盆腔的多个脏器，包括皮肤、肛门、直肠、阴道、泌尿系等。

五、诊断

克罗恩病的临床诊断主要依赖于临床表现、X 线改变、病变肠道组织学和形态外观的变化，以及其他疾病的排除。病史中应重点关注发病过程、家族史、肠道感染和抗生素应用史、肠外表现、生长发育和性腺发育等。

（一）应与以下疾病进行鉴别

① 本病出现右下压痛时，可似急性阑尾炎。② 慢性病例如腹部摸到炎性肿块时，应排除肠结核。③ 与溃疡性结肠炎相比，克罗恩病的血便发生率低，病变多发生在回肠。

（二）实验室检查

血常规检查可发现白细胞总数增加和贫血，90％患儿有血沉加快。血总蛋白和白蛋白水平可因营养不良和肠道内蛋白质流失而降低，血清铁、镁、锌、叶酸、维生素 B_{12} 等水平降低。

(三) 放射学检查

病变的严重程度与放射学显示的病变累及范围不完全一致,但影像学检查是诊断确立与治疗的基础。立卧位腹部 X 线平片有助于了解肠腔扩张的程度和有无肠梗阻与肠穿孔。

(四) 内镜检查

全结肠镜检查并于结肠、回肠处取活检是评估克罗恩病末端回肠炎最为敏感和特异性方法,克罗恩病时肠黏膜可有散在或跳跃式的溃疡,中央都有明显渗出和斑片状红斑,长期严重的病情会造成黏膜呈鹅卵石样变,使肠腔狭窄,肠壁僵硬,病变间隔区黏膜基本正常。60%的患儿有结肠受累,以右半结肠和盲肠为主,直肠少见。活检时应在多处取样,有上消化道累及时,可在胃镜下于病变部位取组织病理学检查。

六、治疗

从目前的治疗效果来看,克罗恩病的治疗并不能改变其最终结果,因此治疗的目标应以控制炎症和症状、减少或延缓并发症为主。

(一) 药物治疗

为减少疼痛,可给镇静、止痛药。细菌感染时,可给适当的抗生素。① 急性加重的患儿,使用甲泼尼松或泼尼松每天 $1\sim2$ mg/kg,每天两次口服,症状好转即改为隔天 1 次。连续 $2\sim4$ 周后根据临床表现再行减量或撤药。② 缓解期患儿,柳氮磺胺吡啶(SASZ)$50\sim75$ mg/(kg·d),每天 $3\sim4$ 次口服。5-硫唑嘌呤(5-ASA)以 $30\sim50$ mg/(kg·d),每天 $3\sim4$ 次口服。③ 肛周病变患儿,甲硝唑 15 mg/(kg·d),每天 3 次口服。④ 顽固性病变患儿,硫唑嘌呤(AZA)2 mg/(kg·d),每天 2 次口服。6-巯嘌呤(6-MP)1.5 mg/(kg·d)。每天 2 次口服。SASZ 妨碍叶酸的吸收和利用,同时应每天补给叶酸 5 mg。

(二) 营养治疗

支持和对症疗法:应给予高热量、高蛋白质、低渣饮食,供应足量的维生素 D 和铁。定期复查克罗恩病患儿营养状况和生长发育情况,及时补充铁、叶酸、维生素 B_{12}。镁、锌缺失可通过静脉内途径补给,通过对食物成分分析判断能量和蛋白质缺少的数量,如口服途径无法达到补充要求,可从静脉内补充氨基酸或蛋白质,一般以正常同年龄和身高者所需量的 14% 为增加推荐标准。对无法完成推荐摄入量的患儿可采用夜间鼻饲连续滴注的办法。对病情发展需要肠道休息者可采用静脉内营养方式维持代谢平衡。

(三) 外科治疗

手术指征:如有急性肠穿孔,慢性复发性肠梗阻、脓肿、肠瘘形成,以及难以治疗的肠出血、肛门直肠病,均须早期手术治疗,切除局部病灶,但术后复发率高。

七、护理评价

(一) 健康史

询问患儿有无自身免疫性疾病,如结节性红斑、关节炎、红斑狼疮、溶血性贫血等;询问有无遗传史、肠腔内病因、黏膜完整性和免疫性异常等情况。肠道感染和抗生素应用史、肠外表现、生长发育和性腺发育。有无感染因素;有无过敏反应,如牛奶等食物;有无精神方面的因素,如过度紧张或劳累等。

(二) 身体状况

观察患儿腹痛的部位、规律、特点、性质。了解患儿排便的次数,性状,有无便血和黏液。观察患儿皮肤、黏膜情况和营养状况,有无体重减轻、贫血、乏力。检查肛周有无溃疡和瘘管。晚期观察是否有右下腹可及的肿物。

(三) 心理、社会状况

了解家长的心理状况和对疾病的认识程度,了解患儿的居住环境条件、经济条件、家长的文化程度,以及对使用激素药物的依从程度。

(四) 辅助检查

了解血常规检查、放射学检查、内镜检查的检查结果。

八、护理诊断

(一) 患儿方面

1. 疼痛 与病变侵犯回肠,引起刺激有关。
2. 焦虑或恐惧 与患儿精神紧张、失眠、病情反复发作或出现并发症有关。
3. 体液不足 与经常腹泻有关。

4. 营养失调 与患儿食欲不振,机体能量摄入不足有关。

5. 潜在并发症 肠梗阻,肠道内细菌过度生长、瘘管。

(二)家长方面

知识缺乏 与缺乏相关知识的来源及自我护理的知识有关。

九、预期目标

(一)患儿方面

(1) 消除患儿的焦虑、恐惧心理。

(2) 缓解腹痛等不适症状。

(3) 维持患儿的营养,提供适合的饮食。

(4) 维持患儿水、电解质、酸碱平衡。

(5) 促使患儿遵守治疗计划。

(6) 预防并发症。

(二)家长方面

(1) 能说出基本的诱因、治疗的基本原理。

(2) 能说出具体应报告医生的症状,如疼痛的规律、粪便颜色、性质等。

(3) 能复述何时需要复诊。

十、护理措施

(一)患儿方面

1. 密切观察病情 根据病情观察腹泻的频率次数和大便的性状。暴发型患儿因大便次数频繁,应观察是否有口渴、皮肤弹性减弱、消瘦、乏力、心悸、血压下降等以及水、电解质、酸碱平衡失调和营养障碍的表现。如病情恶化、毒血症明显、高热伴腹胀、腹部压痛、肠鸣音减弱或消失,或出现腹膜刺激症,提示有并发症应立即与医师联系协助抢救。严重发作者,应遵医嘱及时补充液体和电解质、血制品,以纠正贫血、低蛋白血症等。

2. 饮食的护理 指导患儿以刺激性小、纤维素少、高热量饮食;大出血时禁食,以后根据病情过渡到流质和无渣饮食,慎用牛奶和乳制品等。

3. 皮肤护理 连续便血和腹泻时要特别注意预防感染,便后温水坐浴或肛门热敷,改善局部循环。并局部涂擦抗生素软膏。

4. 保证休息 轻者适当休息,指导患儿晚间安然入眠,重视午睡;重型患儿应卧床休息,以减轻肠蠕动和肠痉挛。

(二)家长方面

(1) 向其讲解此病的诱发因素、治疗后的效果。

(2) 指导其按时正确地给患儿服药,配合治疗和护理。

十一、护理评价

(一)患儿方面

(1) 患儿焦虑、恐惧情绪得到缓解。

(2) 在恢复阶段患儿的不适感消失。

(3) 恢复正常的饮食,维持日常营养。

(4) 患儿能积极配合治疗和护理计划。

(5) 并发症未出现。

(二)家长方面

(1) 能说出家庭基本护理的知识。

(2) 知道定时复查,学会日常观察。

第十节 胃食管反流

胃食管反流(gastroesophageal reflux)是指胃内容物反流至食管,甚至口腔。有生理性反流和病理性反流,酸性反流和碱性反流。多数胃食管反流不严重,随年龄增加反流逐渐减轻,1岁左右自然缓解,未引起不良后果,可视为生理性胃食管反流。胃食管反流病(gastroesophageal reflux disease, GERD)为病理性反流,轻者表现溢奶、呕吐,重者可引起食管炎、肺部吸入综合征、生长发育障碍,甚至窒息死亡。

一、病因与发病机制

胃食管反流病是抗反流防御机制下降和反流物对食管黏膜攻击的结果。

(一)抗反流屏障功能低下

① 食管下段括约肌(lower esophageal sphincter, LES)压力低下:LES压力降低时引起胃食管反流的主要原因。当胃内压和腹内压升高时,LES会发生反应性主动收缩使其压力超过增高的胃内压,起到抗反流作用。如因某种因

素使这种正常的功能发生紊乱时即可引起胃内容物反流入食管。② LES 周围组织作用的减弱;如缺少腹腔段食管,致使腹内压增高时不能传导腹内压至 LES,使之收缩达到抗反流的作用;小婴儿食管角(His 角)较大;横膈脚肌钳夹作用减弱;膈食管韧带和食管下端黏膜瓣解剖结构发生器质性或功能性病变时等,均可破坏其正常的抗反流功能。

(二)食管廓清能力降低

正常情况下,食管廓清能力是依靠食管的推动形蠕动、唾液的中和作用、食丸的重力和食管黏膜下分泌的碳酸氢盐等多种因素发挥其对反流物的清除作用,以缩短反流物和食管黏膜的接触时间;当食管蠕动振幅减弱或消失,或出现病理性蠕动时,食管通过蠕动清除反流物的能力即下降,同时也延长了反流的有害物质在食管内的停留时间,增加了对黏膜的损伤。

(三)食管黏膜的屏障功能破坏

屏障作用是由黏液层、细胞内的缓冲液、细胞代谢及血液供应构成。反流物中的某些物质(主要是胃酸、胃蛋白酶,次为十二指肠反流入胃的胆盐和胰酶)使食管黏膜的屏障功能受损,黏膜抵抗力减弱,引起食管黏膜炎症。

(四)胃、十二指肠功能失常

① 胃排空功能低下,使胃内容物和压力增加,当胃内压增高 LES 压力时可诱发 LES 开放;胃容量增加又导致胃扩张,致使贲门食管段缩短,使抗反流屏障功能降低。② 十二指肠病变时,幽门括约肌关闭不全导致十二指肠胃反流。

二、病理变化

GERD 早期病变最具有特征性,即病变轻微期:主要为上皮层的基底细胞增生,厚度增加,红细胞渗入上皮内是食管炎的早期标志。中期为炎症进展及糜烂形成期:病变上皮坏死脱落,形成浅表上皮缺损,形成慢性炎性或愈复性肉芽组织。晚期为溃疡形成及炎性增生期。

三、临床表现

(一)呕吐

新生儿表现为喷射状呕吐;婴幼儿表现为反复性呕吐。80%以上患儿出生后第一周即出现呕吐,轻重程度不一,多数发生在进食后 1 小时,平卧或头低仰卧位易诱发,有时在夜间或空腹时,严重呈喷射状;呕吐物为胃内容物,有时含有少量胆汁,也有表现为溢乳、反刍或吐泡沫。年长儿以反胃、反酸、嗳气等症状多见。

(二)反流性食管炎

常见症状:① 烧灼感:见于有表达能力的年长儿,位于胸骨下端,饮用酸性饮料可使症状加重,服用抗酸剂后症状减轻。② 呕血和便血:食管炎严重者可发生溃疡和糜烂,出现呕血或黑便症状。③ 咽下疼痛:婴幼儿表现为喂食困难、烦躁、拒食,年长儿诉咽下疼痛,如并发食管狭窄则出现严重呕吐和持续性咽下困难。

(三)Barrette 食管

即食管下端的鳞状上皮被增生的柱状上皮所替代。其主要合并症为食管溃疡、狭窄和腺癌。溃疡往往较深可发生食管气管瘘。

(四)生长停滞与贫血

因呕吐及食管炎引起喂食困难而摄食不足,引起营养不良和生长停滞是婴幼儿 GERD 的重要合并症。食管炎较重时可引起慢性失血性贫血。

(五)与 GERD 相关的呼吸系统疾病

因咽部刺激促进炎性介质释放增加了气管对环境刺激物的反应,而食管炎症则增强迷走神经使气道收缩。表现为支气管肺部感染,哮喘,早产儿和小婴儿易发生窒息和呼吸暂停。

(六)中枢神经系统异常

① Sandifer 综合征:是指病理性 GERD 患儿呈现类似斜颈样的一种特殊"公鸡头样"的姿势,同时伴随症状为食管反流、杵状指、蛋白质丢失性肠病及贫血。② 婴儿哭吵综合征:表现为易激惹、夜惊等。

四、诊断

因 GERD 在不同年龄的儿童中的临床症状各异,单一检查方法都有局限性,故诊断需采用综合技术。

(一)食管钡餐造影

可适用于任何年龄,但对胃滞留的早产儿应

慎重。可对食管的动力状况、组织结构、食管炎和合并症及 GERD 作出判断。

(二) 食管测压

能显示食管括约肌压力(LESP)低下、频发一过性下食管括约肌松弛(transient lower esophageal sphincter relaxation, TLESR)及食管蠕动收缩波幅低下或消失。对于 LESP 正常患儿应 24 小时连续测压,动态观察食管运动功能,可提高诊断率。

(三) 食管镜检查

此方法能直观判断食管黏膜病变以及有无 Barrette 食管。食管炎可分为 3 度。1 度为充血;2 度为糜烂和(或)浅溃疡;3 度为溃疡和(或)狭窄。小婴儿食管炎常需组织活检确诊。

(四) 放射性核素扫描

患儿吞服 ^{99m}Tc 标记液体,定时 γ 照相,可观察食管廓清、胃食管反流、胃排空。肺内核素增强时表示反流是肺部病变原因。但不适用于早产儿。

(五) 食管 pH 监测

24 小时动态食管下端 pH 监测,可根据参数判断 GERD 及疗效。适用于早产儿。

四、鉴别诊断

因 GERD 的症状可见于多系统疾病,所以首先应详细询问病史、认真体格检查并配合适当的技术检测进行鉴别。如呕吐应鉴别神经、代谢等各系统原因;胸痛应鉴别心源性和非心源性各种原因;食管炎应鉴别感染性和药物性食管炎等。而且也须区分生理性反流和 GERD。生理性反流仅出现于进餐时或餐后短时间内。如长时间并伴有症状应考虑 GERD。

五、治疗

GERD 的治疗原则是改善食管下端括约肌功能,减少胃食管反流,降低反流液的酸度,增加食管清除能力和保护胃黏膜。

(一) 体位治疗

临床观察头高体位能改善儿童呕吐。婴幼儿睡眠时上身抬高 30°,儿童在清醒状态下最有效的体位为直立位和坐位,睡眠时采取右侧卧位,抬高床头 20～30 cm,促进胃排空,减少反流。但近年来研究体位不能改变 LESP,此方法已从婴儿 GERD 的一线治疗推荐(1993 年)转为三线(1998 年)。

(二) 饮食治疗

以稠厚饮食为主,少量多餐,婴儿增加喂奶次数,缩短喂奶间隔时间。年长儿亦少量多餐,以高蛋白质低脂肪饮食为主,睡前 2 小时不予进食,保持为处于非充盈状态,避免食用能降低 LESP 和增加胃酸分泌的食物,如酸性饮料、高脂肪饮食和辛辣食品等,慎用钙离子通道阻滞剂类药物。

(三) 药物治疗

包括三类:即促进胃肠道动力药、抗酸或抑酸药、黏膜保护剂。

1. 促胃肠动力药　① GERD 是上胃肠道动力疾病,应首先改善动力。甲氧氯普胺(胃复安),除抗多巴胺作用外,还具有胆碱能和中枢性止吐作用。常用剂量为每次 0.1 mg/kg,每天 3～4 次,该药具有对中枢神经系统的副作用,易出现锥体外系异常症状,故应慎重使用。② 多潘立酮(吗丁啉):为选择性、周围性多巴胺 D_2 受体拮抗剂,使胃肠道上部蠕动和张力恢复正常,促进胃排空,增加胃窦和十二指肠运动,协调幽门收缩,增强食管蠕动和 LES 张力,常用剂量为每次 0.2～0.3 mg/kg,每天 3 次,饭前半小时及睡前口服。③ 西沙比利:是通过乙酰胆碱起作用的药物,该药是一种非胆碱能非多巴胺拮抗剂,能刺激消化道壁肌间神经系统丛运动神经元 5 - HT_4 受体释放乙酰胆碱,促进全消化道动力。能增加 LESP,加快胃排空,减少反流。剂量每次 0.2 mg/kg,每天 3 次,饭前半小时口服。

2. 抗酸和抑制酸分泌药　主要作用为抑制酸分泌、中和胃酸以减少反流物对食管黏膜的损伤,提高 LES 张力。

(1) 抑酸药:① H_2 受体拮抗剂:常用西咪替丁、雷尼替丁、法莫替丁等药物。② 质子泵抑制剂:奥美拉唑是目前抑酸分泌作用最强的药物。

(2) 黏膜保护剂:硫糖铝及思密达。

六、护理评估

（一）健康史

了解喂养史包括喂养方式、喂养次数和量，添加辅食情况。了解呕吐在饭前呕吐，还是饭后呕吐的诱发因素；是溢奶还是喷射性呕吐。观察呕吐的内容和性质，如奶块或食物、黄或绿色黏液，有无胸骨下烧灼痛及吞咽疼痛等。

（二）身体状况

观察患儿皮肤、黏膜情况和营养状况，测量体重、身高；了解患儿生长发育情况。

（三）心理社会状况

了解家长的心理状况和对疾病的认识程度，有无缺乏相关知识；了解患儿的居住环境条件、经济条件、家长的文化程度。

（四）辅助检查

了解 X 线检查、食管压力测定、食管 pH 监测，内镜检查和食管黏膜活组织检查证实有无食管炎。

七、护理诊断

（一）患儿方面

1. 舒适的改变　与反复呕吐，有咽下疼痛及烧灼感有关。

2. 有营养失调的可能　与进食、喂养困难，低于机体需要量。

3. 体液不足　与呕吐丢失过多和摄入不足有关。

4. 有窒息的危险　与呕吐物反流，呛入气道，引起阻塞有关。

（二）家长方面

缺乏知识　与缺乏特定疾病知识来源有关。

八、预期目标

（一）患儿方面

（1）缓解症状，舒适增加。

（2）治疗过程中防止窒息。

（二）家长方面

（1）能说出疾病的原因、治疗原理、治疗方法。

（2）能说出所使用药物的作用、副作用、剂量和方法。

（3）能说出何时需要复诊。

九、护理措施

（一）患儿方面

1. 适当体位　平卧时将床头抬高 30 cm，可以减轻胃酸对食管的侵蚀，减轻烧心。餐后适当散步，避免立即卧床休息，睡前 3～4 小时不进食，防止反流。

2. 饮食护理　减少饮食中脂肪含量，少食多餐，避免进食降低食管括约肌运动的食物如巧克力、咖啡等。

3. 减轻症状的措施　降低腹压，避免举重，腰带勿过紧。避免或少用减低食管下段括约肌压力的药物，如钙离子通道阻滞剂：硝酸异山梨酯、硝苯地平等。胸骨后疼痛：安慰、陪伴患儿，以缓解疼痛。

（二）家长方面

（1）向家长解释该病治疗过程的基本原理和结果。

（2）告知所使用药物的作用、副作用、剂量、方法。

（3）让家长参与协助提供护理和舒适的措施。

（4）告知家长避免诱发此病的方法。

十、效果评价

（一）患儿方面

（1）恢复正常饮食，不适症状得到缓解或消失。

（2）保持体重，维持营养和体液的平衡。

（二）家长方面

（1）能说出提供护理和增加舒适度的措施。

（2）知道何时复查，学会日常观察。

第十一节　急性坏死性小肠炎

急性坏死性肠炎（acute necrotizing enterocolitis）发病急骤，主要病变为小肠急性出血性坏死性炎症。本病全年均可发生，以春夏季多见，各年龄儿童均可患病，但发生于新生儿期和非新生儿期者其病因、病理变化、临床症状和预后均有不同特点,非新生儿期多见于学龄儿童,以 3～9 岁儿童发病率最高。近 10 年来该病的发病率明显下降。

一、病因

病因尚未完全明确,可能与以下两因素相关。

(一)肠内存在某些细菌及其所产毒素

以 C 型产气荚膜梭状菌 B 毒素可能性较大,急性坏死性肠炎的粪便厌氧菌培养可检出 C 型产气荚膜梭状菌。其 B 毒素血清抗体阳性率均显著高于正常人群,将此菌液注入豚鼠小肠,可使其肠道发生出血性病变而死亡。

(二)患儿胰蛋白酶活性降低

上述 B 毒素可被肠内胰蛋白酶水解而失去治病作用,长期营养不良或经常食用甘薯、玉米等富含丰富胰蛋白酶抑制的食物,均可使肠内胰蛋白酶活性显著降低,患儿易于发病。

二、病理变化

急性坏死性肠炎的典型病理变化为坏死性炎症改变。主要病变位于空肠下段和回肠上段,但也有见于十二指肠及结肠的患儿,严重时累及全部小肠甚至结肠和食管。病灶呈节段性、散在性及多发性,主要表现为肠壁各层均有明显充血、水肿,多数病例黏膜及黏膜下层出血、坏死,少数严重者肠壁各层均发生坏死,如达浆膜层可并发肠穿孔导致腹膜炎。

三、临床表观

一般无前驱症状,起病急骤。常以腹痛为首发,腹痛突然发作为持续性钝痛伴阵发性加剧,常为全腹痛,也可局限于病变部位。在腹痛同时或稍后患儿发生呕吐,以后出现腹泻和便血。腹泻起初为黄色稀便,部分患儿无腹泻,腹痛 1～2 天后即开始便血,大多数患儿为暗红色糊状便,重者呈赤豆汤样血水便,具特殊腐败腥臭,但不伴有里急后重感。患儿可有发热,病情严重者体温可高达 40℃。

患儿存在腹胀、肠鸣音消失等腹部体征。婴幼儿症状多不典型,脱水、酸中毒症状明显,有些可先出现肠道外症状,如黄疸、咳喘、肝脾肿大及惊厥等。重症患儿可发生水电解质紊乱和中毒性休克。

四、诊断

常可发现周围血中白细胞总数和粒细胞增多,重者血小板减少明显。粪便隐血阳性。X 线腹部平片检查早期可发现小肠充气,肠管扩张,肠蠕动减弱。其后肠管僵直,肠壁增厚,肠间隙增宽,可见液平面。

五、治疗

一般采用非手术疗法及对症处理。

(一)禁食

血便和腹胀期间应禁食,必要时经鼻插十二指肠管行胃肠减压。待血便、腹胀减轻,大便潜血阴性后,逐渐恢复饮食。过早经口进食可使症状复发。

(二)抢救中毒性休克

早期发现休克及时抢救。开始应迅速补充血容量,改善组织缺氧,采用低分子右旋糖酐、山莨菪碱注射液及人工冬眠疗法为主的抢救方案。

(三)纠正脱水和电解质失衡

重症病例水与电解质失衡比较突出,低血钠和低血钾比较多见。可根据患儿年龄给予,维持生理的需要量,并补足累积损失量和继续损失量,小量多次输血。必要时给予肠道外营养支持疗法。补充机体必需的物质,并可使肠道充分休息,从而提高治愈率。

(四)其他疗法

可适当抗生素控制和预防感染。止血、止痛药亦可同时使用。一般主张口服胰蛋白酶,每天 3 次,每次 0.5～1 g,重症可肌注 1 000 U,每天 1 次。

(五)手术疗法

如出现完全性肠梗阻、肠穿孔、大量肠出血等,应考虑手术治疗。

六、护理评估

(一)健康史

了解饮食史,有无不洁饮食和食物过敏史。

询问患儿腹痛的特点、部位、持续时间、伴发症状；粪便的性质、颜色、次数、量、味、黏液、脓液，有无里急后重，有无全身中毒症状，如发热、烦躁、谵妄、嗜睡等；有无腹泻史，有无中毒休克、DIC、肠穿孔等并发症出现。

（二）身体状况

观察患儿生命体征如神志、体温、脉搏、呼吸、皮肤、黏膜情况和营养状况，记录 24 小时出入水量，测量体重以及前囟、眼窝、皮肤弹性、循环情况和尿量等，评估脱水的程度和性质；检查肛周皮肤有无发红、发炎、皮肤完整性。

（三）心理社会状况

了解家长的心理状况和对疾病的认识程度，了解患儿的居住环境条件、经济条件、家长的文化程度。

（四）辅助检查

了解血常规、粪便常规、血生化检查、X 线腹部平片等检查结果。

七、护理诊断

（一）患儿方面

1. 组织灌注量减少　与过多的体液丢失有关。
2. 疼痛　与肠壁组织坏死有关。
3. 营养失调　与腹泻、禁食有关。
4. 体液不足　与腹泻、呕吐及摄入减少有关。
5. 潜在并发症　中毒性休克，腹膜炎。

（二）家长方面

1. 知识缺乏　与缺乏特定知识来源有关。
2. 焦虑　与担心疾病预后有关。

八、预期目标

（一）患儿方面

（1）显示正常的体温，较大患儿能口头表示舒适。

（2）腹泻、呕吐症状在短期内好转，皮肤弹性改善。

（3）维持适当的水分与营养。

（4）及时发现并发症。

（二）家长方面

（1）能说出基本的诱因、治疗的基本原理。

（2）能向医生汇报症状，如粪便次数、性质、颜色及脱水。

（3）能讨论如何避免复发。

（4）能列出所使用药物的作用、副作用、剂量和方法。

（5）能复述如何需要复诊。

九、护理措施

（一）患儿方面

1. **监测体温**　将患儿安置在适宜的床单元，根据监测的体温结果给予相应的物理降温或药物降温。

2. **减轻腹胀、腹痛**　如腹胀明显立即行胃肠减压，做好胃肠减压护理。观察腹胀消退情况及引流物色、质、量。腹痛时酌情给予适当的对症处理。

3. **密切观察病情**

（1）当患儿表现为脉搏细数、血压下降、末梢循环衰竭等中毒性休克时，立即通知医生组织抢救。应迅速补充有效循环量，改善微循环，纠正脱水、电解质紊乱及酸中毒，补充热量及营养。

（2）当发现有完全性肠梗阻、肠穿孔、肠出血等，应立即与医生取得联系。如考虑手术者，做好术前准备及术前宣教。

（3）观察粪便情况：仔细观察，记录排便次数，粪便的性质、颜色及量。及时、正确留取粪便标本送检。每次便后用温水洗净臀部涂油膏等，减少粪便对皮肤刺激，保持臀部皮肤的完整性。

（4）观察呕吐情况：如患儿呕吐，头应侧向一侧，及时清除呕吐物，保持皮肤及床单元清洁。记录呕吐物的色、质及量。做好口腔的护理。

4. **静脉输液的护理**　保持药物及液体进入，建立良好的静脉通路，合理安排补液速度；准确记录 24 小时出入量。

5. **饮食的护理**　立即禁食，过早进食可使症状复发。肠胀气明显者行胃肠减压，胃肠减压期间做好口腔护理。恢复期患儿特别要注意食物的种类和性质，从流质逐渐过渡到正常饮食。新生儿患儿恢复喂养从水开始，再用稀释奶，逐渐增加奶量和浓度。禁食较久者在控制败血症的基础上，给予静脉高营养液。在调整饮食期间继续观察腹部及粪便情况,发现异常立即与医生取得联系。

6. 保证休息　尽量满足患儿生理需要,操作尽量集中进行,避免外界刺激,保证患儿休息。

7. 胃肠减压　有腹胀者要及早胃肠减压,保持引流通畅,观察引流物的性质、颜色、记录引流量。

(二) 家长方面

(1) 向家长解释该病的病原、治疗过程的基本原理和结果。

(2) 告知所使用药物的作用、副作用、剂量和方法。

(3) 让家长参与协助患儿多休息及提供对患儿的护理和舒适的措施。

(4) 告知家长此病的预防事项、易引起感染的病因。

(5) 告知家长复诊的时间。

十、效果评价

(一) 患儿方面

(1) 患儿的腹泻、发热问题得到解决。

(2) 能摄取足够的食物和水分。

(3) 在治疗期间,患儿皮肤保持完整。

(4) 治疗期间,患儿无并发症的出现。

(二) 家长方面

(1) 能说出家庭护理的知识要点。

(2) 知道何时复查,学会日常观察护理。

第十二节　急性胰腺炎

急性胰腺炎是常见急腹症之一,系由于各种因素引起胰腺分泌多种消化酶,导致胰腺及其周围组织自身消化的病例演变过程,分为水肿型和出血坏死型。前者多见,占90%以上,病情自限,数天后可恢复,后者少见,但凶险,死亡率很高。

一、病因

小儿急性胰腺炎的病因与成人不同,常继发于身体其他部位的细菌或病毒感染,如急性流行性腮腺炎、肺炎、菌痢、扁桃体炎等。上消化道和胆胰交接部位畸形,胆汁反流入胰腺,也可引起胰腺炎。应用大量肾上腺激素、免疫抑制药、吗啡以及在治疗急性淋巴细胞白血病时应用左旋门冬酰胺酶等可引起进行胰腺炎。然仍有部分不明病因者。

二、临床表现

小儿急性胰腺炎的临床表现主要是腹痛、恶心、呕吐症状。

(一) 水肿性胰腺炎

主要症状为上腹部疼痛,多呈持续性,并常伴有恶心、呕吐。呕吐物为食物与胃、十二指肠分泌液。较重者伴有腹胀,上腹压痛(脐上偏左或偏右)为腹部唯一体征,有些患儿伴局部肌紧张。

(二) 出血坏死性胰腺炎

全身症状较重,开始烦躁不安,继而出现低血压、休克、呼吸困难,少尿或无尿,自觉腹痛剧烈,与腹痛体征不一致,脐周及脐上压痛及腹膜刺激征。个别患儿脐部或腰部皮肤出现青紫块,前者称为 Cullen 征,后者为 Grey Turner 征,为外溢胰液穿透腹部、腰部肌肉,分解皮下脂肪,引起毛细血管出血所致。

三、并发症

早期并发症包括水或电解质紊乱,低钙血症和手足搐搦。后期可并发胰腺脓肿、假性囊肿形成,亦可遗留慢性胰腺炎及糖尿病。

四、诊断

(一) 临床症状

多发生在4岁以上小儿,主要表现为上腹疼痛、恶心、呕吐及脐周上腹压痛。

(二) 血淀粉酶测定

在胰腺炎发病后的6～12小时升高,48小时开始下降,持续3～5天,大于500苏氏单位可确诊(大于300 U拟诊)。尿淀粉酶于发病后12～24小时开始增高,下降慢,持续1～2周,大于500 U有诊断价值。临床可根据病程选择不同的样本做沉淀酶测定,但病情严重程度与淀粉酶升高程度不一致,重症有时反而降低。若由流行性腮腺炎导致胰腺炎者,因腮腺炎淀粉酶也可升高,故淀粉酶测定对诊断帮助不大,主要依靠临床资料分析。

(三) 淀粉酶与肌酐清除率比值(Cam/Ccr)测定

可提高对急性胰腺炎诊断的特异性。Cam/Ccr%=(尿淀粉酶/血淀粉酶)×(血清肌酐/尿肌酐)×100。正常值为 1.5%～5.5%,平均为(3.1±1.1)%,一般认为>5.5%可诊断胰腺炎,但在慢性肾功能衰竭、糖尿病酮症及严重灼伤时,此比值也可增高。

(四) 血钙测定

急性胰腺炎血钙降低但一般低于2.12 mmol/L(8.5 mg/dl),但在重症胰腺炎可低于 1.75 mmol/L(7.0 mg/dl)。

(五) 影像学检查

B超和CT检查对胰腺肿大、脓肿有诊断意义,后者由于不受肠胀气影响,而更具优越性。

五、治疗

(一) 内科治疗

为主要治疗措施。轻者用镇静、止痛(忌用吗啡)及解痉药如用山莨菪碱、阿托品等抗胆碱能药物。病情严重者有腹胀、腹膜炎及休克体征者则需禁食、胃肠减压、静脉输液、输血,持续用静脉营养维持热量的供给,并用大量维生素 B、C 及抗生素,由于致病菌不易确定,需选用胰液中排泄浓度较高的广谱抗生素如泰能、环丙沙星等。重症胰腺炎,水肿性胰腺炎淀粉酶持续升高者,可考虑选用生长抑素合成衍生物奥曲肽(善得定)(8 肽)及生长抑素施他宁(14 肽)。

血钙偏低者应输入 10%葡萄糖酸钙,在出血性胰腺炎时尤为注意。患儿一般可在 3～4 小时内逐渐恢复胃肠蠕动,患儿腹胀缓解后,则开始少量进食,以碳水化合物为主,辅以蛋白质,应较长时间限制蛋白质。

(二) 外科治疗

适用于出血坏死性胰腺炎内科治疗无效,并发脓肿和其他急腹症,如胃肠穿孔、肠梗阻等。

六、护理评估

(一) 健康史

询问是否有胆管疾病、甲亢、急性腮腺炎病史。腹痛的性质、部位、发生的时间,服用一般解痉镇痛药后是否缓解;呕吐物的性质。

(二) 身体状况

观察患儿生命体征如神志、体温、脉搏、呼吸、皮肤、黏膜情况和营养状况,记录 24 小时出入水量,测量体重以及前囟、眼窝、皮肤弹性、循环情况和尿量等,评估脱水的程度和性质。

(三) 心理社会状况

了解家长的心理状况和对疾病的认识程度,了解患儿的居住环境条件、经济条件、家长的文化程度。患儿发病后的情绪情况,是否出现紧张、焦虑、恐惧、悲观。

(四) 辅助检查

了解淀粉酶、血清胰蛋白酶、血清脂肪酶、血糖、血钙的测定。

七、护理诊断

(一) 患儿方面

1. 疼痛　与胰消化酶自身引起的化学性炎症及腹膜炎有关。

2. 焦虑或恐惧　与剧烈腹痛、频繁呕吐、精神紧张有关。

3. 营养失调　与禁食、频繁呕吐、机体能量消耗过多有关。

4. 体液不足　与禁食、频繁呕吐、麻痹性梗阻等有关。

5. 代谢紊乱　与频繁呕吐造成体液丧失,腹膜炎造成麻痹性肠梗阻等有关。

6. 舒适的改变　与疼痛、多处引流等有关。

7. 潜在并发症　休克、糖尿病、胰腺假性囊肿、胰腺脓肿、肠瘘、胰瘘等。

(二) 家长方面

知识缺乏　与缺乏促进疾病康复和自我护理的知识有关。

八、预期目标

(一) 患儿方面

(1) 消除患儿的焦虑或恐惧心理。

(2) 缓解腹痛等不适症状。

(3) 维持患儿的营养与水、电解质酸碱平衡。

（4）预防并发症。

（二）家长方面

（1）了解相关的饮食、用药、休息知识，积极配合治疗和护理。

（2）学会观察患儿的各项情况，能及时就诊。

九、护理措施

（一）患儿方面

1. **卧床休息**　发作期绝对卧床休息，取弯腰、屈膝侧卧位，避免衣服过紧，要防止患儿因剧痛在床上辗转不安发生坠床。

2. **饮食护理**　禁食与胃肠减压适用于胰腺炎的急性期。禁食期间一般不能喝水，口干者可含漱或湿润口唇，并做好口腔护理。腹痛基本缓解后，可从少量低脂、低糖饮食开始逐步恢复饮食，应避免刺激性强、产气多、高脂肪和高蛋白质食物。对重症患儿应考虑给予胃肠外营养，以维持热量和营养的供应。在饮食恢复时应注意观察患儿腹痛是否重新出现或加重，如有上述情况应考虑继续禁食。

3. **输液**　禁食的患儿每天的输液量常须达到 3 000 ml 以上，以维持水、电解质的平衡和有效血循环量，准确记录 24 小时出入液量。观察有无低钾和低钙表现，防止低钙血症可给予静脉缓慢注射 10% 葡萄糖酸钙。

4. **解痉镇痛**　按医嘱给予解痉镇痛药物治疗，以抑制胃及胰腺分泌，解除胃、胆管和胰管的痉挛而止痛。常用药有阿托品或异丙嗪，疼痛严重者医嘱常给地西泮和哌替啶以缓解疼痛。持续应用阿托品应注意有无心动过速、加重麻痹性肠梗阻等不良反应。有高度腹胀或肠麻痹时，不适宜用阿托品。

5. **密切观察**　严密观察生命体征、神志、黄疸、皮下出血、尿量等变化，了解有无腹肌紧张、压痛程度和范围、腹水等，做好记录。一旦出现应考虑急性出血坏死性胰腺炎，需积极配合对患儿的抢救，准备好静脉切开包，血浆、输液用物、氧气、人工呼吸器、气管切开包等。对发生呼吸困难、有急性呼吸窘迫综合征患儿，应配合做气管切开和配合使用人工呼吸器，以及按医嘱给予

静脉注射氢化可的松或地塞米松，并积极做好术前准备。

（二）家长方面

（1）指导患儿家长配合治疗与护理工作，解释严格禁食、禁水在治疗疾病过程中的意义。

（2）指导饮食的注意点，避免和预防疾病发生及复发。

（3）指导用药的注意事项，必须严格遵照医嘱，切勿给患儿乱服药物。

（4）积极配合治疗原发疾病，注意生活及饮食习惯，防止蛔虫感染。

十、效果评价

（一）患儿方面

（1）在治疗护理过程中焦虑或恐惧的情绪缓解。

（2）疼痛感在恢复期消失。

（3）能恢复正常的饮食，保证营养和水的摄入，维持电解质、酸碱平衡。

（4）治疗和恢复期间无并发症的出现。

（二）家长方面

（1）了解并积极配合治疗护理。

（2）能调节患儿的饮食和用药情况。

（3）了解此病的危害性和紧急性，能在生活中进行观察判断，及时就诊。

第十三节　寄　生　虫

寄生虫病（parasitic）是儿童时期的常见病。由于寄生虫对人体的机械性、化学性的损伤和夺取营养，感染者可致消化紊乱和营养障碍；重者引起全身或某些重要器官造成严重的病理损害，因此要重视寄生虫病的防治。

蛔　虫

蛔虫（ascarid）是人体内最常见的寄生虫之一。尤其是儿童时期最常见的一种肠道寄生虫病。儿童由于食入感染期虫卵而被感染，轻者可无症状，严重者不仅影响儿童的食欲、肠道功能、生长发育，而且并发症多见，甚至危及生命。

一、病原学

蛔虫是人体最大的线虫，雌雄异体，生殖能力强，雌虫每天产卵约 20 万个，随粪便排出。自人体排出的受精卵在适宜的温度、湿度下经 5～10 天发育成具有感染性的虫卵，被人体食入后，大多数被胃酸杀灭，少数进入小肠孵育成幼虫，经小肠黏膜和黏膜下层进入微循环，经门静脉系统到肝，再经右心到肺；或经淋巴管沿胸导管、奇静脉入右心而达肺脏，然后穿破肺毛细血管进入肺泡，沿小支气管、气管移行到咽喉，再被下到小肠内发育为成虫。自感染性虫卵进入人体到成虫产卵历时 2 月余；成虫寿命 1～2 年。

二、流行病学

（一）传染源

含有受精蛔虫卵的患儿是蛔虫感染的传染源。

（二）感染途径

经口吞入是感染的主要途径。使用未经无害化处理的人粪施肥、儿童随地大便是蛔虫卵污染土壤、地面、蔬菜的主要方式，儿童饮食、卫生习惯不良，喜欢在地上玩耍，吮指，虫卵很容易被带入口中。虫卵常被家畜、家禽、苍蝇携带扩散。生吃被污染的番薯、甘蔗、萝卜等，可引起暴发性蛔虫性哮喘、蛔虫性肺炎等。

（三）易感人群及流行特征

人群普遍易感。地区上，农村高于城市。年龄上，儿童高于成人。主要感染季节，各地不尽相同，常年可以感染，一般认为我国大部分地区以春、夏季为主。蛔虫感染往往有家庭集聚性。

三、临床表现

（一）幼虫移行症

（1）由虫体异性蛋白引起的全身过敏症状，如荨麻疹、皮肤瘙痒、颜面水肿、急性结膜炎及鼻、喉黏膜刺激症状。

（2）因幼虫穿破肺毛细血管进入肺泡所引起的炎症反应，即蛔虫性嗜酸性粒细胞性肺炎，表现为阵咳、哮喘样发作、发热，肺部体征不明显，但 X 线检查显示肺部有点状、片状或絮状阴影，病灶易变或很快消失，血嗜酸性粒细胞明显增多，症状可于 1～2 周消失，实验室检查也随之正常。

（3）偶有幼虫移行至肝、脑、眼等器官，产生相应的临床表现，如右上腹痛、肝肿大、肝功能异常、癫痫等症状。

（二）成虫引起的症状

成虫寄生于小肠，大多无症状或有轻度的消化功能紊乱，如食欲不佳、多食易饿、异食癖（喜吃炉渣、土块等）；常见反复腹痛，脐周或稍上方，无压痛及腹肌紧张；有时可出现精神烦躁、萎靡、磨牙、易惊等。长期大量蛔虫寄生时，造成儿童营养不良、生长发育障碍。

四、并发症

（一）蛔虫性肠梗阻

是最常见的并发症，因大量蛔虫在肠内扭结成团，或蛔虫毒素刺激肠壁引起痉挛，表现为机械性肠梗阻，多为不完全性。症状为阵发性脐周痛，频繁呕吐，明显腹胀，腹壁可见肠型及蠕动波。腹部触及条索状肿块为本病特征。腹部 X 线平片见液平面与肠充气。梗阻时间过长可并发肠穿孔、腹膜炎。

（二）胆管蛔虫症

是常见的并发症，由于蛔虫有喜游走钻孔的习性，当其寄生的环境发生改变，如发热、不适当的驱虫治疗等，可刺激虫体活动增强，蛔虫钻入宿主胆管引起胆管蛔虫症，临床上表现为突发性、阵发性右上腹剧烈绞痛，患儿哭叫翻滚、屈体弯腰、面色苍白，常伴呕吐，可吐出胆汁或蛔虫。蛔虫钻入阑尾或胰管可引起急性出血性胰腺炎。

（三）蛔虫性阑尾炎

小儿阑尾根部口径较宽，因此感染率较高。表现为突发性全腹或脐周绞痛，随后转至下腹疼痛，多伴有呕吐。体将右下腹明显压痛，并由局部皮肤痛觉过敏现象。疼痛缓解时，阑尾有时可摸到蛔虫条索。此病进展迅速，最易发生坏死、穿孔，形成腹膜炎，可致死亡。一经确诊即应外科治疗。

五、诊断

（1）有吐虫或排虫史。

（2）小儿经常脐周一过性隐痛，或伴有厌食、偏食、异嗜癖、夜间磨牙、消瘦等高度提示蛔虫感染。

（3）实验室检查：粪便显微镜检查看是否有虫卵或成虫。血中嗜酸性粒细胞增高，有助于诊断。

（4）特殊检查：怀疑为蛔虫性肺炎时，痰中找到蛔蚴可确诊血中嗜酸性粒细胞计数和 X 线检查，有助于诊断。腹部 X 线平片对蛔虫性肠梗阻或穿孔性腹膜炎有较高的诊断价值；胆管造影、内镜检查、十二指肠胆汁引流查蛔虫卵，对胆管蛔虫病有诊断价值。

六、治疗

(一) 驱虫治疗

1. 甲苯咪唑（安乐士）　是广谱驱肠虫药。能杀灭蛔虫、蛲虫、钩虫等。驱虫剂量不分年龄、体重，均为 200 mg 顿服。一次即可。副作用少，服药期间不忌饮食。

2. 阿苯达唑（肠虫清）　是高效广谱驱肠虫药，能抑制寄生虫对葡萄糖的吸收，使虫体糖原耗竭等，最后死亡。剂量：2 岁以上儿童200 mg，顿服，2 岁以下禁服。副作用有轻度头昏、恶心、腹泻等，可自行消失。

3. 驱蛔灵　其作用机制能麻痹蛔虫肌肉，使虫体不能附着于宿主肠壁而随肠蠕动和粪便一起排出。用药比较安全，适用于肠蛔虫症、蛔虫性肠梗阻、早期胆管蛔虫症。剂量：每天 75～150 mg/kg，总量不得超过 3.0 g，空腹或睡前顿服，连服 2 天。有肝、肾功能异常和癫痫史者禁用。

(二) 并发症治疗

1. 胆管蛔虫病　治疗原则主要是镇痛、解痉、驱蛔和控制感染。可肌注维生素 K_3，4～8 mg/kg，有松弛平滑肌的作用，有助于蛔虫退出胆管。当内科治疗效，具备以下症状者，可手术治疗：① 腹痛剧烈，频繁发作，内科治疗无效。② 局部压痛加重，伴有高热、黄疸，并有全身中毒症状。③ 临床症状虽较轻，但经 5～7 天内可治疗无效，经钡餐、胆管静脉造影或 B 超检查等提示蛔虫在胆管内嵌顿者，应立即手术；有条件

者可借助于纤维内镜，用四爪钳紧急驱虫。

2. 蛔虫性肠梗阻　不完全性肠梗阻可先用内科治疗。给予胃肠减压或低压饱和盐水灌肠、禁食，纠正水、电解质紊乱和酸碱失衡，解痉止痛。腹痛缓解后可行驱虫治疗。完全性肠梗阻应及时进行外科手术治疗。

3. 蛔虫性阑尾炎　一旦确诊，应及早外科手术治疗。

七、护理评估

(一) 健康史

询问患儿有无反复脐周痛及吐虫排虫史，有无异食癖和驱虫治疗。

(二) 身体状况

观察患儿有无腹痛、面色苍白、消瘦、生长发育迟缓，特别关注腹痛的特征、性质、部位及伴随症状，注意有无压痛和肌紧张。了解粪便及血象检查结果。

(三) 心理社会状况

了解家长对疾病认识程度及预防知识的了解程度，了解个人卫生、饮食卫生习惯及环境卫生状况。

八、护理诊断

(一) 患儿方面

1. 疼痛　与蛔虫寄生、引起肠道、胆管痉挛有关。

2. 营养失调　低于机体需要量，与蛔虫夺取营养及妨碍正常消化吸收有关。

3. 潜在并发症　蛔虫性肠梗阻、胆管蛔虫症、蛔虫性阑尾炎。

(二) 家长方面

知识缺乏　与缺乏个人卫生、饮食卫生、环境卫生知识有关。

九、预期目标

(一) 患儿方面

（1）腹痛和伴随症状减轻或消失。

（2）患儿食欲好转、体重增加、贫血改善。

（3）不发生并发症或发生时能及时发现，得到及时处理。

(二) 家长方面

（1）能说出蛔虫病的发病原因及预防措施，培养良好的卫生生活习惯。

（2）能列出所使用药物的作用、副作用、剂量和方法。

十、护理措施

(一) 患儿方面

（1）观察腹痛的性质、发作时间、程度、部位和伴随症状，没有急腹症表现时，可给予腹部安抚或热水袋热敷。

（2）遵医嘱使用解痉止痛药和驱虫治疗，并观察粪便有无虫体排出，同时观察药物的副作用。

（3）密切观察病情，及时发现与处理并发症。如出现脐周剧痛、恶心、呕吐、腹胀并吐出食物或蛔虫，应及时通知医生予以禁食、胃肠减压、解痉止痛、输液等处理。如右上腹剧痛、屈体弯腰、面色苍白伴呕吐提示并发胆管蛔虫症，应及时遵医嘱配合处理，解痉止痛、控制感染，同时做好手术准备。

（4）加强营养，供以蛋白质、热量及维生素丰富易消化的饮食。经常变换食谱，以增进食欲。

(二) 家长方面

（1）向家长解释蛔虫病原因、治疗过程的基本原理和结果。

（2）告知所使用药物的作用、副作用、剂量和方法。

（3）告知家长该病的合理饮食、适当休息。

（4）让家长共同参与该病的护理手段。

十一、效果评价

(一) 患儿方面

（1）腹痛及伴随症状减轻或消失。

（2）粪便镜检无虫卵。

(二) 家长方面

（1）能说出家庭护理的知识。

（2）懂得蛔虫病的预防措施。

十二、健康宣教

加强宣传教育，普及卫生知识，指导家长搞好饮食卫生和环境卫生，培养儿童养成良好的个人卫生习惯，做到饭前、便后洗手，不随地大小便，不生食未洗净的蔬菜及瓜果，不饮生水，做好粪便管理，消灭苍蝇，防止食入蛔虫卵，减少感染机会。

蛲 虫

蛲虫病（enterobiasis）是由蛲虫寄生于人体引起的一种幼儿期的常见病。其临床特征为肛门周围和会阴部瘙痒。易在集体儿童机构中流行。

一、病原学

蛲虫为乳白色小线虫，长约 1 cm，雌雄异体。成虫寄生在人体的小肠下段、回盲部、结肠及直肠。交配后雄虫即死亡，雌虫于夜间移行至肛周、会阴部皮肤皱褶处排卵，随后死亡。虫卵在肛周经 6 小时即可发育成感染性卵，被儿童吞食后，在肠道经 2～4 周发育为成虫，即形成自身感染，不需中间宿主。成虫的寿命一般不超过 2 个月。

二、流行病学

蛲虫病流行广泛，分布无明显的地域性，儿童的感染率很高，患儿是唯一的传染源。传播方式可因手接触被虫卵污染衣物、食品、玩具等经口感染，虫卵也能随室中尘埃吸入后咽下感染。幼儿用手抓挠会阴肛门处，使手指沾染虫卵，当吸吮手指或摄取食物时，虫卵则经口食入，这就是肛门-手-口感染方式。偶尔也有在肛周孵育的幼虫在爬回直肠内发育成熟而发生逆行感染。

三、临床表现

大多数患儿无明显症状，仅在雌虫移行至肛周排卵时引起肛门和会阴部皮肤剧烈瘙痒，尤以夜间为甚，以致影响睡眠；局部皮肤可因搔破而致皮炎和继发感染；虫体对胃肠的机械性刺激引起激惹而出现恶心、呕吐、腹部不适的症状。此外，患儿还可出现烦躁、夜惊、遗尿、磨牙等。偶有蛲虫钻入阑尾而发生阑尾炎，爬入女孩阴道、尿道而产生局部炎症。

四、诊断

小儿夜寐不安、夜惊，或肛门周围瘙痒者应

考虑是否有蛲虫病。可嘱咐家长在患儿熟睡后2～3小时后,拨开臀部,仔细检查肛周皱襞处,可查见乳白色线头样小虫爬动,即为蛲虫的雌虫。也可使用肛周采集虫卵标本来检查蛲虫卵和成虫。

五、治疗要点

根据蛲虫的特点,宜采用综合措施,防止相互感染和自身的反复感染。在治疗的同时积极进行预防,以达根治。

(一) 药物驱虫

1. 双羟萘酸噻嘧啶 是一种高效驱虫药,对蛔虫、蛲虫、钩虫均有效。剂量为 11 mg/kg(最大量 1 g)一次口服,2 周后重复 1 次,副作用少。2 周后重复 1 次。

2. 阿苯达唑 剂量方法同驱蛔虫。

(二) 局部用药

每晚睡前清洗会阴和肛周,涂上蛲虫膏,可杀虫止痒;或用噻嘧啶栓剂塞肛,连用 3～4 天;或用 3% 噻嘧啶软膏,每晚涂于肛周或注入肛内,连用 7 天,可有同样效果。

六、护理评估

(一) 健康史

询问患儿有无肛周瘙痒、夜惊、遗尿、磨牙、烦躁等情况。

(二) 心理社会状况

了解家长对疾病认识程度及预防知识的了解程度,了解个人卫生、饮食卫生习惯及环境卫生状况。

(三) 辅助检查

了解血象检查结果。

七、预期目标

(一) 患儿方面

(1) 瘙痒症状减轻或消失。

(2) 不发生并发症或发生时能及时发现,得到及时处理。

(二) 家长方面

(1) 能说出蛔虫病的发病原因及预防措施。

(2) 能讨论避免复发的相关措施。

(3) 能列出所使用药物的作用、副作用、剂量和方法。

八、护理诊断

(一) 患儿方面

舒适度的改变 与瘙痒有关。

(二) 家长方面

知识缺乏 与缺乏对蛲虫的防治知识有关。

九、护理措施

(一) 患儿方面

1. 减少或消除肛周及会阴部瘙痒 每晚睡前用温水洗净肛门及会阴后,涂上蛲虫膏,有杀虫止痒作用;也可每晚用上双羟萘酸噻嘧啶栓剂塞肛,连用 3～5 天;或用此药的软膏剂涂肛周,连用 7 天。

2. 按医嘱给予驱虫剂并观察驱虫效果 可每晨用透明胶带纸或棉拭子从肛门周围采集检查虫卵,直至虫卵消失后再连查 7 天。

(二) 家长方面

(1) 向家长解释蛲虫病原因、治疗方法。

(2) 告知所使用药物的作用、副作用、剂量和方法。

(3) 告知家长该病的预防方法。

(4) 指导家长检查成虫和收集虫卵。

十、效果评价

(一) 患儿方面

肛门周围和会阴部瘙痒消失。

(二) 家长方面

(1) 能说出家庭护理的预防工作知识。

(2) 懂得蛲虫病的预防措施。

十一、健康教育

(一) 教导家长检查成虫和收集虫卵

在夜间患儿入睡后 1～3 小时,观察肛周、会阴部皮肤皱褶处有无乳白色小线虫。收集虫卵时可用市售透明胶纸,在清晨于肛周皮肤皱褶处黏取虫卵,也可用蘸过生理盐水的棉签在肛门及会阴部轻擦获取虫卵。

（二）防止自身感染

患儿睡觉时应穿睡裤、戴手套。患儿床单和睡裤应煮沸消毒。换下的衣服不得振抖，以防虫卵散播。

（三）强调预防工作

搞好环境卫生，培养良好的卫生习惯，如饭前、便后洗手，勤剪指甲，不吮手指，勤换内衣裤，婴幼儿尽早穿满裆裤，玩具、图书、用品等用紫外线消毒或在阳光下暴晒6~8小时。集体、儿童机构应定期普查、普治。家庭中所有患儿应同时治疗。

第十四节　消化内镜的护理

一、胃镜检查

适用于诊断食管、胃、十二指肠疾病，是一种直观、准确、敏感的胃肠疾病检查手段。也可用于止血、息肉摘除、异物摘除、食管狭窄扩张术、胃食管静脉曲张等的治疗。

（一）胃镜的类型及儿童应用选择

纤维胃镜按其前端部的形态和物镜的部位分为三种类型。

1. 直视式　接物镜位于前端，与目镜在同一轴线上，目镜与物镜方向完全一致，容易辨认方向，称全视镜。

2. 侧视式　物镜位于胃镜前端的侧面，与胃镜长轴成90°，优点是便于观察侧壁，缺点是不能观察食管。

3. 斜视式　物镜与胃镜长轴成30°，可检查胃、十二指肠。

（二）电子胃镜

电子胃镜主要由内镜（endoscopy）、电视信息系统中心（video information system center）和电视监视器（televisio monitor）三个主要部分组成。比普通纤维内镜的图像清晰，色泽逼真，分辨率更高，而且可供多人同时观看。

（三）适合儿童的胃镜

1. 儿童胃镜　专为儿童设计的直视式胃镜。特点是镜身纤细，外径仅6~7.9mm。有效工作长度1050mm，适用于各种年龄的儿童及婴儿。

2. 成人细径胃镜　外径在9.0~9.8mm范

围，活检孔较大，适用于年长儿童及内镜治疗。

（四）胃镜的适应证

（1）反复发作性腹痛，尤为有规律上腹痛，脐周痛，有半夜痛醒史。腹痛伴体重减轻、腹痛伴黑便者。

（2）上消化道出血：原因不明的黑便，呕血。

（3）经常性呕吐：呕吐伴出血，呕吐伴上腹痛，呕吐伴体重减轻者。

（4）有明显消化不良症状：上腹饱胀、嗳气、反酸等。

（5）原因不明贫血。

（6）不能用心肺疾病解释的胸闷、胸骨后疼痛。

（7）上消化道异物，息肉摘除，胃扭转复位。

（8）已有上消化道疾病者复查。

（五）胃镜的禁忌证

有严重的心肺疾病不能耐受者，疑似胃、十二指肠穿孔，处于休克、昏迷等严重状态，有发热、急性咽喉炎、食管化学烧伤、高度脊柱弯曲畸形、反复发作性癫痫、精神病患儿，不配合检查患儿，急性肝炎患儿等。

（六）胃镜检查并发症及防治

纤维或电子胃镜检查是一项比较安全的技术，根据日本87万次成人胃镜检查资料，严重并发症发生率仅0.003%~0.044%。国内儿童未见，其发生类型主要有以下几种。

1. 插管损伤　主要是操作者不熟练，强行插管引起。

2. 其他　如低氧血症，吸入窒息，胃肠穿孔、出血。

3. 预防　关键是胃镜检查必须有专人进行，操作者动作必须熟练、轻柔、仔细，切不可盲目粗暴。在胃镜检查过程中有专科护士给予安抚。瑞金医院胃镜检查4000多例患儿中，从未出现1例并发症。

（七）术前准备

（1）询问病史：注意有无禁忌证。进行肝功能和HbsAg测定，检验报告正常，方可进行胃镜检查。若HbsAg（+）者，最后给予胃镜检查。

（2）胃肠准备：检查前一天晚8点起禁食、禁水、禁药；早晨应停止早餐；幽门梗阻患儿，应停止进食 2～3 天,必要时洗胃。

(3) 心理护理:向家长及患儿讲清楚检查的目的、注意事项、解除患儿的顾虑和恐惧,家长知情同意签字后方可进行。以争取患儿最好的配合。

(4) 器械准备:器械连接,电源检查,光源检查,送气注水测试,弯曲角度检查,图像清晰度检查,活检设备,打印机功能检查等。

(5) 用物准备:儿童胃镜全套设备、活检钳、消毒纱布、75％乙醇纱布、生理盐水及 20 ml 一次性针筒、标本固定液、消毒手套、弯盆、祛泡剂、利多卡因、治疗巾、口垫、洗涤刷、内镜消毒液等。

(6) 将适量的内镜消毒液放入水槽内,待消毒胃镜管时使用。

(7) 术前 5 分钟口服祛泡剂 2～4 ml。术前利多卡因咽喉部喷雾以减少进镜时咽部反应。对个别精神过于紧张者可给 10％水合氯醛口服或地西泮或阿托品肌内注射。

(八) 术中护理

(1) 患儿体位:患儿取左侧卧位,解开领扣及腰带,头略低向左侧,下肢弯曲以松弛腹肌。

(2) 如有单个义齿应行取出,于口侧垫上治疗巾,上置弯盘,以盛接分泌液。再嘱患儿轻轻咬住口垫。

(3) 操作者站在患儿左侧,插镜过程中动作要轻柔。时间不宜过长。护士可站在患儿的右侧负责适当约束患儿,固定住口垫。

(4) 当胃镜进入咽喉时嘱患儿做吞咽动作,使胃镜头徐徐插入胃部,如患儿出现恶心症状,可嘱患儿做深呼吸。协助对病变部位摄影,活检留取标本。

(5) 术中想办法分散患儿的注意力,鼓励其勇敢精神,并随时提醒注意配合,整个过程注意观察患儿呼吸、面色情况。

(6) 操作完毕清洗、消毒胃镜管道。

(九) 术后处理

(1) 术后擦净患儿口部的黏液,给予精神上的鼓励和表扬。观察患儿有无腹痛等不适表现。

(2) 胃镜术后留观半小时,术后禁食 1 小时,进食以温凉清淡半流质饮食为宜。胃内做活检者,流质饮食 1 天,避免剧烈运动。

(3) 由于咽部局麻,术后患儿有短暂的咽部疼痛或异样感,患儿多有咳嗽的反射,此时告诉患儿不要用力反复咳嗽,以免损伤咽部黏膜。

(4) 嘱患儿若有剧烈腹痛、呕血、黑便即来院就诊。

(5) 标本核对、登记及时送验。

二、全麻下内镜护理

麻醉药异丙酚是一种快速、短效静脉麻醉药。静注后起效快,诱导平稳,持续时间短,体内无蓄积,代谢快,毒性小,具有复苏迅速等特点,全麻过程中患儿血压、心率、呼吸频率及氧饱和度未发生明显变化。故使用异丙酚做全麻下内镜检查可起到很好的止痛作用,异丙酚用量以 2.5 mg/kg 剂量给药。在麻醉恢复阶段,少数可有恶心、呕吐、头痛症状,一般可自行恢复。

(一) 目的

(1) 解除患儿与家长对做胃镜的恐惧、紧张心理。

(2) 使胃镜操作过程无痛苦。

(3) 避免不合作儿童胃镜操作过程中可能发生的胃损伤。

(4) 使患儿乐意接受再次胃镜检查。

(二) 术前准备

(1) 麻醉师 2 名,术前与家属谈话告知麻醉可能的意外情况。

(2) 建立静脉通路,心电监护、吸氧、监测血压、心率、呼吸频率、血氧饱和度。

(3) 准备急救药品与物品。

(4) 其他同胃镜检查。

(三) 术中护理

(1) 患儿取左侧卧位,解开领扣及腰带,头略低向左侧,下肢弯曲以松弛腹肌。

(2) 如有单个义齿应行取出,于口侧垫上治疗巾,上置弯盘,以盛接分泌液。患儿轻轻咬住口垫。

(3) 协助对病变部位作摄影,活检留取标本。

(4) 术中监测患儿血压、心率、呼吸频率、血氧饱和度。

(5) 保持静脉通路通畅。

(四) 术后护理

(1) 患儿取去枕平卧位,头偏向一侧以防呕吐引起窒息。

（2）术后待呼之患儿睁眼，意识清醒，对答切题，拔除补液。完全恢复肌张力，无主诉不适，方可离室。

（3）术后2小时才能进食，以温凉清淡半流质饮食为宜。胃内做活检者，应尽量防止粗糙饮食对胃黏膜的摩擦，减少出血机会并避免剧烈运动。

（4）嘱患儿若有剧烈腹痛、呕血、黑便即来院就诊。

（5）标本核对、登记及时送验。

三、结肠镜检查

结肠镜是诊断大肠内病变最有效且可靠和简便的检查方法，而且能在病变处取活检确定病变的性质。

（一）适应证

（1）便血。

（2）不能解释的慢性腹泻。

（3）炎症性肠病。

（4）结肠异物、息肉摘除等。

（5）不明原因的腹水、腹痛、腹部肿块。

（6）粪便习惯的改变。

（二）禁忌证

（1）有严重的心、肺疾病不能耐受者，处于休克、昏迷等严重状态者。

（2）疑有肠穿孔和腹膜炎或疑有腹腔内广泛粘连者。

（3）大肠炎症疾病的急性活动期等。

（4）严重的坏死性结肠炎，中毒性巨结肠，疼痛的肛门病变以及不合作者。

（5）患出血性疾病。

（三）术前准备

1. 灌肠法　检查前3天无渣半流质、检查前1天流质、检查当日禁食。术后一天晚及术前2小时分别用开塞露1～2只通便，术前1小时用温生理盐水清洁灌肠。

2. 泻药法　术前1天流质，前一天晚8点起口服硫酸镁25～50 g及水1 000 ml以上或口服甘露醇250 ml及1 000 ml水以上（息肉摘除不可用）；或术前一天下午4点起番泻叶9 g泡水口服，术前开塞露通便2次。

3. 麻醉　对婴幼儿或紧张不安者术前30分钟可肌注地西泮或口服10％水合氯醛，也可全麻。异丙酚静脉注射，需麻醉医生在场监护。

（四）术后处理

给予活检术的患儿术后进半流质饮食1天，未做活检术的患儿，术后无特殊处理。

四、逆行胰胆管造影（ERCP）

经内镜逆行胰胆管造影是将十二指肠镜插至十二指肠降部，找到十二指肠主乳头（胰胆管开口），由活检管道内插入塑料导管至乳头开口部，注入对比剂后X线摄片，以显示胰胆管。该方法可直接观察乳头病变，还可做乳头活检，X线片清晰，不受肝功能影响，具有一次可以检查2个脏器的优点。儿童目前用于先天性与后天性胰腺和胆管疾病的诊断。

（一）适应证

疑有各种胰、胆疾病。一般多在B超后进行，尤其对胆管疾病诊断价值最高。

（二）禁忌证

（1）严重的心肺或肾功能不全者。

（2）急性胰腺炎或慢性胰腺炎急性发作。

（3）严重胆管感染。

（4）对碘对比剂过敏。

（三）术前准备

（1）与胃镜检查相同，做碘对比剂过敏试验。

（2）摄片：胰及胆管显像后，拍片1～2张，然后退出内镜，再行不同体位拍片。

（四）术后处理

（1）造影成功的患儿常规应用抗生素3天，以防感染。

（2）观察有无发热、腹痛及血象之变化。

（五）并发症

（1）急性胰腺炎。

（2）急性胆管炎。

（3）对比剂反应。

（4）操作不慎所致的乳头损伤、胰胆管破裂等。

五、超声胃镜（EUS）

超声与内镜相结合的一种新的检测技术，在内镜的顶端安置微型高频超声探头，当内镜插入消化道后，即可通过内镜直接观察胃黏膜的形态学变化，还可利用超声探头直接接触消化道黏膜进行扫描，从而获得管壁各层次的组织学特性及周围重要脏器的超声图像，增加了内镜的诊断范畴，提高了内镜的诊断能力。内镜超声扫描有 2 种方式：① 水囊法：内镜顶端超声探头的周围固定一橡皮囊，适用于食管、十二指肠升部和降部的超声扫描。② 脱气水充盈法：通过内镜的固定管道向胃腔内注入脱气水 300～600 ml，使胃膨胀，适用于胃壁的各层结构及胃周邻近脏器，如肝、胆、胰腺、脾脏及门静脉等。

（李秀霞　刘麟璘）

思考题

1. 了解儿童消化系统解剖生理特点。

2. 了解儿童呕吐的常见病因，熟悉儿童呕吐的护理措施。

3. 掌握儿童腹泻的护理措施，熟悉轻度、中度、重度脱水的临床表现。

4. 熟悉急性出血性小肠炎的临床表现、治疗原则。

5. 了解急性胃炎病因。

6. 熟悉慢性胃炎的治疗措施。

7. 掌握消化性溃疡的护理措施。

8. 掌握上消化道出血的护理措施。

9. 掌握蛔虫病、蛲虫病健康教育。

10. 掌握胃镜术前、术中、术后护理，掌握结肠镜的术前准备。

11. 了解全麻下胃镜的术后护理。

12. 熟悉胃镜检查的禁忌证。

第八章 循环系统功能障碍

第一节 小儿循环系统解剖生理特点

一、心脏胚胎发育

原始心脏于胚胎第 2 周开始形成,约于第 4 周起有循环作用,至第 8 周房室中隔完全长成,即成为四腔心。因此,心脏胚胎发育的关键时期是在第 2~8 周,在此期间心脏任何部位发育障碍或停滞可形成先天性心脏畸形。

(一)心内膜垫的出现

房室交界的背面和腹面各长出一心内膜垫,最后两垫相连,此为房和室最早的划分。

(二)房间隔的形成

第 1 房间隔于胚胎第 3 周末出现,为心房腔的前背部长出的一镰状隔,其下缘向心内膜垫生长,愈合前所留孔道称为第 1 房间孔。第 1 房间孔未闭合前,第 1 房隔的上部形成第 2 房间孔,如此左右心房仍然保持相通。至胚胎第 5、6 周,第 1 房间隔右侧长出一镰状隔,即第 2 房间隔。第 2 房间隔在向心内膜垫延伸时,其游离缘所留下的孔道即为卵圆孔,此孔与第 2 房间孔上下相对。随着心腔的成长,第 1 房间隔和第 2 房间隔渐渐接近而黏和,第 2 房间孔被第 2 房间隔完全掩盖。第 1 房间隔紧贴着卵圆孔左侧,作为其帘膜,血流可推开帘膜自右向左流动,反向时则由于孔道被帘膜遮盖而受阻。

(三)室间隔的形成

肌隔较厚,由原始心室底壁向上生长,部分的将左右两室分开,所留未分隔部分称为室间孔。心内膜垫向下生长与肌隔相合,使室间隔闭合。小部分为动脉总干及心球分化成主动脉和

肺动脉时,其间隔向下的延伸部分,后两部分形成室间隔的膜部。

(四)主动脉与肺动脉的形成

原始心脏的出口是一根动脉总干,在总干的内层对侧各长出一纵嵴,两者在中央轴相连,将总干分为主动脉与肺动脉。此纵隔自总干分支处成螺旋形向心室生长,使肺动脉向前、右旋转与右心室连接,主动脉向左、后旋转与左心室连接。若该纵隔发育障碍,分隔偏差或旋转不全,则可形成主动脉骑跨或大动脉错位等心脏畸形。

二、胎儿血液循环及出生后的改变

(一)正常胎儿的血循环

胎儿时期的营养和气体代谢是通过脐血管和胎盘进行交换的。脐静脉血富含氧和营养,大部分血液经静脉导管直接注入下腔静脉,小部分经肝血窦入下腔静脉。下腔静脉还收集由下肢和盆、腹腔器官来的静脉血,下腔静脉将混合血(主要是含氧高的血)送入右心房。从下腔静脉导入右心房的血液,少量与上腔静脉来的血液混合,大部分血液通过卵圆孔进入左心房,与由肺静脉来的少量血液混合后进入左心室。左心室的血液大部分经主动脉弓及其三大分支分布到头、颈和上肢,以充分供应胎儿头部发育所需的营养和氧;小部分血液流入降主动脉。从头、颈部及上肢回流的静脉血经上腔静脉进入右心房,与下腔静脉来的小部分血液混合后经右心室进入肺动脉。胎儿肺无呼吸功能,故肺动脉血仅小部分入肺,再由肺静脉回流到左心房。肺动脉大部分血液经动脉导管注入降主动脉。降主动脉血液除经分支分布到盆、腹腔器官和下肢外,还经脐动脉将血液运送到胎盘,在胎盘与母体血液

进行氧合和营养交换后,再由脐静脉送往胎儿体内。

(二)出生后血循环的改变

胎儿出生后,血液循环发生如下改变。

(1)出生后脐血管阻断,建立呼吸,肺循环压力下降,从右心经肺动脉流入肺的血流增多,使肺静脉回流至左心房的血量亦增多,左心房压力因而增高;当左心房压力超过右心房时,卵圆孔先在功能上关闭,到出生后5～7个月,解剖上也大多闭合。

(2)由于肺循环压力的降低和体循环压力的增高,流经动脉导管的血流逐渐减少,最后停止,形成功能性关闭。约80%婴儿于出生后3个月、95%婴儿于出生后1年内形成解剖上的关闭。未成熟儿动脉导管关闭延迟。

(3)脐血管在血流停止后6～8周完全闭锁,形成韧带。

三、心脏的大小和位置

出生时心脏容积为20～22 ml,至1岁时达到2倍,近7岁时约100～110 ml,青春期初期为140 ml,至18～20岁时达240～250 ml。

心脏的位置随年龄而改变。新生儿和＜2岁幼儿的心多呈横位,以后逐渐转为斜位,至7岁以后心尖搏动位置移到左锁骨中线内侧0.5～1 cm。

四、心率

儿童的心率相对较快,主要是由于新陈代谢旺盛,身体组织需要更多血液供给,而心脏每次搏出量有限,只有增加搏动次数以满足需要。同时婴儿迷走神经兴奋较低,交感神经占优势,故心率易加速。心率随年龄增长而逐渐减慢,新生儿心率为120～140次/min,＜1岁心率110～130次/min,2～3岁心率100～120次/min,4～7岁心率80～100次/min,8～14岁心率70～90次/min。

进食、活动、哭闹、发热等易影响心率,因此应在其安静时测量脉搏。

五、血压

新生儿收缩压为60～70 mmHg;婴儿动脉压较低,其后随年龄增长而逐渐增高,其值可用下列公式推算:2岁以后收缩压＝(年龄×2)＋80 mmHg,高于此标准20 mmHg为高血压,低于此标准20 mmHg为低血压。

舒张压＝2/3收缩压。

正常情况下,下肢动脉压比上肢约高20 mmHg。

第二节 先天性心脏病

先天性心脏病(Congenital heart disease)是儿童最常见的心脏病,发病率为活产婴儿的7‰～8‰左右。而在早产儿的发生率为成熟儿的2～3倍。

一、病因

在胎儿发育阶段任何因素影响了心脏胚胎发育,使心脏某一部分发育停顿或异常,即可造成先天性畸形。内在因素主要与遗传有关,常染色体异常如唐氏综合征(Down syndrome)常合并有心内膜垫缺损、房间隔缺损、室间隔缺损、动脉导管未闭,性染色体异常如特纳综合征(Turner syndrome)常合并有主动脉狭窄。外来因素中较为重要的为宫内感染,其他如孕母缺乏维生素A与叶酸、维生素D过多、接触大剂量放射线、受药物影响(抗癌药、沙立度胺、锂盐等)、患有代谢性疾病(糖尿病、高钙血症等)或能造成宫内缺氧的慢性病等。此外高龄产妇和孕妇抽烟、喝酒也常可导致胎儿先天性心脏病。

二、分类

(一)左向右分流型(潜伏青紫型)

正常情况下,由于体循环压力高于肺循环,故平时血液从左向右分流而不出现青紫。当剧哭、屏气或任何病理情况致使肺动脉或右心室压力增高并超过左心压力时,则可使血液自右向左分流而出现暂时性的青紫。常见疾病有:室间隔缺损(ventricular septal defect,VSD)、动脉导管未闭(patent ductus arteriosus,PDA)和房间隔缺损(atrial septal defect,ASD)等。这3种疾病占先天性心脏病的 30%～45%。

(二) 右向左分流型(青紫型)

某些原因(如右心室流出道狭窄)致使右心压力增高并超过左心,使血流经常从右向左分流时,或因大动脉起源异常,使大量静脉血流入体循环,均可出现持续性青紫。此型常见的有法洛四联症(tetralogy of Fallot,TOF)、大动脉错位(transposition of the great arteries,TGA)、三尖瓣闭锁(tricuspid atresia)、埃森曼格复合畸形(Essenmenger complex)等。

(三) 无分流型(无青紫型)

即心脏左、右两侧或动、静脉之间无异常通路或分流,如肺动脉狭窄(pulmonic stenosis,PS)和主动脉缩窄(aortic stenosis,AS)等。

三、临床表现

小儿先天性心脏病最常见的是室间隔缺损、房间隔缺损、动脉导管未闭、肺动脉狭窄、法洛四联症和大动脉错位等。其特点、症状与临床检查见表 8-1。

表 8-1　常见先天性心脏病的特点、症状与临床检查

分类		左　向　右　分　流　型			无分流型	右向左分流型
		房间隔缺损	室间隔缺损	动脉导管未闭	肺动脉瓣狭窄	法洛四联症
特点		女性较多见。有卵圆孔未闭、第1孔未闭、第2孔未闭(最常见)三种情况	左右心室间存在异常开口,大小从针尖样至中隔消失	未闭动脉导管可分为管型、漏斗型、窗型	按狭窄部位不同可分为肺动脉狭窄、漏斗不狭窄和肺动脉分支狭窄	肺动脉狭窄(漏斗部狭窄多见)、室间隔缺损、主动脉骑跨、右心室肥厚
症状		一般发育落后,乏力,活动后心悸、咳嗽、气短,晚期出现肺动脉高压时有青紫	同左	同左	轻者可无症状,重者活动后心悸、气短、青紫	发育落后,乏力,青紫(吃奶、哭叫时加重),蹲踞,可有阵发性昏厥
心脏体征	杂音部位	第2、3肋间	第3、4肋间	第2肋间	第2肋间	第2、3肋间
	杂音性质和响度	Ⅱ～Ⅲ级收缩期吹风样杂音,传导范围较小	Ⅱ～Ⅳ级粗糙全收缩期杂音,传导范围广	Ⅰ～Ⅳ级连续性机器样杂音,向颈部传导	Ⅲ～Ⅴ级喷射性收缩期杂音,向颈部传导	Ⅱ～Ⅳ级喷射性收缩期杂音,传导广
	震颤	无	有	有	有	可有
	P_2	亢进,分裂固定	亢进	亢进	减低,分裂	减低
X线检查	房室增大	右房、右室增大	左、右室增大,左房可大	左室大,左房可大	右室大,右房可大	右室大,心尖上翘呈靴形
	肺动脉段	凸出	凸出	凸出	明显凸出	凹陷
	肺野	充血	充血	充血	清晰	清晰
	肺门"舞蹈"	有	有	有	无	无
心电图		不完全性右束支传导阻滞,右室肥大	正常,左室或左、右室肥大	左室肥大,左房可肥大	右室、右房肥大	右室肥大
心导管检查		右心房含氧量＞腔静脉	右心室含氧量＞右心房,肺动脉和右心室压力增高	肺动脉含氧量＞右心室,肺动脉和右心室压力增高	右心室收缩压增高,肺动脉收缩压降低	右心室压力与左心室基本相等,肺动脉压力正常,动脉血氧含量下降

四、治疗

(一) 房间隔缺损

近年有报道,房间隔缺损<0.6 cm 的患儿,

4 岁前的自然闭合率达 60%,因此,患儿暂不需要手术。其他患儿均应进行手术修补缺损,手术年龄以儿童期为宜。可在体外循环心内直视下将缺损部位缝合,如缺损大者需用涤纶片

(Dacron)缝补,亦可通过介入性心导管用扣式双盘堵塞装置、蚌装伞或蘑菇伞关闭缺损。

(二) 室间隔缺损

血流动力学没有明显改变时无需特别治疗,但应定期随访。中型以上缺损需用洋地黄和利尿剂控制病情直至手术修补。大型缺损在半年以内发生难以控制的充血性心力衰竭和反复罹患肺炎、生长缓慢者应予以手术治疗。较大缺损宜在 3~6 岁之间手术,若肺动脉压持续升高、大于体循环的 1/2,则 2 岁时即需手术治疗。手术时需在体外循环心内直视下直接或者利用补缀物如涤纶片(Dacron)修补。如手术危险性高,可采取姑息疗法:肺动脉系带(pulmonary artery banding,PAB)以减少进入肺部的血流,此手术不需体外循环。

(三) 动脉导管未闭

学龄前采取手术结扎动脉导管或切断动脉导管缝扎即可治愈,手术简单,任何年龄都可进行。先天性甲状腺功能不全可影响动脉导管的关闭,一般手术前需先给甲状腺激素。对于早产儿可于出生后 1 周内给予前列腺素合成酶抑制剂吲哚美辛(indomethacin)即(消炎痛),以诱导导管的自然闭合。近年来另有采用微型弹簧伞堵塞动脉导管以达到闭合目的。

(四) 肺动脉狭窄

轻度狭窄者不需治疗仍可正常生活。严重狭窄致右心室肥厚加重时,应及时手术切开瓣膜,或者将右心室流出道过厚的心肌切除,以免发生心力衰竭。瓣膜狭窄型者亦可使用球囊导管扩张狭窄的肺动脉以达治疗目的。

(五) 法洛四联症

手术是唯一的治疗方法,根治手术最佳年龄为 1~4 岁,在体外循环下直视心内手术,切除流出道肥厚部分,修补室间隔缺损,矫正肺动脉狭窄,纠正主动脉右跨。如在 4 岁前出现昏厥,则宜行姑息分流术如 Blalock-Taussing 吻合术(在右或左锁骨下动脉与同侧肺动脉之间做一缝合,适于年龄较大的婴儿或儿童)或 Waterson-Cooley 吻合术(在主动脉与肺动脉之间做一缝合,适用于新生儿)以增加肺血流量,提高血氧浓度。缺氧急性发作时,轻者置膝胸位即可缓解,严重者需给以吗啡 0.1~0.2 mg/kg,并及时给予吸氧和纠正酸中毒,此外可口服普萘洛尔(心得安),以预防发作。

五、护理评估

(一) 健康史

注意患儿生长发育的情况,对活动的耐受力,观察婴儿进食情况和儿童游戏时的情况。

(二) 身体状况

观察患儿皮肤黏膜颜色(嘴唇黏膜和甲床为观察发绀情况的理想部位),记录发绀的部位、持续时间和缓解情况,有无胸廓畸形,有无杵状指(特别是大拇指,指端扁平而肥厚)。患儿呼吸情况,有无呼吸急促、鼻翼扇动、胸部凹陷、干湿啰音。听诊心脏杂音的位置、时间、性质和程度(注意是否出现新的杂音),记录脉搏的强弱,了解 X 线、心电图、超声心动图和心导管等检查的结果。

(三) 心理社会状况

评估患儿是否因患先天性心脏病生长发育落后,正常活动、游戏、学习受到不同程度的限制和影响而出现抑郁、焦虑、自卑、恐惧等心理。了解家长是否因本病的检查和治疗,预后而出现焦虑和恐惧等。

六、护理诊断

(一) 患儿方面

1. 活动无耐力 与先天性心脏病体循环血量减少或血氧饱和度下降有关。

2. 营养失调,低于机体需要量 与喂养困难及体循环血量减少、组织灌注不足有关。

3. 生长发育障碍 与营养失调有关。

4. 有感染的危险 与肺血流增加及心内缺损易致心内膜损伤有关。

5. 恐惧 与疾病有关。

6. 潜在并发症 心力衰竭、感染性心内膜炎、脑血栓。

(二) 家长方面

1. 缺乏疾病相关知识 与缺乏特定知识来源有关。

2. 焦虑 与担心患儿预后、经济压力有关。

七、预期目标

(一) 患儿方面

(1) 活动量能得到适当的限制,活动耐力增加。

(2) 保证营养摄入,患儿身长、体重接近正常小儿。

(3) 不发生肺部感染或有肺部感染时得到及时有效的治疗。

(4) 不发生并发症或有并发症时能被及时发现和适当处理。

(5) 获得心理支持,情绪稳定,积极配合治疗。

(二) 家长方面

(1) 能够安排患儿的合理饮食及休息。

(2) 提供患儿良好的生活环境,预防及控制感染。

(3) 能观察患儿疾病的症状及并发症的症状。

(4) 能说出使用的药物及副作用。

(5) 在医院外发生缺氧、肺水肿或心跳暂停时,能够做紧急处理。

(6) 以正确的态度对待患儿,即不过度保护和放纵,也不拒绝。

八、护理措施

(一) 患儿方面

1. 密切观察生命体征　监测出入水量,婴儿应记尿布重量,如果出水量减少应时通知医生每天测量体重。

2. 保证足够的营养和水分摄取　供给充足能量、蛋白质和维生素;小儿喂养困难者要慢,宜少量多餐,避免呛咳和加重呼吸困难;了解患儿喜爱的食物,与营养师共同计划饮食;对于心功能不全时有水钠潴留者遵医嘱给予无盐或低盐饮食。观察患儿进食情况,如发生呕吐要记录呕吐物的色、质、量,并了解呕吐与喂食及给药之间的关系。

3. 预防感染　注意保护性隔离;注意患儿体温变化,按气温改变及时加减衣服以免受凉;冬、春季节呼吸道传染疾病流行时,室内每天紫外线消毒 2 次,每次 30 分钟,定期开窗通风;检查患儿是否如期进行预防接种;严格执行洗手,并且教会患儿洗手的方法;注意患儿有无发生腹泻等症状;在牙科手术前,应给予抗生素以预防感染性心内膜炎的发生。一旦发生感染积极治疗。

4. 预防呼吸窘迫　观察呼吸次数、呼吸时肋间是否凹陷,有无出现鼻翼扇动及啰音,观察发绀情况。必要时遵医嘱给予气管插管和机械通气。

5. 预防缺氧　观察呼吸、发绀、心率及是否出现昏厥、抽搐;了解缺氧出现的时间:活动时、哭闹时、进餐时还是排泄时(或之后)。发生缺氧应将患儿置于膝胸卧位,遵医嘱给予吸氧、应用吗啡及普萘洛尔治疗,必要时给予静脉输液。鼓励患儿进食富含纤维素的食品,必要时给予缓泄剂以防便秘。

6. 注意休息,建立合理的生活制度　根据病情安排活动量,提供有限制的活动,向较大患儿解释休息的重要性;预防哭吵,在婴儿饥饿时及时喂养;创造安静、舒适的休息环境,室内光线柔和,减少外界的刺激;护理活动做到"四轻"(走路轻、说话轻、操作轻、开关门轻),尽量集中护理活动以保证患儿得到充足的休息,避免不必要的活动(如经常性的全身沐浴及更衣)。

7. 消除紧张心理　经常向患儿解释护理操作的原因。

(二) 家长方面

(1) 指导家长掌握先天性心脏病的日常护理。

(2) 向家长解释药名、剂量、用法与副作用。

(3) 教会家长观察患儿的症状和发生缺氧、肺水肿及心跳暂停时的紧急处理方法。

(4) 建立合理的生活习惯,预防及控制患儿的感染,定期随访。

(5) 鼓励父母及其他人尽可能以正常的态度对待患儿。

九、效果评价

(一) 患儿方面

(1) 活动量得到适当的限制,活动耐力增加。

（2）消瘦情况得到改善，患儿身长、体重接近正常小儿。

（3）未发生肺部感染或有肺部感染时及时发现、治疗有效。

（4）未发生并发症或及时发现并发症并适当处理。

（5）恐惧消除，情绪稳定，积极配合治疗。

（二）家长方面

（1）提供患儿良好的生活环境，合理安排患儿的饮食及休息。

（2）了解预防及控制感染的方法。

（3）能观察患儿疾病的症状及并发症的症状。

（4）能说出使用的药物及副作用。

（5）在医院外发生缺氧、肺水肿或心跳暂停时，能够做紧急处理。

（6）以正确的态度对待患儿，给予患儿适当的心理支持。

第三节　充血性心力衰竭

心力衰竭（heart failure）是心肌收缩功能减退所致的一种临床综合征，此时心脏不能泵出足够的血液以满足组织代谢需要，或仅在提高充盈压后方能泵出组织代谢需要的相应血量。临床上以肺循环和（或）体循环淤血以及组织血液灌注不足为主要特征，又称充血性心力衰竭（congestive heart failure）或心功能不全（cardiac insufficiency），简称心衰。

一、病因

引起小儿心衰的病因很多，小儿时期心衰以1岁以内发病率最高，以先天性心脏病引起者最多见。其他如病毒性或中毒性心肌炎、心内膜弹力纤维增生症、心糖原贮积症、扩张性心肌病等亦为重要原因。儿童时期以风湿性心脏病和急性肾炎所致的心衰最为常见；此外，克山病、重度贫血、甲状腺功能亢进、维生素 B_1 缺乏、电解质紊乱与缺氧等均可引起心衰。

二、发病机制

心肌舒缩功能发生障碍时，最根本的问题是

心排血量下降，引起血流动力学障碍，维持心脏功能的每一个代偿机制的代偿能力都是有限的，长期维持最终发生失代偿，即可引起心衰。

三、临床表现

心力衰竭的症状及体征主要是由于心脏代偿功能失调、交感神经兴奋、静脉系统充血、血容量增加及钠与水潴留所造成。因年龄、病因及血流动力学改变的不同，故临床特点在小儿不同年龄组有一定差别。

年长儿心衰的症状与成人相似，起病多缓慢。主要表现为乏力、劳累后气急、多汗、食欲不振、恶心、呕吐、腹痛和咳嗽。安静时心率增快，呼吸浅表、增速，颈静脉怒张，肝增大、有压痛，肝-颈回流征阳性。病情较重者可出现青紫、端坐呼吸、双肺有喘鸣音及湿性啰音，并出现水肿，开始见于身体下垂体部位，尿量明显减少，并有轻度蛋白尿及少数红细胞。心脏听诊除原有疾病产生的心脏杂音和异常外，常可听到心尖区第一音减低和奔马率。

新生儿常表现为嗜睡、淡漠、乏力、拒奶或呕吐等。婴幼儿心衰的临床表现，常见症状为呼吸快速、表浅、频率可达 50～100 次/min，还可有喂养困难，体重增长缓慢，烦躁多汗，面色苍白或青紫，哭声低弱，脉搏快而无力，心动过速，可有奔马律，肺部可闻及干啰音或哮鸣音。水肿首先见于颜面、眼睑等部位，严重时鼻唇三角区呈现青紫。

四、诊断

（一）临床诊断依据

（1）安静时心率增快，婴儿>180 次/min，幼儿>160 次/min，儿童>140 次/min，不能用发热或缺氧解释病因。

（2）呼吸困难，青紫突然加重，安静时呼吸：婴儿>60 次/min，幼儿>50 次/min，儿童>40 次/min。

（3）肝脏增大达肋下 3 cm 以上，或在密切观察下短时间内较前增大，而不能以横膈下移等原因解释病因。

（4）其他表现：① 心音低钝或出现奔马律。

② 突然烦躁不安,面色苍白或发灰,而不能用原有疾病解释病因。③ 尿少、下肢水肿,已除外营养不良、肾炎、维生素 B_1 缺乏等原因所造成者。

以上 1～3 项为主要临床诊断依据,尚可根据其他表现和 1～2 项辅助检查综合分析。

(二)其他检查

1. 胸部 X 线检查　心影多呈普遍性扩大,搏动减弱,肺纹理增多,肺门或肺门附近阴影增加,肺部淤血。

2. 心电图检查　不能表明有无心衰,但有助于病因诊断及指导洋地黄的应用。

3. 超声心动图检查　可见心室和心房腔扩大,M 型超声心动图显示心室收缩期时间间期延长,射血分数降低。心脏舒张功能不全时,二维超声心动图对诊断和引起心衰的病因判断有帮助。

五、治疗

治疗原则:① 去除病因。② 减轻心脏负荷。③ 改善心脏功能(收缩及舒张功能)。④ 保护衰竭心脏。

(一)一般治疗

1. 休息　卧床休息可减轻心脏负担,可以平卧或取半卧位,应尽力避免患儿烦躁、哭闹,必要时可适当应用苯巴比妥等镇静剂,吗啡(0.05 mg/kg)皮下或肌内注射常能取得满意效果,但须警惕抑制呼吸。

2. 饮食　给予易消化和富有营养的食物,每次进食量应少些。婴儿喂奶宜少量多次,年长儿钠盐进入量每天应控制在 0.5～1.0 g 以下,对水肿和呼吸困难者尤为重要。

3. 限制入液量　重症和入液量不足的婴儿,可给予静脉补液,每天总量宜控制在 60～80 ml/kg,以 10% 葡萄糖液为主。电解质则根据生理需要和血液电解质浓度而定,于 24 小时内均匀补充。心衰常伴有酸中毒,应给予碱性药物纠正,一般应用常规计算量的一半即可。

4. 吸氧　对有气急和发绀的患儿应及时给予吸氧。

(二)正性肌力作用药物

1. 洋地黄类药物　能增加心肌的收缩力、减慢心率,从而增加心排血量,改善体、肺循环。一般对慢性心功能不全或心室负荷加重所引起的心衰,如先天性心脏病和慢性风湿性瓣膜病等疗效较好,而对于贫血、心肌炎引起者疗效较差。儿童时期最常用的洋地黄制剂为地高辛,它既可口服,又能静脉注射,作用时间较快,排泄亦较迅速,因此剂量容易调节,药物中毒时处理也较容易。地高辛肌内注射可致局部疼痛,且吸收速度不稳定,故少用。如需迅速洋地黄化,除地高辛静注外,还可应用毛花苷丙(西地兰)等药物。

(1)剂量和用法:基本原则是首先达到洋地黄化量。静注地高辛,首剂给予洋地黄化总量的 1/2,余量分 2～3 次,每隔 6～8 小时静脉注射 1 次;口服地高辛,首剂给洋地黄化总量的 1/3 或 1/2,余量分 2 次,每隔 6～8 小时给予。24 小时达饱和,末次用药后 12 小时按维持量用药。维持量每天为洋地黄化总量的 1/5,分两次给予,每 12 小时 1 次。常用 1/10 饱和量每 12 小时给予。用药后必须监测血清浓度,达到 0.8～2.0 mg/L 时被认为有治疗效果。

(2)洋地黄中毒:低钾、低镁、高钙、酸中毒、心肌缺氧、肾功能减退、严重心肌病变及甲状腺功能低下等因素可以引起洋地黄中毒,其表现在:① 胃肠道症状:厌食是最早表现,继而恶心、呕吐,属中枢性。② 心脏表现:表现为各种类型的心律失常,最常见的是多源性室早,呈二、三联律,以及房室传导阻滞。③ 神经系统症状:为嗜睡、昏迷及色视等,比较少见。因此,给药前应测量 1 分钟脉搏,如婴儿<90 次/min、较大儿童<70 次/min 应暂停给药,补钾。洋地黄中毒导致早搏、心动过速者,苯妥英钠、利多卡因、普萘洛尔均可选用。硫酸镁对洋地黄诱发的心律失常有效。对缓慢型心律失常可试用阿托品。

2. 儿茶酚胺类药物　β-肾上腺素能受体兴奋剂如肾上腺素、异丙肾上腺素、多巴胺、多巴酚丁胺等,作用于 β-肾上腺素能受体,有正性肌力作用,使心肌收缩力加强,心排血量增加。常用于紧急情况,尤其心力衰竭伴有低血压时,心脏术后低心排综合征时。

(三)利尿剂

利尿剂可使体内潴留过多的液体排出,减轻

全身各组织和器官的水肿,使过多的血容量减少,减轻心脏的前负荷。

1. **噻嗪类** 目前常用药物有氢氯噻嗪(双氢克尿塞),为口服利尿剂,服后1小时出现疗效,主要作用于肾脏远曲小管近端,抑制钠、氯的回吸收,因而尿中钠、钾和氯排出增加,长期服用易产生低血钾,故应加服氯化钾或与潴钾利尿剂合用,或间歇用药。

2. **襻利尿剂** 如呋塞米(速尿),作用快而强,静脉注射可在5~10分钟内产生利尿作用,1小时达高峰,适用于急性左心衰竭或顽固性心力衰竭。因其作用于亨利襻上升支,阻止钠、氯回吸收,大量利尿后可引起低血钠、低血钾、低血氯性碱中毒,或因循环血量过分降低而产生循环衰竭。

3. **保钾利尿剂** 如螺内酯(安体舒通)作用于远曲小管,排钠留钾。单用时利尿效果较差,常与其他排钾利尿药合用,可提高利尿效果和减少电解质紊乱的副作用,肾功能不全者慎用。

(四) 其他药物

血管扩张剂治疗心力衰竭的基本原理是通过减轻前或(和)后负荷来改善心脏功能。常用药物有卡托普利、硝普钠等。常见副作用为体位性低血压。

六、护理评估

(一) 健康史

了解患儿的家族史,一般情况,既往史有无先天性心脏病、风湿性心脏病、急性肾炎病等。

(二) 身体状况

观察患儿是否出现:心率加快(尤其在安静与睡眠期间),呼吸急促,过多的头皮出汗(尤其是婴儿),疲劳和易激惹,突然的体重增加,尿量减少,呼吸窘迫。

(三) 心理社会状况

评估患儿是否因患本病而导致正常活动、游戏、学习受到不同程度的限制和影响,出现抑郁、焦虑、自卑、恐惧等心理。了解家长是否因本病的检查和治疗,预后而出现焦虑和恐惧等。

七、护理诊断

(一) 患儿方面

1. 心排血量减少 与心肌收缩力减弱有关。

2. 组织灌注量改变 与心衰所继发的排血量减少有关。

3. 体液过多 与心功能下降、肾灌注不足、排尿减少有关。

4. 气体交换受损 与心衰所致肺循环充血有关。

5. 营养失调,低于机体需要量 与心衰导致呼吸加快和进食费力有关。

6. 焦虑 与疾病的痛苦和住院环境改变有关。

7. 潜在并发症,药物副作用 与使用洋地黄制剂、血管扩张剂、利尿剂等药物治疗有关。

(二) 家长方面

缺乏护理心力衰竭患儿知识。

八、预期目标

(一) 患儿方面

(1) 患儿生命体征正常稳定,排尿量每小时≥1~3 ml/kg。

(2) 能摄取足够的营养以供生长需要,进食时不发生疲倦或呼吸窘迫。

(3) 患儿能显示符合年龄的行为,能安静的休息。

(4) 患儿不发生药物不良反应或有反应时能及时发现,积极处理。

(二) 家长方面

(1) 家长能确认心力衰竭的病因和症状,了解增加心排血量的相关治疗以及预后。

(2) 家长了解心衰恶化时的症状和体征,知道何时需要报告医生。

(3) 家长在护理患儿时能表现出减少耗氧量的策略。

(4) 家长清楚洋地黄类药物的用法,以及应该如何保管。

九、护理措施

(一) 患儿方面

1. **密切观察生命体征** 定时测量心率、心律,注意心音、血压、呼吸等,必要时进行心电监护,如有变化及时与医师联系。详细记录出入水量,每天测量体重和腹围,观察有无水肿发生。

2. 增强心肌功能　遵医嘱给予患儿洋地黄类药物、利尿剂和血管扩张剂。

(1) 洋地黄制剂:① 使用药物前应了解患儿的基本临床资料,如症状、体征、脉搏、心率和心律,血电解质、肝肾功能、心电图表现及近 2～3 周洋地黄使用情况。一般脉率在新生儿<120 次/min,婴儿<100 次/min,幼儿<80 次/min,学龄儿童<60 次/min 或出现心电图 P-R 间期较用药前延长,心律失常时应及时报告医师决定是否停药。② 应严格按时按剂量给药,婴幼儿用量甚小,注射时每次用量少于 0.5 ml 时要用生理盐水稀释后用 1 ml 注射器吸药。给药时间应在进食前 1 小时或进食后 2 小时,单独给药,勿将药物与其他食物或液体混合以免影响对患儿摄取药量的估计;如果患儿已经长出牙齿,给药之后要予以开水漱口或刷牙,避免药物残留在口腔内造成龋齿;若忘记给药时间超过 6 小时,则暂停给予,但在规定时间内给予下一个剂量,若不足 6 小时,则补给药物;患儿在服用洋地黄类药物后 15 分钟内呕吐者,补给一次药,超过 15 分钟呕吐者不补给。③ 钙剂与洋地黄制剂有协同作用,应避免同时使用。④ 小儿血清地高辛有效血浓度为 1～3 ng/ml。用药期间应密切观察洋地黄的毒性反应。小儿洋地黄中毒最常见的表现为心律失常,如房室传导阻滞、过早搏动、快发性心动过速、心动过缓;其次为胃肠道反应,有食欲不振、恶心、呕吐;神经系统症状如嗜睡、头晕、色视等则较少见。未成熟儿及初生 2 周内的新生儿,肝肾功能障碍、电解质紊乱、低钾、低镁、高钙、严重弥漫性心肌损害及大量使用利尿剂后均易发生洋地黄中毒。⑤ 用药后应密切观察患儿症状、体征的改善情况,洋地黄制剂达到疗效的主要指标是:心率减慢、肝缩小、气促改善,安静、胃纳好转、尿量增加。长期使用洋地黄制剂者,要监测血清地高辛浓度,采血标本时间应在服药后 6 小时左右,开始用维持量的 24 小时为准。

(2) 利尿剂:① 掌握用药时间,根据利尿剂的利尿作用时间安排给药,并尽量在早晨及上午给药,避免夜间排尿过多而影响休息。② 详细观察水肿的体征变化,定时称体重及记录尿量。③ 密切观察电解质失衡症状,使用碱性利尿剂易引起低血钾,要警惕在与洋地黄制剂并用时易出现洋地黄中毒反应。长期应用利尿剂时应注意有无精神萎靡、乏力、腹胀、心音低钝、心律失常等低血钾的临床表现,必要时可查心电图和血钾,以便确诊,用药期间应补充含钾丰富的食物,如香蕉、橘类、绿叶蔬菜等。

(3) 血管扩张剂:① 按时准确给药,并密切观察病情变化,以指导用药。② 注意药物的副作用,主要是血压下降,其次是心悸、头痛、恶心。在用药前应测量血压、心率,用药过程中应监测复查,酌情调节滴速,发现不良反应应及时通知医师做好处理。提醒患儿变换姿势时宜缓慢,以免引起昏厥而发生意外伤害。给药时避免药液外渗,以防局部组织坏死。③ 应用硝普钠治疗时要严格掌握剂量,使用监护仪专人监测血压改变。同时输液瓶、管要用黑布包裹避光。

3. 卧床休息以减少心脏负担　可采用半卧位。病室应安静舒适,避免各种精神刺激,集中进行护理,保证患儿充足的休息时间。根据心功能不全的分度安排活动量:1 度可起床在室内轻微活动,增加休息时间。2 度应限制活动,延长卧床休息时间。3 度绝对卧床休息。病情好转后逐渐增加活动量,以不出现症状为限。

4. 限制液体和钠的摄取　轻者可给少盐饮食,指每天饮食中钠盐不超过 0.5～1 g,重症患儿遵医嘱给予无盐饮食,指在食物烹调时不加食盐或其他含盐食物。可适当加入调味品(糖、醋、无盐酱油等)或更换烹调方法使患儿易于接受。少量多次喂养或进餐。尽量减少静脉输液或输血,必输时每天总量宜控制在 75 ml/kg 以下,输入速度宜慢,以每小时>5 ml/kg 的速度为宜。

5. 保持大便通畅　防止用力过度,鼓励患儿食用富含纤维素的蔬菜水果,必要时给予缓泻剂。

6. 给氧以改善气体交换　患儿呼吸困难或发绀时应给予氧气吸入,发生急性肺水肿(如吐粉红色泡沫样痰)时,给予 30%乙醇湿化的氧气,间歇吸入,每次 10~20 分钟,间隔 15~30 分钟,重复 1~2 次。

7. 做好心理护理 根据患儿的心理特点采用相应的对策,主动与患儿沟通,给予安慰鼓励,取得合作,避免患儿抗拒哭闹,加重心脏负担,同时最好能有家长陪伴,减少离开亲人的创伤,使患儿情绪稳定。

(二) 家长方面

(1) 与家长合作实施护理计划,使家长了解心衰的症状、治疗和预后。

(2) 指导家长在每天的护理中应注意如何减少患儿的耗氧量,指导家长协助患儿进食的技巧。

(3) 给予能花时间及努力为患儿提供良好营养的家长正面的指导。

(4) 进行药物指导,尤其是使用洋地黄类药物的注意事项,并且告知家长应将洋地黄类药物置于孩子不能触及处,最好锁在柜子里。

十、效果评价

(一) 患儿方面

(1) 患儿生命体征正常稳定,排尿量每小时≧1~3 ml/kg。

(2) 患儿能摄取足够的营养,进食时不发生疲倦或呼吸窘迫。

(3) 患儿情绪稳定,能安静地休息。

(4) 患儿不发生药物不良反应或有反应时能及时发现,积极处理。

(二) 家长方面

(1) 家长了解心力衰竭的病因和症状,增加心排血量的相关治疗以及预后。

(2) 家长了解心衰恶化时的症状和体征,知道何时需要报告医生。

(3) 家长说出护理患儿时减少耗氧量的策略。

(4) 家长说出洋地黄类药物的用法以及保管方法。

第四节 高 血 压

小儿高血压是指超过年龄、同性别组儿童血压平均值的 2 个标准差,其患病率为 1‰~3‰,其中 80% 以上由某些疾病所致,称为继发性高血压。高血压的发生年龄越小,继发性的可能性就越大;病因不明的高血压成为原发性高血压,较少见,多见于年长儿。

血压有随年龄增长而增高的变化,所以不同年龄的儿童采取不同的高血压诊断标准,美国使用的儿童高血压诊断标准如下:<6 岁,血压>14.7/10.0 kPa(110/75 mmHg);6~9 岁,血压>16.0/10.7 kPa(120/80 mmHg);10~13 岁,血压>16.7/11.8 kPa(125/85 mmHg);14~17 岁,血压 17.3/12.0 kPa(130/90 mmHg)。我国尚缺乏统一的儿童高血压诊断标准。

一、病因

原发性高血压病因尚不十分清楚,目前认为与遗传、肥胖和饮食等因素有关。家族中有高血压亲属的儿童患高血压的概率明显高于家族中无高血压亲属的儿童。

二、发病机制

肥胖不仅可引起高血压,还可增加心血管危险因素如高胆固醇和高脂血症。饮食中钠(盐)的增加与高血压的发生有较明确的关系,且饮食中钾离子低和钾离子与钠离子的比例失调更易引起高血压。继发性高血压主要以肾脏疾病为主,可以是肾实质疾病如急、慢性肾小球肾炎,亦可是肾血管疾病如肾动脉、肾静脉狭窄和血栓形成等;其次为心血管疾病、内分泌疾病、神经系统疾病和中毒等。

三、临床表现

高血压临床表现轻重不一。轻度血压增高患儿常无明显自觉症状,多在体格检查时发现。血压明显增高可有头痛、头晕、恶心、呕吐、易激惹、出汗、颜面潮红、乏力和嗜睡等,严重高血压时可出现惊厥、昏迷、视力障碍等高血压脑病症状。随着病情进展,血压持续地升高,会出现脑、心、肾等器官的损害和功能障碍,并出现相应的临床表现。对于大多数原发性高血压和血压轻度增高者,通过饮食调整等措施及必要时配合药物治疗,血压多能控制在正常范围,一般不会对生长发育和全身脏器产生影响。但血压如果长期得不到控制,就会对心脏和肾脏产生影响。轻中度的原发性高血压一般不会对肾功能产生明显的影响,但晚期可出现肾小动脉硬化,继而累及肾实质。

四、小儿测血压

儿童血压的测定方法应该与成人不同,袖带不宜过小,应与儿童的上臂相适应,袖带应覆盖上臂的 75%,同时应考虑到听诊声音的下降,12 岁以下儿童以拍击性搏动音完全变闷即舒张期第四音为舒张压的确定,而非成年人的搏动音消失即舒张期第五音为舒张压的确定,因为儿童听诊声音的消失可以不出现。

儿童血压计的袖带宽度是:1 岁以下为 2.5 cm;1～4 岁为 5～6 cm;5～8 岁为 8 cm 或 9 cm。成年为 12.5 cm。一般是用如下标准:8 岁以下,其舒张压超过 10.7 kPa(80 mmHg),8 岁以下其舒张压超过 12.0 kPa(90 mmHg),8 岁收缩压≥16.0 kPa(120 mmHg)属高血压范围。

儿童测量的血压值应与相应年龄、性别和体型的标准血压数据进行比较,才能比较确定高血压。儿童的身高比年龄对血压的影响更大。测血压时小儿应处于安静状态,血压测量不应少于 3 次,间隔不应少于 3 分钟。

五、治疗

对儿童高血压的治疗,要充分注意如下特点,一是不能由偶然的一次血压升高就给予治疗,必须按高血压诊断标准审慎检查,确诊后再进行治疗。其二,患儿的年龄愈大而血压愈高者,属继发性高血压的可能性愈大,要做全面地鉴别诊断。一旦确诊血压升高,舒张压超过 12.0 kPa(90 mmHg)时,必须积极治疗,治疗方法分述如下。

(一)继发性高血压

对继发性高血压应积极治疗原发疾病。治疗后血压仍很难调节到正常水平时,则主要以服用降压药进行治疗。

(二)对原因不明的原发性高血压

1. 可先选择非药物治疗　首先应从饮食结构的调整、控制体重和加强体育锻炼着手。包括增强体力活动,以减轻体重,限制进食钠盐量,每天 2～3 g,禁烟酒,少吃甜食、零食,增加含钾量的食物特别是新鲜蔬菜。避免学习过度紧张或精神刺激过重,减少环境中的噪声。坚持适宜的体育运动。治疗中定期测量体重、血压及运动治疗的落实。

2. 再用药物治疗　经非药物治疗无效,舒张压又大于或等于 12.0 kPa(90 mmHg)时需要药物治疗。原则为有针对性地选择疗效高、毒副作用小的药物,尽量用单一药物和最小剂量控制血压。目前儿科常用降压药可归纳为以下几点。

(1)利尿剂:通过促进排钠,降低血容量而起降压作用,适用于轻中度高血压。在严重高血压患儿与其他降低药同用能增强其他药物的降压作用。应用过程中注意水和电解质平衡。

1)氢氯噻嗪。每天 1～2 mg/kg,2 次分服。

2)呋塞米。适用于伴有肾功能不全的高血压患儿。治疗过程中如氮质血症及尿少加重,则应停药。剂量每次 1～2 mg/kg,每天 1～2 次。必要时可静脉注射。

3)螺内酯。为醛固酮拮抗剂,有排钠潴钾作用,适用于肾上腺增生、肿瘤或继发性醛固酮增多症患者。剂量为每天 1.5～3 mg/kg,3 次分服。

(2)肾上腺素能受体阻滞剂:

1)酚妥拉明。为 α-受体阻滞剂,用于嗜铬细胞瘤术前准备阶段,尤其当患儿有高血压危象时可静脉缓慢推注,每次 0.1～0.5 mg/kg 或静点 1～4 mg/(kg·min),同时密切观察血压。副作用有心动过速。

2)哌唑嗪。为选择性 α_1-受体阻滞剂,通过降低周围血管阻力而降压,无心动过速副作用。长期应用无耐药性,与利尿药及 β-阻滞剂合用时有协同作用。剂量为每天 0.02～0.05 mg/kg,分 3 次服用,常见副作用有眩晕、无力。为了减少反应性晕厥,应减少首次剂量并于睡前服用。

3)普萘洛尔。β-受体阻滞剂。其降低机制未完全明了,可能与血管运动中枢及肾脏球旁装置的 β-受体的抑制作用有关。适用于高心排血量、高肾素性高血压患儿。与利尿药及血管扩张剂同用可增强疗效。副作用较小,心力衰竭及支气管哮喘患儿禁忌。剂量为每天 0.5～2 mg/kg,自小剂量开始,3 次分服。

(3) 血管扩张剂:作用机制为直接扩张小动脉平滑肌,降低总外周阻力,从而发挥降压作用。由于扩张血管血压下降,继发性交感神经兴奋可引起心率增快、心脏收缩力增强及水钠潴留的副作用,故与普萘洛尔和(或)利尿剂配合应用可增强疗效。常用者如下。

1) 肼苯达嗪。由于本药不引起肾血管量下降,故可用于肾功能衰竭。常与利尿剂和 β 阻滞剂合用治疗中、重度高血压。每天剂量为 0.75～1 mg/kg,分 3～4 次服用。

2) 米诺地尔(每乐啶)。降压作用较上药为强。与 β 阻滞剂与利尿剂联合应用适用于其他药物无效的严重型高血压,也可应用于肾功能衰竭患者。起始剂量为 0.1～0.2 mg/kg,每天 1 次口服,以后可递增 50%～100%,有效剂量常为每天 0.25～1.0 mg/kg,最大剂量为每天 50 mg。

3) 硝普钠。用于高血压危象,用 5% 葡萄糖液稀释后用输液泵以 0.5～8 μg/(kg·min) 的速度静脉滴入给药。点滴后数秒钟内起作用,停药后 1～2 分钟作用消失,可调整静点速度,控制血压下降速度,故治疗高血压危象较其他药物安全。必须应用新鲜配制溶液,静点时应避光。药物副作用主要是硫氰酸盐中毒,表现为乏力、恶心、呕吐,继而出现丧失定向力精神症状、肌肉痉挛、皮疹及骨髓抑制。用药超过 2 天时需监测血硫氰酸浓度不得超过 100 mg/L。

(4) 血管紧张素转移酶抑制剂:目前常用者为卡托普利,适用于高肾素性高血压,对正常肾素性及低肾素性高血压也有效。因可增加肾血流量,也适用于肾功能衰竭患儿。降压作用迅速,可用于高血压急症治疗,与利尿剂合用效果更好。目前应用较广泛,已成为常用的一线降压药。起始剂量为每次 0.3 mg/kg,逐渐加量至满意疗效,最大剂量为每次 2 mg/kg,8～12 小时 1 次。停药时逐渐减量,避免骤停。剂量过大可引起毒性副作用,如蛋白尿、血白细胞下降及皮疹。

(5) 钙通道阻滞剂:通过阻滞钙离子进入细胞内达到扩张血管、降压的目的。已用于儿科临床的有硝苯地平(心痛定)。降压效果较好,剂量为每次 0.2～0.5 mg/kg,每天 3 次。最大量 1 次 10～20 mg。舌下含服疗效优于口服,也有应用肛门内给药治疗重症高血压。如无效可 30～60 分钟重复一次。副作用有面部潮红、心动过速。

降压药物的选择:原则开始用一种药,从小量开始,逐渐增加剂量达到降压效果。一种药产生效果不满意时再加第 2 种药。常用治疗方案先用噻嗪类利尿剂,无效时加用普萘洛尔,必要时再加血管扩张剂。近年来有良好降压作用的钙阻滞剂及卡托普利也常被用为第 1 线药。在选用时应考虑高血压的发病机制有针对性地选择用药。在长期控制不满意者,其机制常较复杂则需用不同作用方式的药物联合用药,如高肾素性高血压可用 β 阻滞剂或卡托普利,也可加用利尿剂提高疗效,容量依赖性高血压利尿剂常有效。内分泌疾患中嗜铬细胞瘤分泌儿茶酚胺过多时可用酚妥拉明静点或口服哌唑嗪,有心动过速时加用普萘洛尔,米诺地尔(每乐啶)加普萘洛尔及利尿剂对顽固性及肾性高血压也有较好疗效。

高血压危象的治疗:在儿童期高血压危象常表现为高血压脑病,应紧急静脉给药降压。药物首选硝普钠或低压唑。为保证心、脑、肾等脏器充足的血供应,降低不宜过猛,最好在治疗开始后 6 小时内降低计划降压的 1/3～1/2。在以后 36～72 小时使血压降至接近正常。一旦高血压危象缓解,改为口服卡托普利或硝苯地平。在降压同时必须积极迅速控制惊厥,降低颅内压,并注意心肾功能状态,尤其伴有肾功能不全时必须调节好水电平衡。

六、预后

对血压正常偏高儿童、有阳性家族史者及肥胖儿应作为重点预防对象,定期测量血压。广泛宣传良好生活习惯。饮食保证儿童正常生长发育需要,避免超重,并应从婴幼儿时期开始,避免喂哺过量牛奶或总热量过多。日常饮食避免过多高脂肪、高胆固醇饮食,少食精米、精面,多食蔬菜,鼓励低盐饮食。坚持体育锻炼,避免精神过度紧张的刺激,如学习负担过重、过于恐怖或惊骇性内容的电视及电影等,减轻环境中的噪声,保证足够睡眠时间,避免吸烟饮酒等。

七、护理评估

(一) 健康史
患儿的一般情况,有无家族史,既往史等。

(二) 身体状况
评估患儿血压升高情况;是否有头痛,疼痛的程度、持续时间,是否伴有头晕、耳鸣、恶心、呕吐等症状;是否有肾功能损害,观察尿量、有无蛋白尿等。评估患儿的饮食和运动情况,是否有摄入过多而不喜欢运动。

(三) 社会心理状况
评估患儿是否因患高血压病血压控制不理想,正常活动、游戏、学习受到不同程度的限制和影响而出现抑郁、焦虑、自卑、恐惧等心理。了解家长对本病的治疗、护理的认知情况。

八、护理诊断

(一) 患儿方面
1. 心排血量减少 与心肌收缩力降低有关。
2. 气体交换受损 与肺循环淤血有关。
3. 体液过多 与心功能下降,微循环淤血、肾灌注不足,排尿减少有关。
4. 疼痛 头痛与血压升高有关。
5. 有受伤的危险 与头晕、急性低血压反应有关。

(二) 家长方面
1. 知识缺乏 缺乏有关原发性高血压饮食、药物治疗有关知识。
2. 焦虑 与患儿血压控制不理想,担心疾病预后不良有关。

九、预期目标

(一) 患儿方面
(1) 患儿血压控制在理想范围,未出现头痛或有头痛但疼痛程度减轻。

(2) 患儿未受伤。

(二) 家长方面
(1) 家长情绪稳定,能积极配合治疗、护理。
(2) 患儿及家长能说出饮食控制的原则和主要药物的服用方法。

十、护理措施

(一) 患儿方面
1. 头痛护理
(1) 减少引起或加重头痛的因素:患儿的活动量应循序渐进,避免过度劳累。保持病室安静,光线柔和,尽量减少探视,保证足够睡眠。护理人员做到"四轻",即操作轻,开、关门轻,说话轻,走路轻;护理操作尽量集中,防止过多干扰患儿。嘱患儿头痛时,卧床休息,可抬高床头,改变体位时动作要慢。避免劳累、情绪激动、精神紧张等。

(2) 饮食:以清淡,低脂,低热量,低钠饮食为主。肥胖者给予低热量饮食,少吃富含胆固醇的食物。每天的钠盐应在 5 g 以下。避免熏烤食品。

(3) 指导患儿使用放松术,如心理训练、音乐疗法、缓慢深呼吸等。

(4) 告知患儿头痛与血压升高有关,血压恢复正常后头痛就会消除或减轻,减轻患儿焦虑情绪。

2. 避免受伤 嘱患儿有头晕、耳鸣、眼花等症状时应卧床休息,上厕所或外出时请家长陪伴、协助,若头晕严重应协助其床上大小便。告知患儿呼叫器就在床边,有需要就及时按铃。避免潜在的危险因素,如剧烈运动、迅速改变体位、病室内有障碍物、地面滑、光线较暗等。患儿床栏应及时拉起扣紧,防止坠床。

3. 药物护理 遵医嘱给予降压药物治疗,测量用药后的血压,判断药物疗效,并观察药物副作用。使用噻嗪类和襻利尿剂时应注意补钾,防止低血钾;使用 α-受体阻滞剂副作用有心动过速;钙通道阻滞剂副作用有面部潮红、心动过速;血管紧张素转移酶抑制剂可有头晕、乏力、咳嗽、肾功能损害等。

4. 病情观察 每天测量血压,心率,脉搏。

观察心、脑、肾等靶器官的表现。定期检测血压，发现血压急剧升高、剧烈头痛、呕吐、大汗、视力模糊、面色和神志改变时，是高血压危象的表现应及时通知医生，绝对卧床休息，头稍抬高，减少搬动。予以氧气吸入。遵医嘱给予降压药，镇静药与脱水剂。在应用硝普钠时，应严格避光静脉滴入，滴注时应从小剂量开始，连续监测血压，根据血压调节滴速，使血压保持在预定范围内，配置的药液应在 6 小时内更换 1 次。并配合抢救。对有抽搐样发作患儿，应注意保持呼吸道通。对有抽搐样发作患儿，应注意保持呼吸道通畅，并注意防护。

5. **心理护理** 根据患儿的心理特点采用相应的对策，主动与患儿沟通，给予安慰鼓励，取得合作，同时最好能有家长陪伴，减少离开亲人的创伤，使患儿情绪稳定。同时了解家长的情绪变化，鼓励家长表达不良情绪，给予心理支持。

（二）家长方面

向患儿及家长解释高血压的生物、心理、社会因素影响及高血压对将可健康的影响，引起足够的认识。告知患儿及家长饮食控制、适当运动、合理服用抗高血压药物对控制血压的重要性。进行用药指导，包括主要药物名称、剂量、用法、作用和副作用，并提供书面资料，以利掌握。教会家长定时测血压并做好记录，定期带患儿门诊随访。

十一、效果评价

（一）患儿方面

患儿血压控制在理想范围，没有头痛或有头痛但疼痛程度减轻，没有意外受伤。

（二）家长方面

家长情绪稳定，能积极配合治疗、护理。家长能说出了饮食控制的原则和主要药物的服用方法。

第五节 风湿性心脏瓣膜病

风湿性心脏瓣膜病是风湿性心肌炎遗留下来的心脏瓣膜病变。原来光滑、纤薄、柔软而富有弹性的瓣膜经过反复发炎后，瓣膜增厚、粘连、变形及腱索缩短变粗，造成瓣膜狭窄或关闭不全。多见于儿童与青少年，4 岁前得病者很少。女性多于男性。晚期产生血流动力学改变，最后导致心功能代偿不全，形成心力衰竭。

一、临床表现

由于瓣膜损害的程度和部位不同，患儿表现亦不相同，最常见的损害部位是二尖瓣，其次是主动脉瓣，分述如下。

（一）二尖瓣狭窄

早期轻度的二尖瓣狭窄大多没有明显的症状。及至左心衰竭时可出现呼吸困难（劳力性呼吸困难、阵发性夜间呼吸困难、急性肺水肿）、咳嗽、咯痰、咯血、倦怠、发绀等表现。病情持续发展导致肺动脉高压，右心室因负担加重而肥厚扩大，最后导致右心衰竭，引起体静脉淤血、肝脏肿大胀痛、皮下水肿和腹水等。

患儿呈二尖瓣面容、口唇发绀、两颧暗红。心尖部可触及舒张期震颤。正常的心腰部消失，心浊音界呈梨形。第一心音往往增强。听诊时心尖部可闻及舒张期隆隆样杂音。X 线检查左心房和右心室扩大。心电图检查可发现左心房和右心室肥大等异常。

（二）二尖瓣关闭不全

二尖瓣关闭不全大多属风湿性，约 50％以上者合并有二尖瓣狭窄。轻度和早期的二尖瓣关闭不全可无明显的症状，且无症状期颇长。然而一旦发生症状，多较严重。较重的患儿，可出现左心功能不全的表现，如劳力性呼吸困难、阵发性夜间呼吸困难等，有时也可出现水肿、腹胀等右心衰竭的症状，但急性肺水肿、咯血均较少见。心排血量降低时可感到倦怠、心悸和乏力。

患儿的心尖搏动向左下移位，伴抬举性心尖搏动。但二尖瓣关闭不全者无二尖瓣面容。触诊心尖部偶有收缩期震颤。由于左心室肥厚和扩张致使心浊音界向左下扩大。肺动脉瓣区第二心音亢进。心尖部可闻及响亮粗糙Ⅲ级以上收缩期吹风样杂音。向左腋下传导。X 线检查左心房、左心室可扩大。心电图检查可有异常发现。

（三）主动脉瓣狭窄

由风湿性心肌炎所致的单纯性主动脉瓣狭

窄较为少见。轻度狭窄时对血流动力学影响不大;中度至重度狭窄时,左室排血受阻,心排血量降低,造成心肌供血不足,可出现心绞痛。轻度的主动脉瓣狭窄多无明显的症状。病变加重时,可出现劳力性呼吸困难,神疲易倦,以后可发生头晕和晕厥、心绞痛、左心衰竭。少数人易发生猝死,主要因并发冠状动脉血栓,导致高度房室传导阻滞诱发心室颤动或停搏所致。

患儿的心尖搏动向左下移位,搏动范围弥散。触诊时偶可触及收缩期震颤。左心室肥厚使得患儿的心浊音界向左下扩大。主动脉瓣区第二心音减弱。主动脉瓣第一听诊区可闻及响亮粗糙的收缩期吹风样杂音。测血压可见患儿收缩压增高,舒张压下降、口唇和指甲可见毛细血管搏动(轻压指甲,甲床下搏动更明显)。X线检查可见心脏向左下方扩大,呈靴形,亦称主动脉瓣型心脏。心电图检查正常或有异常。

(四)主动脉瓣关闭不全

在风湿性心脏病中,单纯累及主动脉瓣者少见。与主动脉瓣狭窄相比,主动脉瓣关闭不全发生较早,但常伴有不同程度的狭窄。风湿性主动脉瓣关闭不全的代偿期颇长,可维持20年以上而不发生肺淤血,因此常无明显症状。晚期出现左心衰竭和肺淤血,且可发生心绞痛,最后也可出现右心衰竭的表现。

患儿可出现周围血管征,如颈动脉搏动明显、头部因脉搏呈节律性点头运动、毛细血管搏动征阳性、脉压增宽、水冲脉等。心尖搏动可呈抬举性,并向左下移位。心浊音界向左下扩大。在听诊时,主动脉瓣第二听诊区可闻及粗糙响亮的舒张期吹风样杂音。中闻及枪击音和杜氏双重音。

(五)并发症

1. 呼吸道感染 长期肺淤血容易导致肺部感染,可进一步加重或诱发心力衰竭。

2. 心力衰竭 是风湿性心脏病最常见的并发症和致死的主要原因。

3. 心律失常 各种心律失常皆可出现,以心房颤动较为常见。

4. 亚急性感染性心内膜炎 患儿可出现进行性贫血、持续发热、淤点、栓塞、杵状指、脾脏肿大等。

5. 栓塞 由于附壁血栓脱落而致,脑栓塞最为多见。

二、诊断

(1)如在心尖部闻及舒张期隆隆样杂音,且伴有左心房增大的证据时,结合心脏超声检查,即可诊断为二尖瓣狭窄。

(2)如心尖部可闻及响亮粗糙的Ⅲ级以上的收缩期吹风样杂音,且伴有左房、左室增大的征象时,结合心脏超声检查,即可诊断为二尖瓣关闭不全。

(3)如果在主动脉瓣听诊区闻及响亮粗糙的收缩期吹风样杂音,伴有左心室增大,结合心脏超声检查,即可确诊。

(4)根据主动脉瓣区有舒张期吹风样杂音,左室增大及周围血管征等体征,结合心脏超声检查,不难做出诊断。

(5)联合瓣膜病:一个患儿同时有两个或两个以上瓣膜病变者,称为联合瓣膜病。其患儿表现基本是各个瓣病变的综合表现。

三、治疗

(一)一般内科治疗

① 限制体力活动。② 预防上呼吸道感染及感染性心内膜炎,在拔牙、术前、术后用抗生素2~3天。③ 检查有无风湿热活动,若有应抗风湿治疗。消灭A型β溶血型链球菌感染可用青霉素;抗风湿活动可用阿司匹林或水杨酸钠;肾上腺皮质激素类药物具有抗炎和抑制状态反应作用,对急性期及初次发作者疗效显著。

(二)并发症治疗

① 心功能不全的治疗。② 急性肺水肿的抢救:急性肺水肿的处理与急性左心衰所引起的肺水肿相似,不同之处是不宜用扩张小动脉为主的扩张血管药及强心药。当出现快速房颤时,才需选用西地兰降低心室率。当急性发作伴快速室率时,首选西地兰降低心室率。③ 控制和消除心房颤动。

(三)介入性治疗——经皮球囊导管瓣膜扩张成形术

适于单纯二尖瓣狭窄、中度狭窄、瓣口面积

$0.8 \sim 1.2 \, cm^2$,无明显关闭不全,无房颤与血栓。

(四) 外科治疗

① 二尖瓣分离术,适应证介入性治疗。② 瓣膜置换术,适于联合瓣膜病变或合并二尖瓣关闭不全;瓣膜钙化,呈漏斗形狭窄;二尖瓣分离术后再狭窄。

四、预后

本病是风湿病的后果,积极预防 A 型 β 溶血性链球菌感染,是预防本病的关键。加强体育锻炼,增强机体抗病能力,也有重要的预防作用。积极有效的治疗链球菌感染,如根治扁桃体炎、龋齿和副鼻窦炎等慢性病灶,可预防和减少本病发生。

五、护理评估

(一) 健康史

了解患儿的家族史,一般情况,既往史有无风湿热病史,如风湿性咽喉炎、风湿性关节炎、风湿性心肌炎等。

(二) 身体状况

观察患儿是否出现活动后心慌、气促、胸闷、反复咳嗽及头晕等。严重者有咯血、晕厥、心前区痛、水肿、腹水等。晚期患儿可因左、右心功能衰竭或心脏骤停而猝死。

(三) 社会心理状况

评估患儿是否因患本病正常活动、游戏、学习受到不同程度的限制和影响而出现抑郁、焦虑、自卑、恐惧等心理。了解家长对本病的治疗、护理的认知情况。

六、护理诊断

(一) 患儿方面

1. 心排血量减少　与心肌收缩力降低有关。
2. 气体交换受损　与肺循环淤血有关。
3. 营养失调,低于机体需要量　与进食费力有关。
4. 活动无耐力　与心排血量降低有关。
5. 潜在并发症,药物副作用　与使用抗风湿药物治疗有关。

(二) 家长方面

缺乏护理风湿性心脏瓣膜病患儿知识。

七、预期目标

(一) 患儿方面

(1) 患儿生命体征正常稳定。

(2) 能摄取足够的营养以供生长需要,进食时不发生疲倦或呼吸窘迫。

(3) 患儿能显示符合年龄的行为,能安静地休息。

(4) 患儿避免发生呼吸道感染。

(二) 家长方面

(1) 家长能确认有呼吸困难或在夜间发生阵发性呼吸困难,是左心衰竭的早期表现,应让患儿半卧位或两腿下垂,减少回心血量以减轻肺水肿。知道何时需要报告医生。

(2) 家长在护理患儿要注意观察体温,若患儿发热,说明有感染或风湿活动。风湿活动时脉搏增快与体温增高不成比例(一般情况下,体温每升高 1℃,脉搏增加 10 次/min 左右),即脉搏增快较多。应及时进行检查和治疗。

八、护理措施

(一) 患儿方面

(1) 休息:包括体力和精力两个方面。患儿症状不明显时可适当活动或游戏,以免增加心脏负担。患儿伴有心功能不全或风湿活动时应绝对卧床休息,一切生活均应由家长协助。对患儿态度要和蔼、避免不良刺激。

(2) 保证营养和饮食:给予高热量易消化饮食,如鱼、肉、蛋、奶等,少量多餐,多给蔬菜和水果。心功能不全者给低盐饮食,并限制水分摄入。

(3) 要注意观察患儿的体温,若患儿发热,说明有感染或风湿活动。风湿活动时脉搏增快与体温增高不成比例(一般情况下,体温每升高 1℃,脉搏增加 10 次/min 左右),即脉搏增快较多。应及时进行检查和治疗。

(4) 若患儿有呼吸困难或在夜间发生阵发性呼吸困难,是左心衰竭的早期表现,应让患儿半卧位或两腿下垂,减少回心血量以减轻肺水肿。若有水肿提示右心衰竭,应记录液体出入量,观察体重,并注意皮肤护理、勤翻身,防止褥疮。

（5）注意观察脉律是否规则、脉率的快慢和脉搏的强弱,发现异常及时报告医师。

（6）预防呼吸道感染:病室要阳光充足、空气新鲜、温度适宜,防止因呼吸道感染引起风湿活动、加重病情。

（7）药物护理:① 服用抗风湿药物可引起患儿恶心、呕吐、胃痛等胃肠道反应,应在饭间给药或同时给复方氢氧化铝（胃舒平）3 片服用。② 服洋地黄类强心药物,应在医师指导下用药,服药期间若出现厌食,应立即停药,并报告医师。一旦确定洋地黄类药物中毒,应服 10% 氯化钾溶液 10 ml,每天 3 次。若有频发室性早搏,用苯妥英钠 0.1 g,每天 3 次肌注或口服。

（二）家长方面

（1）与家长合作实施护理计划,使家长了解心衰的症状。

（2）指导家长协助患儿进食的技巧。

（3）指导家长保持居室空气流通,预防呼吸道感染。

（4）进行药物指导,尤其是使用洋地黄类药物的注意事项,并且告知家长应将洋地黄类药物置于孩子不能触及处,最好锁在柜子里。

九、效果评价

（一）患儿方面

患儿没有发热,呼吸道感染和呼吸困难或在夜间发生阵发性呼吸困难。

（二）家长方面

家长情绪稳定,能积极配合治疗、护理。家长能观察脉律是否规则、脉率的快慢和脉搏的强弱。

第六节　病毒性心肌炎

病毒性心肌炎（viral myocarditis）是由多种病毒侵犯心脏,引起局灶性或弥漫性心肌间质炎性渗出和心肌纤维变性、坏死或溶解的疾病,可导致心肌损伤、心功能障碍、心律失常和全身症状。本病可发生于任何年龄,临床表现轻重不一,轻者大多预后良好,少数可发生心力衰竭、心源性休克甚至猝死。近年来发生率有增多的趋势,是儿科常见的心脏疾病之一。

一、病因及发病机制

各种病毒都可以引起心肌炎,其中柯萨奇病毒 B 组（1~6 型）最常见,其他如柯萨奇病毒 A、埃可病毒、脊髓灰质炎病毒、流感及副流感病毒、腮腺炎病毒、水痘病毒、单纯疱疹病毒、带状疱疹病毒及肝炎病毒等也可能致病。病毒感染的机会很多,而多数不发生心肌炎,在一定条件下才发病。例如当机体由于继发细菌感染（特别是链球菌感染）、发热、缺氧、营养不良、接受类固醇或放射治疗等,而抵抗力低下时,可诱发发病。病毒性心肌炎的发病原理至今未完全了解,一般认为在疾病早期,病毒及其毒素可经由血流直接侵犯心肌细胞有关,同时存在变态反应因素,在慢性阶段,病毒感染所致的自身免疫可能是发病的主要机制。

二、临床表现

病情轻重悬殊。轻症可无明显自觉症状,体检可发现心动过速、期前收缩等,并有心电图改变。大约有 1/3 以上病例在发病前 1~3 周或发病同时有呼吸道或消化道病毒感染,同时伴有发热、全身酸痛、咽痛、腹泻、皮疹等症状,反映全身病毒感染。继而出现心脏症状如年长儿常诉心悸、气短,心前区不适或疼痛、疲乏感等。3 个月以内婴儿有拒乳、苍白、发绀、四肢凉、两眼凝视等症状。重型可出现严重的心律紊乱、充血性心力衰、心源性休克,甚至个别患儿在数天或数小时内死亡。

体检可有心脏扩大、心率增速与体温不相称,多数心尖区第一音低钝,一般无器质性杂音,仅在胸前或心尖区闻及Ⅰ~Ⅱ级吹风样收缩期杂音。有时可闻及奔马律或心包摩擦音。各种心律失常都可出现。伴有心力衰竭时有肺部啰音和肝脏增大等。

急性期临床症状明显而多变,病程多在 6 个月内;恢复期临床症状和心电图改变等逐渐好转,但尚未痊愈,病程一般在 6 个月以上;迁延期临床症状反复出现,心电图和 X 线迁延不愈,实验室检查有病情活动表现者,病程多在 1 年以上;慢性期进行性心脏增大或反复心力衰竭,病程在一年以上。

三、辅助检查

(一) 实验室检查

白细胞计数升高,以中性粒细胞为主,血沉增快。肌酸磷酸激酶(CPK)、乳酸脱氢酶(LDH)及其同工酶(CK-MB)、血清天冬氨酸转氨酶(AST)在病程早期可增高。超氧化歧化酶(SOD)急性期降低。可通过分离到病毒,或用免疫荧光抗体检查找到心肌中有特异的病毒抗原。

(二) 心电图检查

心电图多有 ST-T 段改变,T 波低平、双向或倒置;可有低电压,Q-T 间期延长;各类传导阻滞常见,以Ⅰ度房室传导阻滞最多见;心律失常以各种早搏(房性、室性、结性)其中以室性早搏多见。

(三) X 线检查

心影正常或不同程度的增大,多数为轻度增大。若反复迁延不愈或合并心力衰竭,心脏扩大明显。后者可见心搏动减弱,伴肺淤血、肺水肿或胸腔少量积液。有心包炎时,有积液征。

(四) 心内膜心肌活检(EMB)

心导管法心内膜心肌活检,在成人患者中早已开展,儿童患儿仅是近年才有报道,为心肌炎诊断提供了病理学依据。

(五) ECT 检查

可提示心肌供血情况。

(六) 超声心动图

可了解各房室大小、心脏功能。

四、诊断

本病因缺少特异性临床表现,确诊有一定困难,尤其是早期轻症病例。1999 年 9 月在昆明召开了全国小儿心肌炎、心肌病学术会议,经与会代表充分讨论,修订了 1994 年 5 月在山东威海会议制订的《小儿病毒性心肌炎诊断标准》。

(一) 临床诊断依据

(1) 心功能不全、心源性休克或心脑综合征。

(2) 心脏扩大(X 线、超声心动图检查具有表现之一)。

(3) 心电图改变:以 R 波为主的 2 个或 2 个以上主要导联(Ⅰ、Ⅱ、aVF、V5)的 ST-T 改变持续 4 天以上伴动态变化,窦房传导阻滞、房室传导阻滞,完全性右或左束支阻滞,成联律、多形、多源、成对或并行性早搏,非房室结及房室折返引起的异位性心动过速,低电压(新生儿除外)及异常 Q 波。

(4) CK-MB 升高或心肌肌钙蛋白(cTnl 或 cTnT)阳性。

(二) 病原学诊断依据

1. 确诊指标 自患儿心内膜、心肌、心包(活检、病理)或心包穿刺液检查,发现以下之一者可确诊心肌炎由病毒引起。

(1) 分离到病毒。

(2) 用病毒核酸探针查到病毒核酸。

(3) 特异性病毒抗体阳性。

2. 参考依据 有以下之一者结合临床表现可考虑心肌炎系病毒引起。

(1) 自患儿粪便、咽拭子或血液中分离到病毒,且恢复期血清同型抗体滴度较第一份血清升高或降低 4 倍以上。

(2) 病程早期患儿血中特异性 IgM 抗体阳性。

(3) 用病毒核酸探针自患儿血中查到病毒核酸。

(三) 确诊依据

(1) 具备临床诊断依据 2 项,可临床诊断为心肌炎。发病同时或发病前 1~3 周有病毒感染的证据支持诊断者。

(2) 同时具备病原学确诊依据之一,可确诊为病毒性心肌炎,具备病原学参考依据之一,可临床诊断为病毒性心肌炎。

(3) 不具备确诊依据,应给予必要的治疗或随诊,根据病情变化,确诊或除外心肌炎。

(4) 应除外风湿性心肌炎、中毒性心肌炎、先天性心脏病、结缔组织病以及代谢性疾病的心肌损害、甲状腺功能亢进症、原发性心肌病、原发性心内膜弹力纤维增生症、先天性房室传导阻滞、心脏自主神经功能异常、β受体功能亢进及药物引起的心电图改变。

五、治疗

（一）休息

休息相当重要，活动和疲劳可使病情加重。一般重症患儿需卧床休息半年以上；轻症患儿如仅有早搏等心律失常，则可适当缩短卧床休息时间。

（二）抗生素

虽对引起心肌炎的病毒无直接作用，但因细菌感染是病毒性心肌炎的重要条件因子，故在开始治疗时，均主张适当使用抗生素。

（三）保护心肌

1. 抗氧化剂的应用　使用大剂量维生素C增加冠状血管血流量、改善心功能、清除自由基、修复心肌损伤；维生素E是机体重要的脂溶性抗氧化剂，在清除细胞内外自由基、抑制膜的脂质过氧化反应、保护细胞膜等方面起重要作用；辅酶 Q_{10} 有类似维生素E的抗氧化作用，能抑制生物膜的脂质过氧化反应，减少LPO生成，从而保护细胞膜及亚细胞成分。

2. 营养心肌的药物　三磷腺苷、辅酶A、维生素 B_6、细胞色素C（细胞色素C使用前需做过敏试验）具有加强心肌营养，改善心肌功能，对心肌损伤有修复作用。

（四）肾上腺皮质激素的应用

一般病程早期（即发病18天内）及轻症病例则不必使用；病情严重及反复发作或病情迁延者，可能与自身免疫有关，主张使用，可减轻心肌炎性反应，改善心肌代谢，提高心肌糖原含量，促进心肌酶的活性，改善心肌功能并能抗休克。一般病例口服泼尼松每天 $1\sim1.5$ mg/kg，$3\sim4$ 周，症状缓解逐渐减量、停药；严重病例使用氢化可的松每天 $15\sim20$ mg/kg 或地塞米松每天 $0.2\sim0.4$ mg/kg 静脉滴注。

（五）控制心力衰竭

心肌炎时，心肌对洋地黄敏感性增高，耐受性差，易发生中毒，宜选用收效迅速及排泄快的制剂如毛花苷丙或地高辛。剂量应偏小，一般用常用量的 $1/2\sim2/3$。在急性心衰控制后数天即可停药。重症患儿加用利尿剂时应注意补钾，否则易导致心律失常。注意供氧，保持安静。若烦躁不安，可给予苯巴比妥（鲁米那）、地西泮等镇静剂。

（六）抢救心源性休克

必须及时纠正心律紊乱。快速静脉滴注大剂量激素，大剂量维生素C即刻静脉推注，升压药多巴胺和阿拉明并用，氧气吸入。

（七）病因治疗

使用干扰素和干扰素诱导剂预防和治疗心肌炎，但疗效不肯定。中药如大青叶、板蓝根、金银花、连翘、贯众、黄芪等对某些病毒具有一定的抑制作用。

六、护理评估

（一）健康史

患儿的一般情况，有无家族史、既往史等。

（二）身体状况

评估患儿活动前的心率、呼吸次数和缺氧状况，观察和记录活动后反应。

（三）社会心理状况

评估患儿是否因患本病而使正常活动、游戏、学习受到不同程度的限制和影响而出现抑郁、焦虑、自卑、恐惧等心理。了解家长对本病的治疗、护理的认知情况。

七、护理诊断

（一）患儿方面

1. 活动无耐力　与心肌收缩力下降，组织供氧不足有关。

2. 潜在并发症　心律失常，心源性休克，心力衰竭。

3. 知识缺乏　与家长和患儿缺乏有关疾病危险因素的正确认识有关。

（二）家长方面

缺乏护理病毒性心肌炎患儿知识。

八、预期目标

（一）患儿方面

（1）患儿活动量有所限制，休息得到保证。

（2）患儿无并发症或有并发症时能被及时发现和适当处理。

（二）家长方面

家长和患儿对疾病危险因素的有正确认识，

了解休息和活动限制的重要性及有关用药方法和疾病预防知识。

九、护理措施

(一) 患儿方面

1. **休息** 急性期患儿应卧床休息,采用半卧位或平卧位,至热退后3~4周;有心功能不全或心脏扩大者应绝对卧床休息。心电图正常后可逐渐增加活动量,根据患儿耐受力提供有限制的活动,活动时护士陪伴,如有胸闷及时休息并吸氧。一般总休息时间不少于3~6个月。创造安静舒适的环境,减少不必要的探视,保证患儿休息。

2. **严密观察病情** 密切观察患儿面色、心率、心律、呼吸、体温和血压变化,给予心电监护,及时发现和处理并发症,发现心率失常立即报告医生,采取紧急处理措施。患儿发生呼吸困难时采取半卧位,必要时予以吸氧。注意静脉给药总量,同时给药速度不宜过快,以免加重心脏负担。使用洋地黄时剂量应偏小,注意观察中毒症状,及时与医生联系。

3. **饮食要富营养、易于消化** 为减轻心脏负担,要适当减少一些盐量和限制入量。多吃新鲜蔬菜、水果,多进食含维生素C类水果(如橘子、番茄等)及富于氨基酸的食物(如瘦肉、鸡蛋、鱼、大豆等),保证充足的维生素摄入。

4. **要保持环境安静、空气新鲜** 通风时防止对流风,避免感冒。避免去公共场所。

5. **药物** 使用血管活性药物和血管扩张剂时应使用输液泵,避免血压过大的搏动。

6. **健康宣教** 向患儿和家长解释与心肌炎有关的危险因素,指导家长在家护理患儿的注意事项,药物的名称、剂量、使用方法和副作用。强调休息对心肌炎恢复的重要性,指导患儿控制活动量,建立合理的休息制度。讲解本病的预防知识,如预防呼吸道和消化道感染。

(二) 家长方面

观察患儿面色、心率、心律、呼吸、体温和血压变化,创造安静舒适的环境。

十、效果评价

(一) 患儿方面

患儿充分休息,生活劳逸结合,未发生并发症。

(二) 家长方面

家长应了解休息的重要性,适当限制活动,掌握有关用药方法和疾病预防知识。

第七节 心律失常

心律失常在小儿时期虽然不如成人那样常见,但也是引起心功能不全的重要原因之一。小儿心律失常的发生与多种因素有关,主要为以下几点:心脏传导系统的发育程度、自主神经系统的发育情况、电解质平衡、心脏扩大的程度以及心脏的代谢等。因心脏激动的起源、频率、传导顺序以及激动在心脏各个部位的传导速度中任一环节发生的异常称为心律失常。多由感染性心肌炎、先天性心脏病、洋地黄中毒、电解质紊乱及酸碱平衡失调、心导管检查和心脏手术引起,其次为精神因素引起。小儿最常见的心律失常为窦性心动过速,窦性心动过缓,过早搏动,阵发性心动过速及房室传导阻滞。心电图检查诊断心律失常有重要价值,此外还可采用24小时动态心电图检查。

一、心律失常的分类

(一) 按病理生理分类

1. **冲动起源异常所致的心律失常**

(1) 窦性心律失常:窦性心动过速、窦性心动过缓、窦性心律不齐、窦性停搏、窦房阻滞。

(2) 异位心律:

1) 被动性异位心律。① 逸搏(房性、房室交界性、室性);② 逸搏心律(房性、房室交界性、室性)。

2) 主动性异位心律。① 过早搏动(房性、房室交界性、室性);② 阵发性心动过速(室上性、室性);③ 心房扑动、心房颤动;④ 心室扑动、心室颤动。

2. **冲动传导异常所致的心律失常**

(1) 生理性:干扰及房室分离。

（2）病理性：窦房传导阻滞,心房内传导阻滞,房室传导阻滞,心室内传导阻滞（左、右束支及左束支分支传导阻滞）。

（3）房室间传导途径异常：预激综合征。

（二）按临床心率变化分类

临床上,心律失常可按其发作时心率的快慢分为快速性和缓慢性两大类,此种分类方法较为简便,实用。

1. 快速性心律失常

（1）过早搏动：房性、房室交界性、室性。

（2）心动过速。

1）窦性心动过速。① 临床表现：心律加快或恢复是逐渐发生的,一般无症状,或仅感心悸。心律快而规则,婴儿>140 次/min,1～6 岁>120 次/min,6 岁以上>100 次/min。② 辅助检查：心电图：窦性 P 波规律出现,P-R 间期正常,心率同上。③ 治疗：a. 病因治疗：休息,稳定情绪。b. 对症治疗：可用地西泮(安定)每天0.2～0.3 mg/kg,分 3 次口服；苯巴比妥每天 2～3 mg/kg,分 3 次口服；普萘洛尔（心得安）每天1～2 mg/kg,分 3 次口服。

2）室上性心动过速。阵发性室上性心动过速、非折返性房性心动过速、非阵发性交界性心动过速。

3）室性心动过速。室性心动过速（阵发性、持续性）、尖端扭转型、加速性心室自主心律。

（3）扑动和颤动：心房扑动、心房颤动、心室扑动、心室颤动。

（4）可引起快速性心律失常的预激综合征。

2. 缓慢性心律失常

（1）窦性：窦性心动过缓、窦性停搏、窦房阻滞、病态窦房结综合征。窦性心动过缓可出现在部分健康儿童、迷走神经功能亢进、心肌疾病、伤寒、阻塞性黄疸及颅内压增高等疾病时。

1）临床表现。一般无症状,心率小于50 次/min者,可有心悸、胸闷、乏力、头晕等。婴儿小于 100 次/min,5～6 岁小于 80 次/min,6 岁以上小于 60 次/min。

2）心电图。窦性 P 波规律出现,P-R 间期正常,心率临床表现。

3）治疗。① 病因治疗：检查病因,按病因进行治疗。② 对症治疗：心率低于 50 次/min且伴有症状者,可选用以下药物阿托品每次0.01～0.03 mg/kg,每天 3 次,口服。麻黄素每次0.5～1 mg/kg,每天 3 次,口服。

（2）房室交界性心律。

（3）心室自主心律。

（4）引起缓慢性心律失常的传导阻滞：

1）房室传导阻滞。Ⅰ 度、Ⅱ 度（Ⅰ 型、Ⅱ型）、Ⅲ度。

2）心室内传导阻滞。完全性右束支传导阻滞、完全性左束支传导阻滞、左前分支阻滞、左后分支阻滞、双侧束支阻滞、右束支传导阻滞合并分支传导阻滞、三分支传导阻滞。

二、小儿常见心律失常

（一）快速性心律失常

小儿快速性心律失常包括过早搏动,窦性心动过速,阵发性心动过速(室上性、室性),扑动与颤动(房性、室性)等。

1. 过早搏动(premature beat)　简称早搏,系窦房结以外的异位起搏点(心房、心室、房室交界处)提前发出激动所致,也称期前(期外)收缩。过早搏动是指异位起搏点于正常窦房结激动到达之前抢先发出的激动,为小儿时期最常见的心律失常。异位起搏点可位于心房、房室交界、心室组织,分别引起房性、交界性和室性早搏,多见于病毒性心肌炎、洋地黄中毒、电解质紊乱、心导管检查及心脏手术等。

（1）临床表现：多无症状,或有心悸、胸闷、疲乏、自觉心跳不规则、跳动不均,可有脱漏。心脏听诊可发现心律不齐,提早搏动,搏动后有代偿间歇,早搏第一心音较强,第二心音减弱。运动后心率增快时早搏减少或增多,前者常提示无器质性心脏病,后者则可能同时有器质性心脏病。

出生头 4 天,心电图上最常见的心律失常为房性期前收缩(早搏)。室性期前收缩(早搏)是儿童时期最常见的心律失常,是由于希-浦肯野系统发生折返或自律性过高所致。小儿早搏多数在体格检查时意外发现,而临床并无症状,仅有少数年长儿诉述有心悸或心跳暂停感。频发早搏使心排血量降低时引起乏力、头晕及胸闷，并可使原有的心绞痛或心力衰竭加重。房性期前收缩或房室交界性期前收缩较室性期前收缩少见。室性早搏常发生在疾病基础上：各种原因引起的心肌炎、低血钾或高低血钾等电解质紊乱、严重缺氧以及洋地黄过量等。心导管和心血管造影过程中也常可见。

体检可发现在基本心律间夹有提前搏动，其后有一较长间歇。房性早搏的心音和基本心律类似。房性早搏的第一心音多增强或减轻，第二心音可听不到，早搏引起的桡动脉搏动较弱或扪不到，形成漏脉，这是心室充盈和排血量少的结果。早搏呈二联或三联律时，可听到每 2 或 3 次心搏后有 1 次间歇。早搏插入在两个基本心搏之间，称插入性早搏，听诊可为连接 3 次较基本心搏为快的心搏。

（2）心电图特点：可分为房性、房室交界性和室性三种，其中以室性最为多见，其次为房性、交界性。

1）房性早搏。提前出现的 P'波，可与前一心动的 T 波重叠，形态与窦性心律的 P 波不同，方向一致。P'-R 间期>0.10 秒，P'-R 间期正常范围或有干扰性 P'-P 间期延长。QRS 波群大多与窦性心律相同，有时稍增宽或呈畸形，伴 ST 段及 T 波相应改变，称为室内差异性传导，需与室性早搏鉴别。代偿间歇多不完全。提早畸形 P'波之后无 QRS 波出现，称为房性早搏未下转呈阻滞性房性早搏。

2）房室交界处性早搏。提早出现的 QRS 波群，其形态与窦性的相同或兼有室内差异传导。QRS 波群前后有时可见逆行 P 波，P'-R 间期短于 0.12 秒，P'-R 间期<0.10 s 或 R-P'间期<0.20 s 或没有 P'波。其代偿间期可为不完全性或完全性。代偿间歇多为完全性。

3）室性早搏。有过早出现的畸形增宽的 QRS 波群，时间大多≥0.10 秒，T 波与 QRS 波群主波方面相反，S-T 段随 T 波方向移位，其前无相关的 P 波，有完全性代偿间歇室性早搏可发生在两次窦性心搏之间，形成插入性室性早搏。室性早搏可以单个出现，也可能是二联律或三联律。

4）多源性早搏。房性或室性早搏有时由两个以上的起搏点产生，心电图中房性早搏的 P 波和室性早搏的 QRS 波有两种或两种以上的不同形态，且配对间期不等，称为多源性早搏。频发的早搏可接连发生，如超过 3 次则称为短阵心动过速。

（3）治疗：

1）房性或房室交界性早搏在小儿时期若次数不多，无临床症状或器质性心脏病者，可暂不治疗，进行随访。必要时可应用洋地黄、奎尼丁或 β 受体阻滞剂等。一般无器质性心脏病者预后良好。可选用普罗帕酮（心律平）、乙吗噻嗪、普萘洛尔（心得安）等。乙吗噻嗪每次 3～5 mg/kg，每天6～8小时 1 次口服。普萘洛尔（心得安）每天0.5～2 mg/kg，分 3 次口服。

2）室性早搏的治疗主要是对因治疗，主要目的是预防室性心动过速、心室颤动和心性猝死。对无心脏病、无症状孤立的室早，无论其形态和频率如何，无需药物治疗，有症状出现时，首先应给予解释，减轻其焦虑。若早搏次数＞10 次/min，有自觉症状且在心电图上呈多源性，可用抗心律失常药物减少室早以减轻其症状。β 肾上腺素能受体阻滞剂，如普萘洛尔，分 3～4 次口服。对低血压和心力衰竭者忌用。普鲁卡因胺每天 50 mg/(kg·d)，分 4 次口服，胺碘酮5～10 mg/(kg·d)，分 3 次口服。苯妥英钠每天5～10 mg/kg，分 3 次口服。对洋地黄中毒引起的室性早搏，除停药外，静脉注射苯妥英钠或静脉滴注氯化钾常有效。低钾引起的早搏，应积极去除原因，纠正低血钾。当运动引起，或动态心电图监测显示短阵连续的室早，或室早引起心绞痛等严重症状时，应对室早进行治疗，需紧急处理的室性早搏可静注 0.5～1 mg/kg 利多卡因，直至早搏消失或总量达 5 mg/kg 为止。心律失常纠正后可按需要每分钟滴入 1～3 mg，稳定后可改用口服药物维持。利多卡因静脉注射后数分钟内即起作用，持续 15～20 分钟。治疗剂量对心肌收缩力、血压、房室或室内传导影响不大。副作用有头晕、嗜睡，大剂量可引起抽搐、呼吸或心搏抑制并可加重原有房室或室内传导阻滞，有肝肾功能障碍或严重心力衰竭者慎用。

2. 窦性心动过速（sinus tachycardia）　成人窦房结冲动形成的速率超过每分钟100次，称为窦性心动过速，速率常在每分钟101~160次之间。小儿正常心率较成人快，因此不同年龄段的小儿窦性心动过速的诊断标准不同。原上海医科大学儿科医院的标准为：1岁以下心率>160次/min，1~2岁>140次/min，2~6岁>130次/min，7~13岁>120次/min。窦性心动过速开始和终止时，其心率逐渐增快和减慢。

健康人运动和情绪紧张可引起心动过速，因此测心率应在安静或睡眠时更有价值。酒、茶、咖啡和药物如异丙肾上腺素和阿托品常引起窦性心动过速。小儿在疾病状态中常见的病因为发热、低血压、缺氧、贫血、心功能不全和心肌炎等。

心电图显示窦性P波，P波速率超过每分钟100次，P-R间期大于0.12秒。

窦性心动过速本身一般无需治疗，治疗主要是针对病因，必要时可应用镇静剂或β受体阻滞剂。

3. 阵发性心动过速（paroxysmal tachycardia）阵发性心动过速是一种阵发性过速而整齐的心律。其特征是突然发作和突然停止。根据异位起搏点的部位，可分为房性、结性和室性阵发性心动过速。房性与结性心动过速有时难以区别，常统称为室上性心动过速。阵发性室上性心动过速快速房性或交界性异位起搏，见于器质性心脏病（如心肌炎、风湿性心脏病、三尖瓣下移畸形等）、洋地黄毒性反应、心导管检查及心脏手术、异常传导通路（预激综合征）等。

折返是引起大多数阵发性室上性心动过速的机制，折返可发生于窦房结、心房、房室结和大折返回路，包括沿顺行方向通过房室结的正常传导与经房室旁道发生于房室结内和通过无预激表现的隐匿性旁道的折返，约占阵发性室上性心动过速的90%。

室上性阵发性心动过速，突然发作，心率增快至每分钟150~250次，可能持续数秒，数小时或数日。心悸可能是唯一的症状，但如有心脏病基础或心率超过每分钟200次，可能表现无力、头晕、心绞痛、呼吸困难或昏厥。若心动过速发作时伴典型心绞痛。或出现缺血性ST段改变，并持续至心动过速停止后1~2周者，提示可能有冠心病。体检时心律规则，第一心音强度一致。

室性阵发性心动过速的发病机制主要为室内微折返，少数为束支大折返。心室异位起搏点自律性异常增高及触发活动仅占心动过速的少数。

室性阵发性心动过速由于快速的心率及心房收缩与心室收缩不协调，引起心室充盈减少，心排血量降低，产生血流动力学异常。其严重性取决于心脏的基本情况和心动过速的持续时间。临床上患儿可出现烦躁不安、面色苍白、呼吸急促；年长儿可诉心前区痛，严重者可有呼吸困难、低血压、少尿和昏厥。当这种情况发生在急性心肌梗死时，预示室颤可能即将发生。听诊时第一、第二心音的分裂增宽，心律基本规则或轻度不规则，第一心音强度不一致。

（1）临床表现：特点为阵发性，突发突止，每次发作持续数秒钟至2天，常有多次复发。发作时突然气急，面色苍白，出冷汗，烦躁不安或异常安静，呻吟，拒奶，年长儿可诉心悸、心前区不适等。心率增快，大于180次/min，进一步发展可有心力衰竭表现。

（2）心电图特点：

1）阵发性房性心动过速。① 持续3次以上快速而规则的心搏，其P波形态异常。② P-R间期>0.12秒。③ QRS波群形态与窦性相同。④ 心房率每分钟160~220次。⑤ 有时P波重叠于前一心搏的T波中而难以认出。可伴有Ⅰ或Ⅱ度房室传导阻滞。

2）阵发性交界性心动过速。① 连续3次或3次以上房室交界区过早搏动，频率每分钟160~250次，节律规则。② P'波和QRS波群形态具有前述房室交界处性早搏的特征，P'波可在QRS波群前、中或后，呈逆行性。可伴有不同程度的前向或逆向传导阻滞，同时或不同时都可出现房室分离。

若不能辨别房性和交界区性心动过速时，可统称为室上性阵发性心动过速。

3）阵发性室性心动过速。① 心室率在

150～250次/min,连续 3 次以上快速的室性早搏,QRS波群畸形,时间≥0.1秒,频率规则或略不规则。② 窦性 P 波与 QRS 无关,呈房室分离,P 波频率较慢,埋于 QRS 波群内故不易发现。③ 有时见心室夺获和心室融合波。心室夺获的 QRS 波群形态接近正常,偶有 1∶1 室房逆行传导,QRS 波群后有 P′波,并兼有不同程度的室房传导阻滞。

(3)辅助检查:心电图有快速规则心律,婴儿心率可达 280 次/min,年长儿可达 180 次/min以上。P、T 可融合,QRS 波形态正常,ST 段压低,T 波倒置。

(4)治疗:

1)室上性阵发性心动过速。发作持续或有器质性心脏病者,应尽早控制其发作,可采用刺激迷走神经的方法:① 用压舌板刺激悬雍垂诱发恶心、呕吐。② 深吸气后屏气,再用力作呼气动作(Valsalva 法)或深呼气后屏气,再用力做吸气动作(Muller 法)。③ 其他替换方法:如颈动脉窦按摩、压迫眼球等。药物治疗:① 维拉帕米(异搏定):为选择性钙离子拮抗剂,无心衰的患儿首选,一般用 0.1 mg/kg,稀释后缓慢静注,每分钟不超过 1 mg。② 洋地黄类药物:对大多数患儿效果良好,但应控制好药物的使用剂量。新生儿和婴儿口服地高辛严格按剂量标准,在儿童时期,长期用药其剂量应根据年龄、体重、体表面积加以调整。③ β受体阻滞剂:常用的是普萘洛尔,重度房室传导阻滞伴有哮喘症及心力衰竭者禁用。④ 新斯的明:为兴奋迷走神经的药物,用 0.5～1 mg 皮下或肌内注射;有器质性心脏病或支气管哮喘者忌用,常可引起腹痛或肠鸣音亢进,该药一般较少使用。⑤ 还可用胺碘酮或普罗帕酮稀释后静脉注射或滴注。奎尼丁、普鲁卡因胺等口服。通过电生理检查诱发和药物试验观察,以选择较敏感有效的药物治疗。上述方法治疗无效时,可考虑同步直流电复律。但洋地黄中毒所致的心动过速及有低血钾者不宜用电复律治疗。有条件者可单独或与药物合用经食道或直接心脏起搏,用超速刺激或短阵猝发刺激终止心动过速。

2)室性阵发性心动过速可引起严重的血流动力学障碍,甚至可发展为心室颤动,因而必须处理。药物治疗首选利多卡因 0.5～1 mg/kg 稀释后缓慢静注,必要时可每 10～30 分钟重复,总量达 5 mg/kg 为止。亦可选用普鲁卡因胺、安搏律定、丙吡胺(双异丙吡酮)及普罗帕酮等。洋地黄中毒所致者,用苯妥英钠缓慢静注。在高度房室传导阻滞或病态窦房结综合征基础上发生的室性心动过速。宜用异丙肾上腺素 0.5 mg%,静脉滴注。病情危急时,应在利多卡因 1～2 剂无效后立即应用同步直流电复律。顽固性室速可用直流电或射频导管法消融治疗。

4. 心房扑动与心房颤动(atrial flutter and atrial fibrillation)　心房扑动与心房颤动是发生于心房内的、冲动频率较房性心动过速更快的心律失常。当心房异位起搏点的频率达 250～350次/min,心房收缩快而协调为心房扑动。若频率>350次/min 且不规则时,则为心房颤动。两者均可有阵发性和慢性持续型两种类型。

心房扑动可发生于结构正常的心脏、先天性心脏病或心室功能不全的患儿,特别是心房扩大者。心房颤动在胎儿期和新生儿期是罕见的。在儿童时期可见于患甲状腺功能亢进的患儿、心脏 Ebstein 畸形和心脏病患儿。

(1)心电图特点:

1)心房扑动。P 波消失,代以形态、间距及振幅绝对规则,呈锯齿样的心房扑动波(F 波)。频率每分钟 250～350 次。最常见的房室传导比例为 2∶1,产生每分钟 150 次左右快而规则的心室律,其次是 4∶1 的房室传导比例,形成每分钟 70～80 次的心室率。有时房室传导比例不恒定,引起不规则的心室律。QRS 波群形态多与窦性心律相同,也可有心室内差异性传导。

2)心房颤动。P 波消失,代以形态、间距及振幅均绝对不规则的心房颤动波(f 波),频率每分钟 350～600 次;QRS 波群间距绝对不规则,其形态和振幅可常有不等。

(2)治疗:心房扑动与心房颤动,除针对病因和诱因治疗,应注意心室率的控制,异位心律的转复以及复发的预防。

1)心房扑动。首选经食管快速心脏起搏或直流电除颤。快速起搏在年长儿的心房扑动取得良好效果。口服奎尼丁或胺碘酮也可能终止其发作，反复发作者，需长期服奎尼丁或胺碘酮预防。

2）心房颤动。首先应针对原发病治疗。心室率快且症状明显，地高辛可以减慢心室率，部分患儿用地高辛可转复为窦性心律。若症状仍严重，则可行电复律治疗。无严重的心血管损害时，可选用钙通道阻滞剂或β阻滞剂可以延长房室结的不应期，减慢房室传导，往往能有效地降低心室率。

（二）缓慢性心律失常

小儿缓慢性心律失常包括缓慢性窦性心律失常（窦性心动过缓、窦性停搏、窦房传导阻滞和病态窦房结综合征）、房室传导阻滞。

1. **窦性心动过缓（sinus bradycardia）** 成人窦性心律慢于每分钟60次称为窦性心动过缓。小儿一般诊断标准为：2岁以下心率<100次/min，2～6岁<80次/min，7～13岁<60次/min。最常见的原因迷走神经张力增高，正常健康小儿中很少见，少数参加正规体育锻炼的少年运动员可能出现。颅内压增高、血钾过高、甲状腺功能减退、低温以及应用洋地黄、β受体阻滞剂、利血平、呱乙啶、甲基多巴等药物等可能发生窦性心动过缓。极少数急性病毒性心肌炎患儿，病初出现窦性心动过缓，治疗后心率逐渐增快，可能是初期病毒侵犯窦房结所致。

心电图为窦性心律，心率低于每分钟60次，常伴有窦性心律不齐。

如心率不低于每分钟50次，一般不引起症状，不需治疗。如心率低于每分钟40次伴心绞痛、心功能不全或中枢神经系统功能障碍，可用阿托品、麻黄素或含服异丙肾上腺素以提高心率。

2. **窦房传导阻滞（sinoatrial block）** 窦房传导阻滞是指窦房结产生的冲动，部分或全部不能到达心房，引起心房和心室停搏。窦房传导阻滞按其阻滞程度可分Ⅰ度、Ⅱ度和Ⅲ度。但只有Ⅱ度窦房阻滞才能从心电图上作出诊断。心电图表现为P波之间出现长间歇。是基本P-P间期的倍数。窦性停搏则没有这样的倍数关系，可据此进行鉴别诊断，窦房传导阻滞后可出现结性

逸搏。窦房传导阻滞的临床表现，意义及治疗措施与病窦综合征相仿。

3. **病态窦房结综合征（sick sinus syndrome, SSS）** 病态窦房结综合征简称病窦综合征，是由于窦房结或其周围组织原器质性病变导致窦房结冲动形成障碍，或窦房结至心房冲动传导障碍所致的多种心律失常和多种症状的综合征。主要特征为窦性心动过缓、窦房阻滞、周期性窦房暂停伴结性逸搏当合并快速性心律失常反复发作时称为心动过缓—心动过速综合征。

病理改变主要为窦房结和心房纤维增生，可伴有窦房结动脉的结内部分闭塞，偶可累及房室交界处和分支。窦房结功能不良在小儿中常发生在先天性心脏病手术后，尤其是容易损伤窦房结的那些类型，如大型第二房间隔缺损修补手术。个别患儿有家族性。

（1）心电图特点：① 严重的窦性心动过缓，每分钟少于50次。② 窦性停搏和（或）窦房阻滞。③ 心动过缓与心动过速交替出现。心动过缓为窦性心动过缓，心动过速为室上性心动过速，心房颤动或扑动。④ 慢性心房颤动在电复律后不能转为窦性心律。⑤ 持久缓慢的房室交界区性逸搏节律，部分患儿可合并房室传导阻滞和束支传导阻滞。

为证实窦房结功能不良可选择应用下述方法：① 阿托品试验：运动或静注阿托品0.02 mg/kg，注射后1、2、3、5、10、15、20分钟分别描记心电图或示波连续观察，如窦性心律不能增快到90次/min和（或）出现窦房阻滞、交界区性心律、室上性心动过速为阳性。如窦性，心律增快>90次/min为阴性，多为迷走神经功能亢进，有青光眼或明显前列腺肥大患儿慎用。② 运动试验：踏车或平板运动试验时，若运动后心率不能明显增加，提示窦房结功能不良。但必须严密监护观察，以防发生意外。③ 测定窦房结恢复时间。这是一种电生理指标，患儿窦房结恢复时间显著延长。

（2）治疗：窦房结功能不良的患儿心率相当缓慢，如发生阿-斯综合征，则需要安装埋藏式按需型人工心脏起搏器治疗。在此基础上用抗心律失常药控制快速性心律失常。

4. **房室传导阻滞** 指冲动在房室传导过程中从心房通过房室结传导至心室的激动受到阻滞。按受阻程度分为Ⅰ、Ⅱ、Ⅲ度，Ⅰ度不能肯定有无心脏疾患，应结合临床考虑；Ⅱ、Ⅲ度多有心脏疾患，常见于风湿热、心肌炎、心肌病、心脏手术后、先天性心脏病、洋地黄中毒、低血钾及迷走神经亢进等。

常见病因：① 以各种原因的心肌炎症最常见，如风湿性、病毒性心肌炎和其他感染。② 迷走神经兴奋，常表现为短暂性房室传导阻滞。③ 药物：如洋地黄和其他抗心律失常药物，多数停药后，房室传导阻滞消失。④ 各种器质性心脏病如风湿性心脏病及心肌病。⑤ 高血钾、尿毒症等。⑥ 外伤，心脏外科手术时误伤或波及房室传导组织可引起房室传导阻滞。

(1) 临床表现：Ⅰ度房室传导阻滞患儿常无症状。听诊时心尖部第一心音减弱，是由于P-R间期延长，心室收缩开始时房室瓣叶接近关闭所致。Ⅱ度Ⅰ型房室传导阻滞患儿可有心搏暂停感觉。听诊时有心搏脱漏，第一心音强度可随P-R间期改变而改变。Ⅱ度Ⅱ型房室传导阻滞患儿常疲乏、头昏、昏厥、抽搐和心功能不全，常在较短时间内发展为完全性房室传导阻滞。听诊时心律整齐与否，取决于房室传导比例的改变。完全性房室传导阻滞时心室与心房各自独立活动，彼此无关，此时心室率比心房率慢，其临床表现不一，部分患儿可能无症状，获得性和伴有先天性心脏病病情较重者因心排血量少而出现乏力、眩晕及活动后气短。最严重者可出现心功能不全和脑缺血综合征(阿-斯综合征，Adams-Stokes syndrome)或猝死。某些小儿表现为心力衰竭以及对应激状态的耐受能力降低。心室率缓慢常引起收缩压升高和脉压增宽。每搏量增大产生肺动脉瓣区收缩期喷射性杂音和第三心音。由于房室分离、房室收缩不协调，以致不规则地出现心房音及响亮的第一心音。

(2) 心电图特点：

1) Ⅰ度房室传导阻滞。① P-R间期延长。② 每个P波后，均有QRS波群，QRS波群不增宽。

2) Ⅱ度房室传导阻滞。部分心房激动不能传至心室，一些P波后没有QRS波群，房室传导比例可能是2∶1;3∶2;4∶3……。Ⅱ度房室传导阻滞可分为两型。Ⅰ型又称文氏(Wenckebach)现象，或称莫氏(Mobitz)Ⅰ型，Ⅱ型又称莫氏Ⅱ型，Ⅰ型较Ⅱ型为常见。

Ⅱ度Ⅰ型传导阻滞——文氏现象：① P-R间期逐渐延长，直至P波受阻与心室脱漏，QRS波群不增宽。② R-R间期逐渐缩短，直至P波受阻。③ 包含受阻P波的R-R间期比两个P-P间期之和为短。Ⅱ度Ⅱ型房室传导阻滞——莫氏Ⅱ型：① P-R间期固定，可正常或延长。② QRS波群常增宽，波群有间期性脱漏，阻滞程度可经常变化，可为1∶1;2∶1;3∶1;3∶2;4∶3等。下传的QRS波群多呈束支传导阻滞图型。

3) 完全性房室传导阻滞。① P波与QRS波群相互无关，心房速率比心室速率快，R-R间期基本规则。② 心房心律可能为窦性或起源于异位。③ 心室心律由交界区或心室自主起搏点维持。

(3) 治疗：首先针对病因，如用抗生素治疗急性感染，肾上腺皮质激素抑制非特异性炎症，阿托品等解除迷走神经的作用，停止应用导致房室传导阻滞的药物，用氯化钾静脉滴注治疗低血钾等。Ⅰ度与Ⅱ度Ⅰ型房室传导阻滞预后好，无需特殊处理。但应避免用抑制房室传导的药物。

阿托品有加速房室传导纠正文氏现象的作用，但也可加速心房率。使Ⅱ度房室传导阻滞加重，故对Ⅱ度Ⅱ型房室传导阻滞不利。Ⅱ度Ⅱ型房室传导阻滞如QRS波群增宽畸形，临床症状明显，尤其是发生心源性昏厥者，宜安置人工心脏起搏器。

完全性房室传导阻滞，心室率在40次/min以上，无症状者，可不必治疗，但需随访。如症状明显或发生阿-斯综合征，可静脉滴注异丙肾上腺素并准备安置人工心脏起搏器。

三、抗心律失常药物

近10多年来，心律失常的治疗有较大的进展，包括病因治疗、药物治疗、电学治疗和手术治疗等。抗心律失常药物的应用，仍是最主要的疗法。

(一)抗心律失常药物及其分类

目前常用的是改良的 Vaughan williams 分类法(1984),按细胞电生理和临床应用分成四类,并将 I 类分成三个亚类。

1. 第 I 类　膜抑制剂。主要降低心肌细胞对钠离子的通透性,使心肌动作电位 0 相上升速度及幅度降低,从而减慢传导,同时使膜反应性降低,有效不应期延长,也降低起搏细胞 4 位相的坡度,从而降低自律性,该类又分为三个亚类。

(1) I A 类:奎尼丁、普鲁卡因胺,丙吡胺、安搏律定、安他唑啉、阿义马林(缓脉灵)、吡呱醇、西苯唑啉(环苯唑啉)等。

(2) I B 类:利多卡因、美西律(慢心律)、妥卡胺(室安卡因)、苯妥英钠、莫雷西嗪(乙吗噻嗪)。

(3) I C 类:恩卡尼(英卡胺)、氟卡胺、氯卡尼(劳卡胺)、普罗帕酮(心律平)。

2. 第 II 类　β肾上腺素能受体阻滞剂,主要作用为阻断或减弱交感神经对心肌的兴奋作用,包括心得定、阿替洛尔(氨酰心安)、美托洛尔(美多心安)、氧烯洛尔(心得平)等。

3. 第 III 类　动作电位延长剂。延长心肌细胞动作电位时间及有效不应期,包括胺碘酮、溴苄铵、索他洛尔(甲磺胺心定)等。

4. 第 IV 类　钙拮抗剂。抑制心肌细胞钙慢通道,阻止钙离子流入主要对慢反应纤维起作用。包括维拉帕米、地尔硫革(硫氮革酮)。

5. 其他药物　包括腺苷、三磷腺苷、洋地黄、钾盐、异丙肾上腺素等。

以上仅是根据主要的电生理作用来分的,而有些药物可有多种电生理作用,如胺碘酮不仅具有第 III 类的作用,而且有第 I 类的钠通道阻滞作用,溴苄铵及索他洛尔属第 III 类药物,亦具有 II 类药的作用。

(二)抗心律失常药物使用原则

(1) 首先应熟悉各种药物的药理作用,根据心律失常和药物的电生理特点选择治疗方案,对一些顽固性心律失常可做电生理的急性药物试验。

(2) 利用反映药物吸收、分布、代谢及排泄的药代动力学参数,指导临床应用。

(3) 注意药物相互作用,可减少不良反应。

如服地高辛者加服奎尼丁、维拉帕米、胺碘酮、普罗帕酮均可使地高辛浓度上升,易引起洋地黄毒性反应,抗心律失常药联合应用,可提高疗效,也可产生有害作用,如胺碘酮与 I A 类药物合用可使 Q-T 明显延长或伴发扭转性室速。

(4) 注意抗心律失常药物的致心律失常作用,即加重或产生心律失常,几乎每种抗心律失常药物有此作用,估计发生率在 10% 以上,多见于器质性心脏病、左心功能不全、有持续性室速、合用多种抗心律失常药物者。因此,联合用药要合理,能不用者尽量不用。

四、护理评估

(一)健康史

患儿的一般情况,有无家族史、既往史等。

(二)身体状况

评估患儿观察心律、心率情况。

(三)社会心理状况

评估患儿是否因患本病而使正常活动、游戏、学习受到不同程度的限制和影响而出现抑郁、焦虑、自卑、恐惧等心理。了解家长对本病的治疗、护理的认知情况。

五、护理诊断

(一)患儿方面

1. *活动无耐力*　与心肌收缩力下降,组织供氧不足有关。

2. *潜在并发症*　室颤及阿-斯综合征。

3. *知识缺乏*　与家长和患儿缺乏有关疾病危险因素的正确认识有关。

(二)家长方面

缺乏护理心律失常患儿知识。

六、预期目标

(一)患儿方面

(1) 患儿活动量有所限制,劳逸结合,休息得到保证。

(2) 患儿无并发症或有并发症时能被及时发现和适当处理。

(二)家长方面

家长和患儿对疾病危险因素的有正确认识,

了解休息和活动限制的重要性及有关用药方法和疾病预防知识。

七、护理措施

(一) 患儿方面

1. 注意休息　对于偶发、无器质性心脏病的心律失常,不需卧床休息,注意劳逸结合,对有血流动力学改变的轻度心律失常患儿应适当休息,避免劳累。严重心律失常者应绝对卧床休息,直至病情好转后再逐渐起床活动。室内光线一般不宜过强。

2. 保持环境清静　禁止喧哗、嘈杂,尤其对严重心律失常的患儿更应注意。嘈杂声音的刺激可以加重病情。护理人员操作宜轻稳,避免触动患儿的卧床而引起患儿情绪波动,加重病情。

3. 病情观察　密切注意患儿的症状、血压、心率。发现患儿呼吸困难、唇色发绀、出汗、肢冷等情况,应先予吸氧,同时报告医生,及时处理。严重心律失常患者应进行心点监护,注意并记录心律、节律的变化,一旦发现异常及时报告医生做对症处理。严密观察患者神志、肤色、情绪、血压及呼吸等变化,注意心律、节律及脉搏等,尤其加强夜间巡视,防止各种严重心律失常的发生。对室颤及阿-斯综合征的处理如心电监护发现室颤或患儿突然出现意识丧失,抽搐应立即拳击患儿心前区,予以心外心脏按压并以直流电除颤,同时立即通知医生进行抢救。

4. 注意事项　患儿的衣服不要太紧,尤其呼吸困难时,应将纽扣松开。喘息不能平卧者,应用被褥垫高背部或采用半卧位。有水肿者,饮食宜低盐或无盐,控制摄入水量,记录出入量,测腹围,隔天测体重。如果有心功能不全者,输液速度不宜快,以免加重心功能不全。

5. 给予心理护理　护理人员不能慌张、忙乱,应保持沉着,给患儿以安慰。要善于做患儿的思想工作,避免喜怒忧思等精神刺激,使之配合治疗,以利于康复。

6. 药物护理　根据不同抗心律失常药物的作用及副作用,给予相应的护理,如服用洋地黄制剂,服药前应测脉搏,若脉搏在 160 次以上或 60 次以下(每分钟),均需报告医生;利多卡因可致头晕、嗜睡、视力模糊、抽搐和呼吸抑制,因此静脉注射宜慢;苯妥英钠可引起皮疹,WBC 减少故用药期间应定期复查 WBC 计数;普罗帕酮易致恶心、口干、头痛等,故宜饭后服用;奎尼丁可出现神经系统方面改变,同时可致血压下降、QRS 增宽。Q-T 延长,故给药时需定期测心电图、血压、心率,若血压下降、心率慢或不规则应暂时停药。

7. 健康指导　避免情绪波动,不宜饮浓茶、咖啡。坚持服药,按医生要求服药,不得随意增减或中断治疗。加强锻炼,预防感染。定期随访,检测心电图,随时调整治疗方案。安装人工心脏起搏器患儿应随身携带诊断卡和异丙肾上腺素或阿托品药物。

(二) 家长方面

向家长提供有关心律失常及其防治的知识。对仅由心律不齐患儿,解释心律不齐产生的原因;对有反复发生,危及生命的心律失常患儿,尤其是曾发生胸痛昏厥的患儿,应提供其基础心脏病及其心律失常的知识,并指导家长患儿服用抗心律失常药物,了解药物的作用、副作用及用法;对于有生命危险的患儿,如曾发生过室颤、严重度房室传导阻滞,应教会家长紧急情况下的处置方法,如心脏复苏术,家长应了解患儿服用药物的剂量及毒副作用。

八、预防

(1) 积极治疗各种器质性心脏病,调整自主神经功能失调。积极治疗各种原发心脏病、内分泌代谢疾病及电解质紊乱,少吃咖啡、浓茶等刺激性饮料,注意劳逸结合,避免过劳和精神紧张。

(2) 预防诱发因素。常见诱因有过劳,紧张,激动,暴饮暴食,消化不良,感冒发烧,摄入盐过多,血钾、血镁低等。家长可结合以患儿往发病的实际情况,总结经验,避免可能的诱因,比单纯用药更简便、安全、有效。

(3) 保持平和稳定的情绪,精神放松,不过度紧张。精神因素中尤其紧张的情绪易诱发心律失常。所以,患儿要以平和的心态去对待,避免过喜、过悲、过怒,不看紧张刺激的电视、球赛等。

（4）定期检查身体定期复查心电图、电解质、肝功能等，因为抗心律失常药可影响电解质及脏器功能。用药后应定期复诊及观察用药效果和调整用药剂量。

（5）生活要规律养成按时作息的习惯，保证睡眠。因为失眠可诱发心律失常。运动要适量，量力而行，不勉强运动或运动过量，不做剧烈及竞赛性活动。洗澡水不要太热，洗澡时间不宜过长。养成按时排便习惯，保持大便通畅。饮食要定时定量。避免着凉，预防感冒。

九、效果评价

（一）患儿方面

患儿充分休息，生活劳逸结合，未发生并发症。

（二）家长方面

家长和了解休息的重要性，适当限制活动，掌握有关用药方法和疾病预防知识。

第八节 急性心包炎

心包位于心脏外表，似心脏的外衣。有内外两层，内层也称脏层，外层又称壁层。在两层心包膜间为心包腔，内有少量液体（约 10～15 ml），以防止两层心包膜摩擦时损伤。心包有保护心脏的作用。

急性心包炎（acute pericarditis）为心包脏层和壁层的急性炎症。心包炎由多种原因引起，最常见者为感染引起的心包炎。病原体最常见者为病毒、细菌，前者有柯萨奇病毒、流感病毒、埃可病毒、腺病毒、乙型肝炎病毒和传染性单核细胞增多症病毒等。细菌中有葡萄球菌、肺炎球菌、链球菌、大肠杆菌等引起的化脓性心包炎。比较常见者尚有结核杆菌引起的结核性心包炎。此外，结缔组织病、白血病、恶性肿瘤、尿毒症等也可发生心包炎。近年来，由于抗生素药物的广泛应用，细菌性和风湿性已明显减少，而急性非特异性心包炎渐趋增多。

一、临床表现

（一）症状

轻症可无症状，故易被忽视，但一般多呈如下的表现。

1. 全身症状　根据病因及个体反应不同，全身症状差异较大。感染性心包炎者，多有毒血症状，如发热、畏寒、多汗、困乏、食欲不振等。非感染性心包炎的毒血症状较轻，肿瘤性者可无发热。

2. 前区疼痛　主要见于纤维蛋白性心包炎阶段。疼痛部位在心前区或胸骨后，亦可向左臂、左肩、左肩胛区或上腹部放射。呈尖锐的剧痛或沉重的闷痛，可随呼吸、咳嗽、吞咽、左侧卧位而加重；而前俯坐位时症状减轻，因而患儿喜取坐位。婴幼儿常表现为呼吸困难加重和烦躁不安。心包膜脏层无痛觉神经，只有在左侧第五、六肋间水平面以下的壁层心包膜有痛觉纤维，所以当心包炎累及该部或并有膈胸膜炎时方出现疼痛，急性非特异性心包炎常伴胸膜炎，疼痛显著。结核性及尿毒症性心包炎时，疼痛较轻。

3. 心包积液压迫症状　心包填塞时，因腔静脉淤血可出现上腹胀痛、呕吐、下肢水肿等，肺淤血时可引起呼吸困难。动脉血压显著下降时可见面色苍白、烦躁不安等休克症状。大量心包积液压迫气管可产生激惹性咳嗽，如压迫肺或支气管可使呼吸困难加重。喉返神经、膈神经受压时可分别出现声音嘶哑、呃逆症状，食管受压则可有吞咽困难。

（二）体征

1. 心包摩擦音　是急性纤维蛋白性心包炎的典型体征，两层心包膜因发炎表面粗糙并有纤维蛋白渗出，心脏搏动时，互相摩擦而产生，摩擦音常出现于胸骨左缘第二、三、四肋间隙，也可满布心前区，坐位、深吸气后屏息时较易听到。响的摩擦音在心前区扪诊可有摩擦感。通常持续数小时、数天，少数可达数周，当心包积液增多，使两层心包分开时，摩擦音可减弱甚至消失。

2. 心包积液征象　心浊音界向两侧迅速扩大，并可随体位改变，如坐位时下界增宽，平卧时心底部第二、三肋间增宽，心尖搏动位于心浊音界内减弱或消失。心音遥远，心率增快。有时在胸骨左缘第三、四肋间隙听到舒张早期附加音，亦称心包叩击音，与第一、二心音构成三音心律，此因心室舒张受限,进入心室血流突然受阻,形成旋涡冲击心室壁所产生。

(1) 心包填塞征:急性心包填塞时,心排血量明显下降,心率加快,脉搏细弱,动脉收缩压下降,脉压减少,严重者可出现休克。慢性心包填塞时,静脉淤血征象明显,可有颈静脉怒张而搏动不显,且在吸气期更明显(Kussmaul 征),肝颈静脉回流征阳性,肝脏肿大伴压痛及腹水,下肢水肿;可发现奇脉,即吸气时脉搏减弱或消失,呼气时脉搏增强或重视,听诊血压时,可发现呼气期收缩压较吸气期高出 1.33 kPa 以上。

(2) 左肺受压征:心包积液多从横膈上的心包腔先开始积聚,而后充满胸骨后的心包腔大量心包积液时,膨胀的心包腔可压迫肺及支气管,体检时可发现左肩胛的内下方有一浊音区,并伴有语颤增强及支气管性呼吸音,亦称 Ewart 征。

二、辅助检查

(一)实验室检查

白细胞计数增加与否,视病因而定,化脓性心包炎者白细胞计数及中性粒细胞明显增高,心包穿刺抽液,可进一步明确心包液体为渗出性、脓性或血性,并可涂片及培养可能查出感染原,肿瘤性心包积液可查出瘤细胞。

(二)X 线检查

心包积液达 150 ml 或更多时,心脏阴影才出现,普遍向两侧扩大,心影形态可因体位不同而改变,并有上腔静脉明显扩张及心膈角变钝的表现。心影明显扩张时,外形呈三角形或烧瓶状,各心缘弓的正常界限消失,透视可见心脏搏动减弱或消失,肺野常清晰。

(三)超声心动图检查

当心包积液量超过 50 ml 时,M 型超声心动图即显示在心室收缩时,左心室后壁与后心包壁层间有液性暗区;二维超声心动图对心包积液有确诊价值,在心包内有中等积液量时,可见液性暗区较均匀地分布在心脏外周。超声心动图检查迅速可靠,简单易行,无创伤性,可在床旁反复进行。

(四)心电图检查

急性心包炎时,由于炎症常波及心外膜下心肌,而出现广泛的心肌损伤型心电图改变,典型者早期,除 AVR 导联外。各导联 ST 段普遍抬高,弓背向下,经数天至数周后恢复。继之 T 波低平或倒置,可持续数周或数天,至心包炎消失后可恢复。发生心包积液后,除 T 变化外,还可有肢导联 QRS 波群低电压,此可能与心包液体引起心电“短路”有关,大量心包积液时,还可出现“电交替”现象。多与心脏悬浮在心包腔中致机械活动度加大有关。此外,常有静脉注射窦性心动过速。

三、诊断

确定有无心包炎:急性纤维蛋白性心包炎根据典型的心包摩擦音即可成立诊断,渗出性心包炎则根据上述心包积液体征,心包填塞症状和体征结合 X 线、心电图检查一般不难作出诊断,尤其在普遍应用超声心动图后,对诊断心包积液有极高的准确性。

四、治疗

治疗原则为:治疗原发病,改善症状,解除循环障碍。

(一)一般治疗

急性期应卧床休息,呼吸困难者取半卧位,吸氧;胸痛明显或烦躁不安者可给予镇静止痛剂,必要时可使用可待因或哌替啶(杜冷丁)。注意补充足够的营养素,必要时输入少量新鲜血或血浆。

(二)病因治疗

结核性心包炎给予抗痨治疗,用药方法及疗程与结核性胸膜炎相同,也可加用泼尼松每天 15～30 mg,以促进渗液的吸收减少粘连。风湿性者应加强抗风湿治疗。非特异性心包炎,一般对症治疗,症状较重者可考虑给予皮质激素治疗,化脓性心包炎除选用敏感抗菌药物治疗外,在治疗过程中应反复抽脓,或通过套管针向心包腔内安置细塑料导管引流,必要时还可向心包腔内注入抗菌药物。如疗效不佳,仍应尽早施行心包腔切开引流术,及时控制感染,防止发展为缩窄性心包炎。尿毒症性心包炎则应加强透析疗法或腹膜透析改善尿毒症,同时可服用吲哚美辛 25～50 mg,每天 2～3 次,放射损伤性心包炎可给予泼尼松 10 mg 口服,每天 3～4 次,停药前应逐渐减量,以防复发。

(三) 解除心包填塞

大量渗液或有心包填塞症状者,可施行心包穿刺术抽搐液减压。穿刺前应先做超声波检查,了解进针途径及刺入心包处的积液层厚度,在心电图示波器及心脏 B 超监测下穿刺,如针尖触及心室肌则 ST 段抬高但必须严密检查绝缘是否可靠,以免患儿触电,另有使用"有孔超声探头",穿刺针经由探头孔刺入,在超声波监测下进行穿刺、可观察穿刺针尖在积液腔中的位置以及移动情况,使用完全可靠。

五、预后

心包炎的预后与诊断是否及时、治疗方法是否有效、病情进展的快慢以及病因和原发病等因素有关。近年来由于联合应用抗生素和心包切开引流,化脓性心包炎的预后已大为改观,仅少数遗留下窄缩性心包炎。结核性心包炎如未经抗结核治疗,病死率高达 90%。

六、护理评估

(一) 健康史

患儿的一般情况,有无家族史、既往史等。

(二) 身体状况

评估患儿观察发热、畏寒、多汗、困乏、食欲不振、心律、心率情况。

(三) 社会心理状况

评估患儿是否因患本病而使正常活动、游戏、学习受到不同程度的限制和影响而出现抑郁、焦虑、自卑、恐惧等心理。了解家长对本病的治疗、护理的认知情况。

七、护理诊断

(一) 患儿方面

1. 活动无耐力　与心肌收缩力下降、组织供氧不足有关。

2. 舒适的改变　疼痛主要见于纤维蛋白性心包炎。

3. 知识缺乏　与家长和患儿缺乏有关疾病危险因素的正确认识有关。

(二) 家长方面

缺乏护理心包炎患儿知识。

八、预期目标

(一) 患儿方面

(1) 患儿活动量有所限制,劳逸结合,休息得到保证。

(2) 患儿无并发症或有并发症时能被及时发现和适当处理。

(二) 家长方面

家长和患儿对疾病危险因素的有正确认识,了解休息和活动限制的重要性及有关用药方法和疾病预防知识。

九、护理措施

(一) 患儿方面

1. 体位与休息　急性期有大量心包积液,心包填塞时应绝对卧床休息,呼吸困难者可采取半卧位或端坐位,并给予氧气吸入。

2. 饮食　应给予高热量、高蛋白质(尿毒症引起的心包积液应给予低蛋白质),低盐易消化饮食。

3. 减轻疼痛　心前区疼痛应减少活动,胸部放冰袋,或遵医嘱给予镇静止痛剂。

4. 实施心包穿刺术　有大量心包积液或急性心包填塞征象时,应备好心包穿刺包,急救药品及器械,熟练配合医师进行穿刺抢救治疗。

5. 病情观察　严密观察患儿心前区疼痛、呼吸困难等症状及血压、脉搏、呼吸、心脏体征变化,一旦出现心包填塞征象时应及时配合医师行心包穿刺术,当出现心包缩窄时,做好心包切除术的术前准备。

6. 减轻焦虑　部分患者从急性心包炎可逐渐发展至心包积液,甚至心包缩窄,病程迁延日久,症状反复,往往产生悲观焦虑心理。护理人员应体贴关怀患者,通过交谈做好劝导工作,对需进行心包穿刺术或心包切开的患者,应向患者及家属说明手术的必要性、可靠性和采取的各项预防措施,增加患者的心理适应性和对医护人员的信任感,从而树立战胜疾病的信心,减轻焦虑恐惧,以良好的精神状态配合各项治疗。

7. 健康教育

（1）积极治疗原发病，去除各种致病因素。

（2）指导患者进行自我监测，一旦出现大量心包积液或心包填塞征象，及时报告医护人员，并配合进行心包穿刺术。

（二）家长方面

掌握疾病的防治与急救知识，加强患儿个人卫生，预防各种感染。遵医嘱及时准确地使用药物并定时随访。

十、效果评价

（一）患儿方面

患儿充分休息，生活劳逸结合，未发生并发症。

（二）家长方面

家长和了解休息的重要性，适当限制活动，放置适当体位，掌握有关用药方法和疾病预防知识。

第九节　感染性心内膜炎

感染性心内膜炎（infective endocarditis，IE）是指由病原微生物直接侵袭心内膜、心内膜瓣或血管内膜而引起的炎症性疾病，在心瓣膜表面形成的血栓（疣赘物）中含有病原微生物。临床上主要表现为发热、心脏杂音、栓塞现象、皮肤病损、脾肿大、血培养阳性等。

一、病因和病理

病因包括各种细菌、真菌及其他微生物等。因此，本病名称宜用感染性心内膜炎，比旧名细菌性心内膜炎更为恰当。临床经过与病原微生物有关，传统分为急性和亚急性两类，其临床经过及病理变化均有所不同。急性感染性心内膜炎时由于被累心内膜常有溃疡形成，故又称为溃疡性心内膜炎。此类心内膜炎起病急剧，多由毒力较强的化脓菌引起，其中大多为金黄色葡萄球菌，其次为化脓链球菌。亚急性感染性心内膜炎病程经过 6 周以上，可迁延数月，甚至 1～2 年，多发生于风湿性心脏病和先天性心脏患儿。通常由毒力较弱的细菌引起，其中以草绿色链球菌最多见，占儿童时期感染性心内膜炎的 40%，该致病菌是口腔和肠道的固有菌。此外有肠球菌、

金黄色葡萄球菌、白色葡萄球酒、产碱杆菌等。少数病例可有 2 种或 2 种以上致病菌的混合感染，细菌常经上呼吸道、尿道、肠道、产科感染及手术操作时侵入。急性感染性心内膜炎常因金黄色葡萄球菌侵入心内膜引起，可发生于正常心脏。

引起心内膜感染的因素有：① 病原体侵入血流，引起菌血症、败血症或脓毒血症，并侵袭心内膜。② 心瓣膜异常，有利于病原微生物的寄居繁殖。③ 防御机制的抑制，例如肿瘤患儿使用细胞毒性药物和器官移植患儿用免疫抑制剂时。④ 介入性诊疗技术：心导管检查、各种内镜检查和心脏手术等。

疣赘物是感染性心内膜炎的重要病理特征，肉眼观察，可见在原有病变的瓣膜上形成，疣赘物大小不一，单个或多个呈息肉状或菜花样。急性感染性心内膜炎疣赘物一般较大，质地松软，灰黄色或浅绿色，易脱落而形成带有细菌的栓子，可引起大循环一些器官的梗死和多发性栓塞性小脓肿（脓毒血症）。严重者，可发生瓣膜破裂或穿孔和（或）腱索断裂，可导致急性心瓣膜关闭不全而猝然致死。亚急性感染性心内膜炎疣赘物为污秽灰黄色，干燥而质脆，颇易脱落而引起栓塞。病变瓣膜呈不同程度增厚、变形，常发生溃疡，其表面可见瓣膜溃疡较急性感染性心内膜炎者为浅，但亦可遭到严重破坏而发生穿孔。病变亦可累及腱索。

镜检下，疣赘物由血小板、纤维素、细菌菌落、炎症细胞和少量坏死组织构成，细菌菌落常被包裹在血栓内部。瓣膜溃疡底部可见不同程度的肉芽组织增生和淋巴细胞、单核细胞及少量中性粒细胞浸润。有时还可见到原有的风湿性心内膜炎病变。

二、临床表现

（一）急性感染性心内膜炎

起病急骤，病情凶险，主要表现同败血症，如高热、寒战、贫血、呼吸急促等，可引起急性心脏瓣膜溃疡、穿孔、腱索断裂，出现高调心脏杂音或原有杂音性质改变，迅速发展为急性心力衰竭。细菌栓子脱落常可引起多发性栓塞和转移性脓

肿,包括心肌脓肿、脑脓肿和化脓性脑膜炎,皮肤可有淤斑和紫癜样出血性损害。

(二)亚急性感染性心内膜炎

临床表现有以下三方面。

1. **全身感染表现** 不规则发热、体温在37.5～39℃之间,伴有寒战、乏力、食欲减退、精神不振、多汗、头痛、肌痛和关节痛等,晚期可有杵状指、脾肿大、进行性贫血等。

2. **心脏病变表现** 心脏杂音性质改变、充血性心力衰竭是主要的心脏并发症,也是首要的致死原因,当病变累及心肌及传导组织时,可出现心律失常。

3. **广泛栓塞表现**

(1)皮肤黏膜栓塞:典型表现为中心灰白色淤点,多见于睑结膜、口腔、前胸及下肢,反复出现;甲床下出血,压之疼痛;Janeways 结位于手掌或足底、无压痛;Osler 结节呈红或紫色,略高出皮肤表现,多分布于指、趾末端掌面,大小鱼际或足底,有压痛。

(2)脑栓塞:头痛、偏瘫或栓塞性脑膜炎。

(3)肾栓塞:常有腰痛、血尿等。

(4)脾栓塞:可引起脾肿大、左上腹痛。

(5)肺栓塞:突然出现胸痛、气急、发绀、咳嗽、咯血或休克等症状。

(6)中心视网膜栓塞:可引起突然失明。

三、诊断

凡有心瓣膜病或先天性心脏病,持续发热 1 周以上而原因不明者,应怀疑本病的可能,如兼有心脏杂音性质改变、周围栓塞现象、贫血等应考虑本病的诊断。血培养阳性及超声心动图发现心脏赘生物是诊断本病重要的依据。

四、治疗

1. **选用杀菌类抗生素** 抗生素使用原则是及早使用、剂量要足、联合用药,并采用杀菌剂如青霉素类、氨基糖苷类及头孢菌素类抗生素,疗程一般 4～6 周,在未获血培养前,一般可首选青霉素 G600 万～4000 万 U/d 静滴,联用一种氨基糖苷药物;若用药 3 天症状未改善,改用半合成青霉素或头孢菌素类药物。因本病易复发,故治

疗结束后应继续观察 2 个月以上。对复发者应加大抗生素剂量,联合用药并延长疗程。

2. **及时抽取血培养** 血培养阳性对感染性心内膜炎具有决定性诊断价值,同时应做抗生素敏感试验。

3. **加强支持,对症治疗** 注意水、电解质平衡,保证足够的营养,酌情输血浆或免疫球蛋白。

4. **其他** 并发急性主动脉瓣或二尖瓣关闭不全,导致严重血流动力学障碍而内科治疗无效者,可考虑做瓣膜置换术。

五、护理评估

(一)健康史

了解患儿的家族史,一般情况,在发病前有无龋齿、扁桃体炎、静脉插管或心内手术史。

(二)身体状况

观察患儿有无发热、寒战、贫血、呼吸急促等,心脏杂音、栓塞现象、皮肤病损、脾肿大等。

(三)社会心理状况

评估患儿是否因患本病正常活动、游戏、学习受到不同程度的限制和影响而出现抑郁、焦虑、自卑、恐惧等心理。了解家长对本病的治疗、护理的认知情况。

六、护理诊断

(一)患儿方面

1. **体温过高** 与病原体感染有关。

2. **营养失调,低于机体需要量** 与进食费力有关。

3. **活动无耐力** 与心排血量降低有关。

4. **潜在并发症,药物副作用** 与使用抗生素药物治疗有关。

(二)家长方面

缺乏护理感染性心内膜炎患儿知识。

七、预期目标

(一)患儿方面

(1)患儿生命体征正常稳定。

(2)能摄取足够的营养以供生长需要。

(3)患儿能显示符合年龄的行为,能安静地休息。

（二）家长方面

家长在护理患儿要注意观察体温，若患儿发热及时予以降温。

八、护理措施

（一）患儿方面

1. 休息与环境　安排舒适的环境，室温应稍低，避免吵闹声。在发热期间，应安静卧床休息，直至热退和感染症状缓解。急性期过后，指导患儿实施渐进性活动，并注意患儿机体反应，有无出汗、头晕、软弱等。

2. 饮食　鼓励患儿进食，以高蛋白质、高维生素饮食为主，以加强营养，增强机体抵抗力。

3. 发热的护理

（1）卧床休息，鼓励患者多饮水，并给予营养丰富的食物。

（2）每天测体温 4～6 次直至正常，记录并观察热型变化。

（3）及时采血进行血培养。

（4）采取适当的降温措施　如给予退热剂或物理降温。

（5）加强皮肤及口腔护理，每天进行擦澡，勤更换衣服，餐后可用 1∶5 000 呋喃西林液含漱，以保持皮肤、口腔清洁，防止感染。

（6）遵医嘱应用抗生素。

4. 病情观察

（1）观察发热及其伴随症状，呼吸、血压及脉搏。

（2）每天观察心脏杂音情况，并仔细检查上肢、口腔黏膜、睑结膜、前胸、手、足等处有无淤点出现。

（3）注意心功能不全表现　如呼吸困难、水肿、咳嗽、心悸、尿量减少和发绀等。

（4）注意有无栓塞征象，如患儿主诉腰痛、胸痛，并有血尿、咯血、偏瘫、意识障碍及肢体突然疼痛、脉搏失常，有上述情况发生应及时报告医师。

（5）观察水电解质平衡，准确记录患儿每天液体出入量，及时补充水分、电解质。

5. 做好血标本采集和送检血培养　为提高血培养阳性率，应注意下列几点。

（1）严防污染。

（2）在 24～48 小时内采集 3～5 次，每次至少 10 ml。

（3）采血时间　畏寒发热是采血。

（4）培养时间　不应少于 3 周。

（5）采血应在抗生素应用之前，如已用抗生素，则在采血前应停药 3～7 天。

6. 协助医师应用抗生素治疗并观察用药反应　本病需早期、大量、足程应用抗生素治疗，疗程一般为 4～6 周，护理人员应严格按医嘱使用抗生素，并注意观察有无因长期大量应用抗生素引起的毒副作用，如肾、肝、耳毒性及青霉素类过敏反应等，如有异常及时报告医师进行处理。

7. 知识宣教　教育患者及家属了解有关本病的病因和病程，长期应用抗生素的意义，预防本病的重要性和具体方法，如保持口腔和皮肤卫生，在拔牙，切除扁桃体及其他手术前预防性应用抗生素治疗等，以及如何判断治疗效果，疾病复发及合并症早期症状等。

8. 健康教育

（1）指导患儿平时注意口腔，皮肤卫生，适当进行锻炼，增强体质。

（2）指导患儿行器械介入检查或手术前预防性应用抗生素。

（3）在停止治疗后 2 周内出现体温再度升高、纳差和乏力等应考虑复发，及时复诊。

（二）家长方面

掌握有关用药方法和疾病预防知识。协助医师应用抗生素治疗并观察用药反应。

九、效果评价

（一）患儿方面

患儿充分休息，生活劳逸结合，未发生并发症。

（二）家长方面

家长掌握有关用药方法和疾病预防知识。

第十节　心内膜弹力纤维增生症

心内膜弹力纤维增生症（endocardial

fibroelastosis)又名心内膜硬化症。世界卫生组织将其归入"未分类的心肌病",本病的发病率为1:5 000~1:6 000。其特点为心内膜弥漫性的弹力纤维增生变厚,使心脏正常的舒张和收缩受到障碍,可伴有心肌退行性变。是婴儿发生充血性心力衰竭致死的主要原因。

一、病因和病理特点

本病的病因有以下几种可能:① 继发于心肌的病变;② 心内膜供血不足和缺氧;③ 胎儿时期患了病毒性心内膜炎;④ 心脏淋巴回流受阻,引起细菌性坏死,继以弹力纤维增生;⑤ 属自身免疫性疾病。

心脏外观增大呈球形,重量增加,心肌肥厚。心内膜弥漫性纤维化,呈灰白色且增厚,以左心室为主。约半数患儿伴有二尖瓣或主动脉瓣畸形,瓣叶增厚、边缘卷起,乳头肌可缩短,腱锁有增厚。镜检见心内膜胶原纤维增生,并深入心肌,病变瓣膜中菱形结缔组织细胞增多,嗜碱性基质积聚,致瓣叶肿胀呈黏液状。

二、临床表现

本病无明显地区性,多见于婴儿,男女发病无明显差异。心脏的4个心腔都可单独或联合受累,但以左室为多。临床上分暴发型、急性型及慢性型,主要表现为充血性心力衰竭,暴发型可表现为心源性休克。暴发型及急性型多于出生后6个月内发病,慢性型多于6~12个月内发病。本病主要症状表现如下。

(1)烦躁不安、面色苍白、出冷汗、拒食。

(2)咳嗽、气促、发绀、双肺可闻及水泡音或哮鸣音。

(3)脉搏细速,心前区隆起,心界扩大,心音低钝,少数病例心尖部可闻及Ⅱ级以上收缩期杂音。

(4)肝脏肿大。

三、诊断

(1)1岁内尤其是6个月以内发生充血性心力衰竭。洋地黄(毛地黄)对心衰有效,但易反复。

(2)心脏杂音较轻或无,少数可在心尖部可闻及提示二尖瓣关闭不全的收缩期杂音。

(3)心脏X线检查示心影增大多呈球形,以左心为主,可见肺静脉淤血。透视下心影搏动减弱。

(4)心电图示左心室肥厚。常伴T波呈缺血型倒置、房室传导阻滞及期前收缩等心律失常。

(5)超声心动图示左心室增大,室壁明显增厚,左心室收缩幅度减小及顺应性下降。

(6)排除其他心血管疾病。

四、治疗

(一)治疗原则

① 控制心力衰竭。② 加强心肌营养。③ 肾上腺糖皮质激素的应用。④ 防治感染。

(二)用药原则

(1)病情急重者应以静脉应用快速起效的洋地黄,如毛花苷丙(西地兰)等,强有力的利尿药如呋塞米及扩血管药物,辅助以其他辅助治疗。

(2)如有心源性休克者,需积极补充血容量及予多巴胺、多巴酚丁胺、异丙肾上腺素等强心治疗。

(3)所有病例均应予营养心肌药物。

(4)有肺部感染者应选用有效抗生素,以静脉应用为主。

本病如不治疗,大多于2岁前死亡。相当一部分患儿尤其是慢性型的心力衰竭应用洋地黄效果好,如及时诊治,可获痊愈。

五、预后

该病发病后病情一般较为危重,需尽早到医院进行合理的治疗。本病易由于肺部感染而诱发心衰或由于心衰而合并肺部感染,故1岁以内小孩反复心衰或心衰较难控制时应想到心内膜弹力纤维增生症的可能。如能及早诊治,定期复诊,配合医生治疗,坚持长期服药,相当一部分患儿可获痊愈。

六、护理评估

(一)健康史

了解患儿母亲在早孕期是否有病毒感染史,

评估患儿活动前的心率、呼吸次数和缺氧状况，观察和记录活动后反应。

(二) 身体状况

有无呼吸急促、鼻翼扇动、胸部凹陷、干湿啰音。奶量的完成情况。服用类固醇激素等药物的副作用。听诊心脏杂音的位置、时间、性质和程度（注意是否出现新的杂音），记录脉搏的强弱，了解 X 线、心电图、超声心动图和心导管等检查的结果。

(三) 心理社会状况

评估患儿是否因患本病正常活动、游戏、学习受到不同程度的限制和影响而出现抑郁、焦虑、自卑、恐惧等心理。了解家长对本病的治疗、护理的认知情况。

七、护理诊断

(一) 患儿方面

1. 活动无耐力　与心肌收缩力下降、组织供氧不足有关。

2. 舒适的改变　胸闷与器质性疾病有关。

3. 潜在并发症　心律失常，心源性休克，心力衰竭。

4. 有营养失调的可能　低于机体需要与摄入不足有关。

5. 知识缺乏　家长和患儿缺乏有关疾病危险因素的正确认识。

(二) 家长方面

缺乏护理心内膜弹力纤维增生症患儿知识。

八、护理措施

(一) 患儿方面

1. 休息　患儿应卧床休息，采用半卧位或平卧位。根据患儿耐受力提供有限制的活动，活动时护士陪伴，如有胸闷及时休息并吸氧。创造安静舒适的环境，减少不必要的探视，保证患儿休息。

2. 严密观察病情　密切观察患儿面色、心率、心律、呼吸、体温和血压变化，给予心电监护，及时发现和处理并发症。一旦发现患儿烦躁不安、面色苍白、气急、剧咳，或伴声音嘶哑、多汗、心动过速，立即报告医生，采取紧急处理措施。

患儿发生呼吸困难时采取半卧位，必要时予以吸氧。注意静脉给药总量，同时给药速度不宜过快，以免加重心脏负担。使用洋地黄时剂量应偏小，注意观察中毒症状，及时与医生联系。

3. 药物　服用类固醇激素药物注意观察药物副作用。

4. 健康宣教　预防病毒感染，注意休息，耐心合理喂养。坚持正规治疗，注意观察药物的副作用。

(二) 家长方面

掌握疾病的防治与急救知识，加强患儿个人卫生，预防各种感染。遵医嘱及时准确地使用药物并定时随访。

九、效果评价

(一) 患儿方面

患儿充分休息，生活劳逸结合，未发生并发症。

(二) 家长方面

家长应了解休息的重要性，适当限制活动，放置适当体位，掌握有关用药方法和疾病预防知识。

第十一节　心电图检查

一、小儿心电图检查(EKG)的作用

(1) 心电图可以检查小儿的心律不齐，心律不齐的性质如何，更确切地说，病变是发生在心脏传导系统的哪个部位。

(2) 可以检查小儿的心脏是否扩大，是左心大还是右心大，是左心室大还是右心室大。根据心脏扩大的程度，医生可以估计患儿心脏病的严重程度，以便采取相应的治疗措施。

(3) 可以了解心肌是否有病。心肌炎、心肌梗死均可以在心电图上表现出来。

(4) 可以了解电解质紊乱情况。人体内有许多必需的电解质，如钾、钠、镁、钙等。这些电解质调节着人体的功能。如果血钠低，人就会发生水肿，甚至可以抽搐。在没有条件做血液检查的情况下，心电图可以了解高钾、低钾、高镁、低镁等情况。

（5）可以了解药物是否有效。有些抗心律失常的药。

二、心电图机

心脏激动时所产生的微小电流可使体表各个部位发生规律的电位变化。用心电图机将体表一定部位的电位变化加以放大和记录，即为心电图。

常规接法：红色：右上肢；黄色：左上肢；绿色：左下肢；黑色：右下肢。

常规记录纸速：25 mm/s；X 轴：0.04 s/小格；Y 轴：1 mm ＝ 0.1 mv/小格。

P 波代表左、右两心房除极波。

P-R 间期：代表从心房开始除极至激动传抵心室开始除极的时间。

QRS 波：代表心室除极波。

S-T 波：代表心室去极结束至复极开始的一段时期。

T 波：代表心室复极波。

Q-T 间期：代表心室去极和复极过程的全部时间。

U 波：代表心肌激动的激后电位。

心电图一般有十二个导联：I、II、III、aVR、aVL、aVF、V1、V2、V3、V4、V5、V6。代表左心室有 aVL、aVF、V5、V6，代表右心室有 aVR、V1、V3R。

三、小儿 EKG 的特点

小儿是生长着的机体，心脏的重量、大小、位置，结构以及血流动力学各方面都在不断提高、发育和变化。随着年龄的增长，EKG 正常值也有变动，所以要以发展、动态分析 EKG 现象。

1. 心率较成人快

年 龄	正常
初生～1 岁	110～150 次/min
1～3 岁	90～130 次/min
3～5 岁	80～120 次/min
5～8 岁	70～110 次/min
8～12 岁	60～100 次/min

2. 各波间期较成人短

P-R 间期：1 天～1 月≤0.12″

1 月～1 岁≤0.14″

1 岁～5 岁≤0.16″

5 岁～12 岁≤0.18″

12 岁以上＜0.20″

QRS 间期：初生～1 岁：0.04″～0.06″

1 岁～3 岁：0.04″～0.08″

3 岁～5 岁：0.05″～0.08″

5 岁～8 岁：0.05″～0.09″

8 岁～12 岁：0.05″～0.10″

3. 新生儿及婴儿右心占优势 但电轴普遍右偏，年龄愈小愈显著。

4. V1 R/S 一周内：Rv1＞Rv5 1 周至 6 个月：两者互有高低。6 个月以后：Rv5＞Rv1。

5. 电压 尤其是胸导联电压较高。由于小儿胸壁较薄，所以相对来说，电压较高。

6. S-T 段及 T 波在不同年龄有一定变化 随着年龄的增加，T 波在 V1～V5 逐渐直立，V1～V2 除新生儿 7 天内可见直立外，均应倒置，胸导联 T 波由倒置至直立的转变地带，年龄愈小愈偏左。例如 6 岁 Tv4 倒置、10 岁 Tv3 倒置均正常。基于以上小儿 EKG 的特点，尤其是婴幼儿时 EKG 与成人有很大的差别，一般参考以下四项进行诊断。

（1）电轴偏移（目测法、测度法）。

（2）QRS 电压增加。

（3）QRS 形态异常。

（4）T 波改变。

第十二节 心导管和心血管造影术的护理

一、目的

（1）对心血管缺陷进行诊断。

（2）评估缺陷对心血管功能的影响。

（3）了解心脏及血管的位置，测量各房、室、血管的压力和含氧量。

二、对象

（1）发绀的新生儿，除外肺部疾病者。

（2）准备接受心脏手术的先天性心脏病患儿。

(3) 闻及具有临床意义杂音的 4～5 岁儿童。

(4) 手术后对心脏情况进行评估。

三、分类

1. **右心导管** 经静脉进入右心房、右心室、肺动脉，可经过卵圆孔或其他缺损而进入左心房、左心室、主动脉，或经过室间隔缺损进入左心室、主动脉。危险性较小。

2. **左心导管** 经动脉逆向进入主动脉、左心室、左心房。

四、穿刺部位

对于多数患儿而言，选择右侧腹股沟为宜，8岁以上患儿可选择肘前窝，脐部仅适用于出生 7 天以内的新生儿。

五、心导管术检查的护理

(一) 术前护理

(1) 向较大患儿解释检查目的、时间、程序、检查常规，及患儿在检查时应做的配合以减少恐惧和增进合作。

(2) 术前一天清洁手术区皮肤，青春期少年准备腹股沟穿刺者应备皮、剔除阴毛。行心导管造影术者，术前做泛影葡胺碘过敏试验，如患儿过敏应报告医生，该用低渗透压非离子碘对比剂。

(3) 术前禁食 6 小时，新生儿及婴儿若有发绀只需禁食 3 小时，避免手术中出现呕吐。在紧急情况下可插入鼻胃管，将胃内容物抽出。使用洋地黄治疗的患儿术日暂停给药。对于青紫型先天性心脏病患儿可在检查前 2～3 小时给予葡萄糖静脉补给，防止脱水或低血糖。

(4) 观察生命体征、体重，若体温超过 38℃ 应通知医生，注意出血倾向。

(5) 排空膀胱。

(6) 对于体重较轻的年幼儿，又需做左、右心导管检查和造影，估计用血量和失血量超过患儿血容量的 10% 者，应查血型备血，以供必要时使用。

(7) 检查病历中各项记录是否完整，送患儿至心导管室，携带病历、X 线片、沙袋、尿布。

(二) 术中护理

协助除去患儿衣物并给予适当约束，协助消毒皮肤做静脉切开，测量导管所经部位的血压，并采血检查氧饱和度，协助注射对比剂。

(三) 术后护理

(1) 患儿回病房后给予平卧位，穿刺处以沙袋压迫 6～8 小时。适当约束肢体，保持平直不可弯曲，观察穿刺处有无渗血，股静脉穿刺者应卧床 12 小时、股动脉穿刺者应卧床 24 小时以上，无出血可以弯曲下床。注意保暖。

(2) 定时测量心率、心律、血压，观察足背动脉搏动情况，注意穿刺侧与对侧对比是否有搏动减弱和肢体温度变化。检查后 1 小时内每 15 分钟观察 1 次；2～3 小时内每 30 分钟观察 1 次；每小时观察 1 次，共两次；隔 2 小时观察 1 次；以后每 3 小时观察 1 次，持续 1 天至稳定为止。

(3) 出现血压突然下降、心率或心律突然改变、呼吸加快或缓慢、昏厥、体温升高应立即通知医生。

(4) 保持穿刺处伤口敷料清洁干燥（24 小时后须更换敷料）。5～7 天拆线。患儿清醒后可给予少量开水，30 分钟后无呕吐可进食。婴幼儿在麻醉下行导管术后，需完全清醒才能进食，以免引起呕吐。

(5) 遵医嘱给予静脉补液及预防性使用抗生素。

(6) 指导家长对患儿穿刺部位护理的注意事项。

(李雯珏 王燕)

思考题

1. 先天性心脏病可分为哪几种？

2. 如何预防先天性心脏病患儿缺氧？

3. 年长儿心衰的临床表现有哪些？

4. 洋地黄类药物的使用注意事项有哪些？

5. 病毒性心肌炎的病因有哪些？

6. 病毒性心肌炎的实验室检查有哪些特点？

7. 病毒性心肌炎的护理要点有哪些？

8. 心内膜弹力纤维增生症是怎样的疾病？

9. 心内膜弹力纤维增生症临床表现有哪些？

10. 心内膜弹力纤维增生症的治疗原则和预后？

11. 小儿心电图检查的意义有哪些？

12. 亚急性感染性心内膜炎临床表现有哪几方面？

13. 如何诊断小儿心电图？

14. 心导管术有哪些适应证？

15. 心导管术后有哪些注意事项？

第九章　造血系统功能障碍

第一节　小儿造血和血液特点

一、造血特点

小儿造血有胚胎期造血和出生后造血两期。

(一) 胚胎期造血

造血首先在卵黄囊出现,然后在肝,最后在骨髓。因而形成三个不同的造血期。

1. 中胚层造血期　约胚胎第 3 周起,在卵黄囊上开始形成许多血岛,起内部细胞形成原始的红细胞,其中主要是原始的有核红细胞。在胚胎第六周后,中胚叶造血开始减退。

2. 肝脏造血期　自胚胎 2 个月时,肝出现活动的造血组织,并为胎儿中期的主要造血部位。5 个月达到高峰,至胎儿期 6 个月后,肝造血逐渐减退。肝造血先是产生粒细胞和巨核细胞。

3. 骨髓造血期　胚胎第 6 周时骨髓发育已初具规模,但其造血功能自胚胎 6 个月开始,逐渐稳定,并成为造血的主要器官,出生后 2~5 周后骨髓成为唯一的造血场所。

(二) 出生后造血

1. 骨髓造血　出生后骨髓是生成红、粒和巨核细胞的唯一器官,同时也生成淋巴细胞和单核细胞。生后几年内,所有骨髓均为红髓,全部参与造血。以后随着年龄增长,部分红髓逐渐为黄髓所替代,5~7 岁开始,长骨中出现脂肪细胞组成黄髓,至 18 岁时红髓仅限于扁骨。

2. 骨髓外造血　正常情况下,骨髓外造血极少。由于小儿生后头几年缺少黄髓,代偿能力差,当遇到各种感染或造血需要增加时,尤其在婴儿期,肝、脾和淋巴结又可重新参与造血,而出现肝、脾和淋巴结增大,外周血中可出现有核红细胞或(和)幼稚中性粒细胞。这是小儿造血器官的一种特殊反应,称为"骨髓外造血",当病因消除后可恢复正常造血。

二、血液特点

(一) 红细胞数及血红蛋白含量

胎儿期处于相对缺氧状态,红细胞生成素合成增加,故出生时红细胞数及血红蛋白含量较高。出生后 6~12 小时因进食较少和不显性失水,红细胞数和血红蛋白量比出生时增高。生后随着自主呼吸的建立,血氧含量增加,红细胞生成素减少,骨髓暂时性造血功能降低,网红细胞减少,而胎儿红细胞寿命较短,过多的红细胞自行破坏,而骨髓造血功能暂时低下,在 2~3 个月时可出现轻度贫血。此贫血呈自限性,一般不需治疗,称为生理性贫血。12 岁时达到成人水平。详见表 9-1。

表 9-1　小儿红细胞正常值

年　龄		血红蛋白(g/L)	血红胞比容(%)	红细胞计数(×10^{12}/L)	网织红细胞(%)
脐血		165	51	4.7	5.0
2 周		165	51	4.9	1.0
2 个月		115	35	3.8	1.0
6 个月~2 岁		120	36	4.5	1.0
2~6 岁		125	37	4.6	1.0
6~12 岁		135	40	4.6	1.0
12~18 岁	男	140	41	4.6	1.0
	女	145	43	4.9	1.0

(二) 白细胞数与分类

初生时脐血白细胞总数较高,以后逐渐下降,8 岁以后接近成人水平。中性粒细胞和淋巴细胞比例变化较大,出生时中性粒细胞占60%,淋巴细胞占30%,出生4~6天时两者比例近似,以后淋巴细胞占60%,中性粒细胞占35%,至4~6岁时两者比例又近似相等。7岁以后与成人相似(表9-2)。

表9-2 小儿白细胞总数及分类的正常值

年龄	白细胞总数(×10⁹/L)	中性粒细胞(%)	淋巴细胞(%)	单核细胞(%)	嗜酸性粒细胞(%)
脐血	18.1	61	31	6	2
1周	12.2	45	41	9	4
1岁	11.4	31	61	5	3
4岁	9.1	42	50	5	3
8岁	8.3	53	39	4	2
16岁	7.8	57	35	5	3

(三)血小板计数

初生时较高,3个月以后与成人相似。初生时(150~300)×10⁹/L(15万~30万/mm³),3个月以后(250~300)×10⁹/L(25万~30万/mm³)。

(四)血红蛋白种类

血红蛋白有两对多肽链组成,每一条肽链与一个血红素分子结合。有α、β、γ、δ、ε 5条链。在胚胎、胎儿、小儿和成人的红细胞内,正常情况下可发现6种不同的血红蛋白分子:胚胎期的血红蛋白为Gower1($\delta_2 \epsilon_2$)、Gower2($\alpha_2 \epsilon_2$)和Portland($\delta_2 \gamma_2$);胎儿期的血红蛋白为HbF($\alpha_2 \gamma_2$);成人血红蛋白,即HbA($\alpha_2 \beta_2$)及HbA₂($\alpha_2 \delta_2$)。血红蛋白Gower1、Gower2和Portland在胚胎3个月时消失,并为HbF所代替。胎儿6个月时HbF占90%,而HbA仅占5%~10%;以后HbA合成增加,至出生时HbF占70%,HbA约占30%,HbA₂<1%。出生后HbF迅速为HbA所代替,1岁时HbF不超过5%,至2岁时不超过2%。成人的血红蛋白绝大部分为HbA,约占95%,HbA₂占2%~3%,HbF不超过2%。

(五)血容量

小儿血容量相对成人多。新生儿血容量约占体重的10%,小儿为8%~10%,成人为6%~8%。

(六)骨髓象

骨髓造血组织在胎儿30周时增至高潮,以后一直维持着初生。出生后第一天,骨髓有核红细胞较多,约占30%~65%,生后7天下降至12%~40%,2周后下降至8%~30%,3~4周逐渐达正常小儿水平。未成熟儿骨髓总数一般较足月儿高,但分类计数无明显区别(表9-3)。

表9-3 各年龄骨髓分类参考值

年 龄	原始粒细胞	早幼粒细胞	中幼及晚幼粒细胞	杆状核及分叶核	嗜酸性粒细胞	淋巴细胞	有核红细胞	粒细胞/红细胞
初生	0.01	0.02	0.05	0.4	0.01	0.10	0.4	1.2/1
7天	0.01	0.02	0.10	0.4	0.01	0.10	0.25	2.1/1
6个月~2岁	0.005	0.005	0.08	0.3	0.01	0.40	0.20	2.0/1
6岁	0.01	0.02	0.15	0.35	0.01	0.25	0.20	2.7/1
12岁	0.01	0.02	0.20	0.4	0.01	0.15	0.20	3.2/1
成人	0.01	0.02	0.21	0.44	0.02	0.10	0.20	3.5/1

第二节 贫 血

贫血(anemia)是小儿时期常见的一种综合征,系指单位体积周围血液中红细胞、血红蛋白和血红胞比容低于正常值,或其中一项明显低于正常,皆称为贫血。贫血是身体某些营养素缺乏或组织器官产生病变的表现,因此,处理贫血应该针对其潜在的病因进行治疗,不能单纯地治疗症状而已。

一、小儿贫血分度

临床上根据血红蛋白量和红细胞数降低程度的不同而将贫血分为以下几度:血红蛋白在90~120 g/L为轻度,60~90 g/L为中度,30~60 g/L为重度,30 g/L以下为极重度;红细胞数

在 $(3\sim4)\times10^{12}/L$（300万～400万 $/mm^3$）为轻度，$(2\sim3)\times10^{12}/L$ 为中度，$(1\sim2)\times10^{12}/L$ 为重度，$1\times10^{12}/L$ 以下为极重度。须指出的是，血红蛋白量的减低与红细胞数的减低程度在不同种类的贫血可不平行。例如在大细胞性贫血时，红细胞数的减低较血红蛋白量的减低为显著；在小细胞低色素性贫血时，血红蛋白量的减低则较红细胞数的减低为显著。此外，在诊断贫血时必须参照不同年龄小儿血红蛋白量和红细胞数的正常值作比较，才能较准确地判断贫血的程度。例如新生儿初生时，其血红蛋白量如为 120 g/L，这与初生时血红蛋白的正常值比较，则表明患中度贫血。

二、分类

由于贫血的病因和发病原理多种多样，因此，迄今尚无一个既能阐明病因与发病原理，又能指导临床的统一分类法。目前一般采用形态分类和病因分类。

（一）形态分类

这种分类的基础是根据红细胞平均体积（MCV，正常值80～94 fl），红细胞平均血红蛋白量（MCH，正常值27～32 pg）和红细胞平均血红蛋白浓度（MCHC，正常值0.32～0.38）的测定结果而将贫血分为四类。

1. 大细胞性贫血　MCV>94 fl，MCH>32 pg，MCHC正常。属于此类贫血者有营养性巨幼红细胞性贫血。

2. 正细胞性贫血　MCV、MCH 和 MCHC 均正常。此类贫血见于再生障碍性贫血、急性失血后贫血。

3. 单纯小细胞性贫血　MCV 为<80 fl，MCH 小于正常，MCHC正常。慢性感染、慢性肾脏疾病所致的贫血属于此类。

4. 小细胞低色素性贫血　MCV<80 fl，MCH 为12～20 pg，MCHC<0.3。此类贫血见于缺铁性贫血、珠蛋白生成障碍性贫血等。

（二）病因分类法

这种分类法是根据疾病发生的原因进行分类，故对诊断和治疗都有一定的指导意义。造成贫血的原因是由于红细胞的生成与破坏两者不平衡所致，据此将贫血分为失血性、溶血性和造血不良三类。

1. 失血性

（1）急性失血：如创伤大出血，出血性疾病等。

（2）慢性失血：如溃疡病、钩虫病、肠息肉等。

2. 溶血性

（1）红细胞内的异常（内因性）

1）红细胞膜缺陷。如遗传性球形细胞增多症、遗传性椭圆形细胞增多症。

2）红细胞酶缺陷。如6-磷酸葡萄糖脱氢酶缺陷症、丙酮酸激酶缺陷症等。

3）血红蛋白合成与结构异常。如贫血、异常血红蛋白病等。

（2）红细胞外异常（外因性）

1）免疫因素。存在有破坏红细胞的抗体，如新生儿溶血症、自身免疫性溶血性贫血、药物所致免疫性溶血性贫血等。

2）感染因素。因细菌的溶血素或疟原虫等对红细胞的破坏。

3）化学物理因素。如苯、铅、砷、蛇毒、烧伤等可直接破坏红细胞。

4）其他。如脾功能亢进。

3. 造血不良

（1）缺乏造血物质：缺铁性贫血，营养性巨幼红细胞性贫血。

（2）骨髓抑制：先天性再生低下性贫血、再生障碍性贫血、感染、恶性肿瘤、血液病等。

以上两种分类法各有其优缺点，目前国内外多采用病因分类法。由于形态分类可用于推断病因，对病因诊断起辅助作用。因此，可互相补充。

三、小儿贫血的常见病因

缺铁性贫血

缺铁性贫血（iron deficiency ancemia）是小儿的常见病，主要发生在6个月至3岁的婴幼儿。具有小细胞低色素性、血清铁和运铁蛋白饱和度降低、铁剂治疗效果良好等特点。新中国成立以来，各种营养缺乏症都已明显减少，但缺铁性贫血仍是常见的威胁小儿健康的营养缺乏症。根据 1981 年全国 16 省市对 8 435 名 29 天至 7 岁小儿的调查,血红蛋白在 110 g/L 以下的营养性贫血的患病率高达 36.31%;6 个月至 6 岁小儿 9 027 名,患病率为 43.03%。因而这是小儿保健工作中亟待解决的问题。

(一) 病因

在生长发育最旺盛的婴儿时期,如果体内储存的铁被用尽而饮食中铁的含量不够,消化道对铁的吸收不足补充血容量和红细胞的增加,即可发生贫血。其发病原因主要有以下几个方面。

1. 初生时机体铁的含量与贫血的关系　正常新生儿血容量约为 85 ml/kg,血红蛋白约 190 g/L。新生儿期体内总铁量的 75% 以上在血红蛋白中,约 15%~20% 储存在网状内皮系统,合成肌红蛋白的量很少。酶中的铁不过数毫克。因此,新生儿体内铁的含量主要取决于血容量和血红蛋白的浓度。血容量与体重成正比。一个 3.3 kg 的新生儿与一个 1.5 kg 的早产婴比较,其体内总铁量相差 120 mg。

正常新生儿其体内铁的含量约 700 mg/L(70 mg/dl),早产儿及出生低体重儿体内的铁量与其体重成正比。生后生理性溶血所放出的铁储存在单核-吞噬细胞,加上储存铁足够出生后体重增长 1 倍的应用。故出生体重越低,体内铁的总量越少,发生贫血的可能性越大。此外,胎儿经胎盘输血给母体,或双胎中的一胎儿输血给另一胎儿,以及分娩中胎盘血管破裂和脐带结扎等情况(脐带结扎延迟的,可使新生儿多得 75 ml 血或 40 mg 铁),都可能影响新生儿体内铁的含量。

母亲妊娠期间有缺铁性贫血,与婴儿贫血并无肯定的关系,因为胎盘可将血清铁含量低的母体内的铁运送到血清铁浓度高的胎儿体中,无论母亲缺铁与否,或饮食的质量如何,输入用放射性核素标记的铁后,约有 10% 的铁进入胎儿体内。故出生时,无论母亲有无贫血,新生儿的血红蛋白、血清铁蛋白和血清铁的浓度并无明显差别,与母亲的血红蛋白并不成比例。即使母亲患中或重度贫血,婴儿的血清铁蛋白仍可在正常范围内。

2. 生长速度与贫血的关系　小儿生长迅速,血容量增加很快。正常婴儿长到 5 个月时体重增加 1 倍。早产婴增加更快,1 岁可增加 6 倍。若初生时的血红蛋白为 190 g/L(19 g/dl)。至 4.5~5 个月时降至 110 g/L(11 g/dl)左右,此时仅动用储存的铁即可维持,无需在食物中加铁。但早产儿则不同,其需要量远超过正常婴儿。

正常婴儿体重增加 1 倍,保持血红蛋白于 110 g/L(11 g/dl),其体内储存的铁是足够用的。所以在体重增长 1 倍以前,若有明显的缺铁性贫血,一般不是由于饮食中缺铁所致,必须寻找其他原因。

3. 饮食缺铁　婴儿以乳类食品为主,此类食品中铁的含量极低。母乳铁的含量与母亲饮食有关,一般含铁为 1.5 mg/L。牛乳 0.5~1.0 mg/L,羊乳更少。乳类中铁的吸收率约为 2%~10%,人乳的铁的吸收率较牛乳高(缺铁时人乳中铁吸收率可增至 50%)。出生后 6 个月内的婴儿若有足量的母乳喂养,可以维持血红蛋白和储存铁在正常范围内。因此,在不能用母乳喂养时,应喂强化铁的配方奶,并及时添加辅食,否则在体重增长 1 倍后,储存的铁用完,即能发生贫血。母乳喂养儿于 6 个月后如不添加辅食,亦可发生贫血。根据北京儿童医院 39 例小细胞贫血的病因调查,65% 为人工喂养,部分母乳喂养者都未及时添加辅食。

4. 长期少量失血　正常人体内储存的铁,为人体总铁量的 30%,如急性失血不超过全血总量的 1/3,虽不额外补充铁剂,也能迅速恢复,不致发生贫血。长期慢性失血时,每失血 4 ml,约等于失铁 1.6 mg,虽每天失血量不多,但铁的消耗量已超过正常的 1 倍以上,即可造成贫血。1 岁以内婴儿由于生长迅速,储存的铁皆用于补充血容量的扩充,也能导致贫血。近年来发现,每天以大量(>1 L)未经煮沸的鲜牛乳,喂养的小儿,可出现慢性肠道失血,此类患儿血中可发现抗鲜牛乳中不耐热蛋白的抗体。也有人认为肠道失血与食入未经煮沸的鲜牛乳的量有关,2~12 个月的婴儿若每天摄入鲜牛奶总量不超过

1 L(最好不超过 750 ml),或应用蒸发奶,失血现象即可减少。常见的慢性失血还可由于胃肠道畸形、膈疝、息肉、溃疡病、食管静脉曲张、钩虫病、鼻出血、血小板减少性紫癜、肺含铁血黄素沉着症等原因。

5. 其他原因　长期腹泻和呕吐、肠炎、脂肪痢等,均可影响营养的吸收。急性和慢性感染时,患儿食欲减退,胃肠道吸收不好,也能造成缺铁性贫血。

(二) 发病机制

1. 人体内铁的分布及功能

(1) 合成血红蛋白:血红蛋白中的铁约占体内总铁量的 2/3,血红蛋白约占红细胞蛋白质的 99% 以上。铁缺乏影响血红蛋白的合成而致贫血。

(2) 合成肌红蛋白:合成肌红蛋白内的铁约占小儿体内总铁量的 3%。肌红蛋白与氧的亲和力较血红蛋白强,在横纹肌与心肌中起到氧气储存作用。当缺铁时可以放出氧以供肌肉收缩的急需,铁缺乏时对肌肉内肌红蛋白含量的影响尚不完全清楚。

(3) 构成人体内必需的酶:极少量的铁构成人体必需的酶,如各种细胞色素酶、过氧化氢酶、过氧化物酶和琥珀酸脱氢酶、黄嘌呤氧化酶等参与各种细胞代谢的最后阶段及二磷腺苷的生成,它是细胞代谢不可少的物质。在铁缺乏的早期,可能在贫血出现以前,此类含铁或铁依赖酶的功能即受影响。但在治疗后 48～72 小时,精神和食欲即好转,提示酶功能的恢复,出现在贫血改善以前。

(4) 储存:约有 30% 的铁以铁蛋白和含铁血黄素的形式储存在骨髓和单核-吞噬细胞系统,其中 1/3 储存在肝(新生儿干燥肝组织 1 g 约含铁 15 mg,2 岁时为 2 mg),1/3 储存在骨髓,其他 1/3 储存在脾和其他组织。铁蛋白含铁可达到铁蛋白重量的 20%～25%。并与血浆铁保持平衡状态,当机体需要增加时,很易被利用。含铁血黄素含铁量为 30%,但不易被利用,例如肺含铁血黄素沉着症的患儿虽有大量含铁血黄素沉着在肺,但不能用于合成血红蛋白。它的功能与铁蛋白的关系尚不十分明了。

(5) 运转:很少量的铁在血浆中和一种 β-球蛋白(运铁蛋白)结合,运转在组织之间。例如由肠道吸收的铁或红细胞在单核-吞噬细胞系统被破坏后游离出来的铁、以 Fe^{3+} 形式与运铁蛋白结合,运送到骨髓。运铁蛋白附着在幼红细胞和网织红细胞膜上,经主动运转于 1 分钟内铁进入细胞,在幼红细胞中合成血红蛋白。一个分子的运铁蛋白与两个分子的铁结合,它携带铁迅速地进入和离开血循环,其半衰期约 20～120 分钟。正常情况下,血浆中的运铁蛋白类似的乳铁结合。此外,尚有一种与运铁蛋白类似的乳铁蛋白,它存在于乳、各种分泌液和中性粒细胞中,它与铁有较强的亲和力,通过竞争剥夺微生物可利用的铁而发生抑菌作用,对于它的运输铁的功能尚待进一步研究。

2. 铁的来源与吸收　人体内的铁主要来源于食物。食品中含铁最高的首推黑木耳、海带和猪肝等;其次为肉类、豆类、蛋类等。用铁锅做菜、煮饭也能得到相当量的无机铁盐。此外,红细胞在体内破坏后,从血红蛋白中分解出的铁几乎全部重新合成血红蛋白或为其他组织提供所需要的铁。

铁的吸收主要有两种形式,即以游离铁的形式和以血红蛋白的形式吸收。植物中的铁一般以胶状氢氧化高铁形式存在。在胃蛋白酶和游离盐酸的作用下,食物中的非血红蛋白铁释放出来,并变为游离的二价铁。维生素 C 能使三价铁还原成二价铁,以利于吸收。此外,果糖、氨基酸(胱氨酸、组氨酸和赖氨酸)皆有促进铁吸收的作用。在小肠的碱性环境中,容易形成磷酸铁盐和草酸铁盐而妨碍吸收。茶与咖啡亦影响铁的吸收,茶叶中的鞣酸与铁形成鞣酸铁复合体,可使铁的吸收减少 75%。

血红蛋白的吸收与游离铁的吸收不同,动物食品中的血红蛋白和肌红蛋白在胃酸与蛋白质分解酶的作用下,血红蛋白与珠蛋白分离,可被肠黏膜细胞直接吸收,在肠黏膜上皮细胞内经血红蛋白分离酶将铁释放出来。

铁的吸收率因食物的种类而异。蔬菜、大米等植物中的铁吸收率仅 1% 左右,而肉类食品中铁是以血红蛋白的形式存在,其吸收率高,约为

10%～22%。

　　鱼肉或其他肉类与植物食品同时摄入,则可使植物饮食中铁的吸收率增加,但牛奶、蛋等动物食品起不到这种作用。蛋中的铁吸收较差,但其含量丰富,仍不人为供给婴儿铁的重要食品。

　　铁的吸收主要在十二指肠区,靠小肠黏膜调节。肠黏膜细胞生存期为4～6天,起到暂时保存铁的作用。若体内铁过多,铁进入体内后,就以铁蛋白的形式大量储存在肠黏膜细胞中,少量进入血浆中,随着肠黏膜细胞有脱落而排出;在体内缺铁的情况下,铁从黏膜细胞大量进入血流,很少由肠道排出。其调节机制虽不完全明了,但主要决定于食物的性质和铁的含量以及体内铁储存的状态和造血功能。体内储存的铁越少,吸收的越多。在造血功能旺盛时,铁吸收增加,如失血后铁的吸收明显增加,故贫血很快恢复;在慢性溶血性疾病如珠蛋白生成障碍性贫血的患儿,即使体内铁的储存量增多,仍可引起铁的过多吸收。在正常的造血情况下,饮食中的铁虽然变动很大,但体内铁的量比较恒定。

　　3. 铁的排泄　正常情况下,每天仅有极少量的铁排出体外,小儿每天排出量为 15 μg/kg左右;约2/3随着脱落的肠黏膜细胞、胆汁和红细胞由肠道排出,其他经肾脏和汗腺排出,表皮脱落也失去极微量的铁。

(三) 临床表现

　　发病多在6个月至3岁,大多起病缓慢,开始多不为家长所注意,致就诊时多数患儿已为中度贫血。症状的轻重取决于贫血的程度和贫血发生、发展的速度。

　　1. 一般表现　开始常有烦躁不安或精神不振,不爱活动,食欲减退,皮肤黏膜变得苍白,以口唇、口腔黏膜、甲床和手掌最为明显。学龄前和学龄小儿可自述疲乏无力。

　　2. 造血器官的表现　由于骨髓外造血反应,肝、脾和淋巴结经常轻度肿大。年龄越小,贫血越重,病程越久,则肝脾肿大越明显,但肿大很少越过中度。

　　除造血系统的变化外,缺铁对代谢都有影响。从细胞学角度看,可导致细胞色素酶系统缺

乏;过氧化氢酶、谷胱甘肽过氧化酶、琥珀酸脱氢酶、单胺氧化酶、乌头酸酶及 α-磷酸甘油脱氢酶等酶的活力降低,并影响 DNA 的合成。由于代谢障碍,可出现食欲不振、体重增长减慢、舌乳头萎缩、胃酸分泌减低及小肠黏膜功能紊乱。异嗜症多见于成人,在小儿较少见。

　　神经精神的变化逐渐引起重视。现已发现在贫血尚不严重时,即出现烦躁不安,对周围环境不感兴趣。智力测验发现患儿注意力不集中,理解力降低,反应慢。婴幼儿可出现呼吸暂停现象(breath bolding spells)。学龄小儿在课堂上表现行为异常如乱闹、不停的小动作等。此等现象与缺铁的关系尚不很明了,但近年来有实验证明缺铁性贫血患儿尿中去甲肾上腺素浓度增高,给铁后迅速恢复正常,提示神经精神变化可能与去甲肾上腺素降解代谢有关。尿中去甲肾上腺素增加可由单胺氧化酶缺乏所致,此酶是一种铁依赖酶,在中枢神经系统的神经化学反应中起重要作用。

　　缺铁性贫血患儿较易发生感染。此类患儿E玫瑰花结、活性 E 玫瑰花结形成率皆降低,pHA等皮肤试验反应明显低于正常,说明 T 淋巴细胞功能减弱。有报道外周血 T 淋巴细胞亚群 CD_3CD_4 淋巴细胞降低,OKT_4/OKT_8 比值降低。亦有报道患儿 NBT 试验低于正常。可能是含铁的髓过氧化酶减少所致,因而粒细胞杀伤能力降低。

　　当血红蛋白降低至 70 g/L 以下时,可出现心脏扩大和杂音,此为贫血的一般表现而非缺铁性贫血的特有体征。由于缺铁性贫血发病缓慢,机体耐受力强,当血红蛋白下降至 40 g/L 以下时,可不出现心功能不全的表现,但合并呼吸道感染后,心脏负担加重,可诱发心力衰竭。

(四) 辅助检查

　　1. 生化检验　在贫血出现以前,即出现一系列的生化改变。当缺铁时,机体首先动用储存铁,以维持铁代谢的需要,肝脏和骨髓中的铁蛋白与含铁血黄素含量减少;继之,血清铁蛋白减少。血清铁蛋白正常值为 35 ng/ml,若降低至10 ng/ml 以下,即可出现生化或临床方面的缺铁现象。此后血清铁下降至 500 μg/L(50 μg/dl)以

下,甚至低至 300 μg/L(30 μg/dl)以下,同时血清铁结合力增至 3.5 mg/L(350 μg/dl)以上,运铁蛋白饱和度降至 15% 以下。运铁蛋白饱和度低于 15% 时,血红蛋白的合成减少,红细胞游离原卟啉堆积可高至 600 μg/L(60 μg/dl)全血。婴幼儿时期红细胞游离原卟啉与血红蛋白比值的增加(FEP/Hgb),对于诊断缺铁性贫血来说,较运铁蛋白饱和度降低更有意义,其比值>3 μg/g 则考虑为异常,若在 5.5~17.5 μg/g 之间,排除铅中毒后,即可诊断为缺铁性贫血。若缺铁继续进展,即出现血象的变化。

2. 血象 红细胞及血红蛋白均降低,血红蛋白降低尤甚。血红胞比容相应地减少,红细胞平均体积(MCV)小于 80 fl,可低至 51 fl;红细胞平均血红蛋白(MCH)低于 26 pg,最低可至 11.1 pg;红细胞平均血红蛋白浓度(MCHC)低于 0.30,可低至 0.20;红细胞平均重要根据少数病例的测量,可低至 70 pg。涂片中红细胞变小,多数直径小于 6 μm,有时出现大小不等,以小者居多。普赖斯-琼司曲线左移,且基底加宽。红细胞染色浅,中间透亮区加大。重症病例,红细胞可能呈环形。网络红细胞百分数正常,但其绝对值低于正常,红细胞脆性降低,周围血象中很少见到有核红细胞。白细胞形态正常,计数正常,但严重病例白细胞数可能减低,同时出现淋巴细胞相对增高。血小板多数正常范围内,严重病例可稍降低,但很少达到引起出血的程度。

3. 骨髓象 骨髓呈增生现象,骨髓细胞计数稍增,巨核细胞数正常。根据北京小儿医院的统计,骨髓细胞计数多在 (1.5~4)×10¹²/L(15 万~40 万/mm³)之间,平均为 3×10¹²/L(30 万/mm³),巨核细胞多在 (25~125)×10⁶/L(25~125/mm³)之间,平均约 70×10⁶/L(70/mm³)。骨髓分类中粒细胞与有核红细胞的比例显示有核红细胞增高,说明红细胞增生旺盛。粒细胞系形态无改变,分类计数中,中性粒细胞可稍高。红细胞系分类计数中,中幼红细胞及晚幼红细胞均增加,特别是中幼红细胞增加的更为明显。早幼、中幼及晚幼红细胞的细胞质少,血红蛋白含量极少,显示饱质成熟程度落后于胞核,胞质的边缘不太整齐,用亚铁氰化钾染

色,可见铁粒幼细胞减少,甚至消失,涂片的碎粒中看不到蓝色的铁蛋白和含铁血黄素。

4. 其他检查 若有慢性肠道失血,大便潜血阳性。病情严重、病程长的,颅骨 X 线片可见有如血红蛋白病的辐射样条纹改变。

(五)诊断

确诊有赖于上述的实验室检查,排除下列低色素性小细胞性贫血:珠蛋白生成障碍性贫血、肺含铁血黄素沉着症、铁粒幼细胞性贫血、慢性感染性贫血等。

(六)治疗

先应做好婴儿喂养指导。母乳中铁虽不够,但其吸收较好。如不能用母乳喂养时,应选用强化铁配方奶喂养。或及早在食物中加铁,呼吁食品部门进行工业化生产,制造强化铁的婴幼儿食品,可在牛奶、谷类、面粉中加入硫酸亚铁。如在 1 000 ml 牛奶中加硫酸亚铁 0.06 g 等于纯铁 12 mg,就能满足婴儿的需要。铁的吸收若按 10% 计算,则小儿时期的推荐供给量为 10~15 mg/d,青春期女孩为 18 mg/d。

关于加用强化铁的饮食,足月儿从 4~6 个月开始(不晚于 6 个月),早产婴及低体重儿从 3 个月开始。最简单的方法即在奶方中或辅食中加硫酸亚铁。对母乳喂养儿每天加 1~2 次含铁谷类。尚可交替使用硫酸亚铁滴剂,足月儿纯铁用量每天不超过 1 mg/kg(2.5% FeSO₄ 每天 0.2 ml/kg),早产儿不超过 2 mg/(kg·d)。每天最大总剂量为 15 mg,在家庭使用最多不超声 1 个月,以免发生铁中毒。

做好健康检查工作,定期进行贫血普查,以便早期治疗轻症患儿。对于血红蛋白在 110 g/L 的正常低限的婴儿,亦应给予铁剂 3 mg/(kg·d),共服 3 个月。实验证明,其中部分婴儿应用铁剂后血红蛋白轻度上升,说明这类婴儿中亦有存在轻度缺铁现象,必须及时纠正。

(七)预后

预后良好,经用铁剂治疗,一般皆可痊愈,若能改善饮食,去除病因,极少复发。对于极重症患儿,有时因抢救不及时,可能造成死亡。合并严重感染及消化不良常为致命的原因。对于治疗较晚的患儿,贫血虽然完全恢复,但形体发育、

智力发育都将受到影响。

巨幼细胞性贫血

巨幼细胞性贫血是由于叶酸、维生素 B_{12} 缺乏或其他原因引起 dna 合成障碍所致的一类贫血,此类贫血的共同特点是外周血呈大细胞性贫血,骨髓中出现巨幼红细胞。

(一) 病因

1. 摄入不足 冬末春初蔬菜少的季节较多见,营养不良、偏食、食物烹煮过度是叶酸缺乏的主要原因。

2. 吸收不良 如乳糜泻、热带口炎性腹泻。

3. 需要增加 如妊娠(叶酸需要量增加 5～10 倍)、哺乳、婴幼儿或慢性溶血性贫血、恶性肿瘤、骨髓增生性疾病等也是主要原因之一。

4. 利用障碍 应用影响叶酸代谢或吸收的药物如甲氨蝶呤、乙胺嘧啶、苯妥英钠、异烟肼、环丝氨酸等。

(二) 临床表现

1. 贫血是常见症状 发病缓慢,但血红蛋白降至一定临界值时贫血发展速度显著加快,来诊时大多呈现中、重度贫血,头晕、乏困、无力、活动后心慌、气短等。

2. 有消化道症状 表现为舌痛、舌面光滑、舌乳头萎缩、口角炎、口腔黏膜小溃疡、食欲不振、食后腹胀。

3. 神经系统症状 四肢发麻、软弱无力、共济失调、站立和行走不稳,深部知觉减退至消失,可有健忘、易激动,甚至精神失常。其中共济失调、站立和行走不稳、深部知觉异常主要见于维生素 B_{12} 缺乏者。

4. 常见并发症

(1) 心力衰竭:严重的贫血可使心肌缺氧而发生心力衰竭。

(2) 出血:血小板减少及其他凝血因子的缺乏,本病出血也不少见。

(3) 痛风:严重的巨幼细胞贫血可见骨髓内无效造血引起的血细胞破坏亢进,致使血清内尿酸增高,引起痛风的发作,但极为罕见。

(4) 精神异常:严重的巨幼细胞性贫血不仅可发生外周神经炎,亦有发生精神异常者。这可能与维生素 B_{12} 缺乏有关。

(5) 溶血:部分患儿可在发病过程中出现溶血(可能与巨大红细胞变形运动障碍有关),加重贫血。

(三) 辅助检查

1. 血象 呈中重度贫血,红细胞形态以大细胞为主(MCW>100 fl),缺乏中央浅染区,可见嗜多色性,嗜碱点彩,豪焦小体、卡玻环;白细胞数量减少,呈中性粒细胞分叶过多的核左移(5 叶者>5%或 6 叶者>1%);血小板轻度减少,可见巨型血小板。

2. 骨髓 呈代偿性增生,三系巨幼变,以红系最明显。出现巨幼红细胞,巨幼红细胞>10%,以中晚幼红细胞为主,核浆发育不平衡。粒系、巨核系变有巨幼变。

(四) 诊断

根据病史、临床表现及各种实验检查,诊断本病并不困难,维生素 B_{12} 缺乏和叶酸缺乏在临床上有许多共同之处,但治疗用药不同,血清叶酸和维生素 B_{12} 的测定有助于两者的鉴别。

(五) 治疗

治疗原则首先应积极治疗引起巨幼细胞性贫血的原发病。其次是增加营养,合理调配饮食结构。

1. 病因治疗 积极治疗病因,补充叶酸及维生素 B_{12},防治并发症等。预防和控制感染,特别是肠道感染。

2. 增加营养,合理调配饮食结构

3. 叶酸缺乏的治疗 口服叶酸 5～10 mg/次,每天 3 次,如胃肠反应大,影响叶酸吸收,可每天肌注甲酰四氢叶酸钙 3～6 mg/d 直至血象完全恢复正常为止。

4. 维生素 B_{12} 缺乏治疗

5. 并发症的治疗

(1) 心力衰竭:应排除其他原因引起的心力衰竭。因本病严重贫血引起的心力衰竭应输压积红细胞,并同时就用利尿剂,以防心衰加重。

(2) 精神抑郁症:精神抑郁明显者,予多塞平 25 mg/次,每天 3 次,口服。

(3) 出血:出血严重者可输血小板,并选用止血药,如卡巴克络 5 mg,每天 3 次,口服。

(4) 溶血:本病并发溶血时,应及时控制巨幼细胞性贫血病情发展,以纠正贫血为主。

(六) 预后

营养性巨幼红细胞性贫血日趋少见,但仍应注意合理饮食,注意摄取含有叶酸及维生素 B_{12} 食品,科学烹调,以免破坏营养成分。

再生障碍性贫血

再生障碍性贫血(aplastic anemia,简称再障)又名全血细胞减少症,是骨髓造血功能衰竭所导致的一种全血减少综合征。在小儿时期比较多见,主要症状是贫血、出血和反复感染;3 种血细胞同时减少,无肝脾或淋巴结肿大。

(一) 病因

分为特发性与继发性两类。

特发性再障约占 50%,在病史中找不出发病的原因。虽然原因未明,但在有些患儿不能完全排除接触有害的化学或物理因素的可能性,因为时间较长多已被家长或患儿遗忘。

继发性病例,能引起骨髓抑制的物质可分为两类。第一类是只要接触足够的剂量,任何人皆可发生骨髓损害。属于这类的如 X 射线、放射性物质或核爆炸的电离辐射;还有大剂量氯霉素、各种细胞毒药物,例如治疗恶性肿瘤与白血病药物如氮芥、环磷酰胺、巯嘌呤、阿糖胞苷、甲氨蝶呤和阿霉素等。有些有机溶质如苯等也能导致骨髓生血障碍。另一类是与个体特异反应有关,某些物品只对小部分人发生作用,且剂量与骨髓抑制程度不成比例。这些物品中多为药物,最常见的如氯霉素。这种骨髓抑制是"不可逆的",其发生与氯霉素的量无关,服药后 4 天内即可发生。可能是此类患儿有对氯霉素特别敏感的基因。此外,某些止痛药如保泰松(这类患儿服用保泰松后对此药的代谢速度特别缓慢)和氨基比林,抗癫痫药如苯妥英钠和三甲双酮,抗疟药如阿的平,其他如化肥、染料和杀虫剂等。对此类敏感者也可引起再生障碍性贫血。

阵发性睡眠性血红蛋白的患儿可诱发再障。

(二) 发病机制

根据近年来的研究,再障的发生主要是骨髓造血微环境的改变和干细胞受损。血细胞的生成,需要细胞周围供应造血原料,红髓中毛细血管床呈现许多扩张段,称为窦状隙,它是毛细血

管床的功能单位。应用 ^{60}Co 照射小鼠骨髓,在放射反应期首先看到血窦基底膜和外层的外膜细胞严重损害,造血细胞亦遭破坏,造血恢复期先出现血窦的恢复和少量造血细胞,然后才出现窦恢复和少量造血细胞,然后才出现窦周围造血细胞的恢复。因此曾认为骨髓微环境的损害是产生再障的根本原因,造血干细胞的损害是继发的。近年有的试验证明正常的多能干细胞可在再障患儿的骨髓中繁殖,说明再障的原因并非单独由于骨髓微环境损害所致,可能与宿主干细胞的受损也有关系。总之,再障的发病机制尚未十分明了,已知因素是骨髓多能干细胞及微环境受损而产生一系列功能与形态变化,进一步导致全血细胞减少。最近发现再障患儿可有淋巴细胞总数下降,E-玫瑰花结绝对值、皮肤超敏反应和巨噬细胞功能有不同程度降低。急性型尚有裂解素和 γ 球蛋白减低,故产生再障的原因尚有免疫因素。

(三) 临床表现

一般将再障分为先天性与后天获得性两大类。

1. **先天性再生障碍性贫血** 又称范可尼综合征(Fanconi syndrome),是一种常染色体隐性遗传疾病,其特点除全血细胞减少外,尚伴有多发性先天畸形。如头小畸形,小眼球,斜视;约 3/4 的患儿有骨骼畸形,以桡骨和拇指缺如或畸形最为多见,其次为第一掌骨发育不全、尺骨畸形、皮肤片状棕色素沉着和咖啡奶油斑(café-aulait spots)耳郭畸形或耳聋。部分患儿智力低下。半数以上男孩生殖器发育不全。家族中有同样患儿。

2. **获得性再生障碍性贫血** 获得性再生障碍性贫血(acquired aplastic anemia)是小儿时期较多见的贫血之一,此类贫血可发生在任何年龄,但以小儿和青春期较多见。一般无性别差异,继发于肝炎的病例则男性较多。起病多缓慢。常因出现皮下淤点、淤斑或鼻出血方引起注意。症状的轻重视贫血的程度和病情发展的速度而异。常见的贫血症状为苍白、疲倦和气促等。由于粒细胞减少而反复发生口腔黏膜溃疡、坏死性口炎及咽峡炎,甚至并发败血症,虽应用

抗生素也很难控制。病情进展,出血症状逐渐加重,甚至出现便血和尿血。肝脾和淋巴结一般不肿大,但在反复输血后可出现轻度肝脾肿大。起病急的,病程较短,出血与感染迅速进展。慢性病例病情常起伏,迁延数年,在缓解期贫血与出血可不明显。

(四)辅助检查

1. 血象变化 出现年龄平均约在 6～8 岁之间,男多于女,常因出血而引起注意。无论有无出血,贫血多为主要表现,红细胞为大细胞正色素性,伴有核细胞和血小板减少。

2. 骨髓变化 与后天性再生障碍性贫血相似。起病时多无骨髓衰竭的改变,甚至可见红系增生和晚幼红细胞比例增多;此后骨髓显示脂肪增多,增生明显低下,仅见分散的生血岛。血红蛋白 F 多增至 5%～15%,也可见 G6PD 减低。

3. 染色体检查 数目多无变化,但可见较多的染色体断裂、部分互相易位、环状或多着丝点等畸形。皮肤或纤维细胞培养也有同样变化。约 25% 患儿有肾脏畸形,如马蹄肾或一侧肾缺如。骨髓培养显示红系与粒系祖细胞增生低。

(五)诊断

再生障碍性贫血根据临床表现和实验室检查对于典型病例诊断并不困难。

(六)治疗

1. 先天性再生障碍性贫血的治疗 与一般再障相同。皮质激素与睾丸酮联合应用可使血象好转,骨髓也可出现增生现象。但停药后易复发,必须长期应用小剂量维持。严重贫血时应输浓集的红细胞。根据需要亦可输白细胞或血小板。若有配型相合的供髓者,可做骨髓移植。其5 年存活率约 50%,较获得性再障高。贫血缓解后,身长、体重、智力也有明显好转。

2. 获得性再生障碍性贫血的治疗 治疗原则:① 支持疗法,包括输红细胞、血小板和白细胞维持血液功能,发生感染时采用有效的抗生素。② 采用雄激素与糖皮质类固醇等刺激骨髓造血功能的药物,促使贫血缓解。③ 免疫抑制剂。④ 骨髓移植。⑤ 冻存胎肝输注法。此外,如有适应证可考虑做脾切除手术。

(1) 支持疗法:要防止外伤引起的出血,适

当地进行室外活动。对于粒细胞低于 $500 \times 10^6 / L (500 / mm^3)$ 的要严格隔离。没有明显感染的患儿,切不可用抗生素预防感染,以免发生菌群紊乱和真菌感染。有感染的患儿应做血培养,及其他病灶如鼻咽分泌物、痰或尿培养等,以便采用相应的抗生素。杀菌类抗生素优于抑菌性抗生素。

(2) 雄激素:雄激素有刺激红细胞生成的作用,可能是通过刺激肾脏产生更多的红细胞生成素和直接刺激骨髓干细胞使之对红细胞生成素敏感。对小儿的疗效优于成人。适用于慢性轻、中度贫血的患儿。常用的为丙酸睾丸酮(testosterone propionate)1～2 mg/(kg・d),每天肌注 1 次,治疗需持续 3～6 个月。有效率为 50%～65%。其他如羟甲雄酮(oxymetholone)1～3 mg/(kg・d),口服;或大力补(methandrostenolone),每次 5 mg,每天 3 次口服;或康力龙(stanozolol),每次 1～2 mg,每天 3 次口服。后三种雄激素的优点是男性化的副作用轻,无体液潴留,但疗效稍差,对肝脏的副作用较大,可致肝功能损害,甚至可引起肝细胞瘤。雄激素可加快骨髓成熟,使骨干与骨骺的愈合提早,因而使体长的增长受到影响。

(3) 肾上腺皮质激素:对骨髓造血功能的作用尚不能肯定,但可使症状得到暂时改善。当与雄激素合用可减少后者对骨骼生长的副作用,延缓骨骺愈合。小量类固醇可减轻因血小板减少而致的出血症状。泼尼松 10 mg/(m²・d)、0.5 mg/(kg・d)即可达到以上目的。剂量太大,容易造成免疫抑制,易发生感染。

(4) 免疫抑制剂:近年来对急、重症再障应用大剂量甲泼尼龙(HD-MP)、抗胸腺球蛋白(ATG)或抗淋巴球蛋白(ALG)取得可喜成果。① HD-MP 即应用甲泼尼龙 20 mg/kg,一次静脉推注,连续 14 天后骤然停药;② ATG 10 mg/kg 持续静脉滴注 12～18 小时,连用 5 天;③ ALG 40 mg/kg 静脉滴注,连用 4 天。应用 ATG 或 ALG 都应与 HD-MP 合用。

(5) 骨髓移植:对于急性、重症患儿已成为最有效的方法,对于配合相合的骨髓移植,约有 50%～80% 的患儿得到较长期的缓解。但由于

骨髓来源等问题尚未能完全解决,故国内尚少应用。脐血及胎盘血干细胞移植,将代替髓移植。

(6) 环胞霉素 A(cyclosporin A):近年曾报道单独应用此药或与 ATG 合用对重型难治性再障开辟了新的治疗途径,但应注意其副作用,如对肾功能的损害等,仍需进一步观察。

(七) 预后

先天性再生障碍性贫血约有 5%～10% 的患儿最后发展为急性白血病,多为粒单型。伴有明显皮肤改变的多不合并肾脏畸形,但最终可转变为鳞状上皮癌或其他恶性肿瘤。

获得性再生障碍性贫血预后因病因而异。如对氯霉素有特异反应的或由传染性肝炎所致的再障,预后极差,而由氯霉素过量引起的则多能恢复。

高危的指征是发病急,出血严重,血小板 $<20 \times 10^9$/L(20 000/mm³),粒细胞 $<5 \times 10^8$/L(500/mm³),网织红细胞极低或消失;骨髓增生明显低下以淋巴细胞和非造血细胞为主;此类患儿约有 50% 以上于发病数月内死于葡萄球菌败血症或卡氏肺囊虫等感染或出血。病情进展缓慢,粒细胞与血小板减少不严重,骨髓受累较轻,对雄激素治疗有反应的,预后较好。骨髓移植后长期存活率可达 30%～60%。

镰状细胞贫血

(一) 病因

(1) 是一种体染色体隐性遗传的慢性疾病。

(2) 由于血红蛋白构造上的缺陷所致,即原来位于血红蛋白 β 多肽链上的第 6 个氨基酸正常的 HbA 分子中是谷氨酸,在病态的 HbS 分子中被缬氨酸所代替。

(二) 临床表现

(1) 若为纯合子即带有两个 S 的血红蛋白,会显示临床症状;若为杂合子即带有一个 S 的血红蛋白,一般不会显示临床症状。

(2) 贫血及溶血:苍白、无力、易疲倦、黄疸。慢性贫血会造成心脏扩大。

(3) 生长发育迟缓。

(4) 肾脏:夜尿增多,血尿。

(5) 肝脏:肝脏肿大,最后形成肝硬化、肝功

能衰竭或坏死。

(6) 脾脏:脾脏肿大,纤维化。

(7) 骨骼:骨质疏松、易变形、骨折等。

(8) 眼睛:视网膜血管阻塞造成视力减退或丧失。

(三) 诊断检查

1. **血象** 可以检查出镰刀状的异常红细胞。红细胞数减少,网织红细胞数减少。白细胞和血小板一般无特殊变化。

2. **血红蛋白电泳法** 利用电泳的特性来分离各种不同的血红蛋白,以检验出是否含有血红蛋白 S。并可分辨出是纯合子还是杂合子。

3. **尿及粪便中胆素原升高**

(四) 治疗

(1) 补充叶酸。

(2) 对症处理。

(3) 预防并发症。

β 珠蛋白生成障碍性贫血

所有类型的珠蛋白生成障碍性贫血(thalasemia)均以自体隐性特质(autosomal recessive trait)遗传。可分 α 型及 β 型,我国以 β 型为多,主要是珠蛋白合成障碍。合成珠蛋白有两个肽链,如果珠蛋白的一条或数条肽链制造发生异常或珠蛋白部分肽链合成受损,再加上正常肽链部分地过度产生,并沉淀于红细胞内,则造成红细胞及其所含血红蛋白的种种异常,同时也使红细胞破坏增加。珠蛋白生成障碍性贫血依其所缺乏的珠蛋白肽链来分类,即 α 肽链制造受损的 α 珠蛋白生成障碍性贫血及 β 肽链制造受损的 β 珠蛋白生成障碍性贫血。

(一) 病因

(1) 由于 β 珠蛋白链的合成不足所致,影响了红细胞的生成,形成严重的溶血性贫血。

(2) 是一种体染色体隐性遗传的疾病。

(二) 临床表现

分为三型。

1. **重型** 又称库力(Cooley)贫血,纯合子珠蛋白障碍性贫血,在婴儿 6～9 个月开始出现贫血,呈进行性加重,体重不增,纳减,腹泻,肝脾肿大,容易感染;3～4 岁体征明显,典型面容,头颅增大,额及顶部隆起,眉距增宽,两颧凸起,鼻梁

塌陷,牙齿前突,可有巨脾或脾亢。

2. 中间型　轻至中度贫血,一般不依赖输血维持生命。但当临床症状表现如重型患儿时,即要同重型患儿一样规则输血;有些中型患儿因感染而暂时性血红蛋白下降,此时输血又可复原。

3. 轻型　无症状,不需要输血。

(三) 辅助检查

1. 血象　呈小细胞低色素性贫血。网织红细胞数正常或增高。有异形、碎片红细胞。

2. 骨髓象　以红系增生为主。粒细胞、红细胞比值倒置。

3. 红细胞　渗透脆性减低。

4. 尿及粪便　胆素原升高。

5. 胎儿血红蛋白　明显增高。

(四) 治疗

1. 支持疗法　定期输血:输血前血红蛋白应维持至少在 95 g/L 以上,输血后血红蛋白最好在 120～150 g/L 间,平均 3、4 周定期输血 1 次,每次输 1 unit(单位、袋)或更多单位,应依年龄体重请医生核定,输血前后均要检验血红蛋白(Hb)血容积(Ht)。

2. 补充铁剂

3. 补充维生素　① 维生素 C:服用可增强排铁剂排铁效果,心脏衰竭者禁忌用。② 叶酸、烟碱酸:维持造血需要。③ 维生素 E:增加红红胞寿命。

4. 脾脏切除　输血量超过每年 200 ml/kg 则需脾脏切除,切除后遵医嘱服用抗生素预防感染。

四、护理评估

(一) 健康史

向家长了解患儿发病情况、喂养方式及饮食习惯、母亲孕期情况及其他慢性疾病史。

(二) 身体状况

严密观察患儿的生命体征变化,皮肤黏膜的苍白程度。有无智力和体格发育落后。肝、脾、淋巴结有无肿大及程度。患儿是否出现恶心、食欲不振。

(三) 心理社会状况

了解家长的心理状况和对疾病的认识程度,

有无缺乏对贫血的知识;了解患儿的居住环境条件、经济条件、家长的文化程度。

五、护理诊断

(一) 患儿方面

1. 活动无耐力　红细胞减少,血红蛋白携氧减少所致。

2. 营养失调　低于机体需要量与各种造血物质和营养物质缺乏。

3. 生长发育延迟　与贫血致组织缺氧和营养物质缺乏有关。

4. 潜在性感染　与免疫力低下和营养不良有关。

(二) 家长方面

1. 焦虑　与患儿病情复杂有关。

2. 知识缺乏　与家长及年长儿健康保健和营养知识不足有关。

六、预期目标

(一) 患儿方面

(1) 患儿获得适宜的营养和水分。

(2) 显示无感染症状。

(3) 显示无出血症状或出血症状得以控制。

(4) 患儿显示无意外损伤。

(5) 患儿显示良好的心理适应。

(二) 家长方面

(1) 家长能说出治疗的原理及预防知识。

(2) 能说出所使用药物的作用、副作用、剂量和方法。

(3) 能复述何时需要复诊。

七、护理措施

(一) 患儿方面

1. 一般护理

(1) 注意休息,适量活动:根据贫血程度和患儿耐受程度来制定休息方式,活动的强度和时间可根据贫血的程度来决定。贫血程度轻时,患儿对日常活动均可耐受,但剧烈运动时较同龄正常小儿易感疲乏,甚至头昏目眩。因此,应让患儿生活有规律,做适合个体的运动。无需卧床。对严重贫血者,应根据其活动耐力下降程度制定休息方式、活动强度及每次活动持续时间。

（2）加强护理，预防感染：患儿独病种置一室，避免交叉感染；经常彻底清洗双手；若体温升高及时报告医生。各种治疗操作尽量集中。避免到公共场所。

（3）合理安排饮食：了解患儿的饮食喜好，指导患儿进食高维生素、高热量和高铁食物。

2. 药物治疗护理

（1）缺铁性贫血：应用铁剂的护理要点：① 剂量以元素铁计算，口服量为 4～6 mg/(kg·d)，分 2～3 次口服，疗程为 2～6 个月。长期服用可致铁中毒。② 由于铁剂对胃肠道的刺激，可引起胃肠不适及疼痛、恶心、呕吐、便秘或腹泻，故口服铁剂从小剂量开始，在两餐之间投药。③ 可与稀盐酸和(或)维生素 C 同服，以利吸收；忌与抑制铁吸收的食品同服。④ 服铁剂后，牙齿往往染黑，大便呈黑色，停药后恢复正常，应向家长说明其原因，消除顾虑。⑤ 观察疗效：铁剂治疗有效者，于投药后 3～4 天网织红细胞上升，1 周后可见血红蛋白逐渐上升，如服药 3～4 周无效，应查找原因。⑥ 注射铁剂应精确计算剂量，分次深部肌内注射，每次应更换注射部位，以免引起组织坏死。偶见注射右旋糖酐铁引起过敏性休克，故首次注射应观察 1 小时。

（2）巨幼细胞性贫血：主要应用维生素和叶酸治疗。维生素 B_{12} 的剂量为每次 100 μg/次，每周肌内注射 2 次，连续 2～4 周，直至网织红细胞正常、已能配合添加辅食为止。对叶酸缺乏者，口服叶酸 5 mg 每天 3 次，连用 2 周后，可改每天 1 次。维生素 C 能促进叶酸的利用，可同时口服，以提高疗效。目前主张维生素 B_{12} 和叶酸联合应用，再加服维生素 C，可提高疗效。应用维生素 B_{12} 和(或)叶酸合治疗 3～4 天后，一般精神神经症状好转，网织细胞开始增加，6～7 天达高峰（15%～16%），2 周后降至正常，2～6 周红细胞和血红蛋白恢复正常，骨髓巨幼红细胞可于维生素 B_{12} 治疗 3～72 小时后。叶酸治疗 24～48 小时后，转为正常。但巨幼粒和分叶过多的巨核细胞可能存在数天。神经系统恢复较慢，少量患儿需经数月后才能完全消失。

（3）其他：使用皮质激素治疗会造成身体外观变化，护理人员应在治疗前先解释药物的副作用，并提供患儿表达机会，使患儿可以接受身体外观变化。

（二）家长方面

让患儿家长充分了解贫血的危害及其产生的原因，使家长能从预防着手，去除病因（如饮食等），减少贫血的发生。教会家长家庭护理的方法和随诊的时间。

1. 缺铁性贫血　强调孕妇及哺乳期妇女的营养。合理喂养，提倡母乳喂养及时添加含铁丰富的食品，纠正小儿偏食。服用铁剂的注意事项。宣传贫血的危害性。定期对小儿体检，及早发现贫血并及早治疗，制订饮食计划。

2. 巨幼细胞性贫血　合理喂养知识宣教，药物使用及其疗效观察知识的教育，正确的口腔护理方法。

3. 再障　出血、感染的防治措施，药物应用及其副作用观察，提供必要的家庭支持以使患儿家长勇敢面对困难，增强战胜疾病的信心。

八、效果评价

（一）患儿方面

（1）体温持续维持正常。

（2）患儿能按要求进食。

（3）患儿能表达自己的感受，并能接受外观改变。

（二）家长方面

（1）能说出家庭护理的措施。

（2）知道何时复查和定时复查的重要性。

第三节　出血性疾病

特发性血小板减少性紫癜

特发性血小板减少性紫癜（idiopathic thrombocytopenic purpura，ITP）是小儿最常见的出血性疾病，其特点是自发性出血，血小板减少，出血时间延长和血块收缩不良。骨髓中巨核细胞的发育受到抑制。

一、病因

约 80% 患儿在发病前 3 周有病毒感染史，

多为上呼吸道感染,还有约 20％患儿的先驱病是风疹、麻疹、水痘、腮腺炎、传染性单核细胞增多症、肝炎、巨细胞包涵体病等疾病。约 1％病例因注射活疫苗后发病。

二、发病机制

目前认为病毒感染引起 ITP 不是由于病毒的直接作用而是有免疫机制参与;因为常在病毒感染后 2～3 周发病,且患儿血清中大多数存在血小板表面包被抗体(PAIgG)增加,引起血小板被吞噬细胞所破坏。急性型比慢性型抗体量更高,血小板破坏更多。有的患儿同时发生血小板减少性紫癜和自身免疫性溶血;新生儿患儿约半数母亲患有同样疾病;这些现象都支持 ITP 是免疫性疾病。

三、临床表现

本病见于小儿各年龄时期,分急性(≤6 个月)与慢性(>6 个月)两型。小儿时期多为急性 ITP,多见于婴幼儿时期,7 岁以后明显减少。春季发病数较高。既往无出血史,发病突然,出血严重,出血前不久或出血的同时往往患上呼吸道感染。慢性病例无明显年龄高峰但多见于学龄期,多数发病潜隐,出血症状较轻,约 10％患儿是由急性转为慢性。也可依照病情分为四度:① 轻度:血小板 $<100\times10^9/L$(10 万/mm³)而$>50\times10^9/L$,只在外伤后出血。② 中度:血小板$\leq50\times10^9/L$ 而$>25\times10^9/L$,尚无广泛出血。③ 重度:血小板$<25\times10^9/L$ 而$>10\times10^9/L$,见广泛出血,外伤处出血不止。④ 极重度:血小板$<10\times10^9/L$,自发性出血不止,危及生命(包括颅内出血)。

ITP 出血的特点是皮肤、黏膜广泛出血,多为散在性针头大小的皮内或皮下出血点,形成淤点或淤斑;四肢较多,但也可为全身性出血斑或血肿;有些患儿以大量鼻出血(约占 20％～30％)或牙龈出血为主诉。常见呕血或黑便,多为口鼻出血时咽下所致,发生真正胃肠道大出血者并不多见。球结膜下出血也是常见症状。偶见肉眼血尿。约 1％患儿发生颅内出血,成为 ITP 致死的主要原因。

除了皮肤、黏膜出血外,仅 10％～20％患儿有轻度脾肿大。急性暴发型患儿常伴有发热。出血严重者可有失血性贫血,则可发生失血性休克。常伴有局部血肿的相应症状,颅内出血时表现为头痛、嗜睡、昏迷、抽搐、麻痹等症状。急性暴发型患儿除血小板减少外,常伴有血管壁的损害,故出血较重。

四、实验室检查

(一)血象

出血不重者多无红、白细胞的改变,偶见异常淋巴细胞,提示由于病毒感染所致。急性出血时期或反复多次出血之后,红细胞及血红蛋白常减少,白细胞增高,网织红细胞于大出血后可增多。外围血中最主要的是改变是血小板减少至 100×10^9 L 以下,出血轻重与血小板高低成正比,血小板$<50\times10^9$ L 时可见自发出血,$<20\times10^9$ L 时出血明显,$<10\times10^9$ L 时出血严重。慢性患儿可见血小板形态大而松散,染色较浅;出血时间延长,凝血时间正常,血块收缩不良或不收缩;凝血酶原消耗减少,凝血活酶生成不良。血小板极度减少时,由于缺乏血小板第 3 因子,可致凝血时间延长,血小板寿命很短。

(二)骨髓象

出血严重者可见反应性造血功能旺盛。急性病例巨核细胞总数正常或稍高;慢性患儿巨核细胞多增高,多在 0.2×10^9 L(200/mm³)以上,甚至高达 0.9×10^9 L(正常值 $0.025\sim0.075\times10^9/L$)。巨核细胞分类:原巨核细胞和幼稚巨核细胞百分比正常或稍高;成熟未释放血小板的巨核细胞显著增加,可达 80％;而成熟释放血小板的巨核细胞极少见。为了确诊此病而排除白血病或再生障碍性贫血时须进行骨髓检查。

(三)血小板抗体检测

主要是血小板表面 IgG(PA IgG)增高,阳性率为 66％～100％。同时检测 PAIgG、PAIgM、PAIgA 可提高检测阳性率。PAIgG 增高并非本病特异性改变,在其他免疫性疾病亦可增高,但非免疫性血小板减少性紫癜 PAIgG 不增高。一般在 PAIgG 下降时血小板才上升,有人报道每个血小板 PAIgG 量$>1.1\times10^{-12}$ g 的病例用激素治疗无效,而每个血小板 PAIgG 量为(0.5～1.0)×10^{-12} g 的病例激素疗效好。切脾前如果 PAIgG 极高亦预示手术效果不好。如激素治疗或切脾手术后 PAIgG 恢复正常则预后好,如 PAIgG 持续增高则提示治疗无效。

五、治疗

(一) 一般疗法

急性病例主要于发病 1～2 周内出血较重,因此发病初期,应减少活动,避免创伤,尤其是头部外伤,重度者卧床休息。应积极预防及控制感染,阿司匹林可致出血,亦须避免。给予足量液体和易消化饮食,避免口腔黏膜损伤。为减少出血倾向,常给大量维生素 C、维生素 K 及维生素 P。局部出血者压迫止血。一般病例不需给以特殊治疗。若出血严重或疑有颅内出血者,应积极采取各种止血措施。慢性病例出血不重或在缓解期均不需特殊治疗,但应避免外伤,预防感染,有时轻微呼吸道感染即可引起严重复发。对出血严重或久治不愈者应进行特殊疗法。

(二) 输新鲜血或血小板

仅可作为严重出血时的紧急治疗。因患儿血中存在抗血小板抗体,输入的血可很快破坏,寿命短暂(几分钟至几小时)。故输血或血小板不能有效提高血小板数。

(三) 肾上腺皮质激素

一般认为激素的疗效系由于:① 降低毛细胞细血管通透性,减少出血倾向。② 减低免疫反应,并可减少 PAIgG 的产生及抑制脾脏单核-巨噬细胞对附有抗体血小板的吞噬作用。故在 ITP 患儿早期应用大量激素后,出血现象可较快好转。目前仍主张在发病 1 个月内(特别是 2 周内)病情为中度以上或发病时间虽长,但病情属重度以上的患儿应给予激素治疗。用药原则是早期、大量、短程。一般用泼尼松 60 mg/(m^2·d)[2 mg/(kg·d)]分 2～3 次或清晨 1 次口服。若出血严重,泼尼松可用至 120 mg/(m^2·d)口服或用氢化可的松 400 mg/(m^2·d)或地塞米松 10～15 mg/(m^2·d)静脉点滴,待出血好转即改为泼尼松 60 mg/(m^2·d)。一般用药 3 周左右,最长不超过 4 周,逐渐减量至停药。

(四) 大剂量丙种球蛋白静滴

对重度以上出血患儿,亦可静脉点滴输入大剂量精制丙种球蛋白(IgG),约 0.4 g/(kg·d),连用 5 天。约 70%～80% 的患儿可提高血小板计数,特别对慢性患儿有暂代切脾手术的倾向。但此种精制品费用昂贵,一时不易推广。

(五) 免疫抑制剂

激素治疗无效者尚可试用:① 长春新碱每次 1.5～2 mg/m^2(最大剂量 2 mg/次)静脉注射每周 1 次;或每次 0.5～1 mg/m^2 加生理盐水 250 ml 缓慢静脉滴注,连用 4～6 周为 1 个疗程。用药后血小板可见上升,但多数患儿停药后又下降,仅少数可长期缓解。因疗效短暂,故较适用于手术前准备。② 环磷酰胺 2～3 mg/(kg·d)口服或每次 300～600 mg/m^2 静脉注射,每周 1 次。有效时多在 2～6 周,如 8 周无效可停药。有效者可继续用药 4～6 周。③ 硫唑嘌呤 1～3 mg/(kg·d),一般 1 个月后方可显效。这些免疫抑制剂可与皮质激素合用。

(六) 脾切除疗法

脾切除对慢性 ITP 的缓解率为 70%～75%。但应严重掌握手术指征,尽可能推迟切脾时间。

六、护理评估

(一) 健康史

向家长了解患儿发病情况,有无家族史和遗传史。

(二) 身体状况

严密观察患儿的生命体征变化,皮肤、黏膜有无出血点,淤点或淤斑;四肢较多。患儿是否主诉鼻出血或牙龈出血。观察球结膜下及尿色,是否有头痛、嗜睡、昏迷、抽搐、麻痹等症状。

(三) 心理社会状况

了解家长的心理状况和对疾病的认识程度,有无缺乏对 ITP 的知识;了解患儿的居住环境条件、经济条件、家长的文化程度。

七、护理诊断

(一) 患儿方面

1. 组织完整性受损　与出血、血小板计数减少、出血时间延长等有关。

2. 有感染的危险 与长期大剂量使用糖皮质激素、使用免疫抑制剂有关。

3. 自我形象紊乱 长期大剂量使用糖皮质激素有关。

(二) 家长方面

1. 焦虑 与患儿反复出血有关。

2. 知识缺乏 与家长对疾病治疗、护理不了解有关。

八、护理目标

(一) 患儿方面

(1) 指导获得适宜的营养和水分。

(2) 显示无感染症状。

(3) 显示无出血症状或出血症状得以控制。

(4) 患儿显示无意外损伤。

(5) 患儿显示良好的心理适应。

(二) 家长方面

(1) 家长能说出治疗的原理及预防知识。

(2) 能说出所使用药物的作用、副作用、剂量和方法。

(3) 能复述何时需要复诊。

九、护理措施

(一) 患儿方面

(1) 供给患儿足够的休息时间,劝导患儿卧床休息。

(2) 单独病种置一室,避免交叉感染;经常彻底清洗双手;对出血部位要积极控制以免引起感染。

(3) 进行各种穿刺后,应局部压迫 5 分钟;刷牙时尽量使用软毛牙刷;饮食应柔软易消化,不宜过热。

(4) 避免患儿进行各种剧烈运动;各种治疗护理操作后应拉好床栏。

(5) 使用皮质激素治疗会造成身体外观变化,护理人员应在治疗前先解释药物的副作用,并提供患儿表达机会,使患儿可以接受身体外观变化。

(二) 家长方面

(1) 向家长解释病因、治疗过程的基本原理和结果。

(2) 告知所用药物的使用方法、作用和不良反应。

(3) 教会家长家庭护理的方法和随诊的时间。

十、效果评价

(一) 患儿方面

(1) 患儿无持续出血症状,或出血症状好转。

(2) 患儿体温持续维持正常。

(3) 患儿能按要求进食。

(4) 患儿能表达自己的感受,并能接受外观改变。

(二) 家长方面

(1) 说出家庭护理的措施。

(2) 知道预防的重要性及避免病毒感染的方法。

(3) 知道何时复查和定时复查的重要性。

(倪颖)

血 友 病

血友病(hemophilia)是一组遗传性凝血因子缺乏所致的出血性疾病。

一、分类

根据不同凝血因子缺乏分为三种类型。

(一) 血友病 A

由于凝血因子Ⅷ缺乏或功能缺陷引起的一种性联隐性遗传性出血性疾病。

(二) 血友病 B

即由凝血因子Ⅸ的凝血活性减少引起的一种性联隐性遗传性出血性疾病。

(三) 血友病 C

由凝血因子Ⅺ的活性降低所致。

其中以血友病 A 最常见,约占总发病率的 $80\% \sim 85\%$,血友病 B 约占总发病率的 $10\% \sim 15\%$,血友病 C 约占总发病率的 5%。

二、血友病的常见病因

血友病 A

血友病 A 是典型性联隐性遗传性出血性疾

病,一般为女性传递,男性发病。凝血因子Ⅷ缺陷所致的出血性疾病。

(一)病因

凝血因子Ⅷ缺乏或功能异常。

(二)发病机制

凝血因子Ⅷ是一种糖蛋白,包括两个组成部分:分子量小的部分,包括凝血因子Ⅷ的促凝血活性部分Ⅷ:C及促凝血活性抗原Ⅷ:Cag;分子量大的部分称为凝血因子Ⅷ相关蛋白ⅧR。

凝血因子Ⅷ的产生由X染色体控制。主要合成部位在肝脏、脾脏和淋巴结。由于基因缺陷导致Ⅷ:C缺如或减少,或者生成异常分子使其活性降低,是血友病发生的根本原因。凝血因子Ⅷ是凝血因子Ⅹ转化为Ⅹa过程中必需的辅助因子,活化的凝血因子Ⅷ(Ⅷa)促使Ⅹa的生成。血友病A患儿由于因子Ⅷ活性降低,致使凝血酶生成延迟,纤维蛋白生成延迟并脆弱,因此容易出血且伤口不易愈合。

(三)临床表现

男性发病,女性携带,女性发病罕见。一般有家族史,符合性联隐性遗传规律。出血程度和发作频率与血液中凝血因子Ⅷ缺乏程度成正比。以关节、肌肉和深部组织出血为特征。

1. 关节积血 是血友病A最常见的症状。负重大的关节最易受累,如踝关节、膝关节、髋关节和肘关节。可为自发性或外伤性引起。关节内积血引起关节肿胀、疼痛、活动受限,通常关节腔内积血吸收不完全,残留血液刺激滑膜增生,且由于细胞内铁沉积引起关节变形强直或畸形。

2. 肌肉血肿 肌肉出血并出现血肿可见于任何部位,但主要见于负重肌肉群,如腓肠肌及上肢肌肉。血肿压迫神经时可引起周围神经损伤,出现相应部位疼痛和感觉异常。

3. 轻度外伤或小手术后出血 为血友病的特征性症状之一,一般表现为慢性持续出血。

4. 其他部位出血 血尿、消化道出血和颅内出血少见,但颅内出血是血友病最常见的死亡原因。常由脑外伤引起。

(四)实验室检查

筛查试验包括PT、APTT、TCT、BT等,患儿表现为APTT延长,而PT、TCT、BT和血小板计数正常。确诊试验包括凝血因子Ⅷ:C活性<350 U/L或活性<35%,其他凝血因子正常。

诊断:男性患儿,反复关节积血或深部血肿,血浆Ⅷ:C活性<35%,有性联的家族出血史即可诊断。

根据Ⅷ:C活性水平将血友病A分为4种临床类型(表9-4)。

表9-4 临床分型与血浆凝血因子Ⅷ活性

严重程度	循环中凝血因子活性(%正常)	临 床 表 现
重度	<1%	小儿期反复自发出血,未充分治疗者关节畸形
中度	1%~5%	外伤后出血,偶有自发出血
轻度	5%~25%	外伤或手术后出血
亚临床型	25%~40%	可无出血症状

(五)治疗

1. 一般原则 尽早治疗,避免出血并发症,防止关节萎缩和关节挛缩。避免肌内注射、外伤或手术,未做替代性治疗前禁骨穿。关节出血发作时,患肢抬高、休息并保持功能位置。出血停止后在替代输注凝血因子Ⅷ条件下,行关节穿刺抽取局部积血,可适当锻炼和功能训练。

2. 替代性治疗 使用含有凝血因子Ⅷ的血液制品,如新鲜血浆、冷沉淀制剂和凝血因子Ⅷ浓缩制剂,当因子活性水平提高至正常水平15%~20%时,即可获得止血效果。这是血友病A的主要治疗措施。

(1)新鲜血浆:每1 ml血浆含1 U的Ⅷ:C,小儿一般可按10~15 ml/kg输入新鲜血浆。

(2)沉淀制剂:每20 ml冷沉淀制剂含有凝血因子Ⅷ 200U,冰冻保存,输注前37℃解冻,止血效果好,不增加血循环量,适用于心肺功能不全者。

(3)凝血因子Ⅷ浓缩制剂:一般输入Ⅷ浓缩制剂1 U/kg,可提高血浆Ⅷ:C活性2%。因子Ⅷ在体内半衰期为8~12小时,故维持治疗要8~12小时给药1次。

(4)对症处理。

血友病 B

(一) 病因

由于血液中缺少凝血活酶成分即凝血因子IX所致,亦为性联隐性遗传,一般为女性传递,男性发病。凝血因子IX位于X染色体臂。

(二) 临床表现

不易与血友病 A 区别,但出血较轻。一般无出血症状,在外伤和手术后出血明显。

(三) 实验室检查

因子IX：C活性测定或基因检测。

(四) 治疗

(1) 一般治疗同血友病 A。

(2) 可输储存 5 天内或数周的冷藏血浆每次 10 ml/kg。因为因子IX在体外较稳定,且在体内半衰期为 30 小时,故 24 小时输注 1 次即可。

(3) 其他对症处理。

血友病 C

(一) 病因

由于血液中缺少凝血活酶前质即凝血因子XI所致,为常染色体不完全隐性遗传,男女均可发病。为基因缺陷所致。

(二) 临床表现

出血症状较轻。纯合子较重,可有皮肤黏膜淤斑、鼻出血,外伤或手术后可出血明显。杂合子较轻,一般无症状。

(三) 实验室检查

因子XI：C活性测定。

(四) 治疗

(1) 一般治疗同血友病 A。

(2) 输注新鲜全血或血浆。因子XI在体内半衰期为 48~84 小时,故 2~3 天输注 1 次。

三、护理评估

(一) 健康史

向家长了解患儿发病情况、有无家族史和遗传史。

(二) 身体状况

严密观察患儿的出血情况,血肿范围,关节活动受限和变形情况。

(三) 心理社会状况

了解家长的心理状况和对疾病的认识程度,有无缺乏对血友病的知识;了解患儿的居住环境条件、经济条件、家长的文化程度。

四、护理诊断

(一) 患儿方面

1. 出血倾向和出血 与血小板减少、管壁功能异常及血肿凝血因子缺乏或血中抗凝物质增加有关。

2. 疼痛 与关节腔出血、肌肉创伤性损伤等有关。

3. 有颅内出血的危险 与血小板减少或DIC、维生素 K_1 缺乏有关。

(二) 家长方面

1. 焦虑 与患儿反复出血有关。

2. 知识缺乏 与家长对疾病治疗、护理不了解有关。

五、预期目标

(一) 患儿方面

(1) 保护患儿,避免意外伤害。

(2) 心理护理,使患儿有信心战胜疾病。

(二) 家长方面

(1) 家长能说出治疗的原理及预防知识。

(2) 能说出所使用药物的作用、副作用、剂量和方法。

(3) 能复述何时需要复诊。

六、护理措施

(一) 患儿方面

1. 休息 供给患儿足够的休息时间,劝导患儿卧床休息;各种治疗操作尽量集中,以确保患儿足够的休息。

2. 密切观察病情,及时发现出血所致的危急情况 ① 观察皮肤淤点(斑)变化。② 观察血小板数量变化。当外周血小板 $<20\times10^9/L$ 时,常有自发性出血。血小板数量愈少出血现象愈重,故对血小板数量极低者需密切观察有无出血情况发生。③ 严重出血时,如鼻出血、内脏出血、颅内出血,需定时测血压、脉搏、呼吸,观察面色,记录失血量。如面色苍白加重、呼吸脉搏增快、出汗、血压下降提示失血性休克。若有烦躁

不安、嗜睡、头痛、呕吐，甚至惊厥，颈抵抗，提示颅内出血。颅内出血时出现呼吸变慢不规则、双侧瞳孔大小不等，提示合并脑疝。颅内出血常危及生命。消化道出血时常有腹痛、便血、血尿、腰痛提示肾出血。

3. 止血 鼻、口黏膜出血可用浸有 1％麻黄素或 0.1％肾上腺素的纱条、棉球或明胶海绵压迫局部。如上述压迫止血无效，立即采用其他止血措施。对严重出血者需配血，输注同血型血小板。

4. 消除恐惧心理 患儿对出血及止血技术操作可能产生惧怕，表现哭闹、躁动、不合作使出血加重。故术前需讲明道理，尽量消除恐惧心理，争取患儿配合。

5. 避免损伤 ① 床头床栏用软塑料制品包扎，忌玩锐利玩具，限制剧烈活动，以免碰伤、刺伤、摔伤引起出血。② 尽量减少肌内注射，以免引起深部血肿。③ 禁食坚硬和多刺的食物。④ 保持大便通畅，以免排便致腹压增高诱发颅内出血。

6. 预防感染 患儿病室应与感染病室分开。注意保持出血部位清洁。

7. 健康教育 ① 指导压迫止血方法。② 指导自我保护方法。如服药期间不与感染患儿接触，去公共场所需戴口罩，衣着适度，尽可能避免感染，以免引起病情加重或复发。③ 指导预防外伤方法。如不使用硬质牙刷、不挖鼻孔、不玩锐利的玩具和工具，不做易发生外伤的运动。④ 本病预后多数良好，但少数可转为慢性或复发型。故应指导家长识别出血征象，如淤点、黑便，一旦发现出血立即回院复查及治疗。⑤ 脾切除治疗的患儿易患呼吸道及皮肤化脓性感染，甚至败血症。在术后 2 年内，患儿应定期随诊，每月口服青霉素数天或肌内注射长效青霉素 1 次，酌情注射丙种球蛋白，以增强抗感染能力。

（二）家长方面

（1）向家长解释病因、治疗过程的基本原理和结果。

（2）告知所用药物的使用方法、作用和不良反应。

（3）教会家长家庭护理的方法和随诊的时间。

七、效果评价

（一）患儿方面

（1）患儿无持续出血症状，或症状好转。

（2）患儿能表达自己的感受，了解外观改变，并表现良好的适应。

（二）家长方面

（1）能说出家庭护理的措施。

（2）知道如何预防的重要性，及避免外伤的方法。

第四节 白 血 病

白血病（leukemia）是小儿时期最常见的造血系统恶性肿瘤，其特征是骨髓、淋巴结等造血系统中一种或多种血细胞成分发生恶性肿瘤，并浸润体内各脏器组织，导致正常造血细胞受抑制，产生各种症状。白血病临床上常以发热、出血、贫血，肝、脾、淋巴结肿大为特点。白血病一般按自然病程和细胞幼稚程度分为急性和慢性，按细胞类型分为粒细胞、淋巴细胞、单核细胞等类型，临床表现各有异同之处。可经中药及化疗，大部分可达缓解，也可骨髓移植治疗，一部分可长期存活甚至治愈。15 岁以下小儿白血病的发病率为 4/10 万左右，约占该时期所有恶性肿瘤的 35％。其特征为白血病细胞在骨髓中异常增生，进入血流并浸润至其他组织与器官，从而产生一系列临床症状。

一、病因

病因目前尚未完全阐明，但较为公认可能与以下因素有关。

（一）病毒因素

RNA 肿瘤病毒在鼠、猫、鸡和牛等许多哺乳动物的致白血病作用已经肯定，这类病毒所致的白血病多属于 T 细胞型。

（二）化学因素

一些化学物质有致白血病的作用。如接触苯及其衍生物的人群白血病发生率高于一般人群。亚硝胺类物质、保泰松及其衍生物、氯霉素等均可诱导白血病,但还缺乏统计资料。某些抗肿瘤的细胞毒药物如氮芥、环磷酰胺、丙卡巴肼(甲基苄肼)、依托泊苷(VP16)、替尼泊苷(VM26)等,都公认有致白血病的作用。

(三) 放射因素

有确实证据表明,各种电离辐射可诱发人类白血病。白血病的发生取决于人体吸收辐射的剂量,整个身体或部分躯体受到中等剂量或大剂量辐射后都可诱发白血病。

(四) 遗传因素

有染色体畸变人群白血病的发病率高于正常人。如唐氏综合征的患儿白血病的发病率较正常小儿高出 10~30 倍;Bloom 综合征、Fanconi 综合征发病率比一般小儿高。当家庭中有一个成员发生白血病时,其近亲发生白血病的概率比一般人高 4 倍。单卵双生中如一个患急性白血病,另一个发生率为 20%~25%。以上事实均提示白血病的病因可能与遗传有关。

二、分类

根据白血病细胞的分化程度,自然病程的长短,可将白血病分为急性和慢性两大类,再根据细胞的类型分为若干型。如急性白血病又分为急性淋巴细胞白血病和急性非淋巴细胞白血病。我国参照法、美、英三国血液学家共同拟定的FAB 分类,提出以下分型方案。

(一) 一般类型白血病

1. 急性白血病

(1) 淋巴细胞型:① 第一型(L1)。② 第二型(L2)。③ 第三型(L3)。

(2) 非淋巴细胞型:① 粒细胞白血病:未分化型(M1)。② 粒细胞白血病:部分分化型(M2)。③ 颗粒增多的早幼粒细胞白血病(M3)。④ 粒-单核细胞白血病(M4)。⑤ 单核细胞白血病(M5)。⑥ 红白血病(M6)。⑦ 巨核细胞白血病(M7)。

2. 慢性白血病 ① 淋巴细胞白血病。② 粒细胞白血病。③ 粒-单核细胞白血病。④ 单核细胞白血病。

(二) 特殊类型白血病

(1) 增生性白血病。

(2) 淋巴肉瘤白血病。

(3) 组织细胞(网状细胞)肉瘤白血病。

(4) 浆细胞白血病。

(5) 多毛细胞白血病。

(6) 嗜酸性粒细胞白血病。

(7) 嗜碱性粒细胞白血病。

(8) 难分型的急性白血病等。

小儿时期以急性淋巴细胞白血病为主,约占小儿白血病的 75% 以上;急性非淋巴细胞白血病约占 20%~25%;慢性只占 3%~5% 左右。

除上述形态学分类外,还可以结合免疫学、细胞遗传学进行分型,即 MIC 分型。

三、临床表现

早期症状不典型,常表现为面色苍白、精神不振、食欲低下、鼻出血及牙龈出血等。少数小儿以发热和骨、关节痛为首发症状。

(一) 白血病细胞浸润影响正常造血细胞生成所表现的临床症状

1. 发热 是本病常见症状。低热多为本病发热,高热常为感染所致。感染发生的部位通常为口腔、呼吸道、泌尿道、肛周及皮肤。

2. 出血 皮肤、黏膜出血多见,约半数患儿有鼻出血、牙龈出血和皮肤紫癜或淤点、淤斑,偶见颅内出血。出血原因除血小板的质与量异常外,亦可由于白血病细胞对血管壁的浸润性损害,使渗透性增加。T 细胞性急性淋巴细胞白血病(T-ALL)偶可发生 DIC,可能由于原始 T-ALL 细胞释放凝血酶、激酶等物质所致。

3. 贫血 绝大多数患儿有不同程度的贫血。表现为面色苍白,头晕乏力,心悸气短等。

(二) 白血病细胞浸润骨髓以外器官出现的体征

1. 肝、脾、淋巴结肿大 肝脾肿大是本病较常见的体征,约占 50%;淋巴结肿大可高达 90%,以急淋为多见,其次为急单,再次为急粒。

2. 骨及关节疼痛 胸骨压痛是本病有诊断意义的体征。疼痛的部位多发生在四肢骨及关节,呈游走性,局部无红、肿、热现象。此外,少数年轻急粒患儿之扁骨可出现绿色瘤,其特点为质硬并与骨膜相连,肿块呈青色,皮薄处可呈绿色。

3. 皮肤及五官表现 皮肤可见斑丘疹、结节、肿块、皮炎等;牙龈肿胀出血,口腔溃疡和咽痛,以急单为显著。眼眶为绿色瘤多发部位,以突眼症为主要表现,重者可出现眼肌瘫痪失明。

4. 其他 中枢神经系统由于浸润及出血等可出现颅内压增高及脑神经损害,外周神经也可受累。心包膜、心肌及心内膜皆可被浸润,但有临床表现者较少见,可表现为心包积液、心律失常及心衰等。支气管及肺亦可受到白血病细胞的浸润。睾丸浸润可致睾丸无痛性肿大。随着病程的延长,若不采用有效预防措施,睾丸白血病的发生将增多。合并睾丸白血病的平均病程为13个月,大多在骨髓处于完全缓解时发生。若不及时治疗,则可导致骨髓复发。

四、实验室检查

(一) 血象

(1) 红细胞数目减少,呈中度不成熟表现,出现各种形态的红细胞。

(2) 50%的小儿血红蛋白低于 80 g/L(8 g/dl),导致贫血现象。

(3) 血小板减少,当低于 50×10^9/L(5 万/mm³)时就会有出血倾向。

(4) 白细胞总数一般会增加,主要是原始细胞和幼稚细胞占多数。数目因人而异,通常在发病时高于 100×10^9/L(10 万/mm³)以上者预后较差。但 30% 左右的小儿在发病时低于 50×10^9/L(5 万/mm³),在正常范围。

(二) 骨髓象

骨髓检查是确诊白血病的重要依据。典型的骨髓象为该类型白血病的原始和幼稚细胞极度增生,幼红细胞和巨核细胞减少。少数小儿骨髓象示增生低下。

(三) 组织化学染色

主要用于研究骨髓细胞的生物化学染色,有助于鉴别不同类型的白血病。

五、治疗

近 20 年来,由于新的抗白血病药物不断出现,新的化疗方案和治疗方法不断改进,小儿白血病,尤其是小儿急性淋巴细胞性白血病(ALL)的预后明显改善。现代的治疗已不是单纯获得缓解,而是争取长期存活,最终达到治愈,并高质量生活。

联合化疗是白血病治疗的核心,并贯彻治疗的始终。其目的是尽量杀灭白血病细胞,清除体内的微量残留白血病细胞,防止耐药的形成,恢复骨髓造血功能,尽快达到完全缓解,尽量少损伤正常组织,减少治疗晚期的后遗症(常见化疗药物的作用机制、副作用及护理要求见表 9-5)。

表 9-5 常见化疗药物的作用机制、副作用及护理

药 物	作 用 机 制	副 作 用	护 理 要 求
CTX(环磷酰胺)	烷化基类制剂为多功能的化合物,对抗肿瘤细胞为抑制其 DNA 的复制,RNA 转录等功能。	恶心、呕吐 骨髓抑制 出血性膀胱炎 严重免疫抑制	用药前后大量口服或静脉点滴液体 观察患儿排尿情况,记录色、质量 监测血常规
甲氨蝶呤(MTX)	属抗代谢类药物;叶酸拮抗剂,抑制叶酸还原酶,阻止 DNA 的合成	恶心、呕吐 黏膜溃疡 骨髓抑制 免疫抑制	用药前碱化尿液,减少副作用 及时使用解救剂
巯嘌呤(6-MP)	属抗代谢类药物;嘌呤类拮抗剂,阻止细胞核酸的形成,抑制细胞增生	恶心、呕吐 腹泻、腹痛 骨髓抑制 免疫抑制	此药为口服化疗药,应尽量睡前服用

续　表

药　物	作 用 机 制	副 作 用	护 理 要 求
长春新碱(VCR)	属植物碱类,可抑制细胞的有丝分裂纺锤体	骨髓抑制 神经毒性 麻痹性肠绞痛	药物外渗会导致蜂窝织炎 密切观察患儿大便情况,有无腹部不适的主诉 起床活动时予以扶持,防止意外发生
柔红霉素	属抗生素类;抑制 DNA 合成	恶心、呕吐 骨髓抑制 静脉炎 心脏毒性	只能用无菌注射用水稀释 确保药物不外渗 观察心跳情况,必要时做辅助检查 注意累积剂量 告知患儿用药后尿液会变红
门冬酰胺酶(ASP)	属酶类药物;阻止细胞 DNA 的合成	过敏反应(包括过敏性休克) 恶心、呕吐 发热 毒性:肝功能异常;高血糖;肾衰竭	用药前做皮试 注意有无荨麻疹、神经性水肿、腹痛等 定时监测肝肾功能
泼尼松或 DX	属类固醇类药物	骨髓抑制 体液滞留 情绪改变 骨质疏松 胃刺激	解释预期反应,使患儿及家长接受 防止患儿过度兴奋,发生意外 观察潜在的感染部位 密切观察患儿大便情况,有无腹部不适的主诉

(一)白血病的缓解标准

1. 完全缓解(CR)　① 临床无贫血、出血、感染及白血病细胞浸润表现。② 血象:血红蛋白>90 g/L,白细胞正常或减低,分类无幼稚细胞,血小板>100×10⁹/L。③ 骨髓象:原始细胞加早幼阶段细胞(或幼稚细胞)<5%,红细胞系统及巨核细胞系统正常。

2. 部分缓解　临床、血象及骨髓象 3 项中有 1 或 2 项未达到完全缓解标准,骨髓象中原始细胞加早幼细胞<20%。

3. 未缓解　临床症状、血象及骨髓象中原始细胞加早幼细胞>20%,其中包括无效者。

设计化疗方案时,应考虑周期特异性与周期非特异性药物联合应用,选择周期特异性药物时,应选用不同时相的药物配伍。

正确的诊断、分型是选择治疗方案的基础。在治疗方案措施中可根据每个患儿的具体情况、血象及药物浓度等酌情调整药量,即"个体化"。

(二)以小儿淋巴细胞性白血病治疗为例

小儿 ALL 的治疗原则:按型选择方案;采用联合、足量、间歇、交替、长期治疗的方针。

ALL 的治疗分两步,诱导缓解治疗和缓解后治疗,后者包括巩固治疗、庇护所的预防、强化治疗和维持治疗。

1. 缓解治疗　此阶段治疗的目的是在白血病细胞还没产生耐药前,用化疗的方法迅速最大限度去杀伤白血病细胞,恢复骨髓正常造血功能,同时避免发生致命的化疗药物毒性反应及感染。通常用几种药物联合化疗能杀死 99% 的白血病细胞,恶性细胞从 10¹² 减少至 10⁸,使骨髓中原幼淋<5% 即达到完全缓解(CR)。小儿 ALL 的诱导缓解治疗中应用 2 种药物长春新碱＋泼尼松(VP)使 90% 以上小儿获 CR,加 ASP,CR 率仅稍有提高。高危小儿 ALL 治疗中用四五种药物联合化疗,CR 率虽然不增加,并且增加了药物毒性带来的风险,但主要的是减少复发,提高长期生存(EFS)率。此阶段支持治疗是保证强化疗顺利进行的关键,需合理输注红细胞、血小板和 G-CSF。预防和治疗感染,使患儿能安全度过骨髓抑制期。

白血病缓解后如没有进一步的治疗,剩下 10⁸ 白血病细胞将增殖,导致复发。在 CR 后进一步减少残留白血病细胞的治疗包括巩固治疗、维持治疗及中枢神经系统预防性治疗。

2. 巩固治疗 巩固治疗或后期强化疗指在CR后立即进行几个疗程的强烈化疗。早期强化疗在用哪些药物联合巩固、强度上各治疗组尚无统一的方案。

3. 庇护所预防性治疗 由于体内存在"血脑屏障"和"血睾屏障"等白血病的天然药物性庇护所,髓外白血病的复发直接影响白血病的存活时间,导致全身复发,因此庇护所预防性治疗日益受重视,若不进行庇护所预防,有40%的小儿ALL在CR后3年内发生脑膜白血病(CNSL),CNSL占小儿ALL复发的75%。男孩7.7%发生睾丸白血病。CNSL发生是因为中枢神经系统是白血病细胞的庇护所,往往微量白血病细胞在诊断ALL时已潜入,由于血脑屏障的存在,常用的化疗药物如VCR、DNR、Ara-C、CTX、ASP等不易透过血脑屏障杀灭脑脊液中的白血病细胞,而往往在脑膜上增殖并发生CNSL,继而导致骨髓及其他髓外复发。因此,庇护所预防性治疗十分重要,应从化疗之初就开始贯穿整个维持治疗。主要措施如下。

(1)采用大剂量甲氨蝶呤(HD-MTX)增加血液和脑脊液中的药物浓度,可有效预防CNSL及睾丸白血病的发生。

(2)化疗药物中采用脑脊液浓度较高药物如VP16和IDA。L-ASP虽然不能直接通过血脑屏障,但也可减少脑脊液中门冬酰胺水平而起到杀死脑脊液中白血病细胞作用。

(3)鞘内注射MTX或(和)Ara-C对预防和治疗CNSL有肯定的疗效。目前多主张按年龄的三联鞘注给药。

(4)维持治疗:如果在诱导缓解及CNSL预防后不再化疗,几周至几月内,白血病就会复发。维持治疗的目的是进一步减少白血病细胞。主要用药6-MP和MTX,间断加用VCR和泼尼松。这种治疗对60%~80%的高危ALL均有效并能很好地耐受。在维持治疗中,白细胞计数控制在小于3.5×10^9/L的ALL复发少于白细胞高者。口服标准剂量6-MP和MTX后,血药浓度可有6~20倍之差。因此,对每个个体进行血药浓度特别是细胞内药物浓度监测来调整6-MP和MTX剂量很有必要。6-MP和MTX生物利用度通过药时动力,因此晚上服药比早上好。

(5)后期强化治疗:许多治疗组主张在维持治疗早期加上再诱导缓解强化治疗。

(6)维持治疗时间:维持治疗需要多长时间是个有争议的问题。理论上讲治疗应继续直至铲除所有白血病细胞。为此所需时间无疑对每个患儿都不同。一般总治疗时间2~3.5年。

六、预后

与小儿患病的年龄、诊断时白细胞的数目及白血病的类型有关。每多一次复发,则预后愈差。

(1)基本上有90%的小儿在接受治疗后,可获得完全缓解。

(2)大概有50%的小儿可维持5年缓解。

七、护理评估

(一)健康史

向家长了解患儿发病情况、有无家族史和遗传史,有无不良服药史,生活环境有无污染等情况。

(二)身体状况

严密观察患儿的出血情况,生命体征,尤其体温,观察面色及肝、脾、淋巴结肿大情况。有无牙龈肿胀、出血,患儿是否出现恶心、呕吐。男性患儿注意观察睾丸情况。

(三)心理社会状况

了解家长的心理状况和对疾病的认识程度,有无缺乏对白血病的知识;了解患儿的居住环境条件、经济条件、家长的文化程度。

八、护理诊断

(一)患儿方面

1. 活动无耐力 与贫血致组织缺氧有关。

2. 合并感染 与机体免疫功能下降,白细胞数量减少及其功能异常有关。

3. 潜在出血的可能 与血小板数量减少及其质量异常,血管通透性改变和凝血机制异常有关。

4. 潜在高尿酸血症 与化疗时白血病细胞短期内大量破坏有关。

5. 抗肿瘤治疗的副作用 与化疗药物及放疗治疗的毒性作用有关。

(二)家长方面

1. 恐惧 与家长认为白血病是"不治之症"有关。

2. 知识缺乏 与家长对疾病治疗、护理不了解有关。

九、预期目标

(一)患儿方面

(1) 患儿能接受定期治疗。

(2) 防止感染。

(3) 减少化疗或放疗的副作用。

(4) 营养物质和液体的摄入能符合生长发育的要求。

(5) 减少疼痛与不适。

(6) 患儿表现良好的心理调适。

(二)家长方面

(1) 家长表现良好的心理调适,配合治疗。

(2) 家长能说出治疗的原理及预防知识。

十、护理措施

(一)患儿方面

1. 帮助患儿接受定期治疗 根据患儿的年龄给予相应的心理支持,如说故事、举办联欢会等;尽量减少患儿对治疗的恐惧。

2. 提供符合患儿生长发育要求的营养物质和液体 根据患儿的营养状况给予相应的营养物质,以维持患儿最佳的营养状态,尽量减少治疗的副作用。如患儿无法进食,可用静脉高能营养。

3. 保护性隔离 与感染患儿分室居住,室内保持清洁、通风。

4. 急性期或化疗期间应尽量卧床休息

5. 化疗护理

(1) 恶心、呕吐及食欲不振:① 使用止吐剂,一般在使用化疗药物之前给予较为有效。② 调整饮食:减少辛辣油腻的食物,以减少对

胃肠道的刺激。③ 鼓励家长放轻松,不要强迫患儿进食。④ 尽量根据患儿的喜好安排饮食。

(2) 黏膜溃疡:① 口腔炎:使用软毛牙刷;做好口腔护理,每次饭后使用漱口液;疼痛厉害时,可使用含局部麻醉剂的漱口液。② 直肠溃疡:保持患儿无便秘或腹泻,每次便后用温水坐浴;不要测肛温,以免造成进一步损伤。③ 出血性膀胱炎:大量摄取水分,多排尿,包括夜间。

(3) 感染:① 不与感染的患儿一同游玩。② 严格遵守无菌操作,接触患儿前后洗手。③ 白细胞低于 $0.5 \times 10^9/L$ 时,应限制探视,采取保护性隔离。

6. 防止药物外渗

(1) 合理选择静脉,由远至近。告诉患儿在接受静脉输液侧肢体不可过多活动,以防穿刺针头移位造成药物外渗,局部组织坏死。

(2) 药物应稀释到规定浓度,以减少对静脉的刺激。

(3) 注射时先用生理盐水穿刺,证实在血管中才可缓慢推注药液,结束时也要用生理盐水冲管。

(4) 平日可用喜疗妥涂擦静脉起保护作用。

(5) 化疗时一旦药物外漏,立即停止输液,避免局部受压,并可采取抬高肢体位,可局部用冷水冷敷,至48~78小时后再用热水敷,或局部用硫酸镁湿敷,或喜疗妥外涂。

7. 疼痛护理

(1) 采用最舒适的卧位,以减少患儿的不适感。

(2) 移动患儿时动作要轻柔。

(3) 根据医嘱正确给予止痛剂,并观察疗效,以达到调整药物的目的。

(4) 在进行侵袭性操作前应尽量给予心理护理,使患儿能接受。

8. 骨髓穿刺护理的宣教

(1) 向患儿介绍骨穿的目的:可观察骨髓内细胞的形态及分类,协助诊断血液系统疾病;可做骨髓涂片,检查寄生虫病;可经骨髓腔输血,输骨髓,注射化疗药物以达到治疗的目的。

(2) 向患儿说明操作程序及注意事项,减少患儿的恐惧感,配合治疗。

（3）做好各项术前准备工作。并做好普鲁卡因皮肤试验。

（4）向患儿解释采取各种卧位的原因及正确姿势：髂前上棘、胸骨、胫骨穿刺取仰卧位；髂后上棘或棘突穿刺是取俯卧位或侧卧位。以利于患儿的配合。

（5）向患儿介绍常用的穿刺部位：髂前上棘后 1~2 cm 处；第 11~12 胸椎或第 1~3 腰椎棘突。胸骨柄或胸骨体相当于第 1~2 肋间隙部位；胫骨隆突下 1 cm 处。

（6）穿刺过程中嘱患儿保持固定姿势勿翻动，同时熟练配合医生的操作。

（7）穿刺中注意观察患儿的面色、脉搏变化，如患儿精神紧张、大汗淋漓、虚脱时应立即报告医生及时处理。

（8）穿刺后的护理：

1）告诉患儿术后一般静卧 2~4 小时，无变化可照常活动。

2）术后 24 小时内观察穿刺有无出血、血肿。穿刺点敷料保持干燥，3 天后去除。

3）嘱患儿术后 3 天内勿洗浴。

9. **腰椎穿刺术知识的宣教**

（1）向患儿解释腰椎穿刺的目的：测定脑脊液压力，留取脑脊液检查，以协助诊断；做造影或放射性核素等辅助检查；做腰椎麻醉或注入药物进行治疗。以取得患儿的配合。

（2）向患儿介绍腰椎穿刺的方法及部位：穿刺点常采用第 3~4 腰椎间隙，以消除患儿的恐惧感。

（3）向患儿介绍穿刺时的卧位：取侧卧位，去枕，背齐床沿，低头抱膝。并告之保持姿势，勿移动身躯，以免发生断针，取得患儿的配合。

（4）做好各项术前准备工作，并做好普鲁卡因皮肤试验。

（5）穿刺前嘱患儿排空大、小便。

（6）穿刺过程中观察神志、脉搏、呼吸、瞳孔变化，注意有无剧烈头痛、呕吐的症状。

（7）穿刺后的宣教：

1）嘱患儿去枕平卧 4~6 小时，颅内高压者平卧 24 小时，颅内低压者取头低位。

2）术后密切观察患儿的面色、神志、脉搏、呼唤及血压等变化，并注意头痛、呕吐及脑疝症状，穿刺点有无出血等现象。

（二）家长方面

（1）向家长解释治疗过程的基本原理和可能的结果。

（2）告知所用药物的使用方法、作用和不良反应。

（3）教会家长家庭护理的方法和定时治疗的时间。

十一、效果评价

（一）患儿方面

（1）患儿能表达自己的感受，了解外观改变，并表现良好的适应。

（2）患儿在化疗期间能保持正常的生长发育。

（3）患儿在化疗期间无发热、出血等副作用。

（二）家长方面

（1）能说出家庭护理的措施。

（2）知道如何预防并发症的重要性，及定时治疗的时间和重要性。

第五节　造血干细胞移植简介

造血干细胞移植（hematopoietic stem cell transplantation，HSCT）是指患儿经化疗和（或）放疗后，在造血或免疫功能低下的情况下，移植自体的或同种异体的造血干细胞，从而达到重建造血与免疫功能的一种新的治疗技术。

一、概述

（一）造血干细胞移植分类

1. **造血干细胞来源**　分为骨髓移植（BMT）、外周血干细胞移植（PBSCT）、胎肝造血干细胞移植（FLT）、脐血干细胞移植（CBT）、纯化的 CD34+ 细胞移植。

2. **预处理方案**　分为清髓性造血干细胞移植、非清髓性造血干细胞移植（又名小移植）。

3. **供者来源**　分为自体和异体或异基因移植，异体移植的供者大致可分为：人类白细胞抗原系统(HLA)全相合的孪生同胞；HLA全相合的同胞；HLA全相合的其他有血缘关系的供者；HLA1-2位点不相合和半相合有血缘关系供者；HLA全相合的无血缘关系供者；HLA不相合的无血缘供者。

(二)造血干细胞移植适应证

1. **非恶性疾病** 急性或重症再生障碍性贫血、Fanconi综合征、先天性纯红细胞再生障碍性贫血、先天性纯红细胞再生障碍性贫血、海洋性贫血等先天或后天的造血干细胞缺陷，只有采用异基因BMT，用正常的干细胞取代有缺陷的干细胞才有治愈的可能。近年对自身免疫性疾病，如系统性红斑狼疮、血小板减少性紫癜、系统性硬化症、类风湿关节炎、多发性硬化症、淀粉样变性等，行自体HSCT取得良好的效果。

2. **恶性疾病** 急性非淋巴细胞白血病(ANLL)、急性淋巴细胞白血病(ALL)、慢性粒细胞白血病(CML)、骨髓增生异常综合征(MDS)、霍奇金淋巴病、非霍奇金淋巴瘤、神经母细胞瘤等。以上疾病可采用异基因HSCT或自体HSCT的方法。

(三)异基因造血干细胞移植供者的选择

人类白细胞抗原的表型极其复杂。HSCT成功的关键在于供受者之间的HLA表型的相合性。依概率大小，首先应寻找同卵孪生，其次为兄弟姐妹，对仍无相合者，可考虑无关供髓者或只有单倍体相同的半相合者。目前HLA配型已发展为HLA-Ⅰ类(HLA-A、B)低分辨率与中分辨率分型，HLA-Ⅱ类(DRB1)PCR-SSP低分辨率与高分辨率分型。对于同胞供者HLA配型，HLA-Ⅰ类血清学分型，Ⅱ类低分辨率分型即可；而对于非同胞供者HLA配型，HLA-Ⅰ中分辨率分型，Ⅱ类高分辨分型是必要的，全相合成功率高。

二、移植的程序

(一)预处理

分为清髓性预处理与非清髓性预处理两种。

1. **清髓性预处理** 在开始移植前，患儿需要接受大剂量化学治疗或加全身照射(TBI)，达到以下两个目的：① 清除体内和骨髓内残留的肿瘤细胞或有缺陷的干细胞，以达到根治原发病和抑制受者体内免疫活性细胞。② 预防排异反应。多项预处理方案均包括TBI，是因为可穿透血脑屏障和睾丸等化疗药物不易到达的部位，起到较好的抗肿瘤效果；也有单用化疗做预处理。

2. **非清髓性预处理** 传统的清髓性干细胞移植的预处理方案，最大限度地杀灭受体肿瘤细胞及免疫功能，以便造血干细胞植入及减少复发。但不可避免地带来了治疗的毒副作用，尤其限制年龄较大患儿及重要脏器器质性损伤患儿的移植。小移植的观念是利用移植物抗白血病(GVL)作用减低复发率，使原本不能耐受常规预处理的患儿能够移植。

(二)造血干细胞的采集和输注

1. **骨髓的采集和输注**

(1)采集时机：Allo-BMT正常供者术前须分次采血800 ml备骨髓采集术中用。Auto-BMI患儿采集须在化疗达CR后，巩固强化治疗3～6个月，血象正常后进行。

(2)方法：在全麻或硬膜外麻醉下，经多次髂骨穿刺，用肝素化针头抽吸后，将骨髓血放入肝素化的培养液中。骨髓血经不锈钢细丝网过滤，取得单细胞悬液并去除骨与组织颗粒。在患儿TBI 4小时后和停化疗药两个半衰期后由静脉输入受者体内，其总量成人为1 000 ml，小儿500 ml左右，保证输入有核细胞为$(1\sim8)\times10^8$/kg(有核细胞最低量：Auto-BMI为1×10^8/kg，Allo-BMT为2×10^8/kg)。由于取出的骨髓仅占供者骨髓总量的20%，故不会出现血液或免疫血损害。如供受者HLA相匹配ABO血型不合时，可用羟乙基淀粉除去红细胞。

2. **外周血干细胞的采集和输注**

(1)采集时机：Allo-PBSCTC正常供者经G-CSF±G,-CSF动员5天后采集；Auto-pbsct患儿采集需在化疗达CR后，巩固强化治疗3～6个月后进行，动员方案为化疗加G-CSF±GM-CSF，外周血CD34+细胞达1%左右时采集。

(2)方法：原理是外周血中含少量造血干细胞，经应用动员剂后，干细胞数量可明显增加，用血细胞分离机(Cs-3000plus或COBE)从外周血中采集足够量的单个核细胞(含干细胞),经冷冻贮存或置于体外培养系统,在患儿预处理后由静脉回输体内。保证输入单个核细胞(MNC)为$(2\sim8)\times10^8/kg$(MNC最低量:Auto - PBSCT为$2\times10^8/kg$,Allo - PBSCT为$4\times10^8/kg$);CD34$+$细胞为$(2\sim8)\times10^6/kg$(CD34$+$最低量:Auto - PBSCT为$2\times10^6/kg$,Allo - PBSCT为$4\times10^6/kg$)。采集循环速率50 ml/min,循环量4 000~7 000 ml/d,连续1~3天,被采集者体重轻时,体外循环可加白蛋白、照射血浆或新鲜全血。

(三) 植入证据及表现

(1) 自体移植植入成功表现在移植2~4周后,外周血白细胞、单核细胞上升,成熟粒细胞出现。移植第60~90天,血象可恢复正常。单核与巨噬细胞出现异常迅速,使细胞毒效应得以尽快恢复。但在移植后4~5个月内,患儿细胞与体液免疫有缺陷,需在以后逐步恢复正常,有患儿留有持续性B或T细胞功能减低,T辅助细胞活性下降和T抑制细胞活性增强。

(2) 异体移植直接植入证据可通过染色体检查、红细胞血型、红细胞同工酶HLA分型、DNA检测等明确;间接植入证据包括造血恢复、急性移植物抗宿主病(aGVHD)等。

三、并发症

HSCT可引发一系列并发症,大体分以下几种。

(一) 由预处理引起的并发症

包括黏膜炎如口腔和胃肠道溃疡,可引起腹泻。肝损害可表现为肝静脉阻塞病(VOD),临床表现肝大、腹水、黄疸、腹疼等,病死率可达30%。其他如急性心肌炎、间质性肺炎、颅脑照射偶可使小儿发生脑白质病。

(二) 感染

由于预处理后发生骨髓抑制和免疫重建迟缓,尽管应用输血、抗生素和环境保护,仍有相当多的患儿死于感染。有感染迹象时,在病原学证实之前,首先用足量的广谱抗生素。

(三) 间质性肺炎(IP)

Allo - HSCT术后IP发生率高达10%~30%,巨细胞病毒(CMV)相关性间质性肺炎(CMV - IP)占近一半,卡氏肺囊虫引起IP约占10%,小儿移植卡氏肺囊虫引起IP所占比例略高,其他原因不明,主要与原发疾病、既往化疗,尤其是马利兰等药使用史,预处理方案中全身照射肺部剂量,照射率及其他特殊类型的感染有关。坚持HSCT术后长期用复方磺胺甲噁唑可避免卡氏肺囊虫引起的IP,由于CMV - IP病死率高达50%~80%,重点在预防及早期治疗上,主要包括:① 输血、血小板时使用白细胞过滤器。② 供者CMT阳性、受者CMT阴性者,使用抗CMV病毒药早期预防。③ 有活动性CMV感染及CMV病时,用抗CMV药积极治疗,主动为抗CMV药联合大剂量丙种球蛋白。CMV - IP主要临床症状是无诱因引起的进行性呼吸困难,血气分析开始时多为Ⅰ型呼衰,X线胸片及胸部CT提示肺纹理增粗,甚至"毛玻璃样"改变,加上病原学阳性,可明确诊断。

(四) 急性GVHD

急性GVHD(Agvhd)是一种特殊的免疫现象,发生于免疫抑制的患儿在接受有活性的淋巴细胞之后,常见于Allo - HSCT后或艾滋病患儿。此时患儿不能排斥输入的组织相合的细胞,后者停留于淋巴组织并增殖,进而对宿主的抗原刺激发生反应。宿主本身的淋巴细胞被刺激而广泛增生,导致淋巴结和肝脾肿大,进而萎缩、纤维化和淋巴细胞减少。

临床表现:急性GVHD所累及的靶器官主要是皮肤、肠道和肝脏,有时可侵犯关节,临床表现主要为皮疹、黄疸及腹痛、腹泻。皮疹常于植入时开始出现,即发生在移植后10~28天。先为细小红斑,见于手掌、足底和头部,渐波及全身。重者发展为剥脱性皮炎。消化道症状为黏膜炎、腹痛、腹泻伴吸收不良和出血。黄疸由小胆管炎性改变引起,伴血清碱性磷酸酶增高和轻度肝细胞酶升高。

(五) 慢性GVHD

BMT后长期存活6个月以上者,有25%~45%发生慢性GVHD,常在移植后2~15个月出现。其临床类似于胶原血管病,如皮肤色素紊乱、红斑、硬皮病等,还可发生肢体挛缩、眼干燥综合征。消化道损害包括口腔黏膜炎、食管炎、浆膜炎,常合并细菌感染,一半患儿有体重下降。

(六) 恶性病复发

原有恶性病的复发仍为移植失败的重要原因。除少数为供者型复发外,绝大多数(>95%)为受者型复发,主要原因是 HSCT 时恶性细胞清除不彻底,体内残留恶性细胞较多及移植后无 GVL 作用或 GVL 作用不强有关。预防复发的措施有:Auto - HSCT 术后进行 1~2 年的小化疗或二次移植及免疫治疗。复发后治疗:① 停用免疫抑制剂,CsA 等。② 化学药物再诱导治疗。③ 再做 HSCT(多为 Allo - HSCT)。④ DLI 或 G - CSF 动员后的供者外周血造血干细胞及淋巴细胞输注。⑤ 免疫调节剂治疗,如干扰素及白介素 2 等。对于分子水平的复发,如 CML,Allo - HSCT 术后 bcr - abl 融合基因阳性,DLI 可使 90% 以上患儿转阴,HSCT 后 MRD 的检测及研究,对恶性疾病早期复发的预测及早期治疗十分重要。

四、移植方法比较

(一) 自体骨髓移植(Auto - BMT)

是指白血病、淋巴瘤或其他肿瘤患儿,在缓解时采集自身骨髓后贮存,经过不同的预处理后,再将自身的骨髓回输体内,达到治疗的目的。有时在骨髓回输前,先以针对肿瘤相关抗原的单克隆抗体、补体、免疫毒素或化学制剂等处理,以净化骨髓内残存的肿瘤细胞。成功的关键在于 BMT 的预处理比常规化疗更能有效地根除白血病细胞,也可避免 GVHD 并发症。

(二) 自体外周血干细胞移植(Auto - PBSCT)

近年来发展较快,其原理是外周血中含少量造血干细胞,经应用动员剂后,干细胞数量可明显增加,经用血细胞分离机从外周血中采集足够量的单个核细胞(含干细胞),经冷冻贮存或置于体外培养系统,在患儿预处理后回输体内。

与 Auto - BMT 相比,Auto - PBSCT 的优点是:① 患儿痛苦小,无需采集骨髓、无需麻醉,避免了麻醉意外,易于接受。② 植入概率高,造血重建快,节约了移植费用。③ 对骨盆已接受放射治疗或骨髓已受肿瘤细胞浸润的患儿,提供了

干细胞的来源。④ 对某些肿瘤,如淋巴瘤,肿瘤细胞污染少。

(三) 异基因骨髓移植(Allo - BMT)

异基因外周血干细胞移植(Allo - PBSCT)与 Allo - BMT 相比,Allo - PBSCT 的优点是:① 患者痛苦小且无需麻醉,避免了麻醉意外,易于接受。② 植入概率高,造血重建快,节约了移植费用。③ 移植物抗白血病作用强,复发率低。缺点是慢性移植抗宿主病发生率高,程度较重,条件致病菌感染率高,部分患儿生活质量差。

(四) 脐血造血干细胞移植

20 世纪 80 年代末,法国 Gluckman 和 Bromeyer 首次为 1 例 5 岁的 Fanconi 综合征男孩做了 HLA 相合的脐血细胞移植。在其胞妹出生时,收集其脐带血冷冻保存。患儿接受与 BMT 相同的预处理方案,将脐血复温后直接由静脉输入(脐血有核细胞 0.4×10^8/kg),经 120 天骨髓恢复正常,移植成功。这一结果为造血细胞移植开辟了一条新途径。除 HLA 配型外,脐血有核细胞数亦是移植的关键,有核细胞数 > 3.5×10^7/kg 移植后血小板易恢复,年龄 < 2 岁最佳,2~17 岁次之,17 岁以上最差。陆道培报道经主动脉输注,可提高植入效率。

(五) 纯化的 CD34+ 细胞移植

近年来发展的新方法,在体外利用 CD34+ 细胞纯化富集,对自体移植,主要用于肿瘤细胞表达 CD34− 的移植,可达到体外净化的作用;对异体移植,CD34+ 纯化可降低急性 GVHD 发生率,提高 HLA 不相合移植成功率。

(六) 造血干细胞宫内移植

根据胎儿期免疫耐受性强的特点,对一些产前能诊断的疾病如 SCID、β-珠蛋白生成障碍性贫血等,用胎肝造血干细胞、脐血干细胞或父亲 CD34+ 细胞,在 4~6 月胎龄时行腹腔或脐静脉注射,即可植入。已有成功报道。

(于毅)

思考题

1. 小儿造血有几个期? 分别有何特点?

2. 何谓贫血? 有哪几种常见的类型?

3. 缺铁性贫血、珠蛋白生成障碍性贫血、巨

幼细胞性贫血三者的骨髓象有何不同点?

4. 缺铁性贫血有哪些临床表现?

5. 巨幼细胞性贫血会出现哪些神经系统的症状?

6. 何谓特发性血小板减少性紫癜,有哪些特点?

7. 特发性血小板减少性紫癜在患儿方面有哪些护理问题? 相对这些问题应采取哪些护理措施?

8. 何谓血友病,根据不同凝血因子缺乏可以分为哪几种类型? 其中哪种类型最常见?

9. 白血病根据 FAB 分类可以分为哪几类?

10. 白血病有哪些临床表现?

11. 化疗患儿有哪些护理措施?

12. 对于防止化疗外渗有哪些措施?

13. 骨髓穿刺和腰椎穿刺有何相同和不同点?

14. 何谓造血干细胞移植? 有哪些分类?

15. HSCT 有哪些常见的并发症?

第十章 泌尿系统功能障碍

第一节 小儿泌尿系统解剖生理特点

一、小儿泌尿系统解剖特点

（一）肾脏（kidney）

小儿年龄愈小，肾脏相对愈重，新生儿两肾重量约为体重的 1/125，而成人是 1/220。婴儿期腰部较短，肝脏位置较低，故肾脏位置也低，其下极可低至髂嵴以下第 4 腰椎水平，2 岁以后始达髂嵴以上。由于婴儿肾脏相对较大，位置又低，加之腹壁肌肉薄而松弛，故 2 岁以内健康儿童腹部触诊时肾脏容易扪及，肾脏表现呈分叶状，此乃胚胎发育残留痕迹，至 2～4 岁时，分叶完全消失。

（二）输尿管（ureter）

婴幼儿输尿管长而弯曲，管壁肌肉和弹力纤维发育不良，容易受压及扭曲，导致梗阻发生尿贮留诱发感染。

（三）膀胱（bladder）

婴儿膀胱位置比年长儿高，尿液充盈时膀胱易顶入腹腔而容易触到，随年龄增长逐渐下降至盆腔内。

（四）尿道（urethra）

新生女婴尿道长仅 1 cm（性成熟期 3～5 cm），外口暴露，接近肛门，易受细菌污染，男婴尿道虽较长，但常有包茎。积垢时也可引起上行性细菌感染。

二、儿童泌尿系统生理特点

（一）胎儿肾功能

胚胎 12 周时已有尿液生成；但肾脏与肺、肠同属"休眠"器官，肾功能由胎盘替代。胎儿尿液为羊水的主要来源。胎儿无肾、肾发育不全或泌尿道梗阻者，羊水量即显著减少。

（二）肾小球滤过率（GFR）

新生儿出生时肾小球滤过率平均为 20 ml/(min·1.73 m^2)，早产儿更低，生后 1 周为成人的 1/4，3～6 个月为成人 1/2，6～12 个月为成人 3/4，故过量的水分和溶质不能有效地排出。GFR 低下的原因有：① 皮质表层小球发育不成熟，肾滤过功能仅有近髓小球承担。② 入球与出球小动脉阻力高，毛细血管内压低。③ 肾小球毛细血管通透性低。④ 滤过面积较成人小。⑤ 心排血量低，肾血流少。

（三）肾小管重吸收和排泄功能

新生儿葡萄糖肾阈较成人低，静脉输入或大量口服时出现糖尿。新生儿血浆中醛固酮浓度较高，保持钠的正平衡有利于生长发育，但新生儿近端肾小管回吸收钠较少，远端肾小管回吸收钠相应增加，数周后近端肾小管功能发育成熟，始与成人一样大部分在近端肾小管回吸收，此时醛固酮分泌相应减少。出生后头 10 天的新生儿，钾排泄能力较差，故有高钾血症倾向。

（四）浓缩和稀释功能

新生儿及幼婴由于髓襻短（婴儿蛋白质合成代谢旺盛）以及抗利尿激素分泌不足，使浓缩功能受到很大影响，应激状况下保留水分的能力低于年长儿和成人。新生儿及幼婴尿稀释功能接近成人，可将尿稀释至 40 mmol/L，但利尿速度慢，大量水负荷或输液过快时易出现水肿。

（五）酸碱功能

新生儿及婴幼儿易发生酸中毒，主要是：肾保留碳酸氢根的能力差，碳酸氢盐的肾阈低；泌

NH^3 和泌 H^+ 的能力低；尿中排磷酸盐量少，故排出可滴定酸的能力受限。

(六) 肾脏的内分泌功能

肾脏可以产生和分泌肾素、前列腺素、激素释放酶、促红细胞生成素和 1,25 -二羟骨化醇等激素和生物活性物质，对血压、水电解质平衡、红细胞生成和钙、磷代谢等方面都有重要作用。

三、尿液的特点

(一) 尿量和排尿次数

93％新生儿在出生后 24 小时内开始排尿，99％在 48 小时内排尿；正常尿量为每小时 1～3 ml/kg；每小时＜1.0 ml/kg 为少尿，每小时＜0.5 ml/kg为无尿。出生后最初几天每天排尿 4～5 次；1 周时每天排尿 15～16 次；3 岁以后减至每天 6～7 次。婴儿每天尿量为 400～500 ml；幼儿 500～600 ml；学龄前期 600～800 ml；学龄期 800～1 400 ml。正常每天尿量 (ml) 约为 (年龄－1)×100＋400。

(二) 排尿控制

正常排尿机制在婴儿期由脊髓反射完成，以后建立脑干-大脑皮质控制，至 3 岁已能控制排尿。在 1.5～3 岁间，小儿主要通过控制尿道外括约肌和会阴肌而非逼尿肌来控制排尿；若 3 岁以后小儿保留这种排尿机制，不能控制膀胱逼尿肌收缩，则常表现为白天尿频尿急，偶然尿失禁和夜间遗尿，被称为不稳定膀胱。

(三) 尿液性质

1. 尿色 正常小儿尿色淡黄，透明。出生后初几天含尿盐酸盐较多，放置后有褐色沉淀。寒冷季节尿排出后变为白色混浊，是为盐类结晶。

2. 酸碱度 出生后初几天因尿内含盐酸盐多而呈强酸性，以后接近中性或弱酸性，pH 在 5～7 范围。

3. 尿渗透压和尿比重 新生儿尿渗透压平均为 240 mmol/L，比重为 1.006～1.008；婴儿尿渗透压为 50～600 mmol/L，1 岁后接近成人水平，儿童通常为 500～800 mmol/L (50～1 400 mmol/L)，尿比重范围通常为 1.011～1.025 (1.003～1.030)。尿渗透压 (mmol/L) 大致相当于 (尿比重－1.000)×40 000。

(四) 尿蛋白

正常小儿尿蛋白定性试验阴性，定量不超过每天 100 mg/m², 一次尿蛋白 (mg/dl)/肌酐 (mg/dl)≤0.02。尿蛋白主要来自血浆蛋白，2/3 为白蛋白，余为球蛋白和 Tamm - Horsfall。

(五) 尿细胞和管型

正常小儿尿液中可有少量红细胞、白细胞和透明管型；12 小时 Addis 计数红细胞＜50 万，白细胞＜100 万，管型＜5 000 个。

四、肾功能检查

(一) 常用肾功能检查

小儿肾功能检查方法与成人相同，须注意的是小儿生后肾功能处于不断发育成熟过程，故在评估肾功能时必须考虑年龄、身高、体重甚至性别等因素。

1. 血尿素氮 (BUN) 2.9～7.5 mmol/L (8～21 mg/dl) 感染、高热、脱水、消化道出血、进食高蛋白质饮食均可致使升高，故 BUN 升高是否为肾小球滤过功能受损要认真鉴别。

2. 血肌酐 (Ccr) ＜133 μmol/L (1.5 mg/dl) 肾功能不全失代偿时此值升高，BUN (mg/dl)、Cr (mg/dl) 通常为 10：1，BUN＞8.9 mmol/L (25 mg/dl) 可诊断为肾前性氮质血症。

(二) 尿液检查

1. 相差显微镜红细胞形态检查 畸形红细胞＞30％～50％为肾小球原性血尿。

2. 尿液蛋白质成分检查 ①肾小球性蛋白尿，包括微量白蛋白尿 MA 和尿微量蛋白 IgG，微量白蛋白尿 MA 为糖尿病肾病早期诊断指标。②肾小管性蛋白尿，包括由近曲小管上皮细胞和 Henle 襻升支分泌的一种糖蛋白 Tamm - Horsfall 蛋白 (THP)；小分子蛋白 β_2-微球蛋白 (β_2- microglobulin，β_2 M)，其分子量为 11 800；视黄醇结合蛋白 (RBP) 分子量为 21 000，较 β_2 M 敏感和准确；分子量为 90 000 的转铁蛋白 (Tf)。

3. 尿酶测定 包括 γ-谷氨酰转肽酶 (γ- GT)，亮氨酸氨基肽酶 (LAP)，N-乙酰-β-D-葡萄糖苷酶 (NAG)。这三种尿酶主要见于各种病因导致的肾小管损伤。尿 NAG 可用于药物肾毒性监测和肾病变活动性。肾小管损伤，急性肾小管间质性肾炎,肾移植早期排异反应时尿溶菌酶(Lys)增多。

(三) 免疫检测

1. 抗中性粒细胞质抗体(ANCA)测定 用于诊断 Pauci-immune 型新月体性肾炎。

2. 肿瘤坏死因子(TNF) 对肾小球系膜细胞促增殖作用参与肾小球组织的损伤。

3. 白介素 IL-6,IL-1,IL-8,IL-4 测定 均为导致系膜增殖性肾炎的细胞增殖、硬化、疾病恶化的重要因素。

4. 抗肾小球基底膜抗体(抗 GBM 抗体) 诊断急进性肾炎、Goodpasture 综合征必要手段。

(四) 高凝状态的检测

1. 凝血活力 ① 活化的部分凝血活酶时间(APTT)、凝血酶原时间(PT)缩短。② 纤维蛋白原定量升高。③ Ⅷ-Rag(Ⅷ因子相关抗原)升高。

2. 抗凝血功能 检查可见 AT-Ⅲ(抗凝血酶Ⅲ)降低及 PC:Ag(蛋白 C)、PS(蛋白 S):Ag。

(五) 纤溶系统活化的检测

① 血浆组织纤溶酶原激活物和纤溶酶原激活物抑制物。② 血、尿 FDP(纤维蛋白降解产物),血 FDP < 10 μg,尿 FDP 阴性为正常,血 FDP 升高,尿 FDP 阳性提示肾外血管内凝血,血 FDP 正常,尿 FDP 阳性提示肾小球内凝血。③ D-聚体(D-Dimer)值升高提示继发性纤溶活性增强,可作为溶栓治疗疗效判断。④ 纤溶酶原活性:PlG:A 增强。

第二节 急性肾小球肾炎

急性肾小球肾炎(acute glomerulonephritis,AGN)简称急性肾炎,是一组不同病因所致的感染后免疫反应引起的急性弥漫性肾小球炎性病变。临床以水肿、尿少、血尿及高血压为主要表现。绝大多数为链球菌感染后所致,是儿科常见病。

一、病因

本病为 A 组溶血性链球菌引起的上呼吸道感染,或皮肤感染后的一种免疫反应。

(一) 细菌

最常见是 A 组 β-溶血性链球菌的某些致肾炎菌株,其细胞壁所带的抗原蛋白属 M 型。细菌型别随感染部位而不同:咽部感染多为 12 型,也可以为 1、3、4 等型;皮肤感染多为 49 型。较少见的多为 2、55、56 等型。凝固酶阳性或阴性的葡萄球菌、肺炎链球菌和革兰阴性杆菌等其他细菌也可致病。

(二) 病毒

流行性感冒病毒、腮腺炎病毒、柯萨奇病毒和埃可病毒等感染也可并发急性肾炎。

二、发病机制

细菌感染多数通过抗原-抗体免疫反应引起急性肾炎,而病毒和其他病原体则以直接侵袭肾组织而致肾炎,在尿中常分离到致病原。

本病由 A 组 β-溶血性链球菌感染引起的一种免疫复合物性肾小球肾炎,是因为肾炎起病前先有链球菌前驱感染,但没有链球菌直接侵犯肾脏的证据。链球菌感染后至肾炎发病有一间歇期,此期相当于抗体形成所需时间。患儿血中可检出对链球菌及其产物的抗体、免疫复合物,血中补体成分下降,肾小球基底膜上有 IgG 和补体成分的沉积。

关于感染后导致肾炎的机制,一般认为是机体对链球菌的某些抗原成分(如胞壁的 M 蛋白或胞质中某些抗原成分)产生抗体,形成循环免疫复合物,随血流抵达肾脏,并沉积于肾小球,进而激活补体,造成肾小球局部免疫病理损伤而致病。但近年来还提出其他机制。有人认为链球菌的某些阳离子抗原,先植入于肾小球基底膜,通过原位复合物的方式致病。也有认为感染后通过酶的作用改变了机体正常的 IgG 抗体,从而使其具有抗原性,导致发生抗 IgG 抗体,即自家免疫机制也参与了发病。

三、病理生理

AGN 病变使肾小球毛细血管管腔变窄,甚至闭塞,结果肾小球血流量减少,肾小球滤过率降低体内水、钠潴留,导致细胞外液容量扩张。免疫损伤使肾小球基底膜断裂,血浆蛋白和红细胞、白细胞通过肾小球毛细血管壁渗出到肾小球囊内。

由于免疫反应激活补体产生过敏毒素,使全身毛细血管通透性增加,血浆蛋白渗出到间质组织中,使间质蛋白质含量较高。肾小管病变轻重不一。电镜下所见类似光镜,但在基底膜上皮细胞可见"驼峰状"沉积,是为本病的特征性改变。

四、临床表现

每年秋、冬季,呼吸道感染是 AGN 的发病高峰期,可呈局部流行。发病的年龄以 5～10 岁为多见,<2 岁者少见。男女性别比为 2:1。

(一) 前驱感染

在秋、冬季,呼吸道感染是 AGN 主要的前驱病,尤以咽扁桃体常见,夏、秋季则为皮肤感染,偶见猩红热。呼吸道感染致肾炎发病约 1～2 周,而皮肤感染则稍长,病程为 2～3 周。

(二) 一般病例

1. 少尿、水肿　70%患儿有水肿,初期晨起双睑水肿,以后发展至下肢或遍及全身,水肿多数为非凹陷性。程度与饮水量有关,水、钠摄入过多者水肿严重,严重者可有少量胸腔积液或腹水。水肿的同时伴有尿量减少。

2. 血尿　轻者为镜下血尿,30%～50%的患儿有肉眼血尿,茶色(酸性尿),洗肉水样(中性或弱碱性尿)。肾性血尿以尿相差镜检查,结果:异形红细胞>30%而确诊。

3. 高血压　约 30%～70%可有高血压,但出现剧烈头痛、恶心、呕吐者并不多见。一般在 1～2 周内随尿量增多而好转。儿童血压为:收缩压=年龄×2+80(mmHg),收缩压的 2/3 为舒张压。

(三) 重症表现

1. 严重循环衰竭　由于水、钠潴留,血容量增加而出现循环充血,心脏代偿增加,心排血量增加,心脏扩大,心率增快,严重者可出现奔马律。患儿呼吸增快、咳嗽、端坐呼吸,肺底可闻及细小湿啰音,甚或出现粉红色泡沫痰。肝脏在短时间内充血,肿大可引起肝区疼痛,肝颈征阳性。患儿外周静脉压增高,颈静脉充盈或怒张,同时伴有胸闷不适、烦躁不安等临床表现。

2. 急性肾衰竭　严重少尿或无尿(尿闭,<30～50 ml/24小时)患儿可出现暂时性氮质血症、高钾血症、低钠血症等电解质紊乱和代谢性酸中毒。

3. 高血压脑病　血压急剧增高时,可出现高血压脑病,由于脑血管痉挛或脑血管高度充血扩张而致脑水肿,表现为剧烈头痛、恶心、呕吐、复视或一过性失明,严重者突然出现惊厥、昏迷。

(四) 不典型病例

1. 无症状的亚临床病例　患儿可无水肿、高血压、肉眼血尿,血清链球菌抗体可增高。补体 C3 降低,仅于链球菌感染流行时或急性肾炎患儿的密切接触者中行尿常规检查时才被发现。

2. 肾外症状　以水肿和(或)高血压起病,严重者以高血压脑病或循环充血症状起病,而尿改变轻微或无改变。

3. 肾病综合征　患儿可出现大量蛋白尿,低蛋白血症和高胆固醇血症。水肿严重并部分转变为凹陷性。肾活检病理改变类似典型病例。

五、诊断

(1) 起病前 1～3 周有链球菌前驱感染。

(2) 临床出现水肿、少尿、高血压、血尿。

(3) 实验室检查:

1) 尿液检查。尿蛋白通常为(+)～(++),可见肉眼血尿或镜下血尿,尿中红细胞多为严重变形红细胞,此外约 2/3 病例可见红细胞管型。尿沉渣还常见肾小管上皮细胞、白细胞、大量透明和颗粒管型。

2) 血常规检查。常有轻、中度贫血,贫血程度与细胞外液容量增多平行;白细胞可增高或正常;血沉增快。

3) 肾功能检查。血尿素氮和肌酐可增高,肌酐清除率降低,随利尿消肿多数迅速恢复正常。少数病例肾功能损害严重而表现为急性肾衰竭。

4) 血清 C3 降低,伴或不伴抗链球菌溶血素"O"(ASO)升高。

六、治疗

(一) 休息

起病 2 周内常需卧床休息,至水肿消退、血压降至正常、肉眼血尿消失,可下床轻微活动或户外散步。血沉接近正常可恢复上学,但应避免剧烈运动,至 12 小时尿液沉渣检查恢复正常才能正常活动。

(二) 饮食

有水肿、高血压的患儿应限制钠盐的摄入,食盐每天 1～2 g;有氮质血症时应限制蛋白质入量,每天 0.5 g/kg;供给高糖饮食以满足儿童热量需要;除非严重少尿或循环充血,一般不必严格限水。在尿量增加,氮质血症消除后应尽早恢复蛋白质供应,以保证儿童生长发育的需要。

(三) 抗生素应用

由于本病是免疫性疾病,抗生素对本身作用不大,但为彻底清除体内病灶中残存细菌,可在疾病初期给予青霉素 7～10 天,以减轻抗原抗体反应。

七、预后

本病预后良好,痊愈率为 90%～95%;急性期重症病死率近年来也显著降低,为<1%～2%,转为慢性肾炎者罕见。

八、护理评估

(一) 健康史

询问患儿病前 1～4 周有无上呼吸道或皮肤感染史,目前有无发热、乏力、头痛、呕吐及食欲下降等全身症状;若主要症状为水肿或血尿,应了解水肿开始时间、持续时间、发生部位、发展顺序及程度。了解患儿 24 小时排尿次数及尿量、尿色。询问目前药物治疗情况,用药的种类、剂量、疗效及副作用等。

(二) 身体状况

重点评估患儿目前的体征,包括一般状态,如神志、体位、呼吸、脉搏、血压及体重等。检查水肿部位、程度及指压迹,有无颈静脉怒张及肝大,肺部有无啰音,心率是否增快及有无奔马律等。

(三) 辅助检查

注意有无血尿、蛋白尿;有无低补体血症及抗链球菌溶血素"O"增高;血浆尿素氮、肌酐升高等。

(四) 社会心理状况

了解患儿及家长的心态及对本病的认识程度。患儿多为年长儿,心理压力来源较多,除因疾病和治疗对活动及饮食严格限制的压力外,还有来自家庭和社会的压力,如中断了日常与同伴的玩耍或不能上学而担心学习成绩下降等,会产生紧张、忧虑、抱怨等心理,表现为情绪低落、烦躁易怒等。

九、护理诊断

(一) 患儿方面

1. 体液过多　与肾小球滤过率下降有关。
2. 活动无耐力　与水肿、血压升高有关。
3. 潜在并发症　与高血压脑病、严重循环充血、急性肾功能衰竭有关。
4. 恐惧　与疾病有关。

(二) 家长方面

1. 知识缺乏　缺乏本病相关知识,与缺乏特定知识来源有关。
2. 焦虑　与担心患儿预后有关。

十、预期目标

(一) 患儿方面

(1) 能在急性期卧床休息,能配合治疗及护理。
(2) 尿量增加、水肿消退。
(3) 肉眼血尿消失,血压维持在正常范围。
(4) 无高血压脑病、严重循环充血及急性肾功能衰竭等情况发生或发生时得到及时发现与处理。

(二) 家长方面

(1) 能理解限制活动的重要性及饮食调整方法,配合治疗及护理。
(2) 能观察患儿疾病的症状及并发症的情况。
(3) 能定期带患儿门诊随访。

十一、护理措施

(一) 患儿方面

1. 休息　急性期绝对卧床休息 2 周。水肿消退、肉眼血尿消失、血压正常,可下床活动;血沉正常、尿红细胞小于 10 个/HP,可上学,但要避免体育活动。阿迪计数(12 小时尿沉渣计数)

多次正常后,可恢复正常生活。

2. 饮食　一般为低盐饮食,水肿消退、血压正常,可逐步过渡到正常饮食。高度水肿时,要忌盐饮食;肾功能不全时,要控制蛋白质的摄入;尿闭时,要控制钾离子的摄入。

3. 观察　T、P、R、BP,尿量、尿色、尿的性质,恶心、呕吐,头痛、头晕等主诉症状。

4. 对症护理　注意尿量变化,每天留取并记录 24 小时尿量;每周送两次尿常规,以观察尿液中细胞的变化,并及时收集各种检查标本,及时了解全身内环境的变化,以便采取相应的措施;观察血压变化,每天测两次血压;每周测量两次体重,了解水肿情况。观察药物副作用:① 青霉素:一般认为青霉素是一类小分子物质,其分子结构比较简单,非蛋白质范畴,但可作为半抗原,进入体内与蛋白质或多肽分子结合成为全抗原。后者能刺激机体产生特异性抗体,而致过敏反应。② 利尿药:如呋塞米(速尿)或依他尼酸,利尿作用迅速、强大而短暂。两药主要是抑制髓襻升支对 Cl^- 的主动再吸收,Na^+ 再吸收使之减少,使原尿中 NaCl 排出量明显增多,肾脏稀释过程受到明显干扰;同时由于从髓襻升支再吸收到髓质间液的 NaCl 减少,致使髓质高渗状态降低,集合管水分不能充分再吸收,结果排出大量近等渗尿液。也增加尿 K^+ 的排出,原因可能于大量 Na^+ 转运至集合管促进了 K^+—Na^+ 交换有关。由于过多的利尿可致血容量降低、低血钾、低血钠、低血氯等水电解质紊乱。③ 降压药:如利血平,主要为外周阻力下降,伴有心率减慢,但不影响心排血量。其降压作用主要是由于交感神经节后纤维递质耗竭所致。可引起中枢抑制,如嗜睡、抑郁、震颤麻痹等。副交感占优势现象,如鼻塞、腹泻、心跳减慢、胃液分泌增加而加重溃疡等。加强基础护理:指趾甲要短,皮肤、会阴清洁,预防再感染。

5. 做好健康宣教　向患儿介绍本病发生、发展、预防有关知识及限制活动的重要意义。告诉患儿饮食控制是暂时的,饮食调整的方法,配合治疗及护理。

(二) 家长方面

(1) 介绍有关本病发生、发展、预防知识。

(2) 了解限制活动的意义、重要性,督促患儿做好。

(3) 了解饮食控制是暂时的,饮食调整的方法,配合治疗及护理。

(4) 做好生活方面护理,防止发生感染。

(5) 做好观察工作,如尿液颜色、尿量、不适主诉。

(6) 定期随访,防止并发症的发生。

十二、效果评价

(一) 患儿方面

(1) 患儿能配合治疗及护理。

(2) 患儿尿量增加、水肿消退,肉眼血尿消失,血压维持在正常范围。

(3) 未发生高血压脑病、严重循环充血及急性肾功能衰竭等情况。

(二) 家长方面

(1) 能理解患儿限制活动的重要性及饮食调整方法,配合治疗及护理。

(2) 能够说出患儿疾病的症状及并发症的情况。

(3) 定期带患儿门诊随访。

第三节　慢性肾小球肾炎

慢性肾小球肾炎(chronic glomerulonephritis)是病变开始自肾小球或主要在临床上呈持续的和(或)进展恶化的一组疾病,可由多种病因、多种病理类型致成,故实为一临床综合征。临床特点是病程长,程度不等的蛋白尿,伴有尿沉渣异常、高血压和肾小球滤过率下降。根据我国儿科肾脏病研究协作组的建议,将病程超过 1 年、伴不同程度的肾功能不全和(或)持续高血压、预后较差的肾小球肾炎称为慢性肾小球肾炎。

一、病因

绝大多数是由多种原发性肾小球疾病直接迁延发展而来。包括原发性增生性肾小球肾炎,如膜增生性肾炎、系膜增生性肾炎、IgA 肾病、毛细血管内增生性肾炎、毛细血管外增生性肾炎等;非增生性肾小球肾炎,如膜性肾病、局灶节段性肾小球硬化等。

至于某些肾炎肾损伤持续进展的机制目前一般认为除与肾小球硬化有关外,还与肾小管间质损伤密切相关。① 在肾小球硬化过程中,浸润的细胞和肾小球本身细胞因子和生长因子起重要作用。② 在肾小球肾炎持续进展中除肾小球硬化外,近年还特别注意到肾小管间质改变的作用。

二、分类

病理学检查分型如下。

1. 系膜增生性肾炎 以弥漫性肾小球系膜细胞增生。

2. 局灶节段性肾小球硬化 多以肾病综合征起病,数月至数年进入肾衰。

3. 膜性肾病 以Ⅲ、Ⅳ期为主,小儿少见。

4. 膜增生性肾炎 多见儿童及青少年,以肾炎综合征、肾病综合征起病及低补体性肾炎。

5. 硬化性肾小球肾炎 系膜基质明显增多伴有部分肾小球性硬化,急性肾炎迁延不愈。

三、病理生理

如前述慢性肾小球肾炎是一临床综合征,其病理类型及程度不一。在小儿时期致成慢性肾炎的基础病变常为各种增生性肾炎(如系膜增生性肾炎、膜增生性肾炎、毛细血管外增生性肾炎等)或非增生性肾小球疾病(如膜性肾病、局灶节段性硬化等),当上述病变持续发展,则在原病变基础上系膜细胞和系膜基质增生,纤维母细胞增生机化使部分肾小球破坏导致全小球性硬化而呈增生硬化性肾炎改变;再进一步进展则肾组织进一步破坏即呈硬化性肾小球肾炎改变。此时两肾肉眼上呈颗粒性萎缩肾状态,光镜下见萎缩硬化之肾单位与代偿肥大之肾单位相间存在。可见大量硬化、玻璃样之肾小球及其相应的肾单位萎缩、间质纤维化,间以代偿肥大和扩张之肾单位,免疫病理有时于受累较轻的肾小球可有非特异的 IgM 和(或)C_3 沉积。

四、临床表现

慢性肾小球肾炎起病缓慢,病情轻重不一,临床一般可分为普通型、肾病型、高血压型、急性发作型。

(一) 共同表现

1. 水肿 均有不同程度的水肿。轻者仅见于颜面部、眼睑及组织松弛部位,重者则全身普遍水肿。

2. 高血压 部分患者有不同程度的高血压。血压升高为持续性或间歇性,以舒张压中度以上升高为特点。

3. 其他

(1) 持续性中等量的蛋白尿及(或)尿沉渣异常,尿量改变,夜尿增多,尿比重偏低或固定在 1.010 左右。

(2) 中、重度贫血,乏力,生长发育迟缓,易合并感染、低蛋白血症或心功能不全。

(3) 不同程度的肾功能不全、电解质紊乱。

(二) 分型

凡具备上述各临床表现均可诊断为慢性肾小球肾炎。

1. 普通型 无突出特点者。

2. 高血压型 高血压明显且持续升高者。

3. 肾病型 突出具备肾病综合征特点者。

4. 急性发作型 感染劳累后短期急性尿改变加重和急剧肾功能恶化,经过一段时期后,恢复至原来的状态者。

(三) 各种慢性肾炎

1. 膜增生性肾炎 多见于学龄儿童及青少年,女性多于男性。本病临床特点之一即 C3 低下,故又称低补体肾炎,贫血相对较重,病程迁延,最终大多出现慢性肾功能不全。

2. 局灶性节段性肾小球硬化 多数以肾病综合征起病,部分为无症状蛋白尿,大多数患儿伴有血压高,血尿和肾肌酐增高。病程为进行性恶化,数月至 3 年内进入肾功能衰竭。

3. 膜性肾病 原发性在小儿多见,少数为无症状蛋白尿,多数为肾病综合征。早期不伴有高血压和肾功能不全。小儿预后较好。

4. 硬化性肾小球肾炎 一部分有急性肾炎史,其后或迁延不愈,或突然复发。也可隐匿起病,多伴有高血压和肾功能减退。可与上呼吸道感染后急剧加重。

5. 系膜增生性肾炎 急性肾炎后迁延不愈,或为肾病综合征起病。多表现为迁延性肾炎。

五、诊断

肾小球肾炎病程超过 1 年,尿变化包括不同程度的蛋白尿、血尿和管型尿,伴有不同程度的肾功能不全和(或)高血压者,临床诊断为慢性肾炎。尚需排除引起小儿慢性肾功能不全的其他疾病,如泌尿系统先天性发育异常或畸形、慢性肾盂肾炎、溶血尿毒综合征、肾结核、遗传性肾病等。

实验室检查如下。

1. 尿常规 尿蛋白可从(＋～＋＋＋＋),镜检有红细胞及各类管型,尿比重低且固定。

2. 血常规 呈正色素、正细胞性贫血。

3. 肾功能检查 肾小球滤过率下降,内生肌酐清除率、粉红排泄试验均降低;尿素氮及肌酐升高,尿浓缩功能减退。

4. 其他 部分患者尿 FDP 升高,血清补体下降,红细胞沉降率增快,肾病型可示低蛋白血症、高胆固醇血症。

六、治疗

目前尚无特异治疗,治疗原则为:去除已知病因,预防诱发因素,对症治疗和中西医结合的综合治疗。有条件的最好根据肾组织病理检查结果制定其具体治疗方案。

(一) 一般措施

加强护理,根据病情合理安排生活制度。

(二) 调整饮食

适当限制蛋白质的摄入,以减轻氮质血症。蛋白质以每天 1 g/kg 为宜,供给优质的动物蛋白如牛奶、鸡蛋、鸡、鱼等。根据水肿及高血压的程度,调整水和盐的摄入。

(三) 防治感染

清除体内慢性病灶。

(四) 慎重用药

必须严格掌握各种用药剂量及间隔时间,勿用肾毒性药物。

(五) 激素及免疫抑制剂

尚无肯定疗效。常规剂量的激素和免疫抑制剂治疗无效。但大剂量的激素可加重高血压和肾功能不全,应慎用。① 甲泼尼龙冲击疗法。② 长程大剂量泼尼松治疗,每天 1.5～2 mg/kg,每天晨服,持续 5～23 个月以后减量至 0.4～1 mg/kg,隔天顿服,间断加用免疫抑制剂或双嘧达莫,抗凝治疗,经 3～9 年的长程持续治疗,使部分患儿症状减轻、病情进展缓慢,以延长生命。

(六) 透析治疗

病情发展至尿毒症时,可以进行透析治疗,等待肾移植。

七、预后

小儿慢性肾炎预后较成人好。多数病例病程迁延数年至数十年,可间断有长短不等的临床症状缓解期,只留有不同程度的尿变化,偶尔尿检正常。但多数病例肾组织病理变化不好转,呈缓慢进展。慢性肾炎病情轻重差异较大,部分较轻病例可自行缓解,部分病例对长程激素治疗极敏感,预后较好。持续性肾病综合征者,往往较早出现肾功能不全,持续肾功能不全或持续性高血压者预后差。

八、护理评估

(一) 健康史

询问患儿病前 1～4 周有无其他感染史,目前有无发热、乏力、头痛、呕吐及食欲下降等全身症状;若主要症状为水肿或血尿,应了解水肿开始时间、持续时间、发生部位、发展顺序及程度。了解患儿 24 小时排尿次数及尿量、尿色。询问目前药物治疗情况,用药的种类、剂量、疗效及副作用等。

(二) 身体状况

重点评估患儿目前的体征,包括一般状态,如神志、体位、呼吸、脉搏、血压及体重等。检查水肿部位、程度及指压迹,有无颈静脉怒张及肝大,肺部有无啰音,心率是否增快及有无奔马律等。

(三) 辅助检查

注意有无血尿、蛋白尿;血浆蛋白情况;血清尿素氮、肌酐升高等。

(四) 社会心理状况

了解患儿及家长的心态及对本病的认识程

度。患儿多为年长儿,心理压力来源较多,除因疾病和治疗对活动及饮食严格限制的压力外,还有来自家庭和社会的压力,如中断了日常与同伴的玩耍或不能上学而担心学习成绩下降等,会产生紧张、忧虑、抱怨等心理,表现为情绪低落、烦躁易怒等。

九、护理诊断

(一) 患儿方面

1. 体液过多 与肾小球滤过率下降有关。
2. 活动无耐力 与水肿、血压升高有关。
3. 营养失调,低于机体需要 与大量蛋白质由尿中丢失、贫血有关。
4. 潜在并发症 心力衰竭、水电解质紊乱。
5. 有感染危险 与免疫力低下有关。
6. 恐惧 与本病预后不良有关。

(二) 家长方面

1. 知识缺乏 缺乏本病相关知识与缺乏特定知识来源有关。
2. 焦虑 与担心患儿预后有关。

十、预期目标

(一) 患儿方面

(1) 水肿减轻,体重能降至病前的程度,尿比重、尿蛋白在正常范围,贫血纠正。
(2) 没有皮肤的损伤或受刺激的症状。
(3) 没有全身的感染症状和体征。
(4) 没有安生并发症;生长发育正常。

(二) 家长方面

(1) 了解有关此病的基本医学知识、护理技能,能有效的评估。
(2) 定期随访。

十一、护理措施

(一) 患儿方面

1. 休息 根据病情决定活动程度,临床上症状明显或尿中有改变者应卧床休息。临床症状消失,尿中改变轻微者,可生活自理,参与一般活动。
2. 饮食管理 按医嘱给予高热量高维生素饮食。血中非蛋白氮增高时给低蛋白质饮食,有

水肿、高血压、心力衰竭时给低盐饮食,有肾功能衰竭时给低蛋白质、低钾饮食。按医嘱限制入量。

3. 预防感染 避免受凉,防止呼吸道感染。保持口腔及皮肤清洁,有水肿时保持会阴部清洁干燥,阴囊水肿严重的患儿除应当每日清洁外还应用无菌布带将阴囊托起防感染。防止皮肤擦伤感染和褥疮。

4. 严格记录出入量 每晨留尿常规,并测尿比重。严重水肿者每日测体重,以后改为每周测体重1～2次。

5. 观察并发症的发生 发现下列可疑症状应立即报告医师及时处理。

(1) 肾功能衰竭:尿少或无尿、恶心、呕吐、食欲不振等。
(2) 高血压脑病:头痛、视力障碍、呕吐、呼吸节律不整、惊厥等。
(3) 心力衰竭:气急、胸闷、发憋、呼吸困难、肝肿大等。
(4) 腹膜透析:按透析护理。

(二) 家长方面

(1) 介绍有关本病发生、发展、预防知识。消除家长恐惧心理,积极配合医生做好治疗工作。
(2) 告诉家长早期透析的重要性,以取得他们的支持与理解。
(3) 做好生活方面护理,防止发生感染和交叉感染,配合治疗及护理。
(4) 做好观察及记录工作,如尿液颜色、尿量、尿的性质,以及检查结果;不适主诉。
(5) 病情缓解后,向家长交代清楚要坚持治疗,定期来院复查。

十二、效果评价

(一) 患儿方面

(1) 患儿水肿消退,体重能降至病前的程度,尿比重、尿蛋白在正常范围,贫血纠正。
(2) 患儿未发生皮肤的损伤或受刺激的症状。

(二) 家长方面

(1) 掌握有关此病的基本医学知识、护理技

能,能有效的评估患儿状况。

(2) 带患儿定期随访。

第四节　肾病综合征

肾病综合征(nephrotic syndrome,NS)是由于肾小球滤过膜的通透性增高,导致大量血浆白蛋白自尿中丢失而引起的一种临床症候群,以大量蛋白尿、低白蛋白血症、高脂血症和不同程度水肿为其特征。各种原发性和继发性肾小球疾病均可呈现 NS 特征,儿童时期绝大多数为原发性肾小球疾病所致。

一、病因

肾病综合征病因尚不完全明了。单纯性肾病的发病可能与 T 细胞免疫功能紊乱有关,蛋白尿起因于肾小球毛细血管壁电化学或结构改变,膜性肾病和膜增生性肾炎可能与免疫复合物形成有关。

二、分类

(一)根据临床分类

1. 原发性肾病综合征　① 单纯性肾病综合征:具有大量蛋白尿,低蛋白血症,高胆固醇血症和不同程度的水肿。② 肾炎性肾病综合征:除单纯性的特征外,还具有以下之一项:尿红细胞>10 个/HP,反复出现或持续高血压,持续氮质血症,血总补体活性或 C3 反复降低。

2. 继发性肾病综合征　肾小球病变继发于全身性疾病,如紫癜性、乙或丙肝炎病毒相关性、狼疮性、药物中毒性、糖尿病性肾病等。

3. 先天性肾病综合征　新生儿或出生后 1 年内起病,为常染色体隐性遗传,病情严重,多致死亡。

(二)根据皮质激素治疗效应分类

以泼尼松每天 $1.5\sim2.0$ mg/kg 治疗 8 周判断。

1. 激素敏感类　尿蛋白完全转阴。

2. 激素部分敏感类　尿蛋白减少至(+~++)。

3. 激素耐药类　尿蛋白仍≥(+++)。

(三)病理分类

(1) 微小病变型:儿童大多属此型(78%)。

(2) 局灶性节段性肾小球硬化。

(3) 膜性增殖性肾小球肾炎。

(4) 膜性肾病。

三、病理生理

(一)蛋白尿

是由于肾小球滤过膜的静电屏障作用和分子屏障作用受损;肾小囊囊腔中和系膜区的白蛋白胞饮作用;肾小管上皮细胞回吸收原尿中蛋白质后,分解代谢增加。

(二)低蛋白血症

由于大量血浆蛋白从尿中丢失,而导致血浆总蛋白和白蛋白明显降低,而出现临床症状。蛋白质丢失超过肝合成蛋白质的速度也致使血浆蛋白降低。

(三)水肿

肾病综合征时水肿机制尚未完全阐明。传统的理论认为由于血浆蛋白下降,血浆胶体渗透压降低,血浆中水分由血管内转入组织间隙直接形成水肿;另一方面又导致血容量下降,通过容量和压力感受器使体内如抗利尿激素、醛固酮等神经体液因子发生变化,引起水钠潴留而导致全身水肿。除上述传统理论外,近年提出原发的肾性水钠潴留,也是形成水肿的原因之一,但机制尚不清除。

(四)高脂血症

肾病时血浆中胆固醇、三酰甘油、低密度和极低密度脂蛋白均增加,是由于肝脏代偿合成增加,血脂与低蛋白血症呈负相关;其次是由于脂蛋白的分解代谢障碍所致。

四、临床表现

(一)单纯性肾病

1. 大量蛋白尿　一般每天丢失量大于 2 g,多可达 10 g。

2. 低蛋白血症　血浆总蛋白及白蛋白明显降低,白蛋白常低至 $10\sim20$ g/L。

3. 高脂血症　血浆中胆固醇、三酰甘油、低密度和极低密度脂蛋白均增高。

4. 高度水肿　水肿从眼睑、面部开始,随后波及全身,呈凹陷性,逐渐加重且随体位变化。严重水肿时两眼不能睁开,可有胸腔积液、腹水,致呼吸困难。阴囊水肿可使阴囊皮肤变薄而透明。

(二) 肾炎性肾病

在单纯性肾病的临床表现的基础上,可出现肉眼血尿和不同程度高血压,病程多迁延反复。但水肿不如单纯肾病显著。

五、并发症

(一) 感染

由于免疫功能低下、蛋白质营养不良、水肿局部血循环不良以及皮质激素、免疫抑制剂应用等因素,肾病患儿极易患各种感染,常见呼吸道、皮肤、泌尿道等处感染和原发性腹膜炎等。

(二) 电解质紊乱

常见低钠、低钾、低钙血症。由于长期禁盐或过多应用利尿剂以及感染(应激性抗利尿激素分泌增多)、呕吐、腹泻等因素,可致血钠降低。当患儿水肿加剧、尿少并伴有上述诱因时,突然出现厌食、乏力、懒言、嗜睡、血压下降甚至休克、惊厥者,应考虑低钠血症可能,须及时测定血清电解质以明确诊断。应用利尿剂或激素后大量利尿,或食欲不振、热量不足而忽略补钾可导致低钾血症。蛋白尿时钙常与蛋白质结合,同时由于服用激素肠道钙吸收不良,以及肾病时维生素D水平降低、骨骼对甲状旁腺素调节作用的敏感性降低等因素,均可引起血钙降低发生低钙惊厥和骨骼稀疏。

(三) 血栓形成

肾病时的高凝状态易导致动、静脉血栓,发生率不一,其中不同血管受累的亚临床型更为多见。肾病时:① 肝脏合成凝血因子增加。② 尿中丢失抗凝血酶Ⅲ。③ 高脂血症血液黏稠、血流缓慢、血小板聚集增加。④ 感染或血管壁损伤激活内源性凝血系统。⑤ 利尿剂的应用、血容量减少、血液浓缩。⑥ 激素应用促进高凝等,均为易发生血栓的因素。临床以肾静脉血栓最常见,患儿可表现为突发腰痛、血尿、少尿,甚至发生肾功能衰竭。血栓形成缓慢者的症状多不明显。

(四) 肾上腺危象

肾病患儿由于长期应用较大剂量激素,致使其垂体-肾上腺皮质轴受到外源性激素的反馈抑制,如有撤药过快、突然中断用药或发生应激情况而未及时加量等因素,处于抑制状态的肾上腺皮质一时不能分泌足够的糖、盐皮质激素,患儿可突然发生休克,病情凶险,如不及时救治,易致死亡,须立即静滴氢化可的松,按每天 5～10 mg/kg计算,连续2～3天,直至病情稳定改为口服泼尼松。

六、诊断

具有临床表现的四大特征即可诊为肾病综合征,四项中以大量蛋白尿和低蛋白血症为诊断的必需条件。参考病史、体检及必要的检查。在除外引起继发性肾病的各种病因后即诊断为原发性肾病综合征。再依据血尿、高血压、氮质血症的有无及补体是否低下而区别为单纯性或肾炎性。临床上还根据对8周激素治疗的效应区别为完全效应、部分效应或无效应。而肾脏活组织检查更能明确诊断其病理类型。

七、治疗

(一) 一般疗法

1. 休息　无高度水肿、低血容量和感染的患儿不需要卧床休息。病情缓解后活动量逐渐增加。卧床休息者也应在床上经常变换体位,以预防血管栓塞等并发症。

2. 饮食　低盐饮食。水肿严重和血压高者忌盐,但须按照血钠水平加以调整,不宜长期禁盐。高度水肿,少尿患儿应限制水量,补充适当的热量和蛋白质,大量蛋白尿患儿的蛋白质摄入量应在每天 2 g/kg 左右。蛋白尿未控制,或激素治疗中的患儿应每天补充足够的钙剂和维生素 D。

3. 利尿　当水肿较重,出现腹水时可给予利尿剂治疗。开始可用氢氯噻嗪(双氢克尿塞) 1 mg/kg,每天2～3次,如2天无效可加至2 mg/kg,并加用螺内酯。上述治疗较差时可用有强利尿作用的呋塞米或依他尼酸(利尿酸钠)。对利尿剂无效且血浆蛋白过低者,可使用低分子右旋糖酐扩容,也可使用酚妥拉明。近年来主张在血蛋白<15 g/L,一般利尿剂措施无效后,或伴有低血容量者给予静脉输注血白蛋白或血浆。利尿治疗过程中须注意尿中失钾及可能导致低血容量,故不宜长期大量应用或骤然大量利尿。

4. **抗感染** 注意预防患儿因体液免疫功能低下而反复发生感染,注意皮肤清洁,避免发生感染,注意皮肤清洁,避免交叉感染,一旦发生感染应及时治疗。预防接种需在病情完全缓解且停用糖皮质激素3个月后才进行。

(二)激素疗法:短、中、长程疗法

1. **短程疗法** 泼尼松每天 2 mg/kg,最大量 60 mg/d。蛋白尿转阴后巩固 2 周,一般疗程为 4~6 周,改为 1.4 mg/kg,隔天顿服,用 4~6 周。总疗程为 8~12 周。

2. **中、长程疗法** 泼尼松每天 1.5~2 mg/kg,最大量 60 mg/d。蛋白尿转阴后巩固 2 周,一般<6~8 周,再按原量隔天顿服,每 2~4 周减量 1 次,直至停药。总疗程 4~6 个月;9~12 个月为长程。

(三)细胞毒性药物的应用

环磷酰胺 2~2.5 mg/(kg·d),疗程 8~12 周,或累积量为 200~250 mg/kg。

(四)冲击疗法

1. **甲泼尼龙(甲基强的松龙)冲击疗法** 15~30 mg/(kg·d)(<1.0 g/d)溶于 10% 葡萄糖液 100~205 ml,1~2 小时静滴完成,连用 3 天为 1 个疗程,必要时隔 1~2 周重复使用 1~2 个疗程,继而泼尼松 2 mg/kg 隔天顿服,根据病情逐渐减量。

2. **环磷酰胺冲击疗法** 0.5~0.75 g/m^2 加入适量生理盐水或 10% 葡萄糖液静滴,滴注>1 小时,每月 1 次,连用 6 次,必要时再酌加 2~3 次。

(五)其他

抗凝药物如肝素静脉点滴或皮下注射;抗血小板聚集药物如双嘧达莫(潘生丁);促纤溶药物如尿激酶等也广泛用于肾病特别是难治性肾病的治疗,可以防治血栓、减轻蛋白尿。中药的应用可减轻激素副作用,巩固疗效和减少复发。

八、预后

主要取决于病理类型、是否合理应用激素以及有无严重并发症。微小病变型近期缓解率可达 87%~93%,虽多次复发远期结局大多良好。非微小病变型预后较差。

九、护理评估

(一)健康史

询问患儿病前 1~4 周有无其他感染史,目前有无发热、乏力、头痛、呕吐及食欲下降等全身症状;若主要症状为水肿或血尿,应了解水肿开始时间、持续时间、发生部位、发展顺序及程度。了解患儿 24 小时排尿次数及尿量、尿色。询问目前药物治疗情况,用药的种类、剂量、疗效及副作用等。

(二)身体状况

重点评估患儿目前的体征,包括一般状态,如神志、体位、呼吸、脉搏、血压及体重等。检查水肿部位、程度及指压痕,有无颈静脉怒张及肝大,肺部有无啰音,心率是否增快及有无奔马律等。

(三)辅助检查

注意有无血尿、蛋白尿;血浆蛋白情况;血清尿素氮、肌酐升高等。

(四)社会心理状况

了解患儿及家长的心态及对本病的认识程度。患儿多为年长儿,心理压力来源较多,除因疾病和治疗对活动及饮食严格限制的压力外,还有来自家庭和社会的压力,如中断了日常与同伴的玩耍或不能上学而担心学习成绩下降等,会产生紧张、忧虑、抱怨等心理,表现为情绪低落、烦躁易怒等。

十、护理诊断

(一)患儿方面

1. **体液过多** 与低蛋白血症导致的水钠潴留有关。

2. **营养失调,低于机体需要** 与大量蛋白质由尿中丢失有关。

3. **有皮肤完整性受损的危险** 与高度水肿

有关。

4. 有感染的危险 与免疫力低下有关。

5. 潜在并发症,药物副作用 与长期应用糖皮质激素及免疫抑制剂有关。

6. 焦虑 与病情反复,病程长有关。

(二)家长方面

1. 知识缺乏 缺乏本病相关知识与缺乏特定知识来源有关。

2. 焦虑 与担心患儿预后有关。

十一、预期目标

(一)患儿方面

(1)水肿减轻,体重能降至病前的程度。

(2)尿比重、尿蛋白在正常范围,尿蛋白减少或在正常范围。

(3)没有皮肤的损伤或受刺激的症状,没有全身的感染症状和体征,生长发育正常。

(二)家长方面

(1)了解本病的相关知识,注意患儿皮肤的护理,防止感染。

(2)能够观察患儿的病情变化,认真按医嘱给患儿服药,定期门诊随访。

十二、护理措施

(一)患儿方面

1. 适当休息 根据病情安排作息,使生活逐步过渡到常态。水肿严重和高血压患儿应绝对卧床休息,一般患儿每日定时起床轻活动,病情缓解3~6个月(即使仍服用维持剂量的激素),可逐渐恢复就近上学,免体育活动,过分劳累可引起病情反复,应加以制止。

2. 饮食 水肿严重,少尿、无尿时进无盐饮食;水肿消退,尿量正常后可进低盐饮食。食欲正常后适当多进生物价值高的蛋白质,但不可高蛋白质饮食,每天以摄入蛋白质1.8 g/kg为宜。服用激素增进食欲,应适当限制热量的摄入,以防体重猛增或肝脏增大等。

3. 预防感染 避免交叉感染,加强皮肤护理。注意肢体温度、色泽。尽可能避免静脉穿刺。注意安全,预防骨折。

(1)每班检查皮肤情况,保持床单位清洁、

干燥、平整无渣屑,衣服宽松以免损伤皮肤。

(2)卧床患儿每2小时翻身1次,局部按摩温水擦浴促进血液循环,防止受压过久。

(3)阴囊水肿者,可用丁字带将阴囊托起,局部保持干燥,有渗出者应垫上消毒敷料以防感染。

(4)除去皮肤胶布时,动作要轻柔避免损伤皮肤。夏季避免蚊虫叮咬引起皮肤感染,同时剪断指甲避免抓破皮肤。

(5)护理操作时应注意无菌操作,水肿严重者尽量避免肌内注射,以免引起注射处感染及深部脓肿。静脉注射时要选好血管,争取一次成功。

(6)做好保护性隔离,与感染患儿分室居住,房间每天紫外线照射两次,减少探视,保证室内空气清新,温度适宜,预防呼吸道感染。

(7)做好会阴清洁,每天用3%硼酸坐浴两次,预防尿路感染。

(8)注意监测体温、血象,寻找感染灶,必要时给予适宜抗生素治疗。

4. 观察病情、药物疗效及药物副作用 注意病情变化,及早发现并发症的症状,如感染、原发性腹膜炎和血管栓塞。

(1)激素:如高血压、消化性溃疡、骨质疏松、促凝、库欣综合征,偶见精神症状,要密切观察其发展。

(2)免疫抑制剂:环磷酰胺有骨髓抑制、肝功能损害、脱发、胃肠道反应、出血性膀胱炎以及性腺损伤引起不育症等。

(3)利尿药:长期用药后,要注意观察有否电解质紊乱,当患儿出现食欲减退、精神萎靡、全身肌肉无力、腹胀、肠鸣音减弱、心音低钝等,及时通知医生,定期查血电解质。

5. 心理支持与健康宣教 鼓励其树立战胜疾病的信心,医护人员态度要和蔼、亲切地关心体贴患儿,使患儿消除紧张心理。

(二)家长方面

(1)介绍有关本病发生、发展、预防知识。

(2)严重水肿时限制活动,并要低盐饮食。其他时期可适当的活动。

(3)做好生活方面护理,防止发生感染,配

合治疗及护理。

（4）做好观察工作，如尿液颜色、尿量、尿的性质、不适主诉。

（5）定期随访，防止并发症的发生。

十三、效果评价

（一）患儿方面

（1）患儿水肿减轻，体重能降至病前的程度。

（2）患儿尿比重、尿蛋白保持在正常范围，尿蛋白减少或在正常范围。

（3）患儿未发生皮肤的损伤或受刺激的症状，没有全身的感染症状和体征，生长发育正常。

（二）家长方面

（1）了解本病的相关知识，注意患儿皮肤的护理，防止感染。

（2）能够观察患儿的病情变化，认真按医嘱给患儿服药，定期门诊随访。

第五节　急性肾功能衰竭

急性肾功能衰竭简称急性肾衰，是指由各种不同原因引起肾实质的严重损害致使肾功能急剧下降，表现为少尿或无尿以致体内代谢产物蓄积，水和电解质失衡，包括酸中毒、高血钾和氮质血症的一个综合征。

一、病因

（一）肾前性

由于全身血循环量急骤降低，心排血量降低，使肾皮质血流量及肾小球滤过率降低。如能及时改善血循环，增加肾血流量，肾功能和尿量可较快恢复正常。如超过一定时间则发生肾实质损害，肾前性肾衰常见于脱水、失血、烧伤、休克、严重感染与缺氧、糖尿病酮症酸中毒及低蛋白血症等情况。

（二）肾性

1. 肾小球和肾血管疾病　急进性肾炎、溶血尿毒综合征、狼疮性肾炎、结节性多动脉炎及流行性出血热等疾病。

2. 急性肾小管坏死　肾毒性物质如氨基糖

苷类及多肽类抗生素，四氯化碳，甲醇，重金属汞、砷、铅中毒，血管内溶血包括血型不合的输血、感染、溶血性贫血、休克等。

3. 间质性肾炎　由感染和药物引起的急性间质性肾炎所致的急性肾衰常是一种过敏反应。

（三）肾后性

任何原因引起的尿路梗阻致肾盂积水、肾实质损伤，如先天性尿路畸形、双侧输尿管连接部狭窄、肾结石，特别是孤立肾的肾结石突然嵌入输尿管，肾结核、肿瘤压迫输尿管，磺胺结晶等。

二、发病机制

发病机制因病因不同而不同。新生儿期以围生期缺氧、败血症，严重溶血或出血较常见；婴儿期以严重腹泻脱水，重症感染及先天性畸形引起为多见；年长而则常因各型肾炎、各型休克引起。

（一）肾血流减少学说

任何原因引起血管内有效循环量减少，使肾血流减少，均可引起急性肾衰，导致少尿。肾血流减少主要表现为肾皮质血管收缩，血管阻力增加，肾小球滤过率降低，速度减慢，因之对尿素氮、水及钠的重吸收增加，从而引起血尿素氮升高，尿量减少及尿比重增加，引起肾衰。体内肾素-血管紧张素、儿茶酚胺、前列腺素分泌增加，加重肾内小动脉收缩，肾血流进一步减少，加重肾衰。

（二）肾小管损伤学说

肾缺血或中毒均可引起肾小管损伤，使肾小管上皮细胞变性、坏死、基底膜断裂。肾小管内液反漏入间质，造成肾间质水肿。间质水肿可进一步压迫肾小管周围毛细血管，使管腔受压，阻塞加重，形成恶性循环。

（三）缺血再灌注肾损伤学说

肾缺血后当肾血流再通时，反而可见细胞的损伤继续加重称为缺血再灌注性肾损伤。由于缺血细胞内钙通道开放，Ca^{2+}细胞内留，使细胞内钙超负荷；再灌注后局部产生大量氧自由基，细胞损伤继续加重，可使肾小管的可逆性损伤发展为不可逆损伤。

三、临床表现

按尿量多少常分为少尿性肾衰及非少尿性

肾衰,前者多见。

(一)少尿性肾衰

一般分为 3 期,但小儿常无明显分期界限。

1. 少尿期 尿量<400 ml/d,或每天<250 ml/m²,完全无尿极少见,少尿可突然发生或逐渐加重。少尿一般持续 10 天左右,持续 2 周以上或在病程中少尿与无尿间断出现者预后不良,如不采取透析等治疗,大部分患儿死于少尿期。

少尿期存在的主要问题是:

(1)水潴留:表现为全身水肿、胸腔积液、腹水,严重者可发生心力衰竭、肺水肿、脑水肿,常为此期死亡重要原因。

(2)电解质紊乱:常表现为高血钾、磷、镁和低血钠、钙、氯症,其中以高钾血症多见,如处理不及时,可引起死亡。

(3)代谢性酸中毒:表现为萎靡、乏力、嗜睡、呼吸深长、面色灰、口唇樱桃红,可伴心律不齐。

(4)氮质血症:首先出现消化系统症状,如食欲减退、恶心、呕吐、腹部不适等症状,中枢神经系统受累可出现意识障碍、躁动、谵语、抽搐、昏迷等尿毒症脑病症状。

(5)心力衰竭、肺水肿:主要表现为呼吸困难、不能平卧、心率加快、肺底出现湿性啰音、下肢水肿等。

(6)高血压:长期少尿患者可出现不同程度高血压,严重者可出现高血压脑病。

(7)易合并感染:70%左右合并严重感染,以呼吸道及泌尿道感染为常见,约 1/3 急性肾衰患儿死于感染,病程中积极预防和治疗感染是非常重要的。

2. 多尿期 少尿期后尿量逐渐增多,一般 5～6天后可达利尿高峰,表现肾功能有所好转,排出体内积存水分,但也可能是肾小管回收原尿的量有所减少而发生利尿,因此不能放松警惕。多尿持续时间不等,一般为 5～10 天,部分患儿可长达 1～2 个月。

多尿期主要问题为:

(1)低钠血症及脱水:由于大量水及钠由尿中丢失,此期多有稀释性低钠变为缺钠性低钠,必须时应注意保存。

(2)低钾血症:当每天尿量增加至 500～1 000 ml 以上时,大量钾从尿中排出,可出现低钾血症,常表现为肌肉松软、无力以至麻痹,此期应注意钾的补充。

(3)抵抗力低易感染:应加强支持疗法,必要时需输血或补充白蛋白。

3. 恢复期 多尿期候肾功能逐渐恢复,血尿素氮及肌酐逐渐恢复正常。一般肾小球滤过功能恢复较快,而肾小管功能恢复较慢,少数患儿可遗留下不同程度肾功能损害或转为慢性。体质恢复多需数月。

(二)非少尿性肾衰

是指无少尿或无尿表现,每天平均尿量仍可达 600～800 ml。

四、诊断

既往无肾脏病史,急性起病,有致肾衰因素,临床有少尿或无尿、水及电解质紊乱,血尿素氮及肌酐升高、尿常规及尿指标检查异常。

尿诊断指标的应用:

1. 钠排泄分数(Fena) 最敏感的尿诊断指标,阳性率98%。肾性肾衰时 Fena>2%～3%,肾前性肾衰<1%。

$$钠排泄分数(Fena)=\frac{尿钠}{血钠}\times\frac{血肌酐}{尿肌酐}\times 100\%$$

2. 自由水清楚率(CH₂O) 是测量肾脏稀释功能指标,肾衰早期即下降。

$$自由水清楚率(CH_2O)=尿量(ml/h)\times\left(1-\frac{尿渗透压}{血渗透压}\right)$$

3. 肾衰指数(RFI) 肾前性肾衰时,RFI<1,而肾性肾衰时>1 可达 4～10。

$$肾衰指数(RFI)=\frac{尿钠\times血肌酐}{尿肌酐}$$

4. 尿钠排出量 肾实质性肾衰时尿钠排出>40 mmol/L,而肾前性肾衰时<20 mmol/L。

五、治疗

应争取于肾前性氮质血症期及时纠正原发病,恢复肾血流灌注,防止进入肾性急性肾衰。

对肾后性者应解除梗阻以利肾功能恢复。对肾性者的治疗包括：① 去除或治疗病因。② 维持水电解质及酸碱平衡。③ 减轻肾负荷保护肾功能。④ 防止合并症,争取时间以待肾功能恢复。

(一) 少尿期治疗

1. 严格控制水分入量　每日液量＝尿量＋不显性失水＋异常损失－食物代谢和组织分解所产生的内生水。

2. 热量和蛋白质供给　早期只给碳水化合物,供给葡萄糖 $3\sim5$ g/(kg·d),静脉点滴可减少机体自身蛋白质分解和酮体产生。蛋白质应限制在 $0.5\sim1.0$ g/(kg·d)为宜,且应以优质蛋白质为主,如鸡肉、肉类、奶类蛋白为佳。

3. 高钾血症治疗　血钾＞6.5 mmol/L 为危险界线,应积极处理：① 可用 5% 碳酸氢钠每次 2 ml/kg,静脉注射。如 EKG 未恢复正常,15 分钟后重复 1 次。② 葡萄糖酸钙可拮抗钾对心肌的毒性作用,10% 葡萄糖酸钙 10 ml 静滴。③ 高渗葡萄糖和胰岛素可促进钾进入细胞,每 $3\sim4$ g 葡萄糖配 1 U 胰岛素,每次用 1.5 u/kg 糖可能暂时降低血钾 $1\sim2$ mmol/L。④ 透析：血透及腹透均有效,前者作用更快,能在 $1\sim2$ 小时内使血钾从 $7.5\sim8$ mmol/L 降到正常范围以内。

4. 低钠血症的治疗　当血钠＜120 mmol/L,且又出现低钠综合征时,可适当补充 3% NaCl,1.2 ml/kg 可提高血钠 1 mmol/L,可先给 $3\sim6$ ml/kg。

5. 代谢性酸中毒的处理　轻症多不需治疗。当血 HCO_3^- ＜12 mmol/L 时,应给予碳酸氢钠。

6. 高血压、心力衰竭及肺水肿的治疗　应严格限制水分,如限盐、利尿及降压等,必要时透析。

(二) 多尿期治疗

1. 低血钾症的治疗　尿量增多,钾从尿内排出易致低钾,可给氯化钾 $2\sim3$ mmol/(kg·d) 口服,如低钾明显可静脉补充。

2. 水和钠的补充　由于利尿水分大量丢失可致脱水,应注意水分补充,但如尿量过多,应适当限制水分,以尿量 1/2～2/3 为宜。

3. 控制感染　约 1/3 患儿死于感染,应积极控制,可选择敏感的抗生素,但应注意保护肾脏功能。

4. 透析治疗　早期透析可减低病死率,根据具体情况可选用血透或腹透。

六、护理评估

(一) 健康史

了解患儿 24 小时排尿次数及尿量、尿色。有无脱水、失血、烧伤、休克、严重感染与缺氧、糖尿病酮症酸中毒及低蛋白血症等情况,有无肾小球和肾血管疾病或急性肾小管坏死,各种原因引起的严重尿路梗阻。是否使用肾毒性物质,近期内有无输血史。目前有无发热、乏力、头痛、呕吐及食欲下降等全身症状;了解水肿开始时间、持续时间、发生部位、发展顺序及程度。

(二) 身体状况

重点评估患儿的体征,包括一般状态,如神志是否清楚、体位、呼吸频率、脉搏、血压及体重,有无电解质紊乱、口唇颜色,检查水肿部位、程度及指压迹,有无颈静脉怒张及肝大,肺部有无啰音,心率是否增快及有无奔马律等。

(三) 辅助检查

注意有无血清尿素氮、肌酐升高等,评估钠排泄分数,自由水清楚率,肾衰指数及尿钠排出量。

(四) 身心状况

了解患儿及家长的心态及对本病的认识程度。患儿及家长会产生恐惧心理,表现为情绪失控、担心等。

七、护理诊断

(一) 患儿方面

1. 潜在并发症　心力衰竭、水电解质紊乱。

2. 营养失调　低于机体需要量与摄入不足及丢失过多有关。

3. 有感染危险　与免疫力低下有关。

4. 恐惧　与本病预后不良有关。

(二) 家长方面

1. 知识缺乏　缺乏有关此病的知识。

2. 焦虑　担心本病的预后情况。

八、预期目标

(一) 患儿方面

(1) 不发生并发症。

(2) 能正常生长发育。

(3) 没有感染的发生。

(4) 逐步消除恐惧心理。

(二) 家长方面

(1) 得到有关此病的基本医学知识、护理技能,能有效的评估患儿状况。

(2) 定期随访。

九、护理措施

(一) 患儿方面

1. 密切观察病情,维持患儿体液平衡

2. 密切观察病情变化 注意体温、呼吸、脉搏、心率、心律、血压等变化。急性肾衰竭常以心力衰竭、心律紊乱、感染、水电解质紊乱等为主要死亡原因,应及时发现其早期表现,并随时与医生联系。

3. 根据病情控制液体的入量 准确记录24小时出入量,包括口服和静脉进入的液量、尿量和异常丢失量,如呕吐、胃肠引流液、腹泻时粪便内水分等都需要准确测量;每天定时测体重以检查有无水肿加重。

4. 保证患儿卧床休息 休息时期视病情而定,一般少尿期、多尿期均应卧床休息,恢复期逐渐增加适当活动。做好心理护理,给予患儿及家长精神支持。

5. 保证营养均衡 少尿期应限制水、盐、钾、磷和蛋白质的摄入量,供给足够的热量,以减少组织蛋白的分解;不能进食者从静脉中补充葡萄糖、氨基酸、脂肪乳等。透析治疗时患儿丢失大量蛋白质,所以不需限制蛋白质摄入量,长期透析时可输血浆、水解蛋白、氨基酸等。

6. 预防感染 严格执行无菌操作,加强皮肤及口腔护理,保持皮肤清洁、干燥;定时翻身、拍背,保持呼吸道通畅;做好病室的清洁和空气净化。

7. 心理支持与健康教育 急性肾衰竭是危重病之一,患儿及家长有恐惧感。应教育患儿及家长积极配合医生治疗,并告诉患儿家长早期透析的重要性,以取得他们的支持与理解。

(二) 家长方面

(1) 介绍有关本病发生、发展、预防知识。消除家长恐惧心理,积极配合医生做好治疗工作。

(2) 告诉家长早期透析的重要性,以取得他们的支持与理解。

(3) 做好生活方面护理,防止发生感染和交叉感染,配合治疗及护理。

(4) 做好观察及记录工作,如尿液颜色、尿量、尿的性质,以及检查结果;不适主诉。

(5) 定期随访,防止并发症的发生。

十、效果评价

(一) 患儿方面

(1) 患儿能正常生长发育,未不发生并发症。

(2) 患儿未发生继发感染。

(3) 患儿消除恐惧心理。

(二) 家长方面

(1) 掌握有关此病的基本医学知识、护理技能,能有效的评估患儿状况。

(2) 定期带患儿随访。

第六节 泌尿道感染

泌尿道感染是儿科最常见的感染性疾病之一,感染可累及膀胱、肾盂和肾实质,由于儿童时期局限于某一部位者较少,常难以定位,而统称为泌尿道感染(urinary tract infection,UTI)。临床以细菌尿、白细胞尿为特征。儿童 UTI 一般预后较好,但若不及时治疗,反复感染可导致瘢痕形成,出现高血压、慢性肾功能衰竭,影响健康甚至危及生命,加之儿童 UTI 症状多不典型,容易漏诊,故须高度重视。

一、病因

(一) 致病原

至少 80% 的 UTI 为肠道的大肠杆菌所致,其他致病菌尚有变形杆菌、铜绿假单胞菌、假单胞菌、金黄色葡萄球菌、肠球菌和克雷伯菌。偶尔有病毒、支原体或真菌所致。

(二) 感染途径

最常见的是上行性的感染,多见于女孩;血行感染多见于新生儿及婴儿;其他尚有淋巴感染和直接蔓延,但均少见。

(三) 易致病因素

1. 小儿泌尿系统的解剖特点

(1) 儿童的输尿管长而弯曲,管壁弹力纤维发育不良,易于扩张发生尿潴留而容易感染。

(2) 女婴尿道短,外口暴露,易被粪便污染,男孩包茎积垢,也可造成上行性感染。

(3) 泌尿系统异常,如双肾盂、双输尿管、后尿道瓣膜等先天畸形,神经源性膀胱以及各种原因引起的肾盂积水,均可造成尿液潴留,细菌容易繁殖而致感染。

(4) 膀胱输尿管反流,可为先天发育异常或后天感染炎症、水肿所致,常为再发性或慢性UTI的重要因素。

2. 并发 UTI 肾病综合征、营养不良、分泌性 IgA 缺乏等易并发 UTI。

3. 其他诱因 尚有泌尿系器械检查、留置导尿管、蛲虫症等。

二、分类

根据临床表现可分为急性、复发与再感染、慢性尿路感染。根据感染部位可分为:以肾、肾盂、输尿管感染为上尿路感染;以膀胱、尿道感染为下尿路感染。

三、临床表现

(一) 急性感染

1. 新生儿 以全身症状为主,多由血行感染引起。症状轻重不一,可有发热、体温不升、皮肤苍白、体重不增、拒奶、腹泻、嗜睡和惊厥等。

2. 婴、幼儿 女性较多见,全身症状重,局部症状轻微或缺如,主要为腹痛、腹泻、呕吐、发热等,排尿时哭闹、尿恶臭,可因尿频而致顽固性皮炎,夜间原无遗尿而出现遗尿。

3. 儿童 与成人相似,下尿路感染以膀胱刺激症状如尿频、尿急、尿痛为主;上尿路感染以发热、寒战、腰痛、肾区叩击痛、肋脊角压痛等为主。大肠杆菌所致的出血性膀胱炎可有血尿。

(二) 复发与再感染

复发指停药后短期内(一般<6周),又出现原来的症状。再感染指的是停药后较长时间(一般>6周),出现症状,与上次感染无关,是新的感染。

(三) 慢性感染

病程一般都在 6 个月以上。轻者可无明显症状,也可间歇出现发热、脓尿或菌尿。病程久者可有贫血、乏力、发育迟缓、营养不良等表现。

四、诊断

典型病例根据临床症状和实验室检查诊断,凡符合下列条件者及可确诊。

(1) 中段尿培养菌落计数≥10^5/ml。

(2) 尿常规中白细胞大于 5 个/HP,或有尿感症状。

(3) 耻骨上穿刺,只要有细菌生长即确诊。

(4) 影像学检查发现有先天性的畸形。

五、治疗

(一) 一般治疗

急性期卧床休息,多饮水以促进细菌毒素和炎性分泌物排出,并可降低髓质渗透压,以不利于细菌生存和 L 型细菌的形成。

(二) 抗菌治疗

早期积极应用抗菌药物治疗。

1. 药物选择一般根据 ① 感染部位:上尿路感染应选择血浓度高的药物,下尿路感染选择尿浓度高的药物如呋喃类。② 尿培养及药敏试验结果。③ 对肾脏损害小的药物。④ 治疗效果:如治疗 2~3 天症状仍不见好转或菌尿持续存在,可能细菌对所用药物耐药,应及早调整,必要时可两种药物联合应用。

2. 常用药物 宜选用广谱、强效杀菌,血、尿及肾组织中浓度高、毒性小、不易产生耐药性的药物,常用药物和剂量如下:氨苄西林(氨苄青霉素)(每天 50~100 mg/kg);头孢拉定(每天

50 mg/kg)静脉点注;复方磺胺甲噁唑(每天50 mg/kg);氟哌酸(每天 5～10 mg/kg);呋喃妥因(每天 8～10 mg/kg)等。

六、预后

急性感染治疗后多能恢复,约 50%的病例可有复发或再感染。有尿路结构异常而未及时纠正者可发展为肾功能不全,预后差。

七、护理评估

(一)健康史

询问患儿病前 1～4 周有无其他感染史,目前有无发热、乏力、头痛、呕吐及食欲下降等全身症状;了解患儿 24 小时排尿次数及尿量、尿色。询问目前药物治疗情况,用药的种类、剂量、疗效及副作用等。

(二)身体状况

重点评估患儿目前的体征,包括一般状态,如尿频、尿急、尿痛、腰酸、腰痛,乏力。婴、幼儿排尿时哭闹、尿恶臭,可因尿频而致顽固性皮炎,夜间原无遗尿而出现遗尿。神志、体位、呼吸、脉搏、血压及体重等。

(三)辅助检查

注意有无尿白细胞、红细胞、蛋白尿;中段尿培养中菌落计数大于等于 105/ml;影像学检查中是否发现有先天性的畸形。血清尿素氮、肌酐升高等。

(四)社会心理状况

了解患儿及家长的心态及对本病的认识程度。患儿多为年长儿,心理压力来源较多,除因疾病和治疗对活动及饮食严格限制的压力外,还有来自家庭和社会的压力,如中断了日常与同伴的玩耍或不能上学而担心学习成绩下降等,会产生紧张、忧虑、抱怨等心理,表现为情绪低落、烦躁易怒等。

八、护理诊断

(一)患儿方面

1. 体温过高 与细菌感染有关。
2. 排尿异常 与膀胱、尿道炎症有关。
3. 潜在并发症 与药物副作用有关。

(二)家长方面

1. 知识缺乏 缺乏本病相关知识与缺乏特定知识来源有关。
2. 焦虑 与担心患儿预后有关。

九、预期目标

(一)患儿方面

感染控制,没有再感染,学龄儿童能认真掌握预防知识。

(二)家长方面

及时控制感染,对婴、幼儿,父母能认真掌握预防知识。

十、护理措施

(一)患儿方面

1. 休息、饮食 急性期卧床休息。高热时应给予清淡易消化半流质饮食,无发热者给予富含营养普食。大量饮水,必要时静脉输液以增加尿量,减少细菌在尿道停留时间,促进细菌毒素及炎性分泌物排出。
2. 降温
(1)每 4 小时测体温 1 次,并准确记录。
(2)6 个月以下患儿以物理降温为主。
(3)保持皮肤清洁,避免汗腺阻塞,可用温水擦浴。
3. 控制感染 应早期积极应用抗菌药物治疗,按医嘱用药,并注意药物副作用。
4. 保持外阴清洁 勤换内裤,婴、幼儿勤换尿布,每天用 3%硼酸坐浴 2 次。
5. 采集尿标本及时送检 保持新鲜、清洁,使用抗生素前做尿培养。避免不必要导尿,定期留清洁中段尿常规和培养。
6. 健康宣教
(1)告知患儿及家属护理、预防知识,幼儿不穿开裆裤,勤换尿布,勤换内裤,便后清洗臀部,保持清洁。女婴清洗外阴由前向后清洗,以避免污染机会。
(2)根治蛲虫症,去除尿道异物,减少局部刺激。
(3)治疗脓疱病、肺炎、败血症等疾病,以免细菌通过血液侵入泌尿道引起感染。

（4）定期复查。

（二）家长方面

（1）介绍有关本病发生、发展、预防知识。

（2）急性期卧床休息，督促多饮水。

（3）做好生活方面护理，防止发生感染，配合治疗及护理。

（4）做好观察工作，如尿液颜色、尿量、尿的性质，不适主诉。

（5）定期随访，防止并发症的发生。

十一、效果评价

（一）患儿方面

患儿未发生感染，配合执行各种预防措施。

（二）家长方面

家长能及时控制感染，能复述预防知识。

（徐桂婷）

思考题

1. 4岁儿童正常昼夜的尿量是多少？

2. 急性肾小球肾炎的典型临床表现有哪些？

3. 急性肾小球肾炎的休息原则是什么？

4. 急性肾小球肾炎的病情观察要点有哪些？

5. 简述急性肾小球肾炎的饮食计划。

6. 什么是治疗肾病综合征的首选药？

7. 对于水肿患儿如何予以护理？

8. 急性肾炎与肾病综合征的水肿异同有哪些？

9. 对于即将出院的肾病综合征患儿如何做好出院宣教？

10. 小儿泌尿道感染的临床特点有哪些？如何治疗？如何做好预防再次感染的宣教工作？

第十一章 内分泌系统功能障碍

第一节 概 述

内分泌系统包括内分泌腺和内分泌组织。小儿主要的内分泌腺有脑垂体、松果体、甲状腺、甲状旁腺、肾上腺、胰腺的胰岛等。内分泌腺分泌的有效化学物质称为激素。激素由腺体直接渗入血液,随血液循环到全身而发挥作用。激素在体内含量少,其浓度在血液中仅有百分之几微克以下,但对人体的新陈代谢、生长发育和生殖等生理过程起着至关重要的作用。

(一)脑垂体

脑垂体位于脑底部蝶骨体上面的垂体窝内,与下丘脑相连。依据其发生和结构特点,可分为腺垂体(前叶)和神经垂体(后叶)两部分。腺垂体分泌的生长激素能促进人体的生长发育,是从出生到青春期影响生长发育最重要的激素。生长素能促进机体内蛋白质的合成,加速骨的生长,使人长高。生长素白天分泌少,夜间分泌多。幼儿时期如果此种激素分泌不足,则生长迟缓,可患侏儒症,身材矮小但一般智力正常;如果此种激素分泌过多,则生长速度过快,可患巨人症。腺垂体还能分泌多种促激素,如促甲状腺激素、促肾上腺皮质激素、促性腺激素等,从而调节着相关腺体的生理活动。神经垂体无分泌功能,主要是接受来自下丘脑的抗利尿素和催产素,对尿液分泌和子宫收缩起调节作用。如果抗利尿素分泌过少,可患尿崩症。

(二)松果体

松果体又叫脑上腺,位于背侧丘脑的后上方,呈松子形,五六岁以前发达,7 岁左右开始萎缩,腺细胞逐渐消失。松果体分泌的激素可抑制性成熟,防止性早熟。

(三)甲状腺

甲状腺位于颈前部,呈"H"形,分左右两叶和中间的峡部,可随吞咽上下移动。甲状腺是人体最大的内分泌腺,于青春期腺体发育最快,功能也达最高峰。甲状腺能合成并释放甲状腺激素。甲状腺激素的主要作用是促进机体的新陈代谢,维持机体正常生长发育,特别是对骨骼和神经的发育有重要作用。甲状腺分泌功能低下或亢进时,可引起机体发育异常。幼儿时期如果甲状腺功能不足,可发生呆小症,其骨骼生长停止,头骨发育过早停顿,大脑不发达,智力低下,性发育停滞;如果分泌过多,可患甲状腺功能亢进症即"甲亢",主要表现为基础代谢率增高,如食欲大量增加、消瘦、低热、失眠、紧张、焦虑烦躁、心跳加快、多汗、易怒等。

(四)肾上腺

肾上腺位于肾上端内侧,左右各一。肾上腺包括皮质和髓质两部分,彼此功能各异。肾上腺皮质分泌的激素主要有糖皮质激素、盐皮质激素和性激素。前两种激素主要调节体内的水盐代谢及糖、脂肪、蛋白质的代谢。性激素调节性器官和第二性征的发育,同时能增强机体对有害刺激(如过敏、炎症等)的耐受力。髓质主要分泌肾上腺素和去甲肾上腺素。它们与心血管系统、淋巴系统及中枢神经系统的兴奋、内脏平滑肌的松弛、肝糖原的分解及维护体液平衡等有着密切关系。

第二节 儿童糖尿病

儿童时期的糖尿病是指 15 岁或 20 岁以前发生的糖尿病,过去统称为儿童(少年)糖尿病

(juvenile diabetes)。由于儿童期糖尿病的病因不一,临床和治疗、预后便不同,因此儿童糖尿病一词由于概念不清楚已舍弃不用。本文重点介绍儿童青少年中多发的Ⅰ型糖尿病。

一、病因学

目前广泛接受的观点认为胰岛素依赖型糖尿病(IDDM)是在遗传易感性基因的基础上,导致β细胞的损伤和破坏,最终致胰岛β细胞功能衰竭而起病。但是,在以上各因素中还有许多未能完全解释的问题。根据目前的研究成果概述如下。

(一) 遗传因素

IDDM 和非胰岛素依赖型糖尿病(NIDD)的遗传性不同。根据同卵双胎的研究,证明NIDDM的患病一致性为100%,而 IDDM 的仅为50%,说明 IDDM 是除遗传因素外还有环境因素作用的多基因遗传病。

(二) 环境因素

多年来不断有报道 IDDM 的发病与多种病毒的感染有关,如风疹病毒、腮腺炎病毒、柯萨奇病毒等感染后发生 IDDM。动物实验表明有遗传敏感性的动物仅用喂养方法即可使发生糖尿病。总之,环境因素可能包括病毒感染、环境中化学毒物、营养中的某些成分等都可能对带有易感性基因者产生β细胞毒性作用,激发体内免疫功能的变化,最后导致 IDDM 的发生。严重的精神和身体压力,应激也能使 IDDM 的发病率增加。

(三) 免疫因素

最早发现新起病 IDDM 患儿死后尸检见胰岛有急性淋巴细胞和慢性淋巴细胞浸润性胰小岛炎(insilitis)改变,继之发现 IDDM 患者血中有抗胰岛细胞抗体(ICA)、抗胰岛细胞表面抗体(ICSA)、抗胰岛素抗体等多种自身抗体,现在倾向于认为 ICA 抗体等是胰岛细胞破坏的结果。还发现患儿的淋巴细胞可抑制胰岛细胞β释放胰岛素。辅助 T 细胞/抑制 T 细胞的比值增大,K 杀伤细胞增多等。另外,还证明了患儿体内 T 淋巴细胞表面有一系列的有功能性的受体,以及有 Ia 抗原的 T 细胞增多等免疫功能的改变。对

免疫功能变化的机制也提出不同的学说。总之,IDDM 患儿免疫功能的改变在发病中是一个重要的环节。

二、分类

1. 胰岛素依赖型糖尿病(insulin dependant diabetes mellitus,IDDM)　又称Ⅰ型糖尿病。它又分为ⅠA 型和ⅠB 型两个亚型。ⅠA 型是指由于因遗传基因、免疫因素和环境因素共同参与起病的,是 IDDM 的代表。ⅠB 型是指家族性自身免疫性疾病中的 IDDM,是自身免疫疾病的一部分。本文重点是ⅠA 型 IDDM(以下简称为IDDM)。

2. 非胰岛素依赖型糖尿病(noninsulin dependant diabetes mellitus,NIDDM)　又称Ⅱ型糖尿病,又有肥胖型和大肥胖型之分,过去NIDDM 发生儿童期时称为儿童(青少年)开始的成人糖尿病(maturity onset diabetes mellitus of youny,MODY),MODY 一词未完全舍弃,这是属于常染色体显性遗传,但儿童期Ⅱ型糖尿病也有散发病例。

3. 营养不良有关的糖尿病(malnutrition related diabetes mellitus,MRDM)　可见有胰腺纤维钙化或胰岛钙化并有蛋白质缺乏的病史。

4. 其他型　包括胰腺疾病、内分泌病、药物或化学物直接引起的糖尿病,以及某些遗传综合征、胰岛素受体异常等引起的糖尿病。

5. 葡萄糖耐量损伤(imparial glucose tolarance,IGT)　儿童时期所患糖尿病绝大多数(90%以上)是胰岛素依赖型糖尿病ⅠA 型(IDDM,ⅠA 型)。ⅠA 依赖是指患儿必须用注射胰岛素治疗才能防止发生糖尿病酮症酸中毒昏迷和死亡。

三、病理生理

IDDM 主要为胰岛β细胞破坏,分泌胰岛素减少引起代谢紊乱。胰岛素对能量代谢有广泛的作用,激活靶细胞表面受体,促进细胞内葡萄糖的转运,使葡萄糖直接供给能量转变为糖原,促进脂肪合成,抑制脂肪的动员。胰岛素还加强蛋白质的合成,促进细胞的增长和分化。促进糖

酵解,抑制糖异生。IDDM患儿胰岛素缺乏,进餐后缺少胰岛素分泌的增高,餐后血糖增高后不能下降,高血糖超过肾糖阈值而出现尿糖,体内能量丢失,动员脂肪分解代谢增加,酮体产生增多。

另外,糖尿病时反调节激素如胰高糖素、肾上腺素、生长激素的增多,加重了代谢的紊乱,使糖尿病发展为失代偿状态。反调节激素促进糖原分解、糖异生增加,脂肪分解旺盛,产生各种脂肪中间代谢的产物和酮体。由于高血糖、高血脂和高酮体血症引起渗透性利尿,而发生多尿、脱水、酸中毒。由于血浆渗透压增高而产生口渴多饮,体重明显减低。

酮症酸中毒时大脑功能受损伤,氧利用减低,逐渐出现嗜睡、意识障碍而渐进入昏迷。酸中毒严重时 CO_2 潴留,为了排出较多的 CO_2,呼吸中枢兴奋而出现不规则的呼吸深快(Kussmause 呼吸)。呼吸中的丙酮产生特异的气味(腐烂水果味)。

四、流行病学

IDDM 的发病情况因地区和民族等因素有很大差别,根据流行病学研究,欧、美国家发病率高,芬兰可达 40/10 万,而东南亚地区发病率较低,为 1/10 万左右,我国 1980 年对 14 省市 14 万 4 岁以下儿童的调查,糖尿病患病率为 5/10 万。IDDM 可发生于 30 岁以前的任何年龄,根据上海市儿童糖尿病发病率调查(1980～1993年),确诊病例中年龄最小的为 8 个月婴儿。一般 10～14 岁年龄组发病率较高,女性患病较男性略多。近年亦能偶见确诊为 NIDDM 的儿童病例,再者我国肥胖儿童增多,对其中葡萄糖耐量损伤者应追踪观察以使早期诊断 NIDDM。

五、临床表现

IDDM 常为比较急性起病,多数患儿可由于感染、情绪激惹或饮食不当等诱因起病,出现多饮、多尿、多食和体重减轻的症状,全称为 IDDM 的"三多一少"症状。但是,婴儿多尿多饮不易被发觉,很快发生脱水和酮症酸中毒症状。幼年儿童因夜尿增多可发生遗尿。多食并非患儿必然

出现的症状,部分儿童食欲正常或减低,体重减轻或消瘦很快,疲乏无力、精神萎靡亦常见。如果有多饮、多尿又出现呕吐、恶心、厌食或腹痛、腹泻和腿痛等症状,则应考虑并发糖尿病酮症酸中毒。糖尿病酮症酸中毒重者表现为严重脱水、昏迷、皮肤弹性差、口干舌燥、口唇樱红、眼眶深陷、呼吸深快、呼出气有烂水果的丙酮味。病情严重时出现休克,表现为脉快而弱、肢凉、血压下降。发热、咳嗽等呼吸道感染或皮肤感染、阴道痛痒和结核病可与糖尿病并存。

病程较久,对糖尿病控制不好时可发生生长落后、身矮,智能发育迟缓,肝大称为糖尿病侏儒(Mauhiac 综合征)。晚期可出现白内障、视力障碍、视网膜病变,甚至双目失明。还可有蛋白尿、高血压等糖尿病肾病,最后致肾功能衰竭。

六、辅助检查

(一)尿糖

尿糖定性一般经常阳性,近年来改用尿糖试纸测尿糖与标准颜色比较。在开始治疗时应每日于早、午、晚餐前及睡前留 4 次尿糖,每次留尿前 30 分钟先排空膀胱,再留尿检查,尿糖可表示二次留尿期间的血糖。急性紊乱期时还需留 4 段尿糖,即早餐后至午餐前、午餐后至晚餐前、晚餐后至睡前、睡后至次日早餐前,四段时间分别留尿,记录尿量,检查尿糖及尿酮体。四段尿结果综合即是 24 小时尿量和尿糖,是较细致地了解胰岛素的根据。还应定期(2～4 周)测 24 小时尿糖定性。

(二)血液

血常规检查正常,酮症酸中毒时白细胞总数增高。血糖检查未经治疗的 IDDM 随机血糖 ≥ 11.1 mmol/L(>200 mg/dl),轻患儿空腹血糖 ≥ 6.7 mmol/L(120 mg/dl)。血液中各种脂肪成分在血糖未控制时均增高。

(三)葡萄糖耐量试验(OGTT)

尿糖阳性、空腹血糖增高者,已可明确诊断糖尿病,不需做葡萄糖耐量试验。本试验用于空腹血糖正常或正常高限,餐后血糖高于正常或偶见尿糖阳性者,不能确诊的患儿。方法为在空腹 8～16 小时后先取空腹血糖,然后口服葡萄糖

（1.75 g/kg），最大量葡萄糖为 75 g，每克加水 2.5 ml，3 分钟内服完（可加入不含糖的果汁便于耐受）。于服糖后 1/2、1、2、3 小时分别测血糖，每次取血前留尿查尿糖。结果：正常空腹血糖为 4.4～6.7 mmol/L（80～120 mg/dl），服糖后 1/2～1 小时血糖 8.4～10.08 mmol/L（150～180 mg/dl），2 小时后恢复至空腹水平，3 小时后可低于空腹血糖，仍在正常范围，各次尿糖均阴性。2 h 血糖值≥11.1 mmol/L（>200 mg/dl），即可诊断糖尿病。试验前 3 天食糖类每天不得少于 150 g。试验前避免剧烈运动、精神紧张，停服氢氯噻嗪、水杨酸等影响糖代谢的药物。

（四）糖基化血红蛋白（HbA1）

血红蛋白在红细胞内与血中葡萄糖或磷酸化葡萄糖呈非酶化结合形成的糖基化血红蛋白（HbA1），其主要成分为 HbA1c，能反映其测定前 4～6 周的平均血糖水平，正常人 HbA1c 为 4%～6%。糖尿病患者未治疗前多增高 1 倍，常在 12% 以上，治疗后的 IDDM 患儿最好能＜9%，最高亦应低于 10%。

七、治疗措施

IDDM 是终身的内分泌代谢性疾病，治疗的目标是使患者达到最佳的"健康"状态。IDDM 的治疗是综合性的，包括胰岛素、饮食管理和身体的适应能力，还应加强精神心理的治疗。

在 IDDM 的治疗过程中应定期（出院后 1～2 周 1 次，稳定后 2～3 个月 1 次）复诊，复诊前检查当天餐后 2 小时血糖，前一天留 24 小时尿测尿糖定量，有条件的每次应测糖基化血红蛋白（HbA1c 或 HbA1）使 HbA1＜10.5%，平均血糖＜11.1 mmol/L（200 mg/dl）。患儿备有自动血糖仪时每天应测血糖 4 次，至少测 2 次，无血糖仪者每次餐前及睡前测尿糖共 4 次。每次复诊应测血压。每年检查眼底一次。

（一）胰岛素的治疗

胰岛素是治疗 IDDM 能否成功的关键。胰岛素的种类、剂量、注射方法都影响疗效，胰岛素的制剂近年来有许多新产品，注射方法也有多样。

1. 胰岛素制剂和作用 世界各国胰岛素的产品共有数十种，从作用时间上分为短效、中效和长效三类。从制剂成分上分由猪或牛胰岛提取的胰岛素，基因工程重组 DNA 合成的纯人胰岛素和半人工合成的，改造猪胰岛素为人胰岛素（置换胰岛素结构中的一个氨基酸）4 类。中国目前只有短效的正规胰岛素（rogular insulin，RI）和长效的鱼精蛋白锌胰岛素（protamine zinc insulin，PZI），近年来常有进口的中效胰岛素（neutral pratamine Hagedorn，NPH）和其他纯品人胰岛素。

2. 胰岛素开始治疗时的用量和调整 IDDM 患儿每天胰岛素的需要量一般为 0.4～1.0 U/（kg·d），治疗开始的第 1 天以 0.5～0.6 U/kg 计算较安全。将全日量平均分为 4 次于每餐前及睡前加餐前 30 分钟注射。每日的胰岛素总量分配：早餐前 30%～40%，中餐前 20%～30%，晚餐前 30%，临睡前 10%。糖尿病初患者一开始也用 NPH 60% 和 RI 40% 的量分两次注射，早餐前用全日量的 2/3，晚餐前用 1/3 量。早餐前注射的胰岛素提供早餐和午餐后的胰岛素，晚餐前注射的胰岛素提供晚餐后及睡前点心直至次日晨的胰岛素。根据用药日的血糖或尿糖结果调整次日的胰岛素。RI 分 3～4 次注射时胰岛素用量的调节应根据前一天上午第一段尿糖及午餐前尿糖或血糖调节次日早餐前 RI 量或调整早餐；根据前 1 天晚餐后一段尿糖及睡前尿糖或血糖调节晚餐前 RI 剂量或调整晚餐。病情稳定后有波动时应从饮食、感染、气候和情绪的变化先找原因，再调整胰岛素和病因治疗。

3. 胰岛素治疗时的并发症

（1）低血糖：糖尿病患儿发生严重的低血糖非常危险。脑是以利用葡萄糖氧化提供能量为主的组织，糖尿病时脑组织不摄取酮体进行氧化，因此，糖尿病时低血糖可致永久性脑损伤。轻症患儿反调节激素正常可使低血糖自然缓解，久病者胰高糖素对低血糖的反应受损，肾上腺素的反应也减低，低血糖自行恢复血糖正常的能力减低且慢，容易发生低血糖惊厥。糖尿病发生低血糖时应及时加餐或饮含糖饮料。

（2）慢性胰岛素过量（Somogy 现象）：胰岛素慢性过量，多在睡眠后半夜时血糖降低，无明显症状,低血糖引发反调节激素分泌增多,使血糖增高,清晨出现高血糖,称为低-高血糖反应即Somogy现象。日间血糖尿糖波动明显,如胰岛素用量>1.5 U/(kg·d)时,病情仍不能控制时应在夜间2~3时测血糖低或尿糖(-),应减少胰岛素用量。

(3)慢性胰岛素量不足:患儿持久的处于高血糖状态,糖尿病症状未完全消除,24小时尿糖>25 g,患儿生长缓慢、肝大、高血脂和高血糖并容易发生酮症酸中毒。应加强饮食的调整和增加胰岛素量,使血糖控制在正常的高限,生长速度可恢复正常。

(4)局部或全身过敏反应:由于胰岛素制品纯化原因而致过敏反应很少见。注射局部出现红肿或荨麻疹。过敏反应可在继续用药过程中消失,过敏反应继续者可换为人胰岛素纯制品。

(5)胰岛素耐药:患儿在无酮症酸中毒情况下,每日胰岛素用量>2 U/kg,仍不能使高血糖得到控制时,在排除Somogy现象后称为胰岛素耐药。有条件时测血中胰岛素和胰岛素抗体可增高,必要时加用小量皮质激素数日使耐药情况好转,或改用人胰岛素纯品,胰岛素用量可减少。

(6)胰岛素注射部位皮下脂肪组织萎缩或肥厚,每次移换胰岛素注射部位可避免此现象的发生,改用纯的人胰岛素制品亦可减少皮下脂肪组织萎缩。

(二)饮食治疗

IDDM的饮食治疗的目的也是为了使血糖能稳定的控制在接近正常水平,以减少并发症的发生,糖尿病儿童的饮食应是有一定限度的计划饮食,并与胰岛素治疗同步。

每日总热量以糖占55%~60%,蛋白质10%~20%,脂肪30%~35%的比例计算出所需的糖、蛋白质和脂肪的量(g)。脂肪应是植物油(不饱和脂肪),避免肥肉和动物油。全日热量分为三餐和三次点心,早餐为每日总热量的25%,午餐25%,晚餐30%,三餐间2次点心各5%,睡前点心(加餐)10%。每餐中糖类是决定血糖和胰岛素需要量的关键。

(三)运动治疗

运动是儿童正常生长和发育所需要的生活内容的一部分,运动对糖尿病患儿更有重要意义。运动可使热量平衡并能控制体重,运动能促进心血管功能,改进血浆中脂蛋白的成分,有利于对抗冠心病的发生。运动时肌肉消耗能量比安静时增加7~40倍。能量的来源主要是由脂肪代谢所提供和肌糖原的分解;运动使肌肉对胰岛素的敏感性增高,从而增强葡萄糖的利用,有利于血糖的控制。运动的种类和剧烈的程度应根据年龄和运动能力进行安排,有人主张IDDM的学龄儿童每天都应参加1小时以上的适当运动。运动时必须做好胰岛素用量和饮食的调节,运动前减少胰岛素用量或加餐。糖尿病患儿应每天固定时间运动,并易于掌握食入热量、胰岛素的用量和运动量之间的关系。

八、并发症

IDDM最常见的急性并发症为糖尿病酮症酸中毒(diabetea ketoacidosis, DKA)和低血糖,前者为胰岛素不足,后者为胰岛素过量。还有随时可发生的各种感染。

(一)酮症酸中毒

IDDM患儿在发生急性感染、延误诊断、过食或中断胰岛素治疗时均可发生酮症酸中毒,临床表现如前述。年龄越小酮症状中毒的发生率越高。新的IDDM患儿以酮症酸中毒起病时可误诊为肺炎、哮喘、败血症、急腹症和脑膜炎等,应予以鉴别。酮症酸中毒血糖增高可>28.0 mmol/L(500 mg/dl),血酮体可>10 mmol/L(200 mg/dl),血酮体中不仅有乙酰乙酸、β-羟丁酸和丙酮,还有多种脂肪酸代谢中间产物的许多酮体,如α-戊酮、3-戊烯-2酮等大分子酮体及脂肪酸如已二酸、癸二酸等均明显增高。糖尿病患儿酮症酸中毒时的脂肪代谢紊乱较为复杂。酮症酸中毒时血pH下降,HCO_3^-减低,血钠、钾、氯亦低于正常,有的治疗前血钾不低,用胰岛素治疗血钾迅速降低。尿酮体定性试验阳性反应可较弱或(-),经初步治疗后乙酰乙酸产生增多,尿酮体反应反而增强。

(二)低血糖

糖尿病用胰岛素治疗后发生低血糖是由于胰岛素用量过多或注射胰岛素后未能按时进餐,

出现心悸、出汗、饥饿感、头晕和震颤等,严重时可发生低血糖昏迷甚至惊厥;抢救不及时可引起死亡。反复低血糖发作可产生脑功能障碍或发生癫痫。

(三)感染

IDDM 为终身疾病,随时可发生各种感染的可能,包括呼吸道、泌尿系及皮肤等急慢性感染。每当有轻度感冒时亦可使病情加重,严重感染时可发生中毒性休克,如果只注重感染的治疗,忽视对糖尿病的诊断和治疗,可造成严重后果应予以警惕。

(四)糖尿病高渗性非酮症性昏迷

儿童 IDDM 时少见,患儿多数先有神经系统的疾病。高血糖非酮症性昏迷诊断为糖尿病高渗性非酮症昏迷时必须是发生在原患有糖尿病的患儿,应与医源性由于注射高张葡萄糖盐水等引起的高血糖渗性昏迷相鉴别。糖尿病高渗性昏迷时血糖常 $> 28 \sim 54$ mmol/L($500 \sim 1\,000$ mg/dl),血钠>145 mmol/L,血浆渗透压>310 mmol/L,有时可达>370 mmol/L,有脱水及昏迷,但血、尿酮体不明显增高,无酸中毒,治疗需用等渗液或低于血浆渗透压 40 mmol/L(20 mOsm/L)的高渗液体,如血浆渗透液>370 mmol/L(370 mOsm/ng)时用>330 mmol/L的高渗液。胰岛素用量应小,血糖降低速度应慢,防止血糖迅速下降使血浆渗透压降低太快引起脑水肿。本症病死率较高。

九、护理评估

(1)评估患儿的身心状况,有无脱水症状,有无休克及昏迷。

(2)评估患儿和父母对该病的了解程度。

(3)评估患儿及父母对糖尿病饮食热量的计算和注意事项。

(4)了解血糖、尿糖、尿酮等检查结果。

十、护理诊断

(一)患儿方面

1. 营养失调,低于机体需要量 与胰岛素缺乏致体内代谢紊乱有关。

2. 排尿异常 与渗透性利尿有关。

3. 有感染的危险 与抵抗力下降有关。

4. 潜在并发症 酮症酸中毒与过食导致酸性代谢产物在体内堆积有关。

5. 潜在并发症 低血糖或低血糖昏迷与胰岛素过量或注射后进食过少有关。

6. 执行治疗方案无效 与知识缺乏及患儿的自控能力差有关。

7. 有体液不足的危险 与血糖升高致渗透性利尿有关。

(二)家长方面

1. 知识缺乏 缺乏疾病相关知识与缺乏特定知识来源有关。

2. 焦虑 与担心患儿预后有关。

十一、预期目标

(一)患儿方面

(1)早期治疗使获得适当的生长与发育。

(2)能处理一些常见的糖尿病问题。

(3)能掌握胰岛素的注射技术和选择方法。

(4)能控制饮食和适当活动。

(5)防止糖尿病并发症的发生。

(6)能接受和适应此慢性病。

(二)家长方面

(1)理解一些常见的糖尿病的问题。

(2)掌握胰岛素的注射技术和选择方法。

(3)帮助患儿控制饮食和安排合理饮食。

(4)能观察患儿出现的一些并发症。

(5)能接受和适应此慢性病。

(6)发现问题能及时带患儿求医。

十二、护理措施

(一)患儿方面

1. 饮食护理 因为患儿正处于长身体的时候,所以在饮食治疗方面提倡用计划饮食来代替控制饮食。以能保持正常体重,减少血糖波动,维持血脂正常为原则,指导患儿合理饮食。多食富含蛋白质和纤维素的食物,限制纯糖和饱和脂肪酸。鼓励患儿多食用粗制米、面和杂粮。饮食需定时定量。为患儿计算每日所需的总热量,儿童糖尿病患儿热量用下列公式进行计算:全日热量$=1\,000+$年龄$\times(80\sim100)$,热量略低于正常儿童,不要限制太严,避免影响儿童生长发育,并予以合理分配。全日量分三餐,1/5、2/5、2/5,每餐留少量食物作为餐间点心。详细记录患儿饮食情况,游戏、运动多时给少量加餐(加 20 g 碳水化合物)或减少胰岛素用量。

2. 药物护理 指导患儿正确服药,并尽量避免或纠正药物的不良反应。正确抽吸胰岛素,采用 1 ml OT 针筒,以保证剂量绝对准确。长、短效胰岛素混合使用时,应先抽吸短效胰岛素,再抽吸长效胰岛素,然后混匀。切不可逆行操作,以免将长效胰岛素混入短效内,影响其速效性。掌握胰岛素的注射时间:普通胰岛素于饭前半小时皮下注射,鱼精蛋白锌胰岛素在早餐前 1 小时皮下注射。根据病情变化,及时调整胰岛素的用量。

3. 病情观察 密切观察患儿血糖、尿糖、尿量和体重的变化。必要时通知医生,予以处理。监测并记录患儿的生命体征,24 小时液体出入量,血糖、尿糖、血酮、尿酮以及动脉血气分析和电解质变化,防止酮症酸中毒发生。

4. 预防感染 定期为患儿洗头、洗澡,勤剪指甲。注重患儿的日常清洁。保持患儿的口腔清洁,指导患儿做到睡前、早起要刷牙,必要时可给予口腔护理。每日为患儿清洗外阴部,并根据瘙痒的程度,酌情增加清洗次数。做好会阴部护理,预防泌尿道感染。预防外伤:告之患儿不可赤脚走路,不可穿拖鞋外出。要求患儿尽量不使用热水袋,以防烫伤。做好瘙痒部位的护理,以防抓伤。做好保暖工作,预防上呼吸道感染。对于已发生感染的患儿,应积极治疗。而对未发生感染的患儿,可预防性地使用抗生素,预防感染。

5. 劳逸结合 在保证充分休息的前提下,鼓励患儿进行适量的运动,例如步行。

6. 定期和父母去医院复诊 平时有任何不适,应立即告诉父母并及时去医院就诊。每周测量 1 次体重,若体重改变>2 kg,也应立即告诉父母并及时去医院就诊。

7. 心理护理 关心患儿,耐心讲解疾病相关知识,认真解答患儿提出的问题,帮助患儿树立起生活的信心。教会患儿随身携带糖块及卡片,写上姓名、住址、病名、膳食治疗量、胰岛素注

射量,以便救治。

8. 酮症酸中毒患儿的护理
(1)确诊酮症酸中毒后,绝对卧床休息,应立即配合抢救治疗。
(2)快速建立 2 条静脉通路,1 条为纠正水、电解质及酸碱平衡失调,纠正酮症症状,常用生理盐水 20 ml/kg,在 30 min 到 1 小时内输入,随后根据患儿的脱水程度继续输液。另 1 条静脉通路遵医嘱输入小剂量胰岛素降血糖,应用时抽吸剂量要正确,最好采用微泵调节滴速,保证胰岛素均匀输入。在输液过程中随酸中毒的纠正、胰岛素的输入,钾从细胞外进入细胞内,此时可出现致死性的低血钾,因此在补液排尿后应立即补钾。对严重酸中毒患儿(pH<7.1)可给予等渗碳酸氢钠溶液静滴。静脉输液量及速度应根据患儿年龄及需要调节并详细记录出入水量,防止输液不当引起的低血糖、低血钾、脑水肿的发生。
(3)协助处理诱发病和并发症,严密观察生命体征、神志、瞳孔(见昏迷护理常规),协助做好血糖的测定和记录。每次排尿均应检查尿糖和尿酮。
(4)饮食护理禁食,待昏迷缓解后改糖尿病半流质或糖尿病饮食。
(5)预防感染必须做好口腔及皮肤护理,保持皮肤清洁,预防褥疮和继发感染,女性患者应保持外阴部的清洁。

9. 低血糖患儿的护理
(1)病情监测:低血糖发生时患儿常有饥饿感,伴软弱无力、出汗、恶心、心悸、面色苍白,重者可昏迷。睡眠中发生低血糖时,患儿可突然觉醒,皮肤潮湿多汗,部分患儿有饥饿感。
(2)低血糖的紧急护理措施:包括进食含糖食物:大多数低血糖患儿通过进食含糖食物后 15 分钟内可很快缓解,含糖食物可为 2～4 块糖果或方糖,5～6 块饼干,一匙蜂蜜,半杯果汁或含糖饮料等。补充葡萄糖:静脉推注 50% 葡萄糖 40～60 ml 是紧急处理低血糖最常用和有效的方法。胰高血糖素 1 mg 肌注,适用于一时难以建立静脉通道的院外急救或自救。
(3)健康教育:教育患儿及家长知道发生低

血糖的常见诱因,其一是胰岛素应用不当,其中胰岛素用量过大是最常见的原因。低血糖多发生在胰岛素最大作用时间内,如短效胰岛素所致低血糖常发生在餐后 3 小时左右;晚餐前应用中、长效胰岛素者易发生夜间低血糖。此外,还见于注射胰岛素同时合用口服降糖药,或因运动使血循环加速致注射部位胰岛素吸收加快,或胰岛素种类调换如从动物胰岛素转为人胰岛素时,或胰岛素注射方法不当,如中、长效胰岛素注射前未充分混匀,剂量错误等。其二是磺脲类口服降糖药剂量过大。其三是饮食不当,包括忘记或延迟进餐、进食量不足或食物中碳水化合物过低,运动量增大的同时未相应增加食物量、减少胰岛素或口服降糖药物的剂量以及空腹时饮酒过量等。

(4)预防:应按时按剂量服用口服降糖药或注射胰岛素,生活规律化,定时定量进餐,延迟进餐时,餐前应少量进食饼干或水果。运动保持恒定,运动前适量进食或适当减少降糖药物的用量。经常测试血糖,尤其注射胰岛素者及常发生夜间低血糖者。

(二)家长方面

(1)告知患儿父母糖尿病是一终生疾病,目前尚不能根治。但若血糖控制良好,则可减少或延迟并发症的发生和发展,生长发育也多可不受影响。

(2)正确饮食。正确饮食是控制血糖的关键,与疾病的发展有密切的关系。要教会父母为患儿计算每日饮食总量并合理安排。每餐中糖类是决定血糖和胰岛素需要量的关键。不同食物的血糖指数分为低、中、高三类(表 11-1)。注意食物的色、香、味及合理搭配,督促患儿饮食定时定量。当患儿运动多时,应给予少量加餐或减少胰岛素用量。

(3)注意防寒保暖,及时为孩子添加衣服。注重孩子的日常清洁,勤洗澡,勤洗头,勤换衣,勤剪指甲。预防外伤,避免孩子赤脚走路,以免刺伤;避免孩子穿拖鞋外出,以免踢伤。使用电热毯或热水袋时,应避免孩子烫伤。若孩子已有感染,则应积极治疗。

(4)监督并指导孩子正确使用药物。抽吸胰岛素时应采用 1 ml 注射器以保证剂量绝对准确。根据不同病期调整胰岛素的用量,并有计划的选择注射部位进行注射。注射时防止注入皮内致组织坏死。每次注射需更换部位,注射点至少相隔 1~2 cm,以免局部皮下脂肪萎缩硬化。注射后应及时进食,防止低血糖。

(5)若备有自动血糖仪,则应每天测血糖 4 次,至少测 2 次,无血糖仪者每次餐前及睡前测尿糖共 4 次。24 小时尿糖理想应<5 g/24 h,最多不应超过 20 g/24 h,每年检测血脂 1 次包括胆固醇、三酰甘油、HDL、LDL,血脂增高时改进治疗。每次复诊应测血压。每年检查眼底 1 次。

(6)应定期(出院后 1~2 周 1 次,稳定后 2~3 个月 1 次)带孩子去医院复诊,复诊前检查当天餐后 2 小时血糖,前一天留 24 小时尿测尿糖定量,有条件的每次应测糖基化血红蛋白(HbA1c 或 HbA1)使 HbA1<10.5%,平均血糖<11.2 mmol/L(200 mg/dl)。

(7)学会用班氏试剂或试纸法做尿糖检测。每周为孩子测 1 次重量,若体重改变>2 kg,应及时去医院就诊。

(8)指导孩子健康生活,让孩子进行适量的运动,例如步行,以利于降低血糖,增加胰岛素分泌,降低血脂。

(9)教会观察低血糖和酮症酸中毒的表现,以便及时发现孩子的异常,同时掌握自救的方法,并给予积极的处理。

(10)为孩子制作一张身份识别卡,并随时提醒孩子携带糖块和卡片外出。

(11)给予孩子足够的关心,帮助孩子树立生活的信心,使孩子能正确面对疾病,并积极配合治疗。

十三、效果评价

(一)患儿方面

(1)患儿多饮、多尿、多食症状消失。

(2)患儿没有出现酮症酸中毒症状。

(3)能按时门诊随访。

(二)家长方面

(1)家长能正确进行饮食调配。

（2）能正确进行尿糖监测和胰岛素注射。

附：小常识

（一）糖类食物的血糖脂肪

见表 11-1。

表 11-1 糖类食物的血糖脂肪

低血糖指数（<50%）	豆类,苹果,橘子,实心面条,全谷类,燕麦粉,蔬菜,纤维素
中等血糖指数（50~80%）	大米,全面粉,面包,白面包
高血糖指数（>80%）	点心,甜果汁,纯糖

（二）胰岛素制剂和作用

见表 11-2。

表 11-2 胰岛素制剂和作用

胰岛素种类	开始作用时间（小时）	作用最强时间（小时）	作用最长时间（小时）
速效 RI	1/2	2~4	8~12
中效 NPH	1.5~2	8~12	18~20
长效 PZI	3~4	14~20	24~36

胰岛素制剂的规格也有不同,有 1 ml 含 40 U、80 U 和 100 U 的,用时需注意鉴别。当 RI 和中效胰岛素（NPH）混合时 RI 的可溶性下降,应在注射前混合后立即注射,两者混合使用一般的比例为 RI∶NPI 为 4∶6 左右,RI 与 PZI 混合时不得<3∶1。

（三）胰岛素注射笔或注射泵强化胰岛素的治疗

胰岛素注射笔是普通注射器的改良,用喷嘴压力和极细针头推进胰岛素注入皮下,可减少皮肤损伤和注射的精神压力,此法方便和无痛,所用胰岛素 RI 和长效胰岛素（与注射笔相适用的包装）,以普通注射器改用胰岛素笔时应减少原胰岛素用量的 15%~20%,仔细监测血糖和尿糖进行调整。连续皮下输入胰岛素（continuous subcatanous insulin infusion,CSII）是用胰岛素泵持续的输入基础量的胰岛素,用 RI 和 NPH 较稳定,于每餐前加注 RI。CSII 可能使血糖维持在正常水平,开始应住院观察,调整剂量,用量一般为平常量的 80%,基础输入量为总量的 40%,早餐前加量 20%,午餐和晚餐前各加 15%,睡前加餐时为 10%。餐前加量应在进餐前 20~30 分钟输入,应特别注意晨 3 时和 7 时的血糖,及时发现 Somogy 现象及黎明现象。

第三节 先天性甲状腺功能减低症

先天性甲状腺功能减低症（congenital hypothyroidism）简称甲减,它是由于患儿甲状腺先天性缺陷或因为母亲在怀孕期间饮食中缺碘所致的小儿时期最常见的内分泌疾病。同时据病因可以被分为两类,前者称为散发性甲状腺功能减低症;后者称为地方性甲状腺功能减低症。

一、病因及发病机制

散发性甲状腺功能低下的主要原因是先天性甲状腺不发育或发育不全,这种情况约占甲状腺功能低下的 80%。可分为 3 种情况:第一种是与体内存在抑制甲状腺细胞生长的免疫球蛋白有关;第二种是甲状腺素合成途径中酶的缺陷;第三种促甲状腺激素缺陷与甲状腺或靶器官反应低下所致。

地方性甲状腺功能低下是由于胚胎期缺碘,使甲状腺素合成不足造成中枢神经系统和骨骼系统不可逆的严重损害。

二、临床表现

散发性甲状腺功能低下者因为在胎内受母亲甲状腺激素的影响,出生时多无症状,症状出现的早晚与轻重程度同患儿甲状腺组织多少及功能低下程度有关。无甲状腺组织的患儿,出生后 1~3 个月内出现症状,有少量甲状腺组织的患儿多于出生后 6 个月症状渐显。

患儿新生儿期就会与正常幼儿不同。患儿常超过预产期才出生,出生时体重比正常新生儿大,一般大于 4 000 g;出生后出现的生理性黄疸比正常新生儿消退得慢;不会吸奶,吞咽缓慢,母亲常觉得喂养困难;很乖,很少哭,即使饥饿、大小便前后都不哭闹;哭声低哑;体温低,皮肤感觉比较凉、比较粗糙;心跳、呼吸较慢;腹胀明显,常有便秘。

婴幼儿期患儿可表现为比较特殊的面容:头大,颈短,鼻梁低,眼裂小,眼距宽,唇厚,舌大且常伸出口外,经常流口水,毛发稀少、干枯。患儿的生长发育迟缓：由于生长缓慢，身长低于同龄正常婴儿；四肢粗短；囟门大且闭合晚；出牙迟，牙小而稀；神经系统方面：动作发育迟缓，抬头、坐、爬、站、走路均比正常婴儿慢；随着患儿年龄的增长，智能低下表现得越来越明显，发声、区别熟人与生人、说话等均延迟；表情呆板，对周围环境漠不关心，叫也没反应，总是一个人呆在一边，不与人交往，学习能力差。

地方性甲状腺功能低下者因为胎儿时期缺碘而不能合成足量的甲状腺激素，严重影响中枢神经系统的发育。临床表现为两种，一种以神经系统症状为主，出现共济失调、痉挛性瘫痪、聋哑和智力低下，而甲状腺功能低下的其他表现不明显。另一种以黏液性水肿为主，有特殊面容和体态，智力发育落后而神经系统检查正常，这两种症状有时会有交叉重叠。

三、治疗及预后

（一）一般治疗

1. 甲状腺片　每片 40 mg。小量开始，一般每周增加 1 次剂量，每次增加 5～10 mg，根据血清 T_4 水平监测治疗。维持剂量：6 个月以下 15～30 mg/d，1 岁以内 30～60 mg/d；3 岁以下 60～90 mg/d；7 岁以下 90～150 mg/d；14 岁以内 120～180 mg/d。治疗前 2 年每 3～6 个月复查 1 次，以后每 6～12 个月复查 1 次。

2. 左旋甲状腺素钠（L-T_4）　人工合成，系治疗本病最可靠、有效的药物。每 100 μg（L-T_4）相当于 60 mg 干甲状腺片的作用，剂型有每片 25 μg、50 μg、100 μg、200 μg、300 μg 及 500 μg 几种。是治疗本病最可靠、最有效的药物。

3. 左旋三碘甲状腺原氨酸钠（L-T_3）　作用较 L-T_4 更强、更迅速，但代谢及排出也较快，主要适用于甲状腺功能减低危象紧急状态。

（二）并发症治疗

（1）本病患儿由于黏液性水肿，约半数存在心包积液，1/4 的患儿出现心室扩大、心肌酶谱升高等心肌受累的表现。用甲状腺素治疗后，随着临床症状的好转，一般在 1～2 个月后心脏改变恢复正常。但对重症病例，特别是心脏受累明显的患儿，甲状腺素应从小剂量开始，逐渐谨慎加量，使心脏功能逐渐恢复。洋地黄、利尿剂及低盐饮食并无明显的治疗作用，如确实需用洋地黄，应从小剂量开始。

（2）治疗后患儿代谢增强，生理功能改善，生长发育加速，应及时补充蛋白质、钙剂及维生素类。

（三）预后

一般来说越早期进行治疗预后越好。有报道若在出生后 3 个月内治疗，74％病例的智商可达 90 以上，出生后 4～6 个月治疗，33％患儿智商可达 90 以上。

四、预防

先天性甲状腺功能减低症最重要的是预防工作的完善性。首先母亲在怀孕期间应尽量不做替代治疗、放射治疗；对于地方性流行地区母亲在怀孕期间应注意补充碘；如孕母患有甲状腺功能性疾病的服药治疗会对胎儿有所影响，在怀孕期间应注意对胎儿的监测。此外，应注意新生儿筛查，本病在遗传、代谢性疾病中的发病率最高。一经早期确诊，在出生后 1～2 个月即开始治疗者，可避免遗留神经系统功能损害。

五、护理评估

1. 从病史了解患儿有无与其他孩子的不同表现，评估患儿的生长发育状况。

2. 观察患儿的反应及智力发展情况。

3. 了解患儿的实验室检查。

六、护理诊断

（一）患儿方面

1. 体温过低　与新陈代谢减低、活动量减少有关。

2. 婴儿喂养困难　与食量小、吞咽缓慢有关。

3. 便秘　与肌张力降低、肠蠕动减慢、活动量减少有关。

4. 成长发展改变　与甲状腺功能减低有关。

（二）家长方面

1. 知识缺乏　缺乏疾病相关知识与缺乏特

定知识来源有关。

2. 焦虑 与担心患儿预后有关。

七、预期目标

(一) 患儿方面

(1) 维持患儿正常体温。

(2) 患儿生长发育正常。

(3) 患儿大便通畅。

(4) 患儿能掌握基本的生活技能。

(二) 家长方面

(1) 安排患儿合理的生活和饮食。

(2) 防止患儿体温过低。

(3) 孕母要保证摄入适量的碘剂。

(4) 家长要观察患儿智力发展情况和用药反应。

八、护理措施

(一) 患儿方面

1. 保暖、防止感染 患儿因基础代谢低下，活动量少致体温低而怕冷。因机体抵抗力低，易患感染性疾病。注意室内温度，适时增减衣服，避免受凉。勤洗澡，防止皮肤感染。避免与感染性或传染性疾病患儿接触。

2. 保证营养供应 对吸吮困难、吞咽缓慢者要耐心喂养，提供充足的进餐时间，必要时用滴管喂奶或鼻饲。经病因治疗后，患儿代谢增强，生长发育加速，故必须供给高蛋白质、高维生素、富含钙及铁剂的易消化食物，保证生长发育需要。

3. 保持大便通畅 早餐前半小时喝1杯热开水，可刺激排便；每天顺肠蠕动方向按摩腹部数次，增加肠蠕动；适当引导患儿增加活动量，促进肠蠕动；养成定时排便习惯，必要时使用大便软化剂、缓泻剂或灌肠。

4. 加强训练，促进生长发育 做好日常生活护理。患儿智力发育差，缺乏生活自理能力。加强患儿日常生活护理，防止意外伤害发生。通过各种方法加强智力。体力训练，以促进生长发育，使其掌握基本生活技能。对患儿多鼓励，不应歧视。

5. 坚持终身服药 注意观察药物的反应。

对治疗开始较晚者，虽智力不能改善，但可变得活泼，改善生理功能低下的症状。甲状腺制剂作用较慢，用药1周左右方达最佳效力，故服药后要密切观察患儿食欲、活动量及排便情况，定期测体温、脉搏、体重及身高。用药剂量随小儿年龄加大而增加。用量小疗效不佳，过大导致甲亢，消耗多，造成负氮平衡，并促使骨骼成熟过快，致生长障碍。药物发生副作用时，轻者发热、多汗、体重减轻、神经兴奋性增高。重者呕吐、腹泻、脱水、高热、脉速，甚至痉挛及心力衰竭。此时应立即报告并及时酌情减量，给予退热、镇静、供氧、保护心功能等急救护理。

(二) 家长方面

(1) 向家长介绍病情，指导喂养方法。

(2) 向家长解释预防和处理便秘的必要措施，如为患儿提供充足液体入量。

(3) 把本病的知识教给患儿及家长，以取得合作，并增强战胜疾病的信心。

(4) 对家长进行指导，使其了解终身用药必要性，以坚持用药治疗。

九、效果评价

(一) 患儿方面

(1) 患儿体温正常，未出现智力低下、喂养困难等问题。

(2) 患儿掌握基本的生活技能。

(二) 家长方面

掌握照顾患儿的方法，并能及时发现问题而就诊。

第四节 先天性甲状腺功能亢进症

儿童甲状腺功能亢进症（hyperthyroidism in children）主要指 Grave' 病，甲状腺分泌过多的甲状腺激素所致，临床上表现为消瘦、甲亢、突眼、甲状腺弥漫性肿大。可发生于任何年龄的儿童，但以学龄期为多，尤其是青春期女性较多见。其病因和发病机制有家族和遗传因素，与白细胞相关抗原（HLA）有关。有自身免疫系统异常，感染、精神刺激、情绪紧张可能是诱因。

一、临床表现

儿童甲状腺功能亢进症多为慢性起病,一般3～6个月,常以情绪改变、记忆力差,学习成绩下降为首要症状。

1. 基础代谢率增高表现　食欲亢进、易饥饿、消瘦、乏力;心悸、心率增快、脉压差大,可有心律紊乱;多汗、怕热、脾气急躁。

2. 突眼　多为轻、中度。

3. 甲状腺肿大　多为轻中度弥漫性肿大,质地柔软,表面光滑,可闻血管杂音。

4. 新生儿甲亢　突眼,甲状腺肿大,极度烦躁不安,易激惹,皮肤潮红,心率增快,呼吸次数增多,血中 T_4 浓度增高。

二、治疗

(一)急性期

患儿应充分休息,减少活动,避免体力过度及情绪激动,严重者宜住院治疗。

(二)抗甲状腺药物治疗

常用药有甲巯咪唑(他巴唑)、卡比马唑(甲亢平)、丙硫氧嘧啶(PTU),可阻断 T_3、T_4 的生物合成。在使用药物期间,要定期监测血清 T_3、T_4,不良反应有白细胞减少及皮疹。抗甲状腺药物服用至少需维持 1～2 年。如甲状腺持续肿大,停药后复发机会较大。待甲亢症状获得改善时,可加用甲状腺片,以防甲减。心速者加用普萘洛尔。

(三)手术治疗

对抗甲状腺药物严重过敏或效果不佳者反复复发或重度甲状腺肿大影响呼吸者,结节性甲状腺肿大者,可考虑使用手术治疗,采用次全切除法。

(四)突眼治疗

保护眼球,防止感染可使用眼罩。泼尼松口服,仅对充血水肿期有效,对已纤维化效果差。

(五)甲亢危象处理

甲亢危象多在感染、手术、过度疲劳等应激情况下发生。临床为高热、烦躁、心动过速、呕吐、腹泻、多汗,甚至休克。主要是因为大量甲状腺激素与其结合的蛋白质解离,使血液循环中游离的甲状腺激素迅速增高,而组织摄取的甲状腺激素明显增加所致。起病突然且进展迅速,进行性高热、烦躁不安、心动过速、多汗、呕吐、腹泻甚至发生休克。病死率很高。治疗应首先给予抗甲状腺药物,并加服卢戈液 1～5 滴,每 6 小时 1 次,口服。普萘洛尔 1 mg/kg 静滴可迅速控制症状。此外,加强对症处理:降温、镇静、抗心力衰竭、抗休克、抗感染。

三、护理要点

1. 一般护理　保证适当休息,环境要安静,室温要适宜,避免过劳。

2. 合理饮食　给予高热量,富含糖类、蛋白质类和 B 族维生素类(粗米、杂粮等)的饮食,并多给饮料。但禁用浓茶、咖啡等兴奋饮料。

3. 心理护理　患儿常易情绪激动、烦躁易怒、多虑,因此要避免不良的环境和语言的刺激。要主动关心和体贴患儿,多给予鼓励,树立治疗信心。对特殊精神紧张、易怒者,除热心周到照顾外,可服用镇静剂,如氯氮䓬(利眠宁)、地西泮(安定)、普萘洛尔(心得安)等药物治疗。

4. 病情观察　根据病情变化每日观察体温、脉搏、血压、呼吸、心率、心律的情况,可每日测试 2～3 次。发现异常,如心跳不规则、心慌、呼吸困难、体温升高等,及时到医院就诊。

5. 用药观察　抗甲状腺药物治疗,不可过早减量,应坚持不断服药,有半数轻、中度患儿能获得长期缓解以至痊愈,其余多在停药后 1 年内复发,须重复治疗或改用其他治疗。千万不能自觉症状好转,自动停药,造成"甲亢"复发。服用硫脲类抗"甲亢"药物时,注意观察有无药物反应,如发热、皮疹、咽痛、牙龈肿、中性粒细胞减少等。若药物治疗效果不好,根据病情,可听取医生意见,行手术治疗或进行放射性[131]I治疗。

6. 突眼的护理　"甲亢"伴有眼球突出,眼睑常不能完全闭合者,在空气中暴露久,可引起角膜损伤、感染与溃疡,故须注意保护角膜和球结膜。预防措施有用眼罩防止光、风、灰尘刺激。若有结膜水肿,眼睑不能闭合,可涂抗生素眼膏或用生理盐水纱布湿敷,抬高头部等使其消肿。适当限盐和水分摄入,防止眼压升高。

7. 定期到医院抽血查 T_3、T_4 判断治疗效果 根据检查结果,按医生的要求调整用药量,达到合理有效的治疗。

8. 若需要测定基础代谢率,做好测量前的准备 告知患儿及家长检查的意义及注意事项,解除顾虑,检查前一天晚上要睡眠好,但不可服安眠药,直到清晨检查前应禁食,不要洗脸、漱口和走动,用推车将患儿送到检查室。

9. 预防甲状腺危象 甲状腺危象是甲状腺功能亢进恶化时一系列症状的总和,多见于未经治疗的重症甲状腺功能亢进者。特点为高烧达40℃持续不降,同时出现大汗、腹痛、腹泻、神情焦虑、烦躁不安,最后休克、昏迷甚至死亡。因此,"甲亢"患儿应防止感染、过劳、精神刺激、创伤及没有充分准备的手术等,特别不能自减药量。一旦发现有上述症状应及时到医院就诊,切不可延误。

第五节 苯丙酮尿症

苯丙酮尿症(Phenyletonuria,PKU)是先天性氨基酸障碍中较常见的一种。其特点是体内苯丙氨酸不能正常的转化为酪氨酸,而生成苯丙氨酸,使尿中出现苯丙氨酸,影响神经系统的发育而发生严重智能落后。

一、病因及发病机制

苯丙氨酸是人体代谢过程中必需的氨基酸之一,正常小儿每日需要的摄入量约为200~500 mg,其中1/3供蛋白质合成,2/3则通过肝细胞中苯丙氨酸-4-羟化酶(PAH)的作用转化为酪氨酸,以供给合成甲状腺素、肾上腺素和黑色素等多种用途。在苯丙氨酸羟化作用过程中除了 PAH 外,还必须有辅酶四氢生物蝶呤(BH4)的参与,人体内的 BH4 来源于鸟苷三磷酸(GTP),在其合成和再生途径中必须经过鸟苷三磷酸环化水合酶(GTP-CH)、6-丙酮酰四氢蝶呤合成酶(6-pts)和二氢生物蝶呤还原酶(DHPR)的催化。PAH、GTP-CH、DHPR 等3种酶的编码基因已经分别定位于12q24.1、14q11、4p15.1-p16.1;对6-PTS编码基因的研究还在进行中。任一上述编码基因的突变都有可能造成相关酶的活力缺陷,致使体内苯丙氨酸异常累积。

本病按酶缺陷不同可大致分为典型 PKU 和 BH4 缺乏型两种:典型 PKU 是由于患儿肝细胞缺乏苯丙氨酸-4-羟化酶(PAH),不能将苯丙氨酸转化为酪氨酸,因此,苯丙氨酸在血、脑脊液、各种组织和尿液中的浓度极度增高,同时产生了大量苯丙酮酸、苯乙酸、苯乳酸和对羟基苯乙酸等旁路代谢产物并自尿中排出。高浓度的苯丙氨酸及其旁路代谢物即导致脑细胞受损。同时,由于酪氨酸来源减少,致使甲状腺素、肾上腺素和黑色素等合成也不足。BH4 缺乏型 PKU 是由 GTP-CH,6-PTS 或 DHPR 等酶缺乏所导致,BH4 是苯丙氨酸、酪氨酸和色氨酸等芳香氨基酸在羟化过程中所必需的共同辅酶,缺乏时不仅苯丙氨酸不能氧化成酪氨酸,而且造成多巴胺,5-羟色胺等重要神经递质的合成受阻,加重了神经系统的功能损害,故 BH4 缺乏型 PKU 的临床症状更重,治疗亦不易。

绝大多数本病患儿为典型 PKU 病例,仅1%左右为 BH4 缺乏型,后者约半数系 6-PTS 缺陷所致。

二、临床表现

患儿出生时正常,3~6 个月始出现症状,1岁时症状明显。

(一)神经系统

智力低下是本病最主要的症状。部分伴行为异常和抽搐,严重者可出现脑性瘫痪,约80%患儿脑电图异常。

(二)外观

患儿出生数月后因黑色素合成不足,约90%患儿毛发逐渐变为棕色或黄色,皮肤白嫩,虹膜色素变淡。

(三)其他

呕吐和皮肤湿疹常见,尿液和汗液有特殊的鼠尿臭味。

三、诊断

由于早期患儿无症状,故借助实验室检查。

1. 新生儿期筛查　新生儿喂给奶类 3 天，用厚滤纸采集其外周血液，晾干后即可寄送至筛查实验室。其苯丙氨酸浓度可以采用 Guthrie 细菌生长抑制试验半定量测定；亦可在苯丙氨酸脱氢酶作用下进行比色定量测定，后者的假阴性率较低。当苯丙氨酸含量＞0.24 mmol/L（4 mg/dl），亦即两倍于正常参考值时，便应复查或采静脉血定量测定苯丙氨酸和酪氨酸。通常，患儿血浆苯丙氨酸可高达 1.2 mmol/L（20 mg/dl）以上。

2. 尿三氯化铁试验和 2,4-二硝基苯肼试验　两者都是检测尿中苯丙酮酸的化学呈色法。由于其特异性欠佳，有假阳性和假阴性的可能，一般用作对较大儿童的初筛。

3. DNA 分析　目前对 PAH 和 DHPR 缺陷可用 DNA 分析方法进行基因诊断。但由于基因的多态性众多，分析结果务须谨慎。

4. 血浆苯丙氨酸浓度测定　血清中的苯丙氨酸浓度可达 15 mg/L（15 mg/dl）以上。

5. 苯丙氨酸能耐试验

四、治疗及预防

本病为少数可治性遗传代谢疾病之一，应力求早诊断、早治疗。一经确诊，立即给予低苯丙氨酸饮食，以预防脑损害及智力低下的发生。婴儿可喂给特制的低苯丙氨酸奶粉；为幼儿添加辅食时应以淀粉类、蔬菜和水果等低蛋白质食物为主。由于苯丙氨酸是合成蛋白质的必需氨基酸，缺乏时亦会导致神经系统损害，故仍应按每天 30～50 mg/kg 适量供给，以能维持血中苯丙氨酸浓度在 0.12～0.6 mmol/L（2～10 mg/dl）为宜。饮食控制至少需持续到青春期以后。Bo4、5-羟色氨酸和 L-DOPA BH4 缺乏型 PKU 患儿除饮食控制外，尚应给予此类药物。

对有本病家族史的夫妇必须采用 DNA 分析或检测羊水中蝶呤等方法对其胎儿进行产前诊断。

五、护理评估

（1）评估患儿的智力发展状况及患儿的饮食情况。

（2）了解患儿的精神症状，行为脾气有否古怪。

（3）了解苯丙酮尿症实验室检查。

六、护理诊断

(一) 患儿方面

1. 排尿异常　与有鼠尿样臭味有关。
2. 成长发展改变　与疾病有关。
3. 皮肤完整性受损的危险　与疾病有关。
4. 喂养困难　与疾病有关。

(二) 家长方面

1. 知识缺乏　缺乏疾病相关知识与缺乏特定知识来源有关。
2. 焦虑　与担心患儿预后有关。

七、预期目标

(一) 患儿方面

（1）患儿饮食合理，生长发育正常。
（2）患儿皮肤干燥，未发生感染。
（3）患儿智力发育正常。

(二) 家长方面

（1）安排患儿合理的生活和饮食。
（2）防止患儿营养过低。
（3）加强饮食护理，给予低苯丙氨酸饮食。
（4）家长要观察患儿智力发展情况。

八、护理措施

(一) 患儿方面

1. 饮食护理　低苯丙氨酸饮食。一般苯丙氨酸需要量为出生后 2 个月内每天 50～70 mg/kg，3～6 个月每天 40～60 mg/kg，6～12 个月每天 30～50 mg/kg，1～2 岁每天 20～40 mg/kg，2～3 岁每天 20～35 mg/kg，4 岁以上每天 10～30 mg/kg。予以蔬菜、水果、谷类、面包、淀粉等饮食，限制肉、牛奶及奶制品的摄取。治疗过程中应监测血中苯丙氨酸浓度。饮食治疗在 2～3 岁以前开始，以免脑部发育障碍，继续吃这种饮食直到 6～8 岁。

2. 加强皮肤护理　勤换尿布，保持皮肤清洁、干燥、特别是腋下、腹股沟、臀部等处，有条件可涂上油膏以防湿疹引起溃烂。

(二) 家长方面

向家属讲解本病的发病机制、特殊症状和体征。强调本病为可治性遗传代谢病。说明饮食治疗成功直接影响到患儿智力和体格发育,必须坚持。婴儿可喂特制的低苯丙氨酸奶粉,随年龄增长添加辅食应以淀粉类、蔬菜和水果等低蛋白质食物为主。鼓励家长多与患儿交流自己的想法,保持乐观情绪,坚持特制的食谱的食用。

九、效果评价

(一) 患儿方面

患儿未出现智力低下、喂养困难等问题。

(二) 家长方面

掌握照顾患儿的方法,能及时调整饮食。

第六节 尿 崩 症

尿崩症(diabetes insipidus)为小儿时期较常见的内分泌疾病,由于垂体血管加压素又称抗利尿激素(ADH)分泌释放不足,以致肾小管远端不能回收水,尿浓缩困难。临床上出现多尿、多饮、低比重尿和低渗尿。

一、分类及病因

(一) 按部位分类

尿崩症按发病部位可分为中枢性尿崩症和肾源性尿崩症两大类。

1. 中枢性尿崩症 由 ADH 缺乏引起的尿崩症。

2. 肾源性尿崩症 肾源性尿崩症是一种遗传性疾病,为 X 伴性隐性遗传,少数为常染色体显性遗传。其原因可能是:血中有某种抑制加压素的因素存在;分泌不正常的激素,无抗利尿激素的生物活性;患者的肾小管不能与抗利尿激素相结合;肾小管本身缺陷。最近 Birnbaumer 和 Lolait 等人研究发现本症有加压素 V_2 受体基因的多点突变,导致编码的异常。

后天性肾源性尿崩症可因各种疾病损害肾小管所致,如慢性肾盂肾炎、阻塞性尿路疾病、肾小管酸中毒、肾小管坏死、服用过四环素、淀粉样变、骨殖瘤、肾脏移植与氮质血症等。

(二) 按病因分类

按病因可分为原发性、继发性和遗传性尿崩症。

1. 原发性尿崩症 特发性尿崩症是原发性尿崩症中最多见的一种。此型患者的下丘脑视上核与视旁核内神经元数量减少,胞质中尼斯尔(Nissil)颗粒耗尽,垂体后叶素小,合成 ADH 酶缺陷。

2. 遗传性(家族性)尿崩症 较少见,一般是常染色体显性遗传。最近通过对几个家系的研究,发现其病因是由于精氨酸加压素的神经垂体素 Ⅱ 基因的突变引起。

3. 继发性尿崩症 肿瘤、肉芽肿、炎症、颅脑外伤、脑血管病变、手术或全身性疾病(白血病、结核病、梅毒)、药物及 Wolfam 综合征等都可引起尿崩症。在肿瘤引起的尿崩症中,最多见的为松果体瘤和颅咽管瘤,约占 70%。新生儿期的低氧血症、缺血缺氧性脑病可在儿童期发生尿崩症。

二、病理生理

正常人的饮水和尿量的调节是由下丘脑精氨酸加压素(AVP)的分泌和渴感中枢调节的。尿崩时 AVP 分泌减少或缺乏,肾脏远球小管及集合管中水的回吸收减少,排出大量稀释性尿液使体液容量减少,血浆渗透压增高。此时由于缺乏 AVP 的调节,继续排出大量尿液,使渴感中枢受到强烈兴奋而大量饮水。但由于单纯饮水不能完全调节渗透压,因此尿崩症患儿的血浆渗透压仍稍高于正常,并有轻度脱水。

三、临床表现

尿崩症的主要症状虽然与糖尿病的症状非常相似,但尿崩症是由于缺乏另一种完全不同的激素所致,它与血糖和能量运用完全无关。

尿崩症的症状包括:经常口渴、常排解大量颜色较淡,并且很稀的尿液,排尿过多可能会造成脱水现象。夜尿显著,尿量比较固定,一般 4 L/d 以上,最多不超过 18 L/d,但也有报道达 40L/d 者。尿比重小于 1.006,部分性尿崩症在严重脱水时可达 1.010。尿渗透压多数 <

$200\ mmol/L(200\ mOsm/kg \cdot H_2O)$。婴儿表现喜欢饮水甚于吃奶,一般多喜冷饮,饮水量大致与尿量相等。如饮水不受限制,仅影响睡眠,引起体力软弱。智力、体格发育接近正常。

遗传性尿崩症幼年起病,因渴觉中枢发育不全可引起脱水热及高钠血症,肿瘤及颅脑外伤手术累及渴觉中枢时除定位症状外,也可出现高钠血症(谵妄、痉挛、呕吐等)。一旦尿崩症合并垂体前叶功能不全时,尿崩症症状反而会减轻,糖皮质激素替代治疗后症状再现或加重。

四、辅助检查

(一)血浆渗透压和尿渗透压关系

如果一个多尿患儿数次同时测定血和尿的渗透压均落在阴影的右侧,则这个患儿患有中枢性尿崩症或肾源性尿崩症。如果对注射血管加压素的反应低于正常(见下述禁水试验)或者血或尿 AVP 浓度增加,则诊断为肾源性尿崩症。

(二)高渗盐水试验

在诊断尿崩症时很少使用这一试验。

(三)血浆 AVP 测定

部分性尿崩症和精神性多饮因长期多尿,肾髓质因洗脱(washout)引起渗透梯度降低,影响肾对内源性 AVP 的反应性,故不易与部分性肾性尿崩症鉴别,此时做禁水试验同时测定血浆AVP、血浆及尿渗透压有助于鉴别诊断。

(四)禁水试验

比较禁水后与使用血管加压素后的尿渗透压是确定尿崩症及鉴别血管加压素缺乏与其他原因所致多尿的一种简单可行的方法。

1. 原理 正常人禁水后血渗透压升高,循环血量减少,两者均刺激 AVP 释放,使尿量减少,尿比重升高,尿渗透升高,而血渗透压变化不大。

2. 方法 晨起先使患儿自由饮水后即不再饮水,排空膀胱,测体重、血压,采血测血钠和血渗透压,然后开始限饮 6 小时,每小时排尿 1 次,测尿量比重、渗透压和体重,6 小时后再采血和留尿,化验同前。待连续两次尿量变化不大,尿渗透压变化 $<30\ mmol/L(30\ mOsm/kg \cdot H_2O)$

时,显示内源性 AVP 分泌已达最大值(均值),此时测定血浆渗透压和血钠,而后立即皮下注射垂体加压素 $0.5\sim1.0\ ml(5\ U/m^2)$,再留取尿测定 $1\sim2$ 次尿量和尿渗透压。试验过程中必须严格观察患儿,如患儿烦渴加重出现严重脱水症状,体重下降超过 5% 时,应立即停止试验,并补水。

3. 结果分析 正常人禁水后体重、血压、血渗透压变化不大 $<295\ mmol/L(295\ mOsm/kg \cdot H_2O)$,尿渗透压可大于 $800\ mmol/L(800\ mOsm/kg \cdot H_2O)$。注射水剂加压素后,尿渗透压升高不超过 9%,精神性多饮者接近或与正常人相似。试验过程中,如患儿继续排低渗尿,体重下降 $3\%\sim5\%$,血钠$>145\ mmol/L$ 或血浆渗透压$>290\ mmol/L$ 时,可确诊为垂体性尿崩症。根据病情轻重可分为部分性尿崩症和完全性尿崩症。前者血浆渗透压平顶值不高于 $300\ mmol/L(300\ mOsm/kg \cdot H_2O)$,尿渗透压可稍超过血浆渗透压,注射水剂加压素后尿渗透压可继续上升,完全性尿崩症血浆渗透压平顶值大于 $300\ mmol/L(300\ mOsm/kg \cdot H_2O)$,尿渗透压低于血渗透压,注射水剂加压素后尿渗透压升高超过 9%,甚至成倍升高。试验终结时尿渗透压$>850\ mmol/L$ 时可排除垂体性尿崩症。

五、治疗

治疗原则:① 激素替代疗法。② 抗利尿药治疗。③ 继发性尿崩症同时进行病因治疗。④ 对症支持治疗。

(一)一般治疗

去除病因,特别是对继发性尿崩症可根治本症。肿瘤引起者应进行放射或手术治疗,感染引起者则宜采用相应的各种抗感染治疗。应注意给予足量的饮水,防止失水、失钾,在饮食上应低盐、低蛋白质饮食。适当限钠,禁忌饮茶、咖啡,避免劳累情绪波动等。

(二)药物治疗

① 酌情选用氢氯噻嗪、氯磺丙脲、氯贝丁酯(安妥明)、卡马西平(酰胺咪嗪)、吲达帕胺等药物单用或联合应用。② 中药治疗。

(三)替代治疗

酌情给予垂体后叶素、加压素、鞣酸加压素

（长效尿崩停）、新抗利尿纸片、去氨基右旋精氨酸加压素（DDAVP）治疗。

（四）病因治疗

如属肿瘤、感染、外伤等原因引起者给予相应治疗。

（五）胎儿垂体细胞移植

正在试用。

六、护理评估

（1）评估患儿的身体状况及患儿的心理状况。

（2）了解患儿饮水量及患儿尿液的色、质、量。

（3）了解激发试验结果。

七、护理诊断

（一）患儿方面

1. 排尿异常　与疾病有关。
2. 体液不足　与尿崩症有关。
3. 知识缺乏　与缺乏相关知识来源有关。

（二）家长方面

1. 知识缺乏　缺乏疾病相关知识与缺乏特定知识来源有关。
2. 焦虑　与担心患儿预后有关。

八、预期目标

（一）患儿方面

（1）能够了解试验的重要性，配合治疗。

（2）了解测量体重的重要性。

（3）保证水分的摄入。

（二）家长方面

（1）能及时发现患儿的异常情况，及时就诊。

（2）督促患儿按时用药和随访。

（3）做好患儿的思想工作。

九、护理措施

（一）患儿方面

（1）卧床休息，防止外伤，患儿常因多尿引起软弱无力。

（2）准确记录出入量，密切观察饮水量及尿量变化，每天测尿比重。

（3）饮食应低盐、高热量、低蛋白质、高维生素、半流质，鼓励患儿多进食。避免食用高蛋白质、高脂肪、辛辣和含盐过高的食品及烟酒。因为这些可使血浆渗透压升高，从而兴奋大脑口渴中枢；并且易助火生热，化燥伤阴，加重本病烦渴等症状。忌饮茶叶与咖啡。茶叶和咖啡中含有茶碱和咖啡因，能兴奋中枢神经，增强心肌收缩力，扩张肾及周围血管，而起利尿作用，使尿量增加，病情加重。

（4）每天测体重1次。

（5）配合医生做好限水试验。

（6）根据医嘱正确用药，并注意毒副作用。

（7）加强皮肤及口腔清洁护理，以防干裂。

（二）家长方面

（1）给予患儿充足水分，尤其婴幼儿要勤喂水，以防脱水。

（2）备好夜用便器，每2～3小时唤醒患儿1次，以免尿床。

（3）指导家长提供患儿低钠饮食，并保证充足的营养。

（4）指导家长给予患儿心理支持，避免长期精神刺激。长期精神刺激（如恐吓、忧伤、焦虑或精神紧张等）可引起大脑皮质功能紊乱，进而引起内分泌失调，使抗利尿激素分泌更加不足，尿量更多，使本病更加严重。

十、效果评价

（一）患儿方面

（1）患儿能发现自身问题，并能配合治疗。

（2）患儿未发生脱水。

（二）家长方面

（1）掌握照顾患儿的方法，并能及时发现问题而就诊。

（2）督促患儿按时服药。

第七节　性早熟

性早熟（sexual precocity）是一种青春发育异常，表现为青春期的特征如生长突增、生殖器官及性征的发育成熟等均比同年龄儿童明显提前。一般性早熟是指女孩在 8 周岁前,男孩在 9 周岁或 9 周岁半前呈现第二性征的病变。

一、分类

(一)真性性早熟

又称为中枢性或 GnRH 依赖性性早熟。由于下丘脑-垂体-性腺轴提前发动,并且功能亢进所致。男性可排精,女性可排卵,可导致生殖能力提前出现。其中大部分是因下丘脑的神经内分泌的功能失调所致,称为特发性性早熟。只有少数是因病毒性脑炎、脑膜炎或下丘脑、垂体、松果体部脑肿瘤等中枢神经系统的器质性病变所致。

(二)假性性早熟

也称外周性或非 GnRH 依赖性性早熟。由于内源性或外源性激素的作用,导致生殖器官提早发育,第二性征提早出现,在女孩甚至引起阴道出血,但并不具备生殖能力。

(三)部分性性早熟

也称不完全性性早熟。多为单纯乳房提早发育,而不伴其他性征的发育。

还可按患儿出现的性征与其染色体性别是否一致,将性早熟分为同性性早熟和异性性早熟两类。① 同性性早熟:患儿性征与其染色体性别一致,即染色体为 46、XY 者,具有男性性征;而 46、XX 者,具有女性性征。这见于大多数性早熟的患儿。② 异性性早熟:患儿的性征与其染色体性别相矛盾,如染色体为 46、XY 的男孩出现乳房发育等女性化表现,或染色体为 46、XX 的女孩出现阴蒂肥大、多毛及肌肉发达等男性化表现。

二、性早熟的病因

(一)颅内来源的性早熟(sexual precocity of intracranial origin)

下丘脑或垂体病变导致的生殖道发育或功能的过早出现,除了卵巢卵泡成熟与排卵发生过早外,与正常儿童的发育相同。大多数颅内来源的性早熟为第三脑室底部的病变或肿瘤,这些病变常累及下丘脑后部,尤其是灰质结节:乳头体及视交叉部,先天性脑缺损或脑炎可伴发性发育成熟过早的征象。神经学检查常可确诊。McCune-Albright 综合征的性发育过早,伴有多骨性纤维性发育不良、皮肤色素沉着及其他内分泌失调,为下丘脑的先天性缺陷。

有些患儿与颅内疾病有关的性活动,最初可无神经系统症状。从许多颅内病变起始的性早熟类型看,发现障碍的部位与特征非常重要。

由于颅内疾病引起的性早熟可解释为下丘脑后部具有抑制由垂体前叶产生促性腺激素及其释放的能力,因此,下丘脑后部的病变可破坏或抑制某些通常调节通向垂体后叶腺体刺激强度的机制,使下丘脑对垂体的控制作用被解除,从而增加促性腺物质的产生,导致性腺的活动和性的成熟发育。在其他的病例,则可因垂体的直接刺激而致。

(二)原因不明的性早熟(cryptogenic sexual precocity)

约 80%~90% 体质性性早熟(constitutional sexual precocity)无明显原因。按病因分类常被归于中枢神经来源的性早熟,因患儿可能有小而未经证实的下丘脑病变。有些患儿有性早熟的家庭史。因关于此型性早熟的来源的确知之甚少,称此种情况为原因不明是恰当的。

(三)卵巢肿瘤所致性早熟(ovarian tumors causing sexual precocity)

卵巢肿瘤作为性早熟的原因值得强调,但在儿童期实际上以女性化肿瘤为常见。

在儿童期多数女性化间叶瘤,在身体发育与骨龄中的快速增长随同青春期女性化体型、生殖器的成熟及乳房的增大而发展。阴毛出现,但不如真性性发育过早过多。盆腔肿瘤常不能触及。阴道分泌物增加,阴道涂片显示雌激素效应增强,有不规则阴道流血。产生雌激素肿瘤所致性早熟之发生率,较原因不明者为高。尿雌激素及 17-酮类固醇水平可高于同龄正常儿。但此类病例一般无排卵,不能妊娠。偶有卵泡性非肿瘤性卵巢囊肿可导致性早熟。剜除囊肿(内含大量雌激素)可缓解性早熟的发展,但如有性腺残留,则小囊肿仍能增大,性早熟现象又可继续。

(四)其他原因性早熟

产生激素的肾上腺肿瘤,可引起异性或混合型性早熟(heterosexual precocity or a mixed type of sexual maturation)。外源性雌激素多由于用药不当或其他来源。幼女误服其母的避孕药丸偶可致性早熟;甲状腺功能低下的患儿偶亦可发生性早熟。后者由于甲状腺激素与促性腺激素之间存在着交叉性反馈作用,而垂体分泌促性腺激素过多所致。

(五)暂时性性早熟(transitory sexual precocity)

少见,但不罕见。患儿常有一种或多种第二性征加速发育。此类儿童多数出现身体发育及乳房发育(约50%)。有阴道流血者达45%。阴道穹隆部涂片,上皮细胞呈明显的雌激素效应。此种性发育过早现象持续数月可恢复正常发育,以后于正常年龄进入正常青春期。

偶有子宫内膜对雌激素特别敏感者,可致子宫出血而无其他性早熟现象。妇科检查不能明确子宫出血的真正原因,激素测定亦正常。子宫出血于恢复周期性数月后,自然停止。

对暂时性性早熟或过早子宫内膜效应(premature endometrial response)的患儿,应密切随诊数年,直至排除其他(包括子宫出血)特殊原因。

三、临床表现

1. 第二性征早期出现伴体格发育加速 即真性性早熟。女孩最初症状是乳房发育,可有触痛,继而外生殖器发育、阴道分泌物增多及阴毛生长,最终有初潮和腋毛出现,开始为不规则阴道出血,也无排卵,以后逐渐过渡到规则的周期性月经,故有妊娠的可能。男孩是阴茎和睾丸发育,继之可有阴茎勃起和排精,并逐渐规则,达到成熟。随着第二性征的出现,身长、体重出现加速增长,长骨骨骺闭合提前,因此生长早期停止,到成人期反而矮小。

2. 第二性征部分缺乏 即假性性早熟。表现为过早的性腺发育。

3. 第二性征只出现一部分 可表现为单纯乳房发育;也可表现为单纯阴毛早发育,大多发生在6岁左右,部分患儿可以有轻度的生长加速和骨龄提前。部分女孩可表现单纯性月经早现,可能是子宫黏膜的敏感性增加,除阴道出血外,无其他第二性征。

四、辅助检查

(一)下丘脑-垂体-性腺轴的测定激发试验

1. GnRH试验 采用人工合成的GnRH静脉注射,能够显著地促进腺垂体内贮存的促性腺激素释放,通过注射前及注射后血液中促性腺激素水平变化的测定,可反映垂体促性腺激素的贮备情况,对鉴别真性及假性性早熟很有价值。按2.5 μg/kg静脉注射GnRH,于注射前(基础值)和注射后30、60、90 min各采血检测LH,FSH反应峰值,当LH峰值>15 U/L(女),或>25 U/L(男),LH/FSH峰值比>0.7或LH峰值/基础值>3时,即可认为其性腺轴功能已经启动。

2. 性激素测定 性激素分泌有显著的年龄特点。男孩血清睾酮、女孩血清雌二醇均在2岁前较高,2岁以后下降并持续在低水平。性早熟患儿的性激素水平较正常同龄儿显著升高,且病情越重,性激素水平越高。睾酮和雌二醇浓度增高也见于性腺肿瘤,先天性肾上腺皮质增生患儿,血清17-羟孕酮含量和尿液17-酮固醇排出量增高。

3. 促性腺激素测定 对鉴别真、假性性早熟意义较大。真性性早熟血清促性腺激素可水平较高,假性性早熟由于血液中大量的性腺激素对下丘脑-垂体的负反馈抑制作用,使血清促性腺激素可水平明显低下。

(二)盆腔B超检查

了解内生殖系统(子宫、卵巢、卵泡)的情况,确定卵巢有无占位性病变。

(三)骨骼发育指标的测定

骨龄、骨矿含量及骨密度、骨钙素。

(四)其他

已诊断为真性性早熟的病例,有的还需做头颅CT扫描或MRI检查,了解是否有肿瘤的存在。

五、治疗

性早熟的儿童应进行月经知识和经期卫生的教育。性教育(sexual education)应根据儿童的理解力及早开始。性早熟的理想治疗是病因治疗。病因不同,治疗方法也不同,如发现肿瘤,应手术切除,如为外源性因素应立即停止含有性激素类药物和食品的摄入。

(一) 一般治疗

部分性性早熟一般不需要治疗能自行缓解,但要充分随诊观察;甲状腺功能减低伴性早熟用甲状腺素治疗;颅内肿瘤、性腺肿瘤应进行手术、放疗及化疗治疗原发病,均可使性早熟症状改善。

(二) 药物治疗

主要针对特发性性中枢性性早熟,但中枢病变无手术指征者,治疗需达到以下治疗效果:改善最终成年身高;控制和减缓第二性征成熟程度和速度;预防初潮早现;恢复其实际年龄应有的心理行为。

1. 环丙氯地孕酮(色普龙) 拮抗雄激素,又拮抗促性腺激素的分泌,但不能改善最终成年身高。剂量为 $70\sim150$ mg/m² ,每天分次口服。

2. 达那唑(炔羟雄) 能抑制性腺,使乳房退缩、卵巢缩小。有弱雄激素作用,长期应用可产生男性化。剂量为 10 mg/kg,每天口服 1 次。

3. 甲孕酮 对多数体质型性早熟的女孩,可用甲孕酮 $100\sim200$ mg,在月经周期第十四天肌注抑制月经,但不能阻遏其他成熟现象的加速。

4. GnRH 类似物 目前为治疗中枢性性早熟的较有效药物。每次 $50\sim80$ μk/kg,每次总量最大为 3.75 mg,首剂可偏大。以后每 $4\sim5$ 周 1 次。对开始时骨龄已大于 13 岁者一般不推荐。

5. 中药 中医提出儿童性早熟的临床证候为"肾阴虚,相火旺",并提出滋肾阴,泻相火的治疗原则,用生地、知母、黄柏等十几味中药制成方剂。

6. 钙剂及维生素 D

(三) 手术治疗

如性早熟的儿童有能触及的增大卵巢,有必要剖腹探查。如为卵巢囊肿应行剜除术。良性肿瘤保留卵巢是可能的。仅为单侧的、大而包膜完整的可动性卵巢瘤,最好行患侧输卵管卵巢切除术,并对对侧卵巢剖视活检。如对侧卵巢与子宫无肿瘤应予保留。腹水本身不应作为恶性或根治术的指征,但须行腹水的常规检查与细胞学检查。包膜完整活动的粒层细胞肿瘤,行患侧肿

瘤及附件切除后,可保留对侧卵巢,须做如前述之检查。恶性卵巢肿瘤经快速冰冻切片明确诊断,根据分期应行根治术。

六、预防

对于某些外源性引起的假性性早熟是完全可以预防的。

1. 慎用激素类药物 例如避孕药引起幼儿性早熟屡有报道,对服用避孕药的家长应将避孕药放置到孩子拿不到的地方。有报道孩子服用含雌激素或胎盘食物 $2\sim24$ 个月后乳房发育及出现阴毛,停用以上食物后性征发育消失。此外,小孩应避免应用含有性激素的护肤品。孕妇及乳母也应不用含性激素的补品及护肤品。

2. 杜绝盲目进补 对平时身体健康的孩子其饮食如能多样化,营养已足够,不必另加滋补品。对平时体弱多病、厌食、盗汗的小孩可以选择适当的补品,但最好在医生的指导下应用,以避免不必要的副作用。在医生指导下,给孩子科学地补钙和维生素 D 类制剂。

3. 控制饮食 营养过剩,体脂过多易促进性发育。应适当地控制饮食,尤其避免含油脂多的食品,少吃甜食,但要保证优质蛋白质的摄入,宜多吃新鲜的蔬菜与水果。多给孩子吃绿色食品,尽量避免吃反季节蔬菜和水果以及含有添加剂的食品。

4. 增加体育活动 每天应有 $20\sim30$ 分钟的体育活动,应多进行有利于长高的运动,如跳绳、跑楼梯、拉单杠、跳高、跑步、游泳等。在夏季避免紫外线照射,紫外线有可能促进性发育。

5. 保证充足睡眠 由于垂体分泌生长激素在夜间是高峰,所以应保证孩子有足够的睡眠时间,一般不低于 9 小时。

6. 留心观察 平时应多留心观察孩子是否有第二性征过早出现,女孩要定期检查乳房,10 岁以下的孩子身高增长突然加速等现象,一旦发现异常,应及时前往正规医院就诊。

7. 其他 在娱乐方面,不给儿童看爱情片、爱情小说,更不要去看那些黄色的影视片,父母做爱时应避开孩子。

七、护理评估

（1）评估患儿生长发育情况及平时患儿的饮食和生活习惯。

（2）患儿有无第二性征发育情况。

（3）了解患儿的情绪变化。

（4）知道实验室检查的结果。

八、护理诊断

（一）患儿方面

1. 营养状况改变 多于机体需要量，与摄入过多有关。

2. 焦虑 与自身身体状况改变有关。

3. 知识缺乏 与缺乏疾病知识来源有关。

（二）家长方面

1. 知识缺乏 与缺乏疾病知识来源有关。

2. 焦虑 与担心患儿预后有关。

九、预期目标

（一）患儿方面

（1）能够限制食物摄入。

（2）能够适量锻炼。

（3）让患儿了解自身身体的变化原因。

（二）家长方面

（1）安排患儿合理的饮食。

（2）安排患儿适当的锻炼。

（3）帮助患儿养成良好的生活习惯。

十、护理措施

（一）患儿方面

（1）控制饮食，尤其避免含油脂多的食品，少吃甜食，但要保证优质蛋白质的摄入，宜多吃新鲜的蔬菜与水果。

（2）应多进行有利于长高的运动，如跳绳、跑楼梯、拉单杠、跳高、跑步、游泳等。在夏季避免紫外线照射，紫外线有可能促进性发育。

（3）保证有足够的睡眠时间，一般不低于9小时。

（4）不看爱情片、爱情小说，更不要去看那些黄色的影视片。

（二）家长方面

（1）认真询问家长患儿的病史，并了解有无家族史，明确诊断。

（2）男性乳房肥大患儿，主要是向家长及病儿说明此系生理现象。

（3）如果乳房增大持久不消，并影响病儿的精神时，需手术摘除乳腺。

（4）单纯性阴毛早现患儿，在排除真性性早熟后，向家长说明其无害性。

（5）如是药物引起的性早熟，向家长说明，停药后，症状渐消失。

（6）做好心理护理，消除患儿及家长的精神负担，使此类儿童能健康成长。

十一、效果评价

（一）患儿方面

患儿出现性早熟症状能及时治疗，减轻焦虑。

（二）家长方面

能及时发现症状而就诊。

第八节 先天性肾上腺皮质增生症

先天性肾上腺皮质增生症（congenital adrenal hyperplasia，CHA）是一组先天性常染色体隐性遗传性疾病。是在肾上腺皮质激素生物合成过程中，由于某些酶的缺陷，致糖皮质激素合成不足，下丘脑垂体反馈性促肾上腺皮质激素（ACTH）分泌增加，刺激肾上腺皮质使之增生，合成雄激素过多，故临床上出现不同程度的肾上腺皮质功能减退，伴有女孩男性化，而男孩则表现性早熟，此外尚可有低血钠或高血压等多种症候群。

一、病因及病理生理

正常肾上腺皮质激素的合成在各种酶的作用下，皮质醇等的前身胆固醇转变为皮质醇、醛固酮、性激素等。本病患者由于合成以上激素的过程中有不同部位酶的缺乏，以致皮质醇、皮质酮合成减少而导致垂体前叶分泌促肾上腺皮质激素增多，肾上腺皮质受ACTH刺激而增生，从而皮质醇的合成量得以维持生命的最低水平，但网状带也随之增生产生大量雄激素,引起男性化,由于不同酶的缺陷,可伴有低血钠、高血压等症状。并在患儿体内出现阻断部位以前各种中间代谢产物如孕三醇、17-羟孕烷醇酮、四氢化合物 S 等堆积,在患者尿中可以查出。

本病为常染色体隐性遗传,在两个携带致病的基因同时存在时(即纯合子)发病,仅有一个致病的基因存在时(即杂合子)不发病。一个家庭成员中一般只出现同一类型缺陷,临床上较多见的为 21-羟化酶(约占患者总数的 90%)和 11β-羟化酶(约占患者总人数的 5%)的缺陷,其他如 17α-羟化酶、3β-羟类固醇脱氢酶、18 氧化酶及 20,22-碳链酶等缺陷则甚少见。

二、临床表现

本病以女孩为多见,男与女之比约为 1∶4。任何一种酶(3β-羟类固醇脱氢酶除外)的缺陷皆可有肾上腺雄激素分泌过多而引起的共同症状。

男婴出生时阴茎即较正常稍大,但往往不引人注意,半岁以后逐渐出现性早熟症状,至 4~5 岁时更为明显。主要表现为阴茎迅速增大,阴囊及前列腺增大,但睾丸相对地并不增大,与年龄相称,亦无精子形成,称为早熟巨阴症。患儿很早即出现阴毛、腋毛和胡须,皮肤生痤疮,有喉结,声音变低沉,肌肉发达,体格发育过快,身长超过同年龄小儿,骨骺生长亦远远超过年龄。若未能及时诊断及正确治疗,则骨骺融合过早,至成人时体格反而较矮小。智力发育一般正常。

女婴出生时可有阴蒂肥大,以后逐渐增大似男孩阴茎,但比同年龄男孩的阴茎更粗大,大阴唇似男孩阴囊但无睾丸。胚胎时期由于过量雄激素的影响,可阻止女性生殖器官的正常发育,胎儿于第 12 周时,女性外生殖器形成,尿道与阴道口分开。

此外,因为 ACTH 和促黑色素细胞激素增多,患者常表现皮肤黏膜色素增深,一般说来,缺陷越严重,色素增深的发生亦越高。在新生儿只表现乳晕发黑,外生殖器较黑,如不予以治疗,则色素增深可迅速发展。

由于各种不同酶的缺陷,临床上可有不同类型的表现。

(一)单纯男性化型

症状如上述,系由于 21-羟化酶不完全性缺乏,本型最多见,占患者总数的 50% 以上。无论男女,生长皆加速,骨龄提前,终身矮小。

(二)男性化伴失盐型

约占本病患者总数的 1/3。当 21-羟化酶严重缺乏时,皮质醇的前身孕酮、17-羟孕酮等分泌过多而醛固酮合成减少,以致远端肾小管排钠过多,排钾减少。患儿除上述男性化表现外,于生后不久即开始发生呕吐、厌食、不安,体重不增及严重脱水、高血钾、低血钠等电解质紊乱,出现代谢性酸中毒,如不及时治疗,可因循环衰竭而死亡。有人认为本型患者系由于 21-羟化酶的缺乏较单纯男性化型更为严重,也有人推测 21-羟化酶可能有两种异构酶。女孩于出生时已有两性畸形的外观,比较容易诊断,男孩诊断比较困难,往往误诊为幽门狭窄或婴儿腹泻而失去治疗的机会,以致早期死亡。也有的病例并无明显脱水或周围循环衰竭症状,突然发生死亡,可能是由于高血钾引起的心脏停搏,应提高警惕。

(三)非典型(晚发型)

属轻型不典型病例。主要见于女性,其男性化症状出现较晚,一般生后无明显异常表型,至儿童期或青春期才出现男性化。同时具有 21-羟化酶缺乏的生化特征。

三、治疗

诊断确定后应及早应用氢化可的松或泼尼松治疗,一方面可以替代其本身肾上腺皮质激素合成之不足,又可抑制垂体促肾上腺皮质激素的释放,从而抑制肾上腺雄激素的过量产生,停止男性化的发展。如应用恰当,患者可维持正常生长发育及生活。开始时剂量宜较大,1~2 周后待尿中类固醇排量已控制到满意水平时,可减少至生理剂量:一般口服泼尼松婴儿每天 2.5 mg,儿童 2.5~5 mg,青春期 7.5~10 mg,剂量根据尿中 17-酮类固醇排出量而调整。每天量分两次口服,最后一剂应在晚间服用。

应坚持终身服药。在应激、感染情况下,激素维持量需增加 2 倍,如遇严重应激情况或发生急性肾上腺皮质功能减退危象时,激素剂量甚至需增加 5～10 倍,并可采用水溶性氢化可的松静脉滴注及补充氯化钠。

重症失盐型患者应及时进行抢救,开始时用氢化可的松 25～100 mg/d 静滴,补充液体及氯化钠以纠正失水及低盐,并可同时应用醋酸脱氧皮质酮(DOCA) 0.5～1 mg/d 肌注,或用潴钠激素 9α-氟氢皮质素 250～300 $\mu g/(m^2 \cdot d)$,分 3 次服用。轻型失盐者可口服泼尼松,每天加入 2～3 g 食盐即能保持电解质平衡。

假两性畸形患儿阴蒂切除术宜在生后 2～4 年进行,手术太早不易成功,如果太晚对患者的心理及社会影响不利。尿道及阴道同开口于尿生殖窦的患者可于月经来潮后做尿道、阴道分隔手术,以避免上行性尿路感染。如患者在青春期才肯定诊断,其外生殖器已基本上像男性,则不宜再改变其原来的外生殖器形态,因为改变性别往往对患者的心理将是一个打击,且有复杂的社会影响,可考虑做子宫及卵巢切除,使之继续保持男性的第二性征发育,并根据尿 17-酮类固醇排出量调整泼尼松用量,使之维持在正常成人男性水平。

四、护理

(一) 药物护理

向家属及患儿解释用药剂量与副作用,此病需要终身服药,切不可擅自停药。

(二) 术后护理

按术后常规进行护理。

(三) 心理护理

多与患儿沟通,建立信任的护患关系。鼓励患儿表达自己的感情和对自己的看法。鼓励患儿多与他人和社会进行交往,以帮助其适应日常生活、社会活动和人际交往,促使患儿能正确对待自己的形象改变。

第九节　生长激素缺乏症

生长激素缺乏症(growth hormone deficiency, GHD)又称垂体性侏儒症,是由于下丘脑或垂体前叶分泌的生长激素不足所引起的生长发育障碍,致使小儿身高低于正常儿两个标准差以上(−2SD)或在同龄健康儿童生长曲线第 3 百分位数以下。

一、病因和分类

可分为先天性发育障碍、获得性垂体功能减低、特发性垂体功能减低、拉伦型家族性侏儒、地区性侏儒症。

(一) 先天性发育障碍

垂体不发育或发育不全常发生于无脑畸形儿,有的因下丘脑发育缺陷引起继发的垂体功能障碍。

(二) 获得性垂体功能减低

各种颅内病变或损伤引起垂体前叶或后叶的功能不全。

(三) 特发性垂体功能减低

对垂体功能减低的患儿未能找出垂体或下丘脑病变,又证明为垂体 GH 缺乏者,称特发性垂体功能减低。

(四) 拉伦型家族性侏儒

由于生长介质的合成障碍造成。

(五) 地区性侏儒症

限于某些地区的矮小家族,属常染色体隐性遗传。

二、临床表现

1. 生长障碍　出生时的身高和体重都正常,1 岁以后呈生长缓慢,身长落后比体重低要严重。随着年龄增长,其外观明显小于实际年龄,但身体各部比例正常,体型匀称,手足较小。

2. 骨成熟延迟　出牙和囟门晚闭,牙齿萌出迟并挤在一起,恒齿排列不整。骨化中心发育迟缓,骨龄小于实际年龄 2 岁以上。

3. 其他

(1) 男孩阴茎较小,多数有青春发育推迟。

(2) 智力正常。

(3) 患儿面容幼稚,头发纤细柔软,皮下脂肪较多。

继发性生长激素缺乏症可发生于任何年龄,幼年即出现生长迟缓,且常伴有尿崩症状。颅内肿瘤则多有头痛、呕吐、视野缺损等颅内压增高和视神经受压迫的症状和体征。

三、诊断和激发试验

见表 11-3。具体内容见本章第十一节。

表 11-3　诊断和激发试验

试　验	方　　法	采 血 时 间	备　注
生理性			
1. 运动	禁食 4~8 小时后剧烈运动 20 分钟	活动后 20、40 分钟	
2. 睡眠药物刺激	晚间入睡后用脑电图监护	Ⅲ、Ⅳ 期睡眠时	
药物刺激			
1. 胰岛素	0.075 U/kg 静注	0、15、30、60、90、120 分钟测血糖、GH、皮质醇	血糖应低于给药前血糖 50% 或<500 mg/L 为有效低血糖。床边守护，观察以免发生严重低血糖
2. 精氨酸	0.5 g/kg 用注射用水配成 5%~10% 溶液,30 分钟静滴完	0、30、60、90、120 分钟测 GH	
3. 可乐定	4 μg/kg,1 次口服	同上	副作用:轻度血压下降
4. 左旋多巴	10 mg/kg,1 次口服	同上	副作用:轻度头晕、恶心、呕吐
5. GHRH	1 μg/kg,静注	同上	

四、治疗

1. **生长激素替代疗法**　国产基因重组人生长激素已被广泛用于本症的治疗,目前大都采用 0.1 U/kg,每日临睡前皮下注射 1 次,每周 6~7 次的方案。长期应用生长速度减慢,此时可加大剂量 0.05 U/kg,但总量不超过每天 0.2 U/kg。国外报道开始治疗时间最好 3~5 岁,当骨龄<10 岁疗效较满意。

2. **生长激素释放激素(GHRH)**

3. **蛋白同化类固醇**　① 苯丙酸诺龙:剂量为 1 mg/kg,最大为 25 mg,每周注射 1~2 次,15~20 次为 1 个疗程,每疗程间隔 6 个月。② 丙酸睾丸酮:剂量为每周 1 次,每次 12.5~25 mg,6 个月为 1 个疗程,间隔 6 个月。国内现用康力龙(吡唑甲氢龙),每天 0.05 mg/kg,在使用时必须严密随访骨龄发育情况。

4. **多种垂体前叶激素缺乏者补充相应激素**　如伴有肾上腺皮质功能低下时,采用氢化可的松 12.5~25 mg/d 或泼尼松 2.5~5 mg/d 口服。伴性腺功能不全可用性激素如绒毛膜促性腺激素 1 200 U,每周 2 次肌注,4~6 周为 1 个疗程。

5. **颅内肿瘤者应手术治疗**

五、护理评估

(1) 评估患儿生长发育情况,主要是身高。

(2) 了解患儿的睡眠情况。

(3) 了解患儿有无垂体性疾病。

(4) 了解患儿饮食和生活习性。

(5) 了解家长对疾病的认知程度。

六、护理诊断

(一)患儿方面

1. **生长发育改变**　与生长激素缺乏有关。

2. **自我形象紊乱**　与疾病所致的外形异常有关。

3. **社会障碍**　与发育障碍有关。

(二)家长方面

1. **知识缺乏**　与缺乏疾病知识来源有关。

2. **焦虑**　与担心患儿身高有关。

3. **家长不称职**　与疾病有关。

七、预期目标

(一)患儿方面

(1) 使患儿了解自身的疾病,建立信心,不要产生自卑心理。

(2) 能够适量锻炼,并参加集体活动。

(3) 按时服药和检查身体。

(4) 让患儿了解有些饮食会影响身高。

(二)家长方面

(1) 安排患儿合理的饮食。

(2) 安排患儿适当的锻炼。

(3) 督促患儿按时服药和检查身体。

(4) 加强沟通,帮助患儿克服困难,建立信心。

八、护理措施

(一) 患儿方面

(1) 正确引导患儿认识自己的疾病,多鼓励、安慰及关心患儿,避免歧视,排除其心理障碍,鼓励积极参加集体活动,建立信心。

(2) 协助完成有关内分泌检查。

(3) 在患儿治疗期间一定要遵医嘱按时给药及查体,并且做好记录。

(4) 为患儿做检查时,应根据患儿理解程度给予必要的解释,尽量减少其精神痛苦。

(5) 注意预防感染,患儿应饭前洗手,饭后漱口,避免与感冒患儿或感染性患儿接触。

(6) 不要或少吃快餐、油炸食品和保健品,会影响身高。

(二) 家长方面

(1) 多与家长沟通,家长充分解释病情,以减少患儿及家长对预后的忧虑。帮助他们克服心理上的悲观情绪,强化家长责任。

(2) 向家长讲解疾病的相关知识,让其理解治疗的内容,确保患儿用药。

(3) 积极创造与他人交往的机会,不必过分保护限制其交际活动。

(4) 教会家长为患儿制订规律的生活制度,保证患儿足够的睡眠和适当运动及营养。

九、效果评价

(一) 患儿方面

(1) 患儿身高矮小能及时发现,及时治疗,身高未出现异常。

(2) 患儿能有正常的社会交往。

(3) 患儿认同自己的形象。

(二) 家长方面

(1) 能及时发现问题而就诊,并监督平时饮食。

(2) 家长的心理状态良好及具有强烈的责任感。

第十节 肥 胖 症

肥胖(obesity)是由多种原因造成的综合征。代表人体能量摄入超过消耗,能量以脂肪形式在体内储存的结果。一般认为体重超过其性别的身高-体重标准值的20%以上为肥胖,或者超过按年龄计算的平均标准体重加上两个标准差(SD)以上。按超重数量分为轻、中、重三种肥胖。轻度者超过标准体重 2~4 个标准差之间,中度者超过 3~4 个标准差之间,重度者超过 4 个标准差以上。

一、分类

按病因可分为单纯性肥胖和继发性肥胖。无明显原因引起的肥胖称单纯性肥胖,占儿童肥胖总数的 99%;有明确原因引起的肥胖称病理性肥胖或继发性肥胖。常由内分泌代谢紊乱、脑部疾病等引起。研究表明,小儿肥胖症与冠心病、高血压和糖尿病等有密切关系。因此,有必要对小儿单纯性肥胖症早期进行干预。

二、病因

单纯性肥胖症的病因迄今尚未完全阐明,一般认为与下列因素有关。

(一) 营养过度

营养过多致摄入热量超过消耗量,多余的热量以三酰甘油形式储存于体内致肥胖。婴儿肥胖受出生体重、喂奶量和过早添加固体食物等影响。婴儿喂养不当,如每次婴儿哭时,就立即喂奶,久之养成习惯,以后每遇挫折,就想找东西吃,易致婴儿肥胖,或太早喂婴儿高热量的固体食物,使体重增加太快,形成肥胖症。饮食习惯、食品的质和量受家庭和社会的影响,偏爱荤食、油腻、甜食和零食者肥胖发病率增高。

(二) 心理因素

心理因素在肥胖症的发生上起重要作用。情绪创伤或心理障碍如父母离异、丧父或母、被虐待或溺爱等,可诱发胆小、恐惧、孤独等,而造成不合群,少活动或以进食为自娱,导致肥胖症。

(三) 缺乏活动

久坐的生活方式是肥胖发生的危险因素。儿童一旦肥胖形成,由于行动不便,更不愿意活动,以致体重日增,形成恶性循环。某些疾病如瘫痪、原发性肌病或严重智能落后等,导致活动过少,消耗热量减少,发生肥胖症。

(四)遗传因素

肥胖症有一定家族遗传倾向。静息和活动的能量消耗基础水平由遗传决定。运动决定能量消耗,去脂组织决定基础代谢。某些肥胖家族的基础代谢值降低。双亲胖,子代 70%~80%出现肥胖;双亲之一肥胖,子代 40%~50%出现肥胖;双亲均无肥胖,子代仅 1%出现肥胖。单卵孪生者同病率亦极高。

(五)中枢调节因素

正常人体存在中枢能量平衡调节功能,控制体重相对稳定。本病患者调节功能失平衡,而致机体摄入过多,超过需求,引起肥胖。

病理性肥胖常继发于中枢神经系统、内分泌或遗传性等疾病。

三、临床表现

(一)单纯性肥胖

(1)本病可发生于任何年龄,以婴儿期、学龄前期及青春期为发病高峰。

(2)患儿食欲亢进,进食量大,喜食甘肥,懒于活动。

(3)外表呈肥胖高大,不仅体重超过同龄儿,而且身高、骨龄皆在同龄儿的高限,甚至还超过。

(4)皮下脂肪多,分布均匀,以面颊、肩部、胸乳部及腹壁脂肪积累为显著,四肢以大腿、上臂粗壮而肢端较细。重度肥胖者臀及大腿皮肤出现粉红或紫红条纹。

(5)患儿骨龄正常或超前,性发育大多正常。智能良好。男孩可因会阴部脂肪堆积,阴茎被埋入,而被误认为外生殖器发育不良。

(6)严重肥胖者可出现肥胖通气不良,可伴低氧血症,红细胞增多,甚至心脏增大、心力衰竭。

(二)症状性肥胖

1. **皮质醇增多症(CUSHING)综合征** 儿童以长期应用糖皮质激素引起者多见。以向心性肥胖、满月脸、多血质为特征,常伴高血压、皮肤紫纹。女性可出现多毛、痤疮和不同程度男性化。

2. **肥胖性生殖无能(FROHLICH 综合征)** 以幼儿、学龄期男孩多发。有脑炎、脑外伤或下丘脑肿瘤引起。以肥胖和性发育障碍为主要表现,部分患儿伴尿崩症。

3. **高胰岛素血症** 可发生在小儿任何年龄。主要表现为反复发作低血糖,由于低血糖而过食致肥胖。

肥胖症患者糖耐量试验(OGTT 试验)可呈异常糖耐量曲线。

国内临床上将儿童肥胖症分为三度:以体重高于同年龄、同身高正常小儿标准的 20%为肥胖;20%~30%为轻度肥胖;30%~50%为中度肥胖;>50%为重度肥胖。

四、治疗

(一)饮食管理

治疗任何原因引起的肥胖症,皆以饮食管理为主。调节饮食的原则如下。

(1)限制饮食既要达到减肥目的,又要保证小儿正常生长发育,因此,开始时不宜操之过急,使体重骤减。最初,只要求制止体重速增。以后,可使体重渐降,至超过正常体重范围10%左右时,即不需要再严格限制饮食。

(2)设法满足小儿食欲,避免饥饿感。故应选热能少而体积大的食物,如芹菜、笋、萝卜等。必要时可在两餐之间供给热能少的点心如不加糖的果冻、鱼干、话梅等。宜限制吃零食及高热量的食物如巧克力等。

(3)蛋白质食物能满足食欲,又其特殊动力作用较高,且为生长发育所必需,故供应量不宜少于 2 g/(kg·d)。

(4)碳水化合物体积较大,对体内脂肪及蛋白质的代谢皆有帮助,可作为主要食品。但应减少糖量。

(5)脂肪供给热能特别多,应予限制。如油煎食物、厚味油汁及各种甜食脂肪食品,均在禁忌之列。动物脂肪不宜超过脂肪总量的1/3。

(6)总热能必须减少。热量控制一般原则为:5 岁以下 2.51~3.35 MJ/d(600~800 kcal/d),5~10 岁 3.35~4.18 MJ/d(800~1 000 kcal/d),10~14 岁 4.18~5.02 MJ/d(1 000~1 200 kcal/d)。重度

肥胖儿童可按理想体重的热量减少30%或更多。

（7）维生素及矿物质应当保证供给。常晒太阳更属必要。

（8）根据以上原则,食品应以蔬菜、水果、麦食、米饭为主,外加适量的蛋白质食物如瘦肉、鱼、鸡蛋、豆及其制品。饮食管理必须取得家长和患儿的长期合作,经常鼓励患儿坚持治疗,才能获得满意效果。

（二）解除精神负担

有些家长为肥胖儿过分忧虑,到处求医,有些对患儿进食习惯多方指责,过分干预,都可引起患儿精神紧张或对抗心理,应注意避免。对情绪创伤或心理异常者应多次劝导,积极援助,去掉他们的顾虑和忧郁。要使患儿加强信心,改变过食少动的习惯。

（三）增加体格锻炼

应提高患儿对运动的兴趣,成为日常爱好。运动要多样化,包括慢跑步、柔软操、太极拳、乒乓球及轻度游泳等。肥胖的家属成员最好同时参加,易见疗效。每天运动量约1小时,应逐渐增加。剧烈运动可激增食欲,应避免。

（四）偶用药物疗法

对青少年一般不鼓励用药。有时可用苯丙胺（amphetamine）以减低食欲,一般用小剂量2.5～5 mg于就餐前半小时口服,每天2次,仅给6～8周的短期疗程。

（五）对并发低氧血症的治疗

并发气促、低氧血症及心力衰竭时,除给3 347 J(800 cal)左右的低热量饮食外,给予强心剂、利尿剂和低浓度氧气吸入,进行抢救,不可用氧过多以免抑制呼吸。抗凝血治疗似可防止血栓形成。

（六）“日记”可帮儿童减肥

上海交通大学附属仁济医院临床营养科主任万燕萍教授创造让单纯性肥胖患儿记“日记”,从而达到减肥目的的新方法。所记内容包括每餐饮食的质、量,菜肴的烹调方式,餐饮时间和速度;运动的量、时间和方式以及看电视的时间长短等。根据患儿所记“日记”,仔细分析饮食情况、活动情况,进行合理干预,这样一般用1个月的时间就能使患儿过渡到合理的饮食模式和活动模式。一名12岁的男孩,通过9个月记“日记”,体重由原先68公斤降到56公斤。

（七）减肥的手术治疗

肥胖的手术治疗起自1953年,由美国沃瑞克(Vorco)等倡导,肥胖手术主要适用于重度肥胖,目的是减少严重的合并症,降低死亡率,保护患者的健康,而不是以美容整形作为主要目的。手术治疗肥胖是以单纯性肥胖为对象的。并不完全排除对某些症状性肥胖进行手术治疗。它有严格的适应证:① 超过标准体重45 kg及以上的患者。② 持续减少体重给健康带来的益处,可能大于预定手术与麻醉所担的风险。③ 权衡手术的利弊,能应付术后长期活动要求的患者。

可根据肥胖症并发合并症的情况,并稍考虑体重的高低预定手术适应证。作为手术,它也同样有副作用:① 消化不良,腹胀。② 营养吸收障碍、贫血、维生素缺乏。③ 各种术后固有的并发症:肺动脉血栓栓塞、感染、血肿、神经损伤。

五、预防

（一）加强运动

运动主要采取耐力性运动,如步行、慢跑、自行车、游泳、球类、体操、舞蹈等。运动不能剧烈,时间可以长一些,以消耗多余的能量,这种运动又称“有氧运动”。运动时间越长,能源物质中的脂肪动用就越多,同时也消耗掉多余的糖类,防止其转化为脂肪,最终达到减肥的目的。经常参加慢跑、爬山、打拳等户外运动,既能增强体质,使体形健美,又能预防肥胖的发生。

（二）生活规律

为预防肥胖,养成良好的生活规律是很有必要的。合理的饮食营养,每餐不要太饱,既满足了生理需要,又避免了能量储备;若睡眠过多,热量消耗少,也会造成肥胖,因此,不同年龄的人应安排和调整好自己的睡眠时间,既要满足生理需要,又不能多睡。大约清晨四五点钟人体释放的维持生命活动能量比任何时候都多,无论性别、年龄,一年四季都是如此,但绝大多数人此时都在睡梦中,结果只有一部分能量被机体用来维持心脏、大脑、肝脏、肠和其他器官的活动,而不是用于肌肉组织的工作。释放出的多余能量便转化成脂肪组织，这样长期下去易促使身体发胖。如在清晨五六点钟起床参加适当的运动锻炼，对肥胖的防治大有益处。

（三）提高认识

充分认识肥胖症对人体的危害，改变"胖是福，胖能长寿"的错误观念，了解容易发胖的知识及预防方法。凡事预先都有个迹象，在肥胖还未明显时往往会出现一些预兆，如能提高警惕性，便能及时预防。

1. 易累　与既往相比，近一段时间来易感到疲劳，多活动一会便气喘吁吁，汗流满面，只要不是患上什么病的话，很可能肥胖在悄然到来。

2. 变懒　一贯勤快的人，变得懒惰起来，遇事无精打采，或心有余而力不足的感觉，假如不存在什么病症，肥胖就会随之而来。

3. 贪睡　睡眠特别香甜，已经睡上足够时间后还想睡，叫也不醒，或者经常瞌睡，两眼无神，仿佛老是睡不醒的模样，在排除过于疲劳的情况下，或许肥胖即将降临。

4. 怕动　喜爱运动的人，变得不再爱动，甚至感到参加体育运动是一种负担或麻烦，除非存在病痛、外伤，要不就是肥胖的"信号"。

5. 爱吃　胃口大增，而且经常嘴里不歇，只要不患甲状腺功能亢进症、糖尿病等胃口增加的疾病，就预示着肥胖将接踵而至。

6. 喜饮　水能妨碍体内脂肪的燃烧，增加脂肪的储存，倘若特别喜爱饮水，只要不是尿崩症、糖尿病，也可使人发胖。

（四）心情舒畅

良好的情绪能使体内各系统的生理功能保持正常运行，对预防肥胖能起一定作用。反之，沉默寡言，情绪抑郁，会发生生理功能发生紊乱，代谢减慢，加上运动量少，就易造成脂肪堆积。

（五）饮食清淡

想苗条健壮，避免肥胖，就要采取合理的饮食营养方法，尽量做到定时定量、少甜食、多素食、少零食。

专家认为，饮水不足会导致肥胖，因为饮水不足的人，体内只能靠留住水分以得到补偿。相反，喝足够多的水就能加速体内水的排泄，消除

水的滞留。如果人们试图减肥而不喝足够的水，体内滞留水分也能使体重增加。一个健康人每天喝水最低限量是 8～10 杯。白开水、茶水和矿泉水是减肥者理想的饮料。

六、护理评估

（1）评估患儿肥胖程度及生长发育情况。

（2）了解患儿饮食情况及生活规律和运动情况。

（3）了解患儿的实验室检查结果。

七、护理诊断

（一）患儿方面

1. 营养失调，高于机体需要量　与摄入过多或与疾病有关。

2. 活动无耐力　与肥胖有关。

3. 自我形象紊乱　与肥胖引起的体型改变有关。

4. 知识缺乏　与缺乏相关知识来源有关。

（二）家长方面

1. 知识缺乏　缺乏疾病相关知识与缺乏特定知识来源有关。

2. 焦虑　与担心患儿预后有关。

八、预期目标

（一）患儿方面

（1）能够控制饮食。

（2）能够加强运动。

（3）能够改变不良饮食习惯和建立有规律的生活习惯。

（二）家长方面

（1）能够安排患儿的合理饮食。

（2）能够督促患儿进行运动。

（3）帮助患儿建立有规律的生活习惯。

（4）了解患儿的心理状态。

九、护理措施

（一）患儿方面

（1）鼓励患儿多参加各种体育活动。如步行、慢跑、自行车、游泳、球类、体操、舞蹈等。运动不能剧烈，时间可以长一些，以消耗多余的能

量,这种运动又称"有氧运动"。

(2) 多吃蔬果,主食要限量,多吃豆制品,严格限制零食和甜食。鼓励患儿放慢进食动作,学会在进食时品尝食物滋味,并享受进食时的乐趣,可达到减少食量的目的。

(3) 选择一些清淡饮食,多喝水,但禁止碳酸饮料。

(4) 教会患儿及其父母行为管理方法。年长儿应学会自我监测,记录每天体重、活动、摄食及环境影响因素等情况,并定期总结。

(二) 家长方面

(1) 教会家长观察患儿对治疗反应,以利治疗顺利进行。

1) 心理反应,患儿能主动配合为良好心理反应。

2) 患儿运动过程中有无出汗、无力等反应,如患儿精神愉快,到吃饭时间才有饥饿感,运动时体力充沛,为治疗的良好反应。

(2) 多与家长沟通,教会其对患儿进行心理疏导的方法,使患儿愉快接受治疗。

(3) 指导家长就患儿执行治疗情况进行评价,帮助患儿制定和建立良好的生活习惯。适时应用奖赏以强化已获得的进步行为是十分有效的。

十、效果评价

(一) 患儿方面

(1) 患儿未出现过度肥胖,并能及时调整饮食和活动。

(2) 患儿认同自己的形象。

(二) 家长方面

掌握照顾患儿的方法,督促患儿饮食,并鼓励多活动。

(何美朵)

第十一节 激发试验

一、生长激素疗法的实际情况

(一) 生长激素治疗开始的时期

生长激素分泌不足性矮身材的治疗以早期诊断、早期治疗为原则。低年龄儿童对注射可能产生强烈的精神压力,需要注意。但是,随着注射仪器的改进,针已经变得非常细,由注射疼痛带来的压力也在日渐减少。

轻度病症的儿童即使从小学三四年级开始接受治疗,也有可能达到儿童平均身高,但重度病症患者应该越早治疗越好。

(二) 生长激素治疗中止期

由于男孩骨骼年龄长到 17 岁以上、女孩骨骼年龄长到 15 岁以上后几乎显示不出治疗效果,所以可以停止治疗。也就是说,到了这个时期,骨骺线(生长线)封闭,骨骼变得再也不能生长了。另外,如果在到这个时期以前,身高已经长得非常好的话也应该停止治疗。

(三) 生长激素的注射时间

因为现在生长激素剂被允许在家注射,所以几乎大多数人都采取在家接受注射。对于年幼儿童,一般由他们的父母等监护人实行注射。

医院会在一开始就教会监护人一些注射方法。注射通常在晚上进行。这是因为考虑到生长激素在晚上睡眠时分泌较多,从生理角度来说是最适合接受注射的时间。

注射是皮下注射。能够接受注射的部位是臀部(屁股)、大腿部(大腿)和上臂部。父母为儿童注射时一般在臀部,自己给自己注射时一般在大腿部。

(四) 生长激素的注射方法

为了减轻注射的痛苦,缺不了无疼痛注射法的指导。皮下注射分进针、注射药物和退针三阶段,进针时要快,手不能抖动。注射药物时也要注意避免手部的颤抖。退针时要注意沿着进针时的角度进行。

同时,注射时还需要精神上的支持,家人在旁边的关心和守护很重要。比如母亲实行注射时,就不能仅仅是母子两人在进行治疗,希望父亲也能在一旁加油鼓劲。

(五) 定期检查的内容

去医院就诊时会被问到注射是不是坚持在进行,还要测量身高和体重。为了观察骨骼年龄,每年要进行 1～2 次 X 线摄片检查。治疗刚开始时是每月,之后就是每 3 个月进行 1 次尿液检查、血液检查、一般化学检查和流毒检查。这些检查都是为了早期发现副作用以及治疗结果的确认而进行的。

(六) 最新治疗方法的开发

生长激素需要通过几乎每天的注射来获得补充(1周6～7次)。经常有患者询问"有没有口服的生长激素",但是至今为止还没有发现。现在正在研制每个月注射1～2次的生长激素以及注射以外其他的补充方法。

二、生长激素激发试验

(一) 促甲状腺激素释放激素兴奋试验

促甲状腺释放激素(TRH)是由下丘脑分泌的由211个氨基酸残基组成的多肽,通过门脉-垂体毛细管系统到达垂体。其主要作用是刺激垂体合成和释放促甲状腺素(TSH),继而使甲状腺激素分泌增加,并同时促进催乳激素(PRL)的释放。TRH激发试验主要是通过TRH的分泌反应,鉴别甲状腺功能的状况,并区分病变部位,还可以作为评估促甲状腺细胞功能完整性动态试验。

1. 指征

(1) 原发性甲状腺功能减低患者。

(2) 垂体肿瘤,观察PRL对TRH的刺激反应,可早期发现垂体病变。

(3) 用于疑诊"巨人症"鉴别,但不常用,通常在联合垂体功能试验中一并进行。

(4) 甲状腺功能亢进,但现在几乎被敏感的TSH测定所代替。

2. 方法 无需特殊准备。注射TRH前应先抽血测定TSH的基础水平,TRH剂量为7 μg/kg体重,最大剂量不超过200 μg,用生理盐水稀释后再从静脉缓慢推注(大于1分钟)。注射后30、60、90、120分钟分别采血检测血清TSH,并在注射前及注射后120分钟测定FT_3和FT_4。

3. 结果判断

(1) 正常反应:静脉注射TRH后15～30分钟,TSH出现峰值,一般在10～30 mU/L,或比基础值增加2～30 mU/L。

(2) 峰时延迟:TSH峰值出现时间≥60分

钟。常见于继发性甲减或下丘脑性甲减。

(3) 过强反应:TSH峰值>30 mU/L,常见于甲状腺功能减低症。

(4) 低反应:TSH峰值较基础值增加<2 mU/L。常见于垂体性甲减,少数可见于正常人和甲亢。

(5) 无反应:TSH值无增加,不出现峰值,常见于甲亢和垂体性甲低。

4. 注意事项 测试前禁服任何甲状腺制剂;个别测试者有短暂不适感,如恶心、面红及尿急,可持续数分钟,随后消失。

(二) 生长激素释放激素兴奋试验

生长激素释放激素(GHRH)也称为生长激素释放因子(GHF),是由44个氨基酸残基组成的多肽分子。由下丘脑合成分泌,主要调节人生长激素(GH)基因的转录及表达,以刺激垂体分泌GH。该试验通过GHRH对GH的这一种刺激作用,来观察垂体前叶GH的储备功能,并识别GH缺乏的原发病损在下丘脑或垂体。

1. 指征

(1) 矮小症,疑有GH分泌不足。

(2) 巨人症或肢端肥大症。

2. 方法 晨起空腹待测(小婴儿至少禁食2小时)。人工合成的44肽或29肽GHRH计量为1～2 μg/kg体重,稀释后静脉注射。于注射前及注射后30、60、90、120分钟各采血测定血清GH。

3. 结果判断 用药后GH反应峰值<5 ng/ml为垂体GH完全缺乏;5～10 ng/ml为GH部分缺乏;而≥10 ng/ml则为GH分泌正常。

(三) 可乐定激发试验

可乐定属选择性α-肾上腺素能增强剂,作用部位在中枢神经系统α-肾上腺素能受体,刺激下丘脑GHRH释放,以促进GH应答反应。本试验采用可乐定作为激动剂,观察外周血GH反应,以判断垂体GH分泌能力。本试验GH峰值大多出现在60分钟时,有30%可出现在90分钟。

1. 指征 疑有GH缺乏的矮小症。

2. 方法 禁食8小时(婴儿至少禁食2～4小时)(不必禁水)。试验前静卧1小时后留置静脉导管。口服可乐宁,按0.15 mg/m²(5 μg/kg

体重),最大 250 μg;片剂为 75 μg/片。于服药前和服药后每 30 分钟采血测 GH,历时 90 分钟。

3. 结果判断　GH 峰值>10 ng/ml 为正常;<5 ng/ml 为 GH 完全缺乏;5~10 ng/ml 为部分缺乏。

4. 注意事项　口服可乐定可有嗜睡和轻至中度血压下降,若血压下降明显可将下肢抬高。试验完毕后必须观察 30 分钟以上,待血压稳定后方可回家。对疑为体质性生长落后矮小患儿,骨龄已达 10 岁仍无青春发育,在进行 GH 药物激发试验前,可以性激素预充,男孩先于 48 小时前肌注丙酸睾酮 50 mg,女孩可在试验前服炔雌醇 25 μg/d,连续 3 天再进行药物激发试验,可得正常的 GH 应答反应。

(四)精氨酸激发试验

精氨酸能通过 α-受体的介导作用,抑制下丘脑生长激素抑制激素的分泌,从而刺激垂体分泌 GH。精氨酸激发试验相对较安全,无不良作用。

1. 指征　疑有 GH 缺乏的矮小症。

2. 方法　同可乐定激素试验,仅可乐定改为精氨酸。以 25% 精氨酸(每支 20 ml,含 5 g 精氨酸),按 0.5 g/kg 体重(最大 30 g)计算用量,以蒸馏水稀释成 10% 溶液后于 30 分钟内滴完。在静脉滴注精氨酸前及起始滴注后每 30 分钟采血,历时 2 小时。

3. 结果判断　GH 峰值>10 ng/ml 为正常;<5 ng/ml 为 GH 完全缺乏;5~10 ng/ml 为部分缺乏。

4. 注意事项　输注过快引起面色潮红、恶心、呕吐、头痛及局部刺激感。

附:内分泌常用名称及简称

见表 11-4。

表 11-4　内分泌常用名称及简称

名　称	简　称
三碘甲腺原氨酸	T_3
甲状腺素	T_4
游离三碘甲腺原氨酸	FT_3
游离甲状腺素	FT_4
促甲状腺素(超敏)	S-TSH
促甲状腺素	TSH

续　表

名　称	简　称
甲状腺微粒体抗体	TM-Ab
甲状腺球蛋白抗体	TG-Ab
反三碘甲腺原氨酸	rT3
甲状腺球蛋白	TG
甲状腺受体抗体	TR-Ab
游离三碘甲腺原氨酸自身抗体	FT3-Ab
游离甲状腺素自身抗体	FT4-Ab
甲状腺过氧化物酶抗体	TPO-Ab
降钙素	CT
甲状腺旁激素	PTH
25-羟基维生素 D_3	25VitD$_3$
胰岛素释放实验	Ins 释放
C 肽释放实验	C-P 释放
抗胰岛素抗体	Ins-Ab
血清胰岛素细胞抗体	ICA
糖化血红蛋白(高压液相分析)	GHb,HbAIC
促肾上腺皮质激素	ACTH
尿皮质醇	尿 F
血皮质醇	血 F
脱氢表雄酮	DHEA-S
17∂-羟基孕酮	17-OHP
雄烯二酮	$\triangle$-4A
尿儿茶酚氨	尿 CA
血醛固酮	血 Aldo
尿醛固酮	尿 Aldo
生长激素	GH
瘦素测定	LPT
促黄体生成素	LH
促卵泡成熟素	FSH
催乳素	PRL
雌二醇	E2
孕酮	P
睾酮	T
Ⅳ型胶原	CL-Ⅳ
免疫抑制酸性蛋白	IAP
骨头Ⅰ型胶原氨基酸端多胎片段	ⅣTX
C 反应蛋白	CRP
抗利尿激素	ADH,AVP
红细胞相关抗原	CCA

(何美朵)

思考题

1. 小儿内分泌系统有何特点?

2. 何为Ⅰ型糖尿病,有何临床表现?

3. 糖尿病患儿应经常检测哪些临床指标?

4. 简述胰岛素使用注意事项。

5. 简述糖尿病患儿的饮食护理。

6. 低血糖患儿如何护理？

7. 简述糖尿病酮症酸中毒的护理。

8. 简述甲减的临床表现和预防。

9. 简述小儿甲状腺功能亢进的临床表现。

10. 简述苯丙酮尿症的临床表现和饮食护理。

11. 简述尿崩症的分类及实验检查。

12. 生长激素缺乏症有何临床表现？

13. 何为性早熟？如何分类？

14. 简述单纯性肥胖症的常见病因。

15. 如何预防单纯性肥胖症？

16. 简述甲亢的临床表现。

第十二章　神经系统功能障碍

第一节　小儿神经系统的特征与检查

小儿时期生长发育不成熟,婴幼儿时期是神经系统发育的最快速期。各年龄的正常标准和异常表现也有所不同,检查方法及对结果的判断也有其特点,年龄越小,特点越突出。因此,对小儿神经系统的检查与评价,均不能脱离相应年龄期的正常生理学特征。

一、一般检查

(一) 意识状态

根据小儿对外界声、光、疼痛、语言等刺激的反应,可分为嗜睡、意识模糊、昏睡、昏迷等。智力低下者常表现为交流困难、脱离周围环境的异常情绪与行为等。

(二) 神经精神发育和行为

根据小儿与他人接触的能力、活动的多少、注意力、情绪,判断小儿的运动、语言和适应能力。

(三) 其他

测量小儿头围,观察头颅形状和对称性。头围过大时注意脑积水、硬膜下血肿、巨脑症等。头围过小警惕脑发育停滞或脑萎缩。囟门检查时要注意其大小、紧张度、是否膨隆。正常时囟门在生后12~18个月闭合。颅骨缝在生后数周内可摸到,>6个月即不易摸到。囟门和颅骨缝闭合过早,见于小头畸形。囟门增大伴膨隆、张力增高以及颅缝开裂等均提示颅压增高,颅骨叩诊时尚可得"破壶音"。观察脊柱有无畸形、脊柱裂、叩击痛及异常弯曲。观察皮肤,因为某些神经疾病可伴有特征性皮肤损害,包括皮肤色素脱失斑、面部皮脂腺瘤、皮肤牛奶咖啡斑或面部血管痣等。

二、脑神经检查

(一) 嗅神经

观察其对香精、薄荷等气味的反应。避免刺激三叉神经的物品,如氨水、胡椒粉等。有嗅觉障碍时,要排除慢性鼻炎。

(二) 视神经

主要检查视力、视野、眼底检查。

1. 视力　婴儿在出生后4~6周开始两眼注视,随光或色泽鲜明的物体移动,可用玩具、灯光等试验。视力表测试下,2岁的视力约为6/12,3岁前达20/20的成人水平。

2. 视野　当眼向正前方注视时所能看到的范围。婴幼儿用玩具测试其注视反应,由侧面远端缓慢移入视野内,注意婴幼儿眼和头是否转向玩具。年幼儿童可用面对面检查法,学龄儿童用视野计进行精确检查。

3. 眼底检查　检查视神经乳头、网膜血管、黄斑部和网膜周边部。正常新生儿因血管较少,视乳头颜色较白,不要误为视神经萎缩。慢性颅内高压时可见视乳头水肿和视网膜静脉淤血。

(三) 动眼神经,滑车神经,展神经

检查眼球运动时,首先观察安静时有无眼球自发的异常运动,然后使小儿眼球向上、下、左、右注视,观察有无眼肌麻痹、眼球震颤、眼球不正常运动。注意瞳孔大小及形状,以及对光反射、会聚和调节反应等。

(四) 面神经

注意面部表情及面部两侧是否对称。周围

性面神经麻痹时,患侧上、下面肌同时受累,表现为患侧皱额不能、眼睑不能闭合、鼻唇沟变浅和口角向健侧歪斜。中枢性面瘫时,病变对侧鼻唇沟变浅和口角向病变侧歪斜,但无皱额和眼睑闭合功能的丧失。

(五)听神经

观察小儿对声音、语言、耳语的反应,正常婴儿3~4个月起头和眼睛转向声音刺激的方向。年长儿可用音叉。

前庭功能检查可将小儿平举与检查者面对面,原地旋转3~4圈,正常小儿在旋转时出现眼球震颤,旋转停止后眼球震颤随之消失。

(六)舌咽神经及迷走神经

检查咽、喉、声带、软腭的运动。

(七)三叉神经

嘱咐小儿做咀嚼动作时,可用手触摸咀嚼肌及颞肌的肌力大小。观察额、面部皮肤对痛刺激反应,并用棉花絮轻触角膜检查角膜反射以了解感觉支功能。

(八)副神经

检查耸肩,转颈运动。麻痹时,患侧肩部变低,耸肩、向对侧转动头力减弱。

(九)舌下神经

本神经病变引起舌肌麻痹、萎缩和肌纤维震颤。一侧麻痹时舌伸出偏向患侧。双侧麻痹时舌完全不能运动。

三、感觉神经检查

(一)浅感觉

包括痛觉、触觉、温度觉。痛觉正常者可免去温度觉测试。

(二)深感觉

包括位置觉、震动觉。

(三)皮质感觉

使小儿闭眼用手辨别物体的大小、形状、硬度等,并能辨别在皮肤上触划的简单图形。

四、运动检查

运动神经检查包括肌容积、肌张力、共济运动、步态和姿势等。观察头、躯干及四肢的随意运动,如卧、坐、立、走、跑、跳及手的动作,注意是否达到该年龄的正常年龄标准。

(一)肌容积

检查有无肌萎缩或肌容积增加。

(二)肌张力

用手触摸静止状态下肌肉的紧张度或感觉肢体被动运动时的阻力。肌张力减低见于下运动神经元性瘫痪、小脑疾患、低血钾以及深昏迷、严重缺氧、肌肉疾病等。肌张力增高见于锥体系统受损以及锥体外系疾病。半岁内小儿肌张力稍增高是正常现象。

(三)肌力

年长儿可按照指令完成各种对抗运动。小儿由仰卧位站起可观察背肌、髋部和下肢近端肌肉。用足尖或足跟走路可分别检查腓肠肌、比目鱼肌和胫前肌。一般把肌力分为0~5级:0级表示无运动,1级只有消除重力后才有运动,2级可抗重力并且运动范围完全,3级可抵抗轻度外加阻力而运动,4级可抵抗中度阻力而运动,5级为正常肌力。

(四)共济运动

观察婴儿拿玩具的动作是否正确。年长儿则可完成指鼻、闭目难立、跟膝胫和轮替运动等检查。

(五)姿势和步态

与深感觉、肌张力、肌力以及小脑、前庭功能有密切关系。观察卧、坐、立、走的姿态是否正常。检查步态时看有无共济失调、痉挛性步态、剪刀式步态、"鸭步"等。

(六)不自主运动

主要见于锥体外系疾病,常表现为舞蹈样运动、扭转痉挛、手足徐动症状或一组肌群的抽动等。

运动系统疾病、发育落后和智力低下可引起随意运动障碍。新生儿屈肌张力较高,手呈握拳状态,3个月才自然松开,否则属异常。6个月做"蒙面试验",正常发育小儿能将覆盖物从脸上移开,智力低下及肢体瘫痪小儿不能完成该动作。

五、反射检查

包括深反射、浅反射及病理反射。

小儿反射异常的表现有:① 不对称。② 该出现时未出现。③应消失时未消失。④出现病理反射征。

1. **出生时即存在,终生不消失的反射** 角膜反射、瞳孔反射、结膜反射、吞咽反射。这些反射减弱或消失,提示神经系统有病理改变。

2. **出生时存在,以后逐渐消失的反射** 觅食反射、拥抱反射、握持反射、吸吮反射、颈肢反射出生时存在,出生后3～6个月消失。这些反射在新生儿时期减弱或到该消失时仍存在为病理状态。

3. **出生时不存在,以后逐渐出现并终生存在的反射** 腹壁反射、提睾反射在新生儿期不易引出,到1岁时才稳定。提睾反射正常时可有轻度不对称。

4. **病理反射** 2岁以内引出踝阵挛、巴宾斯基征阳性为生理现象,若单侧出现或2岁以后出现为病理现象。

5. **脑膜刺激征** 重点检查颈项阻力、凯尔尼格(Kerning)征、布鲁津斯基(Brudzinski)征等,因小儿屈肌张力紧张,故生后3～4个月阳性无病理意义。又因婴儿颅缝和囟门可以缓解颅内压,所以脑膜刺激征可能不明显或出现较晚。

六、自主神经系统检查

(一)体温
观察患儿体温是否随环境而波动。

(二)脉搏、血压、呼吸
观察直立位和平卧位时脉搏和血压的变化。注意有无呼吸不整脉。

(三)血管运动
注意皮肤和黏膜的颜色、温度、皮肤有无划纹。

(四)出汗
注意皮肤出汗多少和对称情况。

(五)括约肌功能
注意膀胱和肛门括约肌情况,注意有无尿潴留或尿失禁。

七、脑脊液检查

(一)一般性状
1. **颜色** 正常为无色水样液体。

2. **透明度** 正常为水样清晰透明。

3. **凝结** 正常为静置24小时不会凝结。

(二)生化检查
1. **蛋白质检查** 正常脑脊液蛋白定性试验为阴性,蛋白质定量200～400 mg/L(20～40 mg/100 ml)。

2. **葡萄糖检查** 葡萄糖半定量试验第1～5管均为阳性,含量>3.9 mmol/L,葡萄糖定量试验婴儿为3.9～5.0 mmol/L,儿童为2.8～4.5 mmol/L。

3. **氯化物检查** 婴儿正常为110～122 mmol/L,儿童为117～127 mmol/L。

八、辅助检查

(一)X线检查
神经科X线检查主要为颅骨X线摄影。常规摄影应包括正面及侧面摄影,必要时还要检查颅底、视神经等。

(二)CT检查
CT能够清楚地显示脑实质、脑室、脑池等横断面图像,必要时注入对比剂以增强扫描分辨率。可以判断有无脑积水和脑萎缩,较好显示病变中比较明显的钙化影和出血灶,对于某些疾病的诊断起着重要作用,但对颅后窝、脊髓病变因受骨影干扰难以清楚辨认。

(三)MRI检查
无放射线。对脑组织和脑室系统分辨率较CT高,能清楚显示灰、白质和基底节等脑实质结构。能很好发现颅后窝和脊髓病灶。但是费用比CT高,成像速度较慢,且对钙化影的显示较CT差。

(四)脑电图检查
脑电图是通过电极记录下来的脑细胞群的自发性、节律性电活动。是一种辅助诊断。

(五)肌电图检查
通过测定肌肉在静止状态、主动收缩和刺激外周神经时的电位变化所得到的记录,可鉴别原发性肌病和神经源性肌病。

九、神经系统检查的护理
(1)病室中备齐神经系统检查的工具。常

用的检查用具除了手电筒、眼底镜、棉棒、音叉外，叩诊锤的橡皮头要小；还要准备皮尺用于测量头围、囟门、肢体周径等；视觉运动带（宽10 cm，长50 cm 的布带或纸带，绘有黑白相间的纵行条纹）可用以检查视动性眼球震颤；小玩具用以逗引小儿以检查上肢运动及眼球运动；纸笔以检查书写和绘画；画册以检查语言、智力；日用杂物（钥匙、纽扣、硬币）等以检查精细感觉等。

（2）在做检查前要做好患儿及家属的解释工作，以减少患儿的恐惧，消除家长的顾虑，更好地配合医生的检查。

（3）检查时关好门窗，必要时拉好屏风，注意保暖。

（4）检查时应取得患儿合作，有些项目可先在检查者身上试验，以减少患儿恐惧。检查应全面，有重点，不必拘于顺序。病情复杂者可以分次检查。不舒适的检查如眼底和感觉检查可以放在最后。

（5）行腰椎穿刺术后，患儿去枕平卧位6小时，保持穿刺点干燥。标本及时送检，避免污染。

（6）对有意识障碍的患儿随时注意生命体征的变化，做好记录。

（7）做脑电图、肌电图、CT 及磁共振检查时，若患儿不合作，可用镇静剂10％水合氯醛。CT 检查前4小时需禁食、禁水。

第二节 化脓性脑膜炎

小儿化脓性脑膜炎（purulent meningitis）系指由各种化脓性细菌引起的脑膜炎症，常继发于败血症或为败血症的一部分，约30％的新生儿败血症可并发脑膜炎。临床以急性发热、惊厥、意识障碍、颅内压增高和脑膜刺激症以及脑脊液脓性改变为特征。

一、病因和发病机制

约80％以上的化脓性脑膜炎是由肺炎链球菌、流感嗜血杆菌、脑膜炎双球菌引起。其致病原因与年龄、季节、地区、机体免疫功能、有无头颅外伤以及是否有先天性的神经或皮肤缺陷有关。其中以年龄为最主要的因素。2个月以下

婴幼儿和新生儿、原发或继发性免疫缺陷病者，易发生肠道革兰阴性杆菌和金黄色葡萄球菌脑膜炎，前者以大肠杆菌最多见，其次如变形杆菌、铜绿假单胞菌或产气杆菌等。出生2个月至儿童时期以流感嗜血杆菌、脑膜炎双球菌、肺炎链球菌致病为主。12岁以后多见由脑膜炎双球菌、肺炎链球菌致病。脑膜炎双球菌及肺炎链球菌性脑膜炎好发于晚冬及早春，流感嗜血杆菌性脑膜炎好发于晚秋及早冬。

致病菌可通过血液及菌血症抵达脑膜微血管。当小儿免疫防御功能降低时，细菌穿过血脑屏障到达脑膜。致病菌大多由上呼吸道入侵血流，新生儿的皮肤、胃肠道黏膜或脐部也常是感染的侵入门户。此外，邻近组织器官感染，如中耳炎、乳突炎等，可扩散波及脑膜。再者，与颅腔存在直接通道，如颅骨骨折、皮肤窦道或脑脊髓膜膨出，细菌可因此直接进入蛛网膜下腔。

二、分类

化脓性脑膜炎包括脑膜炎双球菌性脑膜炎、肺炎链球菌脑膜炎、流感嗜血杆菌脑膜炎、金黄色葡萄球菌脑膜炎、革兰阴性菌脑膜炎和新生儿脑膜炎。

三、临床表现

90％的化脓性脑膜炎患者为5岁以下小儿，1岁以下是患病高峰。大多急性起病。部分患儿病前有数天上呼吸道或胃肠道感染病史。典型临床表现可简单概括为三个方面。

（一）感染中毒及急性脑功能障碍症状

包括发热、烦躁不安和进行性加重的意识障碍。随病情加重，患儿逐渐从神萎、嗜睡、昏睡、昏迷到深度昏迷。30％以上患儿有反复的全身或局限性惊厥发作。脑膜炎双球菌感染易有淤斑、淤点和休克。

（二）颅内压增高表现

包括头痛、呕吐，婴儿则有前囟饱满与张力增高、头围增大等。合并脑疝时，则有呼吸不规则、突然意识障碍加重或瞳孔不等大等征兆。

（三）脑膜刺激征

以颈项强直最常见，其他如 Kernig 征和

Brudzinski 征阳性。

年龄小于 3 个月的幼婴和新生儿表现多不典型,主要差异在:① 体温可高可低,或不发热,甚至体温不升。② 颅内压增高表现不明显:幼婴不会诉头痛,可能仅吐奶、尖叫或颅缝开裂。③ 惊厥可不典型:如仅见面部、肢体局灶或多灶性抽动、局部或全身性肌阵挛或各种不显性发作。④ 脑膜刺激征不明显:与婴儿肌肉不发达、肌力弱和反应低下有关。

四、实验室检查

脑脊液检查是确诊本病的重要依据。典型病例表现为压力增高,外观混浊似米汤样。白细胞总数显著增多,$\geqslant 1 \times 10^9$/L(1 000/mm³),但有 20% 的病例可能在 250×10^6/L(250/mm³)以下,分类中性粒细胞为主。糖含量常有明显降低,蛋白质显著增高。还可采用对流免疫电泳法、乳胶颗粒凝集法对脑脊液进行病原学检测。

五、诊断

早期诊断是保证患儿获得早期治疗的前提。凡急性发热起病,并伴有反复惊厥、意识障碍或颅内压增高表现的婴幼儿,均应注意本病可能性,应进一步依靠脑脊液检测确立诊断。对有明显颅内压增高者,最好先适当降低颅内压后再进行腰椎穿刺,以防腰椎穿刺后脑疝的发生。

婴幼儿和不规则治疗者临床表现常不典型,后者的脑脊液改变也可不明显,病原学检查往往阴性,诊断时应仔细询问病史和详细体检,结合脑脊液中病原的特异性免疫学检查及治疗后病情转变,综合分析后确立诊断。

六、治疗

(一) 抗菌治疗

1. 用法及疗程

(1) 尽早选用易于透过血脑屏障的杀菌药,力求用药 24 小时内杀灭脑脊液中致病菌。

(2) 首次剂量加倍,从静脉注射或快速静脉滴注。

(3) 治疗 48 小时后,须复查脑脊液,若无改善应考虑更换抗生素。

(4) 停药指征　临床症状消失,体温恢复正常并已持续 3~5 天,脑脊液培养无细菌,常规及生化检查均正常,革兰阴性杆菌脑膜炎的疗程至少 3 周,而革兰阳性菌至少 2 周。

2. 药物选择与配伍

(1) 病原菌明确前的抗生素选择:包括诊断初步确立但致病菌尚未明确,或院外不规则治疗者。应选择对流感嗜血杆菌、脑膜炎双球菌、肺炎链球菌三种致病菌皆有效的抗生素。目前主要选第三代头孢菌素,包括头孢噻肟 200 mg/(kg·d),或头孢三嗪 100 mg/(kg·d),疗效不理想时可联合使用万古霉素 40 mg/(kg·d)。

(2) 病原菌明确后的抗生素选择可参考药物敏感试验结果结合临床用药。

(二) 其他治疗

1. 支持治疗　可多次输新鲜血浆或全血 5~10 ml/kg。

2. 液体疗法　早期严格限制输液量在 60~80 ml/(kg·d)。

3. 肾上腺皮质激素　危重患儿可应用地塞米松 0.6 mg/(kg·d),分 4 次使用,以减轻脑水肿。

4. 镇静剂　惊厥用苯巴比妥钠 10~20 mg/(kg·d),静脉滴注或肌注,维持剂量 5 mg/(kg·d)。

5. 脱水剂　降低颅内压可用呋塞米 1 mg/kg,静脉注射,每天 1~2 次;颅内压增高明显时用甘露醇 0.5~2.0 g/kg,1 小时内滴入,每天 3~4 次,并与呋塞米 1~2 mg/kg,每天 3~4 次,交替静脉滴注。

6. 穿刺放液　硬膜下积液可穿刺放液,2 周后液量仍多时,应考虑手术引流。

7. 穿刺及插管　并发脑室炎时可通过脑室穿刺和行脑室插管,保留导管,每天注入敏感抗生素。常用脑室内注射的抗生素为青霉素 0.5 U~1 万 U/次,氨苄西林 50~100 mg/次,头孢霉素 12.5~25 mg/次。

七、预后

随着抗生素的合理应用,小儿化脓性脑膜炎的病死率明显下降,病死率在 5%~15% 之间,约 1/3 幸存者遗留各种神经系统后遗症,6 个月以下幼婴患本病预后更为严重。部分患儿可遗留脑积水、耳聋、癫痫、智力低下和肢体瘫痪。

八、护理评估

(一)健康史

评估患儿病前有无呼吸道、消化道或皮肤感染史,新生儿应询问生产史、脐带感染史。

(二)身体状况

测量体温、脉搏、呼吸,检查患儿有无发热、头痛、呕吐、惊厥、嗜睡及昏迷。注意精神状态、面色、囟门是否隆起或紧张,有无脑膜刺激征。分析血液、脑脊液检查结果。

(三)心理社会状况

评估家属对疾病的了解程度及对患儿健康的要求。

九、护理诊断

(一)患儿方面

1. 体温过高 与细菌感染有关。
2. 营养失调 与低于机体需要量与摄入不足、机体消耗增多有关。
3. 潜在并发症 与颅内压增高与颅内感染、水电解质紊乱、硬脑膜下积液等有关。
4. 恐惧 与预后不良有关。

(二)家长方面

1. 知识缺乏 缺乏本病相关知识与缺乏特定知识来源有关。
2. 焦虑 与担心患儿预后有关。

十、预期目标

(一)患儿方面

(1)保持体温正常。
(2)保持理想的营养状态。
(3)及时发现并发症并配合抢救。
(4)家属能接受疾病的事实,并能主动配合治疗与护理。
(5)保持呼吸道通畅,不发生窒息。
(6)患儿不发生受伤情况。

(二)家长方面

(1)能接受疾病的事实,并能主动配合治疗

与护理。
(2)能观察患儿疾病的症状及并发症的情况。

十一、护理措施

(一)患儿方面

1. 高热的护理 保持病室安静、空气新鲜,绝对卧床休息。每 4 小时测体温 1 次,并观察热型及伴随症状。鼓励患儿多饮水,必要时静脉补液。出汗后及时更衣,注意保暖。体温超过 38.5℃时,及时给予物理降温或药物降温,以减少大脑氧的消耗,防止高热惊厥,并记录降温效果。

2. 保证足够热量摄入 给予高热量、清淡、易消化的流质或半流质饮食,少量多餐,以减轻胃胀,防止呕吐发生。注意食物的调配,增加患儿食欲。频繁呕吐不能进食者,应注意观察呕吐情况并静脉输液,维持水电解质平衡。

3. 做好口腔和皮肤护理 用生理盐水或漱口液清洗口腔,保持口腔清洁。呕吐后帮助患儿漱口,及时清除呕吐物,减少不良刺激。及时清除大小便,保持臀部干燥,必要时使用气垫等,预防褥疮的发生。注意患儿安全,躁动不安或惊厥时防坠床及舌咬伤。

4. 病情观察及护理

(1)监测生命体征:若患儿出现意识障碍、囟门、瞳孔改变、躁动不安、频繁呕吐、四肢肌张力增高等惊厥先兆,提示有脑水肿、颅内压升高的可能。若呼吸节律不规则、瞳孔忽大忽小或两侧不等大、对光反应迟钝、血压升高,应注意脑疝及呼吸衰竭的存在。应经常巡视,密切观察,详细记录,以便及早发现,给予急救处理。

(2)做好并发症的观察:如患儿在治疗中发热不退或退而复升,前囟饱满、颅缝裂开、呕吐不止、频繁惊厥,应考虑有并发症存在。可做颅骨透照法、头颅 CT 扫描检查等,以期早确诊,及时处理。

(3)做好抢救药品及器械的准备:做好氧气、吸引器、人工呼吸机,侧脑室引流包的准备。

(4)药物治疗的护理:了解各种药物的使用要求及副作用。如静脉用药的配伍禁忌,青霉素现冲现用,确保疗效。避免药物外溢,防止组织

坏死。注意观察氯霉素的骨髓抑制作用,定期做血象检查。静脉输液速度不宜太快,以免加重脑水肿。保护静脉血管,保证静脉输液通畅,记录24小时出入水量。

5. 保持呼吸道通畅,防止窒息

(1) 频繁呕吐的患儿,头需偏向一侧,防止呕吐物流入呼吸道造成窒息,必要时给予吸出。

(2) 保持呼吸道通畅,昏迷患儿要定时吸痰。

6. 心理护理 对患儿及家长给予安慰、关心和爱护,使其接受疾病的事实,鼓励战胜疾病的信心。根据患儿及家长的接受程度,介绍病情、治疗护理的目的与方法,使其主动配合。及时解除患儿不适,取得患儿及家长的信任。

7. 康复护理 对恢复期和有神经系统后遗症的患儿,应进行功能训练。指导家属根据不同情况给予相应护理,以减少后遗症的发生。

(二) 家长方面

(1) 向家长解释化脓性脑膜炎的病因、临床表现、治疗过程和可能产生的并发症。

(2) 告知和教会家长患儿进食、皮肤、口腔护理的方法及高热护理,注意休息,合理饮食。

(3) 指导家长在患儿恢复期进行功能训练时,应根据不同情况给予相应护理,以减少后遗症的发生。

十二、效果评价

(一) 患儿方面

(1) 患儿生命体征能维持在正常范围。

(2) 患儿日常营养需求基本得到满足,水电解质维持平衡。

(3) 住院期间未发生外伤。

(4) 遗留后遗症的患儿能否正确面对自身状况,重塑生活自信。

(二) 家长方面

家长能够以正确的心态面对疾病,恐惧感是否缓解甚至消失,对遗留后遗症的患儿,家长是否掌握正确的康复护理方法。

第三节 病毒性脑炎

病毒性脑膜炎(viral encephalitis)是由各种病毒引起的一组以精神和意识障碍为突出表现的中枢神经系统感染性疾病。

一、病因

又称为无菌性脑膜炎,大多由病毒感染而引起,80%以上由肠道病毒引起(如柯萨奇病毒、埃可病毒),其次为虫媒病毒(如乙型脑炎病毒)、腮腺炎病毒和疱疹病毒引起。

二、病理生理

病毒自呼吸道、胃肠道或经昆虫叮咬侵入人体,肠病毒侵入人体后先在胃肠道繁殖,再到附近的淋巴系统繁殖后经血循环到达各脏器腺,最后侵犯中枢神经系统。炎症细胞在小血管周围呈袖套样分布,血管周围组织神经细胞变性、坏死和髓鞘崩解。病毒血症发生在发病前几天,但在神经系统症状出现时,病毒血症就消失。中枢神经系统的病变可是病毒直接损伤的结果,也可是"感染后"的"过敏性"脑炎改变,导致神经脱髓鞘病变、血管及血管周围的损伤。

三、临床表现

病前1～3周多有上呼吸道及胃肠道感染史、接触动物或昆虫叮咬史。全部临床表现在起病3天至1周内出现,可持续1周至数月不等。

1. 发热、惊厥和意识障碍 中高度发热,维持一周左右。惊厥大多为全部性,也可有局灶性发作,严重者呈惊厥持续状态。随体温增高出现不同程度的意识障碍,轻者出现表情淡漠、嗜睡,重者神志不清、昏迷等。若出现呼吸节律不规则或瞳孔不等大,要考虑颅内压增高并发脑疝可能。

2. 颅内压增高头痛 头痛最先出现,局限在额部,继而出现呕吐、局限性或全身性抽搐,严重者引起脑疝,甚至呼吸、循环衰竭死亡。

3. 胃肠道刺激状 恶心、呕吐、腹痛、腹泻等。

4. 疼痛 不同病毒感染疼痛部位可不同,如柯萨奇病毒感染时常胸痛,肠病毒感染时会产生四肢肌肉痛。

5. 脑膜刺激征 如颈项强直,克氏征(+),

布氏征(＋)。

6. 皮疹　某些病毒感染时还会有皮疹出现。

病毒性脑炎病程大多 2～3 周。多数完全恢复,少数遗留癫痫、肢体瘫痪、智能发育迟缓等后遗症。

三、实验室检查

(一) 脑脊液检查

外观清亮,压力正常或增加。白细胞数正常或轻度增多,分类计数早期以中性粒细胞为主,后期以淋巴细胞为主,蛋白质大多正常或轻度增高,糖含量正常。涂片和培养无细菌发现。

(二) 病毒学检查

部分患儿脑脊液病毒培养及特异性抗体测试阳性。恢复期血清特异性抗体滴度高于急性期 4 倍以上有诊断价值。

四、诊断

(1) 根据临床表现确诊较易。

(2) 脑脊液穿刺检查白细胞数量增加。

(3) 病毒分离。

五、治疗

本病缺乏特异性治疗,主要是对症治疗,如降温、止惊、降低颅内压,抢救呼吸和循环衰竭。急性期正确的支持于对症治疗是保证病情顺利恢复、降低病死率的关键。

(1) 维持水、电解质平衡与合理营养供给。营养状况不良者给予静脉营养剂或白蛋白。

(2) 控制脑水肿和颅内高压。

(3) 控制惊厥发作及严重精神行为异常。

六、预后

为自愈性疾病,2～3 周就可完全恢复,预后良好,基本无后遗症。危重者呈急进性过程,可导致死亡或后遗症。

七、护理评估

(一) 健康史

评估患儿病前有无呼吸道、消化道或皮肤感染史,蚊虫叮咬史。

(二) 身体状况

测量体温、脉搏、呼吸,检查患儿有无发热、头痛、呕吐、惊厥、嗜睡及昏迷。注意精神状态、面色、囟门是否隆起或紧张,有无脑膜刺激征。

(三) 心理社会状况

评估家属对疾病的了解程度及对患儿健康的要求。

八、护理诊断

(一) 患儿方面

1. 体温过高　与细菌感染有关。

2. 意识障碍　与脑实质炎症有关。

3. 躯体移动障碍　与昏迷、瘫痪有关。

4. 营养失调,低于机体需要量　与摄入不足、机体消耗增多有关。

5. 潜在并发症,颅内压增高症　与颅内感染有关。

(二) 家长方面

1. 知识缺乏　缺乏本病相关知识与缺乏特定知识来源有关。

2. 焦虑　与担心患儿预后有关。

九、预期目标

(一) 患儿方面

(1) 患儿体温维持正常。

(2) 及时发现意识改变进行处理。

(3) 患儿的营养供给能满足机体的需要。

(4) 预防颅内高压的发生。

(二) 家长方面

(1) 能接受疾病的事实,并能主动配合治疗与护理。

(2) 能观察患儿疾病的症状及并发症的情况。

十、护理措施

(一) 患儿方面

1. 维持正常体温　监测体温,观察热型及伴随症状。出汗后及时更换衣物。体温＞38.5℃时给予物理降温或药物降温。

2. 促进脑功能的恢复　明确环境中可引起

患儿坐立不安的刺激因素,使患儿离开刺激源。为患儿提供保护性看护和日常生活的细心护理。如患儿有幻觉,询问幻觉内容,以便采取适当的措施。

3. 休息和饮食

(1)保持环境安静,光线柔和,减少刺激。

(2)绝对卧床休息,头偏向一侧,恢复期可适当活动。

(3)保证营养供给,给予患儿高热量、高蛋白质、高维生素、易消化的流质或半流质饮食,不能进食者,给予鼻饲。维持体液平衡,记录出入量。

4. 促进肢体功能的恢复

(1)卧床期间协助患儿洗漱、进食、大小便及个人卫生等。

(2)适当协助患儿翻身及皮肤护理,预防褥疮。

(3)保持瘫痪肢体与功能位置,督促患儿进行肢体的被动或主动功能锻炼,指导患儿正确的锻炼方式,要循序渐进,以防意外。

5. 密切观察病情,防止并发症

(1)患儿取平卧位,一侧背部垫高,头偏向一侧,以便让分泌物排出。上半身抬高 20°～30°,利于静脉回流,降低脑静脉窦压力,利于降颅压。

(2)定时翻身,轻拍背部促痰排出,减少坠积性肺炎。翻身拍背时应密切观察患儿病情变化,尤其瞳孔及呼吸,防止因移动体位致脑疝形成和呼吸骤停。

(3)监测生命体征,注意瞳孔、精神状态、神志变化,有无呕吐、抽搐的表现出现,异常情况及时配合医生处理。高热者物理降温,无效时药物降温。出汗后及时更换衣物。

(4)注意昏迷患儿安全,使用床栏;加强皮肤、口腔、眼部及臀部护理。保持呼吸道通畅,给氧,必要时吸痰。

(5)控制惊厥,保持镇静,因任何躁动不安均能加重脑缺氧。遵医嘱使用镇静剂、激素等药物。

6. 健康教育 向患儿介绍病情,做好心理护理,增强战胜疾病的信心。有继发癫痫者指导长期正规服用抗癫痫药物。出院患儿应定期门诊随访。给予患儿心理支持。

（二）家长方面

(1)向家长解释病毒性脑炎的病因、临床表现、治疗过程和可能产生的并发症。

(2)向家长提供保护性看护和日常生活护理的有关知识。

(3)指导家长做好智力训练和瘫痪肢体功能训练。

(4)定期随访,防止并发症的发生。

十一、护理评价

（一）患儿方面

(1)患儿生命体征维持在正常范围。

(2)患儿住院期间未发生外伤。

(3)患儿的营养供给能否满足机体需要量。

（二）家长方面

家长能正确对待疾病,缓解甚至消除恐惧心理,家长基本掌握疾病康复护理的方法。

第四节 脑 性 瘫 痪

脑性瘫痪(cerebral paralysis)是出生前到出生后 1 个月期间各种原因所致的非进行性脑损伤,主要表现为中枢性运动障碍和姿势异常。严重病例还伴有智力低下、抽搐及视、听或语言功能障碍。

一、病因

脑性瘫痪的病因有很多,既可发生于出生前,如各种原因所致的胚胎期脑发育异常等;也可发生在出生时,如早产、急产、新生儿窒息、产伤等。还可发生于出生后,如某些心肺功能异常疾病(先天性心脏病、呼吸窘迫症等)引起的脑损伤。引起脑性瘫痪的原因如下。

（一）低体重儿

包括早产未成熟儿、足月小样儿。这些婴儿均不同程度宫内发育迟缓。同时也影响中枢神经系统发育,且常并发室管膜下出血和脑室内出血,后者易引起痉挛性两侧偏瘫。

（二）先天性异常

包括各种原因引起的脑发育异常,如神经管

闭合不全致先天性脑积水。

(三) 脑缺氧缺血

造成大脑损伤而遗留脑性瘫痪。这些因素包括母亲因素,如患妊娠高血压综合征、心力衰竭、大出血、贫血、休克或吸毒、药物过量等;胎盘异常,如胎盘早剥、前置胎盘或胎盘功能不良等;脐带脱垂、压迫、打结或绕颈等;循环衰竭、红细胞增多症等。

(四) 胆红素脑病

也是脑性瘫痪的重要病因,但现在由于围生医学进步,胆红素脑病引起脑性瘫痪比例下降。

二、病理

常有不同程度的大脑皮质萎缩和脑室扩大,可有神经细胞减少及胶质细胞增生。脑室周围白质软化变性,可有多个坏死或变性区及囊腔形成。经内囊支配下肢的神经纤维区域常受累,锥体束也可有变性。胆红素脑病后可有基底节对称性异常髓鞘形成过多,称为大理石状态(status marmoratus)。近年已发现一些脑瘫伴有癫痫的小儿,其脑组织有脑沟回发育不良、细胞移行异常和灰质异位等早期脑发育缺陷。

二、临床表现

主要症状为中枢性运动障碍。脑性瘫痪儿童的运动能力低于同年龄的正常孩子,如患儿抬头、翻身、坐和四肢运动发育落后或脱漏。自主运动困难,运动僵硬、不协调、不对称。患儿姿势异常、别扭,稳定性差,左右两侧不对称,头部习惯于偏向一侧,或者左右前后摇晃。患儿多为足尖着地行走,或双下肢呈剪刀状交叉。脑瘫患儿智力不足的约占2/3。约半数伴有语言障碍、视觉障碍、听觉障碍、生长发育障碍、口面部功能障碍、情绪和行为障碍等。

不少脑性瘫痪儿童特别是手足徐动型孩子性格比较固执、任性,情绪波动变化大,易怒,有的甚至孤僻、不合群。根据临床特点又分为:

1. 痉挛型　为最常见的类型,约占2/3,主要因锥体系受累,表现为上肢屈肌张力增高,下肢伸肌、内收肌张力增高,手紧握拳状,下肢内收交叉呈剪刀腿和尖足。其表现根据受累部位不同,可分为双侧瘫、四肢瘫、偏瘫、截瘫、单瘫等。

2. 手足徐动型　患儿在静止时常出现缓慢的、无规律、无目的、不协调、不能自控的动作,面部表情怪异,入睡后消失。

3. 肌张力低下型　肌张力显著降低而呈软瘫状,自主运动很少。仰卧时,四肢外展如同仰翻的青蛙。此型见于婴幼儿时期,2～3岁后转为其他类型。此型患儿可能因锥体系和锥体外系同时受累,导致瘫痪肢体松软但是腱反射存在。

4. 强直型　少见。表现为全身肌张力显著增高,身体僵硬。使其四肢被动运动时,可感觉到肢体呈铅管样或齿轮样强直。常有严重的智力低下。

5. 共济失调型　少见。小脑性共济失调。主要表现稳定性差、协调性差、步态蹒跚,上肢常有意向性震颤。

6. 震颤型　表现为四肢静止震颤。

7. 混合型　同时兼有以上某两种类型的症状,以手足徐动型与痉挛型并存多见。

三、诊断

诊断脑性瘫痪应符合以下2个条件:① 婴儿时期出现症状(如运动发育落后或各种运动障碍)。② 需除外进行性疾病(如各种代谢病或变性疾病)所致的中枢性瘫痪及正常小儿一过性运动发育落后。脑性瘫痪的诊断主要依靠病史及体格检查。

1. 病史　包括产前、产时、产后的各项因素。

2. 神经功能检查　神经功能不正常,特别是自主运动的功能障碍。

3. 检查资料　对有些患儿可借助充气脑部X线摄影来诊断。

4. 心理学的测验　了解其认知能力。

5. 心理社会方面的评估　包括家庭的适应。

四、治疗

(一) 治疗目标

使患儿在能力受限制下能有一快乐童年,而在成年后能有良好的适应能力。严重患儿的治疗目标要注意预防合并症的发生,如挛缩、营养不良、感染及心理问题。

(二)治疗原则

1. 早期发现、早期治疗　婴儿运动系统处于发育阶段,一旦发现运动异常,尽早加以纠正,容易取得较好疗效。

2. 促进正常运动发育,抑制异常运动和姿势

3. 综合治疗　利用各种有益手段对患儿进行全面综合治疗。除针对运动障碍治疗外,对合并的语言障碍、智力低下、癫痫、行为异常也需进行干预,还要培养患儿对日常生活、社会交往以及将来从事某种职业的能力。

4. 家庭训练和医师指导相结合　脑性瘫痪的康复是个长期的过程,短期住院治疗不能取得良好的效果,许多治疗需要在家庭里完成,家长和医生密切配合,共同制订培训计划,评估训练效果。

(三)功能训练

1. 躯体训练(physical therapy,简称PT)主要训练粗大运动,特别是下肢的运动,利用机械的、物理的手段,改善残存的运动功能,抑制不正常的姿势反射,诱导正常的运动。常用的有Vojta、Bobath等方法。

2. 技能训练(occupational therapy,简称OT)　主要训练上肢和手的功能,提高日常生活能力。

3. 语言训练　包括发音训练、咀嚼、吞咽功能训练。

(四)矫形器的应用

纠正小儿异常姿势,调整肌肉紧张度,有时还有抑制异常反射的作用。

(五)物理治疗

包括水疗以及各种电疗,患儿在水中能产生更多的自主运动,肌张力得到改善,对呼吸动作有调整作用,对改善语言障碍也有帮助。

(六)手术治疗

可治疗骨骼畸形及改善肌肉的控制。

(七)药物治疗

目前还没有治疗脑性瘫痪的特效药物。对锥体外系型脑性瘫痪可用减肌张力药物如安坦、脑活素、维生素类药,癫痫发作时使用抗癫痫药物。

五、预后

严重性不一,不会恶化,亦不能治愈,为小孩最常见的永久性身体残疾。

六、护理评估

(一)健康史

评估患儿是否低体重儿,中枢神经系统发育是否正常,如神经管闭合不全致先天性脑积水;有无并发室管膜下出血和脑室内出血;胎儿期是否发生过缺氧缺血;胎盘有否异常,如胎盘早剥、前置胎盘或胎盘功能不良等,脐带脱垂、压迫、打结或绕颈等。出生后是否患有胆红素脑病、严重感染、外伤等。评估母亲是否曾患妊娠高血压综合征、心力衰竭、大出血、贫血、休克或吸毒、药物过量等。

(二)身体状况

评估患儿生活自理能力、营养状况、肢体受累程度、语言表达能力、听力状况。

(三)心理社会状况

评估家属对疾病的了解程度及对患儿健康的要求。

(四)胆红素脑病

也是脑性瘫痪的重要病因,但现在由于围生医学进步,胆红素脑病引起脑性瘫痪比例下降。

七、护理诊断

(一)患儿方面

1. 躯体移动障碍　与中枢性瘫痪有关。

2. 生长发育改变　与脑损伤有关。

3. 有皮肤完整性受损的危险　与躯体不能活动有关。

4. 知识缺乏　与智力低下有关。

(二)家长方面

1. 知识缺乏　缺乏本病相关知识与缺乏特定知识来源有关。

2. 焦虑　与担心患儿预后有关。

八、预期目标

(一)患儿方面

(1)患儿能进行日常生活活动。

（2）患儿的营养供给能满足机体的需要。

（3）预防皮肤破损。

（4）减轻智力障碍。

（二）家长方面

（1）能接受疾病的事实，并能主动配合治疗与护理。

（2）能观察患儿疾病的症状及并发症的情况。

九、护理措施

（一）患儿方面

（1）病室保持清洁舒适，空气清新。注意休息，必要时使用镇静剂。

（2）协助患儿适应住院环境，鼓励父母参与患儿的照顾。指导父母和家庭其他成员对患儿进行正确的日常生活护理及训练，如进食、更衣、洗漱、如厕等。更衣时应注意患儿的体位，通常坐着脱衣较为方便。为患儿选择穿脱方便的衣服，更衣时一般病重侧肢体先穿、后脱。要注意培养患儿独立更衣的能力。根据患儿年龄进行卫生梳洗训练，养成定时大小便习惯。随年龄增长，教会患儿在排便前能向大人预示，学会使用手纸、穿脱裤子的动作等。

（3）提供患儿高热量、高蛋白质、富有维生素、易于消化的食物。对独立进食困难的患儿应进行饮食训练。在喂食时，切勿在患儿牙齿紧咬情况下将匙硬行抽出，以防损伤牙齿。喂食时应保持患儿头处于中线位，患儿头后仰进食可导致异物吸入。要让患儿学习进食动作，尽早脱离他人喂食的境地。如患儿进食的热量无法保证，可进行鼻饲。

（4）注意患儿的安全，防止意外，提供安全、没有伤害的环境。如拉高床栏，在周围铺上海绵，去除多余的设备，提供安全的设备与玩具。

（5）重症患儿要注意做好皮肤护理，定时洗澡、翻身按摩，预防褥疮的发生。

（6）预防挛缩并注意休息，指导患儿进行适当的运动，以预防挛缩。脑性瘫痪的治疗以康复医疗为主。婴幼儿脑组织可塑性大、代偿能力强，若康复治疗措施恰当，可获得最佳效果。对瘫痪的肢体应保持功能位，并进行被动或主动运动，促进肌肉、关节活动和改善肌张力。还可配合推拿、按摩、针灸和理疗。严重肢体畸形者5岁以后可考虑手术矫形。对伴有语言障碍的患儿，应按正常小儿语言发育的规律进行训练，尤其0～6岁是学习语言的关键期，平时要给患儿丰富的语言刺激，鼓励患儿发声，矫正发声异常，并持之以恒地进行语言训练，以增强患儿对社会生活的适应能力。

（7）根据患儿智力和瘫痪情况，耐心地协助患儿进行动作、语言训练，不要使患儿有自卑心理或孤独性格。

（二）家长方面

给予家长心理支持。指导他们正确护理患儿，对其进行日常生活护理和训练，培养其独立生活能力。

十、护理评价

（一）患儿方面

（1）患儿能够自己进食、更衣、洗漱、如厕等。

（2）患儿的语言表达能力提高。

（3）患儿的营养供给能否满足机体需要量。

（二）家长方面

家长能正确对待疾病，缓解甚至消除恐惧心理，学会疾病康复护理的方法。

第五节 吉兰-巴雷综合征

吉兰-巴雷综合征(acute infectious polyneuritis)是病因不明的急性或亚急性多发性神经根和周围神经的病变，对称性弛张性瘫痪和感觉障碍，常合并脑神经麻痹，病程自限，大多会在数周内完全恢复，但严重者会出现吞咽及呼吸障碍。

一、病因与发病机制

目前尚不清楚。可能与病毒感染和自身免疫有关。近年相关研究表明，空肠弯曲菌等前驱感染为主要诱因。

（一）感染因素

约2/3的患儿在病前6周内有明确的前驱感染史。病原体主要有：

1. 空肠弯曲菌 最主要前驱感染病原体，在我国和日本，42%～76%的患儿血清中有该菌特异性抗体滴度增高，或有病前该菌腹泻史。已经证实他们的菌体脂多糖涎酸等终端结构，与周围神经表位的多种神经节苷脂如 GM1、GD1a 等存在类似分子结构，从而发生交叉免疫反应。该菌感染后，血清中同时被激发抗 GM1 和抗 GD1a 等抗神经节苷脂自身抗体，导致周围神经免疫性损伤。

2. 巨细胞病毒 前驱感染第二位病原体，患儿同时有抗该病毒特异性抗体和抗周围神经 GM2 抗体增高，致病机制也认为与两者某些抗原结构相互模拟有关。

3. 其他病原体 主要包括 EB 病毒、带状疱疹病毒、AIDS 和其他病毒，以及肺炎支原体感染等，致病机制与巨细胞病毒相似。

（二）疫苗接种

仅少数患儿的发病与某种疫苗注射有关，主要是狂犬病毒疫苗，其他可能有麻疹疫苗、破伤风类毒素和脊髓灰质炎口服疫苗。

（三）免疫遗传因素

人群中虽经历相同病原体前驱感染，但仅少数人发生 GBS。从而推测存在遗传背景的易感个体，如特异的 HLA 表性携带者，受到外来刺激（如感染）后引起的异常免疫反应，破坏神经元纤维，导致本病的发生。

二、临床表现

一年四季均有发病，但以 6～10 月发病数较多。发病前 1～3 周先有咳嗽、感冒等上呼吸道感染症状，或者呕吐、腹泻等胃肠道症状，然后急性起病，出现下列症状与体征。

（一）运动障碍

是本病的主要临床表现。出现对称性四肢弛缓性瘫痪。先从下肢开始，行走乏力，容易跌倒，然后瘫痪由下至上发展，最终全身瘫痪，但绝大多数的进行性加重不超过 3～4 周。严重者呼吸肌瘫痪则出现呼吸困难。个别病例出现"下行性"瘫痪。

部分患儿伴有对称或不对称脑神经麻痹，以核下性面瘫最常见，其次为展神经等支配眼球运动的脑神经。当波及两侧后组脑神经（IX，X，XII）时，患儿呛咳、声音低哑、吞咽困难，口腔唾液积聚，很易引起吸入性肺炎并加重呼吸困难，危及生命。个别病例出现从上向下发展的瘫痪。

（二）感觉障碍

感觉障碍比运动障碍轻，以手足发麻或感觉过敏为常见主诉。由于惧怕牵拉神经根加重根痛，可有颈项强直、Kernig 征阳性。

（三）自主神经功能紊乱

阵发性高血压、低血压，心率快慢不一、面色潮红或出汗，不超过 12～24 小时的一过性尿潴留。其他还可有呼吸障碍、反射障碍、头不能抬起、吞咽困难等脑神经受累症状。

三、诊断

1. 一般诊断 弛缓性瘫痪、进行性、对称性发作，瘫痪进展不超过 4 周，起病时无发热，无传导束型感觉缺失和持续性尿潴留。

2. 实验室检查

（1）脑脊液检查：80%～90%的 GBS 患儿脑脊液中细胞数正常而蛋白质增高即可作出诊断。然而，这种蛋白-细胞分离现象一般要到起病后第 2 周才出现。

（2）神经传导功能测试：以髓鞘脱失为病理改变者，主要呈现运动和感觉神经传导速度、远端潜伏期延长和反应电位时称增宽，波幅减低不明显。

四、治疗

治疗可用营养神经、增加免疫的药物，主要进行支持和对症疗法，保持呼吸道通畅，如呼吸肌瘫痪，需做气管切开，做好使用呼吸器的准备工作等。

五、预后

大多数患儿在数月至 1 年内可完全恢复正常，少数留有后遗症。

六、护理评估

（一）健康史

评估患儿病前有无感染史、疫苗接种史。

（二）身体状况

检查患儿肢体瘫痪程度，有无神经根痛和感觉过敏，是否出现多汗、便秘、阵发性高血压、低血压、心率快慢不一、面色潮红等。

（三）心理社会状况

评估家属对疾病的了解程度及对患儿健康的要求。

七、护理诊断

（一）患儿方面

1. 躯体移动障碍　与瘫痪、感觉障碍有关。
2. 低效性呼吸形态　与呼吸肌瘫痪、咳嗽反射消失有关。
3. 有皮肤完整性受损的危险　与长期卧床、肢体瘫痪有关。
4. 恐惧　与呼吸困难、濒死感或害怕气管切开有关。

（二）家长方面

1. 知识缺乏　缺乏本病相关知识与缺乏特定知识来源有关。
2. 焦虑　与担心患儿预后有关。

八、预期目标

（一）患儿方面

（1）患儿能进行日常生活活动。
（2）患儿的营养供给能满足机体的需要。
（3）患儿没有出现窒息。
（4）患儿没有出现皮肤破损。
（5）患儿能掌握正确的康复方法。

（二）家长方面

（1）能接受疾病的事实，并能主动配合治疗与护理。
（2）能观察患儿疾病的症状及并发症的情况。
（3）能掌握正确的康复方法。

九、护理措施

1. 专人看护，保证休息　急性期患儿需卧床休息，专人看护，合理安排检查及治疗，避免频繁干扰。
2. 注意饮食和喂养　给予高热量、高蛋白

质、多种维生素饮食，保证足够水分、热量和电解质供应。注意喂养，防止呛咳，吞咽有困难者予混合奶鼻饲，以防吸入性肺炎。做好口腔护理。

3. 保持呼吸道通畅　呼吸肌麻痹患儿持续给氧，并保持输氧管道的通畅。严密观察呼吸困难的程度，床边备吸引器、气管切开包及机械通气设备，以利随时抢救。观察病情，如发现患儿烦躁不安，大汗淋漓，脉速，呼吸快而表浅，说明已发生呼吸肌麻痹，应立即报告医生，做好气管切开的准备。

4. 预防感染　患儿与感染患儿应分开收治，病室做好通风工作，定时紫外线消毒。

5. 做好皮肤护理　本病患儿卧床时间较长，需做好皮肤护理，保持床单位平整，骨隆突处使用海绵垫圈，定时翻身，保持肢体功能位。

6. 保持大便通畅，预防便秘　患儿应多吃水果、蔬菜及果汁，必要时用开塞露及灌肠处理。

7. 气管切开术后的护理

（1）密切观察伤口渗血情况，如有新鲜出血立即报告医生。

（2）床边备齐吸痰用物，做好消毒隔离，每日清洗消毒用物，气管套管的内管煮沸消毒10分钟每日两次。

（3）保持呼吸道通畅，每4小时吸痰1次，吸痰动作要轻快，防止损伤气管黏膜。

（4）防止气管套管脱落要经常检查拧紧，给患儿更换体位时注意动作轻稳，10天内不洗澡以防脱管。如有脱管立即报告医生处理。内外管同时脱出要同时剪断系带，将气囊空气放尽，用无菌直止血钳将伤口撑开，或将同号的消毒管芯放入外管内，立即插入气管切开口内，取出管芯，放入内管，接人工呼吸机。

（5）掌握人工呼吸机的性能及操作方法，随时注意呼吸机的运转情况。做好人工呼吸机的护理。

8. 指导并督促患儿尽早进行功能锻炼，防止肌肉萎缩　根据病情按床上被动运动→床上主动运动→床边活动→下床活动的次序进行，做到强度适中、循序渐进、持之以恒。被动运动的幅度由小到大，有大关节到小关节。按摩应以轻柔缓慢的手法进行。活动时需有人陪护，防止受伤。

9. 做好心理护理 护理人员应仔细倾听他们的感受,并向其解释疾病的预后,给予关心和爱护,增强患儿自信心。嘱咐患儿定期门诊随访。

十、护理评价

(一)患儿方面

(1)患儿未发生窒息。

(2)患儿日常营养需求得到满足,水电解质维持平衡。

(3)患儿未发生褥疮。

(二)家长方面

家长能够以正确的心态面对疾病,恐惧感缓解。学会正确的康复护理方法。

(姜莉)

第六节 癫 痫

癫痫(epilepsy)是一种由于脑功能异常所致的慢性疾病,是脑细胞群异常地过度同步放电而引起的突发性、一过性的脑功能紊乱,出现意识、感觉、运动、行为、自主神经障碍。小儿患病率较高,约为成人的 10～15 倍,大多在 10 岁内发病。其中 20%～30%患儿虽经治疗仍反复发作,成为难治性癫痫(IE)。

一、病因与发病机制

(一)病因分类

造成小儿癫痫的原因比较复杂,依据现有的检查方法,按照病因可分为特发性、症状性及隐源性三种。

1. 特发性癫痫(原发性癫痫) 这类患儿的脑部并无可以解释症状的结构变化或代谢异常,与遗传因素有较密切的关系。

2. 症状性癫痫(继发性癫痫) 由脑部器质性病变和代谢疾病所引起,常见原因有:

(1)脑部疾病:① 脑部先天性疾病,如脑穿通畸形、小头畸形、脑积水、各种遗传代谢性脑病,以及母亲在妊娠期药物毒性反应及放射线照射所引起的获得性发育缺陷。② 颅脑外伤,颅脑产伤(如产钳、吸引助产和第二产程延长等)是

婴幼儿症状性癫痫的常见病因。造成产伤的原因有头盆不称、胎位异常、产程过长、产钳助产等。③ 颅内感染,各种脑炎、脑膜炎、脑浓重的急性期,充血、水肿、毒素和渗出物都可引起癫痫发作,而痊愈后的瘢痕和粘连也为癫痫的病因。脑寄生虫病如猪囊虫、血吸虫、弓形虫等感染也常引起癫痫发作。④ 脑血管病,脑血管畸形可导致癫痫。

(2)全身性疾病:① 脑缺氧,如窒息、一氧化碳中毒、休克和急性大出血等,婴幼儿期多由于缺氧造成神经元的坏死和胶质细胞的增生形成致痫灶。② 儿童期的高热惊厥。严重和持久高热惊厥可致包括神经元和胶质增生的脑部损害。③ 遗传代谢病如家族性黑矇性痴呆、依然性白纸脑病、苯丙酮尿症等。④ 中毒,包括药物中毒、实物和农药中毒等。⑤ 营养代谢性疾病如甲状腺疾病、胰岛疾病等。

3. 隐源性癫痫 指根据当前的知识和技术不能找到结构或生化方面的原因,但疑为症状者。

(二)发病机制

癫痫的发病机制复杂,迄今为止尚未完全阐明。神经系统具有复杂的调节兴奋和抑制的机制,通过反馈活动,使任何一组神经元的放电频率不会过高,也不会无限制地影响其他部位,表现为维持神经细胞膜电位的稳定。不论是何种原因引起的癫痫,其电生理改变是一致的,即发作时大脑神经元出现异常的、过度的同步性放电。

癫痫发作的因素概括为遗传因素和环境因素。

1. 遗传因素 在特发性癫痫的近亲中,癫痫的患病率为 1%～6%,高于普通人群。在症状性癫痫的近亲中,癫痫患病率为 1.5%,也高于一般人。近年有 3 种呈常染色体显性遗传的特发性癫痫的基因已被克隆,这些基因均是编码离子通道蛋白的。如良性家族性新生儿惊厥(benign familiao neonatal convulsion)是位于 20q13.3 和 8q24 编码钾通道的 *KCNQ 2*、*KCNQ 3* 基因突变所致。

2. 环境因素 年龄、内分泌、睡眠等环境因素均与癫痫的发生有关,饥饿、过饱、疲劳以及各种一过性的过敏反应和代谢紊乱都可以诱发癫

痛。部分患儿仅在特定条件下发作,如闪光、音乐、下棋、阅读、沐浴、刷牙,这一类癫痫统称为反射性癫痫。

二、临床表现

基于癫痫临床发作形式及脑电图(EEG)改变,大致可认为有以下几种类型。

1. 全身性发作(generalized seizures) 是指神经元过度放电从一开始就累及两侧大脑半球,脑电图一开始就有双侧异常放电,临床表现有意识障碍、双侧性的抽搐或肌张力丧失。

(1) 强直-阵挛性发作(tonic-clonic seizures):又称大发作(grand mal),是最为常见的小儿癫痫。可为原发性全身性强直-阵挛性发作和继发性全身性强直-阵性发作。发作时意识突然丧失,可突然跌倒或尖叫,肌肉呈强直性收缩,两眼上翻,角弓反张,屏气发绀;随后出现节律性肢体阵挛性抽搐,口吐白沫,持续约30秒后肌肉逐渐松弛,可出现大小便失禁。多数患儿发作后进入熟睡状态,醒后一般状况良好,但对前事无记忆。发作间期脑电图有全导散在痫样放电,发作时脑电图先有快波,继而出现全导广泛高幅棘波,杂有慢波发放。

原发性大发作具有遗传性,大多数在睡眠觉醒后短期内发作,有时可有失神等发作。继发性大发作则多为继发于各种脑病变所致部分性癫痫的泛化。

(2) 失神发作(absense seizures):常称小发作。多见于4~10岁小儿,发作频繁,但智力发育正常(频繁发作可影响学习成绩)。表现为短暂的突然的意识丧失,发呆凝视,呼吸暂停,持续时间小于30秒,意识恢复后可继续原来的活动,但患儿对发作不能回忆。约有1/3~1/2病例伴有大发作。脑电图示较慢而不规则的棘-慢波和尖-慢波,背景活动异常,典型改变为规律和对称的3周/秒棘-慢波组合。

(3) 肌阵挛发作(myoclonic seizures):发作时全身或某部肌肉突然、短暂、一次或多次快速地收缩,意识可不丧失。脑电图为多棘-慢波、棘-慢波或尖-慢波。

1) 少年肌阵挛癫痫(JME)。多于12~15岁起病,主要表现为早晨将醒时双肩和上臂有不规则的单次或多次肌阵挛,极少数有跌倒。意识无改变,不影响智力。睡眠不足及疲劳可使之加重,起病数年后经常同时伴有大发作。脑电图为全导快速而不规则的棘-慢波、多棘-慢波。本型有显著的遗传倾向。

2) 婴儿良性肌阵挛癫痫(early childhood myoclonic epilepsy,ECMC)。多于1~3岁起病,呈肌阵挛及失张力发作,也可伴大发作。脑电图在发作间期有2~3次/s或4~6次/s棘-慢波、多棘-慢波。

3) 婴儿痉挛症(infantile spasms,又称West综合征)。多在3~8个月起病,为点头、弯腰、举手等肌阵挛性发作,90%以上病例智力发育显著迟滞。脑电图背景波异常,有持续高幅不同步不对称的慢波,杂以尖波、棘波或多棘波,称为高峰节律紊乱(hypsarrhythmia)。本病疗效和预后不佳。

(4) Lennex-Gastaut综合征(小运动性发作):起病于2~5岁,可为肌阵挛发作、失张力发作、非典型失神发作、强直发作等形式。每天发作数次至数十次,智力发育落后,治疗较为困难,预后较差。

2. 部分或局限发作性癫痫(partial or focal seizures) 发作开始呈部分性,意识可不丧失,但也可泛化成全身性发作。脑电图可见从局部脑区开始的异常痫样放电。

(1) 简单部分性发作(simple partial seizures):发作开始时意识多不丧失。小儿时期以部分运动性发作多见。有局限性某部躯体的抽动、转侧性发作、杰克逊发作(Jacksonian seizure,发作自一侧口角开始,依次波及手、臂、肩)等。抽动后可发生一过性(24小时内)瘫痪,称Todd麻痹。部分感觉性或自主神经性发作在小儿时期较少见。

(2) 颞叶癫痫复杂部分性发作(complex partial seizures):即精神运动性发作。主要特征有意识障碍,于发作起始出现各种精神症状或特殊感觉症状,随后出现意识障碍或自动症和遗忘症,有时一开始即有意识障碍。由于大多数为颞叶病变所引起,故又称为颞叶癫痫。发作之后,患儿出现部分性或完全性对环境接触不良,做出一些似有目的的动作,即为自动症,是本型发作特征性表现之一,如吸吮、咀嚼、搓手等,事后都不能回忆。

3. 几种特殊的癫痫综合征

(1) 高热惊厥:患儿 6 个月内至 5 岁间发病,有显著遗传倾向。可分为单纯性高热惊厥和复杂性高热惊厥。单纯性高热惊厥发作为全身性,持续不超过 10 分钟,每天仅发作 1 次,发作前后神经系统无异常。复杂性高热惊厥发作形式可呈部分性,持续时间超过 15 分钟,每天发作多次,发作前有神经系统异常。首次高热惊厥后约有 1/2 复发,尤其是 1 岁以内、有惊厥或癫痫家族史的复杂性高热惊厥更易复发。

(2) 小儿良性局灶性发作:见于学龄期与学龄前期儿童,男多于女。多于睡眠时出现面部、肢体甚至全身性抽搐,精神运动发育正常,神经系统无异常体征。治疗易奏效,预后良好。

4. 癫痫持续状态 当癫痫发作持续 30 分钟以上,或频繁发作,发作之间意识没有恢复,均称之为癫痫持续状态。持续状态以癫痫大发作最多,有持续性强直或阵挛性抽动。多由感染、外伤或自行停药或更换药物所致,应紧急处理,以防意外。

三、诊断

诊断小儿癫痫应重点明确:是否确实是癫痫;癫痫与癫痫综合征及其发作的类型;病因;生活质量评估。

(一) 详细的病史

尤其是癫痫发作的详细描述、治疗情况、围生期和既往史、家族史等相关问题,了解体格检查、神经系统检查及小儿智力发育、社会适应能力等检查结果。

(二) 实验室及其他检查

1. 脑电图 在进行小儿癫痫 EEG 诊断时应注意:① 尽量避免使用镇静药,原已服用的抗癫痫药物不需停用以免诱发癫痫发作;② EEG 应包括睡眠及清醒记录,睡眠 EEG 可在记录前一天行睡眠剥夺法,以保证 EEG 记录时为自然睡眠状态;③ 记录时间应不少于 20 分钟,力争观察到发作时的异常放电;④ 有条件时对诊断不明确者,应做 24 小时长程 EEG 磁带记录或录像 EEG 检测,可对其发作行为进行同步观察,并

可更确切了解癫痫的起源脑区;⑤ 在判定脑电图时,必须当 EEG 出现棘波或尖波、棘慢或尖慢复合波、高幅阵发性慢波等癫痫波形时,方能诊断癫痫,背景波的描述也应按照小儿发育中 EEG 特点判定正常与否。不能只依据一次 EEG 而排除癫痫。

2. 实验室检查 血、尿、粪常规和代谢病筛查试验;血液生化(糖、钙、磷及电解质等)检查;疑似颅内感染者应做 CSF 检查;疑似心脏或资助神经问题时应做心电图等。必要时可查染色体。

3. 脑血管造影 通过脑血管造影,特别是数字减影脑血管造影(DSA)可发现颅内血管畸形和动脉瘤、血管狭窄或闭塞,以及颅内占位性病变等。

4. 头部放射性核素、CT、MRI 检查 可发现脑部器质性改变、占位性病变和脑萎缩等。

四、治疗

(一) 治疗原则

(1) 诊断明确,尽早给予抗癫痫药物治疗。

(2) 要根据发作类型选用药物。

(3) 单种药物起用,避免合用导致药物中毒或影响疗效。

(4) 药物使用从小剂量开始,逐渐增加,随时根据血药浓度进行剂量的调整。

(5) 熟悉各种药物的常见副作用,如苯妥英钠在婴幼儿治疗剂量与中毒剂量相近。

(6) 坚持服药。如长期用药,停药过程要慢。一般主张发作控制后继续服药 2～5 年,然后经过半年至 1 年的减药过程再停药。

(二) 不同癫痫发作类型药物的选择及常见副作用

见表 12 - 1 和表 12 - 2。

表 12 - 1　常用抗癫痫药物的适应证

发 作 类 型	可 选 用 的 药 物
强直阵挛发作	苯巴比妥、卡马西平、丙戊酸钠、苯妥英钠、扑米酮
失神小发作	丙戊酸钠、氯硝西泮
肌阵挛、失张力发作	丙戊酸钠、氯硝西泮
强直发作	卡马西平、苯巴比妥、苯妥英钠

续　表

发作类型	可选用的药物
复杂部分性发作	卡马西平、丙戊酸钠、苯巴比妥、扑米酮
局限性运动发作	卡马西平、丙戊酸钠、苯巴比妥、扑米酮
婴儿痉挛	ACTH、泼尼松、丙戊酸钠、氯硝西泮

表 12 - 2　常用抗癫痫药物的副作用

药　　物	副　作　用
苯巴比妥(PB)	多动、兴奋、皮疹、血卟啉症
苯妥英钠(PHT)	牙龈肿痛、共济失调、多毛等
卡马西平(CBZ)	嗜睡、皮疹、步态不稳、肝损
丙戊酸钠(VPA)	嗜睡、胃肠道反应、特异性肝中毒
扑米酮(PRM)	多动、兴奋、皮疹
氯硝西泮(CNP)	嗜睡、共济失调

(三) 手术治疗

约有 20%～25% 的患儿对各种抗癫痫药物治疗无效,被称为难治性癫痫,对其中有明确局灶性癫痫发作起源的难治性癫痫,可考虑手术治疗。

(四) 癫痫持续状态的治疗

(1) 止惊:立即静脉注射有效而足量的抗癫痫药物。首选地西泮,每次 0.3～0.5 mg/kg,每分钟 1～2 mg(新生儿 0.2 mg/min),一次总量不超过 10 mg。必要时 1/2～1 小时后可重复一次,24 小时内可用 2～4 次。静脉注射困难时同样剂量经过直肠注入比肌注见效快,5～10 分钟可望止惊。主要副作用为抑制呼吸、降低血压等。在用地西泮控制后可继续用苯巴比妥钠,每次 5～10 mg/kg 肌内注射,注意抑制呼吸。新生儿 SE 也可以使用。

(2) 保持呼吸道通畅,吸氧,必要时人工机械通气。

(3) 注意呼吸、血压、循环功能等以防发生脑血管缺氧,及时处理脑水肿、高热、酸中毒、水电解质紊乱。发生脑水肿时予甘露醇和高渗葡萄糖降颅压,注意预防和控制感染。

(4) 病因治疗。

五、预后

发作当时对生命威胁较小,个别患儿因窒息

或吸入性肺炎而发生危险;偶可导致骨折、脱臼或严重跌伤;癫痫持续状态如不能及时控制,则可引起并发症而导致死亡。对于反复发作能否控制,取决于发作类型、病变性质、病程长短和药物效能等多种因素。一般而言,特发性癫痫较易控制;症状性癫痫发病较早、病程较长、发作频繁、形式多样伴有精神症状以及脑电图长期明显异常的患儿预后较差。

六、护理评估

(一) 健康史

询问患儿癫痫发作的详细描述、治疗情况、围生期和既往史、家族史等相关问题,了解体格检查、神经系统检查及小儿智力发育、社会适应能力等检查结果。

(二) 身体评估

重点评估患儿目前的体征,包括一般状态,如神志、体温、呼吸、脉搏、血压等以及智力发育。做好体格检查,尤其神经系统检查。

(三) 辅助检查

注意脑电图、血常规、血液生化、CT、MRI 等有无异常改变。

(四) 社会心理状况

了解患儿和家长的心态以及对本病的认识程度。患儿的生活质量是否受到严重影响。患儿因疾病影响,心理压力大,不能很好地融入同龄人的世界,会产生紧张、忧虑等心理问题。

七、护理诊断

(一) 患儿方面

1. 有窒息的危险　与抽搐有关。

2. 有受伤的危险　与癫痫发作时突然意识丧失或精神失常、判断障碍有关。

3. 无能为力　与癫痫突然、反复发作以至无法正常学习和生活有关。

4. 潜在并发症　脑水肿、酸中毒或水电解质失衡。

(二) 家长方面

1. 知识缺乏　缺乏本病相关知识与缺乏特定知识来源有关。

2. 焦虑　与疾病突然、反复发作影响孩子正常生活有关。

八、预期目标

(一)患儿方面

(1)疾病发作期不发生受伤或伤害程度降至最低。

(2)患儿保持良好的脑血循环,神清,语言流利,瞳孔对光反射灵敏。

(3)疾病发作期不发生窒息。

(4)患儿树立战胜疾病的信心,配合接受治疗和护理。

(二)家长方面

(1)家长熟悉疾病的临床表现,常用药物及服药方法、副作用,发作期护理等知识。

(2)家长能讲述自己的感受,表现出情绪好转。

九、护理措施

1. 发作期的应对措施　告知患儿及家长有前驱症状时立即平卧;惊厥时切勿用力按压患儿的肢体,防止骨折、脱臼;将压舌板或筷子、纱布、手绢、小布卷等置于患儿口腔一侧上、下白齿之间,防止舌、口唇和颊部咬伤;癫痫持续状态的患儿应专人守护,加床栏,极度躁动的患儿必要时给予约束带适当约束;对于发作时容易受擦伤的关节部位,应用棉垫或软垫加以保护,防止擦伤;对于发作停止后,意识恢复过程中有短暂严重躁动的患儿,应加强安全保护,防止自伤或他伤。间歇期可下床活动,出现先兆即刻卧床休息,必要时加床栏,以防坠床。

2. 保持呼吸道通畅和供氧　全面性强直阵挛发作,尤其是癫痫持续状态的患儿,应取头低侧卧或平卧头侧位,下颌稍向前,解开领扣、领带和腰带,及时清除口鼻分泌物,以利呼吸道通畅。用开口器塞入患儿上下白齿之间,防止舌咬伤,同时防止舌后坠。癫痫持续状态者插胃管鼻饲,防止误吸。必要时备床旁吸引器和气管切开包。及时给氧。

3. 严密观察生命体征及神志、瞳孔变化　密切观察和记录抽搐次数、程度、间隔时间和持续时间。注意发作过程有无心率增快、血压升高、呼吸减慢或暂停、瞳孔散大、牙关紧闭、大小便失禁等;观察发作的类型,记录发作的持续时间与频率;观察发作停止后患儿是否意识完全恢复,有无头痛、疲乏或自动症。测量体温使用肛表或在腋下测量。

4. 指导患儿和家长按医嘱坚持长期正确服药

(1)服药注意事项:根据发作类型选择药物;药物一般从小剂量开始,逐渐加量,以尽可能控制发作、又不致引起毒性反应的最小有效剂量为宜;坚持长期有规律地服药,完全不发作后还需要根据发作类型、频率,再继续服药2～3年,然后逐渐减量至停药,切忌服药控制后自行停药;间断不规则服药不利于癫痫控制,易导致癫痫持续状态发生。

(2)药物不良反应的观察与处理:每种抗癫痫药物均有多种不良反应。苯妥英钠常见复视、牙龈增厚、毛发增多、乳腺增生、眼球震颤、粒细胞减少等;卡马西平可致眩晕、复视、皮疹、白细胞减少、共济失调、骨髓抑制、胃肠道反应和皮肤过敏反应(荨麻疹、斑丘疹等);丙戊酸钠可引起食欲不振、恶心、呕吐、消化不良、腹泻、便秘、血小板减少和肝脏损害;苯巴比妥、扑米酮可致嗜睡、烦躁等情绪改变。不良反应轻者一般不需要停药,从小剂量开始逐渐加量或与食物同服可以减轻,严重反应时应减量或停药、换药。服药前应做血、尿常规和肝、肾功能检查,服药期间定期做血药浓度监测,复查血象和生化检查。

(3)避免诱发因素:癫痫的诱因有疲劳、饥饿、缺乏睡眠、便秘、感情冲动、一过性代谢紊乱和过敏反应。过度换气对于失神发作、过度饮水对于强直性阵挛发作、闪光对于肌阵挛发作也有诱发作用。有些反射性癫痫还应避免声光刺激、惊吓、心算、阅读、书写、下棋、刷牙、外耳道刺激等特定因素。癫痫持续状态的诱发因素常为突然停药、减药、漏服药及换药不当;其次为发热、感冒、劳累等因素;使用异烟肼、利多卡因、氨茶碱或抗抑郁药亦可诱发。

5. 给予患儿及家长心理支持　告知患儿和家长癫痫的性质、治疗目的和方法,强调按时、定量服药,定期检查的重要性,预后的正确信息,帮助掌握自我护理的方法,尽量减少发作次数,避免成为难治性癫痫和发生癫痫持续状态。癫痫属于一种慢性病,病程长,发作的时间常常不可预测,社会上往往对癫痫产生某些偏见和歧视,这些因素会引起患儿情绪紊乱。因此,首先要关心理解尊重患儿,避免采用强制性措施等损伤患儿自尊心的言行;鼓励患儿表达生气、焦虑或无能为力的心理感受;告诉患儿及家长紧张疲劳、感情冲动、缺乏睡眠可诱发疾病;指导患儿及家长保持平衡心态,树立战胜疾病的信心,配合长期治疗。其次使家庭、社会和学校对癫痫有一个正确的认识,克服对癫痫患儿的歧视,为患儿创造一个和谐、乐观的环境。

十、效果评价

(一)患儿方面

(1)患儿能配合治疗及护理。

(2)患儿没有发生窒息、受伤等情况。

(3)患儿生活规律,能避免诱发因素,心理状态良好。

(二)家长方面

(1)能说出疾病的临床表现,常用药物及服药方法、副作用及发作期护理。

(2)能保持平衡心态,鼓励患儿积极配合治疗。

第七节　重症肌无力

重症肌无力(myasthenia gravis,MG)是导致神经肌肉接头处传导阻滞的自身免疫性疾病。主要临床特征是骨骼肌运动中极易疲劳,休息或用抗胆碱酯酶抑制剂后症状减轻或消失。本病多为散发,发病率约为$(4.3 \sim 8.4)/10$万。女性较多,男女之比为$2:3$。

一、病因与病理改变

正常神经肌接头由运动神经末梢、突触间隙和包含有突触后膜的肌肉终板三部分组成。神经冲动电位促使神经末梢向突触间隙释放含有化学递质乙酰胆碱(Arh)的囊泡,在间隙中囊泡释放大量Arh,与近10万个突触后肌膜上的乙

酰胆碱受体(Arh-R)结合,引起终板膜上Na^+通道开放,产生肌肉终板和动作电位,在数毫秒内完成神经肌接头处冲动由神经电位-化学递质-肌肉电位的复杂转递过程。

MG患者体液中存在抗Arh-R抗体,与Arh共同争夺Arh-R结合部位。同时,又在C3和细胞因子参与下,直接破坏Arh-R和突触后膜,使Arh-R数目减少,突触间隙增宽。虽然突触前膜释放Arh囊泡和Arh的量依然正常,但因受Arh-R抗体与受体结合的竞争,以及后膜上受体数目的减少,致Arh在重复冲动中与受体结合的概率越来越小,很快被突触间隙和终板膜上胆碱酯酶水解成乙酰胆碱而灭活,或在增宽的间隙中弥散性流失,临床出现肌肉病态性易疲劳现象。抗胆碱酯酶可抑制Arh的降解,增加其与受体结合机会,从而增强终板电位,使肌力改善。

二、临床表现

本病主要累及眼外肌、表情肌及与咀嚼、吞咽、呼吸有关的肌肉。颈部、躯干、四肢肌肉也可受累。心肌和平滑肌多不受累。根据发病年龄和临床特征,分为新生儿型和儿童型。新生儿型较少见。儿童型又可进一步分为眼肌型、脑干型和全身型。

(一)儿童型重症肌无力(JMG)

临床最常见。起病年龄多在2岁以后,最小年龄6个月,平均年龄3岁。女多于男。可因感染、疲劳等诱因所引起。肌无力特点:活动后加重,休息后好转,并有晨轻暮重现象。临床主要表现三种类型。

1. 眼肌型　最多见,患儿仅表现眼外肌受累症状,无其他肌群受累。首发症状是一侧或双侧上睑下垂,可伴眼球活动障碍,从而引起复视、斜视。重症者双眼几乎不动。瞳孔光反射正常。

2. 全身型　躯干及四肢受累,伴或不伴眼外肌或球肌麻痹。主要表现运动后四肢肌肉极易疲劳,重症者肢体无运动功能,甚至发生呼吸困难。

3. 脑干型　主要表现为第Ⅸ、Ⅹ、Ⅻ等后组脑神经所支配的咽喉肌群受累。有明显吞咽、咀嚼、构音困难及声音嘶哑等。

（二）新生儿型重症肌无力

病因特殊，包括两种类型。

1. 新生儿暂时性重症肌无力　患重症肌无力母亲所生新生儿约 1/7 患本病。母亲的乙酰胆碱受体（Ach-R）通过血胎盘屏障进入胎儿血循环，作用于新生儿神经肌肉接头处而表现 MG 临床特征。

患儿生后数小时至 3 天内，出现全身肌张力低下、哭声弱、吸吮、吞咽、呼吸均显困难，腱反射减弱或消失；患儿很少有眼外肌麻痹。患儿血中 AchR-Ab 可增高。轻症可自行缓解，2～4 周内完全恢复。重症者如不经治疗，可在数小时内死于呼吸衰竭。

2. 新生儿持续性重症肌无力（congenital myasthenia gravis，CMG）　即新生儿先天性重症肌无力。患儿母亲无重症肌无力。本病多有家族史，可呈常染色体隐性遗传。患儿出生后表现肌无力，哭声微弱，喂养困难，双睑下垂，眼球活动受限。少数患儿可有呼吸肌受累。病程一般较长，可持续终身。此类患儿血中乙酰胆碱受体抗体水平不高，血浆交换治疗及抗胆碱酯酶药物均无效。

（三）重症肌无力危象

指肌无力症状突然加重，出现呼吸肌、吞咽肌进行性无力或麻痹，而危及生命者。根据诱发危象病因不同分为如下类型。

1. 肌无力危象　即胆碱酯酶抑制剂不足危象，常因感染、创伤、减量引起。呼吸肌麻痹、咳痰吞咽无力而危及生命。

2. 胆碱能危象　即胆碱酯酶抑制剂过量危象。除上述肌无力危象外尚有乙酰胆碱蓄积过多症状。

（1）毒蕈碱样中毒：恶心、呕吐、腹泻、腹痛、瞳孔小、多汗、流涎、气管分泌物多、心率慢。

（2）烟碱样中毒症状：肌肉震颤、痉挛、紧缩感。

（3）枢神经症状：焦虑、失眠、精神错乱抽搐等。

3. 反拗危象　难以区别危象性质而又不能用停药或加大药物剂量改善症状者，多在长期较大剂量治疗后发生。

三、诊断

具有典型的临床特征：受累骨骼肌的易疲劳性和无力，经休息后症状减轻或消失，晨轻暮重。对症状不典型者可做疲劳试验、胆碱酯酶抑制剂试验、重复电刺激和 Ach-R 抗体测定等帮助确诊。

四、实验室及其他检查

（一）疲劳试验（Jolly 试验）

令受累肌肉在较短时间内重复收缩，如果出现无力或者瘫痪，休息后又恢复正常者为阳性。

（二）抗胆碱酯酶药物试验

1. 甲基硫酸新斯的明药物试验　每次 0.04 mg/kg，皮下或肌内注射，一般婴幼儿用 0.25～0.35 mg。儿童最大剂量不超过 1 mg。观察15～45分钟肌力改善为阳性。如反应不明显可适当增大剂量，再作观察。如遇腹痛等不良反应，可于下次试验前 15 分钟，先肌内注射阿托品每次 0.01 mg/kg。

2. 依酚氯铵（腾喜龙）　新生儿每次 0.5～1 mg，儿童体重 34 kg 以下常用量为每次 2 mg，肌内注射，1 分钟内肌力改善，作用持续不到 5 分钟；因该药物作用时间短，小儿哭闹不易观察，故不适用于婴幼儿，适用于重症 MG 或肌无力象患儿。在药物试验过程中，出现严重的副交感刺激症状（肠绞痛、流涎、心率过缓等）时，可用硫酸阿托品 0.01 mg/kg，肌内注射。

（三）重复神经电刺激（RNS）

采用肌电图仪，检测面、尺和正中神经。刺激频率为 1、2、3、10 和 20 Hz，持续时间为 3 秒。结果判断以第 5 波与第 1 波相比，波幅衰减如大于或等于 10% 定为阳性。

（四）AchR-Ab 检测

AchR-Ab 阳性对 MG 诊断有重要意义，但结果阴性亦不能排除本病。JMG 患儿 AchR-Ab 阳性率为 33%，可能与小儿眼肌型居多及症状轻有关。

五、治疗

（一）药物治疗

1. 抗胆碱酯酶（ChE）药物（ChE 抑制剂）适用于除胆碱能危象外的所有重症肌无力患者。作用机制：减慢乙酰胆碱降解速度，使神经肌接头处乙酰胆碱量增加,从而增加乙酰胆碱和乙酰胆碱受体结合的机会。首选药物为溴化吡啶斯的明,口服量新生儿每次 5 mg,婴幼儿每次 10~15 mg,年长儿 20~30 mg,最大剂量每次不超过 60 mg,每天 3~4 次。麻黄素、钾盐、钙剂、CAMP 等药物能增加抗胆碱酯酶(ChE)药物疗效,可选择同时使用。应用抗 ChE 药的原则如下。

(1) 应从小剂量开始,逐渐调整至效果最好而副作用最小的适当剂量,药量过小或过大均可使肌无力加重。

(2) 剂量应根据个体对药物的敏感性及病情变化而调整,如病情加重、缓解、复发。

(3) 阿托品不应常规使用,一般只用于毒蕈碱样副作用明显时,否则易掩盖抗 ChE 药物过量的症状。

(4) 为防止胆碱能危象的发作,不应在病情有变化时盲目增大剂量;且应使患儿与家长了解药量过大的症状。

2. 糖皮质激素 适用于各种类型的 MG。通过抑制 AchR 抗体的生成,增加突触前膜 Ach 的释放量及促使终板再生、修复而发挥作用。长期规则应用可明显降低复发率。首选泼尼松,1~2 mg/(kg · d),症状完全缓解后再维持 4~8 周,然后逐渐减量达到能够控制症状的最小剂量,每天或隔天清晨顿服,总疗程 2 年。要注意部分患儿在糖皮质激素治疗头 1~2 周可能一过性肌无力加重,故最初使用时最好能短期住院观察,同时要注意皮质激素长期使用的副作用。

3. 免疫抑制剂

(1) 环磷酰胺:2 mg/(kg · d)分 2 次服用。多半于 2 个月内见效,有效率为 73%。

(2) 嘌呤拮抗剂:6 - 巯嘌呤片剂(每片 25 mg、50 mg)。

(3) 环孢霉素 A:5 mg/(kg · d),8~16 周后增至 10 mg/(kg · d),分 2 次服。4 周见效,8~12 周明显改善。

(二) 胸腺摘除术

术后有效率(完全缓解与好转)44%~90%。对 15 岁以上的全身型 MG,胸腺摘除术是常规治疗方法,术后继续用泼尼松 1 年。有胸腺瘤者可静滴地塞米松或环磷酰胺后进行手术切除,但疗效比胸腺增生和正常者差,术后需进行放射治疗和长期免疫抑制剂治疗。眼肌型难治病例,也可考虑胸腺摘除术。

(三) 血浆置换法

去除 Ach 受体抗体,见效快,显效率几乎是 100%,但疗效持续短,价格昂贵,仅用于重症。副作用有低血压、出血和电解质紊乱。近年利用"免疫吸附栓"去除血浆中大分子蛋白质包括 Ig,疗效明显,副作用少。

(四) 大剂量静脉注射丙种球蛋白

是近年来 MG 治疗的重要进展之一。0.4~0.6 g/(kg · d)静滴,4~6 小时内输完,连续 5 天为一个疗程。急性或复发病例有效率 75%~100%。显效较快,绝大多数在 3~10 天内见效,最短者次日即见效;疗程可维持 2~3 个月。间断 3~4 周重复用药,可能有更长的缓解期。因价格昂贵,主要用于 MG 危象,或其他治疗无效者。

(五) 重症肌无力危象的治疗

应尽快改善呼吸功能,有呼吸困难者应及时行人工呼吸。对呼吸骤停者应立即行呼吸机辅助呼吸。使用呼吸机时应注意无菌操作、雾化吸入、勤吸痰,保持呼吸道通畅,预防肺不张和呼吸道感染等并发症。根据危象类型进行对症治疗。

1. 肌无力危象 甲基硫酸新斯的明 1~2 mg 肌注或 0.5~1 mg 维生素 D,日总量 6 mg。

2. 胆碱能危象 立即停用抗胆碱酯酶药,阿托品 0.5~2 mg 维生素 D 或肌注 15~30 分钟可重复至毒蕈碱样症状减轻或消失。对抗烟碱样症状,解磷定 400~500 mg 加入 5% 葡萄糖或生理盐水中静滴,直至肌肉松弛。

3. 反拗危象 停用一切抗胆碱酯酶药至少 3 天后从原药量的半量开始给药,同时改用或并用激素。

(六) 禁用药物

氨基糖苷类抗生素、普鲁卡因胺、普萘洛尔、奎宁等药物有加重患儿神经肌肉接头传递障碍的作用,甚至呼吸肌严重麻痹,应禁止使用。

六、预后

不论何种类型的重症肌无力,除部分儿童可

有自行缓解外,一般可将临床过程分为波动期、稳定期和慢性期。波动期为发病后 5 年内,特别是 1~2 年内,病情有较大波动,易发生肌无力危象,病死率较高;病程在 5 年以后为稳定期,10 年以上为慢性期,此两期患儿极少发生危象,预后较好。

七、护理评估

(一) 健康史
询问患儿的围生期和既往史、家族史及相关问题,了解体格检查、神经系统检查及小儿智力发育、社会适应能力等检查结果。

(二) 身体评估
重点评估患儿目前的体征,包括一般状态,如神志、体温、呼吸、脉搏、血压等以及智力发育。做好体格检查,尤其肌力检查。

(三) 辅助检查
注意胆碱酯酶抑制剂试验、血常规、血液生化、CT、MRI 等有无异常改变。

(四) 社会心理状况
了解患儿和家长的心态以及对本病的认识程度。患儿的生活质量是否受到严重影响。患儿因疾病影响,心理压力大,不能很好地融入同龄人的世界,会产生紧张、忧虑等心理问题。

八、护理诊断

(一) 患儿方面
1. 感知改变　视觉障碍与睑下垂有关。
2. 有窒息的危险　与吞咽困难、误吸有关。
3. 营养失调　低于机体需要量。
4. 潜在并发症　重症肌无力危象。
5. 言语沟通障碍　与咽喉、软腭及舌肌受累或气管切开等所致构音障碍有关。
6. 恐惧　与呼吸肌无力、濒死感或害怕气管切开有关。
7. 清理呼吸道无效　与咳嗽无力及气管分泌物增多有关。
8. 潜在并发症　呼吸衰竭、吸入性肺炎。

(二) 家长方面
1. 知识缺乏　缺乏本病相关知识与缺乏特定知识来源有关。

2. 焦虑　与疾病突然、反复发作影响孩子正常生活有关。

九、预期目标

(一) 患儿方面
(1) 患儿能准确辨别人、地点、时间。
(2) 患儿进食时不发生误吸。
(3) 患儿保持良好的营养状态,表现为体重增加,摄入充足。

(二) 家长方面
家长了解疾病的过程、危险因素、药物治疗及副作用。

十、护理措施

(一) 患儿方面
(1) 详细介绍医院环境、周围的设施,让患儿熟悉周围环境有亲切、安全感;指导患儿能够最大限度地发挥健侧眼睛的作用;清除活动范围内的障碍物,环境不熟悉的范围活动最好有人陪伴。
(2) 轻症者适当休息,避免劳累、受凉、感染、创伤、激怒。病情进行性加重者需卧床休息。
(3) 肌无力症状明显时,应协助做好洗漱、进食、个人卫生等生活护理,保持口腔清洁,防止外伤和感染等并发症。
(4) 给予高热量、高蛋白质、高维生素、富含钾和钙的软食,避免干硬或粗糙食物。吞咽困难或咀嚼无力者给予流质或半流质,必要时鼻饲。进食宜在口服抗胆碱酯酶药物 30~60 分钟后,以防呛咳。进餐时避免分散注意力。每次给少量食物,让患儿分 2~3 次吞咽,不要催促患儿。餐后让患儿保持坐位 30 分钟。用餐时感觉疲劳应适当休息后再进食。床前备好吸引器和气管切开包,防止误吸和窒息。
(5) 注意观察抗胆碱酯酶药物的疗效和副作用,严格执行用药时间和剂量,以防因用量不足或过量导致危象的发生。一旦出现重症肌无力危象,应迅速通知医生;给氧、吸痰、做好气管插管或切开、人工呼吸机的准备工作;备好新斯的明等药物,尽快解除危象。
(6) 了解患儿每天进食情况,评估其营养状况,必要时遵医嘱静脉补充足够营养。

（7）全身型肌无力或胆碱能危象患儿护理：

1）保持呼吸道通畅和供氧。鼓励患儿咳嗽和深呼吸,抬高患儿床头,及时吸痰,清除口鼻分泌物。遵医嘱给予吸氧。常规准备气管切开包、气管插管和呼吸机,必要时配合行气管插管、气管切开和人工辅助呼吸。

2）病情监测。密切观察病情,注意呼吸频率与节律改变,观察有无呼吸困难加重、发绀、咳嗽无力、腹痛、瞳孔变化、出汗、唾液或喉头分泌物增多等现象。

3）避免增加疲劳的不必要的活动,保持大便通畅。

4）指导年长患儿做深呼吸和咳嗽训练,尤其是在用药后肌肉有力时。

5）询问用药情况,指导正确用药。本病病程长,需长期服药治疗,告知患儿及家长常用药物的治疗方法、不良反应与服药注意事项,避免因服药不当而诱发或加重肌无力和胆碱能危象。

6）使用免疫抑制剂,应定期检查血象,并注意肝肾功能变化。

7）禁止使用加重患儿神经肌肉接头传递障碍的药物,如氨基糖苷类抗生素（庆大霉素、链霉素、卡那霉素、阿米卡星等）、普鲁卡因胺、普萘洛尔、氯丙嗪、奎宁以及各种肌肉松弛剂（胺酰胆碱、氯化琥珀胆碱）等,以免加重病情,使肌无力加剧。

（二）家长方面

（1）向家长讲解其病因、病程。可与家长及年长儿共同讨论治疗方案。

（2）告诉其常见的诱因,如应急用药、睡眠不足、感染。

（3）应合理安排患儿的生活、学习。保证休息,避免过度疲劳。不宜让患儿从事体力劳动,自我调节活动量,以适宜为原则。

（4）避免使用对神经肌肉传导有妨碍的药物,如氨基糖苷类抗生素、抗心律失常药,以及各种肌肉松弛剂。

（5）适当安排体育锻炼,预防感冒。宜选择清晨、休息后或肌无力症状较轻时进行活动,以省力和不感疲劳为原则。

（6）告诉家长及患儿根据肌无力的程度调节药物剂量及长时间用药的重要性,决不能自行停药或随意减量。避免因服药不当而诱发或加重肌无力和胆碱能危象。抗胆碱酯酶药物治疗时,宜自小剂量开始,用药间隔时间尽可能延长,如剂量不足可缓慢加量,防止出现胆碱能危象。抗胆碱酯酶药物必须按时服用,有咀嚼和吞咽无力者应在餐前 30 分钟口服,有感染或处于应激状态时,常需增加药量。

糖皮质激素可通过抑制免疫系统而起作用,在大剂量冲击治疗期间,大部分患儿在用药早期会出现病情加重,甚至发生危象,应严密观察呼吸变化。长期服药者,要注意有无消化道出血、骨质疏松等并发症。摄入高蛋白质、低糖、高钙、含钾丰富的饮食,必要时服用制酸剂,保护胃黏膜。

（7）告诉家长可能出现的副作用及危害性。

（8）告诉家长出院后定期随访。

十一、效果评价

（一）患儿方面

（1）患儿能准确辨别人、地点、时间。

（2）患儿进食时未发生误吸。

（3）患儿营养状态良好,表现为体重增加,摄入充足。

（二）家长方面

家长了解疾病的过程、危险因素、药物治疗及副作用。

（陆懿维）

思考题

1. 简述癫痫患儿的健康教育。

2. 癫痫发作时如何护理？

3. 神经系统检查的方法有哪些？

4. 列出化脓性脑膜炎的护理诊断和护理措施。

5. 如何进行多发性神经根炎患儿的皮肤护理？

6. 脑性瘫痪的病因有哪些？

第十三章 免疫缺陷病和结缔组织病

第一节 小儿免疫系统
的特点

人类免疫系统的发生发育始于胚胎早期,到出生时尚未发育完善,随着年龄增长逐渐达到成人水平,从而形成儿童免疫系统所固有的特点。

人体内存在有结构复杂的免疫系统,是由免疫器官、免疫细胞和免疫分子组成的。免疫系统各组成成分之间存在着相互协同和相互制约的关系,在正常免疫生理条件下,它们处于动态平衡,借以维持机体的免疫稳定状态。抗原进入可激发免疫系统打破了这种平衡,从而诱发了免疫应答,再建立新的平衡状态。免疫应答主要是特异性免疫应答即以 B 细胞介导的体液免疫和以 T 细胞介导的细胞免疫以及由单核-巨噬细胞系、多核细胞系和补体系统参与完成的非特异性免疫应答。免疫应答的产生是多细胞系相互作用的复杂行为,这一过程包括:① 免疫细胞对抗原分子的识别过程,即抗原分子与免疫细胞的相互作用;② 免疫细胞的活化和分化过程,即免疫细胞间的相互作用;③ 效应细胞和效应分子的排异作用。

一、特异性细胞免疫

(一) 胸腺

胸腺是淋巴样干细胞分化发育为成熟 T 细胞的场所,它在胚胎第 6 周时,由第 3 和第 4 对鳃囊上皮细胞发育而来;到第 10 周胎龄时,胸腺分成皮质和髓质两部分。髓质中多层上皮细胞形成的 Hassall 小体能制备和分泌胸腺素。胸腺在出生时重 7~15 g,与体重之比值是一生最大,可在 X 线胸片前上纵隔部位显影,直到 3~4 岁胸腺 X 线消失,到青春期后胸腺开始萎缩。

(二) T 细胞

来自胚胎(和)骨髓的淋巴样干细胞进入胸腺,在胸腺内的成熟过程中认识了自我的主要组织相容(MHC)抗原,形成对自身组织的耐受性;同时获得了细胞表面抗原 CD3 和 CD11,以及 T 细胞受体(TCR)。这些成熟的 T 细胞中有的具有与 T 辅助/诱导活性相关的 CD4,有的具有与 T 抑制/细胞毒性相关的 CD8。

胎龄 13 周起先后出现对同种异型移植物的排斥反应和对有丝分裂原的增殖反应;近 40 周龄时具备了对各种抗原的特异性细胞免疫应答。足月新生儿外周血中 T 细胞绝对技术已达到成人水平,以后逐渐下降,2 岁时为 2,达成人水平。

(三) 细胞因子

机体发生免疫应答过程中可产生多种细胞因子。CD4$^+$ T 淋巴细胞受到抗原或丝裂原刺激后可分化为两个功能亚群,即 TH$_1$ 和 TH$_2$。

二、免疫的建立

免疫是机体的保护性反应,通过识别和排除病原体和抗原性异物,从而达到维护机体生理平衡和内环境的稳定。人体的免疫反应分为先天性免疫和获得性免疫两大类。

(一) 先天性免疫

又称非特异性免疫,先天就有的,并非针对某一特定病原体起作用,主要有如下作用。

1. 屏障作用

(1) 皮肤黏膜屏障、血脑屏障、胎盘屏障。通过屏障作用阻挡病原体入侵体内,起到机械阻碍作用。

（2）降低局部的 pH 值，不利于微生物生长，如皮脂腺分泌的不饱和脂肪酸、汗液中的乳酸以及胃酸、阴道乳酸等。

（3）纤毛运动，能将细菌排出体外。

（4）正常菌群的生物拮抗作用。

2. 吞噬作用　肺泡、肝脏、脾脏、骨髓、淋巴结及血管内皮中有固定的吞噬细胞称之为巨噬细胞，血液中的单核细胞及中性粒细胞，均具有强大的吞噬作用，能吞噬入侵的病原体。

3. 体液作用　血液、各种分泌液与组织液中均含有补体、溶菌酶、备解素、干扰素等杀伤物质。

（1）补体（complement）：是存在于人体内血清中的一组球蛋白，在抗体存在下，参与灭活病毒，杀灭与溶解细菌，促进吞噬细胞吞噬与消化病原体。

（2）溶菌酶（lysozyme）：是一种低分子不耐热的蛋白质，存在于组织与体液中，主要对革兰阴性菌起溶菌作用。

（3）备解素（properdin）：是一种糖蛋白，能激活 C3，在镁离子的参与下，能杀灭各种革兰阳性细菌，并可中和某些病毒。

（4）干扰素（interferon）：是由病毒作用于易感细胞产生的大分子糖蛋白。细菌、立克次体、真菌、原虫、植物血凝素、人工合成的核苷酸多聚化合物，均可刺激机体产生干扰素。对病毒性肝炎病毒、单纯疱疹病毒、带状疱疹病毒、巨细胞病毒以及流感、腺病毒均有抑制其复制作用。

（5）白细胞介素-2（interleukin-2，IL-2）：是具有生物功能的小分子蛋白质，其功能是通过激活细胞毒性 T 淋巴细胞、LAK 细胞、NK 细胞、肿瘤浸润淋巴细胞，从而杀伤病毒和肿瘤细胞以及细菌等。并能促进和诱导 γ 干扰素产生。

（二）获得性免疫

又称特异性免疫，有抵抗同一种微生物的重复感染，具有特异性，不能遗传。分为细胞免疫与体液免疫。

1. 细胞免疫　T 细胞是参与细胞免疫的淋巴细胞，受到抗原刺激后，转化为致敏淋巴细胞，并表现出特异性免疫应答，免疫应答只能通过致敏淋巴细胞传递，故称细胞免疫。细胞免疫主要通过抗感染、免疫监视、移植排斥与参与迟发型变态反应起作用，还参与体液免疫的调节。

2. 体液免疫　B 细胞是参与体液免疫的致敏 B 细胞。在抗原刺激下转化为浆细胞，合成免疫球蛋白，能与靶抗原结合的免疫球蛋白即为抗体。免疫球蛋白（immunoglobulin，Ig）分为五类。

（1）IgG：是血清中含量最多的免疫球蛋白，具有抗菌、抗病毒、抗毒素等特性，是唯一能通过胎盘的抗体，临床上所用丙种球蛋白即为 IgG。

（2）IgM：是分子量最大的免疫球蛋白，是个体发育中最先合成的抗体，不能通过胎盘。血清中检出特异性 IgM，作为传染病早期诊断的标志，揭示新近感染或持续感染。

（3）IgA：有两型即分泌与血清型。分泌型 IgA 存在于鼻、支气管分泌物、唾液、胃肠液及初乳中，其作用是将病原体黏附于黏膜表面，阻止扩散。血清型 IgA，免疫功能尚不十分清楚。

（4）IgE：是最晚出现的免疫球蛋白，可使致敏肥大细胞及嗜碱性粒细胞脱颗粒，释放组胺。寄生虫感染，血清 IgE 含量增高。

（5）IgD：其免疫功能不清。

还有一类无 T 淋巴细胞和 B 淋巴细胞标志的细胞，具有抗体依赖细胞介导的细胞毒作用（antibody dependent cellmediated cytotoxicity，ADCC）能杀伤特异性抗体结合的靶细胞，又称杀伤细胞（killer cell），简称 K 细胞，参与 ADCC 效应，在抗病毒、抗寄生虫感染中起作用。

再一类具有自然杀伤作用的细胞，称为自然杀伤细胞（natural killer cell），即 NK 细胞。在杀伤靶细胞时，不需要抗体与补体参与。

（三）免疫缺陷

原发性和继发性免疫缺陷的患儿，因为免疫功能低下，使其容易遭受病原体的感染，而且对一般人有增强免疫功能的活菌苗或活疫苗，给其接种，可能会造成感染的扩散或引起严重的后果。

（四）免疫损伤

又称变态反应。当病原体进入人体后诱发机体产生免疫应答，在杀伤、清除病原体的同时可对宿主的组织细胞产生损害反应,转变为对人体不利的表现,即产生了免疫损伤或变态反应,按反应介导物质和病理损害的不同可分为四型。

1. Ⅰ型变态反应(速发型) 如青霉素过敏反应导致的过敏性休克,寄生虫感染时所产生的荨麻疹等过敏反应。

2. Ⅱ型变态反应(细胞溶解型) 如输血反应、药物过敏性血细胞减少等,还可有某些微生物与人体组织有共同抗原所致,如 A 组链球菌感染后产生的抗体与人体心肌及瓣膜组织的交叉反应导致发生风湿性心脏病。

3. Ⅲ型变态反应(免疫复合物型) 如出血热,链球菌感染后肾小球肾炎。

4. Ⅳ型变态反应(迟发型) 当致敏的 T 细胞在攻击相应的病毒时,也杀伤该病毒所寄生的宿主细胞,如结核病病变中心的肉芽肿、乙型肝炎的肝细胞损伤等。

免疫功能可分为非特异性免疫(吞噬细胞、杀伤细胞、补体功能)和特异性免疫,特异性免疫又可分为体液免疫(B 细胞和免疫球蛋白——抗体)和细胞免疫(T 细胞和 T 细胞释放的细胞因子)。

三、免疫耐受观察

免疫耐受是指正常抗体对某一抗原刺激的免疫反应减弱或无反应状态,但对其他抗原反应仍正常。抗体免疫系统未发育成熟是导致免疫耐受的主要原因,故胎儿及新生儿易产生免疫耐受,例如:母体感染风疹病毒痊愈后,胎儿组织及羊水仍可分离到该病毒,以至带病毒可延续到出生后 3 年,胎儿受巨细胞病毒感染后,也可出现持续的高病毒血症。免疫耐受现象在胚胎期容易建立,新生儿次之,成人后较难出现免疫耐受现象。除年龄因素外,也与入侵的抗原性物质和剂量有关。凡不易被巨噬细胞处理的抗原或抗原量过多、过少都容易诱导抗体产生免疫耐受。

第二节 免疫缺陷病

免疫缺陷病是免疫系统中任何一个环节或其组分因先天发育不全或后天因各种因素所致损害,而使免疫活性细胞的发生、发展、分化、增殖和代谢异常,并引起免疫功能不全所出现的临床综合征。由先天发育不全所致者大多与遗传有关,称为原发性免疫缺陷病。由于肿瘤、放射病、长期使用免疫抑制剂及慢性腹泻、肾病综合征等疾病引起免疫功能不全,称为继发性免疫缺陷。1981 年又确认了一种与人类免疫缺陷病毒(human immunodeficiency virus, HIV)感染密切相关的免疫缺陷病,称为获得性免疫缺陷综合征,即艾滋病(AIDS)。

一、原发性免疫缺陷病

是免疫系统先天性发育不全所致,根据所累及的免疫细胞或组分可以是特异性免疫缺陷,如 B 细胞或 T 细胞缺陷、两者联合缺陷等;也可以是非特异性效应机制的缺陷,如补体或中性粒细胞缺陷。最为常见的原发性免疫缺陷病见表 13-1。

表 13-1 原发性免疫缺陷病

分 类		占原发性免疫缺陷病(%)	代表性疾病
特异性免疫	B 细胞缺陷	50%~75%	性联低丙球蛋白血症、选择性 IGA、IgM 或 IgG 亚类缺陷、IgM 升高的免疫球蛋白缺陷、Ig 重链缺失、常见的可变免疫缺陷
	T 细胞缺陷	5%~10%	先天性胸腺发育不全、与嘌呤核苷磷酸化酶缺乏有关的 T 细胞缺陷、与膜糖蛋白缺乏有关的 T 细胞缺陷、与 MHC Ⅰ或Ⅱ类抗原缺乏有关的 T 细胞缺陷
	B 和 T 细胞缺陷	10%~25%	严重联合免疫缺陷、共济失调毛细血管扩张、Wiskott-Aldrich 综合征
非特异性免疫	吞噬细胞缺陷	1%~2%	慢性肉芽肿病、白细胞黏附缺陷、6-磷酸葡萄糖脱氢酶缺陷、髓过氧化物酶缺陷
	补体缺陷	<1%	补体 1~9 任一组分的缺陷、C1-抑制物缺乏、D 或 H 或 1 因子缺乏、补体受体缺陷

(一) 抗体缺陷病

是 B 细胞发育和(或)功能异常所致,约占原发性免疫缺陷病的 50%～70%,其中以各类免疫球蛋白均缺少的低丙球蛋白血症和某一类免疫球蛋白选择性缺陷最为常见。与细胞介导免疫缺陷相比,具有起病较晚,主要对胞外菌和肠道病毒易感,对患儿的生长发育影响较小,往往可以活到成年等特点。

1. 原发性丙种球蛋白缺乏症 有两种类型:① Bruton 型,较常见,为婴儿性联丙种球蛋白缺乏病,与 X 染色体隐性遗传有关,仅发生于男孩,于出生半年以后开始发病;② 常染色体隐性遗传型,男女均可受累,也可见于成年人。本病的特点在于:血中 B 细胞明显减少甚至缺如,血清免疫球蛋白(IgM、IgG、IgA)减少或缺乏,骨髓中的 B 细胞发育停滞。全身淋巴结、扁桃体等淋巴组织生发中心发育不全或呈原始状态;脾和淋巴结的非胸腺依赖区淋巴细胞稀少;全身各处浆细胞缺如。T 细胞系统及细胞免疫反应正常。

由于免疫缺陷,患儿常发生反复细菌感染,特别易受流感嗜血杆菌、链球菌、金黄色葡萄球菌、肺炎球菌等感染,可引起中耳炎、鼻窦炎、支气管炎、肺炎、脑膜炎或败血症而致死。注射丙种球蛋白,能控制感染,但由于无法提高呼吸道等黏膜处的 SIgA,因此鼻部、肺部的感染极易复发。

2. 孤立性 IgA 缺乏症 本病是最常见的先天性免疫缺陷病,患者的血清 IgA 和黏膜表面分泌型 IgA(SIgA)均缺乏。可以是家族性或获得性,前者通过常染色体隐性或显性遗传。患者多无症状,有些可有反复鼻窦或肺部感染及慢性腹泻、哮喘等表现。自身免疫、过敏性疾病的发病率也较高。血清 IgA 低下(<5 mg/dl)为确诊本病的重要依据。

本病的发病与 IgA B 细胞的分化障碍有关。患者 IgA B 细胞的数量正常,但多数为不成熟表型,在体外仅少数能转化为 IgA 细胞。

约有 50%的本病患者血清中含 IgA 自身抗体。因此应避免注射含 IgA 的血制品,如错误地给予 IgA 或输血治疗,可引起过敏性休克。

(二) T 细胞缺陷病

因胚胎期胸腺发育不全致使 T 细胞数目减少或功能障碍所致,占原发性免疫缺陷病的 5%～10%。DiGeorge 综合征或先天性胸腺发育不全是该类免疫缺陷病的代表。

(三) T 和 B 细胞联合免疫缺陷病

因 T 和 B 细胞发育异常引起体液和细胞免疫均缺陷,约占原发性免疫缺陷病的 10%～25%。临床表现为婴儿期严重且可能致死性的感染,细胞免疫和抗体反应均缺陷,外周血淋巴细胞减少,尤以 T 细胞为著。此外,往往还有生长停滞、机遇性低毒力病原微生物的持续感染。

1. 重症联合性免疫缺陷病 本病是一种体液免疫、细胞免疫同时有严重缺陷的疾病,一般 T 细胞免疫缺陷更为突出。患者血循环中淋巴细胞数明显减少,成熟的 T 细胞缺如,可出现少数表达 CD2 抗原幼稚的 T 细胞。免疫功能缺如,无同种异体排斥反应和迟发型过敏反应,也无抗体形成。本病的基本缺陷尚不清楚,可能与干细胞分化为 T、B 细胞发生障碍或胸腺及法氏囊相应结构的发育异常有关。病变主要表现为淋巴结、扁桃体及阑尾中淋巴组织不发育;胸腺停留在 6～8 周胎儿的状态,其中无淋巴细胞或胸腺小体,血管细小。患儿由于存在体液和细胞免疫的联合缺陷,对各种病原生物都易感,临床上常发生反复肺部感染、口腔念珠菌感染、慢性腹泻、败血症等。在治疗方面可选用正常骨髓干细胞移植或同胞兄妹骨髓移植。但供体骨髓中 T 细胞介导的移植物抗宿主反应(GVH)往往是造成治疗失败的严重问题。

约有 25%～50%的重症联合免疫缺陷病例,主要与先天性缺乏腺苷脱氨酶(adenosine deaminase,ADA)有关。一则严重影响细胞 DNA 包括淋巴细胞 DNA 的合成代谢,同时由于三磷酸脱氧腺苷在淋巴细胞的堆积,后者对淋巴细胞尤其是 T 细胞具有一定的毒性作用,从而造成淋巴细胞在增补、分化及功能方面的障碍。测定患儿红细胞的 ADA 有助于诊断本病。给患儿输入含有 ADA 活性的红细胞可一定程度地改善其免疫功能状态。

2. 伴血小板减少和湿疹的免疫缺陷病 本

病又称 Wiscott‐Aidrich 综合征，是一种 X 染色体隐性遗传性免疫缺陷病，多见于男孩，临床表现为湿疹、血小板减少及反复感染。免疫缺陷早期表现为对多糖类抗原的体液免疫应答不全，患儿对肺炎球菌和其他带多糖荚膜的细菌特别易感。随着年龄增长，逐渐出现细胞免疫缺陷，易患病毒和卡氏肺孢子虫感染。因血小板功能下降而常伴明显的出血倾向。血中 IgM 明显减少，IgG 正常，在有些患者 IgA、IgE 可升高，淋巴细胞数通常正常。各种疫苗接种后，抗体形成反应微弱，T 细胞功能欠佳，迟发型变态反应不良，患者中恶性淋巴瘤发病率较高。骨髓移植对有些患者有一定疗效。

3. 伴共济失调和毛细血管扩张症的免疫缺陷病 本病是常染色体隐性遗传性疾病，常累及幼儿，兼有 T、B 细胞免疫缺陷。一般 2 岁开始起病，临床特点包括小脑性共济失调、眼结膜和皮肤毛细血管扩张、反复鼻窦及肺部感染等。过去认为本病是一种神经系统疾病，目前已知除神经系统外，血管、内分泌及免疫系统均可受累，40% 患者显示选择性 IgA 缺陷。

患者胸腺发育不良，淋巴细胞和胸腺小体均严重缺乏，皮质髓质界限模糊。淋巴结无滤泡形成，浆细胞也少见。关于本病出现多系统异常的机制，尚无一致的见解，可能与 DNA 修复功能障碍有关，患者并发恶性淋巴瘤的概率甚高。

（四）吞噬细胞缺陷病

因中性粒细胞或单核细胞或巨噬细胞吞噬功能障碍引起，相对发病率约 1‰～2‰。吞噬功能至少包括吞噬细胞黏附于血管内皮、通过组织移行至炎症部位、吞噬已调理的颗粒和在胞内杀死摄入的微生物四个步骤。吞噬细胞功能障碍表现为吞噬细胞数量减少、游走功能障碍、吞噬能力虽正常，但由于胞内缺乏各种消化病原的酶而丧失了杀灭和消化病原的能力。患者对致病与非致病微生物均易感，因而易发生反复感染，其中慢性肉芽肿病是一种 X 染色体隐性遗传性疾病，一般在 2 岁左右起病，表现为颈淋巴结、皮肤、肺、骨髓等处慢性化脓性炎或肉芽肿性炎，肝、脾肿大。

（五）补体系统缺陷病

补体是人血清中一组具有重要非特异性免疫功能的蛋白质，由 9 个成分组成。临床上常见的补体缺陷有：① C3 缺乏或 C3 抑制物缺乏，后者使 C3 过度消耗同样使血清中 C3 水平下降，导致反复细菌感染。② C1 抑制物缺陷，C1 抑制物是血清中的一种糖蛋白，除对 C1 有抑制作用外，尚可抑制纤溶酶原、激肽等炎症介质的激活，因此 C 抑制物的缺陷可导致血管通透性增加、组织水肿，即所谓的遗传性血管水肿。

二、继发性免疫缺陷病

造成继发性免疫缺陷的原因很多很复杂，除人类免疫缺陷病毒（HIV）所致的 AIDS 外，更常见的继发性免疫缺陷从病原学分析可归成两类。

（一）其他疾病过程中合并的免疫抑制

营养不良、肿瘤和感染是引起继发性免疫缺陷的三大因素。

（1）营养不良蛋白质、脂肪、维生素和矿物质摄入不足影响免疫细胞的成熟、降低机体对微生物的免疫应答。

（2）肿瘤患儿因细胞和体液免疫损害而易患感染，如 Hodgkin 病患者常对皮内注入破伤风类毒素等抗原无 DTH 反应，其他淋巴细胞在体外对多克隆刺激剂无增殖应答等。

（3）感染各种类型的感染特别是病毒感染可导致免疫抑制。麻疹病毒和人类亲淋巴细胞病毒感染 CD4+ 细胞。HIV 和 HTLV‐1 使 TH 细胞恶变为成熟 T 细胞白血病/淋巴瘤。结核杆菌和许多真菌的慢性感染常导致免疫缺陷。寄生虫感染如非洲慢性疟疾感染，儿童 T 细胞功能受抑制可能与 EB 病毒引起的恶性肿瘤发生有关。

（二）因治疗其他疾病而合并的免疫缺陷

因为治疗炎症性疾病或预防移植排斥目的而使用杀死或灭活淋巴细胞的免疫抑制剂是最常见的原因，如激素和环孢菌素 A 等。化疗药物对成熟的和非成熟的淋巴细胞、粒细胞和单核细胞前体均有细胞毒性，故化疗患儿常伴有免疫抑制。放射治疗也有同样副作用。

另外，手术、创伤、烧伤和脾切除等均可引起继发免疫缺陷。

三、治疗

(一)原发性免疫缺陷病

治疗原则:① 保护性隔离,尽量减少与感染原的接触;② 使用抗生素以消除或预防细菌、真菌等感染;③ 设法对免疫缺陷进行替代疗法或免疫重建。

1. 一般处理　加强营养,细心护理,减少感染机会十分重要。应避免接种活疫苗,如小儿麻痹疫苗、麻疹疫苗等。接种活疫苗有诱发感染的危险。很多细胞免疫缺陷患儿的初次诊断是在疫苗接种后出现并发症时。如证明患儿有一些抗体合成,可给予灭活的菌苗或疫苗,如白喉、百日咳、破伤风菌苗等。要积极治疗各种慢性感染。

细胞免疫缺陷患儿不应输入新鲜全血,因输入的淋巴细胞能使患儿发生移植物抗宿主反应(GVHR)。必须输血时,应给予 2 周以上的陈旧血,或输血前经 3 000 R(伦琴)的放射处理。

一般情况下,患儿不用肾上腺皮质激素及其他免疫抑制剂。要严格控制扁桃体和腺样体切除术。除非有特殊情况,脾切除术应列为禁忌,因脾缺如可加重原有的免疫缺陷,突然发生严重败血症、重症肺炎或脑膜炎等。

2. 抗生素的应用　感染的病原学检查是必要的。应做咽、血、脓和其他分泌物的细菌培养,有目的地选择抗生素。如抗生素无效,应考虑有真菌、分枝杆菌、病毒或原虫感染的可能。有人主张,应用丙种球蛋白仍有反复感染,持续应用预防性抗生素是有益的。

3. 丙种球蛋白的应用　人血丙种球蛋白注射剂中 95% 以上是 IgG,仅有微量的 IgM、IgA 和其他血清蛋白质。因为 IgM、IgA 的半衰期只有 7 天左右,而且含量甚低,故无治疗意义。

(1)指征:作为替代疗法,对于那些缺乏 IgG 或 IgG 亚类的体液免疫缺陷者,坚持注射丙种球蛋白能有效控制感染,联合免疫缺陷者收效有限,而对细胞免疫缺陷者则无使用价值。

(2)给药途径和剂量:我国市售人血免疫球蛋白注射剂的浓度为 10%,即 100 mg/ml。胎盘丙种球蛋白注射剂浓度为 4%～5%。一般给每

月 200 mg/kg。初次治疗剂量加倍。急性感染期间免疫球蛋白分解代谢增加,应适当加量。由于吸收率的不同,注射部位蛋白水解多少不一,在组织内的破坏也有差异,所以在给丙种球蛋白后,每个患儿血清 IgG 水平的增加也是不同的,一般肌注 100 mg/kg,血清 IgG 升高 1 g/L(100 mg/dl)。

丙种球蛋白肌注时应取多部位深部注射,每一部位宜少于 5 ml,最好在臀部,也可在前股部。注射可能引起压痛、无菌性脓肿、纤维化和坐骨神经损伤。血小板减少者可致血肿。国内已开始生产供静脉注射用的免疫球蛋白。与肌内注射相比,静脉注射优点为:① 免疫球蛋白避免在局部分解破坏和吸收不佳,利用率提高;② 发挥作用较快;③ 防止肌内注射时疼痛、硬肿等局部反应;④ 可一次大量注射,减少注射次数。

(3)副作用:丙种球蛋白是一种安全的生物制品,肌注极少有过敏反应,偶可见恶心、呕吐、发绀等。它在试管中可聚合为大分子的复合物,具有很强的激活补体作用。丙种球蛋白产生罕见的全身反应,可能与这种聚合有关。在以下几种情况中,反应发生率会增加:① 从前接受过丙种球蛋白;② 将肌注制品用于静脉注射;③ 胎盘球蛋白中如混有 A、B 血型抗体,偶可导致抗 A、抗 B 的变态反应;④ 选择性 IgA 缺乏症患儿注射丙种球蛋白时,可因其中存在少量 IgA 而产生抗 IgA 的变态反应。

4. 血浆的应用　为体液免疫缺陷病患儿定期输血浆,特别是新鲜血浆,既可补充各种 Ig,也提供了补体成分和抗感染的其他蛋白质。对 Wiskott - Aldrich 综合征、严重低丙种球蛋白血症、共济失调——毛细血管扩张症和家族性 C5 功能异常者,输血浆特别有益,剂量为每月 20 ml/kg。副作用可有嘴唇麻刺感和胸闷。

5. 胸腺素　是一种由牛、猪等动物胸腺分离制备的低分子量多肽类。可影响 T 细胞的产生,并增强机体的细胞免疫功能。主要用于细胞免疫功能低下,也有人成功地用于治疗联合免疫缺陷病。副作用较轻,主要为发热、皮疹等。剂量要依制品不同而有所区别。用法和疗程也要视病种和制品而定。

6. 免疫器官移植 一些原发性免疫缺陷病是由于骨髓、胸腺等免疫器官存在先天缺陷或缺如,所以可采用免疫器官移植进行治疗。① 骨髓移植:抽取正常人的骨髓注入免疫缺陷患儿的静脉或腹腔。必须有 HLA 相同的供体,否则会引起 GVH 反应,甚至造成死亡。骨髓移植对于严重联合免疫缺陷病有效。② 胸腺移植:可恢复细胞免疫功能。③ 胚肝移植:可重建免疫缺陷患儿的免疫组织,它所致 GVH 反应比骨髓移植要小,当无合适配型的骨髓移植时可采用胚肝移植。

7. 其他 左旋咪唑、转移因子、卡慢舒溶液(405 糖浆)的应用。

8. 中药 通过药理研究,发现很多中药对免疫功能有促进和调节作用。人参苷可促进核糖核酸(RNA)、去氧核糖核酸(DNA)、蛋白质和脂类的合成,使红细胞和白细胞增多,丙种球蛋白水平升高,改善免疫功能。人参、黄芪、冬虫夏草、鹿茸、菟丝子、白芍、首乌、旱莲草、阿胶、枣仁、黄连、黄芩、金银花和地丁等皆可促进淋巴细胞转化,增强细胞免疫功能。山豆根能促进抗体生成,增强体液免疫功能。黄连、黄芩、鱼腥草、金银花、穿心莲和野菊花等可促进白细胞吞噬能力。

(二) 继发性免疫缺陷病

治疗原则:治疗原发病或停用免疫抑制药物,去除其他免疫抑制因子和暂时的免疫替代疗法。

四、护理评估

(一) 身体情况

测量患儿生命体征,有无感染,生长发育情况,饮食和营养状况,了解各项实验室检查、心电图及 X 线胸片。

(二) 心理社会状况

评估患儿心理状况和学习能力,评估患儿家长有无焦虑,对疾病的护理方法、药物服用方法等方面的认识程度。

五、护理诊断

(一) 患儿方面

1. 有感染的危险 与免疫功能缺陷有关。

2. 焦虑 与反复感染、患儿预后较差有关。

(二) 家长方面

知识缺乏 与家长缺乏疾病相关知识及患儿护理知识有关。

六、护理目标

(1) 患儿体温正常,无感染发生。

(2) 家长情绪稳定,积极配合对患儿的治疗、护理。

(3) 家长能了解疾病的基本知识,能提供良好的生活环境,预防及控制感染。

七、护理措施

(一) 患儿方面

1. 隔离患儿 患儿应给予保护性隔离,不与感染性疾病患儿接触。有条件的给予独立病室,病室内空气新鲜,定时开窗通风,每日紫外线照射进行空气消毒。注意保暖,避免着凉,预防感冒。医护人员操作前应严格消毒、戴口罩,并作好患儿口腔及皮肤护理。

2. 观察病情 细致观察病情,及时发现感染迹象;合并感染时,遵医嘱给予抗生素治疗;使用丙种球蛋白时应严格按照血制品使用规章,严格查对,应用过程中密切观察病情变化,以免发生意外。

3. 合理喂养 选择易消化、富营养的饮食,保证足够的热量、蛋白质和维生素;因母乳中含有抗体以及各种适合婴儿的营养素,应鼓励对小婴儿给予母乳喂养;所有患儿使用的食具应定期煮沸消毒,患儿的饮食进微波炉加热消毒。

4. 心理支持 年长儿因反复感染、自幼多病,易产生焦虑、孤独、自卑、沮丧等心理,家长也会因患儿反复感染担心其预后不良或医疗费用加重经济负担而焦虑,应经常与患儿及其家长交谈,了解其心理活动,及时发现不良情绪反应,给予心理疏导和支持,帮助其树立战胜疾病的信心和勇气。

(二) 家长方面

介绍预防感染的卫生知识,指导家长合理喂养,告知家长要为患儿提供良好的生活环境,预防及控制感染。同时多鼓励患儿出门,结交同龄的健康儿童,上普通学校,让孩子过正常的生活,也有助消除孩子的自卑、孤独等不良心理。

八、效果评价

(一)患儿方面

患儿体温正常,未发生感染。

(二)家长方面

家长情绪稳定,能提供良好的生活环境,积极配合对患儿的治疗、护理。家长了解疾病的基本知识,说出预防及控制感染的方法。

第三节 风 湿 热

风湿热(rheumatic fever)是 A 组溶血性链球菌所致上呼吸道感染后引起的一种反复发作的急性或慢性全身性结缔组织的炎症性疾病,主要累及心脏、关节、中枢神经系统、皮肤和皮下组织。临床表现以心脏炎和关节炎为主,可伴有发热、毒血症、皮疹、皮下小结、舞蹈病等。以心脏和关节受累最明显,遗留心脏瓣膜病变,形成慢性风湿性心瓣膜病。风湿热在全国均有发生,但以北方地区为高。常在秋春季发病,病发风湿热多见于 5～15 岁,3 岁内极少见。

一、病因

尚不完全清楚,但已有多项临床及流行病学研究显示 A 组 β 溶血性链球菌感染与风湿热密切相关,可以下列事实推论。

(1)风湿热与链球菌感染的地区分布、季节及气候特点相一致。

(2)湿热发病前 1～4 周常有溶血性链球菌感染,如咽峡炎、扁桃体炎、猩红热等。患儿咽部常可培养出该菌,血中抗链球菌抗体滴度增高。

(3)取控制链球菌感染和清除慢性病灶(如摘除扁桃体)等措施后,风湿热发病率明显下降,初次发病后用青霉素或磺胺药预防链球菌重复感染,可减少此病复发。

虽然风湿热与 A 组 β 溶血性链球菌感染密切相关,但并非此菌直接引起的局部病变,理由是:

(1)链球菌感染后 1～4 周才发病,故与感

染的直接蔓延不符,而和一般产生免疫的规律相符。

(2)从患儿的血液、浆膜渗出液及病变组织中从未找到溶血性链球菌。

目前认为此病是一种自身免疫性疾病,可能由于链球菌感染后,某些患儿对具有高度抗原性的链球菌体及其代谢产物产生相应抗体,抗原抗体相结合沉积于结缔组织,这种破坏的组织又可起抗原作用,使人体产生针对该组织的抗体,引起自身免疫反应。亦有认为心瓣膜的糖蛋白同链球菌的多糖成分是类似的抗原,人体感染链球菌时可产生能损害心瓣膜的交叉抗体。

二、病理

风湿热的炎症病变累及全身结缔组织,主要累及心脏瓣膜、心肌间质的动脉和浆膜。

按照病变的发生过程可以分为下列三期。

(一)渗出期

胶原纤维肿胀、分裂、变性及坏死,伴有非特异性炎性细胞浸润及浆液渗出。渗出期临床症状明显,关节与心包的病理改变以渗出为主。本期可持续 1～2 个月,恢复或进入第二、第三期。

(二)增殖期

局部结缔组织细胞增生,形成风湿性肉芽肿或风湿小体(Aschoff 小体),小体中央有纤维素样坏死,其边缘有淋巴细胞和浆细胞浸润,并有风湿细胞。风湿细胞呈圆形、椭圆形或多角形,胞质丰富呈嗜碱性,胞核空,具有明显的核仁,有时出现双核或多核形成巨细胞,而进入硬化期。这种病变常见于心内膜、心肌及皮肤。此期持续约 3～4 个月。风湿小体风湿热具有特征性的病变,被认为是病理上确诊风湿热的依据,且被看作是风湿活动的指标。

(三)硬化期

浸润细胞减少,纤维组织增生,在肉芽肿处形成瘢痕,造成瓣膜的变形。

由于本病常反复发作,上述三期的发展过程可交错存在,历时约需 4～6 个月。

慢性风湿性心脏病   反复发作的炎症是心瓣膜肿胀、增厚,并可出现小赘生物、瓣叶粘连、畸形、腱索于乳头粘连、缩短,形成慢性风湿性心脏病。

三、临床表现

发病前 1～4 周可有链球菌感染史,包括扁桃体炎、咽炎及咽喉炎,但常因症状较轻未被注意。风湿热起病形式不同,急骤者有发热、多汗、乏力、食欲不振,也可长期低热、出汗、贫血、腹痛等。

(一)关节炎

是最常见的表现。特点是游走性,累及诸如踝、膝、肩、肘大关节。关节可出现红或热、压痛较明显。一般经治疗后,关节功能可完全恢复,且不遗留变形和强直。X 线摄片,关节周围软组织肿胀,骨质及关节面不受损害。

(二)心脏炎

风湿热发病后约 50% 患者 3～4 周即出现心脏炎。包括心肌炎、心内膜炎和心包炎,又称全心炎。重者发生充血性心力衰竭,表现心悸、气短和心前区痛。

1. 心肌炎 轻者仅心率增快,有轻度心电图变化。重者症状明显,如胸闷、心悸、气促等,甚至并发心力衰竭。心肌炎一般表现如下。

(1)心率增快,安静或入睡时亦无明显减慢(一般正常情况下,入睡后较醒时心率减慢 10～12 次/min),且与体温升高的程度不成正常比例(一般小儿体温每升高 1℃ 心率约增快 10～15 次/min,风湿热患儿心率增加超过此数)。

(2)心音减弱,第一心音低钝(因心肌收缩无力)。严重心肌炎时出现奔马律。

(3)心脏轻度或明显扩大。

(4)由于心脏扩大产生相对性二尖瓣关闭不全,心尖区可听到吹风样收缩期杂音。

(5)心律紊乱,可出现过早搏动和心动过速。

(6)心电图改变,P-R 间期延长,Q-T 间期延长,以及 S-T 段下移或 T 波平坦或倒置。

(7)严重者可发展为充血性心力衰竭。

2. 心内膜炎 以二尖瓣最常受累,主动脉瓣次之。三尖瓣及肺动脉瓣很少累及。心尖部出现Ⅱ～Ⅲ级吹风样全收缩期杂音,可伴有Ⅱ～Ⅲ级舒张中期杂音。一般在急性期于二尖瓣区听到的杂音可能由于心脏扩大产生相对性二尖瓣关闭不全及狭窄所产生,并不一定代表瓣膜已发生不可恢复的器质性损害。但如急性期已过,病情明显好转,杂音并不减弱和消失,则将来发生二尖瓣关闭不全或狭窄的可能性较大,但需观察数月或数年始能决定,因一般形成二尖瓣闭锁不全需半年以上,二尖瓣狭窄的形成约需 2 年时间。若在主动脉瓣听诊区听到舒张期杂音则有重要的病理意义,一般很少消失,说明主动脉瓣已发生器质性关闭不全。

3. 心包炎 重症患儿可出现心包炎,多与心肌炎及心内膜炎同时存在。表现有发热、心动过速、心前区疼痛、端坐呼吸及明显呼吸困难。早期于心底部可听到心包摩擦音。偶见有大量心包积液,则心前区疼痛及心包摩擦音消失,心音遥远,低沉,心界扩大,呼吸困难,颈静脉怒张,肝脏增大,出现奇脉(吸气时脉搏减弱)。

(三)舞蹈病

多发于 5～12 岁。表现为四肢不自主、不协调、无目的的运动,兴奋时加重,睡眠时减轻。重者舌和面肌发生难以自控的活动或语言障碍,肌张力减低,腱反射减弱或消失。舞蹈病一般出现较迟,故常单独出现。应除外系统性红斑狼疮、亨廷顿病引起的舞蹈病。

(四)环形红斑和皮下结节

较少见,前者为粉红色,边缘隆起而中心苍白,直径变化很大,常见于躯干。此种红斑常于摩擦后表现明显,一天之内可时隐时现,消退后不遗留脱屑及色素沉着。皮下结节多为 0.2～2.0 cm,豌豆大小的圆形结节,与皮肤无粘连;能活动,多无压痛,数目不等,自数个至数十个,可隆起于皮肤,常出现于关节的伸面和脊柱面,这见于反复发作累及心脏的风湿热。

四、辅助检查

(一)血常规

可有轻度贫血、白细胞总数中度增多及核左移现象。

(二)血沉

在活动期增快,但在心力衰竭时肝充血阻碍制造纤维蛋白原,血沉可不增快。在用水杨酸制剂、肾上腺皮质激素治疗期血沉增快亦可不明显。

（三）链球菌抗体测定

A组β溶血性链球菌感染后可产生溶血素"O"使红细胞溶解。本病血清抗链球菌溶血素"O"滴定度增高,在1:500以上为阳性;抗链球菌溶血素"O"增高,只表明最近有链球菌感染,并不说明就是风湿活动期。如连续检查仍在500单位以上,可结合临床考虑可能为风湿热。如有条件可作抗链球菌激酶(ASK),抗链球菌透明质酸酶(ASH)和抗链球菌二磷酸吡啶核苷酸酶(ADPN酶),如滴定度增高,有助于诊断。

（四）特殊蛋白测定

1. C反应蛋白(CRP)　凡伴有组织破坏性疾病的急性期,均可在血中出现一种特殊蛋白质(C反应蛋白),与肺炎双球菌多醣体在有钙离子的参与下起沉淀反应。风湿活动期可以出现C反应蛋白,其量与疾病严重性成正比,静止时消失,再度出现是复发的预兆,但在低度活动性时常为阴性。单纯舞蹈病或环形红斑时血中不出现C反应蛋白。C反应蛋白较血沉的增快出现早,但消失亦较快,一般不受心力衰竭的影响。

2. 蛋白测定(MPT)　结缔组织基质的化学成分为黏蛋白,属糖蛋白类,当风湿活动时,结缔组织受破坏,血中黏蛋白量增加。故血中黏蛋白量如超过正常值(正常值在40 mg/L以下),则为风湿活动的指标。

（五）血清蛋白测定

活动期血清蛋白电泳分析呈示白蛋白减低,α2球蛋白及γ球蛋白增加。

（六）免疫球蛋白

在发病的初期IgG、IgM及IgA增高,恢复期则降到正常。

五、治疗

（一）一般治疗

急性期应卧床休息,如无明显心脏受损,待血沉正常后即可起床活动。有心肌炎者应卧床休息6～10周,待症状消失及血沉正常3～4周后,再逐步增加活动,并注意营养,补充维生素A、维生素C等。

（二）控制感染

一般每日肌注青霉素水剂60万～80万U,

共10～14天,对青霉素过敏改服红霉素。

（三）控制关节炎

水杨酸制剂,对无心脏炎者首选,具有抗炎、镇痛、消肿等作用。

1. 阿司匹林　用量每天80～120 mg/kg,每天用量不超过10 g,分3～4次口服,宜监测血清阿司匹林浓度,避免中毒反应,开始剂量连用2周后,待临床症状基本控制,实验室指标正常或好转后即可测量,一般减为原量的3/4,再用2周左右再逐渐量。

2. 吲哚美辛

（四）心肌炎治疗

糖皮质激素能抑制炎症反应,减轻血管壁通透性,使炎性渗出吸收,同时抑制体内抗体的产生,减轻变态反应。一般采用泼尼松,开始剂量为1.5～2.0 mg/(kg·d),分2～3次口服,3～4周后逐渐减量,至12周完全停用。严重心脏炎者还可用地塞米松0.15～0.3 mg/(kg·d),分3～4次口服,或肌内注射,亦可静脉滴注,症状好转后改用口服泼尼松,症状控制后逐渐减量。为防止反跳现象(即停药后风湿热症状再出现)可于停激素前2周开始加用水杨酸制剂,停激素2～3周后再停水杨酸制剂,也可继续小量维持至2～3个月再停药。

（五）舞蹈病治疗

无特殊药物,仅对症治疗,如镇静剂。

六、预防和预后

（一）预防

初发年龄越小,复发机会越多。重点是预防和治疗A组溶血性链球菌感染。

(1) 积极治疗扁桃体炎、咽炎或咽喉炎、猩红热、中耳炎等。

(2) 风湿热患儿如有慢性扁桃体炎,在风湿活动控制后2～4个月摘除扁桃体。

(3) 风湿热常用青霉素或红霉素预防A组溶血性链球菌感染。

(4) 积极预防单位感染。

（二）预后

急性风湿热初次发作75%患者在6周恢复,至12周90%的患者恢复,仅5%的患者风湿活动持续超过 6 个月。风湿活动时间较长的患者往往有严重而顽固的心脏炎或舞蹈症。复发常在再次链球菌感染后出现,初次发病后 5 年内约有 20% 患儿可复发。第二个 5 年的复发率为10%,第三个 5 年的复发率为 5%。急性风湿热的预后取决于心脏病变的严重程度、复发次数及治疗措施。严重心脏炎、复发次数频繁、治疗不当或不及时者,可死于重度或顽固性心力衰竭、亚急性感染性心内膜炎或形成慢性风湿性心瓣膜病。

七、护理评估

(一)身体情况

了解患儿的起病情况,测量患儿生命体征,观察皮肤黏膜,评估关节功能有无受限、能否正常活动或生活能否自理,了解各项实验室检查、心电图及 X 线胸片。

(二)心理社会状况

评估患儿心理状况和学习能力,评估患儿家长有无焦虑,对疾病的护理方法,药物服用方法,复发的预防等方面的认识程度。

八、护理诊断

(一)患儿方面

1. 体温升高　与感染、免疫反应等因素有关。

2. 舒适的改变　疼痛与关节病变、关节腔内有浆液和水肿有关。

3. 潜在并发症　心脏受损与心包炎、心肌炎、心内膜炎等有关。

4. 躯体活动障碍　与病变累及关节,引起关节肿胀、疼痛、活动受到限制有关。

(二)家长方面

1. 焦虑　与担心患儿预后有关。

2. 知识缺乏　与家长缺乏疾病相关知识及患儿自我保健知识有关。

九、护理目标

(一)患儿方面

(1)维持体温在正常范围内。

(2)患儿主诉疼痛减轻并能恢复正常活动。

(3)患儿生命体征稳定,保持充足的心排血量。

(4)患儿不发生并发症,或发现时处理及时有效。

(二)家长方面

(1)家长情绪稳定,积极配合对患儿的治疗、护理。

(2)家长能了解疾病的基本知识。

(3)家长能提供良好的生活环境,预防及控制感染。

十、护理措施

(一)患儿方面

1. 防止发生严重的心功能损害

(1)观察病情:注意患儿面色、呼吸、心率、心律及心音的变化,如有烦躁不安、面色苍白、多汗等心率衰竭的表现,及时处理。

(2)限制活动:急性期卧床休息 2 周,有心脏受累轻者绝对卧床 4 周,重者 6～12 周,至急性期症状完全消失,血沉正常方可下床活动。活动量应根据心率、心音、呼吸、有无疲劳而调节。

(3)加强饮食护理:应给容易消化,富于蛋白质、糖类及维生素 C 的饮食。重症病例可额外供给维生素 B 及维生素 C。有充血性心力衰竭者可适当地限制盐及水分的摄入。为防止胃部膨胀压迫心脏而增加心脏负荷,可采取少量多餐。应用肾上腺皮质激素的患儿亦应适当限盐。

(4)保持安静,协助做好生活护理。

2. 疼痛时的护理　关节疼痛时,可保持舒适的体位,避免痛肢受压,移动肢体时动作要轻柔,可用热水袋热敷痛肢止痛,并做好皮肤护理。指导患儿使用放轻松技巧,如缓慢的深呼吸、看电视、玩游戏机、讲故事、疼痛部位热敷等。疼痛剧烈及时通知医生给予相应处理。活动受限时,予适当保护和约束。舞蹈症者应做好安全防护,防止受伤。

3. 心理护理　关心爱护患儿,做好解释工作,争取患儿和家长的合作。及时了解患儿的各种不适感,如发热、出汗、疼痛等,增强其战胜疾病的信心。

4. 药物护理　正确用药,服药期间应注意观察药物副作用。如阿司匹林,宜饭后服用或同时服用氢氧化铝以减少药物对胃黏膜刺激,注意观察患儿的食欲、大便性质,有无呕吐、胃痛等;激素类药物可引起消化道溃疡、电解质紊乱、免疫抑制等,应密切观察;心肌炎时对洋地黄敏感者易中毒,应观察患儿有无呕吐、黄绿色视、心律不齐等副作用,并注意补钾。

5. 降低体温　体温升高时可给予物理降温:冰枕、温水擦浴等,必要时遵医嘱给予药物降温。做好体温监测、注意伴随症状,以便及时采取有效护理措施。给予清淡的高热量、高维生素、高蛋白质的流质或半流质饮食。鼓励患儿多饮水。保持室内空气新鲜,温度湿度适宜。要保持皮肤清洁,及时擦干汗液,更换清洁衣服,衣服质地柔软,避免对皮肤刺激。

(二) 家长方面

(1) 指导正确用药,严格遵医嘱用药,按时按量服药,不可擅自减量或停药,服药期间应注意观察药物副作用。

(2) 向家长讲解疾病有关知识和护理要点,使家长学会病情观察、预防感染和防止复发的各种措施。指导家长要合理安排患儿的日常生活,保证充足的营养,避免居住在寒冷潮湿的地方,积极鼓励孩子锻炼身体,增强抵御疾病的能力。督促患儿做好个人卫生,防止感染,注意休息,不做剧烈活动,定期门诊复查。

十一、效果评价

(一) 患儿方面

(1) 维持体温在正常范围内。

(2) 患儿主诉疼痛减轻并能进行自理活动。

(3) 患儿无并发症的发生,心排血量充足。

(二) 家长方面

家长叙述出疾病的相关知识,焦虑减轻,能正确做好患儿的家庭护理。

第四节　过敏性紫癜

过敏性紫癜(allergic purpura)是一种常见的变态反应性出血性疾病。主要是机体对某些致敏物质发生变态反应,引起毛细血管通透性和脆性增加,导致出血,儿童发病多见于成人,以2~8岁小儿最多见,男女之比2∶1,冬春季多发。

一、病因和病理

病因尚未明确。一般认为与免疫反应有关,凡能作为抗原的物质均能导致发病,故有多种因素致病。

1. 感染　不少患儿起病前有感染,最常见的是上呼吸道感染,病原体主要是病毒或细菌。

2. 药物　抗生素、磺胺药、异烟肼、雷尼替丁、水杨酸、卡托普利等。

3. 食物　乳类、鱼、虾、蟹及蛤等。

4. 其他　冷刺激、植物花粉、虫咬、疫苗接种等。

全身弥漫性血管炎是本病的基本病理改变。血管呈急性炎症反应,血管壁可有灶性坏死及血小板血栓形成,严重者呈坏死性小动脉炎、出血及水肿。血管周围见中性粒细胞及嗜酸性粒细胞浸润。肾脏病理改变以肾小球系膜细胞增生、上皮细胞新月体形成以及膜区 IgA 沉积为特征,预防小儿肾脏病研究组(ISKDC)按照肾活检组织学检查将其分为:

Ⅰ级:微小病变。

Ⅱ级:系膜增生。

Ⅲ级:系膜增生伴新月体<50%。

Ⅳ级:系膜增生伴 50%~75%新月体。

Ⅴ级:系膜增生伴新月体>75%。

Ⅵ级:膜性增生性肾小球肾炎。

其Ⅱ~Ⅴ级可根据系膜病变的范围程度分为:① 局灶性;② 弥漫性。

二、临床表现

多数是急性起病,多数患儿起病前1~3周有上呼吸道感染史。

(一) 皮疹

是本病的主要表现。常为首发症状。多见于双下肢伸面和臀部对称分布,严重者延及四肢及躯干。皮疹大小不等,呈紫红色、高出皮面,压之不褪色,可伴有荨麻疹、多形红斑、反复性水肿,散在分布,少数重症的紫癜可融合成大瘀痕致出血性坏死,病程中皮疹可反复出现。

(二) 关节症状

约 2/3 的患者可出现,多见于踝关节和膝关节。表现为关节肿胀、疼痛和活动受限。关节腔渗液少见,关节软骨不受侵犯。关节症状多在数日内消失,不留关节变形。

(三) 消化道症状

消化道症状大多出现在典型皮疹之后,也可能为首发症状,数日之后才出现皮疹。约 50%~90% 患儿可出现胃肠道症状,最常见为腹痛,多为严重绞痛,阵发性,无腹胀,腹部柔软,可有压痛,约 1/2 患儿有血便,严重者为血水样大便,还可有恶心、呕吐,偶有发生套肠叠、肠梗阻或肠穿孔。

(四) 肾脏症状

约 30%~70% 患儿肾脏受累,肾脏症状可出现于过敏性紫癜的整个病程,但多发生在紫癜后 2~4 周,主要表现为血尿、蛋白尿,亦可出现高血压、水肿和肾衰竭。临床上可呈急性肾炎综合征、肾病综合征、肾炎和急进性肾炎的表现。

(五) 其他症状

1. 神经系统症状　轻者无临床症状。严重者出现抽搐、昏迷,甚至呼吸衰竭。脑电图检查约半数可有异常脑电波。

2. 心脏症状　表现为心前区不适。ECG 示窦性心律失常、异位心律失常及 ST 段改变。

3. 急性胰腺炎　表现为皮疹,剧烈腹痛,恶心,呕吐,血及尿淀粉酶升高。

4. 肺出血　X 线胸片示间质和肺泡间质浸润,呈羽毛状或网状结节阴影,可伴胸腔积液。

三、诊断

1. 病因　有过敏体质或有较肯定的过敏原引发。

2. 临床表现

(1) 前驱症状:在紫癜发生前 1~3 周有低热、上呼吸道感染及全身不适等症状。

(2) 典型的皮肤紫癜及相应变化。

(3) 病程中可有腹痛或累及关节或肾脏。

3. 血小板计数　血小板功能和凝血时间均正常,毛细血管脆性实验阳性。

四、治疗

无特殊疗法。急性期应卧床休息,寻找致敏因素,对可疑的食物或药物,应暂时不用,或对可疑的食物,在密切观察下,从小量开始应用,逐渐增加。肾上腺皮质激素对胃肠道、关节症状有效。24 小时内肿痛消失,72 小时内痉挛性腹痛缓解,控制便血,但对肾脏损害无效,也不能缩短病程。泼尼松 1~2 mg/(kg·d),症状消失后逐渐减量停药。对反复发作,持久不愈合者可试用免疫制剂、抗组胺剂、维生素 C 等,但疗效不肯定,其他可对症治疗。

(1) 关节肿痛者可用阿司匹林。

(2) 腹痛者可用镇静剂,如苯巴比妥等,同时观察腹部有无肠套叠的体征。

(3) 消化道出血者,量少时限制饮食,量多时禁食,亦可用普鲁卡因(应先做过敏试验,阴性者,方选用)作静脉封闭,用 8~15 mg/(kg·d) 加入 10% 葡萄糖 200 ml 中静脉滴注,7~10 天为 1 个疗程。

(4) 有感染者,尤其是链球菌感染时,可用青霉素等抗生素控制感染。

(5) 有病灶者,如龋齿、鼻窦炎、扁桃体炎等应彻底治疗。

(6) 出血量多,引起贫血者可输血。

五、护理评估

(1) 评估皮肤的完整性,注意皮肤颜色、出血点。

(2) 评估患儿关节肿痛、腹痛的程度,患儿对疼痛的表现方式及耐受力。

(3) 尿色、尿量、尿液性状及尿比重的改变。

六、护理诊断

(一) 患儿方面

1. 皮肤完整性受损　与疾病引起皮肤改变有关。

2. 舒适度的改变　与疾病引起关节肿痛、腹痛有关。

3. 潜在并发症　消化道出血、紫癜性肾炎。

（二）家长方面

1. 焦虑　与担心患儿预后有关。

2. 知识缺乏　与家长缺乏疾病相关知识及患儿自我保健知识有关。

七、预期目标

（一）患儿方面

（1）维持体温在正常范围内。

（2）患儿主诉疼痛减轻并能恢复正常活动。

（3）患儿不发生并发症。

（二）家长方面

（1）家长情绪稳定，积极配合对患儿的治疗、护理。

（2）家长能了解疾病的基本知识。

（3）家长能提供良好的生活环境，预防及控制感染。

八、护理措施

（一）患儿方面

1. 促进皮肤恢复正常功能

（1）密切观察皮疹的分布、颜色、出疹及消退时间、有无新的出血点、皮肤受压情况。

（2）卧床休息，保持床铺清洁、干燥、柔软、平整。

（3）每天用清、温水清洁皮肤，避免用碱性肥皂，及时更换衣物，衣服应保持柔软、清洁干燥，避免穿尼龙、毛织服装。

（4）嘱咐患儿勿抓伤，恢复期不撕皮屑，并帮患儿剪指甲。

（5）对不能控制大小便的患儿，要及时更换尿布，保持会阴部清洁、干燥，避免不良刺激。

2. 减轻或消除关节肿痛与腹痛

（1）卧床休息，关节制动，协助舒适体位，提供生活护理。

（2）陪伴患儿，承认其疼痛的存在，注意倾听其关于疼痛的诉说。

（3）指导患儿使用放轻松技巧，如缓慢的深呼吸、看电视、玩游戏机、讲故事、利用枕头支撑疼痛部位。

（4）疼痛剧烈及时通知医生给予止痛剂。

3. 密切观察病情

（1）观察有无腹痛、便血等情况，同时注意腹部体征的变化并及时报告和处理。有消化道出血时，应卧床休息，限制饮食，给予无渣流质，出血量多时要考虑输血并禁食，并给予静脉营养，保证生长发育需要。

（2）观察预防紫癜性肾炎。观察尿色、尿量、尿液性状及尿比重改变，定时做尿常规检查，若有血尿和蛋白尿，提示紫癜性肾炎，按肾炎护理常规护理。

（二）家长方面

（1）过敏性紫癜可反复发作和并发肾炎、消化道出血等，给患儿和家长带来不安、痛苦和焦虑，护士应有针对性做好具体情况解释，树立战胜疾病的信心。

（2）做好出院宣教，有肾及消化道症状者宜在症状消失后 3 个月复学。

（3）教会家长继续观察病情变化，合理调配饮食，定期来院复查，及早发现并发症。

九、效果评价

（一）患儿方面

（1）患儿体温维持在正常。

（2）主诉疼痛减轻，活动正常。

（3）患儿未发生并发症。

（二）家长方面

（1）家长情绪稳定，积极配合患儿的治疗、护理。

（2）家长了解疾病的基本知识。

（3）家长能够为患儿提供良好的生活环境，预防及控制感染。

第五节　川　崎　病

川崎病（Kawasaki disease，KD）又称皮肤黏膜淋巴结综合征，因 1967 年日本医生川崎富首次报道而得名。为一种自限性血管炎综合征，其特征包括发热、皮疹、皮肤及黏膜病损，部分患儿可侵犯冠状动脉，其中少数患儿冠状动脉可发生狭窄或血栓，甚至导致心肌梗死。本病多见于 2 个月至 8 岁小儿，其中 4 岁以内患儿占大多数

（80％），发病率无明显季节性。

一、病因

迄今病因尚未明确。根据发病年龄，季节性，地区性分布，临床有发热、皮疹、结膜充血和淋巴结肿大等特点，提示本病可能与感染有关。在特定先天易感的个体，存在有高敏感性或免疫反应失调，在感染病原（某些病毒或细菌）的诱发下，可能转变为炎症过程而导致血管的炎症和损伤。

二、病理

患者全身血管均可受累，但主要影响中动脉，特别是冠状动脉，对急性期或亚急性期死亡病进行病理检查，发现患者血管壁平滑肌炎症细胞浸润和内膜水肿，初期以多形细胞为主，但很快变为单核细胞，在严重受累血管炎症波及血管壁且破坏内弹力层，血管丧失结构的完整性而变得薄弱，最终导致血管扩张或动脉瘤形成，管腔内可有血栓形成而阻碍血流。在愈合期，血管炎症消退，内膜增生，瘢痕形成，可引起血管狭窄阻塞。

三、临床表现

川崎病可分三个阶段。

（一）急性期

1. 发热　多见高热（>40℃），呈稽留热、弛张热或不规则热。整个热程持续5～15天，少数>20天，抗生素治疗无效。

2. 眼结膜充血　球结膜比睑结膜充血明显，但无脓性分泌物，亦无眼睑水肿或眼泪炎。

3. 口腔炎症　表现为唇部发红、皲裂和血痂、杨梅舌、咽下壁黏膜红斑样充血。

4. 皮疹　包括斑状红斑、麻疹样、猩红热样、荨麻疹样，以面部、躯干为主。

5. 手脚红肿　手掌、脚底发红，手脚硬性水肿，自指趾尖端开始的膜性脱屑。

6. 淋巴结（主要是颈部或腹股沟）肿胀　可有压痛并红肿，但无波动感。

关节炎、关节痛、呕吐、腹泻、腹痛、激惹、无菌性脑膜炎、脓尿、尿道炎也是较常见的。在开展静脉注射免疫球蛋白（IVIG）治疗前，20％～

25％的KD患者会伴发冠状动脉瘤，0.9％有心肌梗死。其他尚有：心律失常、充血性心衰、心包炎、心肌炎、冠状动脉血栓形成或破裂。

（二）亚急性期

可持续3周，其特征有关节炎、心脏病、皮肤脱屑、血小板增多、多周性血管炎、血管痉挛和血栓形成可导致肢体坏疽，尤其幼婴儿和那些治疗较晚的患儿更易发生。

（三）恢复期

是指病程达3个月以上，此期实验室指标仍可异常，仍有患心脏病和血栓形成导致猝死的可能。

此病的实验室检查特征有ESR、CRP和WBC升高，伴核左移，血小板计数增加（亚急性期常高达$1\,000\times10^9/L$）；血清蛋白电泳以球蛋白，尤其是α2球蛋白增多，白蛋白下降，肝脏酶活性增高，可见暂时性脓尿，巨细胞性色素性贫血。ESR和血小板增高可持续数周至数月，EKG可出现心肌炎表现。

四、诊断

川崎病的诊断有赖于特征性的临床表现，其诊断标准包括：

（1）不明原因发热持续5天或更长。
（2）双侧结膜充血。
（3）口腔及咽部黏膜充血，唇发红，干裂及杨梅舌。
（4）手足硬肿，掌红斑，指（趾）端膜脱皮。
（5）皮肤多形性红斑样皮疹。
（6）颈部淋巴结化脓性肿大。

上述6条中有包括发热在内的5条即可确诊。一旦确诊应尽早进行有关心血管影像学检察，以便及时地对血管病变做出评价，指导治疗。

五、治疗

（一）静脉注射免疫球蛋白（IVIG）

在发病10天内使用大剂量免疫球蛋白静脉滴注能退热，减轻全身受损的症状，使20％的冠状动脉肿瘤发生率降至5％。

免疫球蛋白治疗机制尚不清楚，可能包括以下几方面。

（1）其中含有抗独特型抗体具有对抗内皮细胞抗体或抗中性粒细胞胞质抗体的作用。

（2）抑制细胞因子诱导的内皮细胞的活化。

（3）直接的免疫调节效应。

（4）中和某些可能的致病因子或毒素。

（5）中和补体激活后的产物，防止补体介导的血管内皮细胞损伤。

（二）阿司匹林

在 KD 急性期应用大剂量的阿司匹林（分 4 次口服）至疗程 14 天加上一剂 IVIG，已被人们广泛提倡。在亚急性期（病程≥14 天）每天单剂剂量的阿司匹林应维持使用到病程 6～8 周，小剂量的阿司匹林能抑制血栓素，有效降低血小板的黏附作用。对高危患者加用双嘧达莫，稳定冠状动脉血栓形成可用溶栓药。

（三）肾上腺皮质激素应禁用

虽有抗炎作用，但可抑制成纤维细胞并促进血小板凝集，有导致动脉瘤和血栓形成的作用。

（四）外科手术治疗

六、预后

预后与是否发生并发症有关。绝大多数患儿预后良好。无合并冠状动脉疾病的患者可自然痊愈，只有极少数患儿出现复发，病死率降至 0.1％以下。发生冠状动脉病损的患儿，其预后视冠脉损伤的严重程度，50％以上的冠状动脉瘤在发病 1～2 年后消失，但仍可长时间遗留血管功能和形态异常。巨大的动脉瘤难以消退。常导致血栓形狭窄，致死原因是心肌梗死和冠状动脉瘤破裂。发生冠状动脉瘤患者应避免引发动脉粥样硬化的各种危险因素，并接受长期随访（直至成年）。

七、护理评估

（一）身体情况

测量患儿生命体征，观察皮肤黏膜，评估皮肤黏膜的受损情况及口唇皲裂情况，了解各项实验室检查、心电图及胸片。

（二）心理社会状况

评估患儿心理状况和学习能力，评估患儿家长有无焦虑，对疾病的护理方法，药物服用方法等方面的认识程度。

八、护理诊断

（一）患儿方面

1. 体温升高　与感染，免疫反应等因素有关。

2. 皮肤完整性受损　与小血管周围炎性改变有关。

3. 口腔黏膜改变　与小血管周围炎性改变致使口腔黏膜充血、干燥、出血有关。

4. 潜在并发症　心脏受损、猝死与血管炎症致使冠状动脉血栓形成、狭窄及动脉瘤等有关。

（二）家长方面

1. 焦虑　与担心患儿预后有关。

2. 知识缺乏　与家长缺乏疾病相关知识及患儿护理知识有关。

九、预期目标

（一）患儿方面

（1）患儿体温恢复正常。

（2）患儿皮肤黏膜完整、无感染。

（3）口腔黏膜炎症减轻或痊愈，能正常进食。

（4）患儿心脏损害能发现及时、处理有效。

（二）家长方面

（1）情绪稳定能积极配合治疗。

（2）能说出疾病的主要临床表现、服药的方法和不良反应的观察。

（3）能对患儿进行皮肤、黏膜及饮食的护理，了解门诊的随访重要性和主要内容。

十、护理措施

（一）患儿方面

1. 降低体温

（1）急性期应绝对卧床休息，保持室温在 20～22℃，湿度 50％～60％。

（2）保持病室空气流通、新鲜，每天开窗通风 3～4 次。

（3）2 小时测体温 1 次，监测体温变化、观察热型及伴随症状，以便及时采取有效护理措施。

（4）给予物理降温　冰枕、温水擦浴。

（5）必要时遵医嘱给予药物降温。

（6）给予清淡的高热量、高维生素、高蛋白质的流质或半流质饮食。鼓励患儿多饮水或静脉补液。

2. 促进皮肤恢复正常功能

（1）保持皮肤清洁，衣服质地柔软，减少对皮肤的刺激。

（2）每天用温水擦洗身体，便后清洁臀部，动作轻柔，避免擦伤。

（3）勤剪指甲，以免抓伤、擦伤，防止出血和继发感染。

（4）对半脱屑处应用干净的剪刀剪除，勿强行撕脱，防止出血感染。

3. 促进口腔黏膜恢复，防止感染

（1）观察口腔黏膜受损情况，保持口腔清洁，鼓励多饮水。

（2）口腔护理每天3次，晨起、睡前、餐前、餐后漱口，以保持口腔清洁，促进食欲。

（3）口唇干裂可涂唇油，口腔溃疡时涂碘甘油。

（4）餐前局部可涂2%利多卡因止痛。

4. 并发症的观察和预防

（1）遵医嘱早期给予保护心脏药物和进行抗凝治疗。

（2）观察患儿的血压、脉搏、呼吸、面色、神志的变化。

（3）必要时给予心电监护，密切监测患儿有无心血管损害的症状，如有心动过速、心律不齐、心音遥远等变化及时报告医生，并积极配合抢救。

（二）家长方面

（1）与家长解释有关疾病的治疗方案、护理注意事项及疾病的自然过程、预后，减轻心理压力及急躁情绪。

（2）关心患儿，消除家长的紧张情绪，以免直接患儿心理情绪。

（3）指导及配合家长参与患儿的饮食喂养、皮肤护理及其他的生活护理。

（4）嘱患儿家属定期进行门诊随访做心电图和超声心动图，及时了解心脏改变。

十一、效果评价

（一）患儿方面

（1）患儿体温在正常范围。

（2）患儿皮肤黏膜完整，未发生感染。

（3）口腔黏膜炎症减轻，能正常进食。

（4）患儿无心脏损害。

（二）家长方面

（1）情绪稳定能积极配合治疗。

（2）说出了疾病的主要临床表现、服药的方法，能进行不良反应的观察。

（3）对患儿进行皮肤、黏膜及饮食的护理，定期到门诊进行随访。

第六节　幼年类风湿关节炎

幼年类风湿关节炎（juvenile rheumatoid arthritis，JRA）是以慢性关节炎为特征的儿童疾病。一般年长儿以关节炎为突出，年幼儿为全身症状突出。一般预后较好，但有20%的患儿可能有关节永久性损害及严重残疾。目前国内普遍采用的分类方式分为三型即全身发作型、少关节型、多关节型。发病年龄在16岁以下，女多于男，女孩1~2岁为发病高峰，男孩在2岁与9岁为发病高峰。

一、病因

此病病因不明，一般认为与感染、遗传、免疫有关，似属于第Ⅲ型变态反应。寒冷、潮湿、疲劳、营养不良、外伤、精神因素均有可能致病，可能由于微生物（细菌、支原体、病毒等）感染持续地刺激机体，抗原抗体结合，形成免疫复合物，沉积于关节滑膜或血管壁，通过补体系统的激活和粒细胞、大单核细胞溶酶体的释放，引起组织炎性损伤，主要病理改变为关节的慢性非化脓性滑膜炎。

二、临床表现

根据分型不同，临床表现也各不相同。年幼儿全身症状主要表现为弛张热及皮疹等，年长儿可出现多发性关节炎或仅少数关节受累。

1. **发热** 发热是全身型最突出的症状，呈弛张热，发热经数周至数月后可自行缓解，但易反复发生。多关节型和少关节型在疾病活动期偶有低热。

2. **皮疹** 皮疹是全身型另一突出症状，一般高热时出现，热退后消失，不留痕迹，皮疹可见于身体任何部位，呈淡粉红色斑点或环行红斑。在四肢或下腹按压或热敷可诱发淡红色皮疹或使红疹颜色加深，称为 Koebrer 现象。

3. **关节症状** 各型均有不同程度的关节受累表现。全身型表现为关节炎或关节痛，呈游走性，一般高热时疼痛明显，热退时关节症状随之改善，当全身症状明显时，关节症状可被忽视，个别患儿在相当长一段时间内无关节症状。多关节型患儿在发病几个月内出现多关节炎（4个以上），除脊柱关节外任何关节均有可能受累，常呈对称性，关节症状多表现为肿胀、疼痛、发热、触痛、活动障碍，一般不发红。可持续数月或数年，关节附近的肌肉痉挛，继而发生萎缩，终至病变关节变形而发生畸形和强直。少关节型仅少数关节受累（常为1个），主要累及大关节如膝、踝、肘等处，常为非对称性，呈慢性炎症过程或反复发作，少有关节活动严重受限。

4. **肝、脾及全身淋巴结肿大** 多见于全身型。多关节型和少关节型可有轻度肝、脾、淋巴结肿大和轻度贫血。

5. **其他** 全身型约30%的患儿可出现胸膜炎和心包炎或心肌炎，部分患儿可有脑膜刺激征及脑病表现如头痛、呕吐、抽搐等，也可出现身材矮小。少关节型的患儿可出现急慢性虹膜睫状体炎，有导致眼损伤和视力丧失甚至失明的潜在危险，部分患儿成年后可发生强直性脊柱炎。

6. **辅助检查**

（1）血常规中红细胞、血红蛋白降低，白细胞增高，血小板增多。

（2）血沉增快。

（3）C反应蛋白阳性。

（4）类风湿因子、抗核抗体部分患儿阳性。

（5）抗风湿关节炎伴核抗原（RANA）抗体90%阳性。

（6）血清 IgA、IgG、IgM 及补体可增高。

（7）X线摄片、早期可见关节腔增宽，关节间隙变窄，周围软组织肿胀，后期两骨关节发生骨性融合以至关节间隙消失，还可见骨膜反应及关节半脱位等。

三、治疗

治疗关键在于尽早使用控制病情药物如金制剂、甲氨蝶呤、环磷酰胺、青霉胺等。此类药物可根据病情单独使用或联合使用。选择好消炎止痛药可减少激素的用量。

控制激素的使用量是本病治疗过程中最为关键的问题。

（一）一般疗法

急性活动期要注意休息，适当营养，适当的功能锻炼和物理疗法防止关节强直和肌肉萎缩。

（二）药物治疗

阿司匹林为常用首选药物，用法同风湿病。吲哚美辛（消炎痛）对小关节型有效。金制剂为二线药物，作用慢，全身型或多关节型用硫代苹果酸金钠或硫葡萄糖金钠，注意药疹、蛋白尿、肝损伤、粒细胞减少等毒副作用。皮质类固醇用于严重的全身型伴心脏受累或小关节型并发虹膜睫状体炎的患儿。免疫抑制剂用于全身症状严重及进行性关节炎患儿，应用激素无效，或为了减少激素用量。中医中药如雷公藤片、昆明山海棠、小活络丹。

（三）其他治疗

关节强制畸形行外科矫正，虹膜睫状体炎采用散瞳，局部用地塞米松眼药水。

四、预后

幼年类风湿关节炎是一种自身的免疫性疾病，病因未完全阐明，无特效治疗方法，根据分型不同，预后也不同。全身型和多关节受累者预后较差，少关节型的预后一般较好，60%的幼年类风湿关节炎可自行缓解。但有10%～20%伴慢性虹膜睫状体炎的患儿，最终造成失明，也有一部分少关节患儿发展到多关节侵犯，同时伴有破坏性关节炎，造成严重的关节畸形，活动障碍。

五、护理评估

（一）身体情况

测量生命体征，观察皮肤黏膜，评估关节功能有无受限、能否正常活动或生活能否自理，了解各项实验室检查、心电图及 X 线胸片。

（二）心理社会状况

评估患儿心理状况和学习能力，评估患儿家长有无焦虑，对疾病的护理方法，药物服用方法，复发的预防等方面的认识程度。

六、护理诊断

（一）患儿方面

1. 体温升高　与感染、免疫反应等因素有关。

2. 舒适的改变　疼痛与关节变态反应性炎症有关。

3. 潜在并发症　心脏受损与心包炎、心肌炎等有关。

（二）家长方面

1. 焦虑　与担心患儿预后有关。

2. 知识缺乏　缺乏疾病相关知识与缺乏特定知识来源有关。

七、预期目标

（一）患儿方面

（1）维持体温在正常范围内。

（2）患儿主诉疼痛减轻并能进行自理活动。

（3）患儿无并发症的发生。

（二）家长方面

（1）能叙述防止外伤的方法。

（2）能提供良好的生活环境，预防及控制感染。

八、护理措施

（一）患儿方面

1. 降低体温　体温升高时可给予物理降温，如冰枕、温水擦浴等，必要时遵医嘱给予药物降温。做好体温监测、注意伴随症状，以便及时采取有效护理措施。给予清淡的高热量、高维生素、高蛋白质的流质或半流质饮食。鼓励患儿多饮水。保持室内空气新鲜，温度湿度适宜。因皮疹为一过性，随体温升高而出现，热退即消失，所以可安慰患儿和家长不必担心，要保持皮肤清洁，及时擦干汗液，更换清洁衣服，衣服质地柔软，避免对皮肤刺激。

2. 减轻及消除关节肿痛　评估患儿关节肿痛、关节活动受限的程度，患儿对疼痛的表现方式及耐受力。卧床休息，关节制动，协助患儿保持关节处于功能位。陪伴患儿，承认其疼痛的存在，注意倾听其关于疼痛的诉说。指导患儿使用放轻松技巧，如缓慢的深呼吸、看电视、玩游戏机、讲故事、疼痛部位热敷等。疼痛剧烈及时通知医生给予相应处理。

3. 密切观察病情　严密监测体温、心率，观察关节功能是否完好，及时听取患儿主诉，有无头痛、呕吐，少关节型患儿应定期检查视力，以防并发失明。

（二）家长方面

（1）指导正确用药，严格遵医嘱用药，不可擅自减量或停药，服药期间应注意观察药物副作用。如阿司匹林，因饭后服用以减少药物对胃黏膜刺激；激素类药物可引起消化道溃疡、电解质紊乱、免疫抑制等，应密切观察。

（2）向家长讲解疾病有关知识和护理要点，预防感染的各种措施。家长平时要积极鼓励孩子锻炼身体，增强抵御疾病的能力，督促患儿作好个人卫生，防止感染，注意休息，保证充足的营养，不做剧烈活动，定期门诊复查。

九、效果评价

（一）患儿方面

（1）维持体温在正常范围内。

（2）患儿主诉疼痛减轻并能进行自理活动。

（3）患儿无并发症的发生。

（二）家长方面

家长了解相关知识，减轻焦虑，能正确作好患儿的家庭护理。

第七节　系统性红斑狼疮

系统性红斑狼疮(systemic lupus erythematosus,

SLE)为多脏器受累或以某一组织器官表现突出的结缔组织病,以血管、上皮、浆膜及滑膜受累为主,以特征性皮肤损害及形成狼疮细胞为特点,血清中有多种自身抗体。这种病在小儿仅次于类风湿关节炎,在小儿全身结缔组织病中居第二位。儿童系统性红斑狼疮多见于学龄儿童,偶见于婴幼儿及新生儿,青春期前发病率女:男为4:1。

一、病因

病因不明,SLE 是一种自身免疫性疾病,一般认为是遗传因素、内分泌因素、日晒、某些药物、感染等单独作用或综合作用的结果。各种自身抗体与相应抗原结合形成可溶性免疫复合物,在补体参与下,沉积于靶器官,从而产生全身血管及相应组织器官的炎性反应,造成组织病理损害。

二、临床表现

儿童 SLE 的临床特征起病急,多数早期表现为非特异的全身症状,如发热、全身不适、乏力、体重减轻等,皮疹出现较晚且多不典型,损伤脏器较多且较严重,多系统多器官常常同时遭到侵害。感染、日晒、药物、精神创伤、手术等均可诱发或加重。

(一) 发热

常有高热,在儿童系统性红斑狼疮临床表现里较为突出。热型不定,高热者稽留热为多;长期发热者,呈不规则热,或高热低热交替出现。

(二) 皮肤黏膜损害

患儿皮疹主要发生在面部、头皮、眼眶周围,也可发生在四肢及非暴露部位。面部典型红斑称为蝶形红斑,分布于颧、颊,在鼻梁融合成蝶翼状,前额、眼睑下、耳垂也可累及,表现不规则水肿性红斑,鲜红或紫红色,表面光滑,可有鳞屑。严重者出现水泡、溃疡、皮肤萎缩和色素沉着。皮疹往往经日照出现或加重。口腔黏膜溃疡,毛发脱落及雷诺现象。

(三) 脏器损害

(1) 肾脏损害较成年人为多且病情严重,表现为肾病综合征,不同程度的蛋白尿血尿、管型尿,并伴低白蛋白血症、高度水肿、高胆固醇血症。反复发作或迁延不愈可发展为慢性肾功能衰竭。

(2) 心脏受损表现为心动过速,心律不齐,心肌酶谱升高,心电图示 ST－T 改变。

(3) 肺受损害主要表现为间质性肺损害,最后形成肺纤维化导致死亡。X 线胸片示双侧弥散性肺泡浸润性病灶。

(4) 消化系统受累可发生各种急腹症,如急性腹膜炎、胰腺炎。肠壁或肠系膜的血管炎可造成胃肠道出血、坏死、穿孔或肠梗阻。

(四) 精神、神经症状

可表现为癫痫发作或精神异常。

(五) 其他

脱发,额上部头发凌乱不齐称为狼疮发,晨起常见枕上碎发甚多。对光敏感,日晒后皮肤发红,皮疹加重。无畸形的关节炎或关节痛。浆膜炎,可有胸膜炎,表现为胸痛、胸膜摩擦音或胸膜渗液,心电图异常。狼疮危象,突然持续高热,伴多脏器损害,广泛性皮疹及紫癜,显著蛋白尿、血尿,结合辅助检查,全血细胞减少,低补体血症。

三、辅助检查

(一) 血常规

活动期可有贫血,白细胞减少,血小板减少。

(二) 尿常规

大部分患儿可有蛋白尿、管型尿或镜下血尿。

(三) 血沉和 C 反应蛋白

活动期血沉增快,C 反应蛋白阳性。

(四) 免疫学检查

高球蛋白血症,IgG、IgM、IgA 升高。活动期补体 C3、C4 和 CH50 下降。

(五) 核抗体检测

抗核抗体阳性率高达 95%。抗双链 DNA 抗体(ds－DNA)阳性率 70%。

四、治疗

应早诊早治,治疗的目的在于抑制免疫炎症反应,免疫复合物的形成和效应细胞的活性。

（一）一般治疗

活动期卧床休息，避免劳累、感染。高维生素饮食，适当的锻炼，避免日光照射。

（二）对症治疗

预防和控制感染，局部皮肤破损者可用肤轻松软膏。

（三）轻症治疗

仅有关节炎、皮疹、光过敏或多发性腹膜炎患儿，可用阿司匹林、吲哚美辛、布洛芬等单独或交替使用。

（四）重症治疗

激素是目前治疗系统性红斑狼疮的主要药物，适用于急性暴发性狼疮、脏器受累、血液系统受累（出现急性溶血性贫血、血小板减少性紫癜等）。常用泼尼松口服，待症状缓解逐渐减量，用小剂量维持。对激素耐药、严重及活动性肾损害严重者，加用免疫抑制剂如环磷酰胺（CTX），应用此类药物期间应多饮水，并定期复查血象及肾功能。有严重中枢神经系统损害或急进性肾炎表现者、血小板减少出血者可用甲泼尼龙或免疫抑制剂治疗。

五、预后

本病目前尚不能根治，大多能控制和缓解。预后与多脏器损害程度有关，一般儿童预后较差。目前由于合理应用糖皮质激素、免疫抑制剂、及时应用抗生素和支持疗法以及中西医结合治疗，红斑狼疮的预后有了明显的改善，生存期明显延长。

红斑狼疮死亡的原因有肾功能衰竭，严重的脑损害、心衰，以及各种严重感染和混合感染，如肺炎、败血症等。

六、护理评估

（一）身体情况

测量生命体征，观察皮肤黏膜，评估关节功能有无受限，心、肺、肾功能有无损害，了解各项实验室检查、心电图及X线胸片。

（二）心理社会状况

评估患儿心理状况和学习能力，评估患儿家长有无焦虑，对疾病的护理方法，药物服用方法，复发的预防等方面的认识程度。

七、护理诊断

（一）患儿方面

1. 体温升高　与感染、免疫反应等因素有关。
2. 皮肤黏膜完整性受损的危险　与变态反应性炎症有关。
3. 自我形象紊乱的可能　与脱发有关。
4. 潜在并发症　肾功能衰竭、心衰、败血症等。

（二）家长方面

1. 焦虑　与病程长、迁延不愈有关。
2. 知识缺乏　缺乏疾病相关知识与缺乏特定知识来源有关。

八、预期目标

（一）患儿方面

（1）维持体温在正常范围内。
（2）患儿保持皮肤黏膜完整性。
（3）患儿能正确看待自我形象。
（4）患儿无并发症的发生。

（二）家长方面

（1）能叙述防止复发的方法。
（2）能提供良好的生活环境，预防及控制感染。

九、护理措施

（一）患儿方面

1. 休息　急性活动期应住院治疗，以卧床休息为主以减轻肾脏损害，减少新陈代谢产物；在慢性期或病情稳定时，可适当参加社会活动或工作，并注意劳逸结合，避免过度劳累。

2. 饮食　患者一般进食高蛋白质、低盐、易消化的食物；有肾功能损害者，根据其程度限制蛋白质摄入，不吃鸡、虾、蟹等食物；大量使用激素的患者，应少吃多餐，不可暴饮暴食，避免刺激性强的食品如辛辣、油炸食物、咖啡等。可长期食用牛奶，有条件者可选择初乳，含有大量免疫物质。

3. 心理护理　由于面部、肢端红斑，口鼻溃疮,脱发,长期服用激素使容貌改变,多数年长患儿尤其是女孩,思想负担重,精神极为痛苦,应多关心体贴;此病易复发,让患儿了解需长期疗养,持久治疗,消除或减轻其忧愁、焦虑情绪,用典型事例鼓励患儿树立战胜疾病的信心。

4. 预防感染　将患儿与带状疱疹、感冒、发热患者隔开以防止交叉感染,注意病室内清洁卫生和空气消毒。注意口腔清洁,经常洗澡、剪指(趾)甲,及时更换汗湿的衣服,面部忌用碱性肥皂及油膏。对重患儿应每天床上擦身。注意增减衣物,避免受凉,感冒及其他感染。

5. 病情观察　定时测血压、呼吸、脉搏和体温,观察患儿有无意识变化和用药后的反应。认真记录出入量,如24小时超过2 000 ml以上者,即须引起重视。如出现心烦燥热、盗汗、心慌、精神倦怠、神志恍惚、恶心、呕吐及尿量明显减少等症状,应及时报告医生。环磷酰胺可引起血尿和脱发,嘱患儿多饮水,准备假发,同时应做好静脉保护。

(二) 家长方面

(1) 告知家长本病来势较迅猛,病程长,做好家长和患儿的心理护理,给予精神支持,树立战胜疾病的信心,保持稳定乐观的情绪。当患儿出现精神症状时,嘱家属加强精神和生活护理,要施行保护措施,防止意外事故发生。

(2) 指导家长给予疾病相关护理和生活照顾并定期随访。督促患儿养成良好的卫生习惯,常漱口。督促正确用药,坚持用药,不能随意增量和减量,更不能中途停药。避免阳光直接照射皮肤,外出在太阳下应穿长袖衣服,戴太阳帽和防光镜,因皮肤暴露于紫外线下可加重皮肤损害。嘱患儿避免预防接种和外科手术,慎用或忌用可诱发本病或加重本病的药物,如磺胺类等。患儿出现低热,乏力,关节痛等症状时,说明病情加重,应及时就诊。无症状者也应定期随访。

十、效果评价

(一) 患儿方面

(1) 患儿皮肤完整无破损。
(2) 患儿维持体温在正常范围内。
(3) 患儿能正确看待自我形象。

(4) 患儿未有肾功能衰竭、心衰、败血症并发症。

(二) 家长方面

家长了解相关知识,焦虑减轻,能正确作好患儿的家庭护理。做到定期随访。

第八节　混合性结缔组织病

混合性结缔组织病(MCTD)为临床上具有系统性红斑狼疮、皮肌炎及硬皮病等多种风湿性疾病的临床表现,而不能诊断为其中的任何一种,是一种风湿病综合征。病因和发病机制未明,其基本病变为血管内膜或中等血管内膜的增生性损害造成血管狭窄,皮肤、关节、肌肉易受累,常见肺动脉高压,伴有轻度纤维化的增生性血管病,可演变为典型的硬皮病和SLE。抗核抗体滴度高,抗核糖核蛋白抗体阳性。

一、临床表现

1. 系统性红斑狼疮样表现　面部可有蝶形斑、瘢痕性盘状红斑狼疮或亚急性皮肤性红斑狼疮样疹、关节炎、脱发、光敏等。

2. 系统性硬皮病样表现　85%有雷诺现象,早期即有手指肿胀、硬化、指端变细如腊肠样,食管蠕动减慢。

3. 皮肌炎样表现　眼睑紫红色水肿性斑,指关节背紫红色丘疹和萎缩性斑,近端肌无力,肌痛。

4. 心、肺、肝、脾及中枢神经系统　可受累,可全身乏力和发热。

5. 辅助检查　高效价抗RNP抗体(有特征性),抗核抗体呈斑点型,且滴度高,有活动性肌炎时血清肌酸激酶和醛缩酶升高,贫血,白细胞下降,γ球蛋白高,血沉快。X线检查示心影增大,食管蠕动减弱或食管下端扩张。

二、治疗

(1) 一般治疗:阿司匹林、布洛芬等用于轻症,同其他结缔组织疾病。

(2) 一般内脏病变用小剂量泼尼松,严重内脏病变用大剂量激素,极重病例加用免疫抑制剂。

(3) 血管扩张药、抗炎药、软化皮肤药物。

(4) 支持疗法：理疗、按摩、医疗体操帮助关节肌肉功能恢复。

三、预后

一般预后较好,在应用皮质类固醇维持疗法的情况下,能持续缓解多年。

死亡原因包括伴肺动脉高压的增生性血管病变,肾功能衰竭,心肌梗死,结肠穿孔,感染播散和脑出血。

四、护理评估

(一) 身体情况

测量生命体征,观察皮肤黏膜,评估关节功能、手指活动能力、自理能力,观察身体形象,了解各项实验室检查、心电图及 X 线胸片。

(二) 心理社会状况

评估患儿心理状况和学习能力,评估患儿家长有无焦虑、对疾病的护理方法、药物服用方法、复发的预防等方面的认识程度。

五、护理诊断

(一) 患儿方面

1. 体温升高 与感染,免疫反应等因素有关。

2. 皮肤黏膜完整性受损的危险 与变态反应性炎症有关。

3. 自理缺陷 与手指肿胀、活动受限有关。

4. 潜在并发症 与肾功能衰竭,心肌梗死,结肠穿孔,感染播散和脑出血等有关。

(二) 家长方面

1. 焦虑 与担心患儿预后有关。

2. 知识缺乏 缺乏疾病相关知识与缺乏特定知识来源有关。

六、预期目标

(一) 患儿方面

(1) 维持体温在正常范围内。

(2) 患儿保持皮肤黏膜完整性。

(3) 患儿能在能力范围内自理。

(4) 患儿无并发症的发生。

(二) 家长方面

(1) 能叙述防止复发的方法。

(2) 能提供良好的生活环境,预防及控制感染。

七、护理措施

(一) 患儿方面

1. 休息、饮食等健康指导 参考其他免疫性疾病。

2. 注意手指保暖 以免冻伤或坏死,避免外伤,做好功能锻炼,做手指运动、按摩、热水浸泡等方法,增加局部血液循环。

3. 病情观察 MCTD 预后较好,但注意并发症,如肺动脉高压的增生性血管病变、肾功能衰竭、心肌梗死、结肠穿孔、感染播散和脑出血等,均可致命,因此作好病情观察尤为重要。应密切观察体温、心率、呼吸、血压、尿量、神志意识等变化,必要时做好动态监测。

(二) 家长方面

指导家长督促患儿养成良好的卫生习惯,督促正确用药,坚持用药,不能随意增量和减量,更不能中途停药。督促患儿养成了好的生活习惯,保证充足的睡眠,和适度的活动量,以患儿不觉疲劳为宜。辅助患儿做理疗、按摩、医疗体操,促进关节功能的恢复。

八、效果评价

(一) 患儿方面

(1) 患儿皮肤完整无破损。

(2) 患儿维持体温在正常范围内。

(3) 患儿能在自身能力范围内自理。

(4) 患儿未有肾功能衰竭、心肌梗死、结肠穿孔、感染播散和脑出血等并发症。

(二) 家长方面

家长了解相关知识,减轻焦虑,能正确做好患儿的家庭护理。

第九节 免疫功能检查

免疫功能可分为非特异性免疫(吞噬细胞、

杀伤细胞、补体功能)和特异性免疫,特异性免疫又可分为体液免疫(B 细胞和免疫球蛋白——抗体)和细胞免疫(T 细胞和 T 细胞释放的细胞因子)。

(一)特异性体液免疫功能检查

1. 血清免疫球蛋白的测定 血清免疫球蛋白(Ig)的测定是检查体液免疫功能最常用的方法。通常检测 IgG、IgM、IgA 这三类 Ig 了解血清 Ig 的水平。

(1)正常值:IgG:1~8 岁 8.0~10.0 mg/ml;8 岁以后(12.0±2.6)mg/ml;IgM:1 岁 1.0 mg/ml 男性 1 岁,女性 2 岁(1.1±0.3)mg/ml;IgA:1~2 岁 0.5 mg/ml;4~8 岁 1~1.5 mg/ml;9~13 岁 1.5~2.0 mg/ml;12 岁以后(2.0±0.5)mg/ml。

(2)临床意义:检测发现三类 Ig 水平均明显低下,就可考虑体液免疫缺陷。如果所有类别 Ig 水平均降低多见于继发性免疫缺陷病。免疫球蛋白水平极度低下三类 Ig 总量低于 2 mg/ml 常见于原发免疫缺陷病。

2. 分泌型 IgA(SIgA)的测定 SIgA 是黏膜抗感染的重要因,SIgA 缺陷患儿常可检测出针对牛奶或其他食物蛋白质的沉淀抗体和自身抗体,说明机体对抗原蛋白质吸收异常,同时也存在免疫调节系统的功能紊乱。

正常值:新生儿唾液 SIgA 测不出,3~6 个月为成人的 27.4%;1~2 岁为 46.2%;3~4 岁为 84.3%,7 岁以后为 100%。

3. B 细胞的检测 正常人外周血 B 细胞数目约占单核细胞的 10%。

4. C-反应蛋白(CRP)

(1)正常值:脐血 10~350 μg/L,成人 68~8 200 μg/L。

(2)临床意义:CRP 是一种急性疾病的反应性蛋白,在炎症或组织破坏时,血中浓度升高。见于细菌性炎症(显著升高),风湿热,急性心肌梗死,烧伤,肾移植排斥反应等。

5. 免疫复合物

(1)正常值:阴性。

(2)临床意义:肾脏疾病,消化系统疾病(慢活肝、肝硬化等),感染性疾病,肿瘤,免疫异常疾病(SLE、类风湿关节炎等),内分泌疾病等均可检出。

6. 冷球蛋白试验

(1)正常值:阴性。

(2)临床意义:见于各种原因所致的冷球蛋白血症,如多发性骨髓瘤、网状细胞增多症、SLE、慢性淋巴细胞性白血病、亚急性感染性心内膜炎、淋巴瘤、结节性多动脉炎及类风湿关节炎等。

7. X 线咽部侧位片 若腺体小或缺如,示体液免疫有缺陷。

(二)特异性细胞免疫功能检查

细胞免疫(CMI)是由多种细胞相互作用的结果。免疫细胞间相互作用导致多种细胞因子的释放。因此,细胞功能测定不仅涉及 T 细胞的数量和功能,还包括各类因子活性测定。

1. T 细胞花环试验

(1)正常值:总花环:(64.4±6.7)%;活性花环:(23.6±3.5)%;稳定性花环:(3.3±2.6)%。

(2)临床意义:① 减低:见于原发性特异性细胞免疫缺损性疾病,如 Digeorge 综合征、Nezelof 综合征,原发性细胞和体液免疫同时缺损病,还见于病毒感染,如麻疹、腮腺炎、流感、带状疱疹,自身免疫病,如 SLE、皮肌炎、瘤型麻风,放疗及应用激素和免疫抑制剂。② 增高:见于甲亢、甲状腺炎、重症肌无力、移植排异。于慢性肝炎、急性淋巴细胞白血病、SLE 可见 EsRPC 增多。

(3)恶性肿瘤疗效观察及预后判断:发病时 EtRFC 降低,治疗有效时增高。复发时 EaRFC 降低早于临床症状出现。

2. T 淋巴细胞转化试验

(1)正常值:0.60~0.75。

(2)临床意义:细胞免疫功能低下者转化率明显降低。如运动失调性毛细血管扩张症、霍奇金淋巴病、淋巴瘤、淋巴肉芽肿、恶性肿瘤、Siögren 综合征、重症真菌感染、重症结核、瘤型麻风等。对免疫功能低下者,经转移因子或免疫增强剂治疗后,其转化率提高者预后好,反之预后不良。

3. 外周血 T-淋巴细胞亚群

(1)正常值:间接免疫荧光法 OKT3:

0.72±0.06，OKT4：0.46±0.05，OKT8：0.28±0.05，OKT4/OKT8：1.66±0.33。

（2）临床意义：① 增多：见于传染性单核细胞增多症及其他一些急性Ⅰ型变态反应性疾病等。② 减少：见于各种自身免疫性疾病，如SLE、类风湿性关节炎及干燥综合征等。麻疹、水痘、疱疹等疾病的急性期等亦可见 T 细胞数下降。AIDS 时，OKT4/OKT8 比值明显下降。

4. 皮肤试验　在人类试验时在前臂皮内注射少量可溶性抗原，常用的抗原有结核菌纯蛋白衍生物（PPD）、腮腺炎病毒、念珠菌素等，24～48 h 后，测量红肿硬结的大小，硬结直径大于 10 mm 即被看作为阳性。

临床意义：阳性表明受试者对该病原菌有了一定的细胞免疫能力；阴性，需排除皮试技术误差，可能受试者从未接触过此抗原，也可能由于细胞免疫功能缺损，或由于细胞免疫功能缺损，或由于严重感染（麻疹、慢性播散性结核）造成的无反应性。

5. 淋巴细胞毒性试验

（1）正常值：死亡着色细胞 <0.10。

（2）临床意义：除应用于临床免疫性疾病的诊断外，亦作为选择器官移植供体的初筛试验。亦可作为检测白血病细胞特异性抗原及慢淋患者的单核细胞功能观察指标。

（三）其他非特异免疫

1. 自然杀伤细胞活度（NKCA）

（1）正常值：51Cr 特异释放 0.37±0.09/18 h。

（2）临床意义：NK 细胞能在无抗原刺激情况下起杀伤作用。活度降低见于免疫功能缺陷性疾病，如 AIDS，恶性肿瘤，某些自身免疫性疾病等。

2. 中性粒细胞趋化功能测定

（1）正常值：初生儿 2.0～2.5；成人 3.0～3.5。

（2）临床意义：中性粒细胞趋化功能缺陷见于 Chediak-Higashi 综合征、中性粒细胞懒惰综合征、肌动蛋白功能不全症、膜糖蛋白缺陷症、高 IgE 综合征、先天性鱼鳞癣、糖尿病、挠伤、新生儿等。

3. 中性粒细胞吞噬与杀菌功能　吞噬与杀菌功能缺陷见于慢性肉芽肿、肌动蛋白功能不全

症、膜糖蛋白缺陷症、G-6-PD 重度缺陷症、Chediak-Hi-gashi 综合征等；严重白念珠菌感染与恶性肿瘤时，亦见对白念珠菌的吞噬与杀菌缺陷。

4. 溶菌酶（LYSO）测定

（1）正常值：血清：5～30 mg/L；尿：0～2.4 mg/L。

（2）临床意义：① 增高：泌尿系感染、肾移植排异反应、肾功能不全、急性非淋巴细胞性白血病、血清与尿溶菌酶均增高；重症肺结核、肺癌、局限性肠炎血清溶菌酶增高。② 降低：急性淋巴细胞性白血病、血清溶菌酶正常或降低，病情缓解后可恢复。

5. 补体功能检查

（1）正常值：CH50：80～160 u；C1q：180～190 µg/ml；C3：200～1 600 µg/ml；C4：430～640 µg/ml。

（2）临床意义：血液补体含量与活度在许多病理情况下都会发生变化。在缺血、凝固性坏死和中毒性坏死时，组织能释放较多的蛋白分解酶，导致补体溶血活度和补体组分的下降，所以补体含量下降并不一定代表免疫功能障碍或免疫缺陷。① 血补体浓度升高：见于各种炎症性疾病及阻塞性黄疸，急性心肌梗死，溃疡性结肠炎，糖尿病，急性痛风，急性和急性甲状腺炎，急性风湿热，皮肌炎，多发性肌炎，混合性结缔组织病，结节性动脉周围炎等。② 血补体水平下降：主要见于先天性 C1 酯酶抑制物缺乏，先天性 C2 缺乏，C3 缺乏，C1q 缺乏，外源性支气管哮喘（C4 减少所致），血清病样反应，SLE（补体总活度和 C3 下降），链球菌感染后肾炎，慢性膜增殖性肾炎，冷凝集素溶血性贫血，恶性疟疾和急性病毒性肝炎等。

6. γ-干扰素（γ-IFN）

（1）正常值：<8 kU/L。

（2）临床意义：干扰素具有抗病毒、抗增殖和免疫调节等作用。① 降低：免疫缺陷性疾病，恶性肿瘤及应用糖皮质激素，细胞毒药物等。② 升高：再生障碍性贫血。

（邱琰　陆燕燕）

思考题

1. 简述免疫反应的分类。
2. 简述原发性免疫缺陷症的分类。
3. 过敏性紫癜与血小板减少性紫癜有何区别？
4. 过敏性紫癜的临床表现有哪些？
5. 如何预防过敏性紫癜反复发作？
6. 过敏性紫癜使用激素的注意点有哪些？
7. 过敏性紫癜的护理要点有哪些？
8. 风湿热急性期的病理分期有哪些？
9. 风湿热主要累及哪些器官组织？
10. 风湿热的诊断标准是什么？
11. 简述风湿热的护理要点及健康宣教。
12. 川崎病的定义是什么？
13. 川崎病的临床表现有哪些？
14. 简述川崎病的护理要点及健康宣教。
15. 简述幼年类风湿关节炎的分类。
16. 使用激素的注意事项有哪些？
17. 幼年类风湿关节炎的护理要点有哪些？
18. 系统性红斑狼疮的临床表现有哪些？
19. 系统性红斑狼疮的一般护理要点有哪些？
20. 系统性红斑狼疮如何做好健康宣教？
21. 混合性结缔组织病的定义是什么？
22. 简述混合性结缔组织病的临床表现、特征性检验。
23. 简述混合性结缔组织病的护理要点及健康宣教。

第十四章　遗传代谢障碍

第一节　概　　述

遗传性疾病(inherited diseases)是一类严重影响人口素质的、几乎涉及全身各个系统的疾病,在儿科学中占有极其重要的地位。近30年来,随着分子生物学技术的飞速发展,人们对遗传性疾病的认识进入了分子水平,不断发现人类许多性状和疾病,其发生与传递具有一定的遗传规律,并以遗传物质为基础。迄今已知的遗传性疾病已有3 000多种,累及各器官系统。同时,技术的发展在诊断、治疗和预防方面开拓了新的途径。

一、遗传的物质基础

遗传是指子代与亲代之间在形态结构、生理、生化等功能方面的相似而言。基因是遗传的基本功能单位,人体细胞的遗传信息几乎都编码在组成染色体的DNA分子长链上,换言之细胞核内的染色体就是遗传物质的载体。

每一种生物都具有一定数目和形态稳定的染色体。正常人体细胞的染色体是双倍体,共有46条(23对)染色体,其中22对为常染色体(autosome)编号为1～22号,1对为性染色体(sex chromosome),男性为XY,女性为XX。成对的染色体形态相似,称为同源染色体(homologous chromosome)。其上相应部位的基因决定着同一遗传性状,称为等位基因(allele)。根据基因显示其遗传性状的性质,分为显性(dominant gene)和隐性(recessive gene)。据估计,人类每个细胞核内约含有50 000～100 000个结构基因,分布在23对染色体上。

染色体主要由脱氧核糖核酸(DNA)和组蛋白组成,一个人单倍体细胞含有23个DNA分子。DNA分子是由4种碱基核脱氧核糖、磷酸构成的两条多聚核苷酸链,按碱基互补原则,通过氢键相接,形成螺旋状的双链结构。排列时,脱氧核糖和磷酸排列在链的外侧,碱基在链的内侧。4种碱基分别为腺嘌呤(adenine,A)、鸟嘌呤(guanine,G)、胞嘧啶(cytosine,C)、胸腺嘧啶(thymine,T)。在DNA长链上,所有的基因均具有一定的基本单位结构,每3个相连的碱基构成一个密码子,即代表一种氨基酸,亦即是DNA分子贮存的遗传信息。

基因的表达是DNA分子贮存的遗传信息经过转录,形成信使RNA(mRNA),通过核膜释放入细胞质作为合成蛋白质的模板,由转运RNA(Trna)按照密码子选择相应的氨基酸,在核蛋白体上合成蛋白质。基因突变(gene mutation),即DNA分子中的碱基顺序发生变异时,必然导致组成蛋白质的氨基酸发生改变,遗传表型亦因此不同,其后果亦表现多种多样,有些根本不能存活,有些产生特异的临床症状,这样就有可能出现遗传性疾病。

二、遗传性疾病的分类

(一)染色体病

指由于染色体数目、形态或结构异常造成基因物质得失而引起的疾病。目前已经确认的人类染色体异常综合征也达100余种,各种异常核型3 000种以上。分为常染色体疾病和性染色体疾病两大类。常见的如唐氏综合征(21 -三体综合征)、猫叫综合征和脆性X染色体综合征等。

（二）单基因遗传病

只涉及一对基因，是指一对主基因突变造成的疾病，疾病种类极多。生物体表现性状的总和称表现型，与之有关的基因组叫基因型。一对基因中只有一个存在就能表现性状的叫显性基因，只有成双存在时才能表现性状的叫隐性基因。按照遗传方式分为常染色体显性（AD）、常染色体隐性（AR）、X连锁显性和隐性等几类，确认的这类基因已达 5 500 余个。如血红蛋白病、糖原贮积症、苯丙酮尿症、先天性甲状腺功能减退症、分子缺陷病和遗传代谢缺陷病等。

（三）多基因遗传病

它的遗传基因不是一对主基因，而是多对微效基因（minor gene）的累积所致，每对基因作用微小，但积累到一定数量就发病，这些微效基因的总和及环境因素的共同作用，就决定了个体的性状。在某一特定变异中遗传因素所起的作用强度称为遗传度。遗传度高（60%以上）说明遗传因素作用大；遗传度低，提示环境因素作用较大。已知的这类疾病总数已达 100 种以上，如精神分裂症、先天性心脏病等。

（四）线粒体病

是指本因在人类细胞核中的一部分 DNA 存在于细胞质中，系一种极为独特也极为罕见的一种遗传病。

（五）基因组印记

近几年来的研究发现，两条同源染色体或同源等位基因功能有所不同，活性随亲源而改变。这种因亲源不同而导致的性状差别即为基因组印记。如 Prader-Willi 综合征，Angelman 综合征，两者都是 15q11 - 13 缺失，Prader-Willi 综合征是父源性 15q11 - 13 缺失，Angelman 综合征为母源性 15q11 - 13 缺失。

三、遗传方式

（一）常染色体显性遗传

致病基因在常染色体上，为一对显性基因。在等位基因中只要有一个是致病基因，就表现性状。其特点是父母之一为患者，所生子女中发病率为 1/2，与性别无关，没有携带者。如先天性成骨发育不全。

（二）常染色体隐性遗传

致病基因位于常染色体上，为一对隐性基因。只有当一对等位基因都是致病基因（即纯合子）时，才表现出遗传病的性状。杂合子无症状。其特点是父母双方均为致病基因携带者，其表型正常，其子女发病率为 1/4，携带者为 1/2，正常子女为 1/4，与性别无关。如苯丙酮尿症。

（三）伴性遗传

致病基因位于性染色体上，一般在 X 染色体上。临床上以伴性隐性遗传病常见。特点是男性表现性状，女性为携带者，如血友病。伴性显性遗传较少见，如低磷性抗 D 佝偻病。

四、遗传性疾病的预防

（一）携带者的检出

杂合子个体可将所携带的一个异常基因传给子代，用试验方法可及时检出携带者，有利于对子代遗传疾病做出诊断。

（二）产前诊断

对可能生育遗传性疾病患儿的妇女在妊娠 16 周后进行羊水穿刺，将羊水细胞做染色体检查或生化测定，若有异常发现可终止妊娠。也可通过超声波检查以发现胎儿有无畸形以便及早干预。

（三）遗传咨询

① 开展优生优育教育：以预防为主，开展遗传、生育咨询，宣传孕期保健，提高人们对遗传性疾病的认识，增强自我保护意识。② 加强婚前检查：避免近亲及两个同样隐性致病基因携带者婚配。对可疑生育严重遗传病患儿的孕妇，做好产前诊断，便于做选择性流产。③ 推广筛查工作：对可疑者应结合临床特征、生化检查、染色体核型分析、皮纹学检查及基因诊断等作出诊断，确保早诊断早治疗。

五、遗传性疾病的诊断

除一般疾患的诊断方法外，遗传病的主要诊断方法为基因诊断。可用于从受精卵期起患者一生中的任何时候，且人体内任何有核细胞都可作为检测样本。此外，产前诊断和新生儿筛查是遗传病早期诊断的重要手段。染色体病的诊断则应用染色体分析方法。

六、遗传性疾病的治疗

目前的治疗主要是限其所忌,排其所余,补其所缺。可采取药物治疗、饮食治疗、酶蛋白替代治疗等,对各种畸形可手术矫治。近年已逐渐开展基因治疗,即将重组 DNA(有功能的基因)引入细胞,通过表达以纠正遗传缺陷或给予细胞以新的功能,达到减轻或治疗疾病的目的。

第二节 染色体畸变

染色体畸变是因为先天性染色体数目异常或(和)结构畸变而形成的疾病。染色体是基因的载体。全套父源或母源 23 条染色体按一定的分布和顺序排列着人类全部基因。染色体一旦发生畸变,会使基因受累,造成畸变涉及的基因增多、减少、断裂损伤或位置变动,影响了受累基因的表达,从而引起机体多种系统器官的形态结构和功能异常。因此,染色体畸变造成的疾病,都表现为多发性畸形和功能障碍。畸变累及的染色体片断越大,受累基因越多,症状越严重。由于每条染色体上所排列的基因的数量和种类不同,因此,染色体畸变涉及的染色体若不同,则累及的基因也不同,出现的病状各不相同并各具特征,形成某种畸变综合征。染色体畸变多致胚胎死亡,活产新生儿发生率约占 $0.5\%\sim1\%$,流产及死产儿中高达 $50\%\sim60\%$。

(一)染色体异常

1. 数目异常 数目异常是由于染色体在减数分裂或有丝分裂时不分离而不能平均分到 2 个子细胞内。若为前者就会出现两种配子,一种配子缺乏某一号染色体,而另一种配子则多了一个染色体,这种配子与正常配子结合时,就可以产生子代的该号染色体的单体病或三体病。如果是整个染色体组都不分离,就会使受精卵具有 $23+46=69$ 或 $46+46=92$ 条染色体,分别称为"三倍体"(triploid,3n)和"四倍体"(tetraploid,4n),总称为"多倍体"。多倍体的遗传信息极度异常,多数流产,在临床上比较罕见。若染色体不分离畸变发生在受精之后,就产生嵌合体

(mosaic),体内存在两种或两种以上的细胞株,它们具有的染色体数目不同,这种不分离畸形发生得愈晚,体内正常二倍体细胞所占比例愈大,临床症状也就较轻。此外,染色体在细胞有丝分裂中期至后期过程中,某一染色单体在向一级移动时可能由于不明原因而迟滞在细胞中分解消失,这种丢失也嵌合体形成的一种方式。

2. 结构畸变 染色体结构畸变的基础是断裂。缺失、易位、到位、插入、环状染色体和等臂染色体等是临床上常见的结构畸变。染色体某一片断的丢失和重复,常引起严重病变,甚至死亡。断裂的片断不在原位重建而连接到另一染色体上者称为易位,易位后基因没有丢失或增加者,称为平衡易位,临床无症状,但这种平衡易位染色体携带者的子代易患染色体病。当一条染色体的长、短臂同时发生断裂,含有丝点阶段的长、短臂断端相接,即形成环状染色体。若断裂是发生在着丝点的横向分裂,就形成等臂染色体。

(二)染色体畸变的原因

1. 孕母年龄过大 孕母年龄愈大,子代发生染色体病的可能性愈大。一般的发病率是 $1:1000$ 左右,而 35 岁母亲则为 $1:380$,40 岁母亲则为 $1:110$。

2. 放射线接触 孕母接触放射线后,其子代发生染色体畸变的危险性增加,尤其是孕 16 周前。所以妇女一旦怀孕,应尽量避免接触各种射线,尤其在妊娠早期禁止 X 线照射。

3. 病毒感染 流行性腮腺炎、风疹和肝炎病毒等都可以引起染色体断裂,造成胎儿染色体畸变,引起畸形。所以孕妇应尽可能避免接触各类患者,避免去人多、空气浑浊的场所,以降低孕期感染的机会。

4. 化学因素 许多化学药物、抗代谢药物和毒物都能导致染色体畸变。多见于孕妇在孕早期服用某些药物。同时,孕妇应避免接触有毒化学物质,不饮酒、吸烟。家属也应戒烟。

5. 遗传因素 父母染色体的异常可遗传给下一代,最近研究表明父亲接触过某些诱变剂,如环磷酰胺等也可以影响胎儿导致先天愚型。

常染色体畸变综合征

一、常染色体畸变综合征的常见类型及其发病机制、临床表现

唐氏综合征(Down 综合征)

21-三体综合征(trisomy 21 syndrome)又称先天愚型或 Down 综合征,属常染色体畸变,是小儿染色体最常见,也是最早被确定的一种染色体病。患者因具有 3 条 21 号染色体,故称 21-三体综合征。据国外报道本病的发病率为 1/(700~800),国内各地报道约为 0.56%~1%。患者特征有明显的智能落后、特殊面容、生长发育障碍和多发畸形。

(一) 发病机制

本病为常染色体畸变引起,第 21 号染色体呈三体型。其发生主要由于生殖细胞在减数分裂是或受精卵在有丝分裂时发生不分离,致使体细胞内存在一额外的 21 号染色体。

根据染色体异常的特征,分为 3 种类型。

1. **标准型** 占全部患儿的 85%(国内资料)~92.5%(国外报道)。患儿细胞核型为 47,XX(或 XY),+21。这种染色体异常是由亲代的生殖细胞在减数分裂时发生了 21 号染色体的不分离畸变所致(多数源于母亲)双亲外周血淋巴细胞核型都正常。其发生率于母亲育龄成正相关,35 岁以上尤其高。近年发现 35 岁以下受孕唐氏综合征胎儿后血清甲胎蛋白和非结合型雌三醇值降低,而人绒毛膜促性腺激素值升高。此种类型常为散发。

2. **易位型** 占 3.1%(国内资料)~4.8%(国外报道)。患儿染色体总数正常,但多为罗伯逊易位(Robertsonian translocation),即 21 号染色体的长臂与 D 组或 G 组染色体相连接,致使 21 号染色体长臂有 3 条,导致先天愚型表现。① t(21q;14q)最常见,即 G 组 21 号染色体与 D 组 14 号染色体发生着丝粒融合。② t(21q;21q),即 G 组中两个 21 号染色体发生着丝粒融合。这些易位型可以散发,也可由平衡易位染色体携带者的亲代传递而使子代患病。

3. **嵌合型** 占 2.7%(国外报道)~11.9%(国内资料)。患儿体内由两种以上细胞株(以两种为多见),一株正常,另一株为 21-三体细胞。多由于受精卵早期分裂过程中发生了 21 号染色体不分离所引起。患儿临床症状常不典型,严重程度取决于异常细胞株在体内细胞中所占的比例,21-三体细胞株比例越高,智力落后和畸形的程度越重。

(二) 临床表现

患儿主要表现为智力低下,体格发育迟缓和特殊面容。患儿在出生时就已经有明显的特殊面容,且常呈现嗜睡和喂养困难,其智力低下的表现随年龄的增长而逐渐明显,动作和性发育都延缓。患儿眼距宽,鼻梁平塌,眼裂狭窄,眼外眦上斜,内眦赘皮,虹膜异彩斑点,角膜白斑,耳郭小、异行,常张口伸舌,流涎不止,头小而圆,枕部平坦,前囟大,骨龄落后,出牙迟而错位,头发细软而较少。四肢短,指趾短粗,肌张力低,关节松弛,关节过度弯曲。皮纹特征表现为通贯手,手掌轴三角 t 点移向远侧,使 atd 角增大,多数>50°,第 4、5 指箕桡增多,脚拇指球胫侧弓形纹和第 5 指只有一条指褶纹等。

半数患儿伴发先天性心脏病,其中房室共道畸形和室间隔缺损约占各 1/3,动脉导管未闭、第 2 孔型房间隔缺损和法洛四联症也常见。此外,还可有胃肠道的畸形和听觉损害等其他畸形。患儿免疫功能低下,易患各种感染,白血病发病率高于正常人群 10~30 倍。若存活至成年,40 岁后老年痴呆发病率高。唐氏综合征的特征见表 14-1。

表 14-1 唐氏综合征的特征

部 位	临 床 所 见
一般情况	性别平均分布,生存时间可长可短
神经病学	肌张力低下,精神运动迟缓
头 部	特征性面容,看上去更像其他的唐氏综合征患儿,而不像自己的同胞,枕部平坦
眼 睛	"先天愚型样倾斜",内眦赘皮,Brush-field 斑
耳 朵	耳朵小,常常低位
鼻 子	低鼻梁
嘴和下颏	继发于下颌发育不良和腭狭小所形成的突出而且有裂纹的舌
颈 部	颈宽,常有蹼颈

续　表

部　位	临　床　所　见
心　脏	50%有先天性心脏缺陷,室间隔缺损和房室导管最常见
腹　部	腹直肌分离,脐疝,十二指肠闭锁
手	手和手指短,小指弯曲
脚	在第一脚趾和第二脚趾间有豁缝,足底有沟
泌尿生殖系	偶见隐睾
X　线	骨盆的X线髂骨指数<60°,小指中间指骨发育不全
皮纹学	猿线,远位三叉点,十个正箕或第四、第五反箕
发病率	1:1 000

18-三体综合征

18-三体综合征(trisomy 18 syndrome)又称Edward综合征。属于常染色体畸变。患儿具有3条18号染色体,因此得名。发病率为1/(3 500~6 500)。新生儿发病率男性低于女性(约1:4)。多数在胎儿期流产,较少存活。患儿的特征是有突出的枕骨、低位畸形耳、小眼、先天性心脏病等外表和内脏畸形。

(一) 发病机制

大多数患儿的染色体核型为47,XX(或XY),+18。少数患儿为嵌合型,既有正常的细胞株,也有18-三体细胞株。易位型罕见。

(二) 临床表现

患儿多为过期分娩,胎动少,羊水过多,胎盘较小。

胎儿常出现宫内生长迟滞,出生体重低。出生后喂养困难,生长延迟严重,骨骼肌及皮下脂肪发育不良。最先出现肌张力减低,以后转为肌张力亢进。患儿对声音的反应弱,有严重的智力发育低下。

患儿的体格发育和面容特殊。头小而长,枕骨突起,囟门大。眼裂小而短,双侧内眦赘皮,眼眶嵴发育不良,眼球小,角膜浑浊。耳位低,腭弓高,下颌小,有唇裂或腭裂。颈短,皮肤松弛,胸骨短,乳距宽。手以特殊姿势握拳而不能伸展。拇指紧贴掌心,第3、4指盖于拇指上,第2、5指分别盖于第3、4指上。指纹以弓形纹为多,第5指单一曲褶,约1/3患儿的掌褶为猿纹,atd角较大。下肢外展受限,骨盆狭窄,髋关节脱位,踝部向外突出,足底呈摇篮底状。

90%~95%的患儿有心脏畸形和肾脏畸形。心脏畸形常为患儿死亡的主要原因,常见的心脏畸形是室间隔缺损和动脉导管未闭。肾脏畸形常见的有马蹄肾和肾脏异位。

患儿的生存期短,1/3病例死于新生儿期,半数左右的患儿在出生后2个月内死亡,能活过1岁的不满10%,个别患儿可活数年。

13-三体综合征

13-三体综合征(trisomy 13 syndrome)又称Patau综合征,发生频率在1/4 000~1/10 000之间。其临床特征主要表现为生长发育障碍和多发性畸形。此病的病死率较高。

(一) 发病机制

13-三体综合征的病因仍不清楚。已知染色体数目异常可能是由于破坏了正常基因的平衡,出现不同程度的先天异常表现。大多数患儿的染色体核型为标准型,约占80%。少数患儿为易位型,主要是13号染色体与13~15号染色体之间的易位。嵌合型罕见,是13-三体与正常染色体之间的嵌合。

(二) 临床表现

多发畸形比上面两种染色体畸形均为严重,出现生长发育障碍、喂养困难,生活能力差、智力低下,常有呼吸暂停和运动惊厥发作,伴有脑电图高峰性节律不齐改变。

多数患儿有唇裂,常伴腭裂。可见不同程度的眼异常(小眼、无眼畸形等),患儿头小,前囟大以及骨缝宽。低位耳朵,耳轮较平且有耳聋。80%的病例有先天性心脏畸形,主要有室间隔缺损、动脉导管未闭、房间隔缺损等。还有消化道、肾脏、生殖器畸形。

猫叫综合征

猫叫综合征(cat cry syndrome 或 cri du chat syndrome),又称5p⁻综合征,是因为本病患儿的第5号染色体短臂部分缺失所引起的染色体缺陷综合征。国内报道的染色体畸变病例中,本病占1.3%,居染色体结构异常的第一位。发病率为1/5 000~1/1 000 000。本病的发病率存在性别差异,女性大于男性,约为2:1。

（一）发病机制

患儿的核型为 5p⁻，即第 5 号染色体短臂部分缺失。缺失的部位存在差异，现已知的类型有以下 4 种：末端缺失、中间缺失、易位和短臂内不等互换。

其核型又包括以下 5 种：① 单纯第 5 号染色体短臂部分缺失；② 第 5 号染色体短臂与其他染色体发生易位；③ 第 5 号染色体呈环行；④ 正常核型；⑤ 第 5 号染色体短臂部分缺失与正常核型细胞株嵌合。其中以第一种：单纯 5 号染色体短臂部分缺失为最多见。

患儿的临床表现与短臂缺失的多少有关。缺失的基因越多，临床表现越重，如果仅为末端缺失，患儿的临床表现较轻，智力降低的程度也较轻。

（二）临床表现

本病最显著的特征是患儿的哭声像猫叫，这种哭声在呼气时发生，吸气时不明显。但这个特点仅存在于婴幼儿时期，待患儿长至 2 岁后即消失。患儿发出猫叫样的哭声的产生机制不明，有人认为是由于患儿的喉部发育不良所致，也有人认为是中枢性呼气时喉部漏气所致。

患儿的体格特征没有特殊性。特征表现是颜面发育不良，头小，脸呈圆形，眼距宽且内眦赘皮，鼻梁塌陷，耳位低，下颌小，腭弓高。掌褶线为猿纹，手指斗形纹增多。耳道和脊柱畸形，男性患儿有小阴茎和小睾丸。患儿的生长发育迟缓，智力低下。患儿存在多种脏器畸形，先天性心血管畸形、肾及各种骨骼畸形，其中以心脏畸形（室间隔缺损和动脉导管未闭）最为常见。

二、辅助检查

（1）染色体核型分析检查可发现异常。

（2）酶的改变：红细胞中 SOD-Ⅰ 活性较正常人增高约 50%，白细胞中的碱性磷酸酶亦可增高。

（3）免疫改变：患儿 T 淋巴细胞转化反应受抑制，血中胸腺因子水平及丙种球蛋白含量均降低，因此易患感染性疾病。

三、治疗原则

常染色体畸变引起的疾病目前都无特效的治疗方法。一般以预防为主。

对于确诊基因异常的夫妇，进行遗传学咨询和指导。在其妊娠期间，对胎儿进行羊水穿刺检查，及早进行诊断和干预；对于家族中有此疾病的夫妇进行普查和遗传学指导，防止患儿的出生。

在孕妇妊娠期间，尽量避免接触各种有害因素，以免造成染色体畸变。

对于轻型的患儿可采取综合措施，进行长期耐心教育和训练以提高其生活自理能力。如伴有器官畸形的，可进行手术矫治。对于患儿应注意预防感染，家长和学校应帮助孩子克服行为问题，社会上也应对残疾儿的父母给予道义上的支持。

四、护理评估

（一）健康史

了解家族中是否有类似疾病；询问父母是否近亲结婚，母亲妊娠年龄，母孕期是否接触放射线、化学药物及患感染性疾病，患儿是否有智力低下及体格发育较同龄儿童落后。

（二）身体状况

观察患儿是否有特殊面容或特殊哭声，通贯手；测量患儿的身高、体重、头围大小；检查心脏是否有杂音；分析染色体检查结果。

（三）心理社会状况

注意了解患儿家长是否掌握有关遗传病的知识，有无焦虑、自责，父母角色是否称职，家庭经济及环境状况如何等。

五、护理诊断

（一）患儿方面

1. 自理缺陷（self-care deficit）　与智力低下有关。

2. 有感染的危险　与免疫力低下有关。

（二）家长方面

1. 焦虑　与小儿智力低下有关。

2. 知识缺乏　与家长缺乏对疾病的认识有关。

六、预期目标

（一）患儿方面

（1）患儿能逐步自理生活，从事简单劳动。

（2）患儿未发生感染。

（二）家长方面

（1）患儿家长能逐渐接受事实，并且逐步适应。

（2）患儿家长能掌握有关疾病的知识及对患儿进行教育、训练的技巧。

七、护理措施

（一）患儿方面

1. 加强生活护理，培养患儿的自理能力

（1）保持皮肤清洁干燥：保持患儿面部的清洁，及时擦干流涎，并可涂滋润霜保持面部皮肤的润滑，防止干裂。经指导及协助患儿洗澡，更换衣裤。每次大小便后，做好会阴部的护理。

（2）细心照顾患儿：协助患儿完成日常的生活自理，必要时给予帮助，使其能逐渐增加自理能力。同时要防止患儿单独行动，以免发生意外事故。

（3）指导并帮助家长制定教育和训练的方案，并给予示范，同时经常回访，以利于及时调整方案，使之更有利于患儿的训练。通过训练使患儿掌握一些基本的技能，能自理生活并从事简单的劳动。

2. 预防感染 经常开窗通风，保持室内空气新鲜。尽量少去人多的地方，避免接触各类感染者。做好患儿的个人卫生，保持口鼻腔的清洁，预防局部黏膜的感染。指导患儿常锻炼以提高机体免疫力，经常洗手、洗澡、换衣，家庭中如有人患呼吸系统疾病应戴口罩后再接触患儿。

（二）家长方面

1. 心理指导 当家长得知孩子患有先天愚型时，最初往往会难以接受，然后会表现出忧伤与自责。此时，医护人员应对他们的心理表示理解，并且进行耐心的开导，消除他们的焦虑感。

2. 专业知识的提供 在家长已经有较好的心理适应后，医护人员应向家长提供有关患儿抚养及教育的知识，帮助家长制定长期的教育以及训练计划，对患儿进行日常生活自理的训练，使其不断提高生活质量。

3. 健康教育 医护人员应向家长解释疾病的病因，指导家长在下一次妊娠时做好预防工作。35 岁以上的妇女，妊娠后应做羊水细胞检查；凡 30 岁以下的母亲，产过让染色体异常的患儿，或姨表姐妹中由此患者，应及早检查母亲的染色体核型，妊娠时应做羊水细胞检查。孕期时避免接触放射线，避免接触各种有毒化学物质及服食各种药物，预防感染。

八、效果评价

（一）患儿方面

（1）患儿经过教育和训练，能自理生活并从事简单的劳动。

（2）患儿未发生感染。

（二）家长方面

（1）家长已能接受事实，心理适应力较好。

（2）家长已掌握先天愚型的病因，懂得如何避免各种不利因素。

（3）家长能自行对患儿进行教育和训练，并效果良好。

性染色体畸变综合征

一、性染色体畸变综合征的常见类型、病因、发病机制、辅助检查、治疗原则

先天性卵巢发育不全综合征

先天性卵巢发育不全综合征（congenital ovarian dysgenesis）又称 Turner 综合征或性腺发育不全，患儿的染色体核型为 45,X，是最常见的性染色体异常疾病，也是人类唯一在出生后存活的染色体完全单体的遗传性疾病。但是多数这种核型的患儿在胎儿期已流产，少数存活。发病率为 1/5 000～1/10 000。

（一）病因

本病的患儿其染色体中缺少一条 X 染色体。缺少这条染色体，多数是由于父亲的生殖母细胞在减数分裂过程中性染色体不分离或分裂初期 X 或 Y 染色体丢失造成的。

（二）发病机制

由于缺少一条 X 染色体，患儿会出现性腺发育不良。这是由于控制卵巢正常发育的编码基因位于 X 染色体的长臂和短臂上。在胎儿期，卵巢内有初级卵泡，因为缺少一条 X 染色

体,这些卵泡逐渐退化消失,到青春期时卵巢就发展为条索状的纤维结缔组织。患儿因此出现闭经、性器官发育不良等表现。患儿的核型除45,X 单体型外,还有嵌合型 45,X/46,XX;X 染色体结构畸变 46,XXp⁻、46,XXq⁻ 等,其中以单体型和嵌合型最常见,X 染色体结构畸变比较少见。

(三) 临床表现

本综合征的主要特征为女性外表,在青春期不发育,原发性闭经,身材矮小,颈蹼,肘外翻等,其性腺呈纤维条索状。患儿身材矮小,约 120～140 cm,但尚匀称。大部分患儿智力正常,少数患儿的智力会较其同胞差一些,但基本不影响学业。患儿的眼距较宽,耳位低,有时出现畸形耳,存在听力障碍。后发际低,有半数的患儿可出现蹼颈。患儿的面部特征典型:上颌骨狭窄,下颌小,"鲨鱼"嘴(上唇弯曲,下唇笔直而低),内眦赘皮,上眼睑下垂,耳位低。胸部的畸形典型,双肩径大于骨盆径,胸部宽呈盾形,且乳头间距宽,乳房发育不良。患儿有肘外翻,第四、五掌骨短小,婴儿时期有足背淋巴水肿,生长发育缓慢。皮肤有特殊改变(鱼鳞癣),阴毛、腋毛少,子宫小,外阴未发育,原发性闭经。皮肤常有色素疣。多数患儿有心血管系统的缺陷,以主动脉狭窄及室间隔缺损常见。患儿长大后基本无生育能力。

(四) 辅助检查

(1) 染色体核型异常。

(2) 尿 17-酮类固醇低。

(3) 血中雌激素水平低。

(4) B 超:子宫、卵巢发育不良,严重者卵巢呈条索状。

(五) 治疗原则

本病的治疗主要是补充激素。治疗最好的时间是青春期开始前或更早。在儿童期主要是补充生长激素或加用同化激素帮助患儿的生长发育。到 12～13 岁青春期时开始用雌激素替代治疗。使用雌激素可以诱发乳房发育,促进阴毛、腋毛的生长,促使生殖器的发育。待生殖系统发育成熟后,改用人工周期疗法(第 1～23 天用雌激素,然后从第 10 天开始加用安宫黄体酮至第 23 天)。这样有助于性特征的发育和维持

性器官的成熟,保持较好的心理状态。患儿需终生治疗。

为了防止未发育的卵巢发生癌变,必要时可进行手术切除。对于有心血管畸形的患儿,可进行手术矫正。

先天性睾丸发育不全综合征(congenital testicular dysgenesis)

又称 Klinefelter 综合征,患儿比正常儿童多一条或两条的性染色体,患儿的核型有 47,XXY、48,XXXY、48,XXYY、嵌合型 46,XY/47,XXY 或者出现染色体的结构异常。其中以 47,XXY 最为常见。患儿均为男性,由于性染色体异常表现为原发性性腺功能减退导致睾丸发育不良、不育、智力低下等。属于性染色体异常的疾病。发病率为 1/1 000～1/2 000。

(一) 病因

本病的患儿其染色体中多了一条或两条 X 染色体。多余的染色体是由于其父母中的一方生殖母细胞在减数分裂形成生殖细胞时发生了性染色体不分离,形成了 XX 卵细胞或 XY 精子。大约半数的病例是由于父亲的生殖母细胞在减数分裂过程中性染色体不分离造成的。另外半数的病例中多余染色体是来源于母亲,随着母亲年龄的增高,其卵细胞也随之老化,卵母细胞的畸变率也随之增高。若母亲的年龄≥40 岁,本病的发病率也随之增长为 1/250。

(二) 发病机制

该病不同类型的共同特征是性染色体比正常的 XY 多一个或一个以上的 X 染色体。多余的 X 染色体对睾丸和体征均有不良影响。患儿体内的 X 染色体越多,对患儿睾丸发育的不利影响就越明显,症状越严重,智力发育越差。在青春期之前,患儿的症状并不明显。新生儿时期,患儿的睾丸大小正常。到青春期时,由于 X 染色体的作用,患儿的睾丸开始萎缩,曲细精管出现玻璃样退行性变,不能产生精子,雄激素的水平低,而雌激素增加。

(三) 临床表现

患儿表型男性,个子较瘦长,在 180 cm 以上,四肢修长。女性的特征比较明显,如胡须、阴毛等体毛较少,音调高且尖锐,体表的脂肪主要

堆积在臀部和胸部,部分患儿可以出现乳房的发育。患儿的外阴基本正常,但阴茎较小,睾丸也比正常同龄儿小,少数伴有尿道下裂或隐睾。皮肤细腻,无喉结。大部分患儿智力正常,少数有智力低下或精神失常。患儿成年后不能生育。

嵌合型的患儿其体征和临床症状较轻。

(四) 辅助检查

(1) 染色体核型异常。

(2) 睾丸组织切片见曲细精管玻璃样变性。

(3) 血浆睾酮低,血中 FSH、LH 增高。

(五) 治疗原则

本病的治疗主要是激素治疗。在患儿确诊后,于青春期时用雄激素进行替代疗法。雄激素可以维持患儿的男性特征,防止出现女性的表象,如乳房发育等。

有乳房发育的患儿可以通过手术进行治疗。若患儿具有 Y 染色体而性腺发育不良,其易发生性腺恶变,应定期随访。

若对智力落后或行为异常的儿童作常规的染色体核型分析,可进行早期诊断,早期治疗。

脆性 X 综合征

脆性 X 染色体(fragile X syndrome, FX)又称为 Martin-Bell 综合征,这是一种不完全外显的 X 染色体连锁显性遗传性疾病,因患儿 X 染色体的短臂 Xq 27.3 带有一个脆性位点(fragile site)而得名,但它并不完全断裂,而呈一个裂隙现象。FX 是一种家族智力障碍疾病,据报道 FX 在男童中的发病率约 1/4 000,在女童中的发病率为 1/2 500。

(一) 发病机制

这种脆性位点可以按照孟德尔遗传规律传递,X 脆性位点的产生机制目前尚未明确,目前认为与 DNA 的合成代谢过程有关。在缺乏叶酸或用较大剂量的 5-氟尿嘧啶等时,可致胸腺核苷合成部分受到抑制,染色体结构就可能在某些部位产生裂隙,从而导致特征性临床表现的出现。本病主要发生在男性,由于男性是半合子,女性是携带者。

(二) 临床表现

典型症状有智力障碍、特殊面容、巨睾症、大耳、语言和行为异常。IQ 常低于 50,并呈进行性

加剧,头围比正常人大,面部瘦长,耳大外翻,下颌突出,大睾丸,语言障碍,好动,精神不集中,运动障碍,性功能低下,但可生育后代。

二、护理评估

(一) 健康史

了解家族中是否有类似疾病;询问父母是否近亲结婚,母亲妊娠年龄,患儿是否有智力低下及体格发育较同龄儿童落后。

(二) 身体状况

观察患儿是否有特征性的性染色体畸变的表现,测量身高和胸围,分析染色体检查结果。

(三) 心理社会状况

注意了解患儿家长是否掌握有关遗传病的知识,有无焦虑、自责,父母角色是否称职,家庭经济及环境状况如何等。

三、护理诊断

(一) 患儿方面

自卑　与疾病的特殊表现有关。

(二) 家长方面

1. 焦虑　与患儿疾病的特殊有关。

2. 知识缺乏　与家长缺乏对疾病的认识有关。

四、预期目标

(一) 患儿方面

患儿自卑感减轻,与其他人相处融洽。

(二) 家长方面

(1) 患儿家长能逐渐接受事实,并且逐步适应。

(2) 患儿家长能掌握有关疾病的知识及进行激素治疗的目的。

五、护理措施

(一) 患儿方面

1. 心理疏导　患儿会因为自身与其他孩子的不同而出现自卑。医护人员应针对其进行耐心的解释。告知其通过治疗可以改善目前的症状,并且介绍同种疾病的患儿认识,有助于患儿心理状态的改善。鼓励父母和亲友多陪伴患儿,

并多与其交流。使其感受到来自家庭的关怀和温暖。社会也上也应多给予心理支持。

2. 做好激素治疗的相应护理　在激素治疗过程中,医护人员要注意观察有无激素治疗带来的副作用。通过激素治疗,可以促进患儿生殖系统的发育,使患儿的症状有所改善。患儿的自卑感也会随之减轻。

(二)家长方面

1. 心理指导　当家长得知孩子患有先天性睾丸发育不全时,最初往往会难以接受,然后会表现出忧伤与自责。此时,医护人员应对他们的心理表示理解,并且进行耐心的开导。

2. 专业知识的提供　在家长已经有较好的心理适应后,医护人员应向家长提供有关患儿抚养及教育的知识,指导家长在激素治疗时要注意观察的内容。医护人员应告知家长,经过治疗患儿的症状有所改善,但基本无生育能力,使家长有心理准备。

3. 健康教育　医护人员应向家长解释先天性睾丸发育不全的病因,指导家长在下一次妊娠时做好预防工作。凡年龄≥30岁的妇女和产过先天性睾丸发育不全患儿的妇女在妊娠时应做羊水细胞检查。

六、效果评价

(一)患儿方面

患儿已能接受目前的状态,与周围的其他儿童相处融洽。

(二)家长方面

(1)家长已能接受事实,心理适应力较好。

(2)家长已掌握先天性睾丸发育不全的病因,懂得如何观察激素治疗的副作用。

第三节　遗传代谢缺陷

糖原贮积症

糖原贮积症是一类由于先天性酶缺陷导致糖原浓度或结构异常的遗传病,属于常染色体隐性遗传。在人体内,糖原合成和分解代谢中所必需的酶至少有8种,当这些酶出现缺陷时,就造成了疾病。根据酶缺陷的类型可分为O和Ⅰ～

Ⅺ型。本节只介绍Ⅰ、Ⅱ型这两种类型。

一、病因

本病为常染色体隐性遗传。当父母双方均本病致病基因的携带者时,其子代有1/4的概率为患者,1/2的概率仍为携带者,1/2的概率为正常人。而患者与正常未携带致病基因的人生育的子代则不发病。

在人体内,糖类主要以糖原的形式贮存。糖原由葡萄糖单位构成,主要贮存在肝和肌肉组织中。正常情况下,进餐后葡萄糖合成糖原,饥饿或肌肉活动时糖原分解。肝糖原分解成葡萄糖维持血糖稳定,肌糖原分解成乳酸,为肌肉收缩提供热量。其过程需要多种酶的参与,在此过程中任何酶的缺陷都将导致糖原贮积症。

Ⅰ型糖原贮积症是由于肝、肾组织中的葡萄糖-6-磷酸酶系统活力缺陷造成的。由于酶系统活力缺陷,是糖原分解受阻,导致低血糖,以至出现糖酵解和大量蛋白质、脂肪分解。

Ⅱ型糖原贮积症是由于$\alpha-1,4$葡萄糖苷酶缺乏所致。该酶是一种溶酶体酶,能使低聚糖和糖原分解出葡萄糖。酶缺乏时,糖原积聚在溶酶体内,使其肿胀导致细胞受损。

二、发病机制

Ⅰ型糖原贮积症患儿由于葡萄糖-6-磷酸酶系统缺陷,导致6-磷酸葡萄糖不能水解成葡萄糖,造成机体低血糖。低血糖可刺激胰腺分泌胰高血糖素,使部分6-磷酸葡萄糖发生糖酵解。同时,6-磷酸葡萄糖的堆积使大部分的1-磷酸葡萄糖重新合成糖原。低血糖又导致蛋白质分解,向肝脏输送糖异生的原料。以上这些异常代谢都加速了肝糖原的合成。糖代谢异常还造成了脂肪代谢的紊乱,使血中丙酮酸和乳酸含量增高导致酸中毒,还产生大量乙酰辅酶A和合成脂肪必需的辅酶,导致脂肪合成旺盛。此外,由于6-磷酸葡萄糖的堆积促进了戊糖旁路代谢,使尿酸增加,出现高尿酸血症。

Ⅱ型糖原贮积症患儿由于缺乏$\alpha-1,4$葡萄糖苷酶,阻断了糖原降解使大量糖原堆积在溶酶体内,不能正常代谢,导致溶酶体肿胀使细胞受损。因此全身各组织均可受累。

三、临床表现

Ⅰ型糖原贮积症(Von Gierke 病)最常见,约占总数的 25%。患病率为 1/(10 万～40 万)。轻症者仅表现为生长发育落后、腹部膨胀等;重症者在出生时或出生后不久即出现低血糖、酸中毒、呼吸困难和肝脏肿大等。患儿身材矮小,骨龄落后,骨质疏松,腹部因肝脏增大而膨隆,肌肉松弛,四肢伸侧皮下常见黄色瘤。空腹时低血糖严重,新生儿期即可发生低血糖惊厥,发作频繁者智能发育迟滞。患儿抵抗力较低,常合并感染性疾病。由于血小板功能差,常发生牙龈出血和鼻出血。血脂可不同程度升高。随着年龄的增加,空腹低血糖发作逐渐减少,感染也较易控制。青春期后可因高尿酸血症而发生痛风。

Ⅱ型糖原贮积症(Pompe 病)分为 3 型:婴儿型常在生后 6 个月内发病,以全身性肌张力降低和心脏肥大、充血性心力衰竭为主要表现。肝脏肿大,无肌肉消瘦,多于 1 岁左右死于肺炎或心力衰竭、呼吸衰竭。少年型于儿童期发病,以进行性肌无力和肌张力低下为主,无心脏侵及表现,病情进展缓慢,多于 20 岁左右死亡。成年型于 20～40 岁起病,表现为进行性重度肌无力,预后多不佳。Ⅱ型患儿的血糖、血脂、血乳酸、酮体和尿酸盐均正常。

四、辅助检查

(1) 清晨空腹血糖较低,甚至发生低血糖,糖原增高。

(2) 葡萄糖耐量试验有典型的糖尿病特征。

(3) 血清丙酮酸、三酰甘油、磷脂、胆固醇和尿酸等增高。

(4) 血小板黏附和聚集功能低下。

(5) 高血糖试验阳性,肌内注射高血糖素 100 μg/kg,30 分钟内血糖浓度上升不足 300 mg/L。

(6) 肾上腺素试验阳性,皮下注射1/1 000肾上腺素 0.02 mg/kg 后血糖升高甚微。

(7) X 线检查见骨质疏松。

五、治疗原则

本病尚无特效疗法。只能通过调整饮食,维持血糖浓度接近正常水平,以纠正其代谢异常。目前广泛应用的是白天少量多次进食和夜晚用鼻饲管持续点滴高碳水化合物的方案,以维持血糖在 4～5 mmol/L。按糖类 60%～70%(禁用果糖和淀粉),蛋白质 12%～15%,脂肪 10%～25%的比例,白天每 2～3 小时 1 次。晚上按每分钟 8 mg/kg 经鼻饲管滴入葡萄糖。

Ⅰ型糖原贮积症宜给予高蛋白质饮食,以增加糖原的异生。

急性酸中毒可用重碳酸钠 2 mmol/kg,按 1:5 稀释静脉滴注。禁用乳酸钠。慢性酸中毒可口服重碳酸钠片。

肾衰竭者可做肾移植,有肝瘤或肝功能衰竭者做肝移植。

对运动后骨骼肌疼痛者应避免剧烈运动。

六、护理评估

(一)健康史

了解家族中是否有类似疾病;询问父母是否近亲结婚,患儿是否有低血糖发病史、智力发育迟滞;了解患儿有无经常性出血、感染性疾病等。

(二)身体状况

测量身高、体重等;检测骨龄、肌肉的厚度等;检查有无肝脏肿大、腹部有无膨隆;患儿血糖、血脂、血乳酸、酮体和尿酸盐值是否正常。

(三)心理社会状况

了解家长是否掌握与本病有关的知识,特别是饮食治疗的方法,家庭经济和环境状况,父母角色是否称职,家长是否有心理焦虑。

七、护理诊断

(一)患儿方面

1. 活动无耐力 与酶缺乏导致低血糖有关。

2. 生长发育改变 与糖代谢障碍有关。

3. 有感染的危险 与疾病导致免疫力低下有关。

4. 有受伤的危险 与骨质疏松和血小板功

能差有关。

（二）家长方面

1. 焦虑 与患儿疾病严重有关。

2. 知识缺乏 与家长缺乏对疾病的认识有关。

八、预期目标

（一）患儿方面

（1）患儿能进行简单的活动并且不感觉乏力。

（2）患儿的生长发育接近正常儿童标准。

（3）患儿未发生感染。

（4）患儿在日常活动中未受伤。

（二）家长方面

（1）家长的心理适应力增强，能接受事实。

（2）家长了解饮食治疗的重要性，并能自行进行喂养。

九、护理措施

（一）患儿方面

1. 合理饮食 给予高蛋白质、低脂肪、丰富维生素和无机盐的食物，但总热量不宜过高。禁食糖果、甜点等含糖量高的食物。平时少量多餐，在两餐之间和夜间应加1~2次淀粉类食物。根据年龄和血糖浓度及时调整饮食结构，保证足够的营养供给。避免剧烈活动，以防止低血糖。

2. 预防酸中毒 给予低脂肪饮食，可减少酮体和血脂的产生，防止酸中毒发生。并用碳酸氢钠纠正酸中毒，禁用乳酸钠。用药时防止药液外溢而引起组织坏死。

3. 预防感染 进行适当的锻炼，以增强体质。当家中有人感冒时，避免患儿与其接触，或接触时应戴口罩。避免去人较多的公共场所，降低受感染的概率。经常开窗通风，保持室内空气新鲜。一旦患儿出现感染症状应及时治疗，以免诱发低血糖和酸中毒。

4. 注意安全，避免受伤 家长应注意看护患儿，避免患儿单独一人，以免发生坠床。会行走的患儿应避免跑、跳、攀爬等动作，以免摔跤，引起骨折。避免患儿接触刀、剪等锐器，以免划破引起出血。

（二）家长方面

1. 心理护理 做好家长的心理护理，及时进行疏导。帮助家长增加心理承受力，接受事实，并能正确面对，同时树立起战胜疾病的信心。

2. 健康宣教 向家长解释疾病的症状及饮食控制的目的和办法，帮助家长制定合理的饮食计划。告知家长在日常生活中要注意的事项，减少感染和受伤的诱发因素。向家长提供遗传咨询。

十、效果评价

（一）患儿方面

（1）患儿乏力的症状减轻，能进行简单的活动。

（2）患儿的生长发育未受影响，与正常儿童相同。

（3）患儿未出现感染症状。

（4）患儿在日常活动中未受伤。

（二）家长方面

（1）家长已能接受事实，并树立信心。

（2）家长能自行制定饮食计划，并知道各种应避免的诱因。

苯丙酮尿症

苯丙酮尿症（phenylketonuria，PKU）是由于苯丙氨酸代谢过程中酶缺陷所致的遗传代谢性缺陷病，因患儿尿液中排出大量苯丙酮酸等代谢产物而得名，属于常染色体隐性遗传。发病率有地区差异性，约 $1/6\,000 \sim 1/25\,000$，我国的新生儿发病率为 $1:6\,500$，占智能低下小儿的 $0.5\% \sim 1.0\%$。

一、病因

当父母双方均为本病致病基因的携带者时，其子代有 1/4 的概率为患者，1/2 的概率仍为携带者，1/2 的概率为正常人。而女性患者与正常未携带致病基因的男性所生育的子代虽然都为杂合子，但仍出现程度不等的智力低下。这是因为胎儿在母体内生长发育时，由于母体的血浆苯丙氨酸过高，容易通过胎盘干扰胎儿的中枢神经系统发育。胎儿由于长时期生活在高苯丙氨酸的环境中,容易导致智力低下。因此,女性患者在怀孕期间,应以低苯丙氨酸饮食为宜。

二、发病机制

苯丙酮尿症分为典型和非典型两种。典型 PKU 是由于患儿肝细胞缺乏苯丙氨酸-4-羟化酶(phenylalanine hydroxylase,PAH),不能将苯丙氨酸转化为酪氨酸,从而引起苯丙氨酸在体内蓄积所致。非典型 PKU 是由于患儿体内四氢生物蝶呤(tetrabiopterin,BH4)缺乏,使苯丙氨酸不能氧化成酪氨酸,造成多巴胺、5-羟色胺等重要神经递质缺乏,加重神经系统的功能损害。

苯丙氨酸在体内主要通过苯丙氨酸羟化酶及其辅助因子(四氢生物蝶呤)的作用转变为酪氨酸,再经过一系列酶的催化,生成黑色素、肾上腺素、甲状腺素和尿黑酸等。四氢生物蝶呤来源于二氢生物蝶呤,通过二氢蝶呤还原酶(DHPR)的作用还原为四氢生物蝶呤。因此,当出现苯丙氨酸羟化酶缺乏、DHPR 缺乏或四氢生物蝶呤生成不足时,苯丙氨酸不能转化为酪氨酸,导致血液和体液中苯丙氨酸增多,并经转氨酶的作用,转变为苯丙酮酸,进一步代谢为苯乳酸和苯乙酸,从尿中排出。

同时,过多的苯丙氨酸还抑制了酪氨酸脱羧酶、多巴脱羧酶的活性,导致黑色素、去甲肾上腺素和肾上腺素的生成减少,使患儿色素减少,肾上腺素浓度降低。苯丙氨酸的异常代谢产物能抑制脑组织 L-谷氨酸脱羧酶活性,影响 γ-氨基丁酸的生成,从而损害脑细胞正常生理功能的发育,脑组织髓鞘脱失。此外,色氨酸脱羧酶的活性也收到抑制,使 5-羟色胺的合成减少。

三、临床表现

患儿出生时大多表现正常,3~6 个月时开始出现症状,以后逐渐加重,1 岁时症状明显。

(一)神经系统表现

以智能发育落后为主,可表现为行为异常、肌痉挛或癫痫发作,少数呈肌张力增高和腱反射亢进。有锥体束及锥体外束受累体征,伸跖反射阳性,腹壁反射消失。严重者可出现脑瘫。非典型患儿的症状出现较早且重,常见肌张力下降、嗜睡和惊厥,如不及时治疗,常在幼儿期死亡。

(二)外观

患儿皮肤白皙,头发枯黄,皮肤和虹膜色浅。患儿头围小于正常同龄儿,且头围越小智力障碍越严重。

(三)其他

有呕吐、喂养困难、皮肤湿疹,尿及汗液有鼠尿样臭味。

四、辅助检查

1. 新生儿筛查 采用 Guthrie 枯草杆菌抑制试验测定新生儿血液苯丙氨酸浓度。血中苯丙氨酸出生时正常,哺乳 48 小时后迅速增高。在小儿进食奶类 2~3 天后,用厚滤纸采集末梢血液,晾干后寄送至筛查试验室。当苯丙氨酸含量 >0.24 mmol/L(4 mg/dl)时,应复查或采集静脉血进行苯丙氨酸和酪氨酸定量测定。确诊应符合下列条件:① 血浆苯丙氨酸 >0.12 mmol/L(2 mg/dl);② 血浆酪氨酸值正常;③ 尿中苯丙氨酸代谢产物增高;④ 四氢生物蝶呤正常。

2. 尿三氯化铁试验和 2,4-二硝基苯肼试验(DNPH) 检查尿中苯丙氨酸的化学呈色法,由于特异性欠佳,有假阳性和假阴性的可能。一般只用作较大儿童的筛查。

3. 血游离氨基酸分析和尿液有机酸分析 不仅为本病提供生物化学诊断依据,也可鉴别其他可能的氨基酸、有机酸代谢缺陷。

4. HPLC 尿蝶呤图谱分析 可以进行四氢生物蝶呤缺乏症的诊断和鉴别诊断。

5. 苯丙氨酸负荷试验 对血苯丙氨酸浓度大于正常,小于 1 200 μmol/L 者口服苯丙氨酸 100 mg/L。血苯丙氨酸大于 1 200 μmol/L 诊断为 PKU,小于 1 200 μmol/L 为高苯丙氨酸血症。

6. DNA 分析 苯丙氨酸羟化酶的编码基因位于 12q24.1,目前已有 cDNA 探针供作产前基因诊断。但由于基因的多态性,分析结果须谨慎。

7. 脑电图检查 80% 的患儿出现脑电图异常,可表现为高峰节律紊乱等。

8. CT 和 MRI 检查　可无异常发现,也可发现有不同程度的脑发育不良。

五、治疗原则

本病是少数可以治疗的遗传代谢性疾病之一。一旦确诊,应立即治疗,开始治疗的年龄越小,预后越好。停止一切乳类食品,代之以低苯丙氨酸食品,一般保持血苯丙氨酸浓度在 $120\sim360\ \mu mol/L$ 较为理想,以避免神经系统的不可逆损害。对非典型病例除饮食控制外,应给予药物治疗,补充其缺乏的四氢生物蝶呤、5-羟色胺等。治疗及时者,日后智能正常或接近正常。

苯丙酮尿症女性患者经治疗成长后,妊娠与哺乳期间需控制饮食,限制苯丙氨酸摄入量,否则将使子代受害。常见有小头和智能低下,甚至流产。

近年来,多个地区对高危家族实施了产前诊断,取得了良好的社会效益。产前诊断于孕 9~12 周取绒毛或 16~18 周取羊水细胞,但应用中必须注意临床诊断的准确性。

六、护理评估

(一)健康史

了解家族中是否有类似疾病;询问父母是否近亲结婚,患儿是否有智力低下及体格发育较同龄儿落后;了解喂养情况、饮食结构、小便气味等。

(二)身体状况

观察皮肤颜色;闻毛发、尿及汗液的气味;测量身高、体重、头围大小等;检查患儿有无肌张力增高、腱反射亢进;分析 Guthrie 枯草杆菌抑制试验、尿三氯化铁试验和 2,4-二硝基苯肼试验结果。

(三)心理社会状况

了解家长是否掌握与本病有关的知识,特别是饮食治疗的方法,家庭经济和环境状况,父母角色是否称职,家长是否有心理焦虑。

七、护理诊断

(一)患儿方面

1. 生长发育改变　与高浓度的苯丙氨酸导致脑细胞受损有关。

2. 有皮肤完整性受损的危险　与皮肤受异常分泌物刺激有关。

(二)家长方面

1. 焦虑　与患儿疾病严重有关。

2. 知识缺乏　与家长缺乏对疾病相关的护理知识有关。

八、预期目标

(一)患儿方面

(1)患儿神经系统损伤减轻。

(2)患儿皮肤保持完好。

(二)家长方面

(1)患儿家长适应疾病带来的家庭程序改变,积极配合治疗。

(2)患儿家长能知道哪些食品苯丙氨酸的含量高,不适宜患儿食用,以及患儿日常的一般护理知识。

九、护理措施

(一)患儿方面

1. 控制饮食　提供低苯丙氨酸饮食,使摄入苯丙氨酸的量既能保证生长发育和体内代谢的最低需要,又能使血液中的苯丙氨酸浓度维持在 $0.24\sim0.61\ mmol/L(4\sim10\ mg/dl)$,其目的是要最大限度地降低苯丙氨酸对神经系统的损害。所以,饮食控制是否成功将直接影响到患儿的智力和体格发育。

饮食控制必须及早开始,最好在 3 个月前开始控制,对智力的影响越小,如超过 1 岁后再进行控制,虽然可以改善抽搐等症状,但智力已受到影响,并且是不可逆的。对于婴儿可以给予特制的低苯丙氨酸奶粉,对于幼儿以大米、小米、土豆等淀粉类食物和蔬菜为主,水果为辅,禁食肉类、蛋、豆类等富含蛋白质的食物。出生 6 个月后增加铁剂和多种维生素。

饮食控制过程中应定期随访血液中的苯丙氨酸浓度,如过低会影响机体的生长发育,出现嗜睡、厌食、贫血、皮疹、腹泻等症状,严重时可导致组织分解,使血苯丙氨酸升高、低血糖和惊厥。饮食控制需持续到青春期后可稍放宽。常用食物的苯丙氨酸含量,见表 14-2。

表 14-2 常用食物的苯丙氨酸含量(每 100 g 食物)

食 物	蛋白质(g)	苯丙氨酸(mg)
人奶	1.3	36
牛奶	2.9	113
籼米	7.0	352
小麦粉	10.9	514
小米	9.3	510
白薯	1.0	51
土豆	2.1	70
胡萝卜	0.9	17
藕粉	0.8	4
北豆腐	10.2	507
南豆腐	5.5	266
豆腐干	15.8	691
瘦猪肉	17.3	805
瘦牛肉	19.0	700
鸡蛋	14.7	715
水果	1.0	0

(摘自中国预防医学科学院营养食品卫生研究所编著;食物成分表,1991)

2. 重视和加强皮肤护理　勤换尿布,保持皮肤干燥,对皮肤褶皱处特别是腋下、腹股沟、颈部等部位要及时擦干,保持清洁。经常洗澡、换衣,避免用对小儿皮肤有刺激性的用品(如肥皂、酒精等),尤其是夏天,这样不仅可以减少皮肤分泌物的刺激,而且可以减少异味。如有湿疹应及时处理。

(二)家长方面

1. 心理疏导　对于家长焦虑给予心理安慰,帮助其缓解,并能逐步接受事实和参与饮食控制方案的制订,树立信心。

2. 健康教育　向家长介绍有关本病的知识,强调饮食控制对患儿智力和体格发育的影响,使其明白饮食控制的重要性。协助家长制定严密的饮食控制方案,严格控制食物中苯丙氨酸的摄入。向家长提供遗传咨询,对有本病家族史的夫妇采用 DNA 分析或羊水检测以及早发现。

十、效果评价

(一)患儿方面

(1)患儿智力发育和体格发育基本正常。

(2)患儿未发生皮肤破损与感染。

(二)家长方面

(1)患儿的家长能缓解其焦虑紧张的情绪,认清疾病,积极配合治疗。

(2)患儿家长能在医护人员指导下制定饮食控制方案,并对本病的相关知识有了解。

黏多糖代谢障碍

黏多糖代谢障碍简称黏多糖病(mucopolysaccharidosis,MPS),是由于黏多糖降解酶的缺陷引起酸性黏多糖分解代谢障碍,累积与体内各个脏器而导致器官损害的一组先天性遗传性疾病。本病主要累及结缔组织、心脏、骨骼和中枢神经系统,其中骨骼畸形为本病特征。临床上以酶的缺陷、尿中排出的黏多糖种类、表型、遗传的传递方式进行分类,分为 7 大类。除黏多糖病Ⅱ型(Hunter 综合征)是 X 连锁隐性遗传外,其余各个类型均为常染色体隐性遗传。

一、病因及发病机制

Hunter 综合征的患者大多为男性,因为男性只有一条 X 染色体,当 X 染色体带有此缺陷基因时,即可发病。如出现女性患者,该患者必须为纯合子,这种情况非常少见,并且病情非常严重。

其余各类型的患者其父母均为本病基因的携带者(Aa),当两人的子代出现纯合子(aa)时,即为患者。

据目前研究所知,本病影响的黏多糖有 3 种:硫酸皮肤素、硫酸角质素和硫酸类肝素。在正常人体内结缔组织的主要成分是黏多糖和胶原。正常情况下,黏多糖的分解代谢需要多种溶酶体酶的参与。当人体由于这些酶的先天性缺陷不能是上述的 3 种黏多糖正常分解代谢时,这些黏多糖就会积聚于溶酶体内,使溶酶体肿胀。肿胀的溶酶体损害了细胞的正常结构,使细胞的正常功能受损。由于黏多糖参与构成结缔组织,因此主要影响的是结缔组织的功能。黏多糖聚积可使结缔组织松弛,形成疝。结缔组织增厚导致面容丑陋、关节囊增厚、外周神经和脊髓压迫等。同时,黏多糖积聚于中枢神经内可造成进行性的智力迟滞。

二、临床表现

不同分型的黏多糖病其临床表现也不相同，以进行性神经系统功能损害、骨骼发育异常和脏器的肿大为主要特征。

患儿出生时大多正常。至出生后 6 个月～1 岁左右开始出现智能发育迟缓，体格发育异常，面容发生改变。随着年龄的增长，智力的落后呈进行性发展。各系统器官受损表现的出现有先后顺序，其中骨骼的畸形较严重。至 3 岁时，患儿的体格发育已接近停滞。

在各型中，以黏多糖病Ⅰ～H 型（Hurler 综合征）最为常见且最为严重。其主要表现为：① 面容丑陋：头颅较一般人的大且隆凸，呈舟状。前额突出，发际低，头发粗密。眼距宽，鼻梁扁平且宽，鼻孔大而略上翻，嘴大唇厚，舌大常伸出口外，牙齿小而稀疏，牙龈增厚。耳位低，颈短，脸部表情呆板。② 骨骼畸形：患儿体格发育迟滞呈侏儒状，脊椎椎体畸形，脊柱出现侧凸或后凸，呈鸟嘴形。胸廓扁平，肋缘外翻，四肢关节屈曲，不能伸直。手宽而短，手指关节活动受阻呈爪形手。③ 智力迟滞：智力发育迟滞呈渐进性，最终可发展为白痴。④ 眼部表现：眼裂狭小，角膜出现云翳和浑浊，视网膜色素变性，视神经萎缩，可出现青光眼，甚至导致失明。⑤ 其他系统表现：心脏瓣膜因结缔组织的增厚出现扭曲，导致瓣膜出现狭窄和关闭不全，以二尖瓣最严重。冠状动脉壁增厚，心脏肥大，心功能不全。肝脾出现肿大，并且有腹直肌分离、脐疝和腹股沟疝。其余分型黏多糖病的临床表现见表 14-3。

表 14-3　各型　黏多糖病的临床表现

型别 （综合征名）	听力 障碍	智力 迟滞	角膜 浑浊	骨骼 畸形	面容 丑陋	肝脾 肿大
Ⅰ H 型 (Hurler)	+	+++	+	+++	++	+
Ⅰ S 型 (Scheie)	+	+/-	+	+	+	+/-
Ⅰ H/S 型 (Hurler-Scheie)	+	++	+	+	+	+
Ⅱ 型 (Hunter)	+	++	-	+	+	+

续　表

型别 （综合征名）	听力 障碍	智力 迟滞	角膜 浑浊	骨骼 畸形	面容 丑陋	肝脾 肿大
Ⅲ A 型 (Sanfilippo A)	+	-	+/-	++	+	+
Ⅳ A 型 (Morquio A)	+	+++	+	+++	+	+
Ⅵ 型 (Maroteaux-Lamy)	+	-	+	+++	+	+/-
Ⅶ型(β-葡萄糖苷酸缺乏症)	+/-	+	+	+	+	+
硫酸类肝素和硫酸角质素尿	不详	+	+	+	+	-

三、辅助检查

1. **尿黏多糖测定**　用甲苯胺蓝法做定性试验，呈阳性者可初步诊断。但是软骨发育不全和结缔组织病可出现假阳性。需做 24 小时尿定量以进行鉴别。

2. **末梢血白细胞黏多糖颗粒检查**　中性粒细胞或淋巴细胞甲苯胺蓝或瑞忒-基姆萨染色，见细胞胞质中深蓝色颗粒（Reilly 颗粒）表示有黏多糖存在。

3. **白细胞、血清或皮肤成纤维细胞中特异性酶测定**　该检测可明确诊断，或取皮肤、骨髓、直肠黏膜等组织进行活检。

4. **多聚酶链反应检测**　DNA 突变。

5. **X 线检查**　骨骼系统受累，颅骨增厚，脊柱侧凸或后凸，以胸腰段明显。腰椎体呈卵圆形，前端扁嘴状。肋骨前端窄，后部宽，呈桨状。四肢骨粗短，干骺端向外扩大，骨皮质变薄，骨化中心出现晚且不规则。

四、治疗原则

目前本病尚无特殊的治疗方法。主要是对症和支持疗法。对于骨骼的畸形，可以矫正的采用手术矫正。矫正的时间最好在 7 岁左右，因为患儿在 7～8 岁时停止发育，此时做手术效果最好。也可通过输入新鲜血浆，补充患儿缺乏的各种酶类，以减轻症状。

目前，正在研究通过骨髓移植和基因工程的方法进行治疗。

五、护理评估

(一) 健康史

了解家族中是否有类似疾病;询问父母是否近亲结婚,患儿是否有智力低下及体格发育较同龄儿落后。

(二) 身体状况

测量身高、体重、头围大小等;检查有无骨骼系统的畸形表现,如脊柱侧凸或后凸,关节的畸形等;检查有无心脏瓣膜受累症状;分析尿黏多糖测定、组织活检等结果。

(三) 心理社会状况

了解家长是否掌握与本病有关的知识,家庭经济和环境状况,父母角色是否称职,家长是否有心理焦虑。

六、护理诊断

(一) 患儿方面

1. 自理缺陷　与智力低下及骨骼畸形有关。

2. 有感染的危险　与免疫力低下及心脏畸形有关。

(二) 家长方面

1. 焦虑　与小儿智力低下有关。

2. 知识缺乏　与家长缺乏对疾病的认识有关。

七、预期目标

(一) 患儿方面

(1) 患儿生活质量未受影响。

(2) 患儿未发生感染。

(二) 家长方面

(1) 患儿家长能逐渐接受事实,并且逐步适应。

(2) 患儿家长能掌握有关疾病的知识及对进行预防。

八、护理措施

(一) 患儿方面

1. 加强生活护理　保持皮肤清洁干燥,经常给患儿洗澡,更换衣裤。每次大小便后,做好会阴部的护理。细心照顾患儿,帮助患儿进行日常的生活自理。

2. 预防感染　经常开窗通风,保持室内空气新鲜。尽量少去人多的地方,避免接触各类感染者。做好患儿的个人卫生,保持口鼻腔的清洁,预防局部黏膜的感染。经常洗手、洗澡、换衣,家庭中如有人患呼吸系统疾病应戴口罩后再接触患儿。

(二) 家长方面

1. 心理指导　当家长得知孩子患有黏多糖病时,最初往往会难以接受,然后表现出忧伤与自责。此时,医护人员应对他们的心理表示理解,并且进行耐心的开导。

2. 专业知识的提供　在家长已经有较好的心理适应后,医护人员应向家长提供有关患儿抚养及教育的知识,帮助家长对患儿进行日常生活自理的训练。

3. 健康教育　医护人员应向家长解释黏多糖病的病因,指导家长在下一次妊娠时做好预防工作。35 岁以上的妇女,妊娠后应做羊水细胞检查;凡 30 岁以下的母亲,产过黏多糖病的患儿,或姨表姐妹中由此患者,应及早检查母亲的染色体核型,妊娠时应做羊水细胞检查。

九、效果评价

(一) 患儿方面

(1) 患儿的生活质量良好。

(2) 患儿未发生感染。

(二) 家长方面

(1) 家长已能接受事实,心理适应力较好。

(2) 家长已掌握黏多糖病的病因,了解如何避免患儿的出生。

肝豆状核变性

肝豆状核变性(hepatolenticular degeneration,HLD),又名 Wilson 病。因为是由 Wilson 在 1912 年首次对此病进行描述并报道。肝豆状核变性是由于遗传性的铜代谢障碍,导致体内过多的游离铜积聚于组织内,使肝、肾、脑等组织器官出现退行性变和角膜 K-F 环。本病为常染色体隐性遗传。

一、病因及发病机制

本病为常染色体隐性遗传,致病基因位于13q14~q21。半数以上的患儿有家族史,人群发病率为 1/160 000~1/640 000,人群携带者为1/200~1/400。

本病的主要病变部位是基底核和肝。由于铜盐的积聚,纹状体和视丘下核呈棕色或砖红色,大脑中央白质和小脑半球呈海绵状软化,甚至形成空腔,大脑皮质逐渐萎缩。肝脏呈小叶性肝硬化,表面呈结节状。

肾、角膜等组织有不同程度的铜盐积聚。

对于本病的发病机制,目前存在多种说法,大多数学者认同的是与肝内的金属巯基组氨酸三甲基内盐(metallonthioneine)有关。肝内的金属巯基组氨酸三甲基内盐与铜结合后的稳定性是正常情况下的 4 倍,使铜在肝内积聚。当肝内积聚的铜量超过肝脏的贮藏能力时,未结合的铜就会进入血液循环,到达其他脏器,在各个脏器内积聚。本病的发病机制表现在:遗传性的铜蛋白酶活性降低,从血中摄取铜延迟,肝内铜渗入铜蓝蛋白(ceruloplasmin)障碍,经胆汁排铜缺陷,铜在体内的周转时间延长。

此外,由于铜是酶催化过程的强抑制剂,而患儿的铜携带蛋白(铜蓝蛋白)的合成有缺陷,使过多的铜漏入组织,抑制了三磷酸腺苷酶,导致组织的氧化剂性损害。

二、临床表现

肝豆状核变性多为隐匿起病,病程进展缓慢,多于 10~15 岁起病,也有早至 4 岁起病的。起病早者首发症状以肝脏损害为主,10 岁以后起病者以神经系统损害为主要症状。

(一)肝脏损害表现

表现为恶心、呕吐、黄疸等急性肝炎症状;出现腹水,肝、脾肿大等肝硬化症状,有的患儿可出现门脉高压症状。有的患儿出现无症状的肝硬化。以急性肝炎为主要症状的患儿又分为 3 种类型:① 急性暴发型。② 隐性起病逐渐发展为活动性肝炎。③ 急性起病以后逐渐恢复。急性暴发型的特点是血铜值极高,丙氨酸转氨酶相对较低,血胆红素值极高,肝细胞大量释放铜进入血液循环导致溶血。以上是本病与其他原因引起的暴发性肝功能衰竭的不同点。大多数患儿不经过急性肝炎阶段直接发生肝硬化。

(二)神经、精神症状

神经系统症状较肝损害症状出现晚。最突出的症状为静止性和意向性震颤。早期常因为手足出现震颤、说话口吃不清而引起注意。患儿表现为扑翼样震颤、舞蹈样动作、手足徐动、步态不稳等不协调动作,肌张力增高,流涎,说话不清和吞咽困难,部分患儿有癫痫发作。患儿出现记忆力减退、注意力不集中,易激动、兴奋或有表情淡漠等性格和行为改变,晚期出现幻觉和痴呆症状。

(三)其他系统症状

多数患儿可有角膜色素环,在角膜裂隙灯下见由直径<1 μm 的色素颗粒组成的褐色、绿色或蓝绿色的环,该环在角膜缘内,宽约 1~4 mm,称 Kayser-Fleischer 环,是由于铜盐沉积于角膜的弹力层内形成的。患儿可出现急性溶血,并以此为首发症状。铜盐沉积于肾脏还可引起急慢性肾炎,并造成肾小管的损伤,导致糖尿、氨基酸尿、高磷尿和肾小管性酸中毒等疾病。此外,患儿还可出现缺铁性贫血、骨质疏松和肾性佝偻病等。

患儿的病程进行缓慢,约半数患儿死于发病后 4~5 年,慢性患儿可活至成人。

三、辅助检查

1. 血浆铜蓝蛋白 正常值为 20~40 mg/100 ml,患儿的血浆铜蓝蛋白值低于 200 mg/100 ml。

2. 24 小时尿铜测定 正常人<40 μg/24 小时,患儿的尿铜达 100~1 000 μg/24 小时。

3. 肝脏活检 正常人每克干燥肝的铜含量平均为 32 μg/g,不超过 55 μg/g。患儿的肝铜含量在 250~3 000 μg/g 之间。

4. 角膜检查 在裂隙灯下,见角膜色素环。

5. 血清 血清丙氨酸转氨酶升高。

6. 尿排铜试验 对于鉴别有困难的患儿,使其口服青霉胺 1 g,然后测定尿排铜量,达到1 200~2 000 mg/d 即可诊断。

一般情况下,符合第1、2、3、4条这四条的即可诊断为肝豆状核变性,如有鉴别困难,就做第6条。

四、治疗原则

本病目前尚无特殊治疗方法,只能通过促进铜的排泄、减少铜的吸收来减轻症状。

(一) 促进铜的排泄

目前通常使用青霉胺,使其与铜结合,经尿排泄以去除体内过多的铜。10岁以下的患儿每天服用青霉胺 20 mg/kg,10岁以上的患儿每天服用 1 g,以此为维持量,并以 24 小时的尿排铜量进行调整。年长患儿的排铜量控制在每天 1~3 g。在服用青霉胺的过程中,每天补充维生素 B_6 50 mg,以免发生维生素 B_6 缺乏症。

在服用青霉胺的最初 6 周,部分患儿可出现过敏反应。表现为发热、皮疹等症状,通常在停药后可消失。必要时采用脱敏疗法:先停服青霉胺,然后每天服用泼尼松 1~2 mg/kg,1~2 周后再重新服用青霉胺,并继续服用泼尼松 1~2 周。若脱敏疗法无效的患儿,可选用二盐酸三乙烯丁胺(triethylene tetramine dihydrochloride),每天 0.5~2 g。

青霉胺需长期口服,才能有显著的疗效。家族成员中经测定有铜代谢异常的患儿须进行预防性治疗,以防发病。

(二) 减少铜的吸收

进食含铜少的食物,每天的铜摄入量应限制在 1 mg 以下。对于坚果、海鲜、贝壳类、甲壳类动物、巧克力、蘑菇等含铜高的食物,应尽量少吃或不吃。此外,在进餐的同时服用亚硫化钾,以减少患儿对食物中铜的吸收。<4 岁的患儿每次 10 mg,>4 岁的患儿每次 40 mg。

(三) 支持疗法

有缺铁性贫血者,应补充铁剂,纠正贫血。有骨质疏松者,应补充钙剂和维生素 D。

如患儿出现暴发性肝功能衰竭,可进行肝移植术。

五、护理评估

(一) 健康史

了解家族中是否有类似疾病;询问父母是否近亲结婚,患儿是否有肝脏损害表现及神经系统表现;了解喂养情况、饮食结构等。

(二) 身体状况

观察患儿有无急慢性肝炎表现,有无神经系统受损的表现,有无肝硬化表现,有无出现急性溶血表现等;检查患儿有无角膜色素环,分析血浆铜蓝蛋白测定结果、尿铜排量结果、血清丙氨酸转氨酶测定等结果。

(三) 心理社会状况

了解家长是否掌握与本病有关的知识,特别是控制饮食的方法,家庭经济和环境状况,父母角色是否称职,家长是否有心理焦虑。

六、护理诊断

(一) 患儿方面

1. 焦虑 与疾病较严重有关。
2. 自理能力缺陷 与疾病导致神经系统症状有关。
3. 营养失调 低于机体需要量与饮食的控制有关。
4. 有受伤的危险 与疾病导致患儿运动不协调有关。

(二) 家长方面

1. 焦虑 与患儿的疾病严重有关。
2. 知识缺乏 与家长缺乏对疾病的认识有关。

七、预期目标

(一) 患儿方面

(1) 患儿心理逐步适应,能积极配合治疗。
(2) 患儿的生活质量未受影响。
(3) 患儿的营养摄入均衡,满足生长发育需要。
(4) 患儿未发生意外受伤。

(二) 家长方面

(1) 家长的心理适应力增强,能接受事实。
(2) 家长了解饮食控制的重要性,并能自行进行喂养。

八、护理措施

(一) 患儿方面

1. 心理护理 多与患儿沟通,了解患儿心中的担心。针对性的进行开导,尽量使用患儿可以理解的语言。鼓励患儿多与其他患儿接触,并介绍同病种的患儿认识。增加其信心。鼓励家长多陪伴患儿,使其有安全感。

2. 饮食控制 少食含铜的食物,如豌豆、蚕豆等豆类、玉米、贝壳类、蟹、虾等海鲜、坚果、巧克力、蘑菇等。进食含高蛋白质、高热量、低脂肪的饮食,以满足生长发育的需要。进食含铁高的食物,如猪肉、动物内脏等,以防止和纠正缺铁性贫血。适当进食奶制品,以补充钙剂。

3. 加强生活护理 帮助患儿进行日常的生活护理,如刷牙、洗脸等精细活动。协助患儿自行穿衣、叠被,增加其自我的成就感。经常帮助患儿洗澡、更衣,保持皮肤清洁。

4. 加强患儿的看护 做好患儿的安全工作,床边设围栏,房间内有人看护,防止患儿坠床。平时,家长应加强看护,防止患儿因步态不稳摔倒,或攀爬等动作。尽可能避免不必要的损伤。

5. 做好用药护理 青霉胺是目前最有效的治疗药物。但是,部分患儿对此药过敏。护理人员应加强观察有无皮疹等过敏反应,并在用药前做过敏试验。对于长期用药的患儿可以出现维生素 B_6 缺乏的表现,应及时补充。

6. 加强病情观察 加强观察药物的疗效及副作用,观察患儿的神经系统表现,如震颤、舞蹈样动作、手足徐动、步态不稳等动作,有无改善或加重。以利于及时调整治疗方案。

(二) 家长方面

1. 健康教育 向家长介绍有关本病的知识,强调饮食控制对患儿疾病控制的影响,使其明白饮食控制的重要性。协助家长制定严密的饮食控制方案,严格控制食物中铜的摄入。向家长提供遗传咨询,对有本病家族史的夫妇采用 DNA 分析或羊水检测以及早发现。

2. 心理疏导 对于家长的焦虑给予心理安慰,帮助其缓解,并能逐步接受事实和参与饮食控制方案的制订。介绍家长认识同样疾病的患儿,使其增加战胜疾病的信心。

九、效果评价

(一) 患儿方面
(1) 患儿能积极配合治疗,心理状态良好。
(2) 患儿的生活质量未受影响。
(3) 患儿的营养状态良好。
(4) 患儿未发生意外受伤。

(二) 家长方面
(1) 家长已能接受事实,并树立信心。
(2) 家长已了解相关的疾病知识,知道如何控制饮食。

(陈智娟 庞源芳)

思考题
1. 如何做好遗传性疾病的预防?
2. 21-三体综合征患儿有什么特征?
3. 如何做好常染色体畸变的预防工作?
4. 怎样做好性染色体畸变患儿的心理疏导?
5. 糖原贮积症的患儿如何做好饮食控制?
6. 苯丙酮尿症患儿如何控制饮食?
7. 苯丙酮尿症的女性患者为什么要在妊娠期间控制苯丙氨酸的摄入量?
8. 黏多糖代谢障碍的患儿有哪些骨骼畸形?
9. 肝豆状核变性患儿如何进行治疗?
10. 肝豆状核变性患儿的饮食应如何控制?

第十五章 营养障碍

第一节 小儿营养

营养是保证小儿生长发育的基本要素,只有摄入充足合理的营养,才能保证机体组织和细胞的增生和修复,以及维持各种正常的生理功能。小儿新陈代谢旺盛,对各种营养物质需求量大,但此时消化与吸收功能尚不完善,容易发生营养紊乱,造成小儿生长发育障碍和营养性疾病。因此掌握小儿各个时期的营养需求,给予准确合理的指导尤为重要。

一、小儿能量代谢特点及各种儿童营养素的需要量

(一) 小儿能量需要

包括以下五个方面。

1. **基础代谢** 较成人高,按每天每千克体重计算,1 岁以内约需 230 kJ（55 kcal）,7 岁184.2 kJ(44 kcal),12 岁时与成人相近约 126 kJ(30 kcal)。

2. **生长所需** 这是小儿时期所特有的热能消耗,所需热量与生长速度成正比,若所供给的热量不足,生长发育会迟缓或停滞。婴儿此项热量需要约占总热量的 25%～30%,6 个月的婴儿达 167～2 093 kJ[40～50 kcal/(kg·d)],1 岁时为 63 kJ [15 kcal/(kg·d)]。

3. **活动所需** 与活动量的大小和活动时间有关,活动量越大,活动时间越长,消耗能量越多。婴儿约为 63～84 kJ [15～20 kcal/(kg·d)],12 岁时约为 126 kJ [30 kcal/(kg·d)]。

4. **食物特殊动力作用** 指用于摄入和消化吸收食物所需的能量,其中蛋白质的特殊动力最大。婴儿因摄入的蛋白质较高,故此项需能量占总需能量的 7%～8%,年长儿约占 5%,与成人相近。

5. **排泄损耗** 每天摄入的食物不能完全吸收,一部分食物未经消化吸收即排泄于体外,此项热量损失一般不超过总摄入量的 10%。

综上所述,婴儿用以维持安静状态所需热量(包括基础代谢与食物特殊动力作用),约占总热量的 50%,生长发育约占 25%,活动需要约占 25%。按单位体表面积计算,能量需要量以婴儿为最高。如总热量长期供给不足可致消瘦、发育迟缓、体重不增、抵抗力降低易患疾病。而总热量长期供给过多时,又可发生肥胖。

实际应用时,主要依据年龄、体重来估计总热量的需要。每千克体重每天所需热量为:新生儿 502 kJ(120 kcal),<1 岁 460 kJ(110 kcal),以后每 3 岁减去 41.84 kJ(10 kcal),至 15 岁时为 251 kJ(60 kcal)左右,成人为 126 kJ(30 kcal)左右。

(二) 营养素的需要

人体必需的营养素包括水、蛋白质、脂肪、糖、维生素、矿物质及微量元素等。

1. **水** 水是机体的重要组成部分,是人类赖以生存的重要条件。小儿新陈代谢旺盛,热量需要大,因此所需水分相对地较多。婴儿需水150 ml/(kg·d),3～7 岁需水 90～110 ml/(kg·d),10 岁时需水 70～85 ml/(kg·d),14 岁时需水约 40～60 ml/(kg·d)。

2. **蛋白质** 是构成人体细胞和组织的基本成分。由于小儿生长发育要求正氮平衡,故蛋白质按体重计算需要量高于成人。婴儿饮食中蛋白质含量约占总热量的 15%,母乳喂养每天需

蛋白质 2 g/kg,牛乳喂养为每天 3.5 g/kg,混合喂养为每天 3.0 g/kg。

3. **脂肪** 是供给热能的重要物质,同时还具有提供必需脂肪酸,帮助脂溶性维生素吸收,防止散热及达到机械保护的功能。主要来源于乳类、肉类、植物油。婴幼儿饮食中脂肪供给占总热量的 35%,每天约需 4~6 g/kg,6 岁以上约为每天 2~3 g/kg。

4. **碳水化合物** 是供给热量的主要来源,其供热量约占总热量的 50%,婴儿每天约需 10~12 g/kg,儿童每天约需 8~12 g/kg。摄入过多时,发酵过盛刺激肠蠕动可引起腹泻。

5. **维生素** 是维持正常生长及生理功能所必需的营养素,与酶关系密切,是构成许多辅酶的成分。维生素种类很多,水溶性包括维生素 B_1、维生素 B_2、维生素 B_6、维生素 C 等,在烹饪过程中易损失,体内不能贮存。脂溶性包括维生素 A、D、E、K,吸收后可在体内贮存,过量则易蓄积中毒。造成维生素缺乏的原因除膳食摄入不足外,还包括消化吸收障碍、分解破坏增强、生理需要量增加以及肠道细菌合成障碍等。其中,维生素 A、维生素 B_1、维生素 B_2、维生素 C、维生素 D、维生素 B_{12} 和叶酸常由于膳食中含量不足而引起缺乏。

6. **矿物质和微量元素** 离子化元素如钙、磷是正常凝血和神经肌肉功能所必需。由于它们是骨骼的重要组成部分,故又称大元素。必需微量元素具有重要的营养作用和生理功能,包括铜、铁、锌、锰、硒、碘、铬等,缺乏后产生特征性生化紊乱、病理改变,引发疾病。儿童易因微量元素代谢不平衡而致病,如肠病性肢端皮炎是遗传性缺锌病,卷发综合征是遗传性缺铜症,缺碘引起克汀病,缺硒引起克山病,缺铁引起贫血。

二、母乳喂养

(一) 母乳的营养成分

1. **蛋白质** 含丰富的必需氨基酸,营养价值高,乳白蛋白在胃内形成凝块小,有利于消化和吸收。母乳中的蛋白质含量较低,但质量高,利用率高,且免疫物质丰富,对新生儿尤为重要。

2. **脂肪** 含不饱和脂肪酸以及解脂酶较多,易于消化吸收。

3. **维生素** 母乳中维生素 A、维生素 E、维生素 C 含量较高,而维生素 B_1、维生素 B_2、维生素 B_6、维生素 B_{12}、维生素 K、叶酸含量较少,但基本能满足生理需要。维生素 D 在人乳及牛乳中的含量均较低。

4. **矿物质** 人乳矿物质含量约为牛乳的 1/3。人乳钙、磷含量(33:15)比牛乳(125:99)低,但钙、磷比例适宜(人乳为 2:1,牛乳为 1.2:1)使钙的吸收良好。铁在人乳和牛乳中含量均低,但人乳中铁的吸收率明显高于牛乳。婴儿尤其是人工喂养儿如不及时添加辅食和补充含铁食品,易出现缺铁性贫血。人初乳中锌含量较高,有利于生长发育。

(二) 母乳的免疫成分

母乳中含有多种抗细菌、抗病毒和抗真菌感染的物质,对预防新生儿和婴儿感染有着重要意义。

1. **体液免疫成分** 母乳中含有多种免疫成分,包括 IgG、IgA、IgM 和补体成分 C3、C4 等,初乳中含量最丰富,其中分泌型 IgA(S IgA)是所有外分泌液中含量最高者,随泌乳期延长,IgG 和 IgM 含量显著下降。S IgA 在成熟乳(产后 2~9 个月的乳汁)中的含量也有明显下降,但由于成熟乳的泌乳量增加,婴儿摄入 S IgA 的总量并无明显减少。人乳中的 IgA 抗体分布在婴儿的咽部、鼻咽部和胃肠道局部黏膜表面,中和毒素、凝集病原体,防止侵入人体。乳铁蛋白在人乳中含量丰富,明显高于牛乳,能与细菌竞争结合乳汁中的元素铁,阻碍细菌的代谢和分裂繁殖,达抑菌效果。

2. **细胞成分** 人乳中含大量免疫活性细胞,包括巨噬细胞、中性粒细胞和淋巴细胞。具有吞噬和杀灭葡萄球菌、致病性大肠杆菌和酵母菌的能力,在预防疾病方面有重要意义。

3. **其他因子** 双歧因子在母乳中含量高而稳定,可促进肠道内乳酸杆菌生长,从而抑制大肠杆菌、痢疾杆菌的生长繁殖。人乳中溶菌酶含量较高,能杀伤细菌。

(三) 母乳喂养的优点

(1) 营养丰富,各种营养素比例合适,易于消化和吸收。尤其以最初 4～6 个月最为适宜。

（2）富含多种免疫成分，能预防肠道和全身感染。

（3）可直接喂哺，温度适宜，经济方便，乳量随小儿生长而增加。

（4）哺乳可增进母子感情，并可密切观察小儿微细变化。

（5）促进子宫收缩并加速其复原，减少患乳腺癌和卵巢癌的概率。

（四）母乳哺喂的方法

1. 开奶时间　产后即可哺喂，促进乳汁的分泌和排出。

2. 哺乳次数　根据婴儿饥饱和吸吮情况，不宜严格规定间隔时间和次数，通过吸吮刺激催乳素及缩宫素的分泌，以促进泌乳及产乳反射的建立。

3. 哺乳时间和方法　起初 2～3 天，每次每侧乳房哺喂 2～4 分钟，以后延长至 10 分钟左右，一般最初 5 分钟内已吸出大半乳量，10 分钟后乳汁几乎吸空，故每次最长喂乳时间不超过 15～20 分钟。喂哺时，应抱起婴儿呈半坐姿势躺在母亲怀里，保持呼吸道通畅。哺乳后应将婴儿抱起，头靠在母亲肩上，轻拍其背部，嗳出胃内气体防止吐奶后窒息。

4. 断奶　应逐渐进行，在正常添加辅助食品的条件下，婴儿 8～12 个月断奶最合适。一般先从 6～8 个月起每天先减少 1 次哺乳，用辅助食品代替，以后逐渐减少哺乳次数直至断奶。在炎热夏季或婴儿患病时不宜断奶，可延至秋凉时进行，以免发生腹泻等消化紊乱。

三、人工喂养

（一）人工喂养的适用对象

（1）母亲没有乳汁分泌。

（2）母亲患有较严重的器质性疾病，如心、肺、肾脏疾病及内分泌疾病，或患有慢性传染病如肝炎、肺结核等，均不宜哺喂婴儿。

（3）婴儿患有苯丙酮尿病、半乳糖血症等遗传代谢性疾病。

（二）人工喂养的婴儿食品

1. 鲜牛乳　牛乳与母乳相比，两者所供热能虽然大致相等，但营养成分的差异较大。鲜牛乳中蛋白质含量高于母乳，主要为酪蛋白，遇胃酸所形成的凝块较大，不易消化；牛乳中脂肪球较大，不易被婴儿消化和吸收；钙、磷比值不适宜，不利于钙的吸收；矿物质含量偏高，加重了肾溶质负荷。用牛奶喂养新生儿时需加水稀释，使蛋白质、无机盐的含量降低。

2. 全脂奶粉　全脂奶粉是用鲜牛奶经喷雾干燥制成的粉剂，也是较好的代乳食品，便于携带和保存，在加工过程中酪蛋白颗粒变细，故较鲜牛奶易于消化。冲调可按重量 1：8（1 g 奶粉加 8 份水）或按体积 1：4（1 匙奶粉加 4 匙水）。

3. 人乳化奶粉　人乳化奶粉是在全脂奶粉的基础上，针对我国的膳食特点添加了人体缺乏的维生素和无机盐等。它所含的营养素如蛋白质、矿物质、脂肪、碳水化合物和维生素，无论在数量或质量上均比牛奶更接近于母乳，有些人乳化奶粉添加了人乳所缺乏的维生素 D 和铁等，更利于婴儿生长。

4. 酸奶　在鲜牛乳中加入乳酸或枸橼酸或橘汁制成。

5. 鲜羊奶　羊乳中蛋白质、矿物质的含量较高，叶酸含量极低，维生素 B_{12} 含量也较低，长期饮用羊奶的婴儿，因红细胞制造和成熟受影响，易引起营养不良性贫血。所以在饮用羊乳时，应注意及早给婴儿补充蛋黄及其他辅助食品，以避免贫血的发生。

6. 不含奶的代乳品　一些不易获得动物奶与奶制品的地区，常选用大豆、大米、小麦或其他谷类磨粉煮成糊状，加糖喂养婴儿。由于各种谷类的主要营养素为淀粉，蛋白质含量较低，必需氨基酸含量不足，婴儿长期食用会因蛋白质缺乏而产生营养不良症。此外，出生后 2 个月内的婴儿体内尚无淀粉酶，不能将这些代乳品中的淀粉分解。故此类代乳品存在较多缺陷，不能满足婴儿的生长发育需要。

［附］鲜奶稀释调配方法：

新生儿 2 周内应按 2：1（2 份鲜牛奶加 1 份温开水）的比例稀释，3 周内 3：1，4 周内 4：1，满月后可不稀释。加水稀释可使牛奶中蛋白质的浓度与人乳相近，但由于稀释，牛乳中的碳水化合物与脂肪较人乳含量少,热能含量会大大降低,所以应在稀释的牛乳中加入白糖,以提高热能的含量。一般应在 100 ml 鲜牛奶中加白糖5 g(约 1 汤匙),使牛乳的热能含量基本接近人乳的热能含量。

(三)乳量计算方法

婴儿需热量为每天 460 kJ(110 kcal/kg),需水量为每天 150 ml/kg,100 ml 牛乳含热量 2 761 kJ,含蛋白质 33 g,8% 糖牛乳 100 ml 含热量约为 418.4 kJ(100 kcal)。

举例：4 个月婴儿体重 6 kg

每天需要总热量：6×460 kJ(110 kcal)= 2 761.4 kJ(660 kcal)

每天需总水量：$6 \times 150 = 900$ ml

每天需 8% 糖牛乳：660 ml

每天需糖量为 $750 \times 5\% = 37.5$ g

牛乳以外的需水量：$900 - 660 = 240$ ml

(四)人工喂养方法

选用大口玻璃奶瓶,易于清洗,便于煮沸消毒;将每天小儿所需之牛乳、蔗糖及水一并加热,直至煮沸,分瓶灌入;喂哺时婴儿半卧位于母亲怀中,奶瓶前端充满乳汁,以免小儿吸入过多空气;哺喂后轻拍背部,排出空气以防止吐奶。

四、辅助食品的添加

(一)辅助食品添加原则

1. 由稀到稠　以谷类食物为例,应先从米汤、米粉、稀粥、稠粥逐步过渡到米饭。

2. 由少到多　如加鸡蛋黄时,开始先吃 1/4 个,一周后大便消化及食欲情况良好,可加到半个,然后逐步加到 1 个。

3. 由细到粗　如添加蔬菜,应从菜汁、菜泥、碎菜到菜块。

4. 由一种到多种　遵照循序渐进的原则,根据婴儿胃肠道的消化、吸收能力和营养需要量逐步添加。

5. 患病期间不添加新的食品

(二)辅助食品添加顺序

1. 1～3 个月　可添加菜汤、水果汁,开始时应冲稀,逐渐加浓,在两次喂乳之间进行。鱼肝油从 1 滴开始每月增加 1 滴,观察有无腹泻,直

至 4 个月后维持每天 1 滴,以补充维生素 A 和维生素 D。

2. 4～6 个月　可添加米糊、奶糕、稀粥、蛋黄、鱼泥、菜泥、水果泥、豆腐等以补充热量,使小儿逐渐适应从流质过渡到半流质食物。

3. 7～9 个月　可添加粥、面条、碎菜、蛋、肝泥、肉末、鱼泥、豆制品、饼干、馒头、熟土豆等以补充足够的热量和蛋白质,由半流质过渡到固体食物。

4. 10～12 个月　即可进食软饭、挂面、蛋糕、带馅食品、碎肉等直至断奶。

五、小儿营养状况的评价及微机处理

(一)小儿营养状况的评价

营养是影响儿童生长发育的重要因素,所以定期评价小儿营养状况,可以及早发现问题并寻找原因加以解决,保证小儿的正常生长发育。

一般采用的指标为身长(身高)及体重,身长是一项稳定的有价值的生长测量指标,重复性好,暂时的营养不良不会对身长产生明显的影响,只有较长期的营养不良才能使生长停滞而影响身长的增长;体重是身体各器官和细胞重量的总和,是反映营养状况最直观的指标。以上两个指标是较常用的评价营养的单项指标,但易受个体差异、遗传等因素的影响。目前一般运用按身高体重值,(小儿初生至身长 125 cm 这一发育时期内,其身长与体重之间有平行发展的规律,即身长每增加 3.8 cm,体重即增加 1 kg)提出"该身长儿童应有的体重"概念,代表标准体重,而不采用"某年龄儿童所应有的体重"。小儿实际体重与标准体重之比,即可代表该小儿的营养状况,提出小儿营养状况指数公式,即：指数"100"代表这一阶段小儿的标准营养状况,超过或低于指数 100,表示小儿的营养状况是优或劣。定期测量比对可及早发现营养不良,例如 3 月份的指数为 94,5 月份时虽然身长体重均有增加,但其指数变为 90,即应查明原因,调整饮食。

(二)儿童营养状况的微机处理

一般采用形态指标,如体重、身长、坐高、头围、上臂围、小腿围、皮下脂肪等,利用微型计算机的贮存信息,进行综合评估,可以评价个体及

群体生长发育情况以及营养性疾病的筛查。应用膳食营养素分析电脑系统进行儿童膳食调查，根据调查所得食品名称、消耗量和人数，计算出每天每人各营养素的摄入量、能量来源、膳食构成比例和不足的营养素，对所有过剩或不足者，提供增减食品的建议。经微机处理后提出食品建议：推荐断奶食品、婴儿膳食建议及提供儿童常用含蛋白质、脂肪、碳水化合物丰富的食物表，介绍几种强化食品。

六、正确选用强化食品

强化食品是指根据人群的营养和膳食情况，遵循缺什么补什么的原则，将某些营养素添加到食品中，以满足人体的需要。

(一)强化食品的种类

1. 铁强化食品　铁是红细胞造血原料，缺乏铁就会造成营养性贫血。铁强化饼干、糖果、奶粉、酱油、饮料、面包等食品加入的铁易于吸收，且不影响食品的其他营养成分和色、香、味，并根据群体的实际铁营养情况，科学地确定强化铁量，以免引起急、慢性铁中毒，需要定期监测强化食品质量和预防效果。

2. 锌强化食品　锌是人体重要的必需微量元素，在体内含量仅次于铁。锌缺乏将导致多种功能紊乱。口服含锌制剂符合人体的正常代谢过程，常用硫酸锌、醋酸锌、葡萄糖酸锌、谷氨酸锌、赖氨酸锌作为强化剂。

3. 铜强化牛乳制品　预防小儿缺铜性贫血及症状性缺铜。

4. 苯酮宁奶方冲饮剂　为低苯丙氨酸水解蛋白制剂，用以治疗苯丙酮尿症。每100 g内含蛋白质15 g、苯丙氨酸80 mg、脂肪18 g、碳水化合物60 g，热量188.28 kJ。

5. 无半乳糖配方奶　国外有Nutramigen、Pro Sobee等，治疗半乳糖血症。

(二)正确选用强化食品

(1) 食用者必须具有食用强化食品的适应证，应通过医学鉴定确认某种营养缺乏，并确定选用何种强化食品适宜。

(2) 食用强化食品有时间限制，如已解除某种营养素的缺乏，应及时停用，代之以加强营养，

以天然食品供给充足的营养素，否则会造成某种营养素过多而导致中毒。

(3) 所选用强化食品必须是经国家认定的食品厂家生产，且该强化食品业已通过国家鉴定方可食用。

(4) 严格区别食品添加剂(如色素)、校味剂(如香精、糖精)加于主料后制成之食品。

七、幼儿膳食安排

幼儿时期体格发育速度减慢，但脑的发育加快，因此食物中应注意优质蛋白质的供给。此时小儿的牙齿已逐渐出齐，咀嚼功能仍较差，不能与成人同食，所以选择的食物宜细、软、烂、碎。每天应保持250～500 ml牛奶或豆浆，并注意肉、蛋、鱼、豆制品、蔬菜、水果的供给。每天3次正餐加1～2顿点心。此期小儿户外活动增加，面对各种小食品、饮料，难以抵御，多吃零食会导致小儿厌食和消化道功能紊乱，故应正确引导，控制零食，保证主食。

幼儿膳食安排要点如下。

1. 食物种类多样化　在进食各类食物的基础上，保证摄入牛奶500 ml左右，分两次，也可用豆制代乳品替代。

2. 食物制作要求　注意细、软、碎、烂，烹调时应低盐，不放味精、花椒、辣椒等。

3. 增加进餐次数　幼儿胃容量小，但对能量的需要相对比成人多，为了满足体格生长发育，每天的进餐可为3次正餐再加1次或两次点心。

4. 创造良好的进餐环境　环境要清洁整齐，最好能与大人共同进餐，培养小儿自己进餐，正确使用餐具，不挑食和偏食。

八、儿童与少年膳食安排

此期膳食已基本接近成人水平，主食可用普通米饭、面食和馒头等，菜肴同成人，但仍要避免过于坚硬、油腻或酸辣的食物，不宜吃过甜、过酸、过咸和过于细腻的食物。饮食要注意多样化、荤素搭配，杂粮细粮交替应用，保证食物的营养和均衡，以利于生长发育。保证牛奶和水果的供给，避免摄入过多的饮料与零食。膳食的安排

要注意以下几点。

1. 食物品种多样化　主食是米面类,配备富含优质蛋白质的蛋、肉、鱼、虾等,加上大量绿叶蔬菜,注意荤素搭配均衡,在保证营养的基础上经常变换花色以提高食欲。

2. 三餐一点最合适　上午的学习和活动体力消耗大,早餐营养尤为重要,除保证主食米面、馒头、糕点的摄入外,还应添加牛奶、肉蛋类和水果蔬菜等。

3. 养成良好的饮食习惯　不偏食和挑食,注意饮食卫生,进食时不看书和电视,集中精神,每餐后漱口,保持口腔卫生。

第二节　蛋白质-热能营养障碍

蛋白质-热能营养不良

蛋白质-热能营养不良(protein-energy malnutrition,PEM)是一种因能量和(或)蛋白质缺乏所引起的营养缺乏症,可发生于各年龄段,多见于3岁以下婴幼儿。以进行性体重减轻、皮下脂肪减少和皮下水肿为主要表现,常伴有各系统不同程度的功能紊乱。根据其性质临床上可分为3型:以能量供应不足为主的消瘦型;以蛋白质供应不足为主的浮肿型;介于两者之间的消瘦-浮肿型。

一、病因

(一) 喂养不当

小儿对营养素的需要相对较多,生长发育需求与营养素摄入的不平衡是导致营养不良的主要原因。摄入不足常见于:母乳不足而未及时添加其他乳品或突然停奶而未及时添加辅食;人工喂养调配不当,如奶粉配制过稀;长期以淀粉类食品为主,造成营养素不均衡,蛋白质、脂肪缺乏。年长儿的营养不良多为婴儿期的延续,或是由于不良的饮食习惯如偏食、挑食、吃零食过多及忽视早餐等。

(二) 疾病因素

1. 消化吸收障碍　消化系统先天畸形,如唇裂、腭裂、幽门梗阻、贲门松弛等;消化功能不全,如各种酶缺乏所致的肠吸收不良综合征;消化系统感染性疾病,如伤寒、肝炎、结核病、肠道寄生虫病、过敏性肠炎、肠吸收不良综合征等,均可导致摄入减少、吸收不良和消耗过多,从而引起营养素的缺乏。

2. 消耗性疾病　糖尿病、大量蛋白尿、长期发热、甲状腺功能亢进、恶性肿瘤等均可使营养素消耗或丢失增多。

早产、多胎等先天条件也会导致营养不良,上述各种因素可单独作用或共同引起蛋白质-热能营养不良。

二、病理生理

(一) 新陈代谢异常

由于营养素的摄入不足或吸收利用不良,致使体内的糖原储备不足或消耗过多,出现低血糖症状。继而机体动员脂肪以维持能量消耗,故血清胆固醇浓度降低,当脂肪消耗超过肝脏代谢能力时可导致肝脏脂肪浸润及变性。最后蛋白质消耗,形成负氮平衡,血清总蛋白和白蛋白量的持续减少可导致低蛋白性水肿。

同时,ATP合成减少影响细胞膜上钠泵运转,使钠在细胞内潴留,故患儿细胞外液一般呈低渗状态,可出现低渗性脱水、酸中毒、低血钾、低血钙、缺锌等。

(二) 各系统功能紊乱

蛋白质和热量持续缺乏将引发机体适应功能失调,各系统功能低下,具体表现为:消化功能减退,腹泻;心排血量减少,血压偏低,脉细弱;肾小管重吸收功能减退,尿量增加,尿比重下降;神经系统抑制;免疫功能全面下降,易并发各种感染。

三、临床表现

早期表现为体重不增以至减轻,久之身高低于正常,皮下脂肪逐渐减少或消失,顺序依次为腹部、躯干、四肢、臀部、面部,其中腹部皮下脂肪层厚度是判断营养不良程度的一个重要指标。随着病程进展,各种症状逐步加重,皮下脂肪大量消减时皮肤干燥、苍白、松弛;肌肉发育不良,运动功能发育迟缓,身高明显低于同龄人;智力落后,精神状态淡漠萎靡;体温偏低;食欲减退,常有呕吐、腹泻等急性消化紊乱症状,或便秘与腹泻交替;免疫力低下时,易并发各种感染。

临床上可根据症状程度将营养不良分为三度(表15-1)。

表 15-1 小儿营养不良的分度

	Ⅰ度(轻度)	Ⅱ度(中度)	Ⅲ度(重度)
体重低于正常均值	15%～25%	25%～40%	40%以上
腹部皮下脂肪厚度	0.8～0.4 cm	0.4 cm 以下	消失
身长(高)	正常	较正常低	明显低于正常
皮肤	正常或稍苍白	干燥、苍白	干皱、弹性消失
精神状态	无明显变化	情绪不稳定,睡眠不安	萎靡、烦躁和抑郁交替
肌张力	基本正常	明显减低,肌肉松弛	肌肉萎缩

四、并发症

1. 营养性小细胞性贫血(缺铁性低色素性贫血) 最常见,与缺乏铁、叶酸、维生素 B_{12}、蛋白质等造血原料有关。

2. 维生素缺乏症 以维生素 A、维生素 B 和维生素 C 缺乏较为常见。

3. 感染 如上呼吸道感染、鹅口疮、肺炎、结核病、中耳炎、尿路感染等,特别是婴儿腹泻,常迁延不愈、加重营养不良、造成恶性循环。

4. 自发性低血糖 突然出现面色灰白、神志不清、脉搏减慢、呼吸暂停,但无抽搐,若不及时诊治可因呼吸麻痹而死亡。

5. 电解质紊乱

五、诊断

(1) 根据患儿年龄、喂养史、身长、体重、皮下脂肪厚度、有无全身各系统功能紊乱及其他营养素缺乏的症状和体征,典型病例较易诊断,但早期轻度患儿仅依据临床症状和体重测定较难判断,应进一步结合营养史、感染性疾病史、先天畸形、异常体质及生活习惯、家庭环境等因素,定

期监测随访。

(2) 实验室检查:血清白蛋白浓度降低是最突出的表现,但其半衰期较长不够灵敏。胰岛素样生长因子1(GF-1)受其他因素影响较小且反应灵敏,被认为是诊断蛋白质营养不良的较好标准。

六、治疗

(1) 查明病因,积极治疗原发病,控制继发感染。

(2) 调整饮食,补充营养物质。应根据病情的轻重、患儿的消化功能以及对食物的耐受能力给予合理的饮食,Ⅰ、Ⅱ度可根据理想体重给予足够的热量,Ⅲ度因消化功能较弱,应参考原有基础,逐渐递增。尽可能选择高蛋白质和高热量的食物,添加含维生素和微量元素较多的蔬菜和水果,需由少量开始,以免引起腹泻。

(3) 促进消化,改善代谢功能,补充 B 族维生素和胃蛋白酶、胰酶等。

七、预后

预后取决于营养不良的发生年龄、持续时间及其程度,其中发病年龄的影响最大,年龄越小远期影响越大,易造成认知能力和抽象思维能力缺陷。恢复良好者在治疗开始后1个月,可见体重显著增加,水肿消退,并伴一系列恢复期现象,如肝脏增大、皮肤红润、颜面圆满而显示毛细血管扩张、舌呈洋红色及肩背部毛发生长。

八、护理评估

(一)健康史

了解患儿的喂养史、饮食习惯以及生长发育情况,有无消化系统解剖或功能上的异常,有无其他急慢性疾病,是否为双胎、多胎、早产等。

(二)身体状况

评估患儿目前生命体征及精神意识状态,测量身长、体重、皮下脂肪厚度,并与本地区同年龄、同性别健康小儿正常标准相比较。检查有无肌张力下降,有无水肿。

(三)辅助检查

注意有无血清总蛋白、血清白蛋白下降,有

无血糖、血胆固醇下降,各种维生素、微量元素缺乏,有无血浆胰岛素样生长因子-1缺乏等。

(四) 社会心理状况

了解患儿及家长的心态,家长对本病的性质、发展、预后及防治知识认识程度。营养不良多见于经济落后的贫困地区以及食物摄入不足、缺乏喂养知识和卫生条件差的地方,因此,应注意评估患儿父母对喂养知识的掌握情况和家庭经济状况。

九、护理诊断

(一) 患儿方面

1. 营养失调　营养低于机体需要量与热量需求增加,热量、蛋白质摄入不足或不均衡,蛋白质、脂肪代谢障碍有关。

2. 有感染的危险　与机体免疫力低下有关。

3. 体温过低　与热量摄入不足、皮下脂肪减少产热少散热多有关。

4. 生长发育异常　与营养素缺乏,不能满足机体生长需求有关。

5. 潜在并发症　营养性小细胞性贫血、维生素A缺乏、自发性低血糖。

(二) 家长方面

1. 知识缺乏　与患儿家长缺乏合理喂养及营养知识有关。

2. 焦虑　与患儿消瘦,体格发育迟缓有关。

十、预期目标

(一) 患儿方面

(1) 增加营养素摄入量,获得足够的营养以满足适合年龄的生长和需要。

(2) 患儿身长、体重接近或符合正常指标。

(3) 患儿不发生感染、贫血、低血糖及其他并发症。

(二) 家长方面

(1) 了解发生营养不良的原因及培养患儿良好生活习惯的意义。

(2) 掌握监测小儿生长发育的基本方法。

(3) 能正确的为婴幼儿添加辅食,合理喂养。

十一、护理措施

(一) 患儿方面

1. 合理饮食,促进消化

(1) 调整饮食原则:由少到多、由稀到稠、循序渐进、逐渐增加,直至恢复正常。

(2) 根据患儿胃肠功能及对食物的耐受力,调整饮食的质和量。轻度患儿应在维持理想体重膳食要求的基础上,适量添高蛋白质和热量含量较高的食物。中、重度患儿的消化功能弱,调整时间较长,应参考原来的饮食情况,逐渐增加蛋白质和热量的摄入,按其实际体重计算热能,选择豆浆、蛋类、肝泥、肉末等富含蛋白质的食物,添加维生素和微量元素含量高的蔬菜和水果,宜由少量开始递增,避免引起腹泻。

(3) 鼓励母乳喂养,母乳不足或不宜母乳喂养者应采取合理的部分母乳喂养或人工哺养,并及时添加辅食,从小量开始,逐渐加量和品种,以免引起消化不良。

(4) 纠正偏食、挑食、吃零食等不良的饮食习惯,合理三餐的营养和热量分配。

(5) 对于食欲很差、吞咽困难、吸吮力弱的患儿可用鼻饲喂养,严重者根据医嘱静脉补充氨基酸、白蛋白或脂肪乳剂。

(6) 遵医嘱口服各种消化酶和B族维生素,助消化;肌注蛋白同化类固醇制剂,促进机体蛋白质合成增进食欲;服葡萄糖后胰岛素皮下注射,可降低血糖增加饥饿感;口服元素锌,可提高味觉敏感度,促进食欲。

2. 加强生活护理,预防控制感染

(1) 营养不良的患儿应与感染患儿分室安置,注意保护性隔离,避免交叉感染。

(2) 保持皮肤清洁、干燥、避免破损。营养不良患儿皮下脂肪薄,易出现压疮,应选择柔软透气的褥垫,定时翻身,骨隆突处垫以软枕或气圈。出现水肿时加强皮肤保护,防止破损。

(3) 保持口腔清洁卫生,做好口腔护理,年长儿要养成早晚刷牙的习惯,每餐后漱口;指导年幼儿家长以软布包裹手指为患儿清洁口腔。

(4) 加强体温监测,注意保暖,保持环境温度适宜(22~24℃)。限制家属探视人数,谢绝有感染性疾病的家属探视。

(5) 注意食物、食具的清洁卫生。

3. 密切观察病情，预防并发症

(1) 每天记录进食情况及对食物的耐受能力，定期测体重、身高、皮下脂肪厚度，评价治疗效果。

(2) 自发性低血糖主要表现为：体温不升、出汗、四肢湿冷、脉弱、血压下降、神志不清等休克症状以及呼吸暂停，应立即口服或静脉补充葡萄糖进行抢救。

(3) 维生素 A 缺乏性眼病，局部用抗生素眼膏，口服或静脉补充维生素 A 制剂。

(4) 腹泻、呕吐患儿易引起酸中毒，严重者可发生低血压、心力衰竭，威胁生命，应密切关注病情变化，及时报告，做好抢救准备。

(二) 家长方面

(1) 提供舒适健康的成长环境，避免不良刺激。培养小儿合理的生活习惯，纠正不良饮食习惯，保证充足的睡眠和休息，进行适当的户外活动和体育锻炼，根据体质及年龄选择适宜的锻炼方法，增强体质，提高身体的抵抗力。

(2) 对婴幼儿父母应告知其添加辅食的原则和时间，指导正确合理的为孩子补充各种维生素和微量元素。

(3) 指导家长正确监测小儿生长发育的方法和意义，及时治疗患儿的慢性病、原发病和各种畸形，按时进行预防接种。

十二、效果评价

(一) 患儿方面

(1) 患儿食欲改善，体重增加。

(2) 皮肤完整性良好，不发生破损、褥疮等。

(3) 未发生感染及其他并发症。

(二) 家长方面

(1) 能描述小儿营养不良发生的原因，理解培养小儿建立良好生活习惯的重要性。

(2) 调整饮食，合理添加辅食，保证各种营养素的摄入能满足小儿生长需要。

(3) 定期监测生长发育情况。

小儿肥胖症

肥胖症(obesity)是由于能量摄入长期超过人体消耗，使体内脂肪过度积聚，体重超过一定范围的一种营养障碍性疾病。一般认为，体重超过按身长计算的平均标准体重 20%，或超过按年龄计算的平均标准体重加两个标准差以上，即为肥胖症。

一、病因

(一) 进食过量

为肥胖病的主要原因，摄入的热能超过了机体的消耗量，剩余的热能转化为脂肪积聚于体内。

(二) 缺乏运动

肥胖症儿童中绝大多数属于少动多食的单纯性肥胖症，休息过多，运动太少，以致体重日益增加，越重往往越不好动，形成恶性循环。

(三) 遗传因素

双亲均明显超过正常体重，则子代中约 2/3 出现肥胖；双亲中一人肥胖，则子代显示肥胖者达 40%。

(四) 神经精神疾患

脑炎后偶可见肥胖；下丘脑疾患或额叶切除后也可出现肥胖；情绪创伤或心理异常的小儿也可发生肥胖。

二、临床表现

多见于年长儿及青少年，患儿食欲旺盛，食量超过一般小儿，偏爱淀粉、油脂类食品。患儿脂肪积聚，乳、腹、髋、肩部显著，四肢肥大；骨龄正常或超过同龄小儿；智力发育良好；性发育正常或较早。

严重肥胖儿由于脂肪过多限制胸廓和膈肌的动作，造成呼吸浅快、肺泡换气量降低，形成低氧血症，并发红细胞增多症，出现发绀、心脏增大及充血性心力衰竭，即肥胖-换氧不良综合征(Pickwickian syndrome)，可导致死亡。

三、诊断

小儿体重超过同性别、同身高正常儿均值 20% 以上即可诊断，超过均值 20%～29% 为轻度；超过 30%～39% 为中度；超过 40%～59% 为重度；超过 60% 以上为极度肥胖。

四、治疗

控制饮食,加强运动,消除心理障碍,配合药物治疗。减少热能性食物的摄入,增加机体对热能的消耗,减少体内的过剩脂肪,使体重逐步减轻。

五、护理评估

(一)健康史

了解患儿的喂养史、饮食习惯以及生长发育情况。

(二)身体状况

评估患儿目前生命体征,测量身长、体重、皮下脂肪厚度,并与本地区同年龄、同性别健康小儿正常标准相比较。

(三)辅助检查

有无血清三酰甘油、胆固醇增高;有无高胰岛素血症、血生长激素水平减低等。

(四)社会心理状况

了解患儿及家长的心态,家长对本病的性质、发展、预后及防治知识认识程度;患儿性发育较早,故最终身高常略低于正常儿童,患儿可因体形等原因而有心理障碍,如自卑、胆怯、孤独、不合群等。

六、护理诊断

(一)患儿方面

1. 营养失调 高于机体需要量与摄入热量过多、缺乏运动有关。

2. 自我形象紊乱 与肥胖造成自身形体改变有关。

3. 社交障碍 与肥胖造成心理障碍,不愿与人交往有关。

(二)家长方面

1. 知识缺乏 缺乏儿童合理营养的相关知识。

2. 焦虑 与子女过分肥胖有关。

七、预期目标

(一)患儿方面

(1)合理控制饮食,逐渐减轻体重,最后稳定维持于正常范围内。

(2)不发生心理障碍,患儿能正确认识和对待自身形体的变化。

(二)家长方面

(1)了解发生肥胖症的原因及培养患儿良好饮食习惯的意义。

(2)能为患儿提供热量适宜、营养均衡能满足小儿生长需要的饮食。

八、护理措施

(一)患儿方面

1. 合理控制饮食 结合小儿的基本营养和生长发育需要合理限制食量,使体重逐步减轻;设法满足小儿食欲,避免饥饿感;蛋白质食物的供应量不宜低于 2 g/(kg·d);碳水化合物有助于脂肪和蛋白质的代谢,可作为主食,但应限制糖量;限制脂肪,避免各种甜食和高脂肪食物;视个体情况相应减少总热量摄入;保证维生素及矿物质的供给。

2. 建立良好的饮食习惯 少量多餐,不吃宵夜和零食,避免过食。

3. 加强运动 选择多样化、有效且易坚持的活动,提高对运动的兴趣,每天运动量 1 小时左右,逐渐增加。不宜剧烈运动,以免刺激食欲。

4. 药物 一般不鼓励药物疗法,必要时可选择苯丙胺类和氯苯咪吲哚类等食欲抑制剂或甲状腺素等增加消耗的药物,仅可短期疗程谨慎使用。

5. 心理护理 引导患儿正确认识自身体态的改变,消除自卑心理,鼓励患儿积极参加各种活动。提高患儿坚持饮食和运动疗法的兴趣,帮助其对改变自身形象建立信心,保证身心健康发展。

(二)家长方面

(1)指导科学喂养的知识培养儿童良好的饮食习惯,避免营养过剩。

(2)介绍监测儿童生长发育的方法及定期门诊随访的重要性。

九、效果评价

(一)患儿方面

(1)体重逐渐减轻,生长发育符合正常

标准。

（2）患儿心理状态稳定,正确面对自身的体态改变,坚持配合饮食与运动治疗。

(二) 家长方面

（1）能描述小儿肥胖症发生的原因,理解培养小儿建立合理饮食习惯的重要性。

（2）调整饮食,控制总热量的摄入,保证各种营养素的摄入满足儿童的生长需要。

（3）能定期监测小儿生长发育情况,定期门诊观察。

第三节 维生素营养障碍

维生素D缺乏性佝偻病

维生素 D 缺乏性佝偻病（vitamin D deficiency rickets)是一种小儿常见的慢性营养性疾病,主要见于 3 个月～2 岁婴幼儿。本病是由于体内维生素 D 不足引起全身性钙、磷代谢失常,以致钙盐不能正常沉着在骨骼的生长部分,使正在生长的骨骺端软骨板不能正常钙化,造成骨骼病变。主要表现为正处于生长中的骨骼的病变、肌肉松弛和神经兴奋性的改变。重症佝偻病患儿还可有消化和心肺功能障碍,并可影响智能发育和免疫功能。

一、维生素 D 的生理功能

维生素 D 是一组具有生物活性的脂溶性类固醇衍生物,其来源包括内源性和外源性两种途径,人或动物皮肤中的 7-脱氢胆固醇经日光中紫外线的光化学作用转变成内源性的维生素 D;食物,如肝脏、牛奶、蛋黄等,以及鱼肝油等维生素制剂提供外源性维生素 D。两者在人体内都没有生物活性,必须经过两次羟化作用后生成 $1,25(OH)_2D$ 才能发挥生物效应。

$1,25(OH)_2D$ 是维持钙、磷代谢平衡的主要激素之一,它通过对肠、肾、骨等靶器官的作用发挥其生理功能,包括:促进小肠黏膜合成钙结合蛋白,增加肠道对钙的吸收;促进成骨细胞的增殖和碱性磷酸酶的合成,促进骨钙素的合成,使之与羟磷灰石分子牢固结合构成骨实质,同时促

进间叶细胞向成熟破骨细胞分化,发挥其骨质重吸收效应;增加肾小管对钙、磷的重吸收,利于骨的钙化作用。

二、病因

(一) 日照不足

日光中紫外线的光化学作用促进维生素 D_3 的生成,婴幼儿缺乏户外活动即可导致内源性维生素 D 生成不足。此外,高大建筑阻挡日光照射;大气污染如烟雾、尘埃亦会吸收部分紫外线;冬季日照短、紫外线较弱,均易造成维生素 D 缺乏。

(二) 摄入不足

天然食物中含维生素 D 较少,不能满足需要,若不及时补充鱼肝油、蛋黄、肝泥等富含维生素 D 的辅食,易发生佝偻病。

(三) 钙、磷比例不当

人乳中钙磷比例为 2∶1,比例适宜,易于吸收;牛奶含钙磷多,但磷的含量过高,吸收较差,故人工喂养较母乳喂养佝偻病发病率高。

(四) 生长过速

早产或双胎婴儿体内钙磷储备不足,出生后生长速度较足月儿快,若不及时补充维生素 D 和钙则极易发生佝偻病。

(五) 疾病因素

慢性呼吸道感染、胃肠疾病和肝、胆、胰、肾疾病均可影响维生素 D 吸收及钙、磷代谢。

(六) 药物影响

长期服用抗惊厥药物可加速维生素 D 分解为无活性的代谢产物,使体内维生素 D 不足;糖皮质激素可对抗维生素 D 转运钙的作用。

三、发病机制

维生素 D 缺乏造成肠道对钙、磷的吸收减少及低钙血症,刺激甲状旁腺功能代偿性亢进,甲状旁腺素分泌的增加促使骨钙释出从而维持血清钙浓度的正常水平。但同时,甲状旁腺素抑制肾小管重吸收磷,导致尿磷排出增加,血磷降低,钙磷乘积降低。骨样组织的钙化过程受阻,成骨细胞代偿增生,骨样组织局部堆积,碱性磷

酸酶分泌增加,从而表现出一系列佝偻病症状和血液生化改变(图 15-1)。

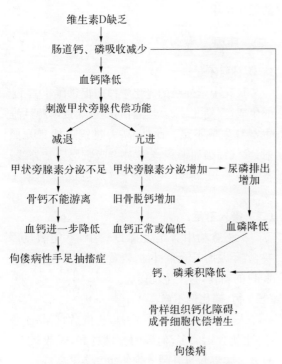

维生素D缺乏
↓
肠道钙、磷吸收减少 ──────┐
↓   │
血钙降低   │
↓   │
刺激甲状旁腺代偿功能   │
┌──────────┴──────────┐   │
减退   亢进   │
↓   ↓   │
甲状旁腺分泌不足   甲状旁腺素分泌增加 ──→ 尿磷排出增加
↓   ↓   │
骨钙不能游离   旧骨脱钙增加   │
↓   ↓   ↓
血钙进一步降低   血钙正常或偏低   血磷降低
↓   ↓   │
佝偻病性手足抽搐症   │
↓
钙、磷乘积降低 ←──────────────┘
↓
骨样组织钙化障碍,成骨细胞代偿增生
↓
佝偻病

图 15-1 维生素 D 缺乏性佝偻病和维生素 D 缺乏性手足抽搐症的发病机制

四、临床表现

(一) 一般症状

早期即可出现一系列神经精神症状,如多汗、易激惹、夜惊夜啼、枕秃等,这些并非佝偻病的特异症状,但可作为临床早期诊断的参考依据。

(二) 骨骼病变体征

1. 头部　早期可见囟门增大,或闭锁月龄延迟,出牙迟。颅缝加宽,边缘软,严重者可呈乒乓球颅的颅骨软化。7~8 个月时可出现方颅,即以额、顶骨为中心向外隆起,如隆起加重可出现鞍形颅、臀形颅和十字形颅。

2. 胸部　婴儿期出现肋软骨区膨大,5~8 肋软骨呈圆而大的球状"串珠"形。肋骨软化后受膈肌牵引收缩,肋缘上部内陷,肋缘外翻形成沟状的肋软沟。第 6~8 肋骨与胸骨柄相连处内陷时使胸骨前凸,称为鸡胸。上述体征并存加重时可造成胸廓畸形,加之上腹部肌肉松弛膨隆,

外观呈小提琴样胸腹体征。

3. 脊柱　活动性佝偻病患儿久坐后可引起脊柱后弯,偶有侧弯者。

4. 骨盆　严重病例可出现骨盆变形,前后径缩短。

5. 四肢　各骺部膨大,腕关节的尺、桡骨远端多可见圆钝肥厚的球体,即佝偻病"手镯"。随着骨质软化及躯体的重力和张力作用,可出现"O"形腿,患儿学会走路后下肢往往呈"X"形腿改变。重症下肢畸变时可引起步态不稳,左右摇摆呈"鸭步"态。

(三) 其他

重症患儿常伴有肝、脾肿大,贫血等,运动功能建立延迟;部分患儿智力发育延迟。

五、诊断

佝偻病的早期症状无特异性,仅根据临床表现诊断的准确率低,正确的诊断必须源自对病史资料、临床表现、血生化检测结果和骨骼 X 线检查的综合判断。血清 25-(OH)D₃ 在早期即明显降低,是可靠的诊断标准,其正常值为 25~125 nmol/L,<8 μg/ml 时即为维生素 D 缺乏症。

诊断分期标准如下。

(一) 初期

主要表现为神经精神症状,伴轻度颅骨软化、"串珠"、"手镯",血钙、血磷轻度下降。X 线检查示正常或轻度骨骼病变。

(二) 激期

除初期的神经精神症状外,出现典型的骨骼改变和运动功能发育迟缓。6 个月以下患儿以颅骨改变为主,1 岁左右以胸廓骨骼改变为主。严重低血磷可导致全身肌肉松弛、乏力,肌张力降低,坐、立、行等运动功能发育落后,腹肌张力低下致腹部膨隆如蛙腹。重症患儿脑发育亦受累,表情淡漠,语言发育迟缓,条件反射形成缓慢;免疫力低下,容易感染。X 线长骨片显示骨髓端钙化带消失,呈杯口状、毛刷样改变,骨骺软骨带增宽(>2 mm),骨质稀疏,骨皮质变薄,可有骨干弯曲变形或青枝骨折。

(三) 恢复期

患儿经治疗和日光照射后,临床症状和体征

会逐渐减轻、消失;血清钙、磷浓度、碱性磷酸酶逐渐恢复正常,骨骺 X 线影像有所改善;出现不规则的钙化线,以后钙化带致密增厚,骨质密度逐渐恢复正常。

(四)后遗症期

多见于>2 岁的儿童。无任何临床症状,血生化正常,残留不同程度的骨骼畸形。

六、治疗

1. 合理喂养,多晒太阳

2. 维生素 D 治疗 以口服维生素 D 为主,对于出现并发症或无法口服者可肌内注射维生素 D_3。治疗 1 个月后复查效果,无恢复征象者应与维生素 D 依赖性佝偻病鉴别。

3. 矫形 对已有严重骨骼畸形的后遗症期患儿可考虑外科手术矫治。

七、护理评估

(一)健康史

了解患儿的喂养史、饮食习惯、生长发育情况、生活习惯及接受日光照射情况。

(二)身体状况

评估患儿精神状态,检查有无骨骼改变,有无肌张力下降。

(三)辅助检查

注意血清钙磷值、碱性磷酸酶浓度的变化及 X 线有无异常。

(四)社会心理状况

了解家长对本病的病因、发展、预后及防治知识认识程度,评估家长的心理状态。

八、护理诊断

(一)患儿方面

1. 营养失调 低于机体需要量与维生素 D 摄入不足、吸收利用障碍和缺乏户外运动、日光照射不足有关。

2. 有感染的危险 与机体免疫力低下有关。

3. 潜在并发症 骨骼畸形。

(二)家长方面

1. 知识缺乏 缺乏佝偻病的病因、预防等相关知识。

2. 焦虑 与患儿骨骼畸形、活动形态异常有关。

九、预期目标

(一)患儿方面

(1)患儿能充分摄入维生素 D,满足机体生长发育的需要;增加户外活动,直接接受日光照射。

(2)不发生感染,不发生骨骼畸形等并发症。

(3)及时治疗胃肠道、肝胆等疾病,避免发生维生素 D 及钙磷的吸收利用障碍。

(二)家长方面

(1)了解本病的病因、预防、治疗等基本知识。

(2)能够为患儿提供营养均衡,钙磷比例适当的饮食,根据儿童的生长发育速度适时补充维生素 D 和钙。

十、护理措施

(一)患儿方面

1. 补充维生素 D 制剂 治疗以口服维生素 D 为主,剂量为每日 50～100 μg(2 000～4 000 IU),视临床和 X 线骨片改善情况于 2～4 周后改为维生素 D 预防量,每天 10 μg(400 IU)。不能坚持口服者可一次肌内注射维生素 D_3 20 万～30 万 IU,2～3 个月后口服预防量。

用药注意:口服维生素 D 制剂可直接滴于舌上或食物上以保证用量。肌内注射维生素 D 时,注射部位要深,并经常更换注射部位,以利于吸收。大量维生素 D 治疗时易使血钙降低,应补充钙剂,注意观察有无手足抽搐。用药后加强观察,若患儿出现恶心、呕吐、食欲减退、腹泻等,为维生素 D 过量中毒表现,应立即停药。

2. 增加饮食中维生素 D 的含量 年长儿可多进食海鱼、肝、蛋黄及鱼肝油制剂等。加强婴幼儿合理喂养,鼓励母乳喂养至 8 个月,按时添加辅食;人工喂养者,可选用维生素 A、维生素 D 强化奶,及时添加鱼肝油制剂。

3. 接受日光照射 一般来说户外活动越早

越好,新生儿 1～2 个月就可以到户外接受日光照射,根据不同年龄、地区、季节选择户外活动时间和日光照射方法。活动时间根据年龄逐渐增加,从数分钟到 1 小时,夏季避免阳光直接照射,冬季可在室内,但要注意开窗,让紫外线能够透过。照射时注意保暖,尽量暴露皮肤。

4. 加强体格锻炼 胸廓畸形可做俯卧位抬头展胸运动进行矫正;下肢畸形可做肌肉按摩,"O"形腿按摩外侧肌,"X"形腿按摩内侧肌;行外科手术矫治者,应指导其正确使用矫形器具。

5. 预防骨骼畸形 患儿骨骼软化,应避免久坐,防止脊柱后突畸形;避免久站、久走,防止下肢弯曲"X"或"O"形腿,避免重压和强力牵拉造成骨折。严重骨骼畸形者,可于 4 岁后外科手术纠正。

(二) 家长方面

(1) 加强疾病预防、护理知识、恢复期锻炼等知识的宣教。

(2) 指导家长选择富含维生素 D、钙、磷和蛋白质的食物,提倡母乳喂养。

(3) 告知家长患儿所用药物的作用、副作用、剂量和方法,指导其遵医嘱正确用药。

(4) 向家长示范按摩肌肉矫正畸形的方法,鼓励尽早开始户外活动,指导正确合理的进行日光浴和补充维生素 D。

维生素 D 缺乏性手足抽搐症

维生素 D 缺乏性手足抽搐症(tetany of vitamin D deficiency),多发病于 6 个月以下的婴儿,主要由于维生素 D 缺乏导致血清钙降低,神经肌肉兴奋性增强,出现惊厥和手足抽搐等症状。随着近年来预防维生素 D 缺乏工作的开展,本病已较少发生。

一、病因及发病机制

病因与佝偻病相同,本病多伴有轻度佝偻病,但其骨骼病变不严重,血钙降低,血磷基本正常,碱性磷酸酶增高。维生素 D 缺乏,血清钙离子浓度降低是直接病因,当伴有甲状旁腺代偿性分泌不足时,低血钙无法恢复,血清总钙量降至 $1.75\sim1.88$ mmol/L,或钙离子降至 1 mmol/L

以下即可出现抽搐症状。

血钙降低的诱因包括:① 季节:春季高发;② 年龄:多见于 6 个月以下婴儿;③ 早产儿及人工喂养者易发;④ 长期腹泻或梗阻性黄疸者易发。

二、临床表现

主要表现为手足抽搐、喉痉挛和惊厥,部分患儿有程度不等的佝偻病活动期的表现。

(一) 隐性症状

1. 佛斯特征(Chvostek's sign) 即击面神经试验,以指尖或叩诊锤轻击患儿颧弓与口角间的面神经穿出处,引起眼睑和口角抽动者阳性。

2. 腓反射 叩诊锤骤击膝外侧的腓神经,足部向外侧收缩为阳性。

3. 陶瑟征(Trousseau's sign) 即人工手痉挛征,以血压计袖带包裹上臂,使血压维持在收缩压与舒张压之间,阳性者在 5 分钟内可见手抽搐痉挛。

(二) 显性症状

1. 惊厥 特点为患儿无发热,无其他原因而突然发生惊厥,大多丧失知觉,手足节律性抽动,面部肌肉痉挛,眼球上翻,大小便失禁。发作时间从数秒钟至半小时不等;发作次数可数天 1 次、或 1 天数次,甚至多至 1 天数十次。不发作时,患儿多神情正常。

2. 手足抽搐 为本病的特殊症状,多见于较大婴幼儿,表现为突发的手足强直痉挛,双手腕部屈曲,手指伸直,拇指内收向掌心;足部踝关节伸直,足趾同时向下弯曲,呈弓状。

3. 喉痉挛 主要见于 2 岁以下婴儿,喉痉挛致使呼吸困难,吸气延长可闻及哮鸣音,可突然发生窒息、严重缺氧甚至死亡。

4. 其他 常有睡眠不安、易惊醒、多汗等神经兴奋现象。

三、诊断

结合病史方面有关年龄、发病季节、早产等因素,主要依据以下三方面。

1. 活动性症状 婴儿期以惊厥为主,较大儿多表现为手足抽搐。

2. 典型发作体征

3. 实验室检查　血清钙降低至 1.88 mmol/L 以下,血清碱性磷酸酶增高,血清磷降低或正常。

四、治疗

(一)急救

惊厥期应立即吸氧,喉痉挛者将舌拉出口外,口对口呼吸或加压给氧,必要时行气管插管。迅速控制症状,10%水合氯醛保留灌肠,地西泮肌内或静脉注射。

(二)钙剂治疗

尽快提高血钙浓度,10%葡萄糖酸钙加入葡萄糖液稀释后缓慢静脉注射。

(三)维生素 D 治疗

控制症状后,按维生素 D 缺乏性佝偻病补充维生素 D。

五、预后

及时诊断治疗者,多数能在 1～2 天内停止惊厥。重症喉痉挛可因呼吸困难而猝死,重症惊厥也可能造成生命危险。同时并发严重感染或腹泻者,可加重本病或导致迁延不愈。

六、护理评估

(一)健康史

了解患儿的喂养史、饮食习惯、生长发育情况、生活习惯,尤其是接受日光照射情况。

(二)身体状况

评估患儿惊厥或手足抽搐的发作次数、持续时间、程度。

(三)辅助检查

及时了解患儿的血清钙浓度变化。

(四)社会心理状况

了解家长对本病的病因、发展、预后及防治知识的认识程度,评估家长的心理状态。

七、护理诊断

(一)患儿方面

1. 营养失调　低于机体需要量与维生素 D 摄入不足、吸收利用障碍有关。

2. 有窒息的危险　与惊厥、喉痉挛发作有关。

3. 潜在并发症　惊厥发作。

(二)家长方面

1. 知识缺乏　缺乏疾病的发病、治疗、预防等相关知识。

2. 恐惧　与患儿惊厥反复发作有关。

八、预期目标

(一)患儿方面

(1)患儿充分摄入维生素 D,满足机体需要量。

(2)有效控制喉痉挛和惊厥发作,不发生窒息。

(二)家长方面

(1)了解本病的诱因、治疗、预防等基本知识。

(2)掌握患儿惊厥发作时的初步急救处理措施,了解家庭护理的知识要点。

九、护理措施

(一)患儿方面

(1)合理喂养,补充维生素 D,适量补钙,增加户外活动,加强体格锻炼。

(2)控制惊厥、喉痉挛发作,做好抢救配合。应用钙剂注意如下几点:① 口服钙剂首选10%氯化钙,服用时需用糖水稀释 3～5 倍,两餐间服,不可与牛奶、茶水同服。② 静脉注射10%葡萄糖酸钙需用 10%～25%的葡萄糖液稀释 1～3倍,缓慢推注(10 分钟以上),注射时选择较粗的血管,避免使用头皮静脉,注意观察避免钙剂外溢造成组织坏死。

(3)防止窒息,将患儿头偏向一侧,保持呼吸道通畅,衣领松开,清除呼吸道分泌物,必要时将患儿舌体拉出口外。已出牙的幼儿应使用牙垫,防止咬伤舌头。加强观察监测,做好气管插管或气管切开的准备。

(二)家长方面

(1)向家长介绍维生素 D 缺乏性手足抽搐的病因、诱因、治疗过程及预后情况。

(2)指导家长在患儿惊厥发作时的初步处

理措施,防止窒息。

维生素 A 缺乏症

维生素 A 缺乏症(vitamin A deficiency)是因体内缺乏维生素 A 而引起的以眼和皮肤病变为主的全身性疾病,主要表现为全身上皮组织角质变形,眼部症状出现早而显著,暗适应能力降低,结膜、角膜干燥,后角膜软化甚至穿孔,故又称为夜盲症(night blindness)、干眼症(xerophthalmia)、角膜软化症(keratomalacia)。本病多见于 1～4 岁小儿,营养不良及长期腹泻者易发。

一、维生素 A 的生理功能

维生素 A 为脂溶性维生素,存在于哺乳类动物和海产鱼类的肝、脂肪、乳汁和蛋黄内,以及黄、红色植物如胡萝卜、红薯、柿子等。维生素 A 是相对稳定的化合物,耐热、耐酸、耐碱,在油脂内稳定,受一般烹饪过程影响较小。其主要功能包括:① 构成视觉细胞内的感光物质,维持暗光下的视觉功能;② 维持细胞膜的稳定性,保护皮肤及黏膜上皮细胞的完整与健全;③ 促进骨骼与牙齿正常生长;④ 增强机体免疫功能及屏障系统抗病能力;⑤ 维持生殖系统正常功能。

二、病因

(一) 不合理饮食

人乳和牛奶能供给足够的维生素 A,一般不会引起缺乏。断奶后若长期以米糕、面糊等谷物或脱脂牛奶喂养,并且未及时添加富含蛋白质和脂肪的辅食,则易造成维生素 A 缺乏。

(二) 疾病因素

1. 消化系统疾病 长期腹泻、慢性痢疾、肠结核、肝胆胰腺疾病等均影响维生素 A 的消化、吸收和贮存。

2. 消耗性疾病 慢性呼吸道感染性疾病、迁延性肺炎、麻疹等均可导致维生素 A 消耗增加;长期摄入矿物油,如长期服用石蜡油通便会影响维生素 A 的吸收;恶性肿瘤、泌尿系统疾病可增加维生素 A 的排泄。

3. 甲状腺功能低下、糖尿病 阻碍维生素 A 的生成,以致维生素 A 缺乏。

(三) 锌缺乏

导致维生素 A 不能被利用而排出体外,也可表现为维生素 A 缺乏症。

三、临床表现

(一) 眼部症状

以暗适应时间延长为最初症状,后在暗光下视力减退,定向困难,出现夜盲。眼干燥不适,数周或数月后,结膜与角膜逐渐失去光泽和弹性,球结膜褶皱形成与角膜同心的皱纹圈,角质上皮在贴近角膜两旁的结膜处逐渐堆积,形成大小不等的泡沫状小白斑,称为毕脱斑。同时,泪腺上皮细胞变性,泪液分泌减少,患儿畏光,眼干不适,经常眨眼。角膜干燥浑浊,发生白翳软化,继而形成溃疡,严重者出现坏死、穿孔、虹膜外脱及角膜瘢痕形成,甚至失明。

(二) 皮肤

干燥、脱屑、角质增生,角化物充塞于毛囊腔内,抚摸时有粗沙样感觉,四肢伸侧及肩部显著。指甲多纹易折裂,毛发干枯易脱落。

(三) 其他

食欲减退,智能体格发育迟缓,免疫功能低下,常伴有呼吸道及泌尿系统继发性感染。严重缺乏者可见血细胞生成不良发生贫血,且用铁剂治疗无法纠正。

四、诊断

根据眼部和皮肤的明显症状,结合维生素 A 摄入不足或吸收障碍史多能做出诊断。

(一) 喂养史

人工喂养未添加含维生素 A 的辅食,或饮食中缺乏脂肪。

(二) 典型症状

典型眼部症状如夜盲症、皮肤干燥、毛发干枯。

(三) 实验室检查

暗适应能力测定可协助早期诊断,血浆维生素 A 水平低于 $0.68\ \mu mol/L(20\ \mu g/dl)$。

五、治疗

(一) 一般疗法

积极治疗原发病,使体内代谢恢复正常;改

善饮食,给予富含维生素 A 和胡萝卜素的食物;避免诱因;及时处理继发感染。

(二) 维生素 A 治疗

轻症口服补充维生素 A,重症或肠道吸收功能不良者可肌内注射维生素 A、维生素 D 注射剂(含维生素 A 7 500 μg 和维生素 D 62.5 μg)0.5～1 ml,每天一次。3～5 天病情好转后改口服。

(三) 眼部治疗

使用抗生素眼药水或眼膏,减轻结膜角膜的干燥不适。如角膜软化或出现溃疡可加用消毒鱼肝油,每天 10～20 次,注意动作轻柔。

六、护理评估

(一) 健康史

了解患儿的喂养史、含维生素 A 丰富食物的摄入情况、有无忌口挑食等情况,有无其他急慢性疾病。

(二) 身体状况

评估患儿眼部有无干燥不适,角膜有无软化、溃疡和穿孔,皮肤有无干燥、起屑,有无毛发干枯易脱落、指(趾)甲易折断,有无合并感染、营养不良、贫血及其他维生素缺乏症。

(三) 社会心理状况

了解家长对本病的病因、发展、预后及防治知识认识程度。评估家长的心理状态。

七、护理诊断

(一) 患儿方面

1. 营养失调　低于机体需要量与维生素 A 摄入不足、吸收利用障碍有关。

2. 有感染的危险　与维生素 A 缺乏所致机体抵抗力低下有关。

3. 潜在并发症　失明。

(二) 家长方面

1. 知识缺乏　缺乏疾病的发病、治疗、预防等相关知识。

2. 焦虑　与患儿智能体格发育迟缓,视力减退有关。

八、预期目标

(一) 患儿方面

(1) 患儿充分摄入维生素 A,满足机体需要量。

(2) 增加患儿机体免疫力,不发生视觉障碍,不发生感染或失明等并发症。

(二) 家长方面

(1) 了解本病的诱因、治疗、预防等基本知识。

(2) 学会自我监测,如视力变化、全身皮肤情况等。

九、护理措施

(一) 患儿方面

1. 改善饮食　通过膳食补充维生素 A,婴儿鼓励母乳喂养,尽早补充维生素 A、D 制剂,及时添加辅食。年长儿要建立良好的饮食习惯,不挑食、偏食,多补充含维生素 A 丰富的食品如各种动物内脏、鱼肝油、胡萝卜等。

2. 补充维生素 A 制剂　遵医嘱口服或肌内注射维生素 A,加强对治疗效果和用药反应的观察,注意防止维生素 A 中毒。

3. 保护眼睛　用消毒鱼肝油滴眼,促进上皮修复,有角膜软化、溃疡时,根据医嘱用抗生素眼膏,防止继发感染。眼部护理应动作轻柔,切忌压迫眼球,以免造成角膜穿孔。

4. 预防感染　必要时可采取保护性隔离,预防呼吸道感染和眼部感染。

(二) 家长方面

(1) 向家长介绍维生素 A 缺乏症的病因、诱因、治疗过程及预后情况。

(2) 指导家长合理喂养,及时治疗感染、腹泻及其他消耗性疾病。

(3) 指导家长正确的补充维生素 A 制剂,谨防维生素 A 中毒。

(4) 向家长解释保护患儿眼睛的重要性,介绍家庭眼部护理的方法和注意要点。

维生素 B₁ 缺乏症

维生素 B₁ 缺乏症(vitamin B₁ deficiency)又称"脚气病",是因体内缺乏维生素 B₁ 而导致的以消化、神经和心血管系统症状为主的功能紊乱性疾病。婴儿脚气病多发生于 2～5 个月龄,病情凶险且进展迅速。

一、维生素 B_1 的生理功能

维生素 B_1 又称硫胺素,来源于动物内脏和瘦肉,全谷、豆类和坚果,谷物为我国传统摄取维生素 B_1 的主要来源。过度研磨的精白米、精白面会造成维生素 B_1 的大量流失。维生素 B_1 在维持神经、肌肉特别是心肌的正常功能以及在维持正常食欲、胃肠蠕动和消化液分泌方面起着重要作用。

二、病因

(一) 饮食不当

谷物加工过精,淘米时过度搓洗,烹饪加热时间过长或加入苏打都会造成维生素 B_1 的损失和破坏;长期摄入大量碳水化合物为主食而缺乏肉食及豆制品的不均衡饮食也易致病;哺乳期妇女自身缺乏维生素 B_1,则其乳汁中的含量更低,可导致婴儿发生缺乏症。

(二) 需要量增加

甲状腺功能亢进、感染、高热、剧烈运动、孕妇、乳母等条件下均增加机体对维生素 B_1 的需求,若无适当补充则易致病。

(三) 吸收利用障碍

多种慢性疾病如消化功能不良、肠道寄生虫病可对降低维生素 B_1 的吸收;肝功能损害可干扰维生素 B_1 在体内的利用。

三、临床表现

婴儿期多为急性起病,突然发作,病势危重,早期可有烦躁哭闹、面色苍白、水肿、食欲不振、便秘等;年长儿以水肿为主要表现。临床上分三型:① 湿型水肿脚气病;② 婴儿型急性脚气病:主要表现为严重的急性心血管症状,不及时救治可致死;③ 干型神经脚气病:多见于成年人,伴有消耗症状。

(一) 消化道症状

食欲不振,消化不良,腹泻,排绿色稀便。

(二) 神经系统症状

1. 婴儿期 神经麻痹从脑神经开始,中枢神经系统症状突出,神志淡漠,眼睑下垂,颈肌和四肢柔软,头颈后仰,手不能抓握,吸吮无力,各种腱反射减弱。累及喉返神经,出现声音嘶哑、失音、啼哭无声等麻痹症状。

2. 年长儿 主要为多发性周围神经病变,触觉、痛觉、温觉依次受损,后肌力减退、肌肉萎缩,腱反射消失。中枢神经损害表现为情感、心理精神状态异常,如神经质、易激惹、消沉忧郁、失眠健忘等。部分患儿伴眩晕、眼球震颤、共济失调,以及小脑和前庭功能损害。

(三) 心血管系统症状

可表现为急性心功能不全,如烦躁气促、发绀、呼吸困难、心音低钝等,若不及时救治,可迅速致死。体检示:心脏浊音界扩大,心率明显增快,心尖区可闻及收缩期杂音,舒张压降低。心电图示:T 波低平或倒置,QT 间期延长。

(四) 水肿及浆液漏出

下肢水肿并向上蔓延,伴发心包、胸腔、腹腔积液。

(五) 先天性脚气病

仅见于新生儿,由孕母缺乏维生素 B_1 所致。表现为出生时即见全身水肿,体温低,吸吮无力,反复呕吐,肢体柔软,嗜睡,发声低细等症状。

四、诊断

本病临床症状变化多端,不易早期作出诊断。应结合喂养史、维生素 B_1 缺乏症流行地区居住史、母亲的相关症状以及实验室检查明确诊断。

实验室诊断包括:① 维生素 B_1 负荷试验:口服维生素 B_1 5 mg 或肌注 1 mg,测定 4 小时尿中维生素 B_1 的排出量,正常 >100 μg,患者 <50 μg;② 测定血液中丙酮酸和乳酸含量,患者明显增高;③ 红细胞酮基移换酶活性测定:患者明显降低。

五、治疗

(一) 一般治疗

治疗原发病,去除诱因,调整饮食,避免神经、心血管系统损害。

(二) 补充维生素 B_1

轻症或消化功能正常者可口服,婴儿每天口服维生素 B_1 10~30 mg,母乳喂养者乳母每天口

服维生素 B_1 100 mg；重症或消化道吸收不良者可每天两次肌内注射维生素 B_1 10 mg，2 天后改口服，连续数周，同时注意补充复合维生素 B。

六、护理评估

（一）健康史

了解患儿的喂养史、含维生素 B_1 丰富的食物的摄入情况、有无忌口挑食等不良饮食习惯，有无其他急慢性疾病。

（二）身体状况

评估患儿心血管系统和神经系统的损害。

（三）社会心理状况

了解家长对本病的病因、发展、预后及防治知识认识程度，评估家长的心理状态。

七、护理诊断

（一）患儿方面

1. 营养失调 低于机体需要量与维生素 B_1 摄入不足、吸收利用障碍有关。

2. 潜在并发症 心功能不全、惊厥。

3. 有受伤的危险 与肌力下降、惊厥发作有关。

（二）家长方面

1. 知识缺乏 缺乏疾病的发病、治疗、预防等相关知识。

2. 恐惧 与病情突发，疾病后期复杂危重危及生命有关。

八、预期目标

（一）患儿方面

（1）患儿充分摄入维生素 B_1，满足机体需要量。

（2）患儿不发生心力衰竭、惊厥等并发症。

（二）家长方面

（1）了解本病的诱因、治疗、预防等基本知识。

（2）能够观察病情发展，及时发现病情变化。

九、护理措施

（一）患儿方面

1. 改善饮食 通过膳食补充维生素 B_1，婴儿鼓励母乳喂养，及时添加辅食，年长儿要建立良好的饮食习惯，不挑食、偏食，多补充含维生素 B_1 丰富的食品如坚果、豆类、动物内脏等，多食用粗杂粮。

2. 遵医嘱予以维生素 B_1 制剂

3. 防止受伤 加强看护，使患儿保持舒适的体位。

4. 观察病情 密切注意患儿的呼吸、脉搏、心率及神志的变化，一旦发生心力衰竭和惊厥，应立即通知医生，配合抢救。

（二）家长方面

（1）介绍维生素 B_1 缺乏病的病因、治疗过程、预防措施等相关知识。

（2）告知所使用药物的作用、副作用、剂量和使用方法。

（3）介绍本病的常见症状和并发症，提醒家长加强观察，早期发现，及时就诊。

维生素 C 缺乏症

维生素 C 缺乏症（vitamin C deficiency）又称坏血病（scurvy），是由于长期缺乏维生素 C 所引起的全身性疾病，主要表现为成骨障碍和出血倾向。

一、维生素 C 的生理功能

维生素 C 又名抗坏血酸（ascorbic acid），为水溶性维生素，是人体形成正常胶原组织的必需元素。由于人体内不能合成维生素 C，故需从食物中摄取，主要来源于蔬菜和水果，蔬菜中的番茄、菜花，水果中的柑橘、柠檬、青枣、山楂、猕猴桃等维生素 C 含量均十分丰富。

维生素 C 的生理功能是作为酶的辅助因子参与多种重要的生物合成过程；作为抗氧化剂清除自由基，在保护 DNA、蛋白质和膜结构免遭损伤方面起着重要作用。

二、病因

（一）摄入不足

母乳中含有维生素 C，故母乳喂养儿一般不易得此病，但如果乳母饮食中长期缺乏维生素 C，则母乳中的维生素 C 含量亦不足，可致使婴儿患病。人工喂养的婴儿如不按时添加蔬菜水果,补充维生素 C,极易发生维生素 C 缺乏症。年长儿患病多因饮食中缺乏新鲜蔬菜水果所致。

(二) 需要增加

生长发育加速期、发热、感染性疾病等情况下,维生素 C 的需要量均增加。此外,早产儿生长发育较快,其维生素 C 需要量较正常婴儿大,应增加补充量。

(三) 吸收障碍

长期消化道功能紊乱可影响维生素 C 的吸收和利用。

(四) 其他

长期大量摄入维生素 C 者突然停用可发生维生素 C 缺乏症;若孕妇长期大量应用维生素 C,则其新生儿每天摄入常规量的维生素 C 仍可能发生维生素 C 缺乏症。

三、临床表现

胎儿出生时体内储存的维生素 C 一般可供其出生后 3 个月之用,故维生素 C 缺乏多见于 6 个月至 2 岁的婴幼儿。

(一) 全身症状

起病缓慢,早期常有一些非特异性症状如烦躁不安、食欲减退、体重减轻、面色苍白,以及呕吐、腹泻等消化紊乱症状。一般有低热,伴并发症时体温升高。

(二) 局部症状

常见骨膜下出血,表现为下肢小腿部肿痛,肿胀沿胫骨骨干,压痛显著,晚期患部常保持固定姿势不愿移动,仰卧时下肢呈蛙腿状。肋骨与肋软骨交接处尖锐凸出,形成维生素 C 缺乏症串珠。

(三) 出血症状

全身各部位均可出现,初期见于皮肤淤斑、齿龈出血,后可建于眼睑或结膜,晚期偶有胃肠道、泌尿道和脑膜出血。

(四) 其他

创伤愈合缓慢;因抵抗力低下常合并感染、营养不良和其他维生素缺乏症。

四、诊断

典型的维生素 C 缺乏症有明显的症状,容易明确诊断,但是隐性或早期维生素 C 缺乏症缺乏特异性症状,易漏诊或误诊,需结合喂养史和其他检查结果分析诊断。

(一) 患儿喂养史

人工喂养未添加含维生素 C 的辅食,或乳母饮食中缺乏新鲜蔬菜、水果,或乳母习惯吃腌制食品。

(二) 典型症状

疾病后期可根据肢体肿痛、蛙形腿、牙龈及黏膜下出血等症状诊断。

(三) 实验室检查

① 维生素 C 负荷试验:口服维生素 C 500 mg,收集 4 小时尿,排出量<5 mg 为不足;② 毛细血管脆性试验阳性;③ X 线检查:长骨骺端先期钙化带增厚,普遍性的骨质疏松,以及骨折、骨骺分离移位、骨骺端边缘形成骨刺等。

五、治疗

(一) 补充维生素 C

轻症患儿每天口服 100～300 mg;重症或有呕吐、腹泻、贫血者可每天静脉注射 500～1 000 mg,连续 4～5 天后改为口服,连续治疗 2～3 周,同时多进食富含维生素 C 的食物。

(二) 对症治疗

有骨骼病变的患儿应保持安静少动,避免骨折及骨骺脱位;牙龈炎、牙龈出血的患儿应保持口腔清洁,预防感染。

六、护理评估

(一) 健康史

了解患儿的喂养史、饮食习惯以及生长发育情况,饮食习惯特别是含维生素 C 丰富的食物的摄入情况及有无进食腌制食品的习惯。

(二) 身体状况

评估患儿有无皮肤及其他脏器组织出血;有无骨关节肿胀、畸形;有无牙龈炎、牙龈出血;有无合并感染、营养不良及其他维生素缺乏症。

(三) 社会心理状况

了解家长对本病的病因、发展、预后及防治知识认识程度,评估家长的心理状态。

七、护理诊断

(一) 患儿方面

1. 营养失调　低于机体需要量与维生素C摄入不足、吸收利用障碍有关。

2. 疼痛　与骨膜下出血、关节出血有关。

3. 躯体移动障碍　与骨膜下出血致肢体肿痛不愿移动有关。

4. 有感染的危险　与维生素C缺乏、机体免疫力低下有关。

5. 潜在并发症　骨折、出血。

(二) 家长方面

1. 知识缺乏　缺乏疾病的发病、治疗、预防等相关知识。

2. 焦虑　与患儿全身多部位出血有关。

八、预期目标

(一) 患儿方面

(1) 患儿充分摄入维生素C,满足机体需要量。

(2) 不发生感染,不发生骨折、颅内出血等并发症。

(3) 疼痛、出血症状减轻或消失。

(二) 家长方面

(1) 了解本病的诱因、治疗、预防等基本知识。

(2) 掌握本病的基本症状及观察要点,及时就诊。

九、护理措施

(一) 患儿方面

1. 改善饮食　提供维生素C含量丰富的食物,及时添加辅食;建立良好的饮食习惯,纠正偏食;改进烹饪方法,避免维生素C的过多破坏。

2. 遵医嘱予以维生素C口服或静注

3. 预防感染　保持口腔卫生,养成良好的卫生习惯,早晚刷牙,三餐后漱口,预防继发感染。必要时保护性隔离,避免交叉感染。

4. 减轻疼痛　保持安静舒适的环境,减少不良刺激,控制活动,治疗护理注意动作轻柔,避免不必要的搬动,以免加重疼痛或发生骨折。

5. 观察病情　密切注意患儿的呼吸、脉搏、心率、神志、血压及瞳孔的变化,及早发现颅内出血先兆。

(二) 家长方面

(1) 介绍维生素C缺乏病的病因、治疗过程、预防措施等相关知识。

(2) 告知所使用药物的作用、副作用、剂量和方法。

(3) 孕妇、乳母应保证足够的维生素C摄入量。

第四节　锌缺乏症

锌缺乏症是指各种原因造成体内锌缺乏所导致的疾病,以食欲不振,生长发育迟缓,免疫力减退,性成熟障碍为主要表现。

一、锌的生理功能

锌是人体必需的微量元素之一,作为多种酶的组成成分或酶的激活剂广泛参与各种代谢活动,在核酸和蛋白质代谢中发挥重要作用,影响生长发育、生殖器官、皮肤、胃肠道功能及免疫功能。锌的来源广泛,以牡蛎中含量最高,其次为畜禽肉及肝脏、蛋类、鱼和其他海产品,蔬菜水果中含量较低。锌的主要生理功能为促进生长发育与组织再生,促进食欲,促进维生素A代谢和生理作用,增强机体免疫力。

二、病因

(一) 摄入不足

谷类等植物性食物含锌少,母乳及牛乳中的含锌量均不能满足婴儿的需要,故长期单纯乳类或谷物喂养的婴儿易缺锌。

(二) 需要增加

生长发育期、营养不良恢复期、发热、感染均可致锌需求量增高。

(三) 吸收障碍

慢性腹泻如吸收不良综合征、脂肪泻等可造成锌的吸收减少;谷类食物中的植酸盐和粗纤维妨碍锌的吸收。

(四) 丢失过多

反复失血、溶血、长期多汗、大面积灼伤、蛋白尿以及长期服用青霉胺等均可使锌过多丢失，导致锌缺乏。

三、临床表现

（一）消化功能减退

缺锌时舌黏膜增生、角化不全，以致味觉敏感度下降，发生食欲不振、厌食、异嗜癖等症状。

（二）生长发育落后

缺锌直接影响核酸和蛋白质合成与细胞分裂，并妨碍生长激素轴功能以及性腺轴的成熟，故生长发育停滞，体格矮小，性发育延迟。

（三）免疫功能降低

缺锌会严重损害细胞免疫功能而容易发生感染。

（四）智能发育延迟

缺锌可使脑 DNA 和蛋白质合成障碍，谷氨酸浓度降低，从而引起智能发育迟缓。

（五）其他

如地图舌、反复口腔溃疡、创伤愈合迟缓、影响维生素 A 代谢而出现夜盲症等。

四、诊断

1. 了解喂养史　有无饮食中含锌量低，长期吸收不良等。

2. 实验室检查　测定血清、全血、头发、白细胞、尿、组织中锌的含量，其中血清锌低于正常低限 11.47 μmol/L；餐后血清锌浓度反应试验 PICR>15%。

3. 临床表现　食欲不振、生长发育迟缓、皮炎、反复感染、免疫功能低下、异嗜癖等典型的缺锌临床表现。

五、治疗

1. 针对病因治疗原发病

2. 饮食治疗　给予富含锌的动物性食物。

3. 补充锌剂　口服锌制剂，较常用的为葡萄糖酸锌。

六、护理诊断

（一）患儿方面

1. 营养失调　低于机体需要量与锌摄入不

足、吸收利用障碍有关。

2. 有感染的危险　与机体免疫力低下有关。

3. 生长发育改变　与锌缺乏、蛋白质合成障碍、生长激素分泌减少有关。

（二）家长方面

1. 知识缺乏　缺乏营养知识及儿童喂养知识。

2. 焦虑　与患儿生长发育异常有关。

七、预期目标

（一）患儿方面

（1）患儿充分摄入锌，满足机体需要量。

（2）不发生感染。

（3）生长发育符合标准。

（二）家长方面

（1）了解本病的病因、治疗过程及预防等相关知识。

（2）掌握监测小儿生长发育的基本方法。

八、护理措施

（一）患儿方面

1. 改善饮食　通过膳食补充锌，鼓励母乳喂养，尽早补充葡萄糖酸锌制剂，及时添加辅食。年长儿要建立良好的饮食习惯，不挑食、偏食，多补充含锌丰富的食品如牡蛎、畜禽肉及肝脏、蛋类、鱼和其他海产品等。

2. 预防感染　注意保护性隔离，保持室内空气新鲜，预防呼吸道感染。

3. 定时监测　定时监测身高、体重及智力发育。

（二）家长方面

（1）介绍小儿缺锌的主要原因、治疗过程、预防措施、家庭护理等基本知识。

（2）指导家长正确监测小儿身高、体重及智力发育的方法。

（张齐放　钱培芬）

思考题

1. 小儿能量的需要分为哪几个方面？

2. 母乳喂养的优点有哪些？

3. 一个 5 个月的人工喂养儿,如何给予正确的奶方配置?

4. 辅助食品添加原则有哪些?

5. 辅助食品添加顺序是什么?

6. 如何进行小儿营养状况的评价?

7. 何谓强化食品?

8. 简述一个 3 岁幼儿的膳食安排。

9. 简述营养不良的三度分型及并发症。

10. 营养不良的饮食调整原则有哪些?

11. 肥胖症的诊断标准有哪些?

12. 肥胖症患儿的饮食控制原则有哪些?

13. 造成维生素 D 缺乏的原因有哪些?

14. 简述维生素 D 缺乏性佝偻病的临床表现。

15. 应用钙剂的注意事项有哪些?

16. 简述维生素 C、维生素 A、维生素 B 及锌的来源。

17. 简述维生素 A 缺乏症的眼部症状及护理。

18. 简述锌缺乏症的临床表现特点。

第十六章 传染性疾病

第一节 小儿传染病的护理及管理

传染病(communicable diseases)是指能够在人群中引起流行的感染性疾病,病原体常有较强的致病力和传播性。病原体侵入机体,削弱机体防御功能,破坏机体内环境的稳定,并引起不同程度的病理生理过程。

一、小儿传染病的现状

我国由于计划免疫的开展,麻疹、破伤风、百日咳、脊髓灰质炎等急性传染病大幅度下降,特别是近10多年来,采取扩大和加强口服脊髓灰质炎糖丸疫苗等措施,发病率明显下降。但近20年来,在世界范围内人类传染病的发生和流行呈新的趋势:一些曾严重危害小儿的传染病已被消灭或正被消灭,如新生儿破伤风、脊髓灰质炎、天花等;而过去已得到控制的传染病有死灰复燃的现象,如结核、梅毒等;另一些新发现的传染病,由于人类对它的认识不足,正威胁着小儿的健康和生命,如艾滋病、传染性非典型肺炎、禽流感等,所以现在传染病的发生和发展有其社会和自然的因素,主要原因如下。

(1) 全球变暖,病菌生长繁殖加快,传播速度更快和范围更广。

(2) 日益发展的都市化,人口急剧膨胀和生态环境的破坏促使传染病有增无减。

(3) 世界范围内的商务和旅游,增加了人员的频繁流动,加重了病菌的传播和扩散。

(4) 食品生产、加工、运输和销售的全球化,加大了食品污染的概率以及病菌的传播。

(5) 人畜异体器官移植或食用带菌野生动物,病毒可能产生新的变异,成为人体新病毒。

(6) 医院内感染造成病菌的传播。

(7) 战争和天灾饥荒造成大量难民产生,给传染病的传播和蔓延创造条件。

鉴于目前状况,世界范围内正在加大预防和控制传染病的投入,随着免疫学和分子生物学的进展,各国科学家先后研制、开发和改进针对各种传染病的疫苗,大量新型疫苗正在不断运用于临床。当前几个国际组织又发起了儿童免疫计划(children's vaccine initiative, CVI),其目的是提高、协调、促进开发和引入,改进现有的疫苗以及创建新疫苗,来保护全球儿童免遭传染病的侵害。我国历来重视对传染病的教育和防治工作,有一套健全的传染病预防和监控体系,目前加大对流动人口的管理工作,将流动人口的传染病预防和管理工作纳入到正常管理体系中。

二、传染病的流行过程

传染病在人群中发生、传播和终止的过程,称为传染病的流行过程。

(一) 传染病流行过程的基本环节

传染病的流行必须具备三个环节:传染源、传播途径和易感人群。这三个环节互为因果,同时存在才能构成传染病的流行和传播。

1. 传染源 是指体内有病原体存在、繁殖并能将病原体排出体外的人和动物。

(1) 患者:在大多数传染病中,患者是最重要传染源,一般在疾病的临床症状期传染性最强,但要重视轻型、非典型患者以及亚临床和隐性感染的患者。

(2) 病原携带者:在某些传染病中,病原携带者是最重要的传染源,如乙型肝炎和丙型肝炎病毒、巨细胞包涵体病毒(CMV)、艾滋病病毒等,病原携带不易发现,具有重要流行病学意义。病原携带者包括潜伏期病原携带、病后病原携带和无症状病原携带三种类型。

(3)受感染的动物:指动物性传染病,是人和动物之间相互传播的疾病,此类传染病由于以动物作为宿主,故较难消灭和控制该传染源。常见的疾病有鼠疫、狂犬病、流行性出血热、禽流感等。

2.传播途径 是指病原体从传染源排出体外,经过一定的传播方式,到达与侵入新的易感者的过程,称之为传播途径。一般有四种传播方式。

(1)空气传播:病原体通过传染源的谈话、咳嗽、喷嚏排出的分泌物和飞沫,通过空气传播使易感者吸入受染,如麻疹、猩红热、百日咳、流感等疾病,通过这种方式传播。

(2)水与食物传播:病原体通过粪便排出体外,污染水和食物,易感者通过污染的水和食物受染,如甲型毒性肝炎、菌痢、伤寒等疾病依据此方式传播。

(3)接触传播:病原体通过输血、注射、体液、破损的皮肤等途径使易感者受染,如乙型肝炎、皮肤炭疽、艾滋病、梅毒等。

(4)虫媒传播:病原体在昆虫体内繁殖,完成其生活周期,通过不同的侵入方式使病原体进入易感者体内而患病,昆虫是重要传播媒介。如蚊虫传播疟疾、乙型脑炎等,虱子传播斑疹伤寒,跳蚤传播鼠疫,恙虫传播恙虫病等。

(5)垂直传播:病原体通过母亲的胎盘直接传染给婴儿,如乙型肝炎、艾滋病、梅毒等。

3.易感人群 是指人体对某种传染病的病原体缺乏特异性免疫,容易受感染。儿童自出生以后,除少数母亲给予的抗体外,必须通过多项免疫计划使儿童获得保护性抗体而避免遭受传染病侵害。人体的易感性取决于个体的免疫状态,了解人体的易感性以便采取各项干预措施来预防和控制传染病的流行。

(二)影响传染病流行过程的因素

1.自然因素 包括气候因素和地理因素。寒冷季节易于呼吸道传染病流行,而夏秋季节容易发生消化道传染病。大部分虫媒传染病和某些自然疫源性传染病,有较严格的地区和季节性。

2.社会因素 主要与人民的生活水平、卫生习惯、社会习俗以及国家对卫生保健事业的投入和重视等有关。落后和贫穷地区无疑增加相关感染的机会以及导致人体对疾病抵抗力和控制力不足,传染病的发生和发展往往高于先进和发达地区。

(三)传染病流行特征

1.强度特征 传染病流行的强度特征可分为散发、暴发、流行及大流行。

2.地区特征 传染病流行的地区特征可只限于一定地区和一定范围内发生。当传染病因有其地区特征,则称为地方性传染病。

3.季节特征 传染病的发病率随季节的变化而升降,有些传染病有季节性特点,这与气候的温度、湿度、传播媒介因素以及人群流动有关。

4.年龄特征 有些传染病的好发与年龄有关,如脊髓灰质炎、流行性腮腺炎等,好发于小儿。

(四)传染病病原体的致病性

传染病传染过程中,病原体起重要作用,它的致病作用主要表现在以下几个方面。

1.病原体的毒力 就是病原体的侵袭力,是重要的致病条件。病原体的毒力是指病原体在机体内生长、繁殖和蔓延扩散的能力,有些通过细菌的酶如链球菌的透明质酸酶,有的通过荚膜阻止吞噬细胞的吞噬,有的通过菌毛黏附宿主组织。病原体产生内毒素和外毒素,通过毒素产生杀伤作用。外毒素主要是革兰阳性细菌的产物,毒性强,对组织的危害有选择性,而内毒素是大多数革兰阴性细菌的细胞壁的组成部分,在细菌死亡崩解后释放,毒性较小,致病作用大致相同。

2.病原体的数量 病原体的数量也是重要的致病条件,入侵人体的病原体数量越多,引起传染性的危害就越大,病情也就越严重。

3.病原体的定位 病原体在人体内寄生有一定的特异定居部位,特异的定位由特异的侵入门户与传入途径所决定的,特异性定位又决定着病原体的排出途径。伤寒杆菌经口传入,定位于肠道网状内皮系统,借助粪便排出体外。白喉杆菌经鼻咽部侵入,定位于鼻咽部,借助鼻咽分泌物排出体外。不同病原体有其不同的特异性定位。

4. 病原体的扩散形式 病原体在体内的扩散有三种形式。

(1)直接扩散:病原体由原入侵部位直接向近处或远处组织细胞扩散。

(2)血流扩散:病原体入侵机体后通过血液扩散。

(3)淋巴管扩散:病原体侵入机体后借助淋巴液到达局部淋巴结,再由淋巴结进入血流,扩散于各组织细胞。

5. 病原体的变异性 病原体在长期进化过程中,受各种环境的影响和刺激,当外环境改变影响遗传信息时,引起病原体一系列的代谢变化,使其在结构形态上,生理特性上均可发生改变。

(五)传染性过程中机体的免疫反应

机体的免疫反应对传染性过程的表现和转归起着重要作用。免疫反应可分为保护性免疫反应和变态反应两大类。保护性免疫反应又分为非特异性和特异性免疫反应两类。变态反应是特异性免疫反应。

1. 非特异性免疫 是机体对进入体内的异物的一种清除机制。

(1)天然屏障:包括外部屏障,如皮肤、黏膜及其分泌物;内部屏障,如胎盘屏障和血-脑脊液屏障。

(2)吞噬作用:单核-吞噬细胞系统、骨髓中固定的吞噬细胞和各种粒细胞都具有非特异性的吞噬功能,可清除体液中的颗粒状病原体。

(3)体液因子:存在于体液中的补液、溶菌酶、纤连蛋白和各种细胞因子,这些液体因子能直接或通过免疫调节作用而清除病原体。

2. 特异性免疫 是指由于对抗原特异性识别而产生的免疫。不同病原体所具有的抗原绝大多数是不同的,故特异性免疫只针对一种传染病,通过细胞免疫和体液免疫的相互作用而产生免疫应答,分别由 T 细胞和 B 细胞来介导。

(1)细胞免疫:致敏 T 细胞与相应抗原再次相遇时,通过细胞毒性和淋巴因子来杀伤病原体及其所寄生的细胞,T 细胞还具有调节体液免疫的功能。

(2)体液免疫:致敏 B 细胞受抗原刺激,即转化为浆细胞并产生能与相应抗原结合的抗体,即免疫球蛋白。

三、传染病的预防

预防传染病的目的是为了控制和消灭传染病,针对传染病流行的三个基本环节,以综合性防御措施为基础,消灭和阻断流行环节。

(一)管理传染源

1. 对患者和病原体携带者的管理和治疗 对患者和病原体携带者必须实施早发现,早诊断,早隔离,积极治疗患者。在 2004 年 8 月 28 日中华人民共和国第十届全国人大常委会第十一次会议修订通过《中华人民共和国传染病防治法》,并于同年 12 月 1 日开始施行。防治法规定管理的传染病分甲、乙、丙三大类。向卫生防疫机构报告的传染病称为法定传染病。

甲类传染病:鼠疫,霍乱。

乙类传染病:传染性非典型肺炎、艾滋病、病毒性肝炎、脊髓灰质炎、人感染高致病性禽流感、麻疹、流行性出血热、狂犬病、流行性型脑炎、登革热、炭疽、细菌性和阿米巴痢疾、肺结核、伤寒与副伤寒、流行性脑脊髓膜炎、百日咳、白喉、新生儿破伤风、猩红热、布鲁氏菌病、淋病、梅毒、钩端螺旋体病、血吸虫病、疟疾。

丙类传染病:流行性感冒、流行性腮腺炎、风疹、急性出血性结膜炎、麻风病、流行性和地方性斑疹伤寒、黑热病、包虫病、丝虫病、除霍乱、细菌性和阿米巴痢疾、伤寒和副伤寒以外的感染性腹泻病。

甲类传染病,要求城市须在 6 小时之内上报卫生防疫机构,农村不得超过 12 小时;乙类传染病要求城市须在 12 小时内;农村不得超过 24 小时。卫生防疫人员,医疗保健人员,对疫情不得隐瞒,谎报,或授意他人隐瞒与谎报疫情。

对病原携带者进行管理与必要的治疗。特别是对食品制作供销人员、炊事员、保育员做定期带菌检查,及时发现,及时治疗和调换工作。

对传染病接触者,必须进行医学观察、留观、集体检疫,必要时进行免疫法或药物预防。

2. 对感染动物的管理与处理 对动物传染源,有经济价值的野生动物及家畜,应隔离治疗,必要时宰杀,并加以消毒,无经济价值的野生动物予以捕杀。

(二)切断传播途径

根据传染病的不同传播途径,制定不同防疫措施。如为呼吸道传染病,做好空气消毒,定期开窗通风,接触患者和到公共场所戴好口罩;肠道传染病做好吐泻物和食具的消毒处理,加强饮食卫生及个人卫生,做好水源及粪便管理。对虫媒传染病,做好避虫、防虫和杀虫措施。

(三)保护易感人群

保护易感人群并提高人群抵抗力,主要采取人工主动免疫和人工被动免疫。人工主动免疫包括是有计划的预防接种,提高人群特异性免疫力,对易感者进行疫苗、菌苗、类毒素的接种,如麻疹疫苗、乙肝疫苗等来预防相应的传染病,接种后免疫力在1~4周内出现,持续数月至数年。人工被动免疫是用特异性抗体的免疫血清给人注射,以提高人体免疫力,如注射抗毒血清、丙种球蛋白、胎盘球蛋白、高效免疫球蛋白等,注射后免疫力迅速出现,维持1~2月即失去作用。

四、小儿传染病的护理

(一)预检制度

儿科预检护士严格执行预检护理规程,严防传染病流入普通门诊,一经发现传染病患儿,做好相应隔离预防措施及时送至传染病门急诊,没有传染病的医院送至有儿科传染病就诊的医院,注意避免和减少交叉感染的机会。送入传染病门急诊后,严格按照传染病诊治的护理流程给予诊治。

(二)执行消毒隔离制度

严格按照上海市疾病控制中心颁发的消毒隔离制度,采用物理或化学消毒方法,清除或杀灭周围环境中及人体表面的病原微生物。在疾病的传染期加强隔离患儿,了解疾病的传播方式,切断传播途径,严防疾病传播。

(三)疫情报告

发现传染病后按国家规定的时间向防疫部门报告,以便采取措施进行疫源地消毒,防止传染病的播散。

(四)密切观察

护理人员应掌握小儿常见传染病的临床表现、特征及并发症,仔细观察患儿的体温、脉搏、呼吸、血压、神志等生命体征的变化、服药反应、治疗效果、特殊检查后的情况等,随时做好各种抢救的准备工作。

(五)日常生活护理

1. 休息 减少机体消耗,减轻病损器官的负担,防止并发症的发生。传染病的急性期应绝对卧床休息,症状减轻后方可逐渐起床活动。

2. 通风 病室内保持空气新鲜,每天通风换气2次,每次20~30分钟,保持室温在18~22℃。

3. 饮食饮水 患儿多有高热、食欲减退,应根据患儿的饮食习惯按病情要求给予流质、半流质、软食或普食,做到少量多餐,尽可能保证热量的摄入。鼓励患儿多饮水,维持水、电解质平衡和促进体内毒素的排泄。昏迷不能进食者,可鼻饲或静脉补液。

4. 口腔护理 每天饭后刷牙或选择合适的含漱液漱口。

5. 皮肤护理 保持皮肤、衣服的清洁,床单整洁干燥,潮湿后及时更换。

(六)对症护理

1. 皮疹护理 有些传染病伴出疹,出疹的性质、时间、部位及顺序对临床诊断有很大帮助,应加强对皮疹的观察和护理,保持皮肤清洁,修剪指甲,防抓伤后继发感染。

2. 高热护理 高热时采取适当降温措施,慎用冰水擦浴或乙醇浴,以免影响透疹或加重循环障碍出现虚脱,降温伴大汗亦应注意防止虚脱的发生。

3. 重症护理 神志改变表示大脑皮质的功能状态和疾病的严重程度,应区别引起神志改变的不同原因给予相应护理,如降温、止痉、使用脱水剂、吸痰、供氧等。

（七）心理护理

传染病患儿住院常需单独隔离治疗,易产生孤独、紧张、恐惧心理,促使病情加重。护理人员应耐心劝导,积极引导,急性期卧床休息时,多在床旁沟通,鼓励战胜疾病的信心;恢复期应安排好教养活动,鼓励患儿适量活动,保持良好心境,促进疾病康复。

（八）健康宣教

向患儿及其家属进行传染病卫生知识的宣传教育活动。针对传染病的流行特点,通过墙报、宣传资料、媒体、床旁交流等方式进行宣传教育,提高人们对传染病的防范意识、能力和水平,达到控制传染源、切断传播途径、保护易感人群的目的。

第二节 麻 疹

麻疹（measles, rubeola, morbili）是由麻疹病毒引起的小儿急性呼吸道传染病,有很强的传染性,我国自从普遍接种麻疹减毒活疫苗以来,发病率明显降低,现多呈散发病例,亦可见成人。临床上以发热、上呼吸道炎、结膜炎、麻疹黏膜斑（Koplik's spots）及全身斑丘疹为主要表现。

一、病因

麻疹病毒属副黏液病毒,无亚型,人是麻疹病毒唯一的自然宿主。在前驱期及出疹期,可在患儿的鼻分泌物、血和尿中分离到该病毒。病毒外界生存能力不强,不耐热,对消毒剂和日光敏感,在阳光和流通空气中 20~30 分钟失去活性。但能耐干燥和寒冷,在 4℃可存活数天,0℃保存 1 个月,−70℃可保存 5 年。

二、流行病学

（一）传染源

患者是唯一的传染源,从发病前 2 天至出疹后 5 天内均有传染性。

（二）传播途径

储存在患者眼结膜、鼻、口咽和气管等处的分泌物通过飞沫直接传播。

（三）易感人群

人群普遍易感,但病后能获持久免疫力;6 个月至 5 岁小儿发病率最高。

（四）发病季节

任何季节均可发病,但以冬春季节为多见。

（五）潜伏期

6~18 天,接受过免疫者可延长至 3~4 周。

三、病理生理变化

当麻疹病毒侵入上呼吸道和眼结膜上皮细胞后进行繁殖,引起局部炎症反应,随后病毒侵入血流形成第一次病毒血症,被单核-吞噬细胞系统吞噬后在其内繁殖再次侵入血流,引起第二次病毒血症,出现高热和皮疹。真皮内血管内皮细胞肿胀增生、单核细胞浸润并渗出导致皮疹和麻疹黏膜斑;表皮细胞坏死、变性引起脱屑;崩解的红细胞及血浆渗出,使皮疹消退后留有色素沉着。麻疹的病理特征是受病毒感染的细胞增大并融合形成多核巨细胞。

四、临床表现

典型麻疹病程分三期。

（一）前驱期

一般 3~4 天。

1. 严重的卡他症状

（1）发热:体温逐渐增高达 39~40℃。

（2）咳嗽:咳嗽强度和频度逐渐增强。

（3）鼻炎:流涕、鼻塞。

（4）结膜炎:结膜充血、畏光流泪。

咳嗽（cough）、鼻炎（coryza）、结膜炎（conjunctivitis）称之为"3C"症状。

2. 麻疹黏膜斑（Koplik's spots） 第 2 天大部分患儿在下磨牙相对应的颊黏膜上,出现直径大约为 0.5~1.0 mm 大小的白色斑点,周围包有红晕的麻疹黏膜斑,72 小时后遍及全部颊黏膜,在发疹后的 1~2 天消失。

3. 实验室检查 白细胞降低,淋巴细胞升高;鼻腔黏膜检出多核巨细胞包涵体。

（二）出疹期

一般 3~5 天。

1. 皮疹 皮疹开始见于耳后发际,逐渐延及面、颈、躯干、四肢及手心足底;为淡红色的斑丘疹,压之褪色;直径约 2～4 mm,散在分布,后融合呈暗红色,皮疹痒,疹间皮肤正常。

2. 伴随症状 患儿呼吸道症状及体温达高峰,咳嗽加剧,肺部可闻少量啰音,全身中毒症状严重。

3. 实验室检查 血液和鼻咽处黏膜分离出麻疹病毒。

(三)恢复期

一般 3～5 天。

1. 皮疹 按出疹顺序消退,同时有米糠样脱屑及褐色色素沉。

2. 伴随症状 体温下降,全身情况好转。

少数患儿病程呈非典型经过。体内尚有一定免疫力者呈轻型麻疹;体弱、有严重继发感染者呈重型麻疹。

五、并发症

(一)肺炎

是麻疹最常见的并发症之一,当皮疹消退时,呼吸道症状反而加重,警惕并发肺炎。

(二)中耳炎

患儿主诉耳痛或较小婴儿烦躁哭吵,耳道有脓性分泌物流出。

(三)喉炎

患儿出现声音嘶哑,有破竹样咳嗽,吸气性呼吸困难及三凹征。

(四)脑炎

出现意识改变、惊厥和昏迷。

麻疹患儿与其他出疹性疾病的鉴别要点,见表 16－1。

表 16－1 麻疹、风疹、猩红热、幼儿急疹、药物疹、肠道病毒感染鉴别表

病 名	麻 疹	风 疹	猩 红 热	幼儿急疹	药物疹	肠道病毒感染
病原体	麻疹病毒	风疹病毒	乙型溶血性链球菌	人疱疹病毒6型	药物	肠道病毒
好发年龄	7月～5岁	1～5岁	2～10岁	6个月～1.5岁	任何年龄	学龄前
发热与出疹关系	发热后3天,疹出热高	发热后0.5～1天出疹	发热1～2天出疹,出疹后体温高	发热3～4天,热退疹出	无规律	发热2～3天出疹伴发热
出疹顺序	耳后、颈→前额→面部→躯干→四肢,3天出齐	面部→躯干→四肢,1天出齐	颈部→躯干→四肢,当日出齐	颈→躯干→全身,腰臀较多,1天出齐	无规律	自面部、躯干→四肢
全身症状及其他特点	全身及结膜炎症状较重,呼吸道症状明显,体温高,有麻疹黏膜斑	全身及呼吸道症状轻、耳后、颈部、枕后淋巴结肿大	全身症状重,咽部充血明显,扁桃体肿大,有杨梅舌和口周围苍白圈	高热、全身症状轻	有服药史	同时有疱疹性咽炎或病毒性脑炎或肌痛及腹泻
皮疹特点及演变	红色斑丘疹,手心和脚底有皮疹,疹间皮肤正常,热退疹渐退,留有色素沉着	淡红色斑丘疹,2～3天消退,出疹期全身症状轻,无色素沉着	在普遍充血的皮肤上弥漫密集针尖大小丘疹,皮肤皱褶处更密集,疹间无健康皮肤,疹退脱皮	皮疹为不规则红色斑点或斑丘疹,压之褪色、无色素沉着	各种类型样皮疹	大小不等斑丘疹,可有水疱
血象	白细胞减少,淋巴细胞增加	白细胞减少,淋巴细胞增加	白细胞增多,中性粒细胞增加	白细胞减少,淋巴细胞增加	白细胞增加或减少	白细胞稍增加

六、治疗原则

(一)抗病毒治疗

病毒唑、阿昔洛韦。

(二)对症治疗

高热时给予小剂量药物降温,烦躁时用苯巴比妥等镇静剂,咳嗽时用止咳去痰药,继发感染时用抗生素治疗。

（三）中药透疹治疗

鲜芫荽煎水服用并抹身，以利促进血液循环和透疹。

（四）并发症治疗

肺炎、中耳炎、喉炎、脑炎的治疗。

七、护理评估

（一）一般情况

季节、流行病学、年龄、身体状况、营养状况、预防接种史。

（二）临床表现

发热和呼吸道等症状、皮疹特点、麻疹黏膜斑。

（三）身心状况

神态、情绪和精神。

（四）实验室检查

血液和鼻咽处黏膜分离出麻疹病毒。

八、护理诊断

（一）患儿方面

1. 体温过高　与病毒血症和（或）继发感染有关。

2. 皮肤完整性受损　与麻疹病毒感染导致皮损有关。

3. 营养失调低于机体需要量　与食欲下降和发热造成机体消耗过多有关。

4. 有感染的危险　与机体免疫功能低下有关。

5. 有传播感染的可能　与呼吸道排出病毒有关。

6. 潜在并发症　肺炎、中耳炎、喉炎、脑炎。

（二）家长方面

知识缺乏　与缺乏特定知识来源有关。

九、预期目标

（一）患儿方面

（1）体温维持正常，患儿舒适。

（2）皮肤无继发感染。

（3）保持营养和水分。

（4）未发生感染和并发症。

（5）医院或居家隔离。

（二）家长方面

（1）能了解疾病发生的原因以及疾病的传染源和传染途径，掌握消毒隔离知识。

（2）能做好居家的消毒隔离工作。

（3）掌握药物的使用，了解作用和副作用。

（4）能说出应报告医生的症状，如发热、咳嗽、烦躁、气急等症状。

（5）能了解何时或什么情况下复诊。

（6）掌握皮疹的护理。

十、护理措施

（一）患儿方面

1. 一般护理

（1）在传染期做好呼吸道隔离措施，室内保持空气新鲜，环境安静，每天通风 2 次，每次20～30 分钟，保持室温在 18～22℃。

（2）患儿卧床休息至皮疹消退、体温正常。

（3）高热护理：监测体温，观察热型；高热时用小剂量退热剂，忌用乙醇浴或冷敷，以免影响透疹，导致并发症。

（4）饮食护理：急性期给予流质或半流质容易消化的饮食，多饮水和饮汤以利降温、排毒、透疹；恢复期补充营养，给予高蛋白质、高维生素饮食，无需忌口。

2. 皮肤黏膜的护理

（1）保持皮肤、衣服的清洁，每天用温水擦浴和更衣 1 次（忌用肥皂），床单整洁干燥，潮湿后及时更换。

（2）如透疹不畅，可用鲜芫荽煎水服用并抹身，以促进血循环和透疹并防止烫伤。

（3）勤剪指甲以防抓伤皮肤引起继发感染。

3. 五官护理

（1）眼睛护理：室内光线应柔和，每天 3 次用生理盐水清洗双眼，滴入抗生素眼药水或眼药膏，可加服维生素 A 预防干眼病。

（2）鼻部护理：蒸汽吸入减缓鼻部不适，用石蜡油软化鼻痂。

（3）耳部护理：防止呕吐物或泪水流入外耳道发生中耳炎，及时用棉签清除。

（4）口腔护理：每天饭后刷牙，或选择合适的含漱液漱口。

4. 并发症观察

(1) 肺炎:持续高热,咳嗽加剧,呼吸加快,发绀,肺部啰音增多,重症肺炎可导致心力衰竭。

(2) 喉炎:频咳、声嘶、有破竹样咳嗽并伴吸气性呼吸困难和"三凹征"。

(3) 脑炎:患儿出现嗜睡、惊厥,甚至昏迷。

5. 预防感染的传播

(1) 控制传染源:对患儿呼吸道隔离至出疹后5天,有并发症者延至疹后10天,接触的易感儿隔离观察21天;

(2) 切断传播途径:居室通风换气并进行消毒,患儿物品暴晒2小时;减少不必要的探视,接触者离开后立即在阳光下或流动空气中停留30分钟;流行期间不带易感儿童去公共场所,发生疫情的学校、托幼机构暂不接纳新生。

(3) 保护易感儿:

1) 主动免疫。对8个月以上未患过麻疹的小儿接种麻疹疫苗,7岁时加强1次。

2) 被动免疫。对年幼、体弱的易感儿肌注人血丙种球蛋白或胎盘球蛋白,接触后5天内注射可免于发病,6天后注射可减轻症状,有效免疫期为3~8周。

(二) 家长方面

(1) 向家长解释麻疹的病因、临床表现、治疗过程和可能产生的并发症。

(2) 居家隔离时禁止人员探视,室内保持空气新鲜,环境安静,定期消毒。

(3) 告知和教会家长皮肤、口腔、五官护理的方法,注意休息,合理饮食。

(4) 告知家长药物使用的剂量和方法以及作用和副作用。

(5) 与家长核查有关复查信息。

十一、效果评价

(一) 患儿方面

(1) 皮疹完全消退。

(2) 无发热。

(3) 无呼吸道及其他症状。

(二) 家长方面

(1) 能说出家庭护理知识。

(2) 知道何时复诊。

第三节 脊髓灰质炎

脊髓灰质炎(poliomyelitis)是由脊髓灰质炎病毒引起的急性传染病。临床特点为发热、咽痛、肢体疼痛,少数病例出现肢体弛缓性瘫痪,可留下后遗症,严重者累及生命中枢而死亡。本病多见于5岁以下小儿,尤其是婴幼儿,故称之为"小儿麻痹症"。自从服用减毒活疫苗后,发病率明显降低。

一、病因

脊髓灰质炎病毒属肠道病毒,是一种小核糖核酸病毒。按其抗原性不同分为Ⅰ、Ⅱ、Ⅲ型,以Ⅰ型发病较多,易引起瘫痪,型间很少交叉免疫。该病毒在外界抵抗力较强,对低温较稳定,在粪便中可存活半年,污水中存活3~4个月,奶制品或食品中存活2~3个月;但对高温、干燥及氧化消毒剂敏感,加热至56℃以上、紫外线、2%碘酊、甲醛、高锰酸钾、消毒灵等均可使其灭活。

二、流行病学

(一) 传染源

是患者和病毒携带者,整个病程均具有传染性,潜伏期末和瘫痪前期传染性最大。

(二) 传播途径

主要传播途径是粪-口传播,病初亦可通过飞沫传播。

(三) 易感人群

人群普遍易感,但病后能获持久免疫力,多发生于5岁以下小儿。

(四) 发病季节

任何季节均可发病,但以夏秋季节为多见。

(五) 潜伏期

5~14天。

三、病理生理变化

病毒通过患者的口咽或鼻咽侵入人体,在该淋巴组织内增殖,同时向外排出病毒,若机体能及时将病毒清除,可不发病而呈隐形感染。若病毒进入血流,导致病毒血症,引起发热、头痛等症状,此时如果体内抗体能中和病毒不侵犯中枢神经系统,患者仅有上呼吸道和肠道症状,不出现中枢神经系统症状,即形成顿挫型。若病毒致病力强或抗体产生过迟或不足,病毒进一步侵犯中枢神经系统,轻者有中枢神经系统症状而未引起瘫痪称之无瘫痪型,重者发生瘫痪称之瘫痪型。病变主要在脑干及脊髓前角运动神经细胞,从而引起下运动神经元性的肌肉软瘫。腰、颈段脊髓前角细胞受损最重,细胞坏死,故四肢瘫多见。但并不是所有的受累神经元都坏死,损伤是可逆的,当受累的神经元开始炎性消退,神经细胞就会逐步地恢复功能。引起瘫痪的高危因素有过度劳累、肌内注射、手术等可促使瘫痪的发生。

四、临床表现

典型病例可分为以下五期。

(一)前驱期

1~4 天。

1. 上呼吸道症状

(1)发热:伴烦躁、多汗、头痛。

(2)咳嗽:伴咽痛及咽分泌物渗出。

(3)鼻炎:流涕、鼻塞。

2. 消化道症状 纳差、恶心、呕吐、腹泻、腹痛等。

若病情不发展,称之顿挫型。

(二)瘫痪前期

前驱期热退 1~6 天。

1. 发热 体温再次上升(呈本病典型的双峰热型),伴头痛及全身肌肉酸疼。

2. 短暂的膀胱括约肌障碍 常有便秘。

3. 躯干和肢体强直刺痛,有脑膜刺激征阳性

4. 体检

(1)三角架征:患儿坐起时需两臂后伸以支撑身体。

(2)吻膝试验阳性:患儿坐位时不能自如弯颈使下颌抵膝。

(3)头下垂征:将手置患儿肩下,抬起其躯干时,患儿头不能同正常儿一样与躯干平行。

5. 实验室检查

(1)血沉:加快。

(2)脑脊液:发病后第 1 周脑脊液可异常,压力增高,白细胞数多在 $(50\sim500)\times10^6/L$,早期中性粒细胞增多,以后淋巴细胞增多。热退后白细胞迅速恢复正常,蛋白质增高,且持续时间可长达 4~10 周,呈蛋白质-细胞分离现象,糖及氯化物正常。

(3)血清学检测特异性抗体:血及脑脊液中特异性 IgM 抗体阳性,有利早期诊断。

(4)疾病早期可从血、咽部分泌物及粪便中分离出病毒。如经 3~5 天恢复称无瘫痪型。

(三)瘫痪期

起病后 2~7 天。

体温开始下降时出现瘫痪,并逐渐加重,至体温正常后瘫痪停止进展。根据瘫痪表现可分为 4 型。

1. 脊髓型 此型最常见。表现为弛缓性软瘫,分布不规则、不对称、腱反射消失,常见于四肢,尤以下肢为多,不伴感觉障碍。腹肌、肠肌瘫痪出现顽固性便秘;膀胱肌瘫痪出现尿潴留或尿失禁;呼吸肌瘫痪出现吸气时上腹内凹、气促、咳嗽无力等症状。

2. 延髓型 系延髓的呼吸、循环中枢以及运动神经核被侵犯所致。当第 3、4、6 对脑神经受损就会出现眼球活动障碍、眼睑下垂等;第 7、9、10、12 对脑神经受损,则出现面瘫、吞咽困难、咽部痰液积聚、呛咳等症状,容易发生窒息;当呼吸及血管运动中枢受损,可因呼吸暂停及血压和脉率的急剧变化而导致患儿死亡。

3. 脑型 表现为高热、烦躁不安、嗜睡、惊厥和昏迷。

4. 混合型 上述各型同时存在。

(四)恢复期

一般病例 8 个月,严重病例 6~18 个月或更长。

瘫痪后 1~2 周肢体功能逐渐恢复,从肢体远端小肌群开始,继之近端大肌群,肌腱反射逐渐恢复。最初 1~2 个月恢复较快,而后减慢。

(五)后遗症期

1~2 年后仍不恢复者。

受累肌肉开始萎缩及畸形,神经功能不能恢复,造成不能站立行走或跛行。

五、治疗原则

(一) 前驱期和瘫痪前期

1. 卧床休息　卧床至热退 1 周,避免劳累和体力活动至少 2 周。

2. 对症治疗

(1) 高热和肌肉疼痛时给予解热镇痛药,温水洗浴以缓解疼痛。

(2) 避免畸形:可做轻微被动运动。

(3) 药物治疗:用丙种球蛋白或干扰素,症状严重者加用泼尼松或地塞米松。

(二) 瘫痪期

1. 正确的姿势　患儿卧床时身体成一直线,脊柱用板固定,踝关节呈 90°角。疼痛消失多做被动锻炼,避免骨骼畸形。

2. 药物治疗

(1) 促神经肌肉传导药物:地巴唑。

(2) 增进肌肉张力:加兰他敏、新斯的明等。

(3) 能量合剂及促神经细胞代谢药物:维生素 B_1、维生素 B_{12}、维生素 C 等。

(三) 恢复期及后遗症期

1. 功能恢复治疗　主动和被动的功能锻炼、按摩和理疗、针灸等。

2. 手术治疗矫正畸形

六、护理评估

(一) 一般情况

季节、流行病学、年龄、身体状况、营养状况、预防接种史。

(二) 临床表现

呼吸道、消化道症状,躯干和肢体强直刺痛,脑膜刺激征、顽固性便秘以及尿潴留或尿失禁等。

(三) 身心状况

神态、情绪和精神。

(四) 实验室检查

血沉加快、脑脊液异常、血及脑脊液中出现特异性 IgM 抗体。

七、护理诊断

(一) 患儿方面

1. 体温过高　与病毒血症有关。

2. 疼痛　与病毒侵犯神经组织有关。

3. 营养失调低于机体需要量　与进食困难、发热、呕吐和腹泻等造成机体摄入不足和消耗过多有关。

4. 躯体移动障碍　与脊髓受损有关。

5. 清理呼吸道无效　与呼吸中枢受损、咽部肌肉及呼吸肌瘫痪有关。

6. 有传播感染的可能　与病毒排出有关。

7. 潜在并发症　吸入性肺炎、肺不张、化脓性支气管炎等。

(二) 家长方面

1. 焦虑　与疾病预后有关。

2. 知识缺乏　与缺乏特定知识来源有关。

八、预期目标

(一) 患儿方面

(1) 体温维持正常。

(2) 患儿舒适。

(3) 保持营养和水分。

(4) 未发生感染和并发症。

(5) 主动功能锻炼,减少骨骼畸形。

(二) 家长方面

(1) 能了解疾病发生的原因以及疾病的传染源和传染途径,掌握消毒隔离知识。

(2) 能做好居家的消毒隔离工作。

(3) 掌握药物的使用,了解作用和副作用。

(4) 能说出应报告医生的症状,如发热、疼痛、呕吐等症状。

(5) 能了解何时或什么情况下复诊。

(6) 掌握饮食护理。

(7) 掌握被动的功能锻炼,减少骨骼畸形。

九、护理措施

(一) 患儿方面

1. 一般护理

(1) 在传染期做好呼吸道隔离措施,室内保持空气新鲜,环境安静,每日通风 2 次,每次 20～30 分钟,保持室温在 18～22℃。

(2) 患儿卧床休息至体温正常、瘫痪停止进展为止。

(3) 高热护理:监测体温,观察热型;高热时头置冰袋或药物降温。

（4）皮肤护理：保持局部皮肤清洁和干燥，改善局部血液循环，定期做好褥疮护理。

（5）饮食护理：保证充足的营养和水分摄入，对有吞咽困难及食后呛咳者应耐心喂养，必要时应用胃管。

（6）保持呼吸道通畅：鼓励患儿咳嗽排痰，协助患儿翻身拍背促进痰排出或抬高床脚及侧卧进行体位引流，必要时清除呼吸道分泌物及吸氧气吸入，无效者气管插管或气管切开等。

（7）治疗护理应集中和轻柔，避免不必要的刺激，防止促发或加重瘫痪的发生。

2. 局部疼痛和关节功能位护理

（1）瘫痪前的护理：发生肢体瘫痪前常有受累肌肉感觉异常及明显疼痛，可用热敷法改善肌肉疼痛与痉挛，每天 2～4 次，每次 20～30 分钟，防止烫伤。注意监测肌震颤、肌痉挛及肌张力情况。给予阿司匹林、吲哚美辛止痛，亦可用泼尼松减轻神经细胞水肿或加用镇静剂。

对已发生瘫痪的肢体，应避免刺激和受压，床平整但勿太软（褥下可垫木板），盖被轻暖，可用支架保持患肢功能位，防止足下垂或足外翻。

（2）瘫痪时的护理：对已发生瘫痪的肢体，应避免刺激和受压，患儿卧床时身体成一直线，脊柱用板固定，踝关节呈 90°角。床褥下可垫木板，保持床单位干燥平整，盖被轻暖，可用支架保持患肢功能位，防止足下垂或足外翻。

（3）瘫痪后的护理：立即开始做肢体主动和被动锻炼以及针灸和理疗等，避免骨骼挛缩畸形。

3. 并发症观察

（1）吸入性肺炎、肺不张、化脓性支气管炎等　由外周型及中枢型呼吸麻痹导致，患儿气急、呼吸困难、咳嗽、咳痰等。

（2）褥疮、氮钙负平衡、骨质疏松、尿路结石等　由于长期卧床所致。

4. 预防感染的传播

（1）控制传染源：患儿病初呼吸道隔离 1 周，消化道隔离从开始发病直至病后 40 天。

（2）切断传播途径：居室通风换气并进行消毒，患儿物品暴晒 2 小时；患儿的分泌物、排泄物

用漂白粉消毒，用具及地面用次氯酸钠溶液消毒；流行期间不带易感儿童去公共场所，发生疫情的学校、托幼机构暂不接纳新生。

（3）保护易感儿：

1）主动免疫。口服疫苗接种程序为 2、3、4 月龄各服 1 次三价疫苗，4 岁时加服 1 次当有病例发生或病例成批出现时，应加服 1 次。疫苗强调冷藏保管，服用时嚼碎后温开水送服。

2）被动免疫。密切接触者应连续观察 20 天，及时肌注丙种球蛋白每次 0.3～0.5 ml/kg，每月 1 次连用 2 个月，可防止发病或减轻症状。

5. 心理护理

（1）患儿长期卧床身体不适以及丧失活动能力，情绪低落，应该多和患儿交谈，鼓励其战胜疾病的信心。

（2）肯定患儿在疾病治疗过程中的点滴进步，增强治疗和护理的依从性。

（3）鼓励患儿克服困难和痛苦，加强主动和被动训练。

（二）家长方面

（1）向家长解释脊髓灰质炎的病因、临床表现、治疗过程和可能产生的并发症。

（2）居家隔离时禁止人员探视，室内保持空气新鲜，环境安静，做好呼吸道及消化道的隔离措施，后期主要是消化道，定期消毒。

（3）告知和教会家长患儿发热、口腔、饮食及局部疼痛的护理方法，注意卧床休息。

（4）告知家长可能产生的并发症并注意避免，鼓励和协作患儿翻身、主动和被动训练。

（5）告知家长药物使用的剂量和方法以及作用和副作用。

（6）与家长核查有关复查信息。

十、效果评价

（一）患儿方面

（1）无发热。

（2）无呼吸道和消化道症状。

（3）无瘫痪。

（4）瘫痪后肢体功能恢复。

（二）家长方面

（1）能说出家庭护理知识。

（2）知道何时复诊。

第四节 结核病

结核病（tuberculosis）是由结核杆菌引起的一种慢性感染性疾病，全身各个脏器均可受累。儿童结核病以原发型肺结核最常见，严重者可引起血行播散发生粟粒型结核或结核性脑膜炎，后者是结核病引起死亡的主要原因。许多成人结核病是在儿童时期受感染的基础上发展而成。自从推广卡介苗接种以来，其发病率已明显降低，但从 90 年代以来，全球结核感染呈上升趋势，每年新感染者约 900 万，300 万人死于结核，结核病已成为传染病中最大的死因。目前，我国儿童结核病平均感染率为 9.6%，患病率为0.0641%。

一、病因

结核杆菌属分枝杆菌，革兰染色阳性，具有抗酸性和需氧性。对人具有致病性的主要是人型和牛型结核杆菌，其中人型是人类结核病的主要致病原。结核杆菌含有类脂质、蛋白质和多糖体，其中结核蛋白质能使机体致敏，产生变态反应，引起疾病。结核类脂质对细菌具有保护作用，使其增加对酸、碱、消毒剂和低温的耐受力，对湿热较敏感。在 0℃ 以下细菌可存活 1 年半，经 65℃30 分钟能灭活，痰液内结核菌用 5% 石炭酸或 20% 漂白粉须经 24 小时处理才被杀灭。儿童感染结核杆菌以人型、牛型为主。由于儿童机体免疫功能低下，结核病的易感者主要集中在儿童期，但感染并不等于发病。感染率随年龄增长而逐渐增高。

二、流行病学

（一）传染源

患者是唯一的传染源。

（二）传播途径

呼吸道为主要传播途径，少数经消化道传播，亦有极少部分通过皮肤和胎盘传播。

（三）易感人群

有结核接触史尤其是家庭内有开放性结核患者，未接种卡介苗史，发病前有传染病史如麻疹、百日咳等，以及以往有结核过敏表现如结节性红斑、疱疹性结膜炎等。儿童初次接触到结核菌后是否发病主要与机体免疫力、侵入细菌的数量、毒力强弱有关。

（四）发病季节

任何季节均可发病，但以冬、春季节为高峰。

（五）潜伏期

4～8 周。

三、病理生理变化

结核菌感染引起人体发病，除了取决细菌的数量、菌群和毒力外，更重要的是与机体免疫功能有关，尤其是细胞免疫的强弱，主要是 T 淋巴细胞。儿童对结核菌及其代谢产物具有较高的敏感性，机体初次感染结核菌 4～8 周后产生细胞免疫，通过致敏的 T 淋巴细胞产生迟发型变态反应，此时如用结核菌素做皮肤试验可出现阳性反应，同时产生一些变态反应性表现（如疱疹性结膜炎等）。若再次接触结核菌及其代谢产物，即释放一系列细胞因子，激活并汇集巨噬细胞在病灶处，产生足够的水解酶和杀菌素，吞噬和杀灭大部分结核杆菌。当细菌量少而组织敏感性高时，就形成由淋巴细胞、巨噬细胞和成纤维细胞组成的肉芽肿；当细菌量大而组织敏感性高时则组织坏死不完全产生干酪样物质；当细菌量大而组织敏感性低时则感染不能局限则导致结核播散和局部组织坏死。机体感染结核菌后在发生变态反应的同时也获得一定的免疫力，适度的变态反应，机体抵抗力最强；变态反应过弱，说明机体反应性差、细胞免疫功能下；当变态反应过强时，可加剧炎症反应，形成干酪坏死，造成组织损伤或结核播散。

四、分型

儿童受结核杆菌感染后，可累及全身各器官。但仍以肺结核最为多见。

（一）儿童肺结核

临床上常分为以下五种类型。

1. Ⅰ型　即原发型肺结核，包括原发综合征及肺门淋巴结结核（支气管淋巴结结核），儿童时期多见。

2. **Ⅱ型** 即血行播散型肺结核,包括急性血行播散性肺结核(急性粟粒性肺结核)和亚急性、慢性血行播散型肺结核。儿童时期,多为急性播散,其病情重,病死率高。

3. **Ⅲ型** 即浸润性肺结核,包括锁骨下浸润和干酪性肺炎。青少年时期较多见。

4. **Ⅳ型** 即慢性纤维空洞型肺结核,它是结核病的主要传染源,在儿童时期较少见。

5. **Ⅴ型** 即结核性胸膜炎和胸腔积液。

(二)肺外结核

如结核性脑膜炎、骨关节结核、泌尿系结核、腹内核等,在儿童时期均可发生。结核性脑膜炎是儿童结核病死亡的主要原因。

五、临床特点

(一)原发型肺结核

结核菌初次侵入人体后发生的原发感染。包括原发综合征和支气管淋巴结结核,是儿童肺结核的主要类型。结核菌由呼吸道侵入肺部后,停留在肺叶的边缘靠近胸膜处,形成原发病灶,原发病灶可以发生在肺的任何部位,以右肺为多见。初次感染时,机体对细菌尚未产生过敏状态,因此,病变范围常常较小。部分细菌由原发病灶循淋巴管感染淋巴结,形成淋巴管炎、淋巴结炎。原发病灶、淋巴管炎、淋巴结炎三者合称为原发综合征。原发病灶及淋巴管炎多可自然吸收痊愈,但淋巴结内的干酪样病变,长期不易吸收,形成支气管淋巴结结核。原发型肺结核的临床特点是:

(1)轻者可无明显症状。部分患儿常缓慢起病,有长期低热、倦怠乏力、盗汗、纳差、体重不增,甚至逐渐消瘦等结核中毒症状。

(2)呼吸道症状常不明显,部分患儿可有咳嗽、咯痰,肺部检查无阳性体征,全身淋巴结可轻度或中度肿大。肿大的淋巴结压迫支气管时,可出现类似百日咳的痉挛性咳嗽、哮喘甚至呼吸困难等症状。压迫喉返神经时,可出现声音嘶哑。高度过敏状态的儿童,可出现结节性红斑或疱性角膜结膜炎、关节肿痛等。

(3)有的患儿,表现为易反复感冒、支气管

炎等。

(二)急性粟粒性肺结核

儿童急性粟粒性肺结核,是最严重的类型,系原发型肺结核(原发综合征或支气管淋巴结结核)干酪性病变破溃,短期内,大量结核杆菌经血型播散的结果,是全身粟粒性结核病的肺部表现。其发病除结核菌菌血症外,患儿的高度过敏状态是重要因素。多见于婴幼儿初染结核6个月内,特别是3个月内,急性传染病(如麻疹、百日咳等)后和营养不良常为本病的重要诱因。儿童急性粟粒性肺结核临床特点是:

(1)多数患儿为急性起病,中毒症状较重。多为高热,面色苍白,食欲减退。尚可有咳嗽,呼吸急促、发绀等症状,亦有少数缓慢起病者,表现为低热、结核中毒症状,常于急性传染病后,表现虚弱、盗汗、乏力,长期咳嗽等症状。

(2)体格检查阳性体征往往不多见,约半数患儿有浅表淋巴结及肝脾肿大,少数患儿可见皮肤粟粒疹,眼底检查脉络膜上可见粟粒结节,肺部体征多不明显,病程晚期或可闻及细湿啰音。

(三)婴幼儿肺结核临床特点

婴幼儿由于免疫功能低下,机体处于高度过敏状态,被结核菌感染后易发生菌血症,原发病灶可发生液化崩溃。进一步扩散而形成特殊的临床表现。可突然高热,体温38～40℃,持续2～3周,后降为低热,一般情况重。伴有结核中毒症状,咳嗽剧烈,呼吸急促,肝脾肿大,但肺部体征较少。可出现结节性红斑和泡性角膜结膜炎。临床上如发现有活动性结核患者接触史的婴幼儿,出现肺炎症状,病程长、累及器官多、发展快,经一般抗感染治疗其效果不理想时,应考虑本病。若延误诊断,则预后恶劣。

六、辅助检查

(一)结核菌素试验

可测定受试者是否感染过结核杆菌,常用的抗原制品有两种,即旧结核菌素(old tuberculin,OT)和结核菌纯蛋白衍化物(protein purified derivative, PPD), PPD不像OT含有培养基成分,可避免由它造成的假阳性反应,用PPD做结

核菌素试验结果恒定。

1. **试验方法** 一般用 1:2 000 OT 稀释液 0.1 ml 或 PPD 制品 0.1 ml(每 0.1 ml 内含结核菌素 5 单位)注入左前臂掌侧中下 1/3 交界处皮内,使之形成直径 6~10 mm 的皮丘。48~72 小时观测反应结果。如旧结核菌素为阴性,可逐渐增加浓度复试,如 1:100 OT 仍阴性,则可排除结核感染,若患儿有疱疹性结膜炎、结节性红斑或一过性多发性结核过敏性关节炎,宜从 1:10 000 OT 稀释液开始,防局部过度反应及可能引起的内部病灶反应。

2. **结果判断** 以局部硬结的毫米数表示,先写横径,后写纵径,取两者的平均值来判断反应强度。如皮肤无反应者为"－",硬结直径不足 5 mm 为"±",5~9 mm 为"+",10~20 mm 为"++",20 mm 以上为"+++";除硬结外还出现水疱、溃疡、淋巴管炎为"++++"。后两者为强阳性反应。记录时均应测硬结直径,标记其实际数值而不以符号表示(表 16-2)。

表 16-2 皮内结核菌素试验反应分度表

反应结果	记录符号	局部反应	红硬直径(mm)
阴性	－	无红、硬	0
可疑	±	红晕硬结	<5
阳性(弱)	+	红晕硬结	5~9
(中)	++	红晕硬结	10~19
(强)	+++	红晕硬结	≥20
(极强)	++++	红晕、硬结、水疱、坏死或淋巴管炎、淋巴腺炎	一般均>20

3. **临床意义**

(1) 阳性反应:

1) 曾接种过卡介苗,人工免疫所致。

2) 儿童无明显临床症状而呈阳性反应,表示受过结核感染,但不一定有活动病灶。

3) 3 岁以下,尤其是 1 岁以下儿童,阳性反应多表示体内有新的结核病灶,年龄愈小,活动性结核可能性愈大。

4) 强阳性反应,表示体内有活动性结核病。

5) 两年之内由阴转阳或反应强度从原来的 <10 mm 增加到 >10 mm,且增加的幅度为 6 mm 以上者,表示新近有感染。

(2) 阴性反应:

1) 未受过结核感染。

2) 初次感染后 4~8 周内。

3) 机体免疫反应受抑制呈假阴性反应,如重症结核病、麻疹等。

4) 技术误差或结核菌素效价不足。

(二) 实验室检查

1. **结核菌检查** 从痰、胃液、脑脊液、浆膜腔液中找到结核菌是确诊的重要手段,采用厚涂片法或荧光染色法阳性率较高。胃液检查在患儿清晨初醒时,若醒后时间过长则因胃蠕动将滞留在胃内的痰液排入肠道而影响结核菌检出率,痰液以培养标本为宜。

2. **免疫学诊断及生物学基因诊断** 用酶联免疫吸附试验、聚合酶链反应等方法对患儿血清、脑脊液、浆膜腔液进行检测。

3. **血沉** 结核病活动期血沉增快,是判断结核病灶是否具有活动性依据之一。

(三) X 线检查

胸片可检出结核病的范围、性质和发展以及治疗等情况,必要时进行断层或 CT 检查。

(四) 其他

纤维支气管镜检查、淋巴结活组织检查、眼底镜检查等。

七、预防

(一) 隔离

积极发现传染源,早隔离、早治疗。定期对托幼机构及小学的教职员工体,及时发现和隔离传染源能有效地减少儿童感染结核的机会。传染源早期发现并合理治疗结核菌涂片阳性患儿,是预防儿童结核病的根本措施。

尤应对托幼机构及小学的教职员工定期体检,及时发现和隔离传染源能有效地减少儿童感染结核的机会。儿童结核病的传染源,主要是成人活动性结核病患者,尤其是密切接触者如家庭成员、保教人员中的结核菌试验阳性者。因此,宜积极发现传染源,并给予隔离和治疗,以保护儿童不受感染。此外,还要注意环境卫生,禁止随地吐痰,加强乳牛的管理和检查,乳品须煮沸消毒等。

（二）接种卡介苗

卡介苗接种是预防儿童结核的有效措施。一般新生儿期接种，还包括未接种卡介苗的儿童和青少年。接种卡介苗可以大大降低原发型结核病及结核性脑膜炎的发生率和死亡率。每次接种后 8～12 周要作 OT 试验，以检查接种效果。皮内法接种者，OT 试验的转阳率较高，皮上划痕法的转阳率不到 50%。结核菌素试验阳性者、急性传染病恢复期、注射部位有湿疹、先天性胸腺发育不全或严重的免疫缺陷病患儿，均不宜接种卡介苗。

（三）预防性用药

可用异烟肼预防性服药，每天 10 mg/kg，6～12 个月为 1 个疗程，主要针对有以下指征的患儿。

（1）密切接触家庭内开放性肺结核者。

（2）3 岁以下婴幼儿未接种卡介苗而结核菌素试验阳性者。

（3）结核菌素试验新近由阴性转为阳性。

（4）结核菌素试验阳性伴结核中毒症状者。

（5）结核菌素试验阳性，新患麻疹或百日咳患儿。

（6）结核菌素试验阳性而需较长时间使用肾上腺皮质激素或其他免疫抑制剂者。

八、治疗原则

主要是抗结核治疗。目前将按规定方法和疗程对结核治疗称之为现代化学疗法（简称化疗），其治疗原则是：早期、联合、全程、规律和适量，选用的药物要对结核杆菌敏感并持续足够的用药时间。

（一）目前常用的抗结核药物

1. 全效杀菌药

（1）异烟肼（INH）：为首选药和必选药，适用于全身各部位的结核病，该药副作用小。少数患儿可引起肝细胞性黄疸、精神兴奋、周围神经炎等。

（2）利福平（RFP）：是对耐药菌感染及短程化疗的主要药物。该药可致胃肠道反应，与 INH 合用可增加对肝脏的损害，偶可引起过敏反应如发热、皮疹等。服该药时排泄物呈红色，

应空腹服用，因饭后服或与对氨柳酸、巴比妥类同服可减少本药的吸收。

2. 半效杀菌药

（1）链霉素（SM）：该药低浓度抑菌、高浓度杀菌，对平衡器官及听力有损害，且是不可逆的。静脉同时使用右旋糖酐及呋塞米时，易引起肾功能损害并加重对第八对脑神经毒性反应。

（2）比嗪酰胺（PZA）：为短程化疗的主要药物之一，对预防结核病复发有特殊作用。口服易吸收。副作用是肝损害、胃肠症状，少数有高尿酸血症等。

3. 抑菌药　乙胺丁醇（EMB）：对耐药的结核菌同样有抑菌作用，口服吸收好。副作用为胃肠反应、下肢麻木、球后视神经炎等，停药后症状可消失。

（二）针对耐药菌株的几种新型抗结核药

1. 老药的复合剂型　Rifamate（内含 INH 150 mg 和 RFP 300 mg），Rifater（内含 INH、RFP 和 PZA）等。

2. 老药的衍生物　利福喷丁（Rifapentine）是一种半合成利福霉素制剂，对耐药结核杆菌有较强的杀菌作用（利福霉素耐药者除外）。

3. 新的化学药　如力排肺疾（Dipasic），是一种合成的新抗结核药，在 INH 类制品中，可延迟 INH 的抗药性。

（三）化疗方案

1. 标准疗法　见表 16-3。

2. 两阶段疗法　见表 16-3。

3. 短程疗法　疗程 6 个月，可选用下列任何一种方案：① 2HRZ/4HR；② 2SHRZ/4HR；③ 2EHRZ/4HR；④ $2HRZ/4H_3R_3$（注：方案中数字表示月数，小 3 表示每周 3 次，H＝INH、R＝RFP、Z＝PZA、S＝SM、E＝EMB）。若无 PZA，则将疗程延长 9 个月。

九、转归

儿童肺结核以原发型最为常见，如早期诊断，合理治疗，机体免疫功能强者，于发病 3～6 个月后，病变开始吸收或硬结，最后以钙化形成痊愈。但当机体内外环境不利的条件下，如年龄过小、营养不良、免疫力降低时，病变可进展甚至恶化。

表 16‑3　各型结核病抗结核化疗方案

化疗方案	适用病历	用药方案	疗程(月)	使用方法
标准疗法	轻症 原发型肺结核	1. INH+RFP 2. INF+EMB	9~12	INH 10~20 mg/(kg·d) 严重结核开始治疗 1~2 周内全日半量静脉用药,余量口服。病情好转后改全量口服
两阶段疗法	活动性 原发性肺结核	强化治疗 1. INH+REP+SM 2. INH+RFP+PZA 巩固疗法 1. INH+RFP 2. INH+EMB	2~3 6~12	RFP 10~15 mg/(kg·d) EMB 15~20 mg/(kg·d) SM 15~20 mg/(kg·d) PZA 20~30 mg/(kg·d)
	严重结核病 (粟粒性结核或结核性脑膜炎)	1. 强化治疗 INH+RFP+PZA+SM 2. 巩固治疗 ·INH+RFP ·INH+EMB	9~12	

原发性肺结核

原发性肺结核（primary pulmonary tuberculosis）包括原发综合征（primary complex）与支气管淋巴结结核（tuberculosis of trachebronchial lymphnodes）。是结核菌初次入侵肺部后的原发感染,前者是由肺原发病灶、局部淋巴结病变和两者相连的淋巴管炎组成,后者以胸腔内肿大的淋巴结为主,是儿童肺结核的主要类型。多呈良性经过亦可进展,导致干酪性肺炎、结核性胸膜炎等,或恶化呈血行播散导致急性粟粒型结核或结核性脑膜炎。

一、病理生理变化

结核菌由呼吸道侵入肺部后,停留在肺叶的边缘靠近胸膜处,形成原发病灶,原发病灶大多只有一个,偶尔也可有 2 个或多个,其部位大多在右肺上叶的下部。初次感染时,机体对细菌尚未产生过敏状态,因此,病变范围常常较小。部分细菌由原发病灶循淋巴管感染淋巴结,形成淋巴管炎、淋巴结炎。原发病灶、淋巴管炎、淋巴结炎三者合称为原发综合征。原发病灶及淋巴管炎多可自然吸收痊愈,但淋巴结内的干酪样病变,长期不易吸收,形成支气管淋巴结结核。

二、临床表现

1. 结核中毒症状　低热、盗汗、纳差、疲乏等,但婴幼儿及症状较重者可以急性高热起病,2~3 周后转为低热,并有明显的结核中毒症状。

2. 百日咳样痉咳、喘鸣和嘶哑　当胸内高度肿大的淋巴结压迫气管分叉处时可出现类似百日咳样痉咳,压迫支气管可引起喘鸣,压迫喉返神经引起声音嘶哑。

3. 结核变态反应表现　部分患儿可有疱疹性结膜炎等结核变态反应表现。

4. 体检　周围淋巴结有不同程度肿大,婴儿可伴肝脾肿大,而肺部体征不明显。

5. X 线检查　是诊断儿童肺结核的主要方法。原发综合征是由肺部原发病灶、肿大的淋巴结和两者相连的发炎淋巴管组成,X 线胸片呈典型哑铃"双极影"。因肺内原发灶小或被纵隔掩盖,X 线无法查出,或原发病灶已吸收,仅遗留局部肿大淋巴结,故临床以支气管淋巴结结核多见。X 线表现为肺门淋巴结肿大。边缘模糊称炎症型,边缘清晰称结节型。

三、护理评估

(一) 一般情况

季节、流行病学、年龄、身体状况、营养状况、预防接种史。

(二) 临床表现

发热、盗汗、纳差、疲乏等,以及有否痉咳、喘鸣、嘶哑、疱疹性结膜炎等。

(三) 身心状况

神态、情绪和精神。

(四) X 线检查

X 线胸片呈典型哑铃"双极影"、肺门淋巴结肿大。

四、护理诊断

(一) 患儿方面

1. 体温变化　与结核杆菌感染有关。
2. 营养失调低于机体需要量　与食欲下降、发热、盗汗造成机体消耗过多有关。
3. 有感染的危险　与机体免疫功能低下有关。
4. 有传播感染的可能　与呼吸道排出病毒有关。

(二) 家长方面

1. 知识缺乏　缺乏疾病相关知识与缺乏特定知识来源有关。
2. 焦虑　与需要长期治疗、隔离有关。

五、护理目标

(一) 患儿方面

(1) 体温维持正常,患儿舒适。
(2) 无继发感染。
(3) 保持营养和水分。
(4) 未发生感染和并发症。
(5) 医院或居家隔离。

(二) 家长方面

(1) 能了解疾病发生的原因以及疾病的传染源和传染途径,掌握消毒隔离知识。
(2) 能做好居家的消毒隔离工作。
(3) 掌握药物的使用,了解作用和副作用,

长期用药的重要性,遵医用药和停药。
(4) 能说出应报告医生的症状,如发热、咳嗽、烦躁、气急等症状。
(5) 能了解何时或什么情况下复诊。

六、护理措施

(一) 患儿方面

1. 一般护理

(1) 在传染期做好呼吸道隔离措施,室内保持空气新鲜,环境安静,每日通风 2 次,每次20~30 分钟,保持室温在 18~22℃。
(2) 患儿建立合理的生活制度,保证足够的睡眠时间,适当进行户外活动。
(3) 发热护理:监测体温,观察热型。
(4) 皮肤护理:患儿发热、盗汗,出汗多,勤换内衣。
(5) 饮食护理:保证营养供给,给予高热量、高蛋白质、高维生素、富含钙质的食物以增强抵抗力,促进机体修复能力,使病灶愈合。尽量提供患儿喜爱的食品,注意食物的制作,以增加食欲。

2. 预防感染的传播

(1) 控制传染源:对活动性原发性肺结核患儿需采取呼吸道隔离措施,避免继续与开放性结核患儿接触,以免重复感染。
(2) 切断传播途径:对患儿呼吸道的分泌物、餐具、痰杯应进行消毒处理,减少不必要的探视。定期对学校、托幼机构的工作人员健康检查,早发现、早隔离。
(3) 保护易感儿:接种卡介苗。

3. 心理护理

(1) 患儿因病程长,治疗时间长,不能正常地和同伴们学习和活动,情绪低落,应该多和患儿交谈,鼓励其战胜疾病的信心。
(2) 肯定患儿在疾病治疗过程中的点滴进步,鼓励坚持用药,增强治疗和护理的依从性。

(二) 家长方面

(1) 向家长解释原发性肺结核的病因、临床表现及疾病的严重性、治疗过程的长期性和可能产生的危害。

（2）耐心细致地劝慰家长，做好安抚工作，配合医疗和护理工作正常进行。

（3）居家隔离时禁止人员探视，室内保持空气新鲜，环境安静，定期消毒。

（4）告知和教会家长发热护理的方法，注意休息，合理饮食。

（5）向家长解释隔离消毒的重要性，具体指导消毒方法，使其自觉遵守，配合好医院的各项隔离消毒制度。

七、效果评价

（一）患儿方面

（1）无结核中毒症状。

（2）X线检查正常。

（二）家长方面

（1）能说出消毒隔离知识。

（2）能遵医用药，掌握药物的使用，了解作用和副作用，长期用药的重要性。

（3）知道何时复诊。

结核性脑膜炎

结核性脑膜炎（tuberculous meningitis）简称结脑，是儿童结核病中最严重的一型，多见于婴幼儿，病死率及后遗症发生率较高，常在初染结核1年以内，尤其3～6个月内最常见，约占60%。四季均可发生，但以冬春季节最为多见。

一、病理生理变化

儿童血脑屏障功能弱，神经系统发育不完善，免疫功能差，入侵肺或骨的结核菌经血行播散至脑组织，使脑呈弥漫性特异性改变，充血、水肿、炎性渗出，并形成许多结核结节。蛛网膜下腔大量炎性渗出，尤以脑底部最为明显，易引起脑神经损害和脑脊液循环受阻。脑血管亦呈炎性改变，严重者致脑组织缺血软化出现偏瘫。结核性脑膜炎为全身粟粒型结核的一部分；少数由脑内结核病灶破溃引起；极少数经脊柱、中耳或乳突结核病灶直接蔓延引起。

二、临床表现

典型病例多缓慢起病，婴儿可以骤起高热、惊厥起病。临床表现可分为三期。

（一）早期（前驱期）

1～2周。

（1）患儿性情改变、少言、易倦、精神呆滞、喜哭、易怒、睡眠不安等。

（2）低热、盗汗、纳差，疲乏年长儿可诉头痛。

（3）呕吐、便秘（婴儿可腹泻）等。

（二）中期（脑膜刺激症期）

1～2周。

（1）剧烈头痛、喷射性呕吐、嗜睡或惊厥等，婴儿可以出现前囟饱满，因颅内高压引起。

（2）出现颈项强直，凯尔尼格征、布鲁金斯基征阳性，巴彬斯基征及划痕试验阳性，因脑膜刺激征引起。

（3）还可出现面神经、动眼神经、展神经瘫痪，部分患儿出现肢体瘫痪。

（三）晚期（昏迷期）

1～3周。

（1）上述症状进一步加重，意识朦胧，半昏迷进入完全昏迷。频繁惊厥甚至可呈强直状态。

（2）极度消瘦，常伴水、电解质代谢紊乱。

（3）颅内压急剧升高导致脑疝而死亡。

三、辅助检查

1. 脑脊液检查　压力增高，外观透明或呈毛玻璃样，静置12～24小时后，可有蜘蛛网状薄膜形成，取涂片检查，可查到结核菌。白细胞总数(50～500)×10^6/L，淋巴细胞占0.70～0.80，糖和氯化物含量均降低（为结脑典型改变），蛋白质定量增加。做脑脊液免疫球蛋白测定，IgG、IgA、IgM均增高，以IgG为显著。尚可对脑脊液进行聚合酶链反应和抗结核抗体测定。

2. X线胸片　85%的结脑患儿肺内见结核病改变，90%为活动性肺结核。

3. 其他检查　眼底镜见脉络膜粟粒状结核结节对确诊结脑很有意义。结核菌素试验可呈阴性，但阳性对诊断有帮助。

四、护理评估

(一) 一般情况

季节、流行病学、年龄、身体状况、营养状况、预防接种史。

(二) 临床表现

发热、盗汗、纳差、疲乏等结核中毒症状,以及有否早期性格改变、呕吐、消瘦、前囟饱满、脑膜刺激征及脑神经受损等表现。

(三) 身心状况

神态、情绪和精神。

(四) 实验室检查

X线胸片呈肺结核改变,脑脊液呈结核改变。

五、护理诊断

(一) 患儿方面

1. 体温变化　与结核杆菌感染有关。
2. 营养失调低于机体需要量　与食欲下降、发热、盗汗造成机体消耗过多有关。
3. 有感染的危险　与机体免疫功能低下、呕吐物吸入有关。
4. 有皮肤完整性受损的危险　与长期卧床、排泄物刺激有关。
5. 有传播感染的可能　与呼吸道排出病毒有关。
6. 潜在并发症　与脑实质炎性肿胀、脑脊液分泌增加、回流受阻,颅内高压症有关。

(二) 家长方面

1. 知识缺乏　缺乏疾病相关知识与缺乏特定知识来源有关。
2. 焦虑　与病情危重、预后差有关。

六、预期目标

(一) 患儿方面

(1) 病情平稳,患儿舒适。
(2) 无继发感染。
(3) 保持营养和水分。
(4) 未发生感染和并发症。

(二) 家长方面

(1) 家长焦虑心情减轻。

(2) 了解疾病发生的原因以及疾病的传染源和传染途径,掌握消毒隔离知识。

七、护理措施

(一) 患儿方面

1. 一般护理

(1) 在传染期做好呼吸道隔离措施,室内保持空气新鲜,环境安静,每天通风2次,每次20~30分钟,保持室温在18~22℃。

(2) 患儿应绝对卧床休息,保持室内安静,护理操作尽量集中进行,减少对患儿的刺激。

(3) 饮食护理:保持水、电解质平衡。评估患儿的进食及营养状况,为患儿提供足够热量、蛋白质及维生素食物,以增强机体抗病能力。进食宜少量多餐,耐心喂养。对昏迷不能吞咽者,可鼻饲和静脉输液。病情好转,患儿能自行吞咽时,及时停止鼻饲。

(4) 口腔护理:每天清洁口腔2~3次,以免因呕吐食物沉渣残留引起口腔细菌繁殖。

(5) 皮肤护理:患儿发热、盗汗,出汗多,勤换内衣。呕吐后及时清除颈部、耳部残留的物质。昏迷及瘫痪患儿,每2小时翻身、拍背1次。骨突处垫气垫或软垫,防止长期固定体位、局部血循环不良,产生褥疮和坠积性肺炎。

2. 密切观察病情变化　体温、脉搏、呼吸、血压、神志、瞳孔大小、尿量等。

3. 止惊、改善呼吸功能,维持正常生命体征惊厥发作时齿间应置牙垫,防舌咬伤,有呼吸功能障碍的患儿,应保持呼吸道通畅,取侧卧位,以免仰卧舌根后坠堵塞喉头。解松衣领,及时清除口鼻咽喉分泌物及呕吐物,防误吸窒息或发生吸入性肺炎。吸氧,必要时用吸痰器或进行人工辅助呼吸。

4. 预防感染的传播

(1) 控制传染源:对活动性原发性肺结核患儿需采取呼吸道隔离措施,避免继续与开放性结核患儿接触,以免重复感染。

(2) 切断传播途径:对患儿呼吸道的分泌物、餐具、痰杯应进行消毒处理,减少不必要的探视。定期对学校、托幼机构的工作人员健康检查,早发现、早隔离。

（3）保护易感儿：接种卡介苗。

5. 有效控制颅内感染　遵医合理使用抗结核药物,注意药物的毒副作用。遵医使用肾上腺皮质激素、脱水剂、利尿剂,必要时配合医师做好腰椎穿刺或侧脑室引流以减低颅内压。做好术后护理,腰椎穿刺后去枕平卧 6 小时,以免脑疝发生。

6. 心理护理

（1）患儿因病情重、病程长,疾病和治疗给患儿带来不少痛苦,医护人员对患儿应和蔼可亲,关怀体贴,多和患儿交谈,鼓励其战胜疾病的信心。护理操作时动作轻柔,及时解除患儿不适,为其提供方便。

（2）肯定患儿在疾病治疗过程中的点滴进步,鼓励坚持用药,增强治疗和护理的依从性。

（二）家长方面

（1）向家长解释结核性脑膜炎的病因、临床表现及疾病的严重性、治疗过程的长期性和可能产生的危害。

（2）耐心细致地劝慰家长,做好安抚工作,配合医疗和护理工作正常进行。

（3）居家隔离时禁止人员探视,室内保持空气新鲜,环境安静,定期消毒。

（4）告知和教会家长为患儿制定良好的生活制度,保证休息时间,适当地进行户外活动。注意供给充足的营养,防止感染。

（5）向家长解释隔离消毒的重要性,具体指导消毒方法,使其自觉遵守,配合好医院的各项隔离消毒制度。

（6）部分留有后遗症的患儿,对瘫痪肢体进行理疗、被动锻炼等帮助肢体功能恢复,防止肌挛缩。对失语和智力低下者,应进行语言训练和适当教育。

（7）定期门诊复查,防止复发。

八、效果评价

（一）患儿方面

（1）无结核中毒症状。

（2）无颅内高压。

（3）无神经系统症状。

（4）X 线检查正常。

（二）家长方面

（1）能说出消毒隔离知识。

（2）能遵医用药,掌握药物的使用,了解药物的作用和副作用以及长期用药的重要性。

（3）为患儿制订良好的生活制度及供给充足的营养,能对患儿进行居家护理。

（4）知道何时复诊。

第五节　流行性腮腺炎

流行性腮腺炎（epidemic parotitis, mumps）是由腮腺炎病毒引起的急性呼吸道传染病,其临床特征为腮腺非化脓性肿痛,多数有发热,咀嚼受限,亦可累及其他腺体组织或脏器。主要在儿童及青少年中发生。

一、病因

腮腺炎病毒属副黏液病毒,是单股核糖核酸病毒,仅一个血清型,人是本病毒唯一的宿主。腮腺炎病毒抵抗力弱,不耐热,对消毒剂和日光敏感。加热至 56℃ 20 分钟、75% 的酒精浸泡 2～3 分钟或紫外线照射可迅速灭活;一般室温 2～3 天即可失去传染性;但在低温下可以生存较长时间。

二、流行病学

（一）传染源

患者是唯一的传染源,从腮腺肿大前 6 天到腮腺肿胀消失为止均有传染性。

（二）传播途径

储存在患者呼吸道处的分泌物通过飞沫直接传播以及通过直接接触患者的尿液、血液和唾液传播。

（三）易感人群

人群普遍易感,但病后能获持久免疫力,多发生于 5～15 岁的儿童。

（四）发病季节

任何季节均可发病,但以冬春季节为多见。

（五）潜伏期

14～21 天,平均 18 天。

三、病理生理变化

该病毒从呼吸道侵入人体后,在局部黏膜上皮细胞和淋巴结中复制并进入血流,播散至腮腺和中枢神经系统引起炎症。病毒在此复制后再次侵入血流,并侵犯其他尚未受累的器官,临床上出现不同器官的相继病变,因此腮腺炎实质上是一种多器官受累的疾病。腮腺因非化脓性炎症,包括间质水肿、点状出血、淋巴细胞浸润和腺泡坏死等。而腺管肿胀、坏死、阻塞,导致唾液淀粉酶潴留并经淋巴管入血流,使血、尿中淀粉酶增高。睾丸、卵巢、胰腺甚至脑也可产生非化脓性炎症改变。

四、临床表现

(一) 前驱期

1～7 天不等。

(1) 发热,体温逐渐增高可达 40℃。

(2) 耳朵痛,尤其在咀嚼时更觉疼痛。

(3) 其他症状有头痛、乏力、纳差、全身肌肉酸痛等。

(4) 实验室检查:白细胞正常或稍降低,淋巴细胞升高;早期血清和尿液淀粉酶增高;血清学检测特异性 IgM 抗体或抗原可作出早期诊断。

(二) 腮腺肿胀期

7～14 天。

(1) 通常一侧腮腺先肿大,2～4 天后又累及对侧,或双侧同时肿大。

(2) 肿大的腮腺以耳垂为中心,向前、后、下发展,边缘不清,同时伴有周围组织水肿、炽热和疼痛,局部皮肤紧张发亮但不发红。

(3) 颌下腺、舌下腺、颈淋巴结可同时受累。

(4) 实验室检查:从患者的唾液、脑脊液、尿或血中能分离出病毒。

五、并发症

(一) 脑膜脑炎

有神志淡漠、颈项强直、呕吐等症状。腮腺肿大可发生在腮腺肿大前或肿大后,以及没有腮腺肿大时已发生。腮腺炎脑膜炎一般预后良好,腮腺炎脑炎可能留有后遗症甚至死亡。

(二) 睾丸炎

是男孩最常见的并发症。早期表现为发热、头痛、下腹疼痛等,继而患侧睾丸出现明显疼痛、肿胀、触痛,临近皮肤水肿及发红。30%～40%的患儿受累睾丸萎缩,13%的患儿生育能力受限,由于单侧睾丸发炎,一般绝对不育少见。

(三) 卵巢炎

7%的青春期后女性患者可并发卵巢炎,可有发热、头痛、呕吐、下腹痛及压痛等,但不影响以后的生育功能。

(四) 胰腺炎

表现为上腹部疼痛,伴发热、呕吐和虚脱。测定血清脂肪酶可明确诊断。

六、治疗原则

(一) 抗病毒治疗

病毒唑、阿昔洛韦。

(二) 对症治疗

(1) 高热时给予药物或物理降温。

(2) 严重疼痛或并发睾丸炎者给予止痛剂治疗,睾丸局部用冰敷或睾丸托支持。

(3) 严重呕吐者补充水分和电解质。

(4) 继发感染时用抗生素治疗。

七、护理评估

(一) 一般情况

季节、流行病学、年龄、身体状况、营养状况、预防接种史。

(二) 临床表现

发热及呼吸道症状、腮腺肿大。

(三) 身心状况

神态、情绪和精神。

(四) 实验室检查

白细胞正常或稍降低,淋巴细胞升高;早期血清和尿液淀粉酶增高;血清学检测有特异性 IgM 抗体或抗原、从患者的唾液、脑脊液、尿或血中能分离出病毒。

八、护理诊断

(一) 患儿方面

1. 体温过高　与病毒血症和(或)继发感染

有关。

2. 疼痛 与腮腺非化脓性炎症有关。

3. 营养失调低于机体需要量 与进食困难、发热、呕吐等造成机体摄入不足和消耗过多有关。

4. 有传播感染的可能 与呼吸道排出病毒有关。

5. 潜在并发症 脑膜脑炎、睾丸炎、卵巢炎、胰腺炎。

(二) 家长方面

缺乏疾病相关知识 与缺乏特定知识来源有关。

九、预期目标

(一) 患儿方面

（1）体温维持正常。

（2）患儿舒适。

（3）保持营养和水分。

（4）未发生感染和并发症。

（5）医院或居家隔离。

(二) 家长方面

（1）能了解疾病发生的原因以及疾病的传染源和传染途径,掌握消毒隔离知识。

（2）能做好居家的消毒隔离工作。

（3）掌握药物的使用,了解药物的作用和副作用。

（4）能说出应报告医生的症状,如发热、疼痛、呕吐等症状。

（5）能了解何时或什么情况下复诊。

（6）掌握饮食护理、口腔护理和局部冰、冷敷法。

十、护理措施

(一) 患儿方面

1. 一般护理

（1）在传染期做好呼吸道隔离措施,室内保持空气新鲜,环境安静,每天通风 2 次,每次20～30分钟,保持室温在 18～22℃。

（2）患儿卧床休息至体温正常。

（3）高热护理:监测体温,观察热型;高热时头置冰袋或药物降温。

（4）口腔护理:保持口腔清洁,经常用温盐水漱口,多饮水以减少食物沉渣,防止口腔继发感染。

（5）饮食护理:患儿因张口及咀嚼食物使局部疼痛加剧,给予容易消化、富有营养的半流质或软食。不可给予硬、酸、辣和干燥的食品以免引起唾液分泌增多,排出受阻,腺体肿胀加剧。恢复期补充营养,给予高蛋白质、高维生素饮食,无需忌口。

2. 局部疼痛护理 腮腺局部冷敷,使血管收缩,减轻炎性充血及疼痛。亦可用如意金黄散调茶水或食醋敷于患处。

3. 并发症观察

（1）脑膜脑炎:多于腮腺肿大后 1 周左右发生,患儿出现持续高热、剧烈头痛、呕吐、颈强直、嗜睡、烦躁或惊厥。

（2）睾丸炎:男孩观察睾丸有否明显疼痛、肿胀、触痛,临近皮肤水肿及发红,有无阴囊皮肤水肿及睾丸鞘膜积液。

（3）卵巢炎:女孩观察有无下腹痛及压痛等。

（4）胰腺炎:有无上腹部疼痛,伴发热、呕吐和虚脱。

4. 预防感染的传播

（1）控制传染源:患儿隔离至腮腺肿大完全消退。接触的易感儿隔离观察 21 天。

（2）切断传播途径:居室通风换气并进行消毒,患儿物品暴晒 2 小时;减少不必要的探视,接触者离开后立即在阳光下或流动空气中停留 30 分钟;流行期间不带易感儿童去公共场所,发生疫情的学校、托幼机构暂不接纳新生。

（3）保护易感儿:对出生 14 个月以上的幼儿常规给予减毒腮腺炎活疫苗,或麻疹、风疹、腮腺炎三联疫苗。

(二) 家长方面

（1）向家长解释腮腺炎的病因、临床表现、治疗过程和可能产生的并发症。

（2）居家隔离时禁止人员探视,室内保持空气新鲜,环境安静,定期消毒。

（3）告知和教会家长患儿发热、口腔、饮食及局部疼痛的护理方法,注意卧床休息。

（4）告知家长药物使用的剂量和方法以及作用和副作用。

（5）与家长核查有关复查信息。

十一、效果评价

（一）患儿方面

（1）腮腺肿大完全消退。

（2）无发热。

（3）无呼吸道及其他症状。

（二）家长方面

（1）能说出家庭护理知识。

（2）知道何时复诊。

第六节 水 痘

水痘（chickenpox, varicella）是由水痘-带状疱疹病毒引起的急性传染病，传染性强。小儿时期原发感染为水痘，当病毒潜伏在体内，待成人后机体免疫功能下降再发则表现为带状疱疹。水痘的临床特征是分批出现皮肤黏膜斑疹、丘疹、疱疹和结痂并存在全身症状轻微。

一、病因

水痘-带状疱疹病毒在外界抵抗力弱，不耐热、不耐酸、对乙醚敏感，在痂皮中不能存活。

二、流行病学

（一）传染源

患者是唯一的传染源，出疹前1天至疱疹全部结痂时均有传染性。

（二）传播途径

储存在患者上呼吸道鼻咽分泌物及疱疹液中，经飞沫和直接接触传播。

（三）易感人群

人群普遍易感，但病后能获持久免疫力，10岁以下的易感儿接触后90%发病。

（四）发病季节

任何季节均可发病，但以冬春季节为多见。

（五）潜伏期

14~16天，有时达3周。

三、病理生理变化

水痘-带状疱疹病毒经上呼吸道侵入人体，在呼吸道黏膜细胞中繁殖后进入血流，引起第一次病毒血症，而后病毒随血流侵入网状内皮系统再次增殖后释放入血流，为第二次病毒血症，侵犯皮肤引起皮疹。水痘皮疹的分批出现与病毒间歇性播散有关，发生全身性播散性水痘与免疫缺陷或免疫抑制有关。水痘-疱疹病毒仅限于皮肤表皮层，若无继发感染，一般愈后不留瘢痕，但若皮肤伴有继发感染就会留下瘢痕。

四、临床表现

（一）前驱期

1~2天。发病骤起，有中等度发热伴头痛、乏力和食欲不振等上呼吸道感染症状。

（二）出疹期

5~20天。皮疹以红斑疹、丘疹、疱疹、结痂顺序演变同一时间可见不同性状的皮疹，皮疹连续分批出现，首发于躯干，后至脸、肩、四肢。每批历时1~6天，向心性分布。疱疹呈椭圆形，直径约3~5 mm，周围有红晕，无脐眼，出现疱疹24小时后，疱内容物变混浊，壁薄易破，常伴痛痒，部分患儿疱疹亦可发生在口腔、咽喉、结膜和阴道黏膜，破溃后形成溃疡。

（三）实验室检查

白细胞正常或偶有轻度增高，疱疹刮片可发现多核巨细胞及核内包涵体，做血清特异性抗体IgM检查，运用PCR技术检测病毒抗原。

五、并发症

（一）皮肤感染

因皮疹瘙痒抓破引发继发感染 皮肤脓疡、蜂窝织炎、败血症、肺炎等。

（二）脑炎

出现意识改变、惊厥和昏迷。

（三）出血性水痘

多见于免疫低下或正在使用肾上腺皮质激素、免疫抑制剂的患儿。

六、治疗原则

（一）抗病毒治疗

服用病毒唑、阿昔洛韦等。对免疫功能受损或应用免疫抑制剂治疗的患儿,应及早使用抗病毒药物以减轻症状和缩短病程。

（二）对症治疗

高热时给予小剂量药物降温,烦躁时用苯巴比妥等镇静剂,继发感染时用抗生素治疗。

七、护理评估

（一）一般情况

季节、流行病学、年龄、身体状况、营养状况、预防接种史。

（二）临床表现

发热及呼吸道症状,皮疹特点。

（三）身心状况

神态、情绪和精神。

（四）实验室检查

疱疹刮片可发现多核巨细胞及核内包涵体,血清特异性抗体及病毒抗原检测阳性。

八、护理诊断

（一）患儿方面

1. 皮肤完整性受损　与水痘-带状疱疹病毒感染导致皮损有关。

2. 有感染的危险　与抓破皮肤继发感染及机体免疫功能低下有关。

3. 有传播感染的可能　与呼吸道及疱疹液中排出病毒,经飞沫和直接接触传播有关。

4. 潜在并发症　肺炎、脑炎、出血性水痘。

（二）家长方面

缺乏疾病相关知识　与缺乏特定知识来源有关。

九、预期目标

（一）患儿方面

（1）未发生感染和并发症。

（2）患儿舒适。

（3）合理使用药物。

（4）医院或居家隔离。

（二）家长方面

（1）能了解疾病发生的原因以及疾病的传染源和传染途径,掌握消毒隔离知识。

（2）能做好居家的消毒隔离工作。

（3）掌握药物的使用,了解药物的作用和副作用,掌握禁止使用药物的名称。

（4）能说出应报告医生的症状,如发热、咳嗽、意识改变等症状。

（5）能了解何时或什么情况下复诊。

（6）掌握皮疹的护理。

十、护理措施

（一）患儿方面

1. 一般护理

（1）在传染期做好呼吸道隔离措施,室内保持空气新鲜,环境安静,每天通风 2 次,每次20～30 分钟,保持室温在 18～22℃。

（2）患儿卧床休息至皮疹消退、体温正常。

（3）发热护理:如有高热用小剂量退热剂,忌用阿司匹林以免增加雷氏综合征的危险。

（4）饮食护理:营养均衡,多饮水。

（5）口腔护理:每天饭后刷牙,或选择合适的含漱液漱口。

2. 皮肤黏膜的护理

（1）保持皮肤、衣服的清洁,每天用温水擦浴和更衣 1 次(忌用肥皂);衣服易宽大和柔软,被褥整洁不宜过厚。

（2）保持手的清洁,剪短指甲,告知年长儿尽可能不用指甲抓皮疹处,可在痒处施压,以免皮肤破溃继发感染留下瘢痕;婴幼儿可戴并指清洁手套。

（3）若患儿皮肤瘙痒吵闹时,设法分散其注意力,局部用 0.25％冰片炉甘石洗剂或 5％碳酸氢钠溶液涂搽,疱疹破溃时涂抗生素软膏预防感染。

3. 并发症观察

（1）肺炎:持续高热、咳嗽加剧、呼吸加快、发绀、肺部啰音增多。

（2）脑炎:患儿出现嗜睡、惊厥,甚至昏迷。

（3）出血性水痘:避免使用肾上腺皮质激素类药物(包括激素类软膏),可使病毒在体内增殖和扩散,使病情恶化;若已使用此类药物的患儿患病,争取在短期内递减药物直至停药。

4. 预防感染的传播

(1)控制传染源:对患儿采取呼吸道隔离至疱疹全部结痂或出疹后7天止。

(2)切断传播途径:居室通风换气并进行消毒,患儿物品暴晒2小时;减少不必要的探视,接触者离开后立即在阳光下或流动空气中停留30分钟;流行期间不带易感儿童去公共场所,发生疫情的学校、托幼机构暂不接纳新生。

(3)保护易感儿:对高危人群的接触者可用丙种球蛋白或水痘-带状疱疹免疫球蛋白肌注。孕妇如患水痘,最好终止妊娠。近年来国外试用水痘-带状疱疹病毒减毒活疫苗来免疫易感者,效果良好,可预防感染及减轻症状。

(二)家长方面

(1)向家长解释水痘的病因、临床表现、治疗过程和可能产生的并发症。

(2)居家隔离时禁止人员探视,室内保持空气新鲜,环境安静,定期消毒。

(3)告知家长皮肤护理的方法,严防感染。注意休息,合理饮食。

(4)告知家长药物使用的剂量和方法以及作用和副作用,忌用阿司匹林和肾上腺皮质激素。

(5)与家长核查有关复查信息。

十一、效果评价

(一)患儿方面

(1)皮疹完全消退。

(2)无发热。

(3)无呼吸道症状。

(二)家长方面

(1)能说出家庭护理知识。

(2)知道何时复诊。

第七节 中毒型细菌性痢疾

中毒型细菌性痢疾(bacillary dysetery,toxic type)简称毒痢,是急性细菌性痢疾的危重型。急起高热、发展迅速、病情严重,并出现反复惊厥、嗜睡、昏迷,导致循环衰竭或(和)呼吸衰竭,而早期肠道症状可很轻或缺如,本型多见2~7岁儿童,病死率高。

一、病因

中毒型细菌性痢疾同普通痢疾病原相同,由痢疾杆菌引起,该菌属志贺菌属,是革兰染色阴性短杆菌。按其抗原结构和生化反应可分为四个血清群:弗氏志贺菌(S. flexneri,6血清型)、宋内氏志贺菌(S. sonnei,1血清型)、鲍氏志贺菌(S. boydii,18血清型)和痢疾志贺菌(S. dysenteriae,12血清型),我国以弗氏志贺菌为多见。所有痢疾杆菌均能形成内毒素,志贺菌除内毒素外,还可产生外毒素,各群、型之间无交叉免疫。痢疾杆菌对外界环境抵抗力较强,耐寒、耐潮湿,在37℃水中可存活20天,粪便中可存活11天,但在阳光下30分钟或加热至60℃10分钟即可杀细菌。对各种化学消毒剂均敏感。

二、流行病学

(一)传染源

患者是唯一的传染源。

(二)传播途径

经粪-口途径传播。

(三)易感人群

人群普遍易感,但多见平时体格健壮,营养情况较好的小儿,还与个体的特异性体质和反应性有关。

(四)发病季节

任何季节均可发病,7~9月为高峰。

(五)潜伏期

1~2天,短者数小时。

三、病理生理变化

痢疾杆菌致病性很强,可释放内毒素、产生外毒素。外毒素具有细胞毒性(可使肠黏膜细胞坏死)、神经毒性(吸收后产生神经系统表现)和肠毒性(使肠内分泌物增加)。痢疾杆菌经口进入结肠,侵入肠黏膜上皮细胞和黏膜固有层,在局部迅速繁殖并裂解,细菌裂解后产生大量内毒素与少量的外毒素,共同作用机体产生一系列严重症状。内毒素作用肠壁,使肠壁通透性增高,进入血液循环的内毒素形成毒血症,还可激活体内各种活性物质引起全身强烈反应导致急性微循环障碍产生休克、DIC、脑水肿、颅内压增高,内毒素引起微血管痉挛,导致全身小血管内皮细胞肿胀、血浆渗出、周围组织水肿,脑神经细胞变性、点状出血,肾上腺皮质变薄、萎缩。

四、临床表现

骤起发病,体温可高达 40℃ 以上,个别患儿体温可不升。反复惊厥,迅速发生休克、呼吸衰竭和昏迷。肠道症状多不明显亦可无腹痛和腹泻。部分病例发热,2～3 天脓血便后发展成中毒型痢疾,临床上按其主要表现分为三型。

(一) 休克型

以周围循环衰竭为主要表现。患儿面色苍白、唇周发绀、四肢厥冷、脉搏细速、血压降低或测不出、脉压降低,可伴有心、肺、血液、肾脏等多系统功能障碍。

(二) 脑型

因缺氧和脑水肿引起反复惊厥和昏迷。早期即出现嗜睡、面色苍白、呕吐、头痛、血压偏高和心率相对缓慢等,很快进入昏迷状态,继之出现呼吸节律不规则、双瞳孔不等大、对光反应迟钝或消失,常因呼吸骤停而死亡。

(三) 混合型

兼有上两型表现,病情最严重。

五、实验室检查

(一) 大便常规

病初大便可正常,以后出现黏液脓血样便,镜检有成堆脓细胞、分散的红细胞和吞噬细胞。

(二) 细菌培养

病初 1～2 天采集粪便培养阳性率高,应采集有脓血部位的粪便,快速送检,必要时反复培养可提高阳性率。

(三) 血常规

白细胞总数可增高至 $10 \times 10^9 \sim 20 \times 10^9 / L$ 以上,分类中性粒细胞增加可出现核左移,当出现 DIC 时血小板明显减少。

在夏秋季,对 2～7 岁小儿突然高热、伴有脑病或中毒性休克者应疑为本病,立即做粪便检查,如患儿无腹泻,可用冷盐水灌肠取便,必要时重复进行。

六、治疗原则

(一) 病原治疗

选用对痢疾杆菌敏感的抗生素如阿米卡星、头孢噻肟钠、头孢曲松钠,疗程不短于 5～7 天,以减少恢复期带菌。

(二) 降温止惊

高热易引起惊厥,加重脑缺氧和脑水肿,可综合使用药物、物理降温和冬眠疗法,亦可用冷盐水灌肠既可降温又可取便。惊厥时静脉注射地西泮或给予水合氯醛灌肠或肌注苯巴比妥钠。

(三) 防治脑水肿及呼吸衰竭

降低颅内压,首选静脉注射甘露醇或与利尿剂交替使用,严重病例选用肾上腺皮质激素可以抗炎、抗毒、抗休克和减轻脑水肿,一般用地塞米松大剂量短疗程静脉滴注。保持患儿呼吸道通畅,给予吸氧。呼吸衰竭者用呼吸兴奋剂或辅以机械通气等疗法。

(四) 防治循环衰竭

扩充血容量,维持水电解质酸碱平衡,可用 2：1 等张含钠液及 5% 低分子右旋糖酐扩容和疏通微循环,病情好转后继续滴注葡萄糖盐水,全日补液量根据病情和尿量来定。纠正酸中毒用 5% 碳酸氢钠溶液。解除微循环痉挛用多巴胺。根据心功能情况使用毛花苷丙(西地兰)。

七、护理评估

(一) 一般情况

季节、流行病学、年龄、平时身体状况、有无不洁饮食史、痢疾病人接触史、腹泻史。

(二) 临床表现

神志、肤色、皮肤温度及弹性、瞳孔、呼吸节律、血压、发热、抽搐和昏迷。

(三) 身心状况

神态、情绪和精神。

(四) 实验室检查

了解大便常规检查结果是否有大量脓细胞、红细胞及巨噬细胞。

八、护理诊断

（一）患儿方面

1. 体温过高　与毒血症有关。

2. 组织灌流量改变　与机体高敏状态和毒血症导致微循环障碍有关。

3. 传播感染的可能　与肠道排出病毒有关。

4. 潜在并发症　脑水肿。

（二）家长方面

1. 焦虑　与疾病危重有关。

2. 缺乏疾病相关知识　与缺乏特定知识来源有关。

九、预期目标

（一）患儿方面

（1）体温在短时间内下降并维持正常，患儿舒适。

（2）重要器官的组织灌流量维持正常，血压正常、抽搐停止、神志恢复。

（3）大便恢复正常。

（二）家长方面

（1）能了解疾病发生的原因以及疾病的传染源和传染途径。

（2）能说出饮食卫生及隔离消毒的重要性与方法。

（3）能正确对待患儿的疾病、情绪稳定。

十、护理措施

（一）患儿方面

1. 一般护理

（1）在传染期做好消化道隔离措施，室内保持空气新鲜，环境安静，每天通风2次，每次20～30分钟，保持室温在18～22℃。

（2）患儿绝对卧床休息，氧气吸入。

（3）高热护理：监测体温，观察热型，综合使用物理降温、药物降温以及采取冬眠疗法，争取在短时间内将体温维持在36～37℃，预防因高热惊厥而导致的脑缺氧及脑水肿加重。

1）物理降温。可用50%的乙醇溶液或温水擦浴（低于皮温2～3℃）。

2）药物降温。可用柴胡注射液或25%安乃近肌注。

3）回流灌肠。取生理盐水2 000～5 000 ml，用较粗的肛管插入肠道内，彻底清除肠道内容物，直至肠道洗出液清洁为止，既能降温又能清除毒素（需做大便培养者，在灌肠前取大便做培养）。

4）冬眠疗法。用冬眠灵、异丙嗪每次各1 mg/kg，肌内注射或静脉给药，每4～6小时1次，并于头额部放置冰袋，争取在2～3小时内将体温降至38℃左右，应加强皮肤护理，防冻伤。

5）严密监测患儿生命体征。呼吸、脉搏、心率、血压、神志、瞳孔、尿量、末梢循环等。

6）做好口腔及皮肤护理。

2. 呼吸衰竭、惊厥的护理　保持呼吸道通畅，必要时给予气管插管或气管切开及使用人工呼吸机维持呼吸。防坠床及舌咬伤，集中护理，减少对患儿的刺激。

3. 休克的护理　患儿取平卧位或头高脚高位，注意保温。建立和维护静脉输液通道，保证药液及时输注，正确调节输液量，并记录24小时出入水量。

4. 腹泻的护理　正确评估并记录大便次数及色、质、量，正确估计水分丢失量作为补液参考。供给易消化流质饮食、多饮水，不能进食者静脉补充营养。做好红臀护理，及时采集大便标本送检，标本应取脓血部分（应在使用抗生素前、不可与尿混合），必要时用取便器或肛门拭子采集标本。

5. 预防感染的传播

（1）控制传染源：对患儿肠道隔离至临床症状消失后1周或3次粪培养阴性。对幼托机构和餐饮人员要定期检查，及时发现带菌者。

（2）切断传播途径：做好消毒隔离工作，加强患儿粪便、便器及尿布的消毒处理以及工作人员手的消毒。加强饮食、饮水、个人和环境卫生，及早发现带菌者并积极治疗。

（3）保护易感儿：在菌痢流行期间，易感儿口服多价痢疾减毒活菌苗，如"依链"株菌苗，保护可达85%～100%，免疫维持6～12个月。

（二）家长方面

（1）向家长解释中毒性痢疾的病因、临床表现及疾病的严重性、治疗过程和可能产生的危害。

（2）耐心细致地劝慰家长，做好安抚工作，配合医疗和护理工作正常进行。

（3）向家长解释隔离消毒的重要性，具体指导消毒方法，使其自觉遵守，配合好医院的各项隔离消毒制度。

十一、效果评价

（一）患儿方面

（1）无发热。

（2）无休克和脑水肿等症状。

（3）无腹泻。

（二）家长方面

（1）能说出消毒隔离知识。

（2）知道饮食、环境和个人卫生的相关知识。

第八节　病毒性肝炎

病毒性肝炎（viral hepatitis）是由多种肝炎病毒引起的，以肝脏炎症和坏死为病变的临床综合征。主要通过粪、口、血液或体液传播。本病具有传染性强、传播途径多、流行面广、发病率高等特点，尤其对儿童影响较大，会对儿童生长发育、生理和心理发育以及社会适应能力等造成影响。病毒性肝炎目前至少可分为甲、乙、丙、丁、戊、己、庚七种类型，下面主要介绍临床上常见的甲、乙、丙、丁、戊型肝炎。

一、病因

（一）甲型肝炎病毒（HAV）

是一种单链的微小 RNA 病毒，直径 27～32 nm，无包膜，球形，在外界抵抗力较强，但在温度 60℃ 1 小时或 100℃ 1 分钟灭活。紫外线 1 分钟，含氯制剂 30 分钟灭活。在体内 HAV 主要在肝细胞内复制，继而通过胆汁从粪便排出。在疾病的早期出现 IgM 抗体，但在体内只存在 3～6 个月，IgG 抗体接着出现并持续终身（抗

HA）。IgM 抗体是急性感染的标志，而 IgG 抗体仅表示曾感染过甲肝病毒，以及对再次感染有免疫力。甲型肝炎没有慢性携带状态，也不会引起慢性活动性肝炎或肝硬化。

（二）乙型肝炎病毒（HBV）

是最具有特点和最复杂的病毒。完整的 HBV 直径 42 nm，又称 Dane 颗粒，分为包膜和核心两部分。包膜上的蛋白质，即乙肝病毒表面抗原（HBsAg），是在肝细胞内合成，释放进入血液循环，血清中出现这种抗原通常是乙型肝炎病毒急性感染的依据，而且提示患者的血液具有传染性。与该抗原相应的保护性抗体（抗 HBs）在临床症状恢复后的数周或数月后才出现，且一旦出现后往往终身存在，抗 HBs 阳性表示患儿过去感染过乙肝病毒，而且体内具有相对的抵抗力。核心抗原（HBcAg）与病毒内核有关，在被感染的肝细胞内可检出，一般在血清中不能检出。抗核抗体（抗 HBc）常在临床发作时逐渐出现，其滴度逐渐下降，一般可持续数年或终身阳性。抗 HBc 和抗 HBs 一起存在时，除了表明患者曾经感染过乙肝病毒外并无其他特殊意义。e 抗原（HBeAg）是来源于病毒核心的一种多肽，仅在 HBsAg 阳性血清可以检测到，它与病毒 DNA 多聚酶的形成相平行，它的存在反映病毒在活动性复制，其血液传染性大，并容易发展成慢性肝炎。反之，相应抗体（抗 HBe）阳性提示传染性相对较低，表示预后良好。

（三）丙型肝炎病毒（HCV）

是单链，属黄病毒科类。HCV 为球形颗粒，直径 55 nm，内含全长 9 400 个核苷酸的单股正链 RNA 基因组。许多丙型肝炎患者无临床症状出现，但转变成慢性肝炎的发生率约为 75%，产生一定的临床危害。

（四）丁型肝炎病毒（HDV）

是一种特殊的 RNA 缺陷病毒，它必须在 HBsAg 存在的情况下才能复制，不能单独复制。HDV 存在肝细胞核内，在血液中被 HBsAg 包围，形成 35～37 nm 的颗粒，呈球形，基因组由一条单股环状闭合的 RNA 组成，内含 1 680 个核苷酸。临床上，HDV 感染的典型表现是乙肝携带者的病情急剧加重、乙型肝炎病情进行性

加重。

(五)戊型肝炎病毒(HEV)

病毒属萼状病毒科类,呈球形颗粒,无包膜,直径 32～34 nm,HEV 基因组为一条单股正链的 RNA 组成。HEV 主要在肝细胞内复制,通过胆汁排出。

二、流行病学

(一)传染源

患者和病原携带者是唯一的传染源。甲型和戊型肝炎病毒主要存在于粪便以及被污染的食物和水源中;乙型、丙型和丁型肝炎病毒主要经血传播和母婴垂直传播。

(二)传播途径

甲型和戊型肝炎通过粪、口途径传播。粪便中排出的病毒通过污染的手、水、苍蝇和食物等经口感染。乙型、丙型和丁型肝炎通过输血、血制品以及污染的注射器,或通过母婴垂直传播(主要是胎儿娩出时吸入羊水、产道血液,以及哺乳等),或生活上的密切接触或性接触者,以及经吸血昆虫(蚊、臭虫、虱等)叮咬传播。

(三)易感人群

人类对各型肝炎普遍易感,各种年龄均可发病。甲型肝炎儿童高发,戊型肝炎好发于青壮年。丙型肝炎以成人多见,常与输血和血制品、药瘾注射、血液透析等有关。乙型肝炎是母婴传播的重要途径,母亲为慢性乙肝患者或 HBsAg 病原携带者,其所生婴儿的感染率在 90% 以上。丁型肝炎的易感者为 HBsAg 阳性的急、慢性肝炎及或无症状携带者。甲型和戊型肝炎感染后具有一定的免疫力。各型肝炎之间无交叉免疫,可重叠感染或先后感染。

(四)潜伏期

甲型肝炎潜伏期约 2～6 周,乙型肝炎潜伏期约 6～25 周,丙型肝炎潜伏期约 3～16 周,丁型肝炎潜伏期约 4～12 周,戊型肝炎潜伏期约 2～10 周。

三、病理生理变化

(一)甲型肝炎

轻者为肝细胞水肿变性,肝细胞间的毛细胆管有胆汁淤积,重者早期就呈现严重的弥漫性肝细胞肿胀,互相挤压呈多边形。细胞间有明显的淤胆现象,小叶结构紊乱。继之呈片状坏死,发展为网状支架塌陷,肝窦淤血,有粒细胞和吞噬细胞浸润。

(二)乙型肝炎

基本病理变化为肝细胞水肿、变性、坏死、凋亡、炎性细胞浸润、肝细胞再生、肝巨噬细胞再生,小胆管和纤维组织增生。

1. **急性肝炎**　全小叶性病变,主要表现为肝细胞肿胀、水样变性、气球样变、嗜酸性变和凋亡小体形成以及散在的点、灶状坏死,同时健存肝细胞呈现再生,胞核增大,双核增多或出现多核。汇管区呈轻至中度炎症反应,肝内无明显纤维化。有的肝组织内可见淤胆,肝毛细胆管内形成胆栓、坏死灶。浸润的细胞主要是淋巴细胞,还有单核细胞和浆细胞浸润。

2. **慢性肝炎**

(1)慢性迁延性肝炎:一般指急性肝炎持续半年以上,病理改变未见修复者。有轻度的肝细胞变性及坏死,伴以小叶内炎性细胞浸润。汇管区纤维组织伸展入小叶内,形成间隔,间隔内炎性细胞很少,无假小叶形成。汇管区内有较密集的炎性细胞浸润,致使汇管区增大,但无界板破坏或碎屑状坏死。

(2)慢性活动性肝炎:肝细胞坏死性炎症,破坏界板,肝细胞凋亡现象也较为突出。小叶周边有广泛的碎屑状坏死和主动纤维间隔形成。小叶内肝细胞变性及坏死均较严重,可见融合性坏死或桥形坏死以及被动性间隔形成,尚可见小叶结构被破坏。

3. **重型肝炎**

(1)急性重型肝炎:肝脏体积明显缩小,边缘变薄,质软、包膜皱缩。镜下见到广泛的肝细胞坏死消失,遗留细胞网支架,肝窦充血。有中性、单核、淋巴细胞及大量吞噬细胞浸润。残存肝细胞及小胆管有胆汁淤积。肝细胞肿胀,细胞相互挤压呈多边形,小叶结构紊乱,小叶中有多数大小不等的坏死灶。

(2)亚急性重型肝炎:肝脏体积缩小或不缩小,质稍硬,肝脏表面和切面均大小不等的再生结节。肝细胞大片坏死和桥形坏死,网织支架塌陷,有明显的汇管区集中现象,残存的肝细胞增生成团,呈假小叶样结构。

（3）慢性重型肝炎：在慢性活动型肝炎或肝硬化病变的基础上,有新鲜的大块或亚大块坏死。肝组织结构高度变形,炎性细胞浸润,胆汁淤滞明显。

（4）淤胆型肝炎：有轻度急性肝炎的组织学改变,伴以明显的肝内淤胆现象。毛细胆管及小胆管内有胆栓形成,肝细胞质内亦可见到胆色素淤滞。小胆管周围有明显的炎性细胞浸润。

（三）丙型肝炎

肝脏病理变化和乙型肝炎各期基本相似,尚无特异性病理改变的规律,但归纳有如下特点：有 1/3 的患者有胆管损伤,门管区有较密集的淋巴细胞浸润,肝细胞坏死较轻,肝细胞脂肪变较乙型肝炎多,常见肝细胞嗜酸性变、凋亡小体和小泡状脂肪性变。

四、临床表现

（一）潜伏期

各型肝炎的潜伏期长短不一,甲型肝炎平均 4 周（15～45 天）；乙型肝炎平均 10 周（30～180 天）；丙型肝炎为 7 周（15～150 天）；戊型肝炎平均 6 周（10～70 天）；丁型肝炎潜伏期尚未确定。

（二）急性肝炎

分为急性黄疸型肝炎和急性非黄疸型肝炎两种类型。

1. **急性黄疸型肝炎**　总病程 8～16 周,分为 3 个期。

（1）黄疸前期（3～7 天）：发热和畏寒,伴全身乏力,食欲不振,厌油,恶心甚至呕吐。常伴有上腹部不适、腹胀、便秘和腹泻；少数病例可出现上呼吸道症状,部分病例可出现血清病样表现,如皮疹、关节痛血管神经性水肿等症状。尿色逐渐加深,呈浓茶样。本期体征多不明显,但肝脏可轻度肿大,伴有触痛及叩击痛。检查：尿胆红素及尿胆原阳性,血清丙氨酸转氨酶（alanine aminotrans ferase, ALT）明显升高。

（2）黄疸期（2～6 周）：尿色加深,出现巩膜及皮肤的黄染,且逐日加深,于数天至 2 周内达到高峰,后逐渐下降。黄疸初现后发热很快消退,而全身乏力及胃肠道症状则日渐加重,尔后症状迅速改善。在黄疸明显时部分患儿可出现皮肤瘙痒,大便颜色变浅等。本期体征除黄疸外,主要为肝肿大,可达肋缘下 1～3 cm,有明显触痛及叩击痛,肝功能有明显变化,部分病例有轻度脾肿大。

（3）恢复期（1～4 个月）：黄疸消退,精神及食欲好转。肝脾逐渐回缩至正常,触痛及叩击痛消失,肝功能恢复正常。

2. **急性无黄疸型肝炎**　儿童此型约占全部急性肝炎的 50%～70% 以上。病程长短不一,多数 3 个月内逐渐恢复。部分乙型及丙型肝炎病例可反复发作或迁延不愈而发展为慢性肝炎。起病多缓慢,临床症状较轻,主要有乏力、食欲不振、恶心、肝区痛和腹胀等。本期体征主要是肝肿大伴触痛及叩击痛；少数有脾肿大,无黄疸。部分病例并无明显症状,仅在普查时被发现。肝功能改变主要是血清转氨酶升高。

（三）慢性肝炎

1. **轻度慢性肝炎**　病程达半年以上,症状、体征和肝功能异常均不严重,有时仅肝功能检查时血清转氨酶单项增高。

2. **中度和重度慢性肝炎**　既往有肝炎史,症状、体征和实验室检查有明显的肝炎表现者,如倦怠无力、食欲差、腹胀、溏便、肝区痛等面色常晦暗,一般健康情况较差,生长发育受限。肝肿大质较硬,伴有触痛及叩击痛,脾肿大。可出现黄疸、蜘蛛痣、肝掌等。肝功能长期明显异常,血清转氨酶持续升高或反复波动,白蛋白降低,球蛋白升高,丙种球蛋白及 IgG 增高,凝血酶原时间延长。部分患儿可有自身免疫反应,抗核抗体及类风湿因子可出现阳性反应,循环免疫复合物可增多而补体 C3、C4 可降低。

（四）重症肝炎

1. **急性重症肝炎**　又称暴发性肝炎。此型起病急,病情发展迅速,黄疸迅速加深,肝脏迅速缩小以及肝昏迷。最有诊断意义的是发病 10 天内出现精神和神经症状：患儿性格改变、行为异常、烦躁不安、嗜睡、抽搐等。出血倾向明显如鼻出血、淤斑、呕血、便血等。可出现水肿、腹水及肾功能不全。凝血酶原时间延长,凝血酶原活动度下降,纤维蛋白原减少。血清转氨酶升高,血清胆红素上升,血氨升高,血糖下降。尿常规可见蛋白质及管型,尿胆红素呈强阳性。

2. **亚急性重症肝炎** 又称亚急性肝坏死。发病初期与一般急性黄疸型肝炎相似,但症状极其明显,出现高度乏力、高度厌食和恶心、呕吐、明显腹胀、黄疸迅速加深、明显出血倾向并伴有腹水。血清转氨酶明显升高,血清胆红素升高达171.0 $\mu mol/L$(10 mg/dl),或血清转氨酶下降与胆红素升高呈"酶肝分离";血清白蛋白降低,球蛋白升高,白、球比例倒置;丙种球蛋白增高;凝血酶原时间明显延长,凝血酶原活动度下降;胆固醇酯及胆碱酯明显降低。

3. **慢性重型肝炎** 又称慢性肝炎亚急性肝坏死。在慢性活动性肝炎或肝硬化的病程中病情恶化出现亚急性重症肝炎的临床表现,预后极差。

(五)淤胆型肝炎

又称毛细胆管型或胆小管型肝炎或胆汁淤积型肝炎。主要表现为长期肝内梗阻性黄疸。起病及临床表现类似急性黄疸型肝炎,肝脏肿大,黄疸重且持久,有皮肤瘙痒等梗阻性黄疸的表现。自觉症状较轻,仅有轻度的乏力及食欲减退等。肝脏肿大。血清转氨酶中度升高,转肽酶、碱性磷酸酶以及5-核苷酸酶等梗阻指标升高。尿中胆红素强阳性而尿胆原阴性。

(六)肝炎肝硬化

慢性活动性肝炎发展而来。小儿少见。临床表现为肝脏缩小,质地变硬,脾脏增大,门脉高压,肝功能异常。

五、实验室检查

(一)血清酶检测

血清丙氨酸转氨酶(ALT) 又称谷丙转氨酶(GPD)。此酶在肝细胞的胞质内含量最丰富,当肝细胞损伤时就会释放入血,引起血清ALT升高。在排除其他引起肝损伤的原因后,ALT比正常值升高2倍以上,结合临床表现和血清免疫学检查有诊断价值。在疾病的前驱期ALT即可升高,在出现黄疸前达到最高点,恢复期则缓慢下降。慢性肝炎时ALT持续或反复升高,有时可作为肝损害的唯一表现。重型肝炎患儿若黄疸迅速加深而ALT反而下降,说明肝细胞大量坏死。天冬氨酸转氨酶(AST),又称谷草转氨酶(GOT)的意义和ALT相同,但特异性较ALT低。

(二)抗原抗体检测

1. **甲型肝炎** 血清甲型肝炎病毒IgM抗体(抗-HAV-IgM)阳性,即可确诊。血清甲型肝炎病毒IgG(抗-HAV-IgG)和血清甲型肝炎病毒总抗体(抗-HAV)阳性是获得免疫力的标志,可持续终生,只有当双份血清滴定度4倍以上增长才有诊断意义。

2. **乙型肝炎** 乙型病毒型肝炎血清病原学检查主要有以下项目:

(1)乙型肝炎病毒表面抗原(HBsAg):HBsAg阳性是感染的最早标志,但阳性持续半年以上,无肝炎相关症状、体征及肝功能改变,为无症状慢性HBsAg携带者。这种血清无传染性。

(2)抗乙型肝炎病毒表面抗体(抗-HBs):抗-HBs是保护性抗体,当双份血清滴定度≥4倍有诊断意义,但出现较晚,实用价值不大。

(3)乙型肝炎病毒e抗原(HBeAg):一般仅见于HBsAg阳性血液中,于HBsAg出现不久或与其同时出现,是HBV复制的标志。

(4)抗乙型肝炎病毒e抗体(抗-HBe):抗-HBe阳性表示HBV复制减弱,传染性降低。

(5)抗乙型肝炎病毒核心抗体(抗-HBc):抗-HBc阳性仅表示有过HBV感染,难以诊断现症患者。

(6)抗乙型肝炎病毒核心抗体IgM(抗-HBcIgM):抗-HBcIgM阳性表示HBV复制。高滴度时,特别是恢复期阴转或滴定度明显下降时有助于急性乙型病毒性肝炎的诊断。

3. **丙型肝炎** 血清抗丙型肝炎病毒抗体(抗-HCV)、丙型肝炎病毒核糖核酸(HCV-RNA)及肝内丙型肝炎病毒抗原(HcAg)等任何一项阳性均可确诊。

4. **丁型肝炎** 血清抗丁型肝炎病毒抗体IgM(抗-HD-IgM)或(和)抗丁型肝炎病毒抗体

（抗-HD）或（和）丁型肝炎病毒抗原（HDAg）阳性，血清丁型肝炎病毒核糖核酸（HDV-RNA）阳性，肝组织内 HDAg 或（和）HDV-RNA 阳性，均可诊断为 HDV 感染。

5. 戊型肝炎　急性期血清抗戊型肝炎病毒抗体 IgM（抗-HEV-IgM）阳性，急性期粪便或胆汁中找到 HEV 颗粒，或（和）找到戊型肝炎病毒抗原（HEAg）；肝组织内 HEAg 阳性或戊型肝炎病毒核糖核酸（HEV-RNA）阳性；急性期戊型肝炎病毒抗体（抗-HEV）阴性，恢复期阳性，均可诊断 HEV 感染。

（三）血清蛋白检测

当肝损害时肝脏合成血清白蛋白的功能下降，从而导致血清白蛋白的浓度下降。由于慢性肝病使来自肝门静脉的各种抗原物质通过滤过力下降的肝脏刺激人体免疫系统，产生大量的免疫球蛋白而使血清球蛋白浓度上升，以及白/球（A/G）比值下降甚至倒置，进而表明肝功能显著下降。A/G 比值的检测有助于诊断慢性活动性肝炎和肝硬化。

（四）血清和尿胆色素检测

黄疸型肝炎血清直接和间接胆红素升高。急性肝炎早期尿胆原增加，黄疸期尿胆红素和尿胆原均增加，淤胆型肝炎尿胆红素强阳性而尿胆原阴性。

（五）凝血酶原时间检测

凝血酶原主要是由肝脏合成，肝病时凝血酶原时间的长短与肝脏损害的程度成正比。当凝血酶原活动度<40%或凝血酶原时间比正常对照延长1倍以上提示肝损害严重。

六、治疗原则

病毒性肝炎目前尚无特效的治疗药物及方法。治疗原则是以足够的休息、营养为主，药物治疗为辅，依据不同临床类型及组织学损害对症处理，并避免饮酒、过劳和使用导致肝损害的药物。

（一）急性肝炎

1. 休息　强调早期卧床休息，恢复期逐渐增加活动。一般急性黄疸型肝炎病后3周，乙型肝炎至 HbsAg 转阴，丙型肝炎至 HCV RNA 转

阴，戊型肝炎至病后2周，临床症状消失，血清胆红素<17.1 μmol/L，ALT 在正常值2倍以下可以出院。患儿出院后继续休息1~2个月，恢复上课后半年内免体育课及剧烈活动，注意动静结合，不宜过劳。

2. 饮食　食物宜清淡，热量足够，高维生素，蛋白质每天1~1.5 g/kg。

3. 药物治疗　早期应用干扰素可取得较高疗效，急性丙型肝炎进行抗病毒治疗。

（二）慢性肝炎

1. 休息　宜采取动静结合的休养方式，不必绝对卧床，待临床症状消失，肝功能正常3个月以上可恢复上课，但须随访1~2年。

2. 饮食　高蛋白质、低脂肪、高维生素类食物，碳水化合物摄取要适量，以避免发生脂肪肝。避免进食过多糖，以免诱发糖尿病。

3. 药物治疗

（1）降低转氨酶制剂：联苯双酯、睡盆草、齐墩果酸等。

（2）非特异性抗肝药：维生素类；蛋白合成药物如肝安、水解蛋白；促进能量代谢药物如 ATP、辅酶 A、肌苷；促进解毒功能药物如葡醛内酯（肝泰乐）、维丙胺。

（3）免疫增强剂：转移因子、干扰素等。

（4）护肝治疗：中、重度的患儿除上述治疗外，加强护肝如输血清蛋白、血浆、肝炎灵注射液、香菇注射液等

（三）重型肝炎

1. 休息　绝对卧床休息，严密隔离，专人看护，密切观察病情。

2. 饮食　减少饮食中蛋白质摄入来控制肠内氨的来源。

3. 支持疗法　进食不足静脉补充葡萄糖和维生素以及输注血浆或白蛋白。急性重症患儿可使用泼尼松或地塞米松来减缓症状。

4. 出血的防治　输注新鲜血浆、血小板、血液或凝血酶原复合物，使用足量的止血药物如卡巴克络、酚磺乙胺等，应用西咪替丁或雷尼替丁防止消化道出血。静脉注射低分子右旋糖酐或丹参来改善肝内微循环，出现 DIC 时积极处理。

5. 维持水、电解质、酸碱平衡　补液量控制

在每天 60～80 ml/kg,但当出现水肿、腹水或脑水肿者,补液量以 40～60 ml/kg 为宜。

6. 预防和控制感染　有继发感染时要合理应用抗生素,选择敏感对肝脏毒性小的抗生素。

7. 降低血氨　血氨高者,限制蛋白质摄入,降低肠道 pH 值,调整氨基酸代谢,输注 15 -氨基酸注射液 800(安肝平)或支链氨基酸 3H 注射液(肝脑清),口服或鼻饲甲硝唑或氟哌酸以抑制肠道细菌,降低氨的吸收。静脉滴注乙酰谷氨酰胺来降低血氨。

8. 促进肝细胞再生　胰高血糖素 0.2～1 mg 与胰岛素 2～10 u 加入 10% 葡萄糖静脉滴注,每天 1 次,连续 14 天。促肝细胞生长因子(p - HGF)每天 20～60 mg,连续 1 个月。

9. 人工肝支持系统及肝移植　病毒性肝炎患者宜进食高蛋白质、低脂肪、高维生素类食物,碳水化合物摄取要适量,不可过多,以避免发生脂肪肝。恢复期要避免过食。绝对禁酒,不饮含有酒精的饮料、营养品及药物。

(四) 慢性乙型和丙型肝炎病毒携带者

可照常工作,但应定期复查,随访观察,并动员其做肝穿刺检查,以便进一步确诊和作相应治疗。

七、预防

(一) 控制传染源

1. 患儿管理　甲、戊型急性肝炎自发病起隔离 3 周,乙、丙型急性肝炎隔离至 HBsAg 或 HCV RNA 阴转,病情稳定,慢性乙、丙型肝炎按病毒携带者管理。

2. 携带者管理　对无症状 HBV 和 HCV 携带者进一步检测各项传染性指标,包括 HBeAg、HBV DNA、抗 - HCV 和 HCV RNA,阳性者不办理入托或转托手续。

(二) 切断传播途径

1. 甲型和戊型肝炎　重点以切断粪-口途径为主。加强饮食、水源及粪便管理。保育员、炊事员、饮食行业人员及管理饮水的人员应每年定期检查身体,发现疑似患者,应调离工作岗位。加强个人卫生,饭前便后要洗手,不生食不洁瓜果。

2. 对乙、丙、丁型肝炎　重点是防止通过血液和体液的传播。加强输血和血液制品的管理,重视浴池和理发室的卫生管理,加强医疗用品及器械的消毒,注射时使用一次性注射器。

3. 阻断母婴传播　对携带 HBsAg 孕妇应设专床分娩,一切用具均按肝炎病毒严格消毒处理。若孕妇产前检查为 HBV 携带者,在产前 3 个月每月注射一针乙肝免疫球蛋白 200～400 单位。

(三) 保护易感人群

1. 主动免疫

(1) 甲型肝炎:在甲型肝炎流行期间,婴儿、幼儿、儿童以及血清抗- HAV IgG 阴性者可接种甲型肝炎减毒活疫苗。

(2) 乙型肝炎:凡 HBsAg 阳性母亲生下的婴儿都应在分娩后 2～4 小时内以及 1 个月、6 个月 3 次接种乙肝疫苗,保护率达 80%。

2. 被动免疫

(1) 甲型肝炎:接触甲型肝炎的患儿,接种人血清或胎盘球蛋白 0.02～0.05 ml/kg,以防止发病。

(2) 乙型肝炎:新生儿接种乙肝疫苗的同时联合使用高滴度抗- HBVIgG 注射,保护率达 95%,此法特别适合 HbeAg 阳性母亲生下的婴儿。

八、护理评估

(一) 一般情况

流行病学、年龄、身体状况、营养状况、预防接种史。

(二) 临床表现

生长发育异常情况、乏力、消化道症状、皮肤黏膜黄染或出血、肝肿大、腹水、精神症状等。

(三) 身心状况

神态、情绪和精神。

(四) 实验室检查

尿胆红素及尿胆原阳性、血清转氨酶升高、血清胆红素升高、血清白蛋白降低、血清球蛋白升高或白球比例倒置、凝血酶原时间明显延长等。

九、护理诊断

(一) 患儿方面

1. 体液不足　与恶心、呕吐、腹泻、出血导致的体液丧失有关。

2. 营养失调低于机体需要量 与疼痛、厌食、呕吐、腹泻及肝功能异常有关。

3. 气体交换功能障碍 与呼吸道感染及肺活量减少有关。

4. 皮肤完整性受损 与瘙痒、腹泻、脱水及卧床导致皮损有关。

5. 有传播感染的可能 与病毒传播模式有关。

6. 疼痛 与异常的腹胀、瘙痒、发热有关。

7. 活动无耐力 与倦怠、久卧有关。

8. 思维过程异常 与排氨量减少,解除含氨废物毒性的能力降低有关。

9. 个人生长与发育异常 与感染、腹泻、神经系统及环境影响因素有关。

10. 潜在的并发症 内出血、伤害,与肝功能损害引起的凝血异常有关。

(二) 家长方面

1. 家庭应对能力失调 与病程与病情渐趋变化有关。

2. 知识缺乏 与经验不足,缺乏提供适当的饮食及活动有关。

十、预期目标

(一) 患儿方面

(1) 无感染症状,生命体征正常,食欲正常,体重正常,腹围正常,活动正常。

(2) 患儿皮肤完整舒适,无出血的征兆。

(3) 无继发感染。

(4) 保持营养和水分。

(5) 未发生感染和并发症。

(6) 医院或居家隔离。

(7) 参与适龄的活动。

(二) 家长方面

(1) 能了解疾病发生的原因以及疾病的传染源和传播途径,掌握消毒隔离知识。

(2) 能做好居家的消毒隔离工作。

(3) 掌握药物的使用,了解作用和副作用。

(4) 保证营养摄入,关注生长发育情况。

(5) 能说出应报告医生的症状和体征,如乏力、恶心、呕吐、腹胀、腹泻、精神异常等症状。

(6) 能了解何时或什么情况下复诊。

(7) 掌握消化道及皮肤护理。

十一、护理措施

(一) 患儿方面

1. 一般护理

(1) 做好防护隔离措施:当接触患儿的血液、体液、组织、破损皮肤或脏污的体表时要戴手套,倾倒血液或体液时要加穿围裙和袖套,如废弃物可能有挥发性或容易溅出,要戴口罩及护目镜。

(2) 有高热、呼吸及神经系统等症状患儿应注意卧床休息。

(3) 高热护理:监测体温,观察热型;高热时给予物理或药物退热,减少患儿进一步的能量消耗。

(4) 饮食护理:鼓励进食,给予高热量、高蛋白质、高维生素饮食,如进食情况不佳,可给予胃管注食或静脉营养。

2. 皮肤黏膜的护理

(1) 做好皮肤及红臀护理,保持局部皮肤的清洁和干燥。

(2) 做好口腔护理,防止口腔溃疡和感染。每次饭后用软质牙刷或口腔棉棒清洁牙齿,选择合适的含漱液漱口,必要时按医嘱给药。

3. 症状观察和护理

(1) 肺部症状:发热、咳嗽加剧、呼吸加快、发绀等,给予吸氧、抗感染和对症治疗等。

(2) 消化道症状和营养不良:腹泻反复发作并伴有脱水、体重减轻等,给予液体疗法、抗感染和支持疗法等。

(3) 神经系统损害:患儿出现肢体抽搐,语言障碍及癫痫发作等脑病综合征。给予止痉等。

4. 预防感染的传播

(1) 控制传染源:对急性或无症状的患者应隔离治疗。

(2) 切断传播途径:严格消毒患者的排泄物及血液污染物,做好医疗器械的消毒工作,推广使用一次性注射针筒,应用血制品时严格把关。教育青少年不要吸毒,不要注射毒品,不去消毒不严格的医疗机构或其他场所拔牙、穿耳朵、文身、文眉、针灸或手术。不与他人共用有可能刺破皮肤的用具,如牙刷、刮脸刀和电动剃须刀等。

（3）保护易感儿：不能终止妊娠的孕妇采取干预性治疗、产道冲洗或剖宫产，母乳喂养者终止哺喂改为人工喂养或母乳加热处理来杀灭病毒，娩出的新生儿给予抗 HIV 治疗。

（二）家长方面

（1）向家长解释肝炎是如何传染及如何避免传染。

（2）向家长说明肝炎的临床表现及寻求医疗的时机、治疗过程和可能产生的并发症。

（3）居家隔离时各项消毒措施的严格执行。

（4）告知和教会家长皮肤、口腔护理的方法，注意休息，合理饮食。

（5）告知家长药物使用的剂量和方法以及作用和副作用。

（6）与家长核查有关复查信息。

（7）鼓励家长摆脱沮丧，照顾患儿，寻求社会支持。

十二、效果评价

（一）患儿方面

（1）无发热。

（2）无呼吸道、消化道及神经系统其他症状。

（二）家长方面

（1）能说出家庭护理知识。

（2）知道何时复诊。

第九节　先天性梅毒
（胎传梅毒）

先天性梅毒（congenital syphilis）是感染了梅毒的孕妇通过胎盘将梅毒螺旋体传染给胎儿所致，而成人感染梅毒是通过性接触。妇女在妊娠 4 个月以后，感染上早期梅毒，常会引起流产、早产或死胎，如果妊娠妇女是感染上晚期梅毒，往往可保住胎儿，但梅毒螺旋体却进入胎儿体内，使胎儿感染梅毒。先天性梅毒可分为早期和晚期两种，早期梅毒从出生到 2 岁发病，2 岁以后发病者为晚期梅毒。

一、病因

梅毒的病原体是一种螺旋体，梅毒螺旋体是

一种小而纤细的呈螺旋状的微生物，长度约 6～15 nm，直径约 0.2 nm，它有 6～12 个螺旋。螺旋体透明不染色，又称之为苍白螺旋体。其肉眼看不到，在光镜暗视野下，人们仅能看到梅毒螺旋体的折光性，其活动较强。梅毒螺旋体是厌氧菌，有吸附宿主细胞特性，故能长久生存在体内生存繁殖，只要条件适宜，便以横断裂方式一分为二的进行繁殖。体外不易生存，在 39℃ 可存活 4 小时，加热到 41℃ 时只能活 2 小时，在 100℃ 时立即死亡。一般的消毒剂如酒精、碘伏、消毒灵等，很容易将它杀死。但它耐寒力强，零下 78℃ 时经数年仍具有传染性。

二、流行病学

（一）传染源

患者是唯一的传染源。病毒存在于血液、唾液、精子、阴道分泌物和其他体液中，均具有传染性。

（二）传播途径

成人患者主要是性接触，小儿主要是来源于母婴垂直传播，一般发生在妊娠 4 个月，少数可通过输血、接吻、哺乳及皮肤外伤接触感染等。

（三）易感人群

母亲是梅毒感染者的患儿。

（四）潜伏期

3～4 周。

三、病理生理变化

先天性梅毒的组织病理变化是血管周围浆细胞、淋巴细胞、巨噬细胞浸润和内皮细胞增生，肿大的淋巴结皮质区显示滤泡性淋巴样增生，副皮质区萎缩伴组织细胞浸润。可出现灶性闭塞性动脉内膜炎及血管周围炎和类似结核肉芽肿的梅毒性肉芽肿。骨软骨炎、骨膜炎和骨髓炎是婴儿时期最常见的病变，是因为梅毒螺旋体随血流至骨组织，滞留在长骨血流丰富和生长较快的干骺端，在骨内形成梅毒性肉芽肿，并引起非特异性炎症，使干骺端发生破坏及严重损害软骨的骨化过程，也可引起肢体假性瘫痪或指（趾）呈梭形肿胀。可出现鼻炎、喉炎、咽炎、中耳炎、脑膜炎以及动脉内膜炎、脑膜血管神经炎等，出现鼻、腭树胶肿和肝脾肿大等,是因为组织和细胞的炎性改变、细胞增殖和纤维化所导致。受梅毒螺旋体侵袭,皮肤黏膜有斑疹、斑丘疹、丘疹、脓疱疹等。斑疹及斑丘疹好发于臀部,常融合为暗红色浸润性斑块,表面可有脱屑或略显湿润。肛周、外阴及四肢屈侧者常呈湿丘疹和扁平湿疣。脓疱疹多见于掌跖,脓疱如豌豆大小,基底呈暗红或铜红色浸润,破溃后呈糜烂。湿丘疹、扁平湿疣及已破溃脓疱的糜烂面均有大量梅毒螺旋体。

四、临床表现

(一)早期先天性梅毒

1. 生长发育迟缓　在出生后不久即发病者多为早产儿。患儿消瘦低体重、营养不良、生活能力低下、皮肤苍白松弛,可秃发呈老人貌,常伴有轻微发热。

2. 皮肤黏膜受损　有斑疹、斑丘疹、丘疹、脓疱疹等。斑疹及斑丘疹好发于臀部,大片呈暗红色湿润伴脱屑的皮损。肛周、外阴及四肢屈侧者可见湿丘疹和扁平湿疣。脓疱疹多见于掌跖。少数患者亦可发生松弛性大疱,亦称为梅毒性天疱疮,疱内有浆液脓性分泌物,基底有暗红色浸润,破溃后呈糜烂面。可发生甲沟炎、甲床炎。

3. 鼻炎和喉炎　鼻炎是最常见的早期症状,有脓性分泌物及痂皮、下鼻甲肿胀可堵塞鼻腔,可使患儿呼吸及吮乳困难,是婴儿先天梅毒的特征之一。严重者会造成鼻黏膜溃破,鼻中隔、硬腭破坏形成鞍鼻及硬腭穿孔。喉头及声带被侵犯,可发生声音嘶哑。

4. 骨骼损害　在早期先天性梅毒中最常发生约占80%,表现为骨髓炎、软骨炎、骨膜炎和骨骺炎。有些无明显症状,有些引起四肢疼痛、肿胀、活动受限,稍一牵动四肢引起婴儿啼哭,称之为梅毒性假性麻痹。

5. 神经受损　脑膜脑血管受梅毒螺旋体的侵害,引起一系列神经系统的症状,常见有惊厥、前囟饱满、颈项强直昏迷等症状,亦可引起视神经萎缩或偏瘫。

6. 全身损害　常可引起间质性肺炎、肾炎、肝脾肿大、淋巴结肿大、贫血等。

(二)晚期先天性梅毒

1. 永久性标记　是早期先天性梅毒所遗留下的印记,有特征性,无活动性。如鞍鼻(鼻深塌陷,鼻头肥大翘起如同马鞍)、佩刀胫(骨膜炎累及腔管,可引起骨前面肥厚隆起呈弓形,胫骨中部肥厚,向前凸出)、楔形齿(恒齿的两个中门齿游离缘狭小,中央呈半月形缺陷,患齿短小,前后径增大,齿角钝圆,齿列不整)、桑椹齿(第一白齿形体较小,齿尖集中于咬合面中部,形如桑椹)。

2. 活动性病变　眼部损害最多,有间质性角膜炎、虹膜炎、脉络膜炎和视神经萎缩等,病变多为双侧性,也可先发生于一侧,继而发生于另一侧而导致双眼失明。有神经性聋,通常多侵犯两耳可伴有头晕及耳鸣,是迷路被侵犯引起的迷路炎所致。还有肝脾肿大、骨膜炎、皮肤黏膜损害等。临床上将间质性角膜炎、楔形齿和神经性耳聋称为梅毒三联征。

(三)胎传潜伏梅毒

患儿除梅毒血清试验阳性外,无任何症状,如得不到治疗,一般多在2年内发病。小于2岁者称为早期潜伏梅毒,大于2岁者称为晚期潜伏梅毒。潜伏梅毒虽无症状,但梅毒螺旋体潜伏在体内重要器官,会对人体器官侵袭,若干年后会相继出现梅毒的症状。

先天性梅毒来自胎传,与成人或青少年的后天获得性梅毒在临床表现和病程上有相似又有不同。先天性梅毒没有后天获得性梅毒的硬下疳表现,但内脏损害较重,病死率较高。两者比较见表16-4。

表16-4　先天性和后天性梅毒的分期和临床表现

先天性胎传梅毒	后天获得性梅毒
早期梅毒	
梅毒性鼻炎	一期梅毒(硬下疳)
皮肤黏膜损害	二期梅毒(早发、复发)
骨骼损害	早期潜伏梅毒
神经系统损害	
晚期梅毒	
皮肤黏膜梅毒	皮肤黏膜梅毒
骨梅毒	骨梅毒
神经梅毒(少见)	神经梅毒
心血管梅毒(少见)	心血管梅毒
胎传潜伏梅毒	胎传潜伏梅毒

五、实验室检查

(一) 梅毒螺旋体检测

从胎盘脐带血液中,皮肤黏膜湿疣、疱疹、溃疡等处皮损中,鼻、咽等分泌物中找到梅毒螺旋体。

(二) 梅毒血清试验

1. 梅毒螺旋体抗原血清试验　用梅毒螺旋体来检测患儿血清中特异性抗体。此法特异性和敏感度高,一般用做证实试验,不用于临床疗效、复发和再感染的观察。

2. 类脂质血清反应　以心磷脂作抗原检测患儿血清心磷脂抗体。其特异性较差而敏感度高,其抗体滴度和病情活动有一定关系。一般用做诊断筛查。也可通过定量试验来评估疗效、复发和再感染。

(三) X 线检查

先天性梅毒的骨骼 X 线改变明显,并具有特征性,尤其是新生儿。特征性的骨骼改变是诊断先天性梅毒最有决定性和最早的征象,但不是所有的先天性梅毒患者的 X 线片都有骨骼改变,尤其是小婴儿和 7~8 个月的早产儿。先天性骨梅毒 X 线表现主要包括干骺端炎、骨膜炎、骨髓炎。干骺炎是先天性骨梅毒最早出现的征象,一般在 6 个月内出现,以尺骨、桡骨远端和胫骨、肱骨近端最明显。早期表现为钙化带增宽增浓,随后由于梅毒肉芽肿引起的骨质破坏形成一横形不规则透亮带,称之为"夹心饼征",随病程演变,干骺端骨质可发生严重的破坏、碎裂,骨质缺损称为"猫咬"征,是早发型先天性骨梅毒较特征性的 X 线表现。骨膜炎、骨髓炎可单独发生,但大多数随着干骺炎的发展而出现,一般范围比较广泛,最初数月内呈平行线条状,晚期成层的新骨融合致骨干增粗。骨髓炎改变与化脓性相似,表现为骨干内较广泛的破坏和硬化,但死骨出现较少。

(四) 脑脊液检查

常规检查:脑脊液内细胞数及分类、蛋白质含量、糖含量等,脑脊液的 VDRL 和胶体金试验等,有助于神经梅毒的诊断。

六、治疗原则

(一) 抗感染治疗

首选青霉素。治疗原则为早期、量足、全程。

1. 孕妇治疗　青霉素 G80 万 U/d,共 10 天,妊娠初 3 月和末 3 个月各 1 个疗程。但对已经接受过有效治疗并且梅毒血清反应已转阴的孕妇则不必治疗。治疗的目的是使孕妇在自身被治疗的同时对胎儿同时作用,使胎儿在出生前治愈。妊娠早期治疗可使胎儿免受感染,而在妊娠晚期治疗,则不能预防胎儿的先天性梅毒发生。

2. 婴儿治疗　母亲脐带血梅毒反应阳性,婴儿脑脊液检查正常者,可用苄星西林 G5 万 U/kg,每周 1 次,共 3 次。若婴儿脑脊液检查异常者,可用青霉素 G 静脉注射,每天 10~15 万 U/kg,出生 7 天以内的新生儿,每次 5 万 U/kg,每 12 小时 1 次,出生 7 天以后的婴儿每 8 小时 1 次,总疗程共 2 周。如青霉素阳性可选红霉素或头孢三嗪治疗。疗程完成后应随访 2~3 年,第一年每 3 个月复查 1 次,以后每半年复查 1 次,若血清复发或症状复发,则给予复治,直至临床和血清学治愈。

(二) 其他治疗

注意各种维生素、铁剂、钙剂等营养物质的补充。

七、护理评估

(一) 一般情况

流行病学、孕母情况、年龄、身体状况、营养状况、预防接种史。

(二) 临床表现

皮肤黏膜损害、生长发育异常、骨骼损害、神经损害、全身损害、梅毒损害而形成的永久性标记、梅毒三联征等。

(三) 身心状况

神态、情绪和精神。

(四) 实验室检查

梅毒螺旋体检测阳性、梅毒血清试验阳性、梅毒的骨骼 X 线改变。

八、护理诊断

(一) 患儿方面

1. 感染的危险　与梅毒螺旋体感染机体有关。

2. 气体交换功能障碍　与梅毒性鼻炎和喉炎造成呼吸道炎症有关。

3. 皮肤完整性受损　与梅毒螺旋体感染导致皮损有关。

4. 有传播感染的可能　与病毒传播模式有关。

5. 运动障碍　与梅毒螺旋体感染骨骼有关。

6. 个人生长与发育异常　与感染、贫血、神经系统和骨骼系统等改变有关。

(二) 家长方面

1. 家庭应对能力失调　与父母亲内疚和自责及病程和病情发展趋势有关。

2. 知识缺乏　与家庭复杂的照顾方式有关。

九、预期目标

(一) 患儿方面

(1) 无感染症状,生命体征正常,食欲正常,活动正常。

(2) 保持营养和水分。

(3) 未发生感染和并发症。

(4) 医院或居家隔离。

(5) 参与适龄的发展活动。

(二) 家长方面

(1) 父母能说出恐惧、情感、罪恶、沮丧的感受并能寻求社会支持。

(2) 能了解疾病发生的原因以及疾病的传染源和传染途径,掌握消毒隔离知识。

(3) 能做好居家的消毒隔离工作。

(4) 掌握药物的使用,了解作用和副作用。

(5) 营养摄入,关注生长发育情况。

(6) 能说出应报告医生的症状和体征,如发热、咳嗽、烦躁、气急、四肢疼痛和活动受限、惊厥等症状。

(7) 掌握皮肤护理。

(8) 能了解何时或什么情况下复诊。

十、护理措施

(一) 患儿方面

1. 一般护理

(1) 做好防护隔离措施,患儿单独放置或放在暖箱内隔离,用后的一切物品均要消毒处理,当接触患儿的血液、体液、组织、破损皮肤或脏污的体表时要戴手套,操作完毕要浸泡消毒双手或用流动水冲洗。

(2) 饮食护理:保证营养,合理喂养。婴儿进食情况不佳,可给予胃管注食或静脉营养。

2. 皮肤黏膜的护理

(1) 做好皮肤及红臀护理,保持局部皮肤的清洁和干燥,局部皮损范围大,可涂抗生素或百多帮软膏,防止继发感染,要注意改变患儿的体位,避免局部受压和水肿。

(2) 做好口腔护理,防止食后奶汁残留在口腔内引起继发感染,两餐之间喂温开水及每天1次用2%的碳酸氢钠棉签涂檫牙床。

3. 症状观察和护理

(1) 鼻炎和喉炎:可使患儿鼻道和喉腔炎症,有分泌物渗出造成呼吸及吮乳困难,可给予负压吸引,低流量吸氧,保持呼吸道通畅。

(2) 骨髓炎和骨膜炎:患儿可有四肢疼痛、肿胀、活动受限等,护理人员在操作时动作要轻柔,体位要合适和舒适。

(3) 神经系统损害:患儿可有一系列神经系统的症状,如惊厥、前囟饱满、颈项强直、昏迷等,护士在给予止痉的同时要密切观察神志、精神、瞳孔等,加强防护,防止舌咬伤和坠床等。

(4) 全身损害:常可引起肾炎、肝脾肿大、淋巴结肿大、贫血等。要密切观察患儿全身情况,如血尿、黄疸、黏膜苍白等异常表现,发现情况及时处理。

4. 预防感染的传播

(1) 控制传染源:做好孕期检查及时发现早期梅毒者。发现孕妇感染梅毒应早期正规治疗,防止胎儿感染,对已感染的婴儿要积极正规的治疗。

(2) 切断传播途径:严格消毒患者的排泄物

和血液污染物等,做好工作人员手的消毒和医疗器械的消毒工作,以防医院内感染。做好婚前、产前、供血等各种健康及高危人群的普查工作,早期发现,早期治疗,防止疾病传播。

(3) 保护易感儿:不能终止妊娠的孕妇采取驱梅治疗,在妊娠初 3 个月及妊娠末 3 个月各进行 1 个疗程治疗。母乳喂养者终止哺喂改为人工喂养或母乳加热处理来杀灭病毒,娩出的新生儿给驱梅治疗。

(二) 家长方面

(1) 向家长解释梅毒是如何传染及如何避免传染。

(2) 向家长说明梅毒的临床表现及寻求医疗的时机、治疗过程和可能产生的并发症。

(3) 居家隔离时各项消毒措施的严格执行。

(4) 告知和教会家长皮肤、口腔及肢体护理等方法,注意休息,合理饮食。

(5) 告知家长药物使用的剂量和方法以及作用和副作用。

(6) 与家长核查有关复查信息。

(7) 鼓励家长摆脱沮丧,照顾患儿。

十一、效果评价

(一) 患儿方面

(1) 生长发育良好。

(2) 无呼吸道、骨骼、神经系统等其他症状。

(二) 家长方面

(1) 能说出家庭护理知识。

(2) 知道何时复诊。

第十节 百 日 咳

百日咳(pertussis, whooping cough)是由百日咳杆菌所致的急性呼吸道传染病,婴幼儿多见,临床上以阵发性痉挛性咳嗽、咳嗽末出现鸡鸣样吸气性吼声为特征。由于咳嗽可长达 2～3 个月,故又名为百日咳。

一、病因

百日咳杆菌属博氏杆菌属,革兰染色阴性,两端着色较深,有荚膜,无鞭毛,需要含有血液的培养基才能生长。根据细菌菌落形态、毒力、抗原性及侵袭力的不同分为四相:Ⅰ相,菌落表面光滑,有荚膜,毒力及抗原性强,能溶血。Ⅱ、Ⅲ相:为过渡型,介于Ⅰ相和Ⅳ相之间。Ⅳ相:菌落大粗糙,没有荚膜,毒力和抗原性消失,没有致病性。细菌对外界抵抗力弱,离开人体后即死亡。日光暴晒 1 小时、紫外线照射、温度 55℃30 分钟或一般消毒剂均可杀灭。

二、流行病学

(一) 传染源

患者是唯一的传染源,从潜伏期末至病后 6 周内均有传染性,以发病第一周卡他期传染性最强。

(二) 传播途径

分泌物通过飞沫直接传播。

(三) 易感人群

人群普遍易感,但病后能获持久免疫力;6 个月以下的婴儿发病率最高。

(四) 发病季节

冬秋季节为多见,目前有夏春高发的迹象。

(五) 潜伏期

7～10 天。

三、病理生理变化

百日咳杆菌抗原物质有四类:① 凝集性抗原。② 胞壁上蛋白质成分包含组胺过敏因子、淋巴细胞促进因子及胰岛激活蛋白。③ 血凝活性抗原。④ 保护性抗原,此抗原与淋巴促进因子抗原有关。其中内毒素为主要致病因子。细菌从呼吸道侵入,抗原物黏附在纤毛上皮并在局部繁殖,造成呼吸道上皮细胞坏死、黏膜广泛炎症破坏,引起纤毛运动功能失调,导致呼吸道黏液排出障碍,细菌和分泌物潴留并不断刺激神经末梢导致痉挛性咳嗽,阵咳时,婴儿声门痉挛,处于呼气状态,咳毕因出现深长吸气,急速的气流通过痉挛、狭窄的声门,发出高声调的吼声,即鸡鸣声,直至分泌物排出,剧咳方止。长期咳嗽,在咳嗽中枢形成兴奋灶,以致在恢复期或病愈后短期内,受到一些非特异性刺激和其他感染可诱发百日咳样咳嗽。病理变化可见呼吸道上皮细胞坏死、脱落。支气管甚至肺泡周围间质有炎性细胞浸润。分泌物阻塞气管可出现肺不张、支气管扩张等。并发脑炎者脑组织可有充血、水肿、出血及神经细胞变性。

四、临床表现

(一)卡他期

一般3~4天,此期传染性最强,治疗效果也最好。

1. 发热 低热和中等度发热。
2. 咳嗽 单声咳嗽,逐渐加重。
3. 鼻炎 流涕、鼻塞。
4. 结膜炎 结膜充血、畏光流泪。

(二)痉咳期

此期短则1~2周。长者可达3个月。

1. 咳嗽 由单声咳变为阵咳,连续十余声至数十声短促的咳嗽,继而一次深长的吸气,发出鸡鸣样吼声,以后又是一连串阵咳,如此反复,直至咳出黏稠痰液或吐出胃内容物为止。每次阵咳发作可持续数分钟,每天可达十数次至数十次,日轻夜重。

2. 伴随症状 阵咳时患儿面红耳赤,涕泪交替,面唇发绀,屈肘握拳,大小便失禁,痛苦万分。少数患儿痉咳频繁可导致胸腔内压力增高,上腔静脉回流受阻,出现眼睑水肿、眼结膜及鼻黏膜出血。痉咳时由于舌外伸与下切齿反复摩擦损伤形成舌系带溃疡。

成人及年长儿童可无典型痉咳。新生儿及小婴儿由于声门狭小,痉咳时可发生呼吸暂停或窒息导致脑缺氧而抽搐,甚至死亡。

(三)恢复期

一般为2~3周,若有并发症可长达数月。阵发性痉咳逐渐减少至停止,鸡鸣样吼声消失,其他症状随之减轻,但如遇冷空气、烟尘或再次呼吸道感染会再次出现痉咳期表现,但程度减弱,时间缩短。

(四)实验室检查

1. 血常规 白细胞升高,淋巴细胞亦升高是由于淋巴细胞促进因子的作用,自发病第一周末开始升高,痉挛期增高最为明显,白细胞总数可达$(20~40)×10^9$/L以上,无幼稚细胞。

2. 细菌学检查 用咽拭子采集咽后壁分泌物立即接种;或将培养皿在患儿咳嗽时直接收取分泌物,早期培养阳性率高,可明确诊断。

3. 免疫学检查 用鼻咽分泌物涂片检测直接荧光抗体,可以快速诊断本病。

五、并发症

1. 呼吸系统并发症 以肺炎最为常见,多为继发感染所致,患儿痉咳减轻,但出现高热、气促、发绀及肺部啰音。其他还可出现肺不张、肺气肿和支气管扩张等。原有肺结核患者再患本病可促使结核病变活动。

2. 中枢神经系统并发症 百日咳脑病是本病最严重的并发症,发病率约2%~3%,严重痉咳可引起脑缺氧和水肿、血管痉挛或出血,表现为惊厥或反复抽搐、高热、昏迷。恢复后可留有偏瘫等神经系统后遗症。

3. 其他 结膜下出血、脐疝、腹股沟和脱肛等。原有结核患者再患本病可促使结核病恶化或引起血行播散。

六、治疗原则

(一)抗菌治疗

首选红霉素,50 mg/(kg·d),口服或静脉滴注,疗程14天,红霉素不耐受者用氨苄西林100 mg/(kg·d)口服或静脉滴注,可选用一代、二代头孢抗菌素。

(二)对症治疗

咳嗽较重者睡前可用氯丙嗪或异丙嗪顿服,有利睡眠,减少阵咳。沙丁胺醇0.3~0.5 mg/(kg·d)口服,维生素K_1肌注也可减轻痉咳。患儿发生窒息时应及时做人工呼吸、吸痰和给氧。重者可适当加用镇静剂如苯巴比妥或地西泮等。痰稠者可给予祛痰剂或雾化吸入。重症婴儿可给予肾上腺皮质激素以减轻炎症。

(三)并发症治疗

肺炎治疗。

七、护理评估

(一)一般情况

季节、流行病学、年龄、身体状况、营养状况、预防接种史。

（二）临床表现

流涕、发热等呼吸道等症状、阵发性痉咳以及百日咳面容。

（三）身心状况

神态、情绪和精神。

（四）实验室检查

鼻咽分泌物做细菌学检测和荧光抗体检测。

八、护理诊断

（一）患儿方面

1. 清理呼吸道无效　与呼吸道分泌物黏稠、上皮细胞坏死、纤毛运动功能失调有关。

2. 营养失调低于机体需要量　与食欲下降和胃内容物呕出有关。

3. 有感染的危险　与机体免疫功能低下有关。

4. 有传播感染的可能　与呼吸道排出病毒有关。

5. 潜在并发症　肺炎、百日咳脑病等。

（二）家长方面

知识缺乏　与缺乏特定知识来源有关。

九、预期目标

（一）患儿方面

（1）减轻咳嗽，患儿舒适。

（2）保持营养和水分。

（3）未发生感染和并发症。

（4）医院或居家隔离。

（二）家长方面

（1）能了解疾病发生的原因以及疾病的传染源和传播途径，掌握消毒隔离知识。

（2）能做好居家的消毒隔离工作。

（3）掌握药物的使用，了解作用和副作用。

（4）能说出应报告医生的症状，如发热、咳嗽、烦躁、气急、嗜睡、惊厥等症状。

（5）能了解何时或什么情况下复诊。

（6）掌握剧咳的护理。

十、护理措施

（一）患儿方面

1. 一般护理

（1）在传染期做好呼吸道隔离措施，室内保持空气新鲜，注意温湿度，环境安静，每天通风2次，每次20～30分钟，保持室温在18～22℃。

（2）白天多安排室内或户外活动，分散注意力，保持患儿心情舒畅。

（3）保证休息，夜间痉咳影响睡眠者服用镇静剂。

（4）避免诱发痉咳的各种刺激因子，集中进行各项护理操作，减少痉咳的发生。痉咳发作时，协助侧卧、坐起或抱起，轻拍背部，助痰排出，及时擦拭口鼻分泌物。痉咳频发伴窒息或抽搐者，应专人守护，给予吸痰、给氧、人工呼吸等抢救措施。

（5）痉咳呕吐后做好皮肤和口腔护理。

2. 饮食护理　因食后痉咳、呕吐导致患儿惧怕进食，应鼓励患儿进食，保证营养供给。给予营养丰富、易消化、无刺激性的稠厚食物，少量多餐，品种多样，以增进食欲。进食在痉咳后为宜，喂食不能过急，避免在进食时喝水，应改在两餐之间后，食后少动以免引起呕吐。

3. 并发症观察

（1）肺炎：持续高热、咳嗽加剧、呼吸加快、发绀、肺部啰音增多，重症肺炎可导致心力衰竭。

（2）百日咳脑病：患儿出现嗜睡、惊厥、甚至昏迷。

4. 预防感染的传播

（1）控制传染源：对患儿呼吸道隔离至痉咳后3周。

（2）切断传播途径：居室通风换气并进行消毒，患儿物品暴晒2小时；减少不必要的探视，接触者离开后立即在阳光下或流动空气中停留30分钟；流行期间不带易感儿童去公共场所，发生疫情的学校、托幼机构暂不接纳新生。

（3）保护易感儿：

1）主动免疫。白、百、破（白喉、百日咳、破伤风）三联制剂预防接种，3、4、5月时各接种1次，每次0.5 ml皮下注射，流行季节提前到出生后1个月接种，有效保护期为4年。国外研制的含有百日咳毒素、69KD外膜蛋白和丝状血凝素的无细胞菌苗，副作用低、安全有效。

2）被动免疫。对接触者医学观察21天，并口服红霉素预防,亦可肌注高价免疫球蛋白 2～4 ml,5 天后重复 1 次。

(二) 家长方面

(1) 向家长解释百日咳的病因、临床表现、治疗过程和可能产生的并发症。

(2) 居家隔离时禁止人员探视,室内保持空气新鲜,环境安静,定期消毒。

(3) 告知和教会家长进食、痉咳、皮肤、口腔护理的方法,避免咳嗽诱因,注意休息,合理饮食。

(4) 告知家长药物使用的剂量和方法以及作用和副作用。

(5) 与家长核查有关复查信息。

十一、效果评价

(一) 患儿方面

(1) 阵发性痉咳逐渐减少至停止,鸡鸣样吼声消失。

(2) 无呼吸道及其他症状。

(二) 家长方面

(1) 能说出家庭护理知识。

(2) 知道何时复诊。

(张齐放 钱培芬)

思考题

1. 一般小儿传染病的护理要点有哪些?
2. 典型麻疹的临床表现有哪些?
3. 何为麻疹的 3C 症状?
4. 麻疹的皮疹特点有哪些?
5. 简述麻疹的护理。
6. 水痘的皮疹特点有哪些?
7. 水痘的护理要点有哪些?
8. 腮腺炎的临床表现有哪些?
9. 腮腺炎的并发症有哪些?
10. 百日咳的临床表现有哪些?
11. 脊髓灰质炎的病理生理变化有哪些?
12. 中毒型细菌性痢疾的临床表现有哪些?
13. 结核菌素试验阳性反应临床意义有哪些?
14. 简述结核病的护理。
15. 何为先天性梅毒?

第十七章　急症儿童的护理

第一节　急症的处理原则

急症是指突然发生的疾病或意外的损伤,若不及时采取紧急医疗措施,可产生严重后果,甚至威胁患儿的生命。

儿科疾病往往来势凶猛,病情危重,故儿科急症的处理为儿科临床医疗工作中的重要组成部分。儿科急症不仅数量大,且来势猛,患儿处于紧急情况,若不当机立断,给予恰当的处理,会使患儿受到不可弥补的损害,甚至因不及时挽救而死亡。

儿科急诊工作量大,且情况复杂,因小儿年幼自己不会主诉,家长有时也不能清楚描述发病情况,必须由医护人员通过细致地询问和观察检查,冷静思考分析,才能确切诊断,治疗和护理。因此,儿科急诊护士不仅要掌握急、危重病和伤病的基本知识和操作技能以及熟悉抢救工作的每一过程,更是要有细致的观察能力和冷静的思考分析能力,在医生赶到之前先做出初步正确的判断,为抢救生命争取更多的时间。

一、儿科急症的范围

(1) 高热,口温>39℃,肛温>39.5℃。

(2) 各种原因引起的惊厥,包括癫痫持续状态,不明原因的昏迷等。

(3) 各种创伤意外,包括溺水、车祸、电击、烧伤、烫伤等。

(4) 各种中毒,包括药物中毒、食物中毒、一氧化碳中毒等。

(5) 各种类型休克。

(6) 心肺复苏患儿。

(7) 三衰患儿(心衰、肾衰、呼衰)。

(8) 大出血患儿,包括颅内出血,严重贫血,血红蛋白低于30~50 g/L者。

(9) 中枢神经系统感染。

(10) 哮喘及哮喘持续状态。

(11) 急性上呼吸道梗阻。

(12) 气管异物。

(13) 糖尿病酮症酸中毒。

(14) 新生儿疾病及早产儿。

(15) 外院转来的急症患儿。

二、急症救治的目的

修复损伤的组织器官和恢复生理功能,首要的是抢救生命。在处理复杂的伤情时,应优先解决危及生命和其他紧急的问题。必须优先抢救的急症有:心搏骤停、窒息、大出血、开放性气胸、休克、腹部内脏脱出等。

三、急症救治原则

急症患儿由于某种疾病发作,严重创伤,急性中毒等,生命体征急骤变化,处于危险状态,而来到医院就诊。当患儿到达急诊室时,护士应立即观察病情,并判断疾病的严重程度和病种,在迅速通知医生的同时,遵照以下原则进行。

(1) 重危患儿应先抢救,再办理就诊手续,在医生到来之前,护士可酌情予以急救处理。

(2) 危重患儿需有护士守护,随时观察病情变化,经抢救病情平稳允许移动时,迅速转入病房。转送患儿或危重患儿做X线、B超检查时,应有护士陪送。

(3) 凡抢救患儿都应有详细的抢救记录。

(4) 遇有成批就诊急需多专科抢救的患儿,

应通知医务处值班人员,协助调配抢救人员。

(5)急症因交通事故、自杀、涉及法律问题者,应立即通知有关单位及学校。

(6)严格执行交接班及查对制度,避免未处理完的工作交由他人处理,特殊情况需离开时,必须交接清楚。

四、紧急施救的方法

紧急救治的程序:初步判断与评估(重点是呼吸和循环),建立有效静脉通道,氧疗,对症处理,病情观察和护送。

(1)取适当体位,静卧休息,注意保暖。对烦躁不安者,必要时应用镇静剂。有针对性的询问病史。

(2)保持呼吸道通畅,清除呼吸道内的异物、分泌物、痰液及吸入的水分。昏迷者头应偏向一侧,防止呕吐物吸入气管引起窒息及吸入性肺炎。做好气管插管、气管切开和辅助呼吸的准备。

(3)氧气吸入,根据病情及年龄调节氧流量。

(4)有呼吸心搏骤停者,立即协助医生进行心肺复苏,穿刺开放两条静脉通路,遵医嘱给予各种药物,补液速度根据病情和药物性质随时调节。

(5)补充血容量,扩容。有出血情况的补充血容量是最重要的抢救措施,及时补充血容量是防治休克的关键。给予输血或采用低分子右旋糖酐、代血浆等胶体溶液。

(6)严密观察体征,给予心电监护。观察生命体征及末梢循环、尿量、神志等状况。必要时还需监测尿比重、酸碱度和血气、中心静脉压等变化,以了解各脏器功能状态和体内代谢变化情况。

(7)病因治疗:明确诊断后应针对病因采取有效措施。

(8)支持治疗:注意补充营养和水分,保持水、电解质平衡,保护脑、心、肾功能及防治并发症。

第二节 急性中毒

凡具有毒性作用的物质通过不同途径(皮肤、呼吸道或消化道等)进入人体后,在短期内损害或破坏人体某些组织和器官的生理功能或组织结构而引起一系列的症状、体征,甚至危及生命,称为急性中毒(acute poisoning)。急性中毒是儿科常见的急症。

一、病因

(1)照顾者照顾不周,导致小儿误服过量药品、化学制剂、有毒食品或接触毒物。

(2)医务人员工作失职,弄错药品。

(3)有意自杀或他杀。

二、病理发病机制

毒物的致毒作用机制多种多样,有些机制尚未明确。主要机制为:

1. 作用于受体 如阿托品类作用于M胆碱受体。

2. 改变递质的释放或激素的分泌 如肉毒杆菌毒素作用于运动神经末梢减少乙酰胆碱的释放,出现肌麻痹。

3. 作用于细胞离子通道 如河豚毒素阻断钠离子通道,阻碍神经传导。直接作用于酶类,如有机磷毒剂作用于神经突触末梢的胆碱酯酶,导致乙酰胆碱积聚。

4. 作用于核酸 如烷化剂氮芥使DNA烷化,影响DNA合成。

5. 其他 有些毒物如强酸直接损伤细胞;有些毒物作用于免疫系统使机体抵抗力降低而致病。

三、临床表现

急性中毒的临床表现可因毒物毒性、中毒途径、药物浓度、作用时间、患儿年龄、性别、健康和营养状况、遗传、中毒环境的温度及湿度等影响,出现较大的个体差异。

(一)常见安眠药物中毒

巴比妥类是应用较普遍的催眠药物,用于镇静、催眠、止惊和麻醉,一次性催眠剂量的2~5倍即发生轻度中毒,一次用药为催眠剂量的5~9倍可引起中度中毒,15~20倍时引起重度中毒,危及生命。

轻度中毒有头晕、头痛、恶心、呕吐；中度中毒有神志模糊、嗜睡、共济失调、瞳孔大多缩小、呼吸正常或稍减慢；重度中毒出现谵语、躁动不安，以致惊厥，四肢强直，以后转入抑制，出现嗜睡、昏迷、瞳孔扩大后缩小、呼吸渐慢不规则最后呼吸停止。

（二）有机磷农药中毒

有机磷杀虫剂属有机磷酸酯或硫代磷酸酯类化合物，对人畜均有毒性。它可以经呼吸道、消化道及完好的皮肤侵入人体，吸收后 6～12 小时血中浓度达到最高峰。有机磷在体内主要经历分解和氧化两种过程，氧化产物毒性增强，分解产物毒性降低。

中毒症状和体征：表现为头痛、头晕、恶心、呕吐、乏力、烦躁不安、意识模糊、抽搐、昏迷等症状，同时伴有口中、身上或呕吐物含大蒜样臭味。

典型症状与体征：瞳孔缩小、大汗、流涎、肌颤、呼吸困难、肌肉震颤和痉挛、暂时性血压升高，急性肺水肿，严重者烦躁、昏迷、呼吸肌麻痹等。

（三）一氧化碳中毒

一氧化碳为无色、无臭、无味、无刺激的气体。如忽略煤气管道的密闭和环境的通风等预防措施，吸入过量的一氧化碳可发生急性一氧化碳中毒。

1. 轻度中毒　血液 HbCO 的浓度在 10%～30%，可有头痛、头晕、乏力、耳鸣、眼花、恶心、呕吐、四肢无力、嗜睡、意识模糊，如能及时离开现场，吸入新鲜空气，症状可较快消失。

2. 中度中毒　血液碳氧血红蛋白的浓度约在 30%～40%，除有上述中毒症状外，尚有面色潮红、口唇樱桃红色、脉快、神志不清、昏迷，经积极治疗可恢复无明显后遗症。

3. 重度中毒　血液 HbCO 的浓度 $>50\%$，可迅速出现昏迷、痉挛，各种反射消失，呼吸困难以至呼吸麻痹，肌张力增加，可并发脑水肿而引起惊厥。出现酸碱平衡失调、心律失常、肺水肿等。后遗症有癫痫、记忆力减退或丧失、痴呆。

（四）强酸强碱中毒

1. 强酸中毒　皮肤黏膜接触强酸后，疼痛剧烈，皮肤溃疡界限清楚，溃疡深，周围微红，上覆白色或棕色痂皮。呼吸道吸入强酸的烟雾可出现呛咳、流泪、呼吸增快、胸闷、气短等。误服强酸可造成口、咽、食管灼痛，黏膜糜烂形成溃疡，严重时可发生穿孔。眼睛受强酸烟雾或蒸汽刺激后，眼睑水肿、结膜发炎，角膜混浊甚至穿孔失明。

2. 强碱中毒　皮肤黏膜接触了强碱类毒物后，出现局部的充血、水肿、糜烂，颜色由白色转为红色或棕色，形成溃疡。眼部被碱性物质腐蚀后，造成严重角膜炎和角膜溃疡。碱性物质进入消化道后，可引起消化道严重灼伤，伴有强烈灼痛、腹绞痛、反复呕吐，呕吐物中有血性液体，常有腹泻和血便，引起食管和胃的穿孔，严重造成肝、肾功能的衰竭。

四、诊断

主要依据毒物接触史和临床表现。

（一）病史

了解饮食、生活环境、家长职业，以推测小儿有无进食或接触过毒物，进食量和时间，有哪些症状，症状的出现时间和发展经过等。对过去一向健康而突然出现腹痛、青紫或肤色潮红、多汗、昏迷、惊厥、恶心、呕吐等症状而原因不明要考虑有急性中毒的可能性。

（二）体检

要注意一般情况及神志、呼吸、脉搏、体温、血压，以判断中毒的轻重，并注意口腔黏膜有无糜烂，呼吸气味有无异常，有无呼吸困难、发绀、肺部啰音和心律失常等。同时查寻患儿衣服口袋、皮肤、呕吐物、胃液中有无毒物残留，周围环境有无残存毒物。

（三）毒物鉴定与其他检查

对中毒原因未明、毒物性质不详者，可收集剩余毒物、呕吐物、洗胃内容物，或根据可疑线索分别采用血浆、尿液或粪便进行毒物鉴定。根据临床表现，做有关的特异性检查，如疑为有机磷中毒可做血胆碱酯酶测定。

五、治疗

救治必须分秒必争。原因不明者先做急救处理，包括清除毒物和减少毒物的吸收、促进毒物排泄、阻滞毒物吸收,对症治疗等;在急救的同时寻找致病毒物,一旦明确,立即应用特效解毒剂。

(一)巴比妥类药物中毒

1. 催吐、洗胃、导泻、灌肠　口服中毒者给 1:5 000 高锰酸钾溶液或生理盐水洗胃后硫酸钠导泻,忌用硫酸镁,因镁离子可能被吸收而加重中枢神经抑制。输液并给利尿剂,中毒时间久者可用 1:5 000 高锰酸钾溶液灌肠。

2. 对症治疗　保持呼吸道通畅、给氧,必要时气管插管或切开,进行机械通气。

3. 透析治疗　腹膜透析、血液透析。

4. 中枢神经兴奋剂的应用　如盐酸纳洛酮、贝美格、可拉明等,但对深昏迷者慎用。

(二)有机磷农药中毒

1. 迅速清除毒物、脱掉被污染的衣物、撤离中毒环境　用肥皂水清洗污染的皮肤、毛发及指甲。用 1% 碳酸氢钠或生理盐水冲洗眼睛至少10 分钟后滴入 1% 阿托品液 1 滴。神志清醒,中毒症状较轻,可用硫酸镁 0.5~1 g/kg 催吐;用 1:5 000 高锰酸钾溶液洗胃。导泻忌用油性泻剂,可用活性炭。

2. 特效解毒剂,迅速建立静脉通道　阿托品:用量达到阿托品化。胆碱酯酶复活剂:氯磷定、解磷定 15~30 mg/kg 以 5%~10% 葡萄糖溶液稀释后缓慢静脉推注,2~4 小时重复,好转减量至症状消失停药。

3. 对症治疗　保持呼吸道通畅、给氧,给呼吸兴奋剂,必要时气管插管或切开,进行机械通气。维持水、电解质平衡,保护心、肝、肾功能。

(三)一氧化碳中毒

1. 迅速纠正缺氧　脱离中毒现场,立即吸氧,出现心跳呼吸骤停时,立即进行心肺复苏术。

2. 改善脑组织代谢　防止脑水肿。

3. 控制感染及高热　选择广谱抗生素,高热进行物理降温,可使用冰帽,在降温的同时减少脑组织耗氧量。

4. 防治并发症　进行高压氧舱的治疗,迅速纠正缺氧和减少出现后遗症。

5. 其他　静脉滴注细胞色素 C 和大量维生素 C,严重者输新鲜血或换血。

(四)强酸强碱中毒

1. 皮肤接触　立即用大量流动清水冲洗后,强酸应予 2%~5% 碳酸氢钠或 1% 氨水或肥皂水以中和酸,强碱应给予 1% 醋酸进行中和。

2. 误服中毒　严禁催吐、洗胃或使用碳酸氢钠,以免胃穿孔。强酸:给予牛奶、豆浆、蛋清等溶液口服,以保护胃黏膜;同时用肥皂水、氢氧化铝凝胶中和强酸。强碱:迅速口服食醋、3%~5% 醋酸、1% 稀盐酸或酸性果汁(橘子汁或柠檬汁)以中和强碱,然后给予生蛋清和橄榄油。

3. 禁食,输液

4. 其他　有喉头水肿、痉挛时给予必要处理,必要时予以气管切开。

六、护理评估

(一)患儿方面

(1)评估患儿对毒物的摄入、吸入或接触史,摄入、吸入或接触的时间,毒物的性质,毒物进入体内的途径和剂量。

(2)体格检查,评估发病的主要症状,了解实验室检查的结果。

(3)患儿治疗的情况　清除毒物、促进毒物排出、减少吸收的方式及所使用的解毒剂是否有效,有无不良反应。

(4)根据患儿年龄,分析所受的刺激,促进患儿适应性反应。

(二)家长方面

(1)评估家长的心理反应,对治疗和护理的要求。

(2)家长是否得到有关高危险性物品对人体造成伤害的知识以及康复期的健康指导。

七、护理诊断

(一)患儿方面

1. 毒物继续吸收的危险　与清除毒物不彻底有关。

2. 生命体征变化的可能　与毒物吸收有关。

3. 不能有效进行呼吸　与毒物侵入呼吸道有关。

4. 感知改变　与血液中毒物的浓度有关。

5. 疼痛　与毒物对皮肤黏膜的腐蚀有关。

6. 潜在并发症　多器官功能损害,与毒物作用于机体各系统有关。

(二)家长方面

1. 知识缺乏　缺乏对高危险性药品或农药的保管常识,缺乏毒物对人体造成伤害的知识。

2. 恐惧　与不能预知疾病的预后有关。

八、预期目标

(一)患儿方面

(1)阻止毒物继续吸收,有效地排除毒物。

(2)稳定生命体征。

(3)保持呼吸道通畅,维持有效呼吸形态。

(4)意识恢复,生理反射正常。

(5)脑、心、肺、肝等重要脏器功能未受严重损害或损害得到控制。

(二)家长方面

(1)了解毒物性质和对人体所造成伤害,掌握相关的安全防护知识。

(2)了解主要治疗方式和观察内容。

(3)解除恐惧心理应对疾病,积极配合医护人员的治疗护理。

九、护理措施

(一)患儿方面

1. 密切观察生命体征变化　包括意识、呼吸频率及类型、脉率、血压、瞳孔等。

2. 注意呕吐物及大小便外观　必要时留取标本送验。

3. 迅速清除毒物减少毒物吸收

(1)皮肤接触中毒:立即脱去被污染的衣物,皮肤或口鼻腔有毒物存在时,用清水冲洗。酸类或有机磷中毒者,用碳酸氢钠或肥皂水等弱碱类溶液冲洗。碱类中毒用3%～5%醋酸等弱酸类溶液冲洗。有机磷可用肥皂水(敌百虫除外)或用清水冲洗。

(2)吸入性中毒:立即撤离现场、吸入新鲜空气或氧气,保持呼吸道通畅。

(3)食入性中毒:采用催吐、洗胃、洗肠、导泻等措施。

1)催吐。一般在毒物吞入4～6小时内可以催吐,较大儿童可口服1:50 000高锰酸钾溶液或温盐水,每次100～200 ml,然后用压舌板刺激小儿舌根或咽后壁,促使呕吐;婴幼儿可直接用手指刺激咽后壁催吐,反复多次,直至呕吐物不含毒物残渣为止。亦可用药物催吐,神志不清和腐蚀剂(如强酸、强碱)中毒者禁用催吐。

2)洗胃。应及早进行,适用于毒物吞入后4～6小时以内。毒物不明时,可先用温开水洗胃。毒物明确者采用中和方法。吞入腐蚀性毒物时禁洗胃,以免胃穿孔。

3)导泻。中毒6小时以上,毒物多已进入肠道,应服泻剂,使毒物尽快排出,口服50%硫酸镁、硫酸钠溶液或10%甘露醇。避免应用油类泻剂。

4)洗肠。中毒较久,毒物已存留在肠道内,应做高位清洁灌肠,用0.5%温盐水或1%肥皂水,并记录出入量。

4. 促进毒物排泄

(1)利尿:毒物吸收后若由肾脏随尿排出,可多饮水增加尿量。静脉注射5%～10%葡萄糖液可稀释毒物在血液内浓度和增加尿量,促使毒物排泄,也可用利尿剂。

(2)透析疗法:根据病情和条件,必要时选用人工透析。

5. 使用特效解毒剂　毒物明确时应迅速采用特效解毒剂治疗。毒物不明时,洗胃后可从胃管注入配置的解毒剂(含活性炭2份、氧化镁1份、鞣酸1份),每次一茶匙,有吸附、沉淀和中和生物碱、苷类、重金属或酸类毒物的作用。

6. 详细记录出入量 维持有效循环血量　如惊厥、昏迷时间较长,应采取相应措施,如保暖、翻身、吸痰及注意皮肤、口腔、眼、鼻的护理,以预防感染。

(二)家长方面

(1)向家长宣传药物、消毒剂、农药等要妥善保管,以防小儿误食。

(2)告之毒物性质及对人体所造成伤害。

(3)告知安全使用煤气,以防煤气中毒。

(4)告之治疗方案和护理观察内容。

(5)做好患儿家长的心理疏导,缓解其过度的心理焦虑。

十、效果评价

(一)患儿方面

(1)毒物对患儿的侵害以得到控制,已被排出体外。

(2)患儿呼吸通畅,呼吸道分泌物能够及时清理。

(3)生命体征平稳。

(4)神志清醒,各项生理反射正常。

(5)重要脏器功能正常。

(二)家长方面

(1)掌握药物、消毒剂、农药保管的重要性。

(2)知道中毒物质的性质和对人体造成的伤害,掌握一定的安全防护知识。

(3)知道治疗方案和护理观察内容。

(4)能够控制心理情绪,配合医护人员的抢救治疗。

第三节　出　血

出血性疾病(hemorrhagic disease)是指由于正常止血机制发生异常所致的一类疾病,临床上以自发性出血或轻微损伤后出血不止为特征。

一、病因及发病机制

(一)血管壁渗透性增加引起的出血

如过敏性紫癜、维生素 C 缺乏症、遗传性毛细血管扩张症等。

(二)血小板异常引起的出血

1.特发性血小板减少性紫癜　原因尚不明确。

2.继发性血小板减少性紫癜

(1)各种急慢性感染:如麻疹、伤寒。

(2)化学中毒及物理刺激:免疫抑制剂、某些药物、放射性物质、烧伤也可使血小板减少。

(3)血液病及骨髓功能紊乱:如白血病、再生障碍性贫血等。

(4)脾脏及网状内皮系统疾病:如慢性充血性脾肿大、网状内皮细胞增生症。

3.血小板质的异常　如血小板衰弱症、肝硬化后继发性血小板病等。

(三)凝血功能异常引起的出血

1.凝血因子缺乏

(1)凝血活酶形成障碍:如血友病甲、乙、丙。

(2)凝血酶形成障碍:如新生儿自然出血。

(3)纤维蛋白原形成障碍:比较少见。

2.抗凝血物质增多　儿童中少见。药物如肝素、双香豆素等均有抗凝血作用,可使血浆的凝血酶原时间延长。

3.凝血因子消耗加速　有继发性纤维蛋白溶解时也可引起出血。

二、临床表现

1.过敏性紫癜　紫癜发生前 1~3 周有低热、上呼吸道感染及全身不适等症状。四肢对称性紫癜伴关节痛,血尿。

2.血小板减少性紫癜　紫癜伴广泛性出血,如鼻出血、牙龈出血、血尿、黑便等。

3.紫癜伴黄疸　多有重症肝病。

4.血友病　自幼即有轻伤后出血不止,有关节肿痛或畸形。

5.出血伴淋巴结、肝脾肿大　可能为白血病。

三、诊断

(一)过敏性紫癜

根据在上呼吸道感染后,出现皮肤紫癜,以及关节、腹部和肾脏同时受累的表现,有反复发作的特点,可考虑本病的可能。

(二)血小板减少性紫癜

以出血为主要症状,无明显肝、脾及淋巴结肿大,血小板计数<100×10^9/L,骨髓核细胞为主,巨核细胞总数增加或正常,血清中检出抗血小板抗体(PAIgG、M、A),血小板寿命缩短,并排除其他血小板减少的疾病即可诊断。

(三)血友病(hemophilia)

① 病史:发病年龄,有无家族史;是否有反复自发出血或易出血不止的病史;出血的部位;是否服用影响凝血的药物。② 临床症状:关节出血为本病特征,常反复发作。血肿压迫组织或器官常有相应症状。其他部位出血有皮肤、黏膜

及肌肉出血,多发生在外伤后,也可有自发出血。内脏出血有呕血、便血、血尿及咯血等。③ 体检:皮肤淤斑,如有外伤,伤口渗血不止,或局部血肿伴压痛,关节肿胀,活动障碍。④ 辅助检查:一般无贫血,白细胞、血小板计数正常。出、凝血时间正常。凝血酶原时间(PT)正常,活化部分凝血活酶时间(APTT)延长。凝血因子活性测定:因子Ⅷ促凝活性测定明显减少,因子Ⅸ促凝活性测定减少。

(四)白血病(leukaemia)

① 血象:典型的血象为白细胞质和量的变化,贫血一般为正细胞正色素性,血小板减少。② 骨髓象:典型的骨髓象呈有核细胞增生活跃或极度活跃,原始和幼稚细胞大多>50%,骨髓检查是确诊的重要依据。

四、治疗

(一)过敏性紫癜

1. 去除病因 寻找及清除过敏原,避免可疑药物、食物及其他因素。

2. 一般治疗 ① 抗变态反应药物:氯苯那敏、苯海拉明或异丙嗪。② 路丁和维生素C,增加毛细血管抵抗力。③ 止血药:卡巴克络,酚磺乙胺。

3. 肾上腺皮质激素 可抑制抗原-抗体反应,改善毛细血管通透性。予口服泼尼松或氢化可的松静脉点滴。

4. 免疫抑制剂

5. 中医中药治疗

(二)血小板减少性紫癜

1. 住院治疗 急性及重症者住院治疗,限制活动,避免外伤。禁用阿司匹林,使用酚磺乙胺、卡巴克络等止血药物。

2. 肾上腺皮质激素 急、慢型出血较重者首选。对提升血小板及防治出血有明显效果。

3. 脾切除 为有效疗法之一。

4. 免疫抑制剂 环磷酰胺,硫唑嘌呤,长春新碱等。

5. 免疫球蛋白 抑制自身抗体的产生,抑制单核-巨噬细胞的FC受体的功能,保护血小板免被血小板抗体附着。

6. 输注血小板

7. 血浆置换

8. 中医中药治疗

(三)血友病

1. 局部止血治疗 包括局部压迫,放置冰袋,局部用止血粉,明胶海绵贴等。

2. 替代疗法 ① 输血浆,为轻型血友病的首选疗法。② 冷沉淀物。③ 凝血酶原复合物浓缩剂。

3. 精氨基-D-精氨酸血管加压素

4. 肾上腺皮质激素及抗纤溶药物的应用

(四)白血病

1. 对症、支持疗法 ① 加强营养、护理,做好保护性隔离,防治感染。② 输血和成分输血。③ 防治高尿酸血症,多饮水利尿,化疗前碱化尿液。

2. 化学药物治疗 为最主要的治疗方法。① 诱导缓解期:治疗急性淋巴细胞白血病常用:长春新碱、环磷酰胺、柔红霉素等联合用药。治疗急性粒细胞白血病常用:阿糖胞苷、柔红霉素、足叶乙苷等联合用药。② 巩固化疗阶段:经过诱导达到完全缓解,体内白血病细胞由约10^{12}降至10^8个,但如不继续化疗,短期内易复发。此时治疗急性淋巴细胞白血病常用甲氨蝶呤。治疗急性粒细胞白血病常用药为阿糖胞苷。

五、护理评估

(一)患儿方面

(1)有无出血的征象,头晕、眼前发黑、心慌等症状。

(2)评估患儿的日常活动能力和休息方式,观察并记录活动反应。

(二)家长方面

(1)评估家长对治疗和护理的要求。

(2)评估家长的文化水平、对知识的理解能力。

(3)评估家长所了解的对出血的预防及止血的知识。

六、护理诊断

(一)患儿方面

1. 生命体征改变的危险 与出血引起的血

容量不足有关。

2. 感染的危险 与机体抵抗力低有关。

3. 皮肤完整性受损 与出血有关。

4. 活动无耐力 与出血所致的循环血量不足有关。

5. 恐惧 与患儿对疾病的认知程度有关。

(二) 家长方面

1. 焦虑 担心患儿预后有关。

2. 知识缺乏 缺乏有关出血紧急处理方法的护理知识。

七、预期目标

(一) 患儿方面

(1) 保持生命体征的平稳。

(2) 护理得当,患儿未发生感染。

(3) 保持皮肤黏膜的完整。

(4) 适当活动不产生疲乏感。

(5) 解除恐惧心理。

(二) 家长方面

(1) 缓解焦虑情绪。

(2) 对疾病有所了解,患儿出血时能给予初步紧急处理。

八、护理措施

(一) 患儿方面

1. 密切观察病情 注意生命体征的变化,观察面色、神志,记录出血量。经常检查口腔、鼻黏膜及胃肠道排泄物。

2. 及时正确止血

(1) 鼻出血时患儿平卧,局部冷敷。少量出血者先用棉球堵塞,出血量多时做鼻后腔填塞,动作轻柔,以防损伤。堵塞物一般保存 24～48 小时,并经常滴入消毒石蜡油以保湿润,止血后逐渐拉出纱条,确定不出血时方可全部取出。

(2) 齿龈出血时可用 4% 碘甘油涂抹或明胶海绵压迫,掺入止血粉亦可。此时饮食不可过热、过硬,以防造成再次出血。

(3) 胃肠出血如呕血、便血时,应密切监测血压、脉搏、面色等,及时发现失血性休克,并准确记录出血量。有时大量鼻黏膜渗血吞入胃中刺激胃黏膜引起呕血、便血,应注意区别。

3. 预防出血 出血是出血性疾病致死的主要原因。除处置后注意止血外,还应随时警惕并消除周围可致出血的危险因素。尽量减少肌内注射或深静脉穿刺抽血,必要时应延长按压时间,以免形成深部血肿。对患儿进行安全教育,避免玩弄尖锐金属玩具,游戏时应防止跌倒撞伤,年龄较大的患儿应经常提醒其有出血倾向,使其注意防止创伤,如不挖鼻孔等。

4. 预防感染 定时开窗换气,保持室内空气新鲜。养成良好的卫生习惯,防止病从口入。注意口腔卫生,用软毛牙刷或漱口水漱口,保护口腔黏膜不受损伤。教导患儿不要用手搔抓皮肤,预防出血或破溃感染。

5. 饮食 保证各种营养素的摄入,提高机体的抵抗能力,注意多摄入有营养、新鲜、易消化的食物,不吃生、冷、硬、不洁食物。

6. 输血 出血量大时遵医嘱予以输血。

(二) 家长方面

(1) 向家长解释出血的原因及目前治疗的方法。

(2) 教会家长识别出血征象和学会压迫止血的方法,一旦发现出血,立即到医院复查或治疗。

(3) 给予预防出血及感染的宣教。

(4) 给予心理安慰,缓解焦虑情绪。

九、效果评价

(一) 患儿方面

(1) 患儿生命体征平稳,面色神志正常。

(2) 未发生感染。

(3) 皮肤黏膜完整,无破损溃烂。

(4) 患儿可以参加适当的活动

(5) 正确面对疾病,懂得保护自己。

(二) 家长方面

(1) 掌握出血的原因和治疗方法。

(2) 掌握识别出血征象和学会压迫止血的方法。

(3) 说出预防出血和感染的方法。

(4) 焦虑情绪得到控制,积极配合治疗和护理。

第四节　惊　厥

惊厥(convulsion)是小儿时期常见的急症之一,是全身或局部骨骼肌群突然发生不自主收缩,常伴意识障碍。其发生率占所有小儿的3%~7%,尤其在婴幼儿时期更为多见。

一、病因

惊厥是中枢神经系统器质性或功能性紊乱的表现。

(一)感染性疾病

感染性疾病引起的惊厥多伴有发热,又称热性惊厥。

1. **颅内感染**　如流行性脑脊髓膜炎、化脓性脑膜炎、乙型脑炎以及病毒性脑膜炎、结核性脑膜炎、脑脓肿等疾病在病程中均可发生惊厥。

2. **颅外感染**

(1)高热惊厥:颅外感染伴有高热时在年幼儿常有可能引起惊厥,急性上呼吸道感染时尤为常见,其惊厥特点是:年龄多在6个月至3岁之间;多在病初突然高热时常为高热开始后12小时内;发作呈全身性、持续时间,很少连续发作多次;发作后神志恢复快,预后好,无阳性神经系统体征。

(2)全身重症感染可引起警觉,如败血症、中毒性肺炎、中毒性痢疾,在高热时脑部微循环发生障碍,使脑细胞缺氧、组织水肿时均可引起惊厥。

(二)非感染性疾病引起的惊厥

又称无热惊厥。此类惊厥常反复发作,无年龄限制,大多伴有智力落后、意识和运动功能障碍、肢体强直或痉挛等。常见的有新生儿颅内出血、新生儿窒息、脑血管疾病、脑发育异常等。全身代谢性疾病、水和电解质紊乱及中毒等均可引起惊厥。

二、病理生理

(1)小儿大脑皮质发育尚未完善,分析鉴别及抑制功能差。各种较弱刺激也能在大脑引起强烈的兴奋与扩散,导致神经细胞突然大量异常反复放电活动。

(2)小儿神经髓鞘未完全形成,绝缘和保护作用差。

(3)小儿免疫功能差。

(4)小儿血脑屏障功能差。

(5)某些特殊疾病:产伤、脑发育缺陷、先天性代谢异常等较常见。

三、临床表现

惊厥发作前可有先兆,但多数突然发作意识丧失,双眼凝视,斜视或上翻,头后仰,面肌及四肢呈强直性或阵挛性抽搐;可伴喉痉挛,呼吸暂停甚至青紫,惊厥后昏睡,少数抽搐时意识清楚如手足搐搦症。高热惊厥多于高热后神志清楚。如惊厥时间超过30分钟以上或两次发作期间意识不能完全恢复,称惊厥持续状态,表示病情严重,往往导致脑水肿、呼吸衰竭而危及生命。

四、诊断

惊厥的诊断,关键在于寻找病因。因此,在进行急救的同时,应详细采集病史,观察临床表现并细致的体格检查。

(一)年龄

1. **新生儿期**　产伤、窒息、颅内出血、败血症、脑膜炎、破伤风和胆红素脑病多见。

2. **婴幼儿期**　高热惊厥、中毒性脑病、颅内感染、手足搐搦症、婴儿痉挛症多见。有时也应注意到脑发育缺陷、脑损伤后遗症、药物中毒、低血糖症等。

3. **年长儿**　中毒性脑病、颅内感染、癫痫、中毒多见。有时须注意颅内占位性病变和高血压脑病等。

(二)季节

某些传染病的发生具有明显的季节性。冬春季应注意流行性脑脊髓膜炎及其他呼吸道传染病,夏秋季应多考虑乙型脑炎及肠道传染病如菌痢、伤寒等。冬末春初时易发生维生素D缺乏性手足搐搦症及CO中毒。白果、桃仁、苦杏仁中毒都具有一定季节性。

(三)病史

有无发热。有热惊厥多为感染所致,个别非

感染惊厥有时亦可发热如持续癫痫、白果中毒等。无热惊厥大多为非感染性,应详询出生史、喂养史、智力与体格发育情况,既往类似发作史和误服有毒物质史及或脑外伤史。但严重感染在反应性差的小儿(尤其新生儿)可无发热,有时甚至体温上升。

(四)体检

惊厥发作时,应进行紧急止惊,同时注意观察抽搐情况及重点查体。待惊厥停止后进行全面体检。注意神志、瞳孔大小、面色、呼吸、脉搏、肌张力、皮疹和淤点。重点检查神经系统,注意有无定位体征,脑膜刺激征和病理反射。此外,应注意心音、心律、杂音及肺部啰音,肝脾大小,血压高低。婴幼儿应检查前囟门、颅骨缝,必要时做眼底检查。

五、治疗

(一)急救措施

1. 一般处理

(1)保持呼吸道通畅、防止窒息。抽搐时,应平卧,头转向一侧,及时清除口、鼻、咽喉内的分泌物或呕吐物,以防吸入气管而发生窒息。

(2)防止意外损伤:为防止舌咬伤,可用纱布裹好的压舌板置上下磨牙间。若牙关紧闭,不要强行撬开。为防止坠床跌伤,需有人守护或加用护栏。

(3)防止缺氧性脑损伤:立即给予氧气吸入,必要时可用如 ATP、辅酶 A 等脑细胞营养药物,或可醒后喂予糖水,以防低血糖损伤脑细胞。

2. 控制惊厥

(1)针刺:常用穴位为人中、合谷、涌泉、百会、十宣、内关等,需强刺激,必要时可留针。

(2)止痉剂:① 地西泮:常为首选药物,按每次 0.2～0.3 mg/kg 静脉缓注(原药不稀释,速度为 1 mg/min),作用快,1～3 分钟可生效,有时用药后数秒钟止痉。但作用时间短,必要时 20 分钟后重复用 1 次,1 天可重复 3～4 次。注意一次最大量儿童不超过 10 mg,婴儿不超过 3 mg。有抑制呼吸、心跳和降低血压之弊,曾用过巴比妥药物者,尤须注意。② 苯巴比妥钠,新生儿惊厥时首选,按每次 5～10 mg/kg,肌注。

为控制惊厥的基本药物,但效果较慢,注入后 20～60 分钟才能在脑内达到药物浓度的高峰,故不能使惊厥立即发作停止。但维持时间长,在用地西泮等控制发作后,可用作维持治疗。巩固疗效。③ 10%水合氯醛作用较快,持续时间较短。每次 0.4～0.6 ml/kg 加入 1～2 倍生理盐水灌肠或鼻饲,止惊快,必要时 30 分钟后重复一次。④ 氯丙嗪每次 1～2 mg/kg,肌注或缓慢静注,与异丙嗪合用对高热惊厥效果更佳。但不宜用于癫痫患儿,否则影响病情观察和疾病诊断。⑤ 苯妥英钠:地西泮注射无效者,可用该药,每次5～10 mg/kg(原药不稀释,稀释后有结晶)静注,推注时间不短于 10 分钟。本药无抑制呼吸现象,但止痉作用缓慢,且有潜在的心律不齐危险。⑥ 硫喷妥钠:遇有顽固抽搐不止者,可用硫喷妥钠每次 10～20 mg/kg,配成 2.5%溶液,深部肌注或静脉缓注。但注意勿搬动头部,以免引起喉痉挛。

在使用镇静药物时,勿在短期内频繁使用多种药物,或连续多次用同一止痉药物,以免发生中毒。

(二)对症处理

1. **降温** 高热者应用物理及药物等降温。

2. **治疗脑水肿** 持续抽搐,视乳头水肿、瞳孔两侧不等,提示脑水肿。可用地塞米松每次 0.2～0.4 mg/kg,静注每 6 小时 1 次。同时给予 20%甘露醇每次 1～2 g/kg 快速静滴,每 6～8 小时 1 次。必要时可同时选用呋塞米,增强脱水效果。

3. **维持水和电解质平衡** 惊厥患儿无严重液体丢失时液体总量,按 80 ml/(kg·d)或 1 000～1 200 ml/(kg·m²)体表面积,钠 1～2 mmol/kg(mEq/kg),钾 1.5 mmol/kg(mEq/kg)补充,使患儿保持轻度脱水及血钠正常偏低状态,以利于控制脑水肿。

(三)病因治疗

1. **感染性疾病** 宜选用有效抗感染药物。

2. **低钙血症** 5%葡萄糖酸 10～20 ml 静脉缓推,或用 10%氯化钙 5～10 ml/次口服,连用 7天。第三天可用维生素 D。

3. **低镁血症** 25%硫酸镁每次 0.2～

0.4 ml/kg 肌注 4 次以上或 5 天为 1 个疗程。

4. 低血糖症　50%葡萄糖液每次 2 ml/kg 静注,并以 10%葡萄糖液静滴,直至症状完全缓解。

5. 维生素 B_6 缺乏症　可给予维生素 B_6 50～100 mg 静注或口服,惊厥可于数分钟后停止。

6. 脑脓肿和脑肿瘤　应进行手术治疗,尽可能切除病灶。

六、护理评估

(一) 患儿方面

(1) 评估引起惊厥的主要原因。

(2) 患儿既往的健康状况、喂养史、生长发育史和日常活动情况。

(3) 发作时主要症状,持续时间,包括伴随症状以及同时存在的疾病等。

(二) 家长方面

(1) 评估家长对知识的理解能力,选择合适的解释和安慰的方式。

(2) 家长的心理应对能力。

七、护理诊断

(一) 患儿方面

1. 有窒息的可能　与惊厥发作、意识障碍、咳嗽反射和呕吐反射减弱导致误吸有关。

2. 体温过高　与感染或惊厥持续状态有关。

3. 大小便失禁　与意识丧失有关。

4. 有受伤的危险　与抽搐、意识突然丧失有关。

5. 疲乏　与抽搐、痉挛的机体消耗有关。

(二) 家长方面

1. 知识缺乏　缺乏惊厥的护理、预防发作和安全防护措施。

2. 应对能力失调　缺乏对疾病的认识。

八、预期目标

(一) 患儿方面

(1) 呼吸道通畅,分泌物及时被清理。

(2) 患儿体温恢复正常。

(3) 意识恢复正常,自行控制大小便。

(4) 持适当的水分和营养。

(二) 家长方面

(1) 能说出基本诱因、治疗基本原理。

(2) 能说出惊厥的先兆表现。

(3) 能列出使用药物的作用、副作用、剂量和方法。

(4) 对医护人员充分信任,配合抢救治疗。

九、护理措施

(一) 患儿方面

(1) 病情观察:① 惊厥发作时,观察惊厥的类型。② 观察生命体征。③ 观察伴随症状:观察神志情况,尤其是注意惊厥缓解后神志恢复情况,也要观察有无呕吐、皮疹、口腔特殊气味等。

(2) 给予氧气吸入,准备好张口器,气管插管用具等抢救用品。惊厥发作时,立即松解患儿衣服,头侧向一方。以压舌板(用纱布包好)嵌入上下齿列间,以防舌咬伤,但在牙关紧闭时,不必强力撬开,以免误伤牙齿。清除口腔鼻咽部分泌物,以保持呼吸道通畅,防止吸入窒息。

(3) 注意保暖,在不诱发惊厥情况下定时轻柔翻身,预防坠积性肺炎。

(4) 患儿应置于单独病室,保持环境安静,避免强光、噪声等刺激。注意患儿安全,专人守护,防止发生碰伤、抓伤、坠床等意外事故。一切操作应集中进行,避免过多地扰动患儿。

(5) 惊厥缓解后给予温热、营养丰富易消化的流质或半流质饮食,以补充惊厥时的机体消耗。

(6) 高热、昏迷者各按其护理常规护理。

(二) 家长方面

(1) 向患儿家长解释发生惊厥的原因及该症状的表现。

(2) 告知使用药物的作用、副作用、剂量和方法。

(3) 以良好的服务取得患儿家长的信任,以消除其疑虑,取得良好合作的效果。

十、效果评价

(一) 患儿方面

(1) 呼吸道通畅,口腔鼻咽部分泌物被及时清理。

(2) 置于单独病室,有专人看护,患儿处于安全状态。

（3）生命体征平稳,神志恢复正常。

（4）评价营养状况良好。

（二）家长方面

（1）了解惊厥的基本知识。

（2）积极与医护配合共同治疗疾病。

第五节 心跳呼吸骤停

心跳呼吸骤停(cardiac and breath arrest)为儿科危重急症,表现为呼吸、心跳停止,意识丧失或抽搐,脉搏消失,血压测不到。心电图示心动极缓-停搏型或心室纤颤,后者极少。此时患儿面临死亡,如及时抢救,往往可以起死回生。

一、病因

（一）窒息

各种原因所致的新生儿窒息,被窝闷窒息,异物或乳汁呛入气管及痰液堵塞等。

（二）感染

败血症、感染性休克、颅内感染等。

（三）意外事件

电击、溺水、严重创伤、大出血等。

（四）药物中毒和过敏

洋地黄、奎尼丁、氯奎中毒、麻醉意外、血清反应、青霉素过敏等。

（五）心脏病

病毒性心肌炎、心肌病、先天性心脏病、严重心律失常、完全性房室传导阻滞和急性心包填塞等。

（六）电解质和酸碱平衡紊乱

血钾过高或过低、严重酸中毒、低钙喉痉挛等。

（七）医源性因素

心导管检查、心血管造影术、先天性心脏病手术过程中由于机械性刺激,迷走神经过度兴奋引起心脏骤停。

二、病理生理变化

（一）缺氧

由于机体严重缺氧,无氧代谢增加致代谢性酸中毒和能量供给锐减,抑制心肌收缩力和细胞

膜功能,致细胞内钠、水潴留和细胞外高钾,促发心室颤动而停搏。因脑耗氧量占全身耗氧量的 $20\%\sim50\%$,心跳停止 $4\sim6$ 分钟即可导致脑细胞死亡。

（二）二氧化碳潴留

二氧化碳潴留可抑制窦房结和房室结的传导,抑制心肌收缩力可引起脑血管扩张并导致脑水肿。

三、临床表现

（1）呼吸心跳相继停止,何者先停与原发病有关。听诊可有呼吸音消失和心音消失。

（2）大动脉搏动消失,血压测不出。

（3）突然昏迷,可有一过性抽搐、面色苍白或青紫。

（4）瞳孔散大。心停搏 $30\sim40$ 秒瞳孔开始扩大、对光反射消失。

（5）心电图可表现为心动过缓、室性心动过速、室颤和心脏停搏,前三者为心跳停止的先兆,一旦发现须立即处理。

四、诊断

（一）主要诊断依据

① 心跳停止。② 大动脉(颈动脉和股动脉)搏动消失,测不出血压。③ 呼吸停止,心搏停止 $30\sim40$ 秒呼吸即可停止,此时必有明显发绀。④ 意识突然丧失,出现昏迷、抽搐。⑤ 瞳孔散大,面色苍白或青紫。

（二）心电图监测

① 心搏徐缓。② 室性心动过速。③ 心室纤颤。④ 心室停搏。

五、治疗处理

及时发现,现场急救,心肺复苏同时进行,尽快恢复肺部气体交换和重建循环。抢救措施归结为ABCDEF 六点,有利于有条不紊地进行抢救,心肺复苏成功后要做好复苏后处理,治疗原发病。

六、护理评估

（一）患儿方面

（1）监测呼吸和心血管系统,全身情况、呼吸

频率、节律、类型、心率、心律、血压和血气分析结果。

（2）皮肤颜色、末梢循环、肢体温度等变化。

（3）根据病情动态变化评估治疗效果，有无并发症的发生。

（二）家长方面

（1）评估家长的文化程度和理解能力。

（2）家长的心理反应，对治疗和护理的要求。

七、护理诊断

（一）患儿方面

1. 生命体征改变　与心跳呼吸骤停有关。

2. 不能维持自主呼吸　与呼吸功能受损有关。

3. 潜在的并发症　心律失常。

4. 有感染的危险　与长期使用呼吸机有关。

5. 有外伤的危险　与意识障碍有关。

（二）家长方面

1. 恐惧　与患儿病情危重有关。

2. 焦虑　与无法预知未来有关。

3. 知识缺乏　与缺乏疾病治疗护理的知识有关。

八、预期目标

（一）患儿方面

（1）恢复生命体征的正常状态，患儿能够自主呼吸。

（2）患儿未发生心律失常等并发症。

（3）患儿未发生感染。

（4）由于心肺复苏操作得当，患儿未发生意外伤害。

（二）家长方面

（1）能说出基本病因及治疗抢救的基本方式。

（2）说出抢救使用药物的作用、副作用。

（3）了解复苏后护理观察的重要性。

（4）知道该病的危险性，能以正确的态度配合治疗。

九、护理措施

（一）患儿方面

1. 心肺复苏

（1）开放气道（A）：吸出鼻和口腔内分泌物及异物。去枕，抬高下颌，伸展颈部保持气道通畅。

（2）人工呼吸（B）：借助人工方法维持机体的气体交换，改善缺氧状态，是复苏的基本措施，临床常用的人工呼吸法有复苏器人工呼吸法及气管内人工呼吸法，即经口（鼻）气管插管通气。

（3）建立人工循环（C）：叩击心前区。在患儿心前区用拳的尺侧叩击2～3次，力量中等，对部分刚发生心脏停搏的患儿有时能心肺复跳。如不成功即行胸外心脏按压。

胸外心脏按压步骤：患儿平卧于硬板上，抢救者以手掌根部压心前区胸骨处。新生儿和婴儿心脏位置较高，应在胸骨中1/3处按压，儿童则在胸骨下1/3处按压；对10岁以上的儿童可用双手按压，使胸骨下陷3～4 cm，频率60次/min。学龄前儿童频率为80次/min。对较小婴儿可用双手环抱患儿胸部，将第2至第5指并拢置于背部，双手大拇指置于胸骨上1/3处，然后用两手拇指与其余4指同时相对按压，深度约1.5～2 cm，频率为100次/min。按压时间与放松时间之比为1∶1。心脏按压时注意防止用力过猛或部位不正确而发生胸骨、肋骨骨折或心、肺破裂、气胸、胸腔和心包积血等。还需注意防止按压时胃内容物流出造成窒息。

按压有效的表现：可触及大动脉搏动；甲床口唇开始红润；扩大的瞳孔开始缩小，对光反射恢复；肌张力增强或出现不自主运动；自主呼吸出现。

（4）药物治疗（D）：为促使患儿自主呼吸与心搏恢复，在行人工呼吸建立人工循环的同时或1～2分钟后，即可应用复苏药物。

1）常用复苏药物。肾上腺素、阿托品、利多卡因、纳洛酮、血管活性药物、碱性液等。

2）给药途径。① 建立静脉通路：依次为上腔静脉系统的中心静脉→下腔静脉系统的中心静脉→外周静脉。② 气管内给药：当静脉通路尚未建立，气管插管已放置成功，则肾上腺素、阿托品和利多卡因等药可经气管插管的导管向气管内注入。③ 心内注射：心内注射进针最佳位置在剑突与左肋弓夹角处，其次为胸骨第5肋间或第4肋间。④ 骨髓输液：如静脉穿刺失败，可选用此方法,穿刺部位:胫骨粗隆下 1 cm(适用 <4 岁患儿)。

(5) 心电图监测(E):监测心电图,纠正心律紊乱。

(6) 除颤(F):① 电极板选:婴儿 4.5 cm (直径),儿童 8 cm。② 电极板位置:一个电极板放在胸骨右缘锁骨下(或第二肋间处),另一个电极板放在心尖部。③ 除颤电能量选择:首次为 2~3 J(W·s/kg),无效时第 2 次以后 4~5 J/kg,如仍无效(室颤或无脉搏的室速),可静脉内注入肾上腺素,利多卡因后再除颤,除颤>5 次考虑停止。

2. 复苏后的护理 心跳呼吸骤停对心、脑、肝、肾等重要脏器均有损害,患儿复苏后出现低血压、心律失常、心肺功能不全、脑水肿、肾功能衰竭及感染等问题,也可再度导致心跳呼吸停止,所以复苏后处理与护理仍十分重要。

(1) 备好各种应急抢救物品,做好心跳呼吸骤停可能复发的抢救准备。

(2) 连续进行心率、心律和血压的监测,如发现心律失常,尤其是频发或连发的室性早搏等应立即与医生联系,防止其出现室颤等严重后果,同时抽血了解血钾等电解质情况,以便及时纠正和稳定心律。

(3) 为促进脑组织恢复,在抢救开始时争取 5 分钟内用冰帽保护大脑,降低脑组织代谢率,减轻脑组织损害。对血压、心率已恢复稳定而神志尚未恢复者,既给全身体表降温也可给予人工冬眠以保持低温,维持循环保护心脏,镇静止痉,防止脑水肿发展。

(4) 复苏后患儿仍需吸氧,注意呼吸频率、节律。尤其对神志未清醒者更需加强观察,保持呼吸道通畅,注意保暖,尤其冬季防止肺部并发症,必要时加用抗生素预防肺部感染。

(5) 维持水、电解质平衡,复苏后 1~2 天,宜使出入量略呈负平衡。热量从 167 kJ/(kg·d)增至 251 kJ/(kg·d)。静脉输液速度根据患儿的尿量、中心静脉压、血压和心脏情况调节。

(6) 详细记录病情变化,正确记录 24 小时出入量,神志不清或病情需要给予留置导尿管,及时发现引起电解质紊乱的可能因素。

(二)家长方面

(1) 向家长解释心跳呼吸骤停的病因和治疗抢救的基本方法。

(2) 告知所使用药物的作用、副作用。

(3) 告知复苏后护理、观察的方法及重要性。

(4) 告知疾病危险性的同时宽慰及疏导家长,给予一定的心理支持。

十、效果评价

(一)患儿方面

(1) 生命体征恢复正常,维持自主呼吸和有效循环血量。

(2) 心电图显示为正常心电图。

(3) 未发生感染。

(4) 未发生外伤等意外事故。

(二)家长方面

(1) 能说出复苏后护理观察的内容。

(2) 对疾病的心理适应能力提高。

第六节 小 儿 烧 伤

小儿烧伤(child burn)是指 12 岁以下的儿童受热力(火焰、热水、蒸气及高温固体)、电能、放射能和化学物质等作用引起的组织蛋白变性、组织水肿、坏死。严重时烧伤区大量液体丢失,血容量减少,休克,可继发感染等严重并发症。呼吸道烧伤更危及小儿生命。多见于幼儿和学龄前儿童,特别是 1~4 岁小儿。小儿烧伤的发生率约占烧伤总人数的 50%。小儿烧伤死亡率我国报道约为 18%,美国报道为 30%左右,常见的死亡原因有休克、败血症、肺炎及心肌炎等。

一、病因

小儿烧伤多因家长照顾不当造成的热水烫伤、火烧伤及化学烧伤等,因小儿皮肤娇嫩,自身脱离致伤原因能力弱,因此同样条件下,小儿烧伤的程度往往要比成人严重。

二、病理改变

(一)局部反应

烧伤时局部的病理改变主要取决于热源温

度和与组织接触的时间。热力作用在表皮层可使毛细血管扩张、充血,有少量血浆渗出,引起局部轻度红肿;当烧伤达真皮层,皮肤毛细血管通透性明显增高,血浆样液体大量渗出,在表皮和真皮间形成水疱,表皮细胞坏死;烧伤达皮肤全层或更深层组织,可引起组织脱水、蛋白质凝固,甚至炭化,坏死的皮肤还可形成焦痂。

(二) 全身反应

全身病理改变临床上可分三期。

1. **休克期** 热力对毛细血管内皮细胞的直接效应和多种化学递质对微血管的间接作用,导致烧伤部位和远离部位的微血管通透性增加,大量液体从血管内渗出,丢失于创面和渗出至组织间隙,因而丧失了大量的水分、钠盐和蛋白质。

2. **感染期** 烧伤使皮肤对细菌的屏障作用发生缺陷;创面的坏死细胞、渗液有利于细菌的生长繁殖。这些原因都容易导致感染发生。受伤后2~10天,烧伤局部渗液开始重吸收,渗液中包含有大量坏死组织的分解产物,细菌毒素也同时被吸收入血,引起全身中毒症状,但血培养呈阴性,为创面脓毒症。严重烧伤形成的焦痂,约于2~3周后自然溶解脱痂后或广泛切痂时创面暴露,细菌进入血液大量繁殖并释放毒素,导致败血症。此时血培养呈阳性。

3. **修复期** 伤后5~8天起至创面愈合。一度及浅二度可以自行痊愈,而深二度尤其三度要经过焦痂溶解、坏死组织脱落、肉芽生长及植皮等过程,遗有不同程度瘢痕,甚至形成畸形和残疾。

三、临床表现

(一) 小儿烧伤休克

1. **小儿烧伤休克发生率较成人高** 由于小儿各器官发育尚未成熟,特别是神经系统发育更不完全,而且从体表面积单位计算,总血容量相对地比较少,因此小儿的调节功能以及对体液丧失的耐受性均较成人差。烧伤后由于疼痛、脱水、血浆成分丢失,水、电解质失衡等造成的全身紊乱,远较成人重。烧伤休克发生率也较成人高。一般情况下,小儿烧伤面积大于10%者就有发生休克的可能。

2. **小儿头面部烧伤容易发生休克** 这是由于小儿头部面积相对较大,组织较疏松,血运丰富,渗出较其他部位多,且头面部肿胀易于引起呼吸功能障碍而缺点。

3. **休克发生率与年龄有关** 一般随着年龄的增大,机体的调节功能及对体液丧失的耐受性也逐步增强。对烧伤面积超过40%的患儿,休克发生率都很高,但烧伤面积在40%以下的患儿,休克发生率与年龄有明显的相关性。年龄在4岁以上和年龄在4岁以下的小儿休克发生率明显不同,年龄越小休克发生率越高。

4. **小儿烧伤休克的临床特点** 由于小儿的解剖生理特点,小儿原发性休克较多见,特别是头面、会阴等疼痛刺激敏感部位的烧伤。以后则转为继发性休克,常表现出口渴、烦躁不安,甚至谵妄或惊厥,尿少或无尿,四肢厥冷面色苍白,发绀,毛细血管充盈迟缓、严重者全身皮肤蜡黄并有花纹出现,脉搏快而细弱,可以增至每分钟180~200次以上,血压变低弱最后测不出来,继之心音变钝,心率减慢,最后出现循环呼吸衰竭。

5. **小儿高血压** 小儿烧伤后约20%的病例有明显的血压上升,其原因不明,常在伤后7~10天出现,有时到植皮后才逐渐下降。大多数患儿没有症状,有时可出现头痛,甚至精神错乱。

(二) 小儿烧伤感染与小儿烧伤败血症

小儿免疫功能不足,皮肤薄,躁动,休克率较高,因此创面脓毒症发生率高。败血症是小儿烧伤死亡的主要原因。

1. **小儿烧伤创面脓毒症**

(1) 创面局部变化:① 新鲜的创面颜色变暗,部分溃烂,有时有出血点,或有溃疡面。② 新鲜肉芽创面质地变硬,色泽变黑或变紫,基底化脓或创面边缘突然呈刀切样凹陷。③ 创缘周围正常皮肤有红、肿、热、痛等炎症浸润现象。④ 有时创面上可见点状或小片状的坏死斑。⑤ 组织水肿不消退,或消退后再次出现水肿。

(2) 全身症状:全身症状表现基本与成人相同。一般表现高热、寒战、白细胞减少或增多,在晚期发生毒性休克。

2. **小儿烧伤败血症**

(1) 体温:小儿体温易受换药、环境等影响,单纯发热难以说明问题。但持续高热在40℃以上，特别是骤升或骤降到正常或正常以下，其有诊断价值。体温持续不升常常是严重败血症病情重笃的表现。年龄较大的小儿，发热之前或发热过程中可能出现寒战，有时一天数次。婴幼儿可能出现抽搐。

（2）心率：小儿心率不稳定，任何外界刺激均可使其增速。但心率超过160次/min时，应引起注意。如果超过200次/min，尤其伴有节律不齐、心音强、奔马律、期前收缩或原因不明的骤然增快等，更具有诊断参考价值。

（3）呼吸：烧伤败血症，小儿呼吸增快出现较早。有时尚有呼吸状态的改变，如呼吸紧迫或停顿等。常常并发肺部感染或肺水肿。

（4）精神症状：6个月以内的婴儿，表现反应迟钝、不哭、不食，重者呈昏迷或浅昏迷。2岁以内，表现为精神委靡、淡漠、嗜睡、易惊醒或梦中惊叫、哭闹。有时也表现为兴奋、烦躁、摸空、摇头、四肢乱动甚至惊厥。3岁以上表现为幻觉、妄想或贪食等类似成人的败血症表现。

（5）消化系统症状：腹泻为最早出现的症状，一天数次或数十次。还表现为厌食、呕吐、肠鸣音亢进，重笃者出现肠麻痹，严重脱水和酸中毒。

（6）皮疹：皮疹、淤斑、出血点、荨麻疹等多见。金黄色葡萄球菌败血症可引起猩红热样皮疹，且多见于婴儿。

（7）创面：表面为上皮生长停滞，加深、创缘陡峭，肉芽组织污秽、晦暗或出现坏死斑。铜绿假单胞菌败血症所致的创面灶性坏死和正常皮肤出现坏死斑较多见。

（8）实验室检查：比较突出的是血中白细胞数目增高较剧，一般在$20×10^9/L$以上，有时可达$(30～40)×10^9/L$，并有中毒颗粒和空泡。

四、诊断

（一）小儿烧伤面积的估计

由于小儿不断生长发育，身体各部位体表所占的百分比，随着年龄增长而变动。特点是头大，下肢短小。不同年龄的小儿体表面积计算法很多。在我国比较通用的成人九分法基础上加以改进的实用公式：

头颈：9+（12－年龄）

双下肢：46－（12－年龄）

另外，手掌法也是一种常用的方法。小儿手指并拢的手掌大小，也是整个体表面积的1％。可以作为小面积烧伤的面积测定或作为九分法的补充。

（二）小儿烧伤深度的判断

三度四分法：根据烧伤深度分为一度、浅二度、深二度、三度。临床上将一度、浅二度烧伤称为浅度烧伤，深二度、三度烧伤称为深度烧伤。

（三）各度烧伤创面特点

1. 一度烧伤　伤及表皮。

创面外观特点：创面局部似红斑，轻度红肿，无水疱，干燥，无感染，局部感觉微过敏，痛，有烧灼感，创面一般2～3天内症状消退，3～5天痊愈脱屑，无瘢痕。

2. 浅二度烧伤　伤及表皮和真皮浅层。

创面外观特点：水疱较大，去掉表皮后创面湿润，基底鲜红，水肿，触之剧痛，感觉过敏，局部温度增高，创面因生发层部分被毁，如无感染，一般2周左右愈合，不遗留瘢痕，短期内可有色素沉着。

3. 深二度烧伤　伤及表皮、真皮层、皮下脂肪，仍残留有皮肤附件。

创面外观特点：表皮下积薄液或水疱较小，去表皮后创面微湿，浅红或红白相间，有时可见红色小点或细小血管支，水肿明显，疼痛感觉迟钝，局部温度略低，创面因残留有皮肤附件，如无严重感染，一般3～4周愈合，由于创面未被增殖的上皮小岛覆盖之前，形成一定量的肉芽组织，故愈合后可产生瘢痕。

4. 三度烧伤　可伤及表皮、真皮层、皮下脂肪、肌肉、骨髓。

创面外观特点：创面苍白或焦黄炭化，干燥，皮革样，多数部位可见树枝样粗大静脉网，局部创面疼痛消失，感觉迟钝，局部发凉，创面3～4周后焦痂脱落，遗留肉芽面，因创面无上皮再生的来源，故创面必须植皮或从周围健康皮肤长入，愈合后可遗留瘢痕或畸形。

五、处理

(一)尽快脱离现场

立即脱去着火、吸满热水(汤)或浸有酸碱的衣物,用大量清水冲洗皮肤上的化学物质,再用敷料或干净衣被将患儿覆盖,转送医院处理。

(二)全身治疗

因为小儿在生理、心理等方面发育不成熟,对疾病的承受能力差,而且在病情发展过程中易发生较大的变化,所以对病情轻重程度估计及治疗应予高度重视,尤其是小儿烧伤急救,要求积极稳定。

1. **防治休克**　可给予静脉补液,保证小儿循环血量。复苏补液在其质和量方面有其特点:① 小儿烧伤后,失液量较成人相对多,在补液时,输液量就相对较大,尤其是伤后头 8 小时,所以在早期复苏补液时输液速度上应多加注意。争取既能合理补充液体,又不给患儿心、肺、脑等器官造成太大负担,避免发生心功能不全、肺、脑水肿等。② 小儿烧伤后,水电解质易发生比例失调,肾脏浓缩稀释及对钾的排泄功能尚不完善,所以在补液时一定要注意所补液体的张力,根据患儿具体情况调整,维持水、电解质平衡,避免碱失衡及水中毒等。③ 因为小儿烧伤以后食欲差,进食少,创面大量渗出,虽早期补液张力较大,但在疾病修复过程中仍易发生血内电解质成分及蛋白质成分低下的情况,所以应继续加强补液纠正,改善食欲,增加消化系统方面营养供给,从根本上消除电解质紊乱。最初 24 小时补液量多采用以下公式:2~4 ml/kg×BSA(体表烧伤面积)+日生理需要量。

2. **营养支持**　小儿烧伤修复过程中,营养供应是一个重要的问题,关系到整个病程发展及治疗效果。在治疗上应针对患儿营养状况、摄食及消化能力、饮食爱好、年龄等特点精心计算,选择营养丰富、花样齐全、色香味合适的食品,鼓励进食。如果不能进食者或严重营养不良者,可静脉高营养输液,或少量多次输鲜血或白蛋白。

3. **呼吸支持**　呼吸道烧伤时应保持呼吸道通畅和充分的供氧,严重的呼吸窘迫应予以气管插管或切开。

4. **预防感染**　小儿免疫系统发育不健全,创面感染和败血症发病率较成人高,治疗时一定要注意创面处理和合理应用抗生素。一般根据烧伤程度、创面清洁情况选择口服或静脉点滴抗生素。初期感染常见有葡萄球菌、链球菌,57 天后多为铜绿假单胞菌,合并败血症时要足量、联合用药,还要注意霉菌和厌氧菌的感染。

5. **其他**　小儿神经系统发育不健全,易发生高热、惊厥等,应加强预防或控制。小儿各组织器官发育不成熟,用药时要注意药物的毒副作用和小儿各器官对药物的承受能力,给药前应精确计算。

(三)创面处理

小儿烧伤创面的处理,基本与成人相同,但应注意以下几点。

(1)小儿皮肤娇嫩且薄,附件少,创面一经感染很容易加深。但小儿生长能力旺盛,只要处理恰当,有效地防治感染,创面愈合速度比成人快。例如小儿深二度创面如无感染,一般 2 周内可基本愈合,在成人则需 3 周左右。

(2)小儿体温受环境影响,在气温较高时,包扎面积太大,易发生高热,甚至抽搐。故应多采用暴露疗法,但小儿多不合作。当烧伤面积较小时,尤其在四肢,采用包扎疗法,可便于护理和保护创面。对采用暴露治疗者,应适当约束固定。

(3)小儿皮肤薄,自体皮供皮的厚度不超过 0.3 mm。在切取自体皮时,应尽可能薄些。植皮区要妥善固定,给予约束,以保证植皮的良好固定和生长。

(4)创面用药时应注意:① 由于小儿体表面积与体重的比例相对地较成人为大,药物浓度不宜过高,使用面积不宜过广,以免引起药物吸收过多中毒。② 由于小儿皮肤娇嫩,应妥为保护,尤其是使用浓度较高或刺激性较大的药物时,以免药物刺激正常皮肤引起皮炎、湿疹或糜烂,甚至引起脓皮症,增加创面处理的困难。

(5)创面在愈合过程中,皮肤瘙痒明显。在此期间,应注意对患儿采取制动措施,并设计保护刚刚愈合的创面,防止被患儿抓破,造成感染或遗留瘢痕。

（6）颜面、手及其他功能部位深度烧伤创面，应在休克期顺利度过以后，病情稳定的状态下，尽可能采取早期切痂植皮术。大面积三度烧伤的小儿，更应早期切痂植皮。在手术过程中，必须注意呼吸循环功能的稳定，尽可能防止出血过多，缩短手术时间，保证输液与输血。

（7）小儿皮肤薄嫩，对疼痛刺激耐受性差，清创时要轻柔，有耐心，把创面刺激降低到最低限度。

六、护理评估

（一）患儿方面

（1）患儿烧伤的原因、现场急救和目前救治的情况。

（2）患儿皮肤损伤的面积和烧伤的程度。

（3）患儿的临床表现、体液失衡状况。

（4）生命体征的动态变化、创面、患儿局部和全身感染情况。

（5）患儿恢复期饮食和体重情况、评估营养状况。

（二）家长方面

（1）对烧伤不同阶段的心理反应，使之有一个适应和调整的过程，对病情和预后做好充分的思想准备。

（2）评估家长的文化程度，对知识接受的能力。

七、护理诊断

（一）患儿方面

1. 体液不足　与创面体液渗出过多有关。

2. 皮肤完整性受损　与皮肤损伤有关。

3. 有感染的危险　与皮肤屏障功能丧失和组织坏死有关。

4. 体温过低　与大量创面使散热增加有关。

5. 营养失调　与摄入不足和机体能量消耗增加有关。

6. 躯体活动障碍　与瘢痕形成造成活动受限有关。

7. 恐惧　与疼痛有关。

（二）家长方面

1. 恐惧　与无法预知未来有关。

2. 焦虑　担心疾病的预后。

3. 知识缺乏　与缺乏烧伤的护理知识有关。

八、预期目标

（一）患儿方面

（1）逐渐恢复正常的体液量。

（2）患儿的皮肤完整性好转，无进一步损伤或感染发生。

（3）患儿体热散发、体液流失均减少，维持正常体温。

（4）增加营养摄入，机体营养状况达到正常。

（5）恢复正常身体活动，减少关节挛缩。

（6）患儿恐惧心理减轻。

（二）家长方面

（1）家长能够面对和接受现实，维持良好的心理状态。

（2）建立战胜疾病的信心，积极配合治疗和护理。

（3）能说出烧伤后恢复期护理的有关知识。

九、护理措施

（一）患儿方面

1. 建立通畅的输液途径，制定正确的输液计划　根据先快后慢的原则，第一个24小时丧失体液量的1/2在前8小时内输入；其余补液量在第二、第三个8小时内均匀输入体内，而且生理需要量则按1/3等份输入。具体安排时还应注意晶体液与胶体液的交替输入，保证体液的平衡。

2. 给予中心静脉置管和留置导尿管，密切观察各项临床指标　尿量，神志，脉搏，血压。周围血液循环状况及中心静脉压等。

3. 创面护理　① 四肢部位的小面积烧伤需固定四肢，可采用包扎疗法，内层用凡士林纱布，外层用无菌吸水纱，然后用绷带稍加压包扎处理。② 大面积不宜包扎的部位均可采用暴露疗法，休克期创面暂不处理，在保证室温的条件下创面渗出液多时可给予拷灯照射或电热吹风，用于加速创面干燥，争取早期结痂，休克期不宜给患儿换药处理,以免疼痛刺激加重休克,为预防细菌感染待患儿休克纠正后再给其做创面处理。③ 对于躯干环形烧伤的患儿要随时调整卧位,不可一面长期受压,以免加重烧伤深度并注意避免大小便的污染,随时给予清洁处理,以保证创面不被污染。④ 创面感染时要及时做好创面分泌物培养或血培养加药敏实验,以便选择有效抗生素治疗,防止全身感染继发败血症。

4. 密切观察感染征象 ① 全身表现:有持续高热、低温、体温骤升骤降,尤其对伴有寒战者应予以注意。② 创面变化:创面萎陷,肉芽色暗无光泽,坏死组织增多,并可出现出血斑点。在观察过程中对患儿出现的不同表现应及时记录。

5. 保持室温恒定,减少患儿体热散发和体液的流失 室温应保持在28~32℃。

6. 增加营养的摄入,保证能量供给 对大面积烧伤的患儿做好完全胃肠外营养的护理。患儿恢复正常饮食后以少量多餐的方式鼓励进食。为能达到理想的营养效果,应提供高蛋白质及高热量的食物,并配合患儿的饮食喜好。同时烧伤患儿的维生素和矿物质需要量比正常儿童大2倍,维生素A和维生素C更为重要。

7. 加强功能锻炼 小儿正处在生长发育时间,功能部位的深度烧伤、烫伤或电伤要妥善处理,以免形成瘢痕,影响功能,妨碍发育,造成畸形,给患儿带来终生痛苦。同时应帮助并指导患儿提高生活自理能力和进行功能锻炼,保持各关节的功能位置,预防或矫正肢体挛缩。

8. 心理支持 小儿心理发育不成熟,在治疗过程中注意发现心理问题,积极消除患儿心理负担,减轻心理创伤,培养和树立患儿的自尊心、自信心,特别是因深度烧伤而致残、毁容的刚懂事的孩子。

(二)家长方面

(1)给予一定的心理支持和适当的帮助、关心,鼓励父母面对现实,树立战胜疾病的信心。

(2)告之治疗和护理的主要方法。

(3)告之恢复期患儿营养需求及皮肤护理的要求以及如何帮助进行正常的身体活动和肢体关节的功能锻炼。小儿怕疼或因其他原因不愿锻炼,家长应予以说服指导。否则,某些部位会由于不锻炼,长期废用而畸形,功能出现障碍。

十、效果评价

(一)患儿方面

(1)患儿各项临床指标接近正常,尿量、神志、血压、脉搏及周围血液循环状况等均显示正常。

(2)维持正常体液量。

(3)烧伤皮肤正常愈合中,未发生创面及全身感染征象。

(4)患儿体温正常。

(5)患儿营养状况正常。

(6)逐渐恢复自理,关节基本保持功能。

(7)情绪稳定,能配合治疗和护理。

(二)家长方面

(1)能够面对和接受现实,维持良好的心理状态。

(2)积极配合医护人员进行治疗和护理。

(3)能够说出恢复期患儿的营养及皮肤护理的要求,以及功能锻炼和正常活动方式。

第七节 急腹症

急腹症(acute abdomen)是指以腹痛为主要症状的一些疾病,常以发病急、变化快、病情重为其特点。在儿科急腹症中,一些属于内科治疗的范围,不需要急症手术,另一些患儿,需行外科急症处理。临床上经常遇到开始腹痛症状轻而突然转为剧烈亦属于急腹症。

一、病因

(1)饮食不良,暴食,大量冷食,局部受凉,婴幼儿吞咽大量空气造成消化功能紊乱,引起胃肠痉挛。

(2)肠道寄生虫,胃肠炎,痢疾,便秘等。

(3)外科急腹症,如阑尾炎、肠套叠、腹膜炎、肠梗阻、肠系膜淋巴结炎等均可引起剧烈腹痛,且持续时间长。

二、病理生理变化

腹腔内脏器对各种刺激的性质、强度和部位不能准确的区别,因而缺乏准确的定性和判别能力。因为腹腔内脏器是由脏层腹膜覆盖,由交感神经和副交感神经支配,而腹壁和壁层腹膜是受相应的脊神经支配,对刺激的感觉敏锐,分辨能力强。腹腔内脏器引起的疼痛是通过内脏神经和脊神经两个方面来表达。内脏痛和壁层腹膜痛,腹腔脏器的感觉不像皮肤感觉的多样化,当刺激达到一定的强度时,都以疼痛来表现,而对疼痛的描述,常常是模糊不清。之所以感觉疼痛,是因为其局部的神经末梢受到强烈刺激。凡能广泛地刺激内脏神经末梢,均可产生不同的疼痛,如内脏缺血、化学刺激、平滑肌痉挛、空腔脏器的痉挛或膨胀、系膜或韧带的牵引、实质性脏器包膜的急性膨胀等,均可产生明显的、有时是剧烈的内脏痛。

三、临床表现

小儿急腹症随年龄大小有不同的表现。

(一)新生儿期

机体反应差,虽有严重的腹内脏器病变,但往往不表现腹痛,而仅出现顽固性腹胀和频繁的呕吐。

(二)婴幼儿期

多无自诉腹痛的能力,更不能确切描述腹痛的性质、部位及其演变过程,仅以其表现可被家长和医生理解为腹痛。如阵发性或持续性的哭吵,双下肢蜷曲,烦躁不安,面色苍白,出汗,拒食或精神萎靡。

(三)年长儿

腹痛时常哭闹或辗转不安,双下肢向腹部屈曲,并以手护腹部,但对腹痛性质、经过往往描述不确切,定位能力差。

四、诊断

(一)病史

1. 年龄 不同年龄小儿的腹痛,其好发疾病亦各异。如肠痉挛多见于3个月以下的幼婴;肠套叠、嵌顿性疝以及肠道感染多见于两岁内小儿;胃肠道感染、肠寄生虫病、肠系膜淋巴结炎等以年长儿为多见。

2. 腹痛发生的急缓 发病急骤或阵发性加剧者常为外科性疾病,如急性阑尾炎、绞窄性肠梗阻、胃肠道穿孔等。发病缓慢而疼痛持续者常为内科性疾病,如肠蛔虫症、胃及十二指肠溃疡、肠炎等,但要注意有时慢性腹痛和急性腹痛的病因可以相同,故对原有慢性腹痛者,如腹痛转为持续性或突然剧痛,应注意急腹症的可能。

3. 腹痛的性质 腹痛可为阵发性疼痛、持续性疼痛或轻度隐痛。阵发性疼痛或绞痛有梗阻性疾病,若局部喜按或热敷后腹痛减轻者,常为胃、肠、胆管等空腔脏器的痉挛;持续腹痛加剧多见于胃肠穿孔;持续性钝痛,改变体位时加剧、拒按,常为腹腔脏器炎症、包膜牵张,肿瘤以及腹膜脏层受到刺激所致。隐痛多见于消化性溃疡。腹痛伴排粪或排尿困难,可能为粪块堵塞或尿路感染、结石。

4. 腹痛的部位 如右上腹痛常见胆管蛔虫症、病毒性肝炎;剑下疼痛见于消化性溃疡。右下腹痛以阑尾炎及肠系膜淋巴结炎等可能性最大。左下腹痛要想到便秘或菌痢的可能性。脐部疼痛以肠蛔虫症及急性肠炎为多见。全腹剧烈疼痛,伴高热及全身中毒症状者,多提示原发性腹膜炎。沿输尿管部位的绞痛,伴腰痛者,应多考虑尿路结石的可能。但有的疾病,起病时的疾病部位可能与病变部位不同,如阑尾炎最早可在脐周、中上腹痛,6~12小时后转移局限于右下腹痛。

5. 伴随症状 应注意腹痛与发热的关系。先发热,后腹痛多为内科疾病如上呼吸道感染、扁桃体炎常并发急性肠系膜淋巴结炎;反之先腹痛,后发热多为外科疾病,如急性阑尾炎、继发性腹膜炎等。伴恶心、呕吐、腹泻、便血或呕血等多为胃肠道疾病;伴尿频、尿痛、血尿或脓尿者,多为泌尿道疾患;伴黄疸者多系肝胆疾病。阵发性腹痛伴有频繁呕吐,明显腹胀,不排气及不排便者,常提示肠梗阻。

6. 既往史 应详细询问患儿既往有无类似腹痛发作,大便排虫和皮肤紫癜史,应了解发病前有无外伤,饮食卫生和进食何种食物等,均有助于腹痛原因的诊断。

(二)体检

除测体温、脉搏、呼吸、血压外,应注意观察小儿的面色、表情、体位和精神状态,须仔细进行全身体格检查。

（三）辅助检查

根据病史、临床表现及体检结果，有针对性地选择。

1. 实验室检查　血液和大小便常规检查，必要时需检测血和尿的胰淀粉酶等。

2. X线检查　腹部透视和摄片检查，如发现膈下游离气体，提示胃肠穿孔；肠内有梯形液体平面，肠腔内充气较多，提示肠梗阻。若疑及肠套叠可做空气灌肠以协助诊断和复位治疗，疑有尿路病变可摄腹部X线平片或做静脉肾盂造影。

3. B型超声及其他检查　疑有胆石症、肝脓肿、膈下脓肿时做腹部B型超声检查。疑腹腔有积液或出血，可进行腹腔诊断性穿刺，吸取液体进行常规检查和细胞学检查，可以确定病变性质。

五、治疗

（一）病因治疗

根据病因做相应处理。如肠痉挛给予解痉剂。胆管蛔虫症或蛔虫性部分肠梗阻，可用解痉止痛药等治疗。炎性疾病应根据病因，选用有效抗生素治疗。外科急腹症应及时手术治疗。

（二）对症处理

（1）有水和电解质紊乱或休克者，应及时纠正水、电解质失衡及抗休克治疗。

（2）病因诊断未明确前，禁用吗啡、哌替啶、阿托品等药物，以免延误诊断。疑有肠穿孔、肠梗阻或阑尾炎者，禁用泻剂或灌肠。止痛可用一般镇静剂，维生素 K_3 或针刺治疗。

六、护理评估

（一）患儿方面

（1）了解患儿生活习惯、饮食种类和生活环境。

（2）患儿有关症状与体征，如腹痛发生的急缓、腹痛性质、腹痛的部位和伴随症状等，以及实验室检查和特殊检查的结果。

（3）治疗方案及效果，恢复情况。

（二）家长方面

（1）家长对疾病极其治疗方法、预后的认知

程度、心理状态。

（2）家长是否得到有关疾病的知识和健康指导。

七、护理诊断

（一）患儿方面

1. 疼痛　与炎症刺激或梗阻等原因有关。

2. 腹胀　与梗阻等病因有关。

3. 体温过高或有体温升高的危险　与急性炎症和全身中毒有关。

4. 体液不足　与呕吐、禁食等原因有关。

（二）家长方面

1. 知识缺乏　与缺乏相关的知识来源有关。

2. 焦虑　与担心患儿预后有关。

八、预期目标

（一）患儿方面

（1）疼痛缓解或患儿自述能忍住疼痛并能配合治疗。

（2）胃肠引流通畅，腹胀减轻。

（3）患儿体温控制在正常范围。

（4）患儿体液维持平衡。

（二）家长方面

（1）能说出疾病治疗和恢复期用药、饮食、休息和活动有关知识。

（2）建立战胜疾病的信心，积极配合治疗和护理。

九、护理措施

（一）患儿方面

（1）倾听患儿及家长有关疼痛的描述，评估疼痛的位置、程度性质及疼痛方式的改变。

（2）严密观察患儿精神、意识状态、腹部体征，对呕吐、腹泻者应注意观察其量、颜色、性质、气味等。

（3）在未诊断明确前应禁食、禁水、禁热敷、禁灌肠或禁用泻药，禁用止痛剂。但应实施抗感染、抗休克、抗水、电解质和酸碱失衡、抗腹胀。

（4）建立有效的静脉通道，保持输液通畅，以维持水、电解质平衡，纠正休克、脱水、酸中毒。

(5) 放置胃管,并给予胃肠减压。对腹胀明显,胃肠穿孔的患儿,应尽早胃肠减压,保持引流管的通畅和有效性,记录并观察引流液的色、质、量。

(6) 监测生命体征,特别是体温的变化。必要时给予适当的降温措施,物理或药物降温。

(7) 需紧急手术者,应做好术前准备,包括备皮、各种药物试验、术前用药、心理护理等。

(二) 家长方面

(1) 解释禁食的目的、意义,解释主要的治疗方法。

(2) 向家长说明病情观察的要点和意义。

(3) 告之疾病治疗和恢复期间用药、饮食、休息和活动的有关注意事项。

(4) 热情、耐心解答问题,态度和蔼。

十、效果评价

(一) 患儿方面

(1) 患儿疼痛缓解。

(2) 腹胀减轻。

(3) 体温正常。

(4) 体液能维持平衡,皮肤有弹性,黏膜湿润。

(二) 家长方面

(1) 理解禁食的目的意义及主要治疗方法。

(2) 了解病情观察的要点。

(3) 掌握用药、饮食、休息和活动的注意事项。

(4) 有战胜疾病的信心。

第八节 一般创伤

儿童时期对世界的认识如饥似渴,对任何事情都感到好奇。但是由于儿童对周围环境缺乏认识,缺乏抑制自己的能力,加上动作协调性差,容易发生一些意外创伤,如切割伤、跌伤、刺伤、火器伤以及扭伤等。创伤是指人体受到外界各种致伤因子作用后发生组织器官形态的破坏和功能障碍。

一、病因

1. 机械因素 如锐器切割、钝器打击、重力

挤压、火器射击等所致的创伤。

2. 跌倒、摔伤等

二、病理变化

(一) 创伤性炎症

伤后数小时内局部即发生炎症反应。炎症反应起始于微血管反应,先可发生短暂收缩,继而发生扩张和疼痛,肿胀由充血、渗出造成,疼痛则由组织内压增高、缓激肽等所引起。炎症反应大多在伤后 48～72 小时达到高峰,如无感染或异物存留则在 3 天后趋向消退。

(二) 细胞增生和组织修复

成纤维细胞和毛细血管的增生构成肉芽组织,以后转变为纤维组织,肉芽组织和纤维组织的形成,始于炎症区的周围,与健康组织之间建立一层屏障,防止感染扩散。炎症消退,由其补充和代替缺损的组织进行修复。

三、临床表现

(一) 局部表现

1. 疼痛 疼痛部位多指示受伤部位,程度取决于受伤部位、创伤轻重、炎症反应的强弱等因素。一般创伤疼痛 2～3 天后缓解。若并发感染则再度加重。

2. 肿胀 局部出血和炎性渗出所致,是创伤性炎症的表现。

3. 功能障碍 创伤性疼痛,肿胀影响功能、组织结构等造成。

4. 伤口和创面 开放性创伤均有伤口和创面形态、大小、深度不一,伤口内有出血或血块。若感染,伤口和创面可发生溃烂或流脓。如金黄色葡萄球菌感染,脓液黄色、黏稠无臭;溶血性链球菌感染,脓液较稀薄;铜绿假单胞菌感染,脓液淡绿色。

(二) 全身表现

1. 体温升高 创伤区分解产物,血液吸收反应。

2. 脉搏、呼吸、血压的变化 伤后脉搏、呼吸加快由儿茶酚胺的释出量多所导致。周围血管收缩,使舒张压升高,收缩压可接近正常或稍高。

3. 休克、全身感染 较重创伤或伤及血管

造成失血过多引起。

四、诊断

详细了解创伤史和有关既往史,全面快速进行体检和必要的实验室检查是创伤诊断的方法和步骤。

(一) 询问病史

了解包括致伤原因、作用部位、受伤瞬间人体姿势等及采取过何种处理;伤后出现症状的演变过程;与诊治创伤有关的既往史。

(二) 体检

全面观察体温、脉搏、呼吸、血压及面色,有无意识障碍,有无窒息等;伤口检查,对开放性损伤仔细观察伤口和创面,注意其形状,有无出血或异物滞留,污染程度,渗出物的性质等。

(三) 辅助检查

血常规、红细胞比容、尿常规等及 X 线射片等。

五、治疗

(一) 一般处理

1. 局部制动 局部制动可缓解疼痛,减少继发损伤,有利于组织的修复。

2. 预防感染 抗生素的应用应遵循早期、广谱、联合的原则。开放性创伤应及早注射破伤风抗毒素。

3. 镇痛、镇定 适当使用止痛镇静剂。

(二) 闭合性创伤的处理

1. 软组织挫伤 24 小时内局部冷敷,减少组织出血,继而热湿敷及理疗,以利炎症消退。

2. 骨折脱位 依骨科原则处理。

(三) 开放性创伤的处理

1. 污染伤口 沾有细菌,但尚未发展成感染的伤口,8 小时内处理的伤口。应进行清创术,目的使其变成或接近清洁伤口,当即缝合或延期缝合,争取一期愈合。

2. 感染伤口 包括延迟处理的开放性创伤、脓肿切开等。伤口需经过换药逐渐达到二期愈合。

3. 异物存留 伤后异物原则上取出。感染病灶内异物尤应早取出,使感染处顺利愈合。

六、护理评估

(一) 患儿方面

(1) 引起患儿创伤的原因、紧急处理的方式。

(2) 患儿创伤的程度,伤口的大小、深度,有无深部组织的创伤。

(3) 生命体征的动态变化。

(4) 评估患儿躯体活动的情况,有否受限。

(5) 患儿的年龄,对创伤的承受程度。

(二) 家长方面

(1) 家长对意外伤害的心理适应能力。

(2) 对创伤恢复期有关知识的理解及掌握程度。

七、护理诊断

(一) 患儿方面

1. 疼痛 与创伤引起组织损伤和伤口有关。

2. 皮肤完整性受损 与创伤引起皮肤破损有关。

3. 有感染的危险 与伤口暴露或受污染有关。

4. 躯体活动障碍 与创伤引起骨关节移位或组织肿胀有关。

5. 恐惧 与创伤引起出血或疼痛有关。

(二) 家长方面

1. 焦虑 与担心患儿预后不良有关。

2. 知识缺乏 与缺乏患儿创伤恢复期家庭护理知识有关。

八、预期目标

(一) 患儿方面

(1) 患儿自述疼痛减轻,能配合治疗。

(2) 伤口皮肤黏膜未发生感染迹象,正常愈合。

(3) 患儿躯体活动恢复正常或在帮助下能够进行正常的活动。

(4) 患儿自述恐惧感减轻,情绪稳定,配合治疗。

(二) 家长方面

(1) 对医护人员充分信任,情绪稳定。

（2）知道治疗的基本方法。

（3）有伤口护理的一般知识。

九、护理措施

（一）患儿方面

1. 观察病情 闭合性创伤应配合医生检查深部组织或脏器有无损伤；对开放性创伤应仔细观察伤口和创面，注意其形状，有无出血或异物滞留，污染程度，渗出物的性质。

2. 配合医生进行伤口和创面的处理

（1）擦伤：去掉擦伤表面异物，用软刷刷洗后再用生理盐水冲洗，最后用1%洗必泰冲洗，表层涂苯扎溴铵酊，必要时可采用暴露疗法。

（2）刺伤及穿通伤：去除异物及坏死组织，只清创，不进行缝合。

（3）切割伤、撕裂伤及挫伤：根据污染程度、损伤种类、部位及伤后经历时间来决定清创，术后伤口缝合的适应证为伤后6小时内可行一期缝合；被人或动物咬伤原则上不进行一期缝合。

（4）观察伤口或创面有无渗血渗液，有无化脓等感染症状。

3. 减轻疼痛 遵医嘱给予镇静剂和止痛剂，协助患儿采取适当的体位，避免创伤部位受压；分散患儿注意力，可给其喜欢的玩具或物品；诊疗、护理、换药尽量集中进行，以减少患儿的不适感；换药时，动作轻柔、敏捷，严格执行无菌操作。

4. 鼓励锻炼 闭合性创伤有骨折或软组织创伤者，应鼓励和帮助患儿进行功能锻炼，包括维持肢体功能位练习、肌力练习、被动运动和主动运动的练习等。

5. 适当增加营养，促进伤口及创面的愈合 根据患儿口味，给予高蛋白质及维生素含量高的食物并鼓励进食。

6. 消除患儿心理恐惧感，配合治疗 允许家长陪伴患儿，护士用温和耐心的语言及其他方式安慰、抚摸患儿，创造一个轻松、和谐的气氛，使儿产生信任感和安全感；鼓励患儿把内心的恐惧和心理感受讲出来，并告诉患儿积极配合治疗，症状会很快缓解的；提供安静的环境，减少不

良刺激，可给患儿放轻松、优美的音乐和故事减轻紧张心理。

（二）家长方面

（1）热情接待家长，耐心解答其提出的问题。

（2）与家长解释有关的治疗方案、护理的注意事项及愈合的过程、预后，减轻心理压力及急躁情绪。

（3）告诉家长不良的情绪会直接影响患儿的心理情绪。

（4）指导并配合家长参与患儿的饮食，皮肤护理及其他的生活护理。

十、效果评价

（一）患儿方面

（1）患儿自述疼痛减轻。

（2）创面及伤口愈合正常，未发生感染。

（3）患儿情绪稳定，能配合治疗及护理。

（4）患儿躯体活动恢复正常，能参与各种社会活动。

（二）家长方面

（1）自述焦虑感减轻，并配合治疗。

（2）了解治疗护理的基本过程及创伤的预后。

（3）知道饮食、生活护理和功能锻炼的注意事项。

（刘静 郭雪）

思考题

1. 简述儿科急症的范围。

2. 一氧化碳中毒的临床表现有哪些？

3. 对出血性疾病的患儿如何及时进行止血？

4. 惊厥的护理措施有哪些？

5. 简述小儿烧伤面积估计方法及创面的护理。

6. 心跳呼吸骤停的临床表现有哪些？

7. 简述小儿胸外心脏按摩的步骤及特点。

8. 简述小儿急腹症临床表现与年龄的关系。

9. 小儿创伤如何减轻其疼痛？

10. 小儿创伤的临床表现有哪些？

第十八章　皮肤功能障碍

第一节　皮肤的解剖生理

小儿皮肤是身体最外层的一个器官,它覆盖全身保护着机体免受外界的刺激,并参与机体的许多生理功能,对整个身体起着重要的作用。为了更好地了解皮肤病的发病机制、进行合理的治疗和预防,在此我们对小儿皮肤、皮下组织的解剖生理特点予以介绍。

一、组织解剖学特点

(一) 表皮和真皮

足月新生儿皮肤面积约为 $0.21 \ m^2$,1 岁婴儿约为 $0.41 \ m^2$。新生儿皮肤厚约 1 mm。有资料表明,早产儿的皮肤通透性较强。

新生儿表皮角质层、透明层和颗粒层均很薄,发育不完善。角质层松弛容易脱落。表皮的基底层发育旺盛,细胞增生快。表皮与真皮之间的基底膜,在新生儿时发育不全,与表皮和真皮的联系不够紧密,较易脱落。皮肤角化的程度也反映机体成熟和营养的状况。

新生儿真皮结缔组织发育不成熟,真皮乳头较平。对抗外界冲击,支持皮肤组织及保护水、电解质等生理作用都很差,但血管相当丰富,有稠密的血管网透见于表面,故皮肤色红。同时由于体表面积相当大,汗腺调节功能差,故使皮肤调节体温作用较成人差。

(二) 皮下组织

位于真皮下方。胎生第 5 个月时,皮下脂肪组织开始发育。出生后,全身的皮下脂肪已相当显著。6 个月后皮下脂肪的增长速度开始逐渐减慢,3 岁后尤甚。至 8 岁后又开始增长,特别是在青春前期和青春期阶段。

小儿年龄越小皮下脂肪含固体脂肪酸越少。故婴幼儿的皮下脂肪较为坚实,在温度显著降低时较易凝固,早产儿皮下脂肪发育不良,故体温稳定功能差。

(三) 皮肤附属器

1. 皮脂腺　新生儿皮脂腺功能旺盛,分泌皮脂多。随年龄增长,皮脂腺分泌相应减少,到了青春期又分泌旺盛。

2. 汗腺　婴幼儿的皮脂腺发育不完善,而汗腺已具有分泌功能,但新生儿汗腺发育不全。

3. 毛发　出生时有胎毛,新生儿的头发有多有少,新生儿的眉毛和睫毛发育不好。

4. 指、趾甲　足月新生儿的指、趾甲已经发育。

二、生理特点

小儿皮肤的生理作用,包括保护、呼吸、感觉、体温调节、分泌排泄和各种免疫,均与成人相似但不同,现分述如下。

1. 保护功能　小儿较成人差,常常要防备机械性损伤。

2. 呼吸功能　在小儿有着很大的意义,主要表现在二氧化碳和水分的排出。

3. 感觉功能　新生儿的中枢神经系统发育不全,感觉功能也较弱,随年龄增长才逐渐完善。

4. 体温调节功能　小儿皮肤易于散热,汗腺功能差,皮肤及周围血管运动神经调节功能不够健全,因此,体温的调节功能也比较差。

5. 吸收功能　皮肤是吸收途径之一。小儿的表皮菲薄,角质层不完善,富于血管,对涂在其表面的物质,有较高的吸收能力,与成人相比,局部用药后经皮更容易吸收。

6. 免疫功能

7. 分泌与排泄功能　皮肤具有分泌和排泄功能。

第二节　皮肤的一般护理

皮肤的一般护理有以下几个方面。

（1）保持皮肤清洁干燥。

（2）调节室内温湿度，避免因温、湿度不适而加重皮损。

（3）避免一切诱发因素。

（4）内衣应宽大，并用纯棉制品。

（5）避免搔抓，禁用肥皂、热水烫洗。

（6）观察用药反应，予用药指导。

（7）予高热量、高蛋白质易消化的饮食。

（8）对传染性皮肤病患儿，做好消毒隔离工作。

第三节　湿　疹

湿疹（eczema）是由内外多种因素引起的表皮及真皮浅层的炎症。

一、病因

病因较复杂，常与内外多种诱因有关。

（一）内因

过敏性体质是主要因素，除此还有神经、精神因素，慢性感染灶，胃肠功能障碍等有关。

（二）外因

食物或日常生活环境中的日光、寒冷、潮湿、干燥、搔抓、摩擦以及各种动物皮毛、皮屑、毛织品、人造纤维、染料、肥皂、化妆品、药物和吸入花粉、尘螨、微生物等均可诱发湿疹。

二、发病机制

可能是内、外因素相互作用引起的一种迟发型变态反应。

三、临床表现

湿疹按临床表现分为急性、亚急性和慢性三期。

（一）急性期

以红肿、丘疹、水疱、糜烂和渗出为主要表现。

（二）亚急性期

红肿减轻，渗出减少，皮肤损害以丘疹、鳞屑、结痂为主。

（三）慢性期

皮肤损害以肥厚、苔藓化、皲裂为主。

湿疹常伴有轻重不一的瘙痒。皮疹可发生于身体的任何部位。湿疹一般分布局限，对称发生于身体两侧。也可以因为外用药的刺激、剧烈搔抓或过度洗烫而泛发全身。

1岁以内的婴儿湿疹常局限于头面部，按其皮损表现分为二型，即渗出型和干燥型。渗出性湿疹好发于较胖的婴儿，以双颊部红肿、糜烂、渗出为主要表现，常伴有剧烈瘙痒。干燥性湿疹多见于较瘦弱的婴儿，以成片的小丘疹、鳞屑为主要表现，瘙痒相对较轻。

此外，湿疹还有一些特殊的类型：① 盘型湿疹：又称钱币型湿疹，好发于手背，臀部和四肢伸侧，表现为直径1～3 cm圆形损害，界限清楚，似钱币状，由红色小丘疹和丘疱疹密集而成，表面有渗液，常伴有明显瘙痒。② 传染性湿疹样皮炎：本病在发生前局部皮肤先存在化脓性感染灶，如中耳炎、溃疡及瘘管等，因不断排除大量分泌物，使周围皮肤受到刺激而发病，表现为病灶周围皮肤发红，出现小丘疹水疱和脓疱，进而渗出、结痂，并可沿搔抓方向呈现播散状。

湿疹病程呈慢性，易反复发作，急慢性期常重叠交错，病程长达数月，乃至数年甚至于数十年。

四、诊断

（一）急性湿疹

发病急，常呈对称分布，以头面、四肢和外阴部好发。在病程发展中，红斑、丘疹、水疱、脓疱、糜烂、结痂等各型皮疹可循序出现，但常有2～3种皮疹同时并存或在某一阶段以某型皮疹为主。常因剧烈瘙痒而经常搔抓，使病情加重。

（二）亚急性湿疹

急性湿疹炎症症状减轻后，皮疹以丘疹、鳞

屑、结痂为主,但搔抓后仍出现糜烂。

(三)慢性湿疹

多因急性、亚急性湿疹反复发作演变而成,亦可开始即呈现慢性炎症。患处皮肤浸润增厚,变成暗红色及色素沉着。持久不愈时,皮损纹变粗大,表现干燥而易发生皲裂。常见于小腿、手、足、肘窝、外阴、肛门等处。

五、治疗

(1) 维生素 C 0.2 g,每天 3 次口服。维生素 B_6 每次 10～20 mg,每天 3 次口服。

(2) 抗过敏药物常用氯苯那敏 0.3 mg 或赛庚啶 2 mg,每天 2 次口服。也可用阿司咪唑 10 mg,每天 1 次口服。

(3) 急性期皮疹广泛者,用 10% 葡萄糖酸钙 10 ml,静脉注射,每天 1 次。或泼尼松 10 mg,每天 3 次口服,症状好转后逐渐减量至停药。

(4) 若继发感染给予红霉素 0.3 g,每天 3 次口服。

(5) 急性期用 3% 硼酸液湿敷,每次 15～20 分钟,每天 3～4 次,渗液减少后外搽氧化锌油或硼酸锌糊。若并发感染时用 0.1% 雷佛奴尔液湿敷,外搽红霉素软膏。

(6) 亚急性期常用硼锌糊或 2%～5% 黑豆馏油软膏,也可选用肤轻松二甲基亚砜溶液外搽,或用肤疾宁硬膏外贴。

六、护理评估

(1) 皮疹的部位、形态、数量,有无感染。
(2) 皮肤改变的程度、完整性受损的情况。
(3) 评估体温、脉搏、呼吸、血压的变化。
(4) 评估患儿的心情状态、有焦虑等情绪。

七、护理诊断

(一)患儿方面

1. 皮肤完整性受损　与皮肤形态改变有关。

2. 舒适的改变　与疾病所致的瘙痒有关。

(二)家长方面

缺乏知识　与缺少疾病相关护理知识有关。

八、预期目标

(一)患儿方面

显示局部症状减轻,局部皮肤正常。

(二)家长方面

(1) 能说出基本的诱因、治疗的基本原理及再次复发的潜在因素。

(2) 能讨论如何避免复发。

(3) 能列出所使用药物的作用、副作用、剂量和方法。

九、护理措施

(一)患儿方面

(1) 避免接触致敏物。

(2) 内衣应宽大,并用纯棉制品,保持皮肤的清洁。

(3) 避免外界各种刺激,婴儿无自理能力,为防止其搔抓,可用约束带固定上肢。

(4) 积极治疗全身疾病,清除病灶。

(二)家长方面

(1) 向家长解释疾病的病因,治疗过程的基本原理和结果。

(2) 告诉使用药物的作用、副作用、剂量和方法。

(3) 让家长为患儿提供护理和舒适的措施。

十、效果评价

(一)患儿方面

局部症状减轻,局部皮肤正常。

(二)家长方面

能说出湿疹的家庭护理的要点。

第四节　荨麻疹

荨麻疹(urticaria)俗称"风疹块",是由皮肤黏膜小血管扩张及渗透性增强而引起的一种暂时性局限性水肿反应的皮肤黏膜过敏性疾病。

一、病因

本病的病因复杂,可由各种内源性或外源性的复杂因素而引起。约有 3/4 的患儿找不到病因。常见的发病原因可归纳下列几种：食物、药物、物理因素、动物及植物因素、感染、内脏疾病、精神因素和遗传因素等。

二、发病机制

风疹发生的机制可分两类：变态反应与非变态反应两种。

（一）变态反应型

主要是第Ⅰ型，是抗原与抗体 IgE 作用于肥大细胞与碱性粒细胞，使它们的颗粒脱落而产生一系列化学介质（组胺及组胺样物质包括慢性反应性物质、5-羟色胺、缓激肽与激肽类、前列腺、肝素等）的释放，从而引起毛细血管扩张、通透性增加、平滑肌痉挛、腺体分泌增加等，产生皮肤、黏膜、消化道和呼吸道等症状。

有的属于第Ⅱ型，是抗原抗体复合物激活补体，形成过敏毒素，即 C3 与 C5 及释出趋化因子，吸引中性粒细胞释放溶酶体酶，刺激肥大细胞释放组胺与组胺类物质而发病，例如呋喃唑酮或注入异种血清蛋白引起荨麻疹等反应。

（二）非变态反应型

由某些生物的、化学的及物理的因素可直接作用于肥大细胞与碱性粒细胞、使其释放颗粒而发病，皮肤胆碱能神经末端兴奋性增强，大量释放的乙酰胆碱可直接作用于毛细血管，使毛细血管扩张与通透性增强而发病。也可作用于肥大细胞，使其释放组胺等介质而发病。

激肽与缓激肽也使毛细血管扩张与其通透性增加，与寒冷性荨麻疹、皮肤划痕症和压力性荨麻疹等发病有关。5-羟色胺、前列腺素 E 等可与荨麻疹的发生有关，慢性反应物能引起哮喘，但是否与荨麻疹有关还未证实。

三、临床表现

（一）急性荨麻疹

起病急，常在皮肤上突然出现大小不等的鲜红色风团，呈圆形椭圆形或不规则形，逐渐扩大融合成片，数小时可消退，常成批发生，此彼伏起，有时一天反复多次。风团呈苍白色时，可发生大块风团，直径达 10 cm 或更大。有时风团表面出现水疱。风团能相互融合形成环形、地图形，可泛发全身，消退后不留痕迹，伴有剧烈瘙痒或烧灼及刺痛，病情严重者可伴恶心、呕吐、烦躁、心慌、胸闷、血压下降及过敏性休克等症状。部分患儿可累及胃肠道，引起黏膜水肿，出现腹痛，伴有里急后重及黏液便。若出现喉头水肿，可引起窒息死亡。有高热，寒战，脉速等中毒症状时，应特别警惕有无严重感染如败血症等可能，病程一般不超过 2 周。

（二）慢性荨麻疹

病程可达数日或数年之久。一般全身症状轻，风团时多时少，反复发生，部分患儿发疹有一定时间性，如晨起或临睡前加重。一般无一定规律，多数找不到诱发因素。

除上述荨麻疹外，还有一些特殊类型荨麻疹。

1. **急性蛋白质过敏荨麻疹** 多在暴饮暴食动物蛋白或海产品后发生，如食物中的蛋白质未被充分消化所致。可引起皮肤红斑及风团，一般不出现发热、乏力、关节痛等全身症状。此荨麻疹病程很短，通常只持续 1～2 天。

2. **血清病型荨麻疹** 是由于输血、接种疫苗或药物引起。患儿伴有发热、关节痛及淋巴结肿大，皮疹多为环形风团。伴有肾功能损伤时可出现尿常规异常。

3. **皮肤划痕症** 也称人工荨麻疹，可单独发生，或与其他型荨麻疹同时存在。往往先感到局部皮肤瘙痒，搔抓后出现与抓痕一致的线状风团。

4. **寒冷性荨麻疹** 发作与冷刺激有关。患儿受冷后，如皮肤浸入冷水中、接触冷空气或冰块等，局部皮肤出现水肿和风团。临床上分为遗传性和特发性两种。

5. **胆碱能型荨麻疹** 因运动、摄入热的饮料、热的食物、出汗及情绪激动而诱发，表现为泛发全身的直径约 1 cm、周围有时可见到卫星状风团。部分患儿可合并腹痛、恶心、流涎、头痛、眩晕等全身症状。

四、诊断

根据风团皮损诊断不难，应积极询问病史与查体，尽量找出病因，应与药疹相鉴别。后者水肿性风团呈弥漫性大片红色斑片，边缘不清。丘疹状荨麻疹应和水痘相鉴别。

五、治疗

以对因治疗为主,有感染时常须应用抗生素,对某些食物过敏时暂且不吃。慢性感染灶常是慢性荨麻疹的病因,但有些荨麻疹患儿的病因很难确定或不能发现病因。

(一)内用药

抗组胺药是治疗各种荨麻疹患儿的重要药物,可以控制大多数患儿症状,抗组胺药物虽不能直接对抗或中和组胺,不能阻止组胺的释放,但对组胺有争夺作用,可迅速抑制风团的产生。抗组胺药有各种副作用,最好选用副作用较少者,久用一种抗组胺药容易引起耐药性,可另换一种,或交替或合并应用。儿童的耐药性较成人大,因而相对用量也大。

抗组胺药物的种类很多,结合病情及临床表现可选用羟嗪(安泰乐),有良好安定及抗组胺作用,对人工荨麻疹、胆碱能荨麻疹及寒冷性荨麻疹都有较好的效果。

肾上腺素、氨茶碱能增加肥大细胞内 CAMP 而抑制组胺的释放,能迅速促使急性荨麻疹或巨大荨麻疹的风团或水肿消退,尤其氨茶碱和抗组胺药合用或和肾上腺素有协同作用,对并发哮喘或腹痛的患儿尤其适用。

氨基己酸可用于寒冷性荨麻疹和巨大荨麻疹,阿托品或普鲁苯辛及氯丙嗪可用于胆碱能性荨麻疹。

钙剂可用于急性荨麻疹,利血平、卡巴克络等药物治疗慢性荨麻疹。

类固醇激素应用于严重的急性荨麻疹及血清性荨麻疹,对压力性荨麻疹及补体激活的荨麻疹可用小剂量。荨麻疹并发过敏性休克更需应用。有人应用每隔 3～4 周注射 1 次的疗法治疗慢性荨麻疹。

(二)局部用药

炉甘石洗剂或氧化锌洗剂都可达到暂时的疗效。

(三)中药治疗

中药治疗各类荨麻疹有显效。急性荨麻疹风热型用荆防汤,风寒型用麻桂各半汤治疗。丘疹状荨麻疹用荆防汤治之,慢性荨麻疹急性发作时同急性荨麻疹治疗;病程迁延者用活血化瘀,健脾祛湿,温中补肾,辨证治疗。有热者用清热宽胸汤,有风寒者用永安止痒方,脾虚用胃苓汤、人参健脾丸,肾阳虚用金匮肾气丸等。

六、护理评估

(1)评估体温有无升高,有无继发感染。

(2)评估患儿食欲有无下降,热量消耗是否增多。

(3)评估患儿免疫功能是否改变。

(4)评估患儿的心情状态、有焦虑等情绪。

七、护理诊断

(一)患儿方面

1. 皮肤完整性受损　与皮肤形态改变有关。

2. 舒适的改变　与疾病所致的瘙痒有关。

(二)家长方面

缺乏知识　与缺乏知识来源有关。

八、预期目标

(一)患儿方面

显示局部症状减轻,局部皮肤正常。

(二)家长方面

(1)能说出基本的诱因,治疗的基本原理及再次复发的潜在因素。

(2)能讨论如何避免复发。

(3)能列出所使用药物的作用、副作用、剂量和方法。

九、护理措施

(一)患儿方面

(1)去除一切诱发因素,并及时处理原发病。

(2)饮食易清淡,避免进食海鲜及辛辣食品。

(3)患儿在急性发作期间,如有气急现象,可给氧气。有肠胃道症状可给予解痉剂及抗组胺药物。

(4)在喉头水肿时,立即通知医生进行抢救。

(二)家长方面

(1)向家长解释疾病的病因,治疗的基本原理和结果。

(2)告诉使用药物的作用、副作用、剂量和方法。

（3）让家长为患儿提供护理和舒适的措施。

十、效果评价

（一）患儿方面

局部症状减轻，局部皮肤正常。

（二）家长方面

能说出荨麻疹的家庭护理要点。

第五节 药物性皮炎

药物性皮炎（drug dermatitis）又名药疹，是药物通过各种途径（口服、注射、吸入或使用栓剂）进入人体后所致的皮肤黏膜的炎症反应。

一、病因和发病机制

主要是药物通过人体免疫或非免疫机制引起的皮肤过敏反应。

本病发病机制十分复杂，尚有不少有待今后研究阐明。但皮肤病学者倾向认为，大多数的药疹仍是变态反应所引起的。其主要根据如下。

（1）药疹发生有一定的潜伏期，首次用药者须经 4～20 天的潜伏期，倘若致敏状态已形成后，则多数在 10 分钟至 24 小时内，即可发病。

（2）药疹的发生与药物的剂量及其药理作用无关。已发生过药疹的人，即使应用该致敏药的很小剂量，仍然可再次发病。

（3）某些病例可用致敏药进行脱敏。

（4）痊愈后的患儿，若应用与原致敏药物化学结构式相似的药物亦可引发药疹，这就是前面已叙述过的交叉过敏；还有另一种情况，当患儿处于敏感状态增高时，尚可对一些在化学结构式毫不相关的药物发生过敏反应，这便是所谓的多价过敏或多原过敏。

（5）本病采用皮质类固醇激素、抗组胺类药等抗过敏治疗可以获得良好的效果。

除此之外，某些药疹的发病机制可能与药物毒性作用或光敏感作用有关。前者像药物性剥脱性皮炎，一般认为该病是药物剂量使用过大或服用时间太久所致的毒性反应；后者如内服磺胺药后，一旦暴露于阳光下，就可能发生皮炎。

二、临床表现

药疹的表现多种多样，往往突然发生，大多数皮疹具有全身性、对称性。小儿常见的药疹有以下几种。

（一）固定红斑性药疹

好发于口周、肛周和外生殖器等腔口部位，表现为鲜红色、紫红色或青紫色水肿斑，呈圆形或椭圆形，界限清楚，严重时可出现水疱及糜烂，红斑消退后局部皮肤留有暗褐色色素沉着。重复用药可在原处复发，但皮疹面积可越来越大，皮疹数目可以逐渐增多。

（二）红斑性发疹型药疹

表现为全身性、对称性分布的弥漫性鲜红色鸡皮样丘疹，或泛发性红色斑片，类似猩红热或麻疹，但无杨梅舌、帕氏线或口腔黏膜 Koplic 斑等猩红热或麻疹的特征性损害，且皮疹痒感更加明显，部分患儿伴有轻度或重度的发热。皮疹消退后出现程度不等的脱屑。

（三）荨麻疹型药疹

发病突然，表现为全身对称性分布的风团，先从面颈部开始，以后蔓延到四肢及躯干。皮疹大小不等，形态不规则，伴有明显瘙痒。部分患儿伴有发热、乏力、关节痛和腹痛等症状。

（四）大疱表皮松解型药疹

此型药疹起病急，进展快，为最严重的药疹之一。皮疹往往初发于患儿的面部、颈部、胸部，为粟粒至绿豆大小鲜红至暗红色斑片，很快融合呈大片，并迅速发展至全身，部分红斑中央很快出现水疱，进而融合呈大疱，尼氏征（＋），疱破裂后形成大片糜烂面，像二度烫伤那样露出表皮。患儿常伴有高热、嗜睡等严重的中毒症状，并伴有口腔、眼、尿道口和肛周等黏膜损害，严重者出现心、肝、肾等内脏损害。若抢救不及时患儿可死于心衰、肾衰及脑出血。

此外，药疹还有其他 10 余种表现形式，如剥脱皮炎型、多型红斑型、紫癜型、湿疹样型等。

三、诊断

（1）病前有用药史。

（2）有一定潜伏期。

（3）发病突然，皮疹对称，泛发（固定型药疹除外）颜色鲜艳等。

（4）自觉瘙痒。

（5）重症伴黏膜、内脏器官及全身症状。

四、治疗

1. 停用一切可疑的致病药物　在治疗疾病过程中，一旦发现全身泛发性皮疹，首先要考虑药疹，这时可根据用药与发疹时间关系，药物抗原性强弱及其所发疹型体面向性等进行综合分析判断，立即停用可疑的致病药物，然后再进一步观察是否为药疹。

2. 加快体内致病药物排泄　可让患儿多饮水或静脉输液。

3. 内用疗法

（1）抗组胺类药：如内服苯海拉明、氯苯那敏等多作为常规用药，还可使用维生素C或钙剂静注。

（2）皮质类固醇激素：对重症患儿，应早给予，可用氢化可的松 200～300 mg、维生素 C 1 000 mg，加入于 5%～10% 葡萄糖液 1 000 ml 中静滴，每天 1 次。病情好转后，再逐渐减少用量，并可改换泼尼松内服。

4. 对症处理　注意水、电解质平衡；口腔、食道黏膜严重受累时，可行肠外营养，必要时输血；水肿严重者，可用利尿剂；并发感染者须用抗生素；肝、造血系统受累者，可酌情给予保肝、输血或血浆等相应处理。如皮肤发痒，可用炉甘石洗剂清洗皮肤。

五、护理评估

（1）评估皮疹的部位、形态、数量、有无感染。

（2）评估患儿药疹出现和消失时间对愈后的影响。

（3）评估患儿出药疹时有无体温、脉搏、呼吸、血压的变化。

（4）评估患儿的心情状态、有焦虑等情绪。

六、护理诊断

（一）患儿方面

1. 皮肤完整性受损　与皮肤形态改变有关。

2. 舒适的改变　与疾病所致的瘙痒有关。

（二）家长方面

缺乏知识　与缺乏知识的来源有关。

七、预期目标

（一）患儿方面

显示局部皮肤症状减轻，局部皮肤正常。

（二）家长方面

（1）能说出基本的诱因、治疗的基本原理及再次复发的潜在因素。

（2）能讨论避免复发。

（3）能列出所使用药物的作用、副作用、剂量和方法。

八、护理措施

（一）患儿方面

（1）立即停止使用致敏药物。

（2）予以多饮水，加速致敏药物排泄。

（3）保持室内空气新鲜，温湿度适宜。对于大疱型或剥脱性皮炎的患儿应住单间病室给予隔离。

（4）保护皮损，防止皮肤粘连及继发感染。

（5）保护眼睛，眼内分泌物多时可用生理盐水棉球或棉棍轻轻擦拭。

（6）做好口腔及会阴护理。

（7）给予高蛋白质、高热量易消化吸收的饮食。

（8）严格消毒隔离。

（二）家长方面

（1）向家长解释疾病的病因，治疗过程的基本原理和结果。

（2）告诉使用药物的作用、副作用、剂量和方法。

（3）让家长为患儿提供护理和舒适的措施。

九、效果评价

（一）患儿方面

局部症状减轻，局部皮肤正常。

（二）家长方面

能说出家庭护理的知识。

第六节 尿布皮炎

尿布皮炎(diaper dermatitis)是指尿布区域发生的局限性皮炎。本病并非仅尿布这单一因素,而是多种因素引起的。因尿液及积汗刺激娇嫩皮肤,新生儿及婴儿多发,因此又称新生儿红臀。

一、病因和发病机制

主要的原因是尿布区域的皮肤长时间受尿、大便刺激,湿尿片及不透气的尿布包裹将皮肤浸软。由于湿尿布的刺激,浸湿的尿布与小婴儿皮肤接触时间太长,尿中的尿素分解出氨的代谢产物后,刺激孩子的皮肤;或者有些是因为孩子的大便在臀部滞留时间长了以后发酵产生酸性物质;夏季出汗多等原因,这些因素刺激了新生儿柔嫩的皮肤,使皮肤受到损伤而发红糜烂。

二、临床表现

好发年龄为1~4个月的婴儿。一年四季均可发生,以冬秋季多见,无明性别显差异。皮肤损害,限于尿布区域。主要表现为弥漫性水肿性红斑。常为深红色、发亮、分布对称、边界清楚。若未及时作正确对症处理,可迅速发展成为丘疹、丘疱疹、水疱,糜烂渗液,有继发感染可发生脓疱、糜烂、溃疡或组织坏死。

Weston 等把尿布皮炎分为四种形态。

(1)摩擦皮炎,尿布接触部位发生轻度红斑和脱屑。

(2)境界清楚的融合性红斑,多累及皮肤皱褶处。

(3)稀疏的浅溃疡,主要分布于整个尿布区,包括生殖器。

(4)鲜红色融合性红斑,多继发于白念珠菌感染时,皮损以卫星状分布于整个肛周。

三、诊断

如果婴幼儿在尿布区、肛门周围的皮肤出现红点、小斑丘疹或疱疹,并呈片状分布,就可判断是尿布皮炎。得了尿布皮炎的宝宝会因为疼痛而哭闹、睡眠不安、吃奶欠佳,消化吸收不良。

四、治疗

1. 外涂紫草油 用温开水给婴儿洗患区后,涂上点紫草油,每天1次,一般5~6天可痊愈。正常情况下,每次给婴儿洗澡后,在腹股沟涂上点紫草油,可防止婴儿尿布皮炎发生。

2. 外涂克霉唑地塞米松霜 将克霉唑500 mg、地塞米松8 mg研成粉末,再放入20 g雪花膏中搅匀,即为克霉唑地塞米松霜。使用时,先将患儿臀部皮肤洗净擦干,然后把克霉唑地塞米松霜薄薄地涂上一层,白天和晚上各涂1次,7次为1个疗程,同时要保持局部皮肤干燥,不要让尿、粪液与药物混在一起。

为了防止尿布皮炎的发生,家长除应勤换尿布,使婴儿外阴及臀部皮肤保持干燥清洁外,还要注意选用吸水性强、柔软、白色旧布做尿布。

五、护理评估

(1)评估患儿尿布皮炎出现皮肤改变的形态、皮疹的大小、形态。

(2)评估患儿睡眠形态、吃奶是否欠佳、是否有哭闹。

(3)评估患儿有无继发感染。

六、护理诊断

(一)患儿方面

1. 皮肤完整性受损 与潮湿、刺激所致有关。

2. 舒适的改变 与疾病所致的疼痛有关。

3. 有感染的危险 与皮肤破损,抵抗力下降有关。

(二)家长方面

缺乏知识 与缺乏知识来源有关。

七、预期目标

(一)患儿方面

(1)显示局部皮肤症状减轻,局部皮肤正常。

（2）患儿无继发感染。

（二）家长方面

（1）能说出基本的诱因、治疗的基本原理及再次复发的潜在因素。

（2）能讨论如何避免复发。

（3）能列出所使用药物的作用、副作用、剂量和方法。

八、护理措施

（一）患儿方面

（1）尿布要选用特别细软、吸收水性强的纯棉布，切忌用深色粗糙布料做尿布。不要用油布或塑料布等包在尿布外面，不利于散湿散热，以免加重红臀。

（2）要勤洗勤换尿布。尿湿后立刻更换干净的尿布，保持皮肤清洁、干燥。换下的尿布再放洗盆里，用肥皂和开水烫洗，并冲洗净肥皂，在太阳下晒干后再用，不要乱扔在地上；在阴雨天，可用熨斗烫干。这样可避免细菌感染。

（3）每次大便后，应用温水洗净屁股，并坚持每次都要这样做，洗完擦干后再涂鞣酸软膏保护皮肤。

（4）已发生红臀的新生儿，切勿用肥皂水洗屁股。若皮肤局部有渗出时可作湿敷，干后可涂含有 0.5％新霉素的炉甘石搽剂或 0.5 新霉素氧化锌糊剂。

（二）家长方面

（1）向家长解释疾病的病因，治疗过程的基本原理和结果。

（2）让家长为患儿提供护理和舒适的措施。

九、效果评价

（一）患儿方面

局部症状减轻，局部皮肤正常。患儿未发生继发感染。

（二）家长方面

能说出家庭护理的知识。

第七节　蚊虫叮咬

蚊虫叮咬（bitin insect）是小儿夏季常见皮肤病之一。小儿皮肤娇嫩，表皮菲薄，皮下组织疏松，血管丰实，一旦被蚊虫叮咬，局部即出现较明显的反应。

一、病因

（1）雌蚊吸血时，含有某种酶类和其他物质的涎液注入小儿皮肤，引起局部皮肤红、肿、瘙痒。

（2）蚊虫叮咬后释放的抗原或毒素引起的皮肤炎症反应。

二、临床表现

（一）风团丘疹型

被蚊虫叮咬后在数分钟内局部皮肤即出现风团样丘疹，明显的潮红和水肿。风团一般在 1 小时至数小时消失，然后又发生绿豆大小丘疹伴痒感。数日后消退。

（二）过敏性丘疹

在小儿颜面及颈部突然间发生多数红色丘疹或丘疱疹，如粟粒到绿豆大小。有的密集成片，少量渗出，颇似湿疹，可引起广泛皮疹、瘙痒，常伴有过敏性血管神经性水肿。

（三）结节性痒疹型

蚊虫叮咬后局部皮肤红肿，可出现大小不等的似风团样的改变，红肿中心有一个针头大小淤点，这是被蚊虫叮咬的遗迹。红肿逐渐消退而残留一个黄豆大小的红斑、瘙痒。残留红斑表面逐渐角化，最后形成疣状结节，中心有一个小凹陷，为本病特点。

三、诊断

炎症损伤多见于人体的暴露部位，如面部、耳垂、四肢、阴囊等部位，损害以丘疹或淤点多见，亦可出现丘疱疹或水疱。损害中央可找到刺吮点，像针头大小暗红色的淤点，散发分布或数个成群，自觉奇痒、烧灼或痛感，患儿烦躁、哭闹。少数反应严重者可于眼睑、耳郭、口唇、龟头处明显肿胀、发红，里面似有一包水。常因患儿搔抓引起继发感染，如局部红肿流水、发红，甚至发热、局部淋巴结肿大。还可继发急性淋巴管炎，而出现"红线"。

四、治疗和护理

一般性的虫咬皮炎的处理主要是止痒,可外涂虫咬水、花露水、复方炉甘石洗剂,亦可用市售的止痒清凉油外涂。勤洗澡,保持皮肤清洁。加强个人防护。

对于症状较重或有继发感染的患儿,可内服抗菌药物消炎,抗组胺药,及时清洗消毒被叮咬的局部,坚持换药。

第八节 痱 子

痱子(miliaria)又称汗疹,亦称粟粒疹,是由于体内或环境温度过高,出汗过多引起的汗管周围的小水疱或丘疱疹损害。

一、病因和发病机制

(1) 因夏季炎热,气温高,湿度大,致汗液大量分泌,不能及时地从体表挥发,汗液使表皮角质层浸渍,导致汗腺导管口阻塞,汗液潴留,汗液排除困难,汗液渗入周围组织而引起刺激产生炎症,于汗孔处发生疱疹和丘疹,发生痱子。

(2) 在夏季湿热环境下,皮肤表面的细菌数量明显增多,产生的毒素会更加重炎症反应。

(3) 婴儿汗腺发育不成熟,汗孔更易闭锁,造成汗液潴留而引起发病。

二、临床表现

(一) 晶痱子(俗称白痱子)

常见于新生儿,突然大汗或暴晒之后儿童亦可发生,是角层下潴留汗液所致。损害为非炎性针头大小半透明的含清液的表浅疱疹,并不显红色,壁较薄,轻擦易破,干涸后有极薄鳞屑。常见于高热的患儿,好发于额部、颈、胸背上部及手臂屈侧等处。自觉症状不明显,所以小儿并不哭闹。

(二) 红痱子(红色汗疹)

多见于婴幼儿及儿童,好发部位于脸、颈、胸上部或皮肤褶缝处,是汗液潴留在真皮内所致。突然发病,迅速增多,多为红色小丘疹或丘疱疹,散发或融合成片,痒、灼热和刺痛。1周左右可消退,留少许细屑,患儿烦躁不安,遇热后则症状加重。

(三) 脓痱子

是在痱子顶有针尖大小浅表性小脓疱以孤立,表浅与毛囊无关的粟粒脓疱为特点。小脓疱位于真皮内,以汗腺为中心。破后可继发感染。常发生在皮肤皱褶,四肢屈侧或阴部,在小儿尤其易发生在头皮处。

三、治疗

要经常保持皮肤干燥清洁,夏季炎热季节要勤洗澡。清洗皮肤后,揩干,撒布小儿痱子粉或爽身粉。可内服清热、利湿、解暑的中药或制剂。可外用消炎、止痒制剂。对感染较重的脓痱,为控制感染可服用抗生素,如阿莫西林、氨苄西林、罗红霉素、头孢氨苄(先锋4号)或头孢拉定(先锋6号)或局部涂敷莫匹罗星膏。

四、护理评估

(1) 评估痱子出现的部位、多少、所致瘙痒的程度。

(2) 评估患儿皮肤完整程度。

(3) 评估患儿继发感染时体温、脉搏、呼吸、血压的变化。

五、护理诊断

(一) 患儿方面

1. 皮肤完整性受损 与瘙痒所致的破损有关。

2. 舒适的改变 与疾病所致的瘙痒有关。

(二) 家长方面

缺乏知识 与缺乏知识的来源有关。

六、预期目标

(一) 患儿方面

显示局部症状减轻,局部皮肤正常。

(二) 家长方面

(1) 能说出疾病的皮肤护理要点。

(2) 能讨论如何避免复发。

(3) 能列出所使用药物的作用、副作用、剂量和方法。

七、护理措施

(一) 患儿方面

(1) 注意室内通风,保持皮肤干燥、清洁。如果痱子长在头颈部,剪短头发或改变一下发型,把头发往后梳,不要留在前额上,如果是婴儿,应将头发剃光。如果痱子长在身上,就应常给孩子洗澡,勤换衣服,保持皮肤清洁干燥。

(2) 多扑些爽身粉、扑粉、痱子粉,以吸去汗水。避免搔抓,勿用肥皂洗擦。

(3) 宜穿宽敞单薄布料的衣服。

(4) 小婴儿要注意喂水或勤翻动。儿童要避免在烈日下玩耍。可进食清凉解暑药膳,如绿豆糖水、绿豆粥、清凉糖水等。

(5) 有化脓时遵医嘱使用抗生素或使用抗生素软膏。

(二) 家长方面

(1) 向家长解释疾病的病因,治疗过程的基本原理和结果。

(2) 告诉皮肤护理的要点,使用药物的作用、副作用、剂量和方法。

八、效果评价

(一) 患儿方面

局部症状减轻,局部皮肤正常。

(二) 家长方面

能说出家庭护理的知识。

第九节　疥　　疮

疥疮(scabies)是由人型疥虫(亦称人型螨疥虫)感染皮肤(挖掘隧道的机械伤害及其分泌毒汁的刺激)引起的接触性传染病。

一、病因和发病机制

疥疮是由雄雌人疥虫或受精雌虫寄生于人皮肤所致。

疥疮的发病,迟发性变态反应起着十分重要的作用。而在疥疮感染期,血清免疫球蛋白水平的检测可反映 B 细胞活性,感染期间 IgA 明显降低,IgG 和 IgM 水平明显升高,治疗后恢复正常。疥疮患儿血清中 IgE 水平比正常人明显增高,患儿经治愈后,IgE 水平随之降低。疥螨感染后所产生的 IgE 具有特异性,它与尘螨抗原无交叉性。

Hoefling 用免疫荧光技术发现患儿的真皮血管壁有 IgM 和 C3 沉积,似皮肤血管炎表现,而真皮连接处有颗粒状 IgM、IgG 沉积,似红斑狼疮表现。Neste 等在患儿血清中检出有与补体 C1q 结合的抗原抗体复合物。又有人研究发现患儿表皮中郎格罕细胞受损伤,其密度下降,树突减少或缩短或胞体增大,而且胞内出现空泡和线粒体嵴断裂现象。治疗一年的疥疮患儿,常有对疥螨浸出物有超敏反应。结节性疥疮患儿,抑制性 T 细胞调节 B 细胞功能有缺陷。

疥疮的皮肤损害可能有以下几种原因:① 疥疮瘙痒性红色丘疹系疥螨钻入皮肤直接引起;② 水疱或小脓疱的形成可能是疥螨或角层内的排泄物,作为一种致敏物使表皮和真皮毛细血管扩张渗出所致;③ 隧道系疥虫挖掘所致;④ 结节是机体对疥虫抗原发生超敏反应。

二、临床表现

疥疮容易在集体单位和家庭中引起流行。初次被疥虫感染,须经 4～6 周之久方出现自觉症状,主要是瘙痒剧烈。疥螨好侵犯皮肤的薄嫩部位或潮湿处,严重者可泛发全身,婴幼儿皮疹可波及掌、头、面部,皮肤表现为粟粒大小的丘疹,丘疱疹或小水疱,数目不定,散在分布,或密集成群,有继发感染时可出现脓疱。隧道是疥疮所特有的皮损。有时在阴茎、阴唇,股内侧等处可出现绿豆至黄豆大小的红褐色结节,称为疥疮结节。常伴有剧烈瘙痒,尤以夜间为甚。

三、诊断

主要依靠流行病学,接触传染史,好发部位,皮疹表现和自觉夜间奇痒等即可诊断为疥疮。但疥虫检查阳性为本病确诊最有力的证据。疥疮的成虫多藏于皮肤的隧道内,所以在做检查时一定要找到隧道,然后用刀片切开隧道,将疥虫刮出,放于玻片上,用显微镜检查,很容易发现疥虫。隧道一般在手缝多见,有时在手腕也可找到隧道。隧道事实上是一个盲管,略带弯曲,顶端有微小的黑点,此为疥虫。

四、治疗

疥疮的治疗,主要以外治为主,一般不需全身用药。如合并感染或湿疹化等也可用内服药治疗。外用药常用的有10％硫黄软膏(婴幼儿5％硫黄软膏),一般可以治愈。一般外用治疗前先用热水和肥皂洗澡,然后擦药,自颈以下,先搽皮损,后及全身,每天1～2次,连续3～4天为1个疗程。搽药期间,不洗澡,不更衣,以保持药效,彻底消灭皮肤和衣服上的疥螨。疗程结束后,换用清洁衣服。两周后还发现新发皮疹者,应再重复第二疗程。

25％苯甲酸苄酯乳剂的杀虫力强,又无刺激性,可每天搽药1～2次,共2～3天,效果较好。疥疮结节可用肤疾宁贴膏外贴,3天换1次。

五、护理评估

(1)评估该病对患儿的传染程度。
(2)皮肤改变的程度、完整性受损的情况。
(3)评估消毒隔离对患儿的重要性。
(4)评估饮食对患儿机体修复能力的效果。

六、护理诊断

(一)患儿方面

1. 皮肤完整性受损　与皮肤形态改变有关。
2. 舒适的改变　与疾病所致的瘙痒有关。
3. 有传染的危险　与疾病具有传染性有关。

(二)家长方面

缺乏知识　与知识缺乏来源有关。

七、预期目标

(一)患儿方面

患儿显示局部症状减轻,局部皮肤正常。

(二)家长方面

家长能说出疾病传染方式,能列出药物使用方法和家庭护理要点。

八、护理措施

(一)患儿方面

(1)患儿需及早隔离治疗。
(2)涂搽灭疥药物。
(3)搽药期间不洗澡,不换衣,至疗程结束。和患儿密切接触者,如患有本病必须同时治疗,以防本病传播蔓延。
(4)凡疥疮患儿使用过的物品应煮沸消毒或用药水浸泡或洗净晒干停放15天后再应用,以求彻底消灭疥虫。

(二)家长方面

向家长解释隔离治疗的重要性和皮肤护理的要点。

九、效果评价

(一)患儿方面

患儿症状减轻,局部皮肤正常。

(二)家长方面

家长能说出隔离治疗的重要性并给予患儿正确的皮肤护理。

(吴翊)

思考题

1. 小儿皮肤解剖和生理与成人有何不同点?
2. 湿疹、药物性皮炎、尿布皮炎的症状有何不同点?
3. 湿疹有哪些常见的护理问题和相对应的护理措施?
4. 痱子有哪些常见的治疗方法?
5. 如何诊断疥疮及其治疗方法?
6. 疥疮的皮肤损害有哪几种可能的原因?
7. 疥疮涂药的护理要点有哪些?
8. 蚊虫叮咬后有哪些常见的症状及其应对措施?
9. 尿布皮炎的护理要点有哪些?

第十九章 心理系统疾病

随着社会文化、科学技术的发展,当前健康的概念已由单纯身体健康转变为必须同时兼备心理行为健康,即与社会发展相适应的、健全的身心健康。随之变化的是现代护理模式,护理对象、范围及方法都有了日新月异的改变。

近年来儿童心理行为问题显得日益突出。儿童在生长发育过程中,易受到父母的生理、心理和文化素质,家庭环境,人际关系和养育方式与态度,以及学校和社会环境等诸多因素的影响。加之我国计划生育政策,一对夫妇一般只能生一个儿女,家庭结构发生了变化,父母对独生子女的溺爱、期望值高,以及孩子入学、就业等竞争压力问题的影响,造成儿童心理行为疾病以及情绪、行为障碍发生率明显增多,并有继续上升趋势。

儿童心理健康问题是一项关系到国家未来的大事,这一问题已引起了社会,特别是教育界、卫生界的普遍关注。因年龄因素的影响,各类心理及行为障碍的临床表现多不典型,易被忽视,尤其是年幼的儿童,如观察不仔细,极易误诊而影响治疗及预后,所以应做到早发现、早诊断、早治疗。虽然在我国儿童心理行为工作起步较晚,但随着医学的进步,儿童心理、行为疾病的诊疗、护理水平也将会不断提高,我们愿与医学同道为促进此项学科的发展与完善做出不懈努力。

儿童心理及行为障碍是指儿童的心理发育偏离了正常,出现了感知、思维、情绪、行为、个性、注意、习惯及发育等方面的问题。临床上常见特殊发育障碍,广泛发育障碍、儿童多动症、品行障碍、儿童情绪障碍、抽动障碍、儿童行为障碍等。本章着重介绍学习困难、注意缺陷多动障碍、学校恐惧症、焦虑症、强迫症、神经性厌食这几种常见病症的医疗与整体护理。

第一节 注意缺陷多动性障碍

注意缺陷多动性障碍(attention-deficit hyperactivity disorder, ADHD)又名儿童多动症(hyperkinetic syndrome),是一类最为常见的儿童行为问题,临床上以注意力集中困难、多动或行为冲动但智力基本正常等表现为特征。

一、病因和发病机制

ADHD的病因和发病机制迄今尚不清楚。现在认为ADHD是一组异源性障碍,是由于多种生物因素、心理因素及社会问题等原因,单独的或协同一起所造成的一种综合征。由于原因的不同,患者可有不同的伴随障碍,如品行障碍、情绪障碍、行为障碍、学习困难,以及症状学特征的差异,如多动、冲动、注意障碍的差别、症状持续时间,以及对药物疗效的差异。虽然目前的研究结果尚未阐明ADHD的特殊病因,但大多数资料提示中枢神经系统异常和遗传因素在ADHD病因中起重要作用。

1. 中枢神经系统异常 脑神经递质数量不足,脑内神经递质浓度降低,可降低中枢神经系统的抑制活动,从而使孩子动作过多。

2. 脑组织器质性损害 大约85%的患儿是由额前叶或尾状核功能障碍所致,包括孕期疾病如高血压、贫血、先兆流产等;分娩过程异常,如早产、钳产、窒息、颅内出血等;1~2岁,中枢神经系统有感染及外伤。

3. 遗传因素 大约40%多动症患儿的父

母,其同胞或其他亲属在童年也患此症。遗传因素与多动症密切相关。

4. **其他因素** 家长教育方式失当;过多食用人工色素、防腐剂、保鲜剂,环境污染导致的铅、汞及化学物中毒等。

二、临床表现

(一)活动过多

大多数儿童从小就表现兴奋多动,这是最引人注意的症状。患儿过分的不安宁,如过分的来回奔跑,在教室内喧哗吵闹,在座位上来回扭动、站起离位,招惹别人。平时喜欢玩危险游戏,不知爱护玩具、图书,常常丢三落四,常与人争吵打架,片刻都难于安静。

(二)注意障碍

注意障碍一直被公认是本病最主要的表现之一。患儿上课不能专心听讲,注意力涣散,易受环境干扰;做作业也不能全神贯注;做事不能坚持始终,不能按照要求去完成某项事情,常半途而废。

(三)任性冲动、情绪不稳

多动症患儿由于克制力差,脾气暴躁,常常根据瞬时的冲动行事,不计后果,因此人际关系较差。

(四)学习困难

多动症患儿虽然智力正常,但由于注意缺陷、活动过度等症状,常常导致学习困难。部分患儿可有认知功能障碍、阅读,拼音及书写困难、空间定位障碍,有的患儿还可有拼音困难、口吃、言语表达能力差等。多动症儿童由于常常不经认真思考就草率的回答问题,常常导致回答问题错误或不完整,也是学习困难的原因之一。

(五)行为问题和适应困难

本症患儿常伴有各种各样的行为问题。如说谎、逃学、吸烟、好斗、偷窃、惹是生非、欺辱弱小。由于行为不良,学习成绩较差,因此朋友较少,适应学校困难。

(六)神经系统体征

临床发现约有半数患儿可见轻微的神经系统异常体征:① 快速轮替动作不协调。② 共济运动失调。③ 连带运动时,对侧肢体出现类似动作。④ 反射轻度亢进或不对称。⑤ 肌张力轻度增高或不对称。⑥ 动作笨拙,不能做精细动作。⑦ 皮肤两点辨别感觉差。⑧ 眼球震颤或斜视等。这些"软性"神经系统异常体征仅做诊断参考,无特异性诊断意义。

(七)脑电图改变

据国外报道,约有 45%～90% 的多动症患儿有脑电图的异常改变,大多数呈轻度或中度异常。

三、诊断

(一)诊断标准

目前多动症由于病因未明,尚缺乏有效实验室检查依据,因此,诊断主要依靠家长、教师提供的病史、体格检查、精神检查加以综合判断。神经系统"软性"体征和脑电图异常有助于诊断,但阴性者也不能否定其诊断。

现将《中国精神障碍分类与诊断标准》(第3版)(CCMD-Ⅲ)关于多动症的诊断标准陈述如下,供诊断参考。

1. 症状标准

(1)注意障碍(至少有下列4项):

1)学习时容易分心,听见任何外界动静都要去探望。

2)上课很不专心听讲,常东张西望或发呆。

3)做作业拖拉,边做边玩,作业又脏又乱,常少做或做错。

4)不注意细节,在做作业时或其他活动中常常出现粗心大意的错误。

5)丢失或特别不爱惜东西,如常把衣服、书本等弄得很脏很乱。

6)难以始终遵守指令,完成家庭作业或家务劳动等。

7)做事难以持久,常常一件事没做完,又去干别的事。

8)与他人说话时常常心不在焉,似听非听。

9)在日常活动中常常丢三落四。

(2)多动(至少有下列4项):

1)需要静坐的场合难以静坐或在座位上扭来扭去。

2)上课时常有小动作或玩东西或与同学讲

悄悄话。

3）话多，好插嘴，别人问话未完就抢着回答。

4）十分喧闹，不能安静地玩耍。

5）难以遵守集体活动的秩序和纪律，如游戏时抢着上场，不能等待。

6）干扰他人的活动。

7）好与小朋友打斗，易与同学发生纠纷，不受同伴欢迎。

8）容易兴奋和冲动，有一些过火的行为。

9）在不适当的场合奔跑，登高爬梯，好冒险，易出事故。

2. 严重程度标准　对社会功能（如学习成绩，人际关系等）产生不良影响。

3. 病程标准　起病于 7 岁前（多在 3 岁左右），符合症状标准和严重程度标准至少已经 6 个月。

4. 排除标准　排除精神发育迟滞、广泛发育障碍、情绪障碍。

（二）心理学检查

（1）行为评定量表。

（2）智力测验。

（3）学习成绩及语言功能测定。

（4）注意测验。

目前用于检查注意的各个方面的实验室方法已很多，但尚未有标准化的用于诊断多动症注意障碍的测验方法。这方面的实验室研究无疑是今后研究多动症令人关注的领域之一。

四、鉴别诊断

在诊断多动症之前，应注意排除正常儿童的多动、儿童精神分裂症、精神发育迟滞、情绪障碍、品行障碍、抽动症及抽动-秽语综合征等疾病，或发现同时存在的其他精神障碍，以利治疗。

五、治疗原则

ADHD 是由生物、心理、社会诸因素引起，因此，应针对这三方面进行综合治疗。治疗措施包括非药物性干预和药物治疗。

（一）药物治疗

只有当多动症较为严重地影响孩子的学习，

干扰家庭及学校秩序时，才需要药物治疗。药物治疗必须遵医嘱。常用药为哌甲酯（利他林），每次 5～10 mg，2 次/d，早、午服用，5 岁以下尽量不用，双休日和节假日可以停服。最为常见的副作用是食欲减低和不易入睡。有些患儿服药后诉有胃痛和头痛症状，减少剂量或服用一段时间后这些症状可消失。有个别报道该药可诱发抽动障碍。为了不影响发育，应该避免不间断的长期大剂量服用，尤其在青春发育期，服用过程中应定时测量身高和体重。其他有右苯丙胺、匹莫林、咖啡因、丙米嗪等。

（二）心理治疗

药物治疗同时进行心理护理，如认知行为治疗，特殊教育项目，社会化的技能训练，加强家庭及学校的正确教育和管理。

六、预后

随着多种治疗方法的应用，儿童多动的预后是较乐观的。但如不治疗，多动症儿童到成人时，大约有三分之一的人符合 DSM - Ⅲ - R 轴 Ⅰ 上的诊断。主要有四大类。

（1）多动症的残留症状。

（2）反社会的人格障碍。

（3）酒精依赖。

（4）癔症、焦虑症和一些类精神分裂症。很多有人格障碍的成人有儿童多动症，有难以控制的冲动行为障碍，忍受应激的阈值低，情绪不稳和长期的不满的情绪。

七、护理评估

（一）患儿方面

1. 一般情况　询问患儿的年龄、目前的营养状况，有无不良饮食习惯，年长儿有无嗜烟酒，测试患儿的智力状况，询问目前药物治疗情况，用药的种类、剂量等。

2. 临床表现　重点评估患儿目前的体征，区分多动、冲动、注意障碍的差别，症状持续的时间；了解患儿是否有不同的伴随障碍，如品行障碍、情绪障碍、行为障碍、学习困难等；有无神经系统病理阳性体征。

3. 身心状况　注意观察患儿异常的神态、

情绪、行为方式、有无相应生活技能、社会适应是否障碍等。

(二) 家长方面

评估患儿家庭结构、功能、社会支持系统、文化水平,对患儿疾病的了解程度以及家庭成员心理健康水平。

八、护理诊断

(一) 患儿方面

1. 生长发育障碍　与遗传、躯体、智力等障碍引起的成熟迟缓有关。

2. 有受伤的危险　与运动缺陷及活动过度等有关。

3. 有暴力行为的危险　与既往有侵犯行为或特定因素有关。

4. 自尊紊乱　与在学校不成功及同伴之间的负面影响有关。

5. 社交障碍　与冲动行为、情绪不稳,难以得到同伴们接纳有关。

(二) 家长方面

知识缺乏(家长不称职)　与缺乏特定知识来源有关(与资源不足或应对技能不足有关)。

九、预期目标

(一) 患儿方面

(1) 患儿生理、心理发育趋于正常,尤其能够控制注意力。

(2) 患儿无受伤及暴力性的侵犯行为。

(3) 患儿自尊心和自信心提高。

(4) 患儿人际关系融洽。

(二) 家长方面

(1) 家长能了解该病发生的原因及性质,掌握合理的教育方法。

(2) 家长掌握药物的使用,了解作用和副作用。

十、护理措施

(一) 患儿方面

(1) 在药物治疗过程中,指导用药方法、疗效及副作用的观察,要注意用药后的反应,如可引起淡漠、动作刻板、食欲减退等。注意脉搏及血压的变化。定期检查肝功能及白细胞等。

(2) 帮助患儿了解自己所患疾病的特点,多给具体指导,让患儿学会自己照顾自己,执行有规律的生活制度,培养良好习惯,能自觉地与医护人员合作。

(3) 对患儿的病态要以耐心、关怀和爱护的态度处理。而对患儿的不良行为及举动要正面地给予纪律教育,多启发和鼓励,不应在精神上施加压力,更不能责骂和体罚。

(4) 让患儿通过言语的自我指导、角色扮演、自我表扬、自我奖赏、自我监督、自我强化等方法,引导其树立信心,改善自己的行为。对儿童的情绪障碍、自尊心不足等问题有改善作用。

(5) 儿童存在因多动、易冲动、好攻击行为导致的人际关系不融洽。故应注意培养患儿的社交技能,让患儿和同龄伙伴多接触,多参加团队活动,有计划的组织引导他们参加游戏,培养社会化的技能。

(6) 鼓励参加躯体训练,包括拳击、柔道、举重、健身、田径运动等项目。通过个体强化训练,患儿会逐渐学会控制冲动和攻击行为,学会听从指挥,遵守纪律,提高自我控制意识,从而提高自尊和自信心。

(二) 家长方面

(1) 向家长解释多动症的性质,指导家长如何与孩子和谐相处、如何提出目标行为、如何建立奖赏制度等。在患儿合适行为出现时,就给予奖励,以求保持,并继续改进;当不合适行为出现时,就加以淡漠,或暂时剥夺一些权力,以表示惩罚。这需要融会贯通在儿童的个人日常生活中,而不只是把儿童作为被动的接受者。

(2) 加强家庭与学校的联系,要求家长和教师建立报告卡互通情况,共同配合,持之以恒,以建立儿童适宜的、新的行为。

十一、效果评价

(一) 患儿方面

(1) 患儿生理、心理发育趋于正常,能够控制注意力。

(2) 患儿未发生受伤及暴力性的侵犯行为。

(3) 患儿自尊心和自信心提高,人际关系改善。

（二）家长方面

（1）家长能了解该病发生的原因及性质，掌握合理的教育方法。

（2）家长能复述药物的使用，了解作用和副作用，定期带患儿门诊随访。

第二节 学习困难

学习困难一般是指有适当学习机会的学龄期儿童，由于环境、心理和素质等方面的问题，致使学习技能的获得或发展障碍。表现为经常性的学业成绩不良或因此而留级。这类儿童一般无智力缺陷，智商（IQ）在70以上。

学习困难的发生率因文化背景、社会环境、心理、教育条件以及采用的评定标准而异。国外有关资料提供，有20％左右的在校儿童发生学习困难，国内为15％左右，男女比例为2：1。

一、病因

学习困难病因不明，器质性因素被视为主要因素，与非器质性因素如心理因素和环境因素共同作用而产生各种表现。

二、临床表现

学习困难是一组以学习能力缺陷和学习成绩明显落后为突出表现的综合征，其最主要、最突出的特点是学习成绩不好，特别是阅读困难。学习困难儿童一般视力检查正常，但有特殊的视功能能障碍，常常不能在某些背景上识别字后图形，不能鉴别一个字是否反转或倒转；听力检查是正常的，但听觉辨别能力很差，并伴随语言混乱；有书写困难，表现为写字与绘画能力差，共济运动笨拙，精细动作不良；理解计算能力差；新事物适应能力差。

学习困难儿童除了上述特点外，还有行为及情绪方面的异常，如活动过度、学习注意力涣散、情绪不稳、冲动性强及品行问题。

三、诊断

（一）标准化方法

根据智力状况和学习经历，学习困难儿童的学业成绩明显低于根据其智力水平一般期望应达到的水平。评价主要根据标准化、个体化的智力测验和学业成绩测验来进行。

1. 智力测验 通常采用韦氏儿童智力测验（WISC－CR）并分析智力结构是否均衡和存在缺陷，学习障碍儿童言语智商与操作智商呈现不平衡的总体趋势。

2. 学业成就测验 主要用来评定相应年龄和学龄儿童学业成就和学习技能所达到的水平。有学习困难的儿童，其智商正常或接近正常，但其成就测验结果明显低于其相应的年龄和学龄水平。

（二）经验法

在我国尚没有标准化的学习成就测验法，只好根据教师的经验来大致评估学业成绩和技能水平的等级。但有发现表明，任课教师对学生这方面评价的正确性相当高，与标准化学业成就测验和智力测验的一致性相关在0.85左右。因此，将教师评定结合学业考试成绩来评估儿童的学习成就，不失为一种有用的经验评估法。

四、鉴别诊断

（一）儿童孤独症

虽有语言和阅读障碍，但儿童孤独症主要为生活交往、沟通和局限的重复行为。

（二）精神发育迟滞

精神发育迟滞标准化个体测验所获得的阅读成绩，与其智力和受教育所决定的预期水平相符。

五、治疗原则

对学习困难儿童，宜采取综合方法，即家庭治疗、特殊教育、感觉统合疗法、心理咨询及药物治疗相结合。

药物治疗主要是对症治疗。合并情绪焦虑或抑郁者，可给予抗焦虑药、抗抑郁药物；合并多动障碍者可用中枢神经兴奋剂如哌甲酯等。

六、预后

影响预后的因素很多，如智商、家庭状况。

随访研究预后一般较差,如辍学率高,就业率低,社会经济地位地等。

七、护理评估

(一)患儿方面

1. 一般情况　询问患儿的年龄、目前的营养状况,有无不良饮食习惯,年长儿有无不良嗜好,测试患儿的智力状况。

2. 临床表现　重点评估患儿目前的能力,学习能力缺陷和学习成绩明显落后为突出表现的综合征。

3. 身心状况　注意观察患儿异常的神态、情绪、行为方式、有无相应生活技能、社会适应是否障碍等,有无品行障碍和对抗行为。

(二)家长方面

评估患儿家庭结构、功能、社会支持系统、文化水平、对患儿疾病的了解程度以及家庭成员心理健康水平。

八、护理诊断

(一)患儿方面

1. 自我概念紊乱　与该病限制了患者身体发育达到正常标准有关(与父母不现实的期望有关,长期自尊低下,无自信心)。

2. 社交障碍　与注意力不集中,易冲动或活动过度有关。

3. 有暴力行为的危险　与既往有侵犯行为或特定因素有关。

(二)家长方面

知识缺乏(家长不称职)　与缺乏特定知识来源有关(与资源不足或应对技能不足有关)。

九、预期目标

(一)患儿方面

(1)患儿自尊心和自信心提高。

(2)患儿人际关系融洽。

(3)患儿无暴力性的侵犯行为。

(4)患儿学习成绩提高。

(二)家长方面

家长能了解该病发生的原因及性质,掌握合理的教育方法。

十、护理措施

(一)患儿方面

(1)对学习困难儿童应提供更多的让他们成功和感觉被需要的机会,经常让其负责某一方面的工作,调动其积极性、责任感。对好的行为多表扬、多鼓励,进行奖励强化,以增加其自信心;对不良行为不要批评、指责,应予以引导。

(2)鉴于学习困难儿童注意力易分散、活动过度、难于控制自己的特点,提倡学习环境布置力求简洁,避免无关刺激,以减少儿童分心,这对学习困难儿童是十分重要的,应特别强调。

(3)鉴于学习困难儿童具有主动注意减弱,被动注意相对增强的特点,在学习过程中应努力提高学习内容的生动有趣性及方法的形象具体性,以延长他们专心听课的时间,弥补他们在听课时主动注意不足的弱点。

(4)有一种学习理论认为,在学习的时候,如有几种感觉同时并用,则有利于学习效果的提高,而且学习困难儿童在阅读与书写方面通常有困难,所以应鼓励这类儿童在学习一项新技能时,视、听、触多种感官同时并用,例如,儿童在学习阅读时,同时让他抄写、听录音等。

(5)学习困难儿童往往表现笨手笨脚,行动不协调。为此鼓励其多进行针对性的运动体操,以促进脑部结构与功能发育,其内容包括一系列的练习,如爬行、攀登等。

(二)家长方面

(1)学习困难儿童的智力是正常的,家长和教师决不能当面,尤其是不能当着儿童同学的面说有学习困难的儿童是"笨孩子"、"没有出息"等,要纠正对这类儿童的不合理期待,以及歧视、厌恶等,要注意呵护孩子的自尊心。

(2)学习困难儿童的某些冲动行为或情绪异常等,并不是这些儿童不想学好,而是他们的自制力较差,需要大人的理解和帮助。要让家长意识到奖励强化的重要性。正确的方法是在儿童学习过程中如出现适宜行为就给予奖励,反复对儿童有利于学习的良好行为进行奖励强化,这类行为的出现频率就会增加并巩固下来。当出现不适于学习的行为时,周围人如教师、父母等就予以漠视,可使这类行为逐渐消失。因为以往当儿童出现不适行为时,教师或父母总是指责、批评、说教,这种给予注意的本身,在一定意义上是对儿童不适当行为的强化。而不予注意,会让这类行为失去强化,随着时间的推移逐渐减少,最终消除。

(3)学习困难儿童的学习成绩差以及行为、情绪异常不是一天两天就能改变的,因此,家长在帮助儿童提高学习成绩及矫治不良行为方面要有耐心,千万不要操之过急。

总之,学习困难儿童的问题应尽早解决,不应让其拖延至成年期,否则,他们的生活质量(如社交、学业、职业、情绪和行为、自我意识和主观满意度等方面)将低于正常人群,甚至缺陷加重,产生另外的行为问题。

十一、效果评价

(一)患儿方面

(1)患儿学习成绩提高,自尊心和自信心增强。

(2)患儿人际关系改善。

(3)患儿未发生暴力性的侵犯行为。

(二)家长方面

家长能复述该病发生的原因及性质,掌握合理的教育方法。

第三节　学校恐惧症

学校恐惧症(school phobia)是恐惧症的一种特殊类型,1932年Broadwin首次描述逃学的种类,以后对于长期不去学校的行为称为"学校恐惧症"(Johnson,1941)。Broadwin还认为它作为一组根深蒂固的症状,与神经症是类似的。

一、病因

大多数学者认为,学校恐惧症的年幼儿童与分离性焦虑有密切关系,年长儿童才是真正的学校恐惧症。按照精神分析学说,学校恐惧是分离性焦虑,但也有观点认为,拒绝上学者与其说儿童害怕上学,不如说是害怕离开母亲,基本问题是"分离"。

精神动力学派对于学校恐惧发生的理论是儿童害怕失败,因为分离恐惧不能解释有的儿童不去学校,而在其他方面还继续恰当地活动,如离开家到其他地方去。

行为学派强调学习理论,认为学校恐惧症是一种反应性及操作性学习行为,在恐惧事物的经历上学习而得,与父母的反应相互影响。

学校恐惧症的直接诱因常常是学习失败,在学校遭到某些挫折和侮辱,或者是患儿或父母生病以及家庭有某些变故。

二、临床表现

最初的表现是儿童上学时感到很勉强,很痛苦,该去上学的时候不去或提出苛刻的条件,有时显出要去学校或准备去学校,但一旦到学校或接近学校就逃走,坚决拒绝上学。有的儿童在上学日或当日清晨诉说头痛、头晕、腹痛、腹泻、呕吐等不适;有的在上学头一天晚上就表现腹痛,以上症状在节假日不出现,往往在星期一出现而称为星期一病。当强制他们去上学时会出现强烈的情感反应,焦虑不安,痛苦、喊叫、吵闹等,任何保证、安抚和物质上的好处均不能吸引他们同意去上学,有的儿童甚至宁愿在家受皮肉之苦也不愿去学校。当他们在家时,看书或和伙伴们游戏时,一切都正常。

有些学者经临床研究可将学校恐惧症区分为两个类型——神经症型和人格型,也叫Ⅰ型和Ⅱ型,Coolidge等提出Ⅰ型这一组的儿童在家也很棘手,执拗,紧张,并且表现黏滞,但在社交和智力方面良好。Ⅱ型较前者更麻烦,对外部世界感到恐惧、敏感抑郁,拒绝上学仅仅是症状的一部分。Hersov从症状上鉴别两种类型,一种类型的患儿临床表现为胆怯、害怕,恐惧且害羞,缺乏自信。另一种类型的患儿表现对父母严重的反抗态度,不服从,挑剔、过分放肆和侵略性。Kenney提出Ⅰ型和Ⅱ型的临床特点如表19-1。

表 19 - 1 学校恐惧症类型

Ⅰ型 神经症型	Ⅱ型 人格型
1. 首次发病	1. 有过几次发作
2. 星期一发病,常在上周患过病	2. 星期一发病,有很轻的不适,并且不常出现
3. 急性发作	3. 缓慢起病
4. 低年级发作	4. 高年级常见
5. 曾扬言要死	5. 当前无想死念头
6. 母亲的健康有问题,或者儿童认为母亲有病	6. 母亲无病
7. 与父母关系密切	7. 与父母关系不良
8. 在大多数场合,父母的适应能力良好	8. 母亲有神经症行为,父亲有个性障碍
9. 父亲热心料理家务	9. 父亲对家务或子女缺乏兴趣
10. 父母易于与人共事	10. 父母难于与人共事

三、诊断

典型病例诊断不难,而是对早期辨别存在一定困难,尤其开始以腹痛、呕吐、头晕、头痛为主诉者往往不易想到与情绪恐惧有关,而反复以躯体病进行诊治。若能详细询问其症状发作的时间与特点,与情绪及学习、学校事件的关系,想到本病的可能,即不易误诊。

Bery、Nichols 和 Pritchard 提出 4 条诊断标准:① 去学校产生严重困难。② 严重的情绪焦虑。③ 父母知道他们在家。④ 缺乏明显的反社会行为。

四、鉴别诊断

本症须与逃学进行鉴别,学校恐惧症患儿常伴有较明显的情绪障碍,一般来说学业上问题不大或是品学兼优者,自幼成长较顺利,家庭条件较好,父母对患儿期望较高,过分保护。患儿对父母过分依赖。其家族中常有神经症患者。而逃学儿童一般无明显的情绪表露,常有其他违纪行为,并且往往学业上长期困难,又得不到父母关心反而常遭体罚的儿童,两者最容易的辨别点是前者是父母知道患儿拒绝上学留在家中,而后者往往是父母不知道该儿童不去上学,他们表面上装作去上学,半路上或课间从学校逃出在外游荡。

五、治疗原则

药物治疗配合支持性心理治疗和调整环境,三者结合可取得较好的治疗效果。药物治疗可采用:① 抗抑郁剂:对重症患儿首推氯丙米嗪。② 抗焦虑药:可选用地西泮、舒乐安定、安他乐等。

六、预后

一般较好。其预后与年龄、起病缓急有关。急性发作往往为年幼组并常常有各种环境和躯体等方面的诱因,急性治疗较顺利;慢性者往往无任何肯定事件,而是逐渐退缩可能变得更固执,好争辩,好挑剔,还可能显示其他行为问题,他们过多依赖家庭,和父母黏滞,更神经质,与伙伴关系不密切,兴趣少,可能智力差一些,更难适应社会,故治疗较急性发作困难。

不同年龄组对预后有关系。学龄初期组较易回到学校,学龄晚期和青春期较前者困难,追踪研究亦表明,年长组发作的结果继续至成年期,表明精神病的开始。

七、护理评估

(一)患儿方面

1. 一般情况 询问患儿的年龄、目前的营养状况和智力状况、年长儿有无不良嗜好,测试患儿的智力状况。

2. 临床表现 重点评估患儿的心理状况,有无拒绝上学等强烈的情绪障碍。

3. 身心状况 注意观察患儿异常的神态、情绪、行为方式、有无相应生活技能、社会适应是否障碍等,有无焦虑和恐惧等情绪。

(二)家长方面

评估患儿家庭结构、功能、社会支持系统、文化水平、对患儿疾病的了解程度以及家庭成员心理健康水平。

八、护理诊断

(一)患儿方面

1. 焦虑 与自尊低下,环境改变,害怕分离及同伴、家里人的负面反应有关。

2. **个人应对无效**　与没有足够的解决问题及否定问题的能力有关。

3. **自尊紊乱**　与同伴的负面反应或自身精神障碍以及对自己的作为抱有不切实际的期望有关。

(二)家长方面

知识缺乏（家长不称职）　与缺乏特定知识来源有关（与资源不足或应对技能不足有关）。

九、护理目标

(一)患儿方面

(1)减轻患儿焦虑恐惧情绪，尽早让其返校。

(2)患儿自尊心和自信心提高。

(3)患儿人际关系融洽。

(二)家长方面

(1)家长能了解该病发生的原因及性质，掌握合理的教育方法。

(2)家长掌握药物的使用，了解作用和副作用。

十、护理措施

(一)患儿方面

(1)使用药物前后定期进行心电图、肝功能、血象检查。药物不良反应可见口干、头晕、食欲下降、便秘，不良反应严重者减量，或改换治疗药物。

(2)医师对患儿要表示关心，耐心倾听他们诉说痛苦和困难，与患儿建立良好的关系并使患儿对医师信任，要对患儿进行反复的保证和疏导，鼓励他们重新返校。

(3)详细了解发病经过，发病诱因，患儿客观存在的困难和问题，家庭和学校及其他可能的不利因素，依据情况，调整学校环境或暂时减轻其学习负担，尽快建立自信心使其返校。

(二)家长方面

儿童的心理健康状况除生物学影响外，与家庭尤其父母的个性心理特征、心理健康水平、教育抚养方式有密切关系，为此应详细了解父母的心理健康状况，分析他们的行为方式、情绪反应及其可能对患儿产生的影响，并对其进行指导。

较小的孩子恢复上学的开头几天最好不由母亲伴送入学，而由其他人伴送，以减少在校门口与母亲分离时的焦虑。

十一、效果评价

(一)患儿方面

(1)患儿减轻焦虑恐惧情绪，已返校，患儿自尊心和自信心增强。

(2)患儿人际关系改善。

(二)家长方面

(1)家长了解该病发生的原因及性质，掌握合理的教育方法。

(2)家长掌握药物的使用，了解作用和副作用。

第四节　焦虑症

焦虑症(anxiety disorder)是一组以恐惧与不安为主的情绪体验。这种恐惧无具体的指向性，但总感到有不祥的事要发生，有如大祸临头一般而惶惶不可终日。焦虑是情绪障碍的主要症状之一，常与恐怖、强迫等症状同时出现，其单独的患病率不确切。

一、病因

产生焦虑的原因，Bowlby认为有两类行为与焦虑情绪有关：一是逃避，二是依恋。逃避是患儿与陌生事件突然相遇而产生，依恋出现在"联络成对"的成员彼此被分离之时。早期即体验到不稳定的家庭生活的儿童更为焦虑，而且他们倾向于更富于攻击性和反社会性。另有些儿童的焦虑与素质性因素、遗传因素有关。

二、临床表现

焦虑有3种表现形式，一是主观的焦虑体验；二是外显的不安行为，如多动等；三是生理反应。不同的患儿，三方面的表现程度不一样或以其中的一种为主要的临床形式。

焦虑患儿总的临床印象是不安，易烦躁，是不愉快的"麻烦的孩子"，"难照看难抚养的孩子"。年幼儿童表现为爱哭闹，不易安抚，年龄稍大的儿童不安惶恐的内心体验可以表达,故经常为小事抱怨父母,抱怨周围环境而总是不高兴,不满意。多数患儿常同时出现胆小害怕,如不敢走黑路,不敢单独留在室内,不安地来回走动,不放心,反复检查。对环境的变化比较敏感,在环境更换时焦虑加重,如幼儿在改变抚养环境后变得更好哭,易生气,食欲下降,睡眠障碍,如入睡困难,睡眠浅,睡眠不宁,易惊醒,夜惊,排泄习惯紊乱,如尿床、便裤。有的患儿则纠缠父母寸步不离。学龄儿童焦虑可表现为上课不安,坐不住,烦躁,易和同学、老师发生冲突,学习效率低,学习成绩下降。有的不敢当众说话,回答问题不敢正视对方,面红耳赤,手足无措,出汗心跳,手舌震颤,说话欠流利,还有的焦虑儿童表现为拒绝上学,逃学,离家出走,在外游荡即所谓焦虑的外显行为。

焦虑症时的生理反应现象比较突出,交感神经、副交感神经兴奋所产生的自主神经功能紊乱的症状,如头痛、胸闷、心悸、呼吸加速、血压升高、多汗、口干、头晕、恶心、腹部不适、四肢发凉、便秘、尿频、遗尿、遗粪、睡眠不宁、早醒、多梦。以上交感与副交感神经活动在焦虑中均可出现,但以前者为主。当焦虑发作时,交感神经活动增强,肾上腺皮质激素分泌增多,患儿可出现高度的激动状态。在某些焦虑、紧张、恐惧的情况下,有时会发生昏厥现象,这主要是副交感神经活动突然使内脏血管舒张,心跳减慢,血压下降,肌肉张力丧失,大脑血流供给减少而失去意识。

焦虑时对儿童的社会功能造成一定的影响,如情绪不稳、烦躁不安、注意力涣散、学习效率下降、学习能力及学习成绩受影响,同时又反过来加重症状。

慢性焦虑和过度焦虑对儿童人格形成也可能产生影响,如过分敏感、自卑、恐惧、谨小慎微、犹豫不决、抑郁、退缩,过多注意自身的不适和变化。

依据临床特征和起病因素,可将儿童焦虑症分为以下几种类型。

(1) 分离性焦虑多发生于学龄前期,主要表现为患儿与亲人分离时产生的焦虑反应。

(2) 过度焦虑反应常见于学龄儿童,尤以女孩多见。其性格多较温顺、胆小、多虑、缺乏自信,对外界事物反应较敏感,智力水平比较高。临床表现为与实际境遇无关的过分忧虑和烦恼。

(3) 回避性障碍患儿表现为较为持久的过分的回避与退缩,以至影响与他人的社交关系,脱离集体活动而形成适应困难。

三、诊断及鉴别诊断

CCMD－3 提出儿童分离性焦虑的诊断标准。

(一) 症状标准

至少有下列 3 项。

(1) 过分担心依恋对象可能遇到伤害,或害怕依恋对象一去不复返。

(2) 过分担心自己会走失、被绑架、被杀害或住院,以至与依恋对象离别。

(3) 因不愿离开依恋对象而不想上学或拒绝上学。

(4) 非常害怕一人独处,或没有依恋对象陪同绝不外出,宁愿待在家里。

(5) 没有依恋对象在身边时不愿意或拒绝上床就寝。

(6) 反复做噩梦,内容与离别有关,以至夜间多次惊醒。

(7) 与依恋对象分离时反复出现头痛、恶心、呕吐等躯体症状,但无相应躯体疾病。

(二) 严重标准

日常生活和社会功能受损。

(三) 病程标准

起病于 6 岁前,综合症状标准和严重标准至少已 1 个月。

(四) 排除标准

不是由于广泛发育障碍、精神分裂症、儿童恐惧症及具有焦虑症状的其他疾病所致。

除童年分离焦虑之外,儿童焦虑症还有童年恐怖性焦虑障碍、童年社交性焦虑障碍。前者表现为对各式各样的对象或处境的恐惧,其恐惧内容具有明显的发育阶段特定性并且程度不同地发生于大多数儿童,但其焦虑程度要达到临床异常的程度,并且焦虑不只是广泛的障碍的一部分。后者只针对不满 6 岁的儿童表现出对陌生人的持久或反复的害怕和(或)回避,同时伴有正常的选择性依恋父母或其他熟知的人,害怕或回避见人在程度上超出了患儿的年龄所应有的正常界限,并伴有肯定的社会功能异常。

四、治疗原则

治疗包括不同的方法,如药物治疗、松弛疗法、生物反馈、心理治疗及家庭治疗。采取综合的措施效果会更好。

药物治疗以抗焦虑为主,苯二氮䓬类药物疗效较为理想,其不良反应较少,较易为患儿和家长所接受,但需对长期服药者,在服某种镇静剂一段时间后最好更替另一种镇静剂,丁螺环酮具有很好的疗效。

五、护理评估

(一)患儿方面

1. 一般情况　询问患儿的年龄,目前的营养状况,年长儿有无不良嗜好,测试患儿的智力状况。

2. 临床表现　重点评估患儿的心理状况,有无焦虑体验、外显的不安行为以及生理反应。

3. 身心状况　注意观察患儿异常的神态、情绪、行为方式、有无相应生活技能、社会适应是否障碍等。

(二)家长方面

评估患儿家庭结构、功能、社会支持系统、文化水平、对患儿疾病的了解程度以及家庭成员心理健康水平。

六、护理诊断

(一)患儿方面

1. 焦虑　与自尊低下,环境改变,害怕分离及同伴、家里人的负面反应有关。

2. 个人应对无效　与没有足够的解决问题及否定问题的能力有关。

3. 自尊紊乱　与同伴的负面反应或自身精神障碍以及对自己的作为抱有不切实际的期望有关。

(二)家长方面

1. 知识缺乏(家长不称职)　与缺乏特定知识来源有关(与资源不足或应对技能不足有关)。

2. 焦虑　与自身个性及担忧患儿预后有关。

七、护理目标

(一)患儿方面

(1)消除患儿焦虑恐怖情绪。

(2)患儿自尊心和自信心提高。

(3)患儿人际关系融洽。

(二)家长方面

(1)家长能了解该病发生的原因及性质,改善环境及教育方式。

(2)家长掌握药物的使用,了解作用和副作用。

(3)家长消除焦虑情绪。

八、护理措施

(一)患儿方面

(1)耐心倾听他们的诉说,对他们的痛苦表示适当的同情,消除他们的顾虑,以帮助控制感到不安全和失败的心情,建立信心,培养坚强的意志及开朗的性格。

(2)帮助消除各种不利因素,如适应环境困难或适应较慢的儿童,要让他们有足够长的时间去适应,并且要防止过多的环境变迁。

(3)鼓励患儿多做户外活动,适当的体育锻炼及游戏活动,对疾病的恢复非常有益。

(4)在药物治疗过程中,指导用药方法、疗效及副作用的观察,要注意用药后的反应,定期检查肝功能及白细胞等。

(二)家长方面

(1)向家长解释焦虑症的性质,对有焦虑倾向的父母,要帮助他们认识自身的个性弱点可能对患儿产生的不良影响,并且应明确指出,要想治疗好患儿必须治好家庭的其他成员。

(2)改善环境及教育方式,父母及教师对儿童的不合理要求,如超负荷的过高要求,达不到要求时的严厉惩罚,以及父母过分的溺爱等,均应加以纠正。对儿童从小应循循善诱,根据不同的年龄、智力水平等,给予恰当的要求,既不溺爱,也不苛求。

九、效果评价

(一) 患儿方面

(1) 患儿焦虑恐怖情绪消除。

(2) 患儿自尊心和自信心提高。

(3) 患儿人际关系融洽。

(二) 家长方面

(1) 家长能了解该病发生的原因及性质,改善环境及教育方式。

(2) 家长能复述药物的使用,了解作用和副作用。

(3) 家长焦虑情绪消除。

第五节 强 迫 症

儿童强迫症(obsessive compulsive neurosis)最早由 Janet(1903)报道 1 个 5 岁儿童表现为"刻苦地反复思考显而易见的事情",并认为强迫症儿童是长在"父母过于尽善尽美"的环境下。

强迫症包括强迫观念和强迫行为,两者可单独出现也可同时出现,以同时出现较常见。强迫观念是一种持久的思想、表象和冲动强加于意识中,持续和重复出现,包括词、数字、观念、思路、想象、情感和冲动,这种观念并非自愿产生,患儿企图摆脱又无法摆脱。强迫动作是指按某种规则或刻板程序做出重复的动作或活动,这种行为活动是强迫观念的一种反应。

一、病因及发病机制

病因及发病机制至今未能阐明,但有研究资料提示为额叶-边缘系统-基底节功能紊乱造成遗传易感性和神经递质不调的作用(Wise 和 Rapoport,1989),近些年来发现遗传因素比较明显。

(一) 遗传

家族调查发现,患者的父母中有约 5%～7%的人患有强迫症,高于普通人群。另外由于人格特征主要受遗传的影响,而人格特征又在强迫症的发病中起一定作用,故也提示强迫症与遗传有关。在临床上也观察到,约 2/3 的强迫症患者在病前即存在有强迫性人格。强迫性人格的特征是,胆小怕事,谨小慎微,优柔寡断,严肃古板,办事井井有条,力求一丝不苟,注重细节,酷爱清洁。

(二) 心理社会因素

精神分析学派认为,强迫症是强迫性人格的进一步发展。行为学家则认为,强迫症的产生是由于刺激——反应出现过多重复导致焦虑,使中枢神经系统兴奋和抑制失调,从而导致异常习惯的形成,病理性认识和反射的建立,使冲动、思维和行动拘泥于固定的行为学习模式。

在处于发育期的青少年,生理发育迅速,在与竞争激烈的社会交往中出现的不适应现象,可引起强迫症状的产生。工作紧张、家庭不和睦及夫妻生活不尽如人意等可使患者长期紧张不安,最后诱发强迫症的出现,症状的内容与患者面临的心理社会因素的内容有一定的联系。意外事故、家人死亡及受到重大打击等也使患儿焦虑不安、紧张、恐惧,诱发强迫症的产生,症状的表现形式与精神创伤有直接的联系。

(三) 生化

有人认为强迫症患者 5-HT 能神经系统活动减弱导致强迫症产生,用增多 5-HT 生化递质的药物可治疗强迫症。

二、临床表现

(一) 强迫观念

强迫观念是不由自主地反复出现的观念、思想、表象或冲动,常见的有如下几种。

1. **强迫怀疑**(obsessive doubt) 对自己刚做过的事产生怀疑,如刚锁好门怀疑自己是否没锁好;刚做完作业题怕没做对;写过的字怕没写好。与强迫怀疑伴随的症状是强迫检查,如怀疑没锁好门而来回往返检查看门是否确实锁好,以至上学迟到;怀疑会写错字的学生因反复检查而使作业速度大大减慢;还有的患儿对自己刚才说出的话亦怀疑会不会说错,以致重说一遍又一遍。

在儿童中有一种常见的强迫怀疑是与不洁、患病有关的内容,由此最常合并存在的就是强迫洗涤。

2. **强迫回忆**(obsessive reminiscence) 患者对经历过的事件,听过的音乐,看过的场面或者别人说过的话反复回想,有时强迫回忆和强迫怀疑可同时出现,患者在强迫回忆时怀疑自己回忆有错或被打断又不得不从头想起,加重其不安和痛苦,故因怕被人打扰而表现烦躁、躲避人等退缩表现。

3. 强迫对立观念(obsessive contradictory ideas) 患者脑子里经常出现与现实相对立的观念,这种观念常是不好的,违反通常道德准则的内容,为此患者感到非常紧张、害怕不安,但又偏偏不能排除,有时甚至有脱口而出的冲动,如骂粗话、喊反动口号等。

4. 强迫性穷思竭虑(obsessive ruminations) 患儿的思维经常纠缠在一些缺乏实际意义的问题上不能摆脱,这一症状在青少年中才可见到,如想"为什么把桌子叫桌子而不叫椅子"、"为什么把椅子叫椅子而不叫桌子"。

(二) 强迫意向及动作

1. 强迫洗涤(obsessivewashings) 是强迫症中最为常见的症状之一。患者因怕自己传染上什么病而反复洗手,有的患者以致把手都洗破了还认为"没有洗干净",强迫观念和强迫洗涤往往同时出现。

2. 强迫意向(obsessive intentions) 患儿常出现一种克制不住的与意愿相反的意向冲动,如走到高处往下跳的冲动,以至患儿十分紧张怕万一哪一次控制不住就会发生意外。

3. 强迫动作(obsessivertuals) 患者行为上有一套先后次序的动作,在进行这套动作中认为没做好或中间被打断后又要重新开始,直到患儿认为"合适了"、"对劲了"才停止。

儿童强迫症的症状不全同于成人,有时不能总是保持自己强迫症状,而是摆布他们的父母也参与到他们的动作中来,若是父母不同意这样做,则患儿会变得十分焦虑不安、烦躁、气愤,甚至冲动伤人来迫使父母这样做。

三、诊断及鉴别诊断

诊断本症主要是临床症状诊断。患儿的强迫观念或强迫行为持续存在,给他带来明显苦恼;严重影响患儿的学习、生活,同时考虑到年龄特点,患儿还时常要求其家庭成员参与其强迫行为,否则烦躁焦虑加重,另一特点是其自觉要求克制强迫症状的表现不如成人明确,临床诊断一般困难不大,但有时需与儿童精神分裂症强迫状态、儿童孤独症刻板重复的动作和仪式行为及抽动-秽语综合征(Tourette综合征)相鉴别。

四、治疗

近年来,强迫症的治疗进展较快,包括5-HT类药物治疗、行为治疗、心理治疗等。疗效表明最好为5-HT类药物疗法。

(1) 药物治疗氯米帕明(氯丙米嗪)、丙米嗪用于治疗强迫症,有人将氯米帕明称为抗强迫症药,但儿童服用要密切观察毒副作用,剂量大致为每天3 mg/kg。丙米嗪剂量为每天1～4.5 mg/kg,6岁以前禁用。镇静类抗焦虑药亦可采用,对改善情绪、减轻焦虑有较好的效果,但对强迫症状无多大效果。在强迫症严重影响患儿正常社会功能、日常生活时,可采用氯丙嗪和异丙嗪混合注射,进行一段时间的人工冬眠治疗(每天注射2次,每2周为1个疗程),对某些病例能得到较好的改善。

(2) 为治疗主要采用脱敏疗法、认知疗法、森田疗法与暴露疗法,同时也可配合使用操作性处理法,阳性强化法。

(3) 其他生物反馈和松弛训练对减轻焦虑和自主神经功能紊乱,改善睡眠有好处,对强迫症治疗起较好的辅助作用。

五、护理评估

(一) 患儿方面

1. 一般情况 询问患儿的年龄,目前的营养状况,年长儿有无不良嗜好,测试患儿的智力状况。

2. 临床表现 重点评估患儿的心理状况,有无强迫观念、强迫意向及动作。

3. 身心状况 注意观察患儿异常的神态、情绪、行为、有无相应生活技能、社会适应是否有障碍等。

(二) 家长方面

评估患儿家庭结构、功能、社会支持系统、文化水平、对患儿疾病的了解程度以及家庭成员心理健康水平。

六、护理诊断

(一)患儿方面

1. (特定的)自理能力缺乏　与多种拘泥于形式的强迫观念影响患儿从事日常活动有关。

2. 不合作　与强迫性思维方式引起注意力不集中,控制冲动能力差有关。

3. 社交隔离　与需要禁闭以及拘泥于形式的行为引起的窘态而怕受责备有关。

4. 焦虑　与对现实或预期的情况、心里产生威胁感有关。

(二)家长方面

1. 知识缺乏(家长不称职)　与缺乏特定知识来源有关(与资源不足或应对技能不足有关)。

2. 焦虑　与担心患儿预后有关。

七、护理目标

(一)患儿方面

(1)消除患儿强迫症状。

(2)改善情绪,消除患儿的焦虑不安。

(3)患儿自尊心和自信心提高。

(4)患儿人际关系融洽。

(二)家长方面

(1)家长能了解该病发生的原因及性质,改善环境及教育方式。

(2)家长掌握药物的使用,了解作用和副作用。

(3)家长消除不良情绪。

八、护理措施

(一)患儿方面

(1)对患儿要给予心理上的支持,分析发病的原因,帮助患儿建立克服病态的信心,鼓励患儿多参加集体及文体活动,对于有心理障碍者,要尽力克服精神上的诱因。

(2)对患儿态度和蔼可亲,给儿童创造一个轻松的生活及学习环境,注意孩子良好性格的培养。

(3)当出现强迫观念和强迫行为时,应指导患儿主动转移注意力,而不能过分苛刻的强硬要求。

(4)用药期间,指导用药方法,观察疗效及用药后的副作用,定期检查肝功能及白细胞等。

(二)家长方面

(1)应对患儿家长、学校老师进行解释,说明病态性质。

(2)要让家长合作并参与到治疗和护理的过程中来,让家长正确对待患儿的病态,既不要过分焦虑,过多地担心,也不要采取强迫的手段,横加制止,或任意体罚,因为这类态度,会使症状加剧。

家长有性格不良者,也会对患儿产生不良影响。故应详细了解家长的心理健康状况,分析他们的行为方式、情绪反应,并对其进行指导。

九、效果评价

(一)患儿方面

(1)患儿强迫症状好转。

(2)患儿焦虑不安的情绪消除。

(3)患儿自尊心和自信心增高。

(4)患儿人际关系融洽。

(二)家长方面

(1)家长了解该病发生的原因及性质,改善环境及教育方式。

(2)家长掌握药物的使用,了解作用和副作用。

(3)家长消除不良情绪。

第六节　神经性厌食症

厌食(anorexia)是指较长期的食欲减退或消失,是小儿时期常见的消化功能紊乱症。神经性厌食症(anorexia nervosa)是由不良心理社会因素引起的持续性厌食。不包括由于严重躯体疾病或重性精神病所致的厌食。早期主要是因某种原因主动节食,逐渐食欲下降、厌食、进食量明显减少、消瘦、内分泌代谢紊乱,严重者如不及时进行治疗,可危及生命,可伴有间歇性发作性多食。

本症常于青春期起病,呈慢性病程,可以持续到成年,一般起病年龄为 8～30 岁,起病高峰在 13~14 岁和 17~18 岁,女性通常在 16~17 岁起病,很少 30 岁以后起病,男性起病年龄在 12 岁左右。本症以女性多见。

一、病因

病因尚不明确。有关的因素,可分为以下几个方面。

(一) 社会心理因素

青春期,女孩伴随第二性征发育而来的是日益丰腴的体形。对此,容易产生恐惧不安,羞怯感,有使自己的体形保持或恢复到发育前"苗条"的愿望。青春期是神经性厌食症发病率最高的时期。社会观念左右着胖瘦美丑的标准。在文明和发达的社会中,有一种以瘦为美的认识误区。尤其在某些职业中,如芭蕾舞演员、时装模特中,该症的患病率是普通人群(同龄)的 3~4 倍。

另外,神经性厌食症多来自社会地位偏高或经济较富裕的家庭;城市人群的患病率高于农村人群;在城市中,私立学校的女生患病率高于普通学校。

(二) 个体的易感素质

这类患者常常争强好胜,做事尽善尽美,追求表扬和赞美,自我中心,神经质;而另一方面又常表现出不成熟、不稳定、多疑敏感,对家庭过分依赖,内向,害羞等。有研究发现,本病的发生可能与某些遗传素质有一定的关系。

(三) 下丘脑的功能异常

神经性厌食症患者存在明显的下丘脑功能异常的表现,如月经紊乱或闭经;血液中甲状腺素水平低;食欲及进食量的异常,情绪低落或烦躁等。

二、临床表现

主要临床特征为主动拒食,导致体重明显减轻。伴有体象障碍及神经内分泌改变。

本症起病隐袭,患儿对于体重很敏感,喜欢苗条的体型。开始常常避开家里人采取一些使自己体重减轻的措施,如不在公共场所进食,也不愿与家庭其他成员一起进食,不吃早餐去上学;常常进食极少;有时故意制造呕吐,或服用泻药。为了使体重减轻,患儿在学校参加一些剧烈的活动,或参加长跑、骑单车等。患儿开始并无食欲减退,甚至胃口很好,最初拒食、少食常常是盲目性的,经过长期饥饿以后,才会出现食欲的消失(即神经性食欲缺如)。

由于拒食、少食、呕吐及腹泻等原因,加上活动过多,从事过多的躯体运动和体力劳动。因此,体重很快减轻,有时患者体重减轻 1/3 以上。而患者对自己的体型消瘦毫不在意,虽已骨瘦如柴,但仍觉很胖。因此,许多研究者认为这类患儿有体象障碍,即过高的估计自己体形及体态大小。

此时,青春期以后起病的女孩可出现闭经,闭经可作为起病后出现的第一个症状,是诊断神经性厌食症的重要依据,可出现在体重减轻之前、同时或之后,故闭经不是长期饥饿所致,而是疾病本身所产生的神经内分泌改变。男性可表现为性欲减退。如果症状在青春期前出现,则表现为第二性征发育延迟。

由于长期进食少、消瘦、营养不良、呕吐等可导致水、电解质平衡的紊乱如低血钾、碱中毒,及癫痫发作,另外,由于抵抗力差,而易于导致其他感染等严重并发症。随着营养不良的增加,患者可出现精神症状,如焦虑不安、抑郁、失眠、注意力不集中、易激惹、强迫性思维和仪式性动作。

再者,有 1/2 的患儿可出现周期性的贪吃发作。随年龄的增加,贪吃的发生率越高,患者贪吃以后又感觉自己发胖,而诱发呕吐。

三、诊断与鉴别诊断

本症主要根据典型的临床症状及排除器质性疾病进行诊断。按 ICD-10 标准诊断要点如下。

1. 主动拒食或限制自己的饮食量

2. 体重明显减轻,体形消瘦 体重比标准体重低 25%,或除计算比原有减轻的体重外,需加上随年龄增长应增加的体重,两者相加值达原体重值的 25%。

3. 体象障碍 已经明显消瘦,但仍觉太胖;拒绝保持体重在相应年龄及身高的最低水平。

4. 下丘脑垂体-性腺功能紊乱 女性表现

闭经,如月经尚未来潮的少女,常常有月经来潮推迟,乳房不发育;男性表现为性欲减退。

5. 排除其他器质性病变　如脑垂体功能低下、结核病、严重的肝病、溃疡病、慢性腹泻、性肿瘤等。

6. 躯体检查　低血压、脉缓(50~60 次/min),体温低,毛发变细软及下肢水肿,面孔憔悴,乳房不发育,腹部凹陷等。

7. 实验室检查

(1) 黄体生成素(LH)、卵泡刺激素(FSH)及雌激素水平低于正常,甲状腺素、生长激素(GH)正常。

(2) 头颅 CT 或磁共振成像可显示脑萎缩、脑室扩大。

(3) 碱中毒、低血钾、低血糖、胆固醇水平升高,尿中肾上腺皮质激素代谢产物水平降低。

因此在诊断本症时,对这类患儿必须详细的询问病史,全面地进行体格检查,及必要的实验室检查,以便排除可能存在的器质性疾病。

四、治疗

(一) 支持疗法

增加营养,改善体质。对于极度消瘦的患儿,应通过支持疗法来使其身体状况尽快得到改善,为进一步的治疗做好准备。包括能量补给,静脉营养等。

(二) 心理治疗

改变认知,矫正行为。心理治疗包括常用的心理疏导、解释、支持及暗示、认知行为治疗、家庭心理治疗等方法。对患儿拒食这种病态行为进行操作条件化行为治疗,具体执行时要求患儿制定食谱,计算并记录每日进食量与体重,若能坚持按计划进食或体重有所上升,则给以正强化;若拒食或不按计划执行则给以负强化。部分患儿通过这种操作条件化行为治疗常能达到比较好的临床效果。

(三) 躯体对症治疗

神经性厌食症患者由于体重下降,营养不良,持续自杀企图和门诊治疗效果不明显等原因,常需要进行住院治疗。对营养状况极差或坚决拒食者胃管鼻饲喂养,又有呕吐时可采用静脉补液或静脉营养的方法,输入白蛋白,甚至输血。为增进食欲可采用每餐前半小时肌注胰岛素2~8 U(根据病情、体质、年龄及对胰岛素的反应,由小至大调整到合适的剂量),可连续注射数月至食欲稳定。

(四) 药物治疗

合并有严重的抑郁症状,可用一些抗抑郁剂进行对症治疗,但单纯的药物治疗对神经性厌食效果不明显。对严重并发症如躯体感染等,应对症治疗。

(五) 恢复期治疗

巩固疗效,防止复发。神经性厌食症患儿的复发率较高,因此,恢复期的患儿应在出院之前与医生及家长共同讨论制定恢复期的维持治疗计划,定时到心理门诊复诊,医生根据患儿的情况做出评估,指导其下一步的治疗以减少复发。

(六) 中医中药治疗

1. 中药治疗主要功用　健脾、开胃、舒肝、消积等。

2. 针灸及推拿治疗

五、预后

神经性厌食症的病程多慢性迁延,具有周期性缓解和复发的特点。部分患儿可自发性或经治疗后完全恢复。多数患儿经药物和心理治疗,症状可逐步缓解。少数病程可迁延,有周期性缓解和复发,以致影响日常生活。随访研究显示,约半数以上的患儿可以完全恢复,体重和可能导致预后较差的因素包括起病年龄低,人格问题突出,合并有抑郁症状、家庭结构不完整及和谐性差等。

六、护理评估

(一) 患儿方面

1. 一般情况　询问患儿的年龄,目前的营养状况,年长儿有无不良嗜好,测试患儿的智力状况。

2. 临床表现　重点评估患儿的心理状况,有无主动拒食、剧烈运动、呕吐、体重减轻、偶有周期性贪吃。

3. 身心状况　注意观察患儿异常的神态、

情绪、行为、有无相应生活技能、社会适应是否有障碍等。

（二）家长方面

评估患儿家庭结构、功能、社会支持系统、文化水平、对患儿疾病的了解程度以及家庭成员心理健康水平。

七、护理诊断

（一）患儿方面

1. 营养失调，低于机体需要量　与运动过多，食入的热量相对不足，如拒绝进食、进食后自我诱发呕吐以及滥用泻药等有关。

2. 有体液不足的危险　与呕吐及体重丢失过多有关。

3. 活动无耐力　与营养不良导致疲乏有关。

4. 自我概念紊乱　与错误地认为自己肥胖有关。

5. 个人应对无效　与自我诱发呕吐、否认饥饿、对自己行为的失控感以及错误地认为身体肥胖而失去控制的减少进食量有关。

6. 社交障碍　与不能和他人建立联系或害怕建立可靠的联系有关。

7. 恐惧　与害怕影响身体正常发育有关。

（二）家长方面

1. 知识缺乏（家长不称职）　与缺乏特定知识来源有关（与资源不足或应对技能不足有关）。

2. 焦虑　与担心患儿预后有关。

八、护理目标

（一）患儿方面

（1）患儿保持良好的营养状况，表现为体重增加或不下降。

（2）患儿在治疗期间无水、电解质及酸碱紊乱。

（3）患儿日常活动时不感到疲乏以及掌握交替活动和休息的方法。

（4）自尊心和自信心提高。

（5）人际关系融洽。

（6）恐惧减轻，表现为精神放松，情绪稳定。

（二）家长方面

（1）提高对该病认识，了解病因及性质，掌

握正确的喂养方法。

（2）掌握药物的使用，了解作用和副作用。

（3）消除不良情绪。

九、护理措施

（一）患儿方面

（1）首先要弄清厌食的原因，消除引起患儿情绪不宁的各种精神因素（如慢性的精神刺激或过重的学习负担），改变不正确的教育方法。

（2）建立良好的医患关系，取得病人及家长的合作与信任。提高患儿对所患疾病的认识，改变错误的认知，消除病态的审美观和节食限食的不良行为，培养保持乐观的精神。

（3）住院治疗期间，患儿的进食时间和进食量在医护人员的监督之下进行，鼓励患儿少量多餐，主动进食，补充营养丰富的食物及维生素，体重不宜增加过快，以每天200～400 g为宜，直至恢复到正常体重。要注意患儿的心血管系统改变及水、电解质，避免充血性心力衰竭和急性胃扩张等情况的发生。

（4）合理安排学习和生活，脑力劳动与适当的体力劳动相结合，适当安排集体的娱乐活动或体育锻炼，既可增强体质，又可逐步建立正常的社交。

（二）家长方面

提高家长对疾病的认识，纠正家长饮食结构上错误的观念，给予正确的喂养指导。如进食时不应用玩具哄逗孩子分散其进食的注意力；家长不应过分注意孩子的进食，以免引起患儿的逆反心理，强化了拒食的行为；暂停喂食，以正常的饥饿引起食欲，有时更为有效；使患儿与其他孩子共食，也可以产生良好作用。

十、效果评价

（一）患儿方面

（1）患儿保持良好的营养状况，表现为体重增加。

（2）患儿在治疗期间未发生水、电解质及酸碱紊乱。

（3）患儿日常活动时不感到疲乏，能掌握交替活动和休息的方法。

（4）患儿自尊心和自信心增高，精神放松，情绪稳定。

（二）家长方面

（1）家长了解本病的病因及性质，掌握正确的喂养方法。

（2）家长能正确使用药物，了解作用和副作用。

（3）家长不良情绪消除。

第七节 儿童孤独症

孤独症（autistic, autistic disorder）属于广泛性身心发育障碍中的一种类型，本病起病于婴幼儿，其基本特征是极端孤僻、与人缺乏感情联系、言语障碍、刻板运动和对环境奇特的反应。人群患病率为 0.45‰ 男性多于女性，男女比例为 3∶1～5∶1，但女性患者的智商更低，预后更差。由于儿童孤独症迄今为止尚无有效的治疗方法，预后较差，给儿童、家长乃至社会造成了极大危害，因此关于儿童孤独症的研究也越来越受到国内外专家学者的关注。

一、病因

迄今为止，儿童孤独症的病因尚未明确，目前的研究表明孤独症的起病可能与以下因素有关。

（一）遗传因素

研究表明，遗传在孤独症的发病中具有重要作用。双子研究发现单卵双子患孤独症的发病率为 36%～95%，双卵双生子发病率为 0%～23%，流行病学调查表明，孤独症中同胞患病率为 3%～5%，比正常人群高出 30～100 倍。

（二）染色体和基因异常

某些遗传疾病如苯丙酮尿症、脆性 X 综合征、结节性硬化症常伴有孤独症症状。近年来对孤独症的染色体遗传的研究较多，在美国人类遗传学 2003 年年会上遗传学家宣布儿童孤独症与 7q 上 ENGRAILED2 有关，但目前还不清楚此基因变异是如何产生的。

（三）脑器质性因素

孤独症患儿常有脑电图异常、神经系统体征及癫痫发作史。有研究发现患儿脑部体积比同龄儿童相对要大，结构也存在一定的异常。

（四）孕产期高危因素

儿童孤独症与以下孕产期的高危因素有关：如母亲育龄偏大，在孕期有精神抑郁、吸烟史、病毒感染等以及分娩时实施剖宫产等。另外，还有神经生化因素和与腮-麻-风三联疫苗有关。

二、临床表现

孤独症临床表现的核心症状社交孤独、交流障碍、强迫症状与仪式化行为。

（一）社交孤独

行为表现就好像认为人没有区别于无生命物体的独特特征，在婴儿期，对母子的抚触或哺乳没有任何反应，甚至弓起背来拒绝拥抱，到2～3岁时，与父母之间的情感细节也很微弱，很少主动要求与其他孩子玩耍，当别的孩子邀请他们参加活动时，他们往往没有反应，当你试图与其发生目光接触时，他们往往会回避或移开视线。相反，却往往与无生命的事物建立很强的情感细节，只要有可能就会一直把这些东西带在身边。

（二）流障碍

大约 50% 根本不会说话，会说话的也有许多常见缺陷，其语言常见特征为模仿言语：即会立刻，或在数小时，甚至几天后重复别人跟他讲的词汇或短语。一般认为这是在尝试进行交流，而且可能与某一件事或某一个刺激有关，另一个是代词颠倒，会用第三人称指代自己。

（三）强迫症与仪式化行为

很少参与家庭游戏。更多地重复实施一些看起来毫无价值的刻板行为，包括仪式化的手部运动，如快速把手指在脸前闪过，以及重复性肢体运动，如摇晃身体，踮着脚尖走路，如果不让他们这样做或日常生活发生一丁点变动，就会变得心烦意乱，他做游戏常有强迫倾向，如反复的把玩具排成一行，或者把熟悉的物品组成复杂的模式等。

三、诊断标准

中国的标准《中国精神障碍分类方案与诊断

标准》(第3版)可供诊断儿童孤独症参考。

(一) 症状标准

在下列1、2、3项中,至少有7条,且1项中至少有2条,2项和3项中至少各有1条。

1. 人际交往存在本质的损害(至少2条)

(1) 对集体游戏缺乏兴趣,不能对集体的欢乐产生共鸣。

(2) 缺乏与他人进行交往的技巧,不能以适合其智能的方式与同龄人建立伙伴关系,如仅以拉人、推人、搂抱作为与同伴的交往方式。

(3) 自娱自乐,与周围环境缺少交往,缺乏相互的观察和应有情感反应(包括对父母亲的存在与否亦不相应的反应)。

(4) 不会扮演性游戏(如不会玩过家家游戏等)。

(5) 当身体不适或不愉快时,不会寻求同情和安慰,对别人的身体不适或不愉快也不会表示关心和安慰。

2. 语言交流存在器质性损害,主要为语言运用功能的损害

(1) 口语发育延迟或不会使用语言表达,也不会用手势模仿等与他人沟通。

(2) 语言理解能力明显受损,常听不懂指令,不会表达自己的需要和痛苦,很少提问,对别人的话也缺少反应。

(3) 学习语言有困难,但常不意义地模仿言语或反问式言语,应用代词混乱。

(4) 经常重复使用与环境无关的言词或不时发出怪声。

(5) 有言语能力的患儿,不能主动与人交谈、维持交谈及应对简单。

(6) 言语声调重复速度节奏等方面异常,如说话缺少抑扬顿挫,言语刻板。

3. 兴趣狭窄和活动刻板重复,坚持环境与生活方式不变

(1) 兴趣局限,常专于一种或多种模仿,如旋转的电风扇、固定的乐曲、广告词、天气预报等。

(2) 活动过度,来回踱步,奔跑转圈等。

(3) 拒绝刻板、重复的动作或姿势,否则会出现明显的烦躁与不安。

(4) 过分依恋一些气味物品或玩具的一部分,如特殊的气味、一张纸片、光滑的衣料、汽车玩具的轮子等,并从中得到满足。

(5) 强迫性地固定于特殊而无用的常规或仪式性动作或活动。

(二) 严格标准

社会交往功能受损。

(三) 病程标准

通常起病于3岁以内。

(四) 排除标准

排除Asperger综合征、Rett综合征、特定感觉性语言障碍、儿童精神分裂症。

(五) DSM-IV诊断标准

目前诊断标准见《美国精神障碍诊断和统计手册》(第5版)(DSM-IV),需要符合6个症状,其中至少包括第一部分的两个症状和第二三部分的各一个症状同时发病,发病时间为婴儿3岁之前。

1. 社交障碍

(1) 非言语行为(比如目光对视面部表情细节社会行为的手势等)。

(2) 不能成功地建立同伴关系。

(3) 没有能力主动寻求与别人分享快乐兴趣成功。

(4) 缺乏社会情感的互惠能力。

2. 交流障碍

(1) 口语表达能力发展迟缓或完全丧失。

(2) 表达能力正常,但缺乏发起话题或维持该活动的能力。

(3) 反复使用某些刻板的语言,或使用怪异词语。

(4) 缺乏主动玩假装游戏或社会模仿游戏的能力。

3. 行为兴趣活动等有限,刻板且重复

(1) 毫无变通地固着于特定的,无用的日常事务或习惯行为。

(2) 反复呆板的动作模式。

(3) 持续过分依恋于某些食物。

四、鉴别诊断

在诊断孤独症之前,应注意排除智力低下、

Rett 综合征、多发性抽动症、精神分裂症、儿童多动症、选择性缄默症、听觉障碍，以利于早发现早治疗。

五、治疗原则

迄今，孤独症的治疗没有比较有效的方法，现今临床上使用的主要是在家庭中矫正，行为训练和心理干预疗法，适当辅以药物治疗，多采用综合措施。

（一）行为疗法和心理干预

行为疗法是目前治疗儿童情绪障碍和行为问题的主要方法。运用于孤独症的治疗主张采用正性强化物对患儿的良性进行强化，主要运用强化物的奖励及给予积极关注表扬，同时也包括不良行为的消除，主要运用适度的惩罚手段及忽视。针对孤独症患儿的过激行为，如自我伤害行为、自我刺激行为和破坏性行为，可用厌恶疗法和代币管理法，而对语言、注意活动及社会行为方面的行为缺失可进行有针对性的训练。

（二）家庭矫正

家庭是儿童社会化的第一场所，随时可以对儿童的异常行为进行矫正。训练要逐一进行，主要培养儿童的社交能力、语言能力，主要是利用正性强化的方法。在治疗过程中父母与工作人员要相互支持，因为这是一个慢性病程，病情会有波动。

（三）药物治疗

对孤独症的治疗，药物仅限于控制一些行为症状及并发症。目前认为合理的药物治疗可有利于心理干预的开展，并提高心理干预的效果。儿童用药最好从最低剂量开始缓慢加量，以减轻药物副作用。目前常用的药物主要是精神阻滞如氟哌啶醇、氯丙嗪、舒必利等。这类药物主要用来控制易怒、多动等冲动行为，并能改善行为障碍和睡眠障碍，减少自伤行为，并对智力无明显影响。抗抑郁药主要是用来减少重复刻板行为，强迫症状，能改善情绪问题，提高社会交往技巧。对于合并癫痫、重度焦虑等应用合适药物对伴随症状进行处理。

（四）其他方法

如音乐疗法，动物疗法等。

六、预后

儿童孤独症预后相当复杂，伴有学习障碍的患儿，成年后适应能力较差，大多需要监护，没有学习障碍的患儿通常可以独立生活，他们会找到工作过着自力更生的生活，其中有些人，在其一生中还做过杰出贡献，但是大多数患者仍有严重的人际交往障碍，很难理解生活的社会和情感方面。

七、护理评估

（一）患儿方面

1. 一般情况　询问患儿的年龄、目前的营养状况，有无不良饮食习惯，年长儿有无嗜烟酒，测试患儿的智力状况，询问目前药物治疗情况，用药的种类、剂量等。

2. 临床表现　有无社交孤独、交流障碍、强迫症状与仪式化行为发现的年龄。

3. 身心状况　注意观察患儿异常的神态、情绪、行为方式、有无相应生活技能、社会适应是否有障碍等。

（二）家长方面

评估患儿家庭结构、功能、社会支持系统、文化水平、对患儿疾病的了解程度以及家庭成员心理健康水平。

八、护理诊断

（一）患儿方面

1. 生长发育障碍　与遗传、躯体、智力等障碍引起的成熟迟缓有关。

2. 有受伤的危险　与有自伤行为及活动过度等有关。

3. 有暴力行为的危险　与既往有攻击行为或特定因素有关。

4. 社交障碍　与语言障碍，不能与他人发展人际关系有关。

（二）家长方面

知识缺乏（家长不称职）　与缺乏特定知识来源有关（与资源不足或应对技能不足有关）。

九、预期目标

(一)患儿方面

(1)患儿能掌握一般的日常生活技能。

(2)患儿无自伤的发生。

(3)患儿无暴力行为的发生。

(4)患儿能掌握与人交流的方法。

(二)家长方面

(1)家长能了解该病发生的原因及性质,掌握合理的教育方法。

(2)家长掌握药物的使用,了解作用和副作用。

十、护理措施

(一)患儿方面

(1)在药物治疗过程中,指导用药方法、疗效及副作用的观察,要注意用药后的反应。

(2)对患儿的病态要以耐心、关怀和爱护的态度处理。而对患儿的不良行为及举动要正面地给予纪律教育,多启发和鼓励,不应在精神上施加压力,更不能责骂和体罚。

(3)对患儿进行日常生活训练,例如给小婴儿养成定时睡眠,定时排便的习惯,到了一定的年龄要教会孩子自己吃饭自己穿衣。由于孤独症儿童行为刻板,一旦形成好的生活习惯,孩子很容易坚持不变,可以受益终身。

(4)社会交往能力训练 训练治疗必须在非常友好的轻松的环境气氛中进行。

(二)家长方面

孤独症患儿父母的心态是教育训练的基础,心理咨询本身对孩子是没有意义的,但对孩子的父母有一定的效果,一方面可以缓解父母绝望的心情,给予心理支持,另一方面可以教导家长如何与患儿沟通,如何刺激孩子的认知能力发展,怎么训练孩子的语言。一般的训练程序是首先健全孩子对环境的感知,比如骑大马、游泳、声光等;二是训练孩子与动物、人的互动、感知,如抚摸、拥抱,与动物亲密接触;三是训练行为的协调与准确性,如摆积木拼图等;四是训练简单的言语与情绪表达能力等。

十一、效果评价

(一)患儿方面

(1)能掌握一般的日常生活技能。

(2)无受伤及暴力性的侵犯行为。

(3)患儿未发生受伤及暴力性的侵犯行为。

(4)患儿自尊心和自信心提高,人际关系改善。

(二)家长方面

(1)家长能了解该病发生的原因及性质,掌握合理的教育方法。

(2)家长能复述药物的使用,了解作用和副作用,定期带患儿门诊随访。

(李娜 孙洪霞)

思考题

1. 简述注意缺陷多动障碍的概念及临床表现。

2. 简述注意缺陷多动障碍的护理目标和护理措施。

3. 试述学习困难儿童的护理措施。

4. 试述学校恐惧症的诊断标准。

5. 学校恐惧症与普通逃学的鉴别要点有哪些?

6. 简述儿童焦虑症的表现形式及临床分型。

7. 简述儿童焦虑症的护理目标。

8. 简述强迫症的临床表现。

9. 试述强迫症的护理诊断和护理措施。

10. 试述神经性厌食护理措施。

11. 试述儿童孤独症的核心症状。

12. 试述儿童孤独症的诊断标准。

外科篇

儿 内 外 科 护 理 学

第二十章　头部和颈部疾病

第一节　唇裂与腭裂

唇裂和腭裂是口腔颌面部外科常见的先天性畸形,其发生率约为 1:1 000。正常的胎儿,在第五周以后开始由一些胚胎突起逐渐互相融合形成面部,如未能正常发育,便可发生畸形。其中包括唇裂和腭裂。

一、病因

(一)遗传因素

亲属中有类似畸形者,发病率较高。

(二)胎儿的环境因素

1. 妊娠疾病　母体怀孕期间因病毒性感染、外伤营养和维生素 A、维生素 B、维生素 C、维生素 E 等的缺乏可导致胎儿畸形。

2. 放射线的影响　接受放疗的患者生畸形儿的概率较高。

3. 内分泌失调　孕妇长期紧张或强烈的惊恐、悲伤状态而出现应激反应,造成内分泌失调,导致胎儿畸形。

4. 药物致畸　许多药物通过胎盘进入胚胎而影响其发育,如链霉素、肾上腺皮质激素、苯巴比妥等都有致畸作用。

二、病理及发病机制

(一)胚突融合学说

由于胚胎期间唇、腭的正常发育过程受到某些因素的作用而阻碍了胚胎突起的正常发育及融合过程时,就会产生各种相应的畸形。如:2个下颌突未能如期融合,则发生下唇裂或下颌裂;上颌突与球状突未如期融合则发生唇裂,一侧未融合为单侧唇裂,两侧者为双侧唇裂;上颌突与下颌突未融合则为面横裂;2个球状突未融合则为上唇正中裂;上颌突与侧鼻突融合障碍则为面斜裂;中腭突与侧腭突融合障碍则发生完全腭裂,一侧未融合为单侧腭裂,两侧者为双侧腭裂;如第 9 周才出现阻碍 2 个侧腭突融合的因素,就发生不全腭裂;到第 12 周时才出现障碍就会发生软腭裂、腭垂裂。

(二)中胚层团渗入学说

先由外胚层及内胚层组织融合成两层膜状结构,再由中胚层组织渗入其间形成肌肉、神经、血管、骨和软骨等,以强化膜状结构。如其没有渗入或渗入不足,薄弱的膜状结构不能随周围组织的迅速发育同步生长,在最薄弱的部位受牵拉而发生不同程度的断裂,即形成不完全或完全唇、腭裂或隐裂。

三、临床表现

唇裂与腭裂主要表现为面部畸形。单纯唇裂除造成面部畸形外,对患儿吸吮和发音功能影响较小。同时伴有腭裂者,因口腔与鼻腔相通,吸吮时不能在口腔内形成所需要的负压,致使患儿吸吮困难,吞咽时乳汁从鼻腔溢出。由于鼻腔相通,鼻咽黏膜经常受寒冷刺激,易发生上呼吸道感染。如炎症扩散,可引起中耳炎。

根据胚胎发育过程,临床一般将唇裂和腭裂分为以下类型。

唇裂通常为上唇裂,分为单侧唇裂(完全、不完全)、双侧唇裂(完全、不完全和混合裂)和正中裂(伴或不伴鼻正中裂)。按裂隙程度分为三度:一度唇裂为唇红部裂开;二度唇裂的裂隙超过唇红,但鼻孔底部尚完整;三度唇裂是由唇红到鼻孔底部完全裂开,有时还伴有牙槽突裂及腭裂。

腭裂分为单侧腭裂和双侧腭裂。根据裂隙的程度也分为三度:一度腭裂为软腭及悬雍垂裂;二度腭裂是软腭和部分硬腭裂开,但牙槽突完整;三度腭裂的裂隙自悬雍垂直抵牙槽突,有时牙槽突的两部分跳离较远,并常伴有同侧唇裂。

四、诊断

先天性唇、腭裂的诊断,根据症状、体征及检查是比较容易的。一个完整的诊断名称应包括部位和裂度两方面的内容,如右侧二度唇裂、双侧完全性腭裂等。

五、治疗

唇裂和腭裂均需手术治疗。唇裂手术的目的主要是恢复上唇和鼻部正常形态及正常的吸吮和语言功能。手术方法很多,如直线法、矩形瓣法、三角瓣法和旋转推进法等。而腭裂手术则主要的目的是闭合腭部裂隙,使口、鼻腔分开;恢复正常的解剖形态,并获得足够长度和灵活度的软腭;缩小咽腔,以达到良好的腭咽闭合,改进发音和吞咽功能。唇裂与腭裂同时存在时,应分期手术,先修复唇裂,然后再修复腭裂。

六、护理评估

(一)病情评估

术前详细评估唇、腭裂的严重程度及伴发畸形,进一步检查有无其他面部、四肢以及内脏器官的先天性畸形存在,如面裂、多指(趾)、并指(趾)、畸形足、脊柱裂、心脏畸形等。

(二)评估患儿的营养状况

唇、腭裂小儿因喂养不当或营养不良,体重往往不够标准,须注意评估患儿营养不良的程度及其喂养方式是否正确。如患儿体重与标准体重差距太大时,应先改善营养状态后再行手术。

(三)评估手术区的情况

有无皮肤湿疹、疖肿等,口鼻腔卫生状况如何等。

(四)父母心理评估

不同父母的心理反应差异很大,对缺陷儿的反应包括一段时期的失落与哀伤,然而震惊过后随之而来的可能是不相信和否认。父母会有强烈的罪恶感,认为自己做错了什么,尤其若父母之一,本身为唇、腭裂患者时,此种罪恶感更为强烈,所有种种负面情绪均须及早予以支持和保证。

七、护理诊断

(一)患儿方面

1. 潜在营养状态改变(低于机体需要) 与畸形引起的吸吮困难有关。

2. 潜在性感染——中耳炎 与软腭功能改变,造成中耳引流功能无效有关。

3. 潜在性言辞沟通障碍 与因腭弓形态造成的语言问题,因中耳炎反复发作导致听力受损有关。

4. 有窒息的危险 与全麻术后呕吐,痰多而咳嗽无力,喂养不当有关。

5. 舒适的改变 与组织损伤,口咽部肿胀,药物的不适反应,各种注射引起的疼痛有关。

6. 吞咽困难 与口内切口和咽部疼痛影响进食,口腔内伤口填塞敷料,术后恶心、呕吐有关。

7. 语言沟通障碍 与口咽部伤口疼痛,敷料填塞,术后禁发声等,以及心理因素如自卑、害羞、不愿与人交谈等有关。

8. 有潜在并发症的危险 如出血、呼吸道梗阻、伤口感染和伤口裂开或穿孔。

(二)家长方面

1. 潜在家庭因应能力失调 与对新生儿颜面部缺陷的震惊反应,新生儿喂食形态的改变有关。

2. 知识缺乏 与缺乏正确喂养和照看患儿的知识,对手术及手术前后的注意事项缺乏应有的知识有关。

八、护理目标

(一)患儿方面

(1)能摄取足够的营养,体重在正常范围。

(2)感染能得到预防或中耳炎被早期发现和处理。

（3）患儿能明白医护人员讲话的内容,护患之间建立有效的交流方式。

（4）患儿术后不发生窒息。

（5）患儿舒适感增加,能安静入睡。

（6）能摄入足够的营养,体重在正常范围。

（7）能用恰当的语言或其他方式进行沟通。

（8）患儿不发生并发症或并发症被及时发现和处理。

（二）家长方面

（1）达到良好的家庭适应。

（2）能正确喂养和照顾患儿,能描述手术前后的注意事项并对手术效果有正确的认识。

九、护理措施

（一）患儿方面

1. 术前护理

（1）建立良好的护患关系,增加患儿对手术的信心 在护理患儿时采取各种方法关心体贴患儿,注意观察其性格特点,了解他们的要求。让患儿尽快熟悉新的环境,适应新的生活规律,减少陌生感及焦虑心理。对较大的患儿,可以让同病室的同类患儿现身说法,稳定其情绪。放慢说话的速度,使患儿有亲切感,尽量解答患儿提出的问题。

（2）观察患儿的营养状况,若体重低于正常范围、有营养不良及贫血者,应给予高蛋白质、高热量的饮食,亦可应用静脉内营养,待全身情况改善、贫血得到纠正后再行手术。

（3）术前一天予局部皮肤准备,用肥皂水清洗上下唇及鼻部,并用生理盐水棉球擦洗口腔;指导患儿入院后每餐后应刷牙,术前2天用朵贝尔液漱口,每天3次;对婴幼儿,应使用棉签或棉球清洁口、鼻腔,避免擦破黏膜。

2. 术后护理

（1）防止发生窒息:术后患儿取屈膝侧卧位,头偏向一侧,防止口内分泌物或呕吐物吸入呼吸道;及时吸出口鼻及呼吸道分泌物,保持气道的通畅;遵医嘱予吸氧;心电监护仪连续监测生命体征及血氧饱和度,观察患儿面色、神志等,直至平稳;喂食时汤勺不宜过大,每次少量,待患儿吞咽后再喂第二口;如发现患儿声音嘶哑,说明有喉头水肿,应及时通知医生应用激素治疗并严密观察呼吸;发现有呼吸困难时应及时行气管切开。

（2）改善患儿的舒适程度:保持病室环境的安静舒适,尽量由父母陪伴身边;做各项操作前做好必要的解释,争取患儿的配合,并努力提高操作护理技能,减轻患儿痛苦;遵医嘱给予止痛剂或镇静剂,并观察药物疗效。

（3）饮食护理:患儿完全清醒4小时后,可喂少量糖水,观察半小时,没有呕吐时可进流质饮食。流质饮食应维持至术后2~3周,半流质1周,1个月后可进普食。

（4）保持伤口清洁:术后当日伤口有渗血可用棉签轻轻擦去,预防上呼吸道感染,以免流涕、咳嗽致使伤口糜烂、破溃甚至伤口裂开。伤口若有干血痂可先用1.5%双氧水擦洗,再用75%酒精消毒,再涂眼药膏保护。术后3天内每天清洁伤口。鼻腔分泌物多者可用含抗生素的低浓度麻黄素液滴鼻。如有外敷料,于24小时后去除,唇弓保护伤口。餐后食物残渣留在伤口,及时清洗干净。

（5）保持患儿安静:术后2周内,避免患儿大声哭闹和不必要的口内检查,以防止术后伤口出血;对年龄较小及不合作的小儿适当约束双手,避免患儿手抓敷料或将手指、玩具等物放入口中,以防伤口裂开。

（6）防止伤口感染:

1）手术后遵医嘱常规应用抗生素3~5天,预防伤口的感染。

2）保持唇部伤口清洁,术后次日起每天进行口内清洁:可用多贝尔液漱口,每天4~5次;餐后用少量温开水冲洗食物残渣,以保持口腔卫生和伤口的清洁。

3）观察体温的变化,若有高热遵医嘱行物理或药物降温。

4）减少探视,防止外来感染。

5）保持病室环境的清洁整洁,空气清新,温、湿度适宜,房间每天通风2~3次,空气消毒隔天1次。

（7）加强沟通:选择可以使用的有效的交流方式,年龄较大的患儿,可以用书写、图片或身体语言等方式进行交流,较小的幼儿可让父母陪伴,建立能相互理解的交流方式;当与患儿进行语言沟通时,应专心倾听,重要内容可复述询问患儿,与患儿说话时速度要慢且清楚,语言通俗易懂。

(二)家长方面

1. 促进有效的家庭适应 唇、腭裂治疗过程贯穿患儿的整个生长发育期,治疗过程中需要患儿能及时、多次复诊。因此,患儿家长与医护人员的配合是保证良好治疗效果的前提。

2. 术前宣教 向父母介绍有关检查或治疗的目的及主要方法;介绍术前应注意的事项,指导父母注意患儿的保暖,衣着厚薄合适,防止受凉感冒影响手术;指导不要给患儿涂护肤霜类化学用品,以免引起过敏、面部湿疹等皮肤病而影响手术;告之手术后麻醉清醒后取头高位,以减轻局部水肿。

3. 术后宣教 介绍手术后的注意事项;示范并指导使用汤匙或滴管正确喂食患儿;教会父母正确抱儿姿势,注意将小儿面部朝外朝上,切忌将小儿面部支撑于父母肩上,一避免手术修复区碰伤;指导父母随时给患儿添加衣服,避免受凉。

4. 出院宣教

(1)教会父母清洁唇部及牙槽骨的技术。

(2)唇裂手术后2周用大拇指按摩伤口,出院后继续使用唇弓1周,以防止复裂。

(3)腭裂术后1个月后进行语音训练,3个月进行语言训练;加强腭部肌肉功能的锻炼,3个月后用大拇指按摩腭部,加强腭咽闭合。

(4)防止外伤,注意口腔卫生。

十、效果评价

(一)患儿方面

(1)患儿营养状况良好,体重达标,能耐受手术。

(2)术前未发生各种感染,体温正常。

(3)能与医护人员交流,对手术有一定信心。

(4)患儿呼吸平稳,心电监护仪示血氧饱和度正常,未发生窒息。

(5)得到充分的休息和睡眠,患儿自感疼痛等不适感减轻。

(6)营养得到及时补充,身体状况良好。

(7)与他人能进行一定的沟通。

(8)术后未发生并发症。

(二)家长方面

(1)对疾病有正确的认识。

(2)能说出手术前后的注意事项,正确认识手术的效果。

(3)能说出出院后的注意事项。

第二节 甲状舌管囊肿或瘘

甲状舌管囊肿由甲状舌管未退化,管腔末端积聚分泌液扩大而成。囊肿位于颈中线舌与胸骨上窝之间,如囊内继发感染、囊壁破溃或切开引流而成甲状舌管瘘。甲状舌管囊肿是小儿颈部常见的疾病,占小儿颈部先天性肿块的75%左右。

一、病因

在胚胎第3周时,颈部始基的两侧有4~5对鳃弓,第1对鳃弓相互融合成下颌。舌部由第1鳃弓的奇结节和第2鳃弓的隆起部构成,向前下方伸展,形成有表皮衬覆的甲状腺舌管,其尾端发育成甲状腺。甲状腺舌管通常在胚胎第4周自行闭合。如该管闭合不全,有部分或全部残留,残留的甲状腺舌管可在颈部正中形成甲状腺舌管囊肿和瘘管。

二、病理

甲状舌管位于舌骨之前,管径1~2 mm,与舌骨前面紧密相连,不能分离。管的两端均封闭,管内上皮分泌液积聚,下端扩大为囊肿。如囊内压力过高,压迫囊壁坏死和感染,自行破溃或切开引流,伤口经久不愈而成甲状舌管瘘。少数低位甲状舌管囊肿与甲状腺锥体叶连接,甚至深入甲状腺内常被误诊为甲状腺结节。细菌由甲状舌管侵入,引起急性甲状腺炎。

甲状舌管囊肿壁和管壁,均为结缔组织所构成,囊壁和管壁内均有淋巴组织。50%以上的囊壁和管壁内衬柱状上皮,化生的鳞状上皮和混合性上皮各占 20%。15%囊壁和管壁内含有甲状腺组织,偶见浆黏液腺或唾液腺组织。囊肿继发感染后,囊内和管内充满肉芽组织,其间散在覆以柱状、立方和鳞状上皮。囊内和管内分泌和积聚淡黄色或清亮黏液,继发感染后则为混浊的脓性液体。

三、临床表现

60%以上的囊肿或瘘位于舌骨前下方,位于舌骨以上只占 10%,偶见小婴儿舌根部有甲状舌管囊肿,位于舌骨下部和甲状腺之间约 25%,胸骨上窝很少见。65%～85%的病变位于颈中线,病变偏离颈中线者,左侧略多于右侧。

(一) 甲状舌管囊肿

多在 1 岁以前就被发现,常位于舌骨和甲状软骨间,偶见于舌的盲孔或胸骨上窝;囊肿呈圆形,直径 1～3 cm,多不能推动,无继发感染时无疼痛,囊肿随吞咽或伸舌上下活动,不影响吞咽;检查时囊肿界限清楚,边缘光滑,与皮肤无粘连,穿刺可抽得黏液性分泌物,囊肿蒂部可触及一索条与舌骨紧密相连,有时索条伸向舌骨上方达舌根部,此为甲状舌管。舌根部甲状舌管囊肿,因囊内分泌物累积增大而引起咽部不适、喘鸣、吞咽困难等,在婴儿期就有明显症状,压舌板检查舌根部可见中央有肿物隆起,压迫肿物可能有液体自盲孔内流出。

(二) 甲状舌管瘘

先天性甲状舌管瘘极少见,绝大多数是由囊肿继发感染破溃而成,常并发于上呼吸道感染,4岁以后甲状舌管瘘逐渐增多。继发感染后,囊肿红肿,局部压痛明显,吞咽动作受限,感染后囊肿和皮肤黏附在一起,分泌物变成脓性液,脓液细菌培养多数为流行性感冒嗜血杆菌或金黄色葡萄球菌等。一旦囊肿穿孔,瘘管长期不愈,瘘口结成疤痂暂时闭合,但经过一段时间分泌物潴留过多,瘘管外口再次破溃,如此反复,愈合与溃破交替进行,若非手术切除,瘘管无法痊愈。

四、诊断依据

凡位于颈正中舌骨前下方的囊肿,与吞咽动作上下活动者,即可得出此诊断,也可配合 B 超检查。如有感染可出现白细胞升高。

虽然此病的诊断并不困难,但常被误诊为一般性囊肿,行单纯囊肿切除术,复发率高达50%。因此,甲状舌管囊肿需与颈部皮脂腺囊肿或皮样囊肿、颌下淋巴结炎或结核性淋巴结炎、鳃裂囊肿及异位甲状腺等疾病相鉴别;而甲状舌管瘘则需与颈部结核性瘘、鳃瘘和鳃源性颈部正中裂相鉴别。

五、治疗

甲状舌管囊肿或瘘在诊断明确之后,均需手术切除。根据病变性质和患儿年龄大小选择手术的时间。

(一) 颈部甲状舌管囊肿

若无感染,选择 1 岁以后手术比较安全,但若有感染趋势,应尽早手术切除。

(二) 舌根部囊肿

虽然发病只占本病的 1%～2%,但因影响呼吸道的通畅和可能引起吞咽困难,应尽早行Sistrunk 手术,时间不受年龄限制。

(三) 颈部感染

待炎症消退 2～3 个月后行 Sistrunk 手术。

六、护理评估

(一) 患儿方面

(1) 患儿的出生史、家族遗传史以及母亲妊娠史。

(2) 颈部肿块的性质、活动度、局部有无压痛及感染症状。

(3) 患儿有无呼吸或吞咽困难的情况。

(4) 对手术和麻醉的耐受能力。

(5) 患儿手术后生命体征的变化,特别是呼吸情况,有无发生呼吸道梗阻或窒息等。

(6) 手术后伤口愈合的情况,有无感染等情况发生。

(二) 家长方面

(1) 评估家长对疾病和手术的了解情况以及心理反应。

(2) 是否得到手术前后相关健康指导。

七、护理诊断

（一）患儿方面

1. 感染　与瘘管内分泌物潴留过多有关。

2. 呼吸或吞咽困难的可能　与舌根部囊肿有关。

3. 疼痛　与手术伤口有关。

4. 潜在并发症——急性呼吸困难和窒息、伤口出血等　与手术有关。

（二）家长方面

1. 紧张焦虑　与患儿即将接受手术和担心手术效果有关。

2. 知识缺乏　与家长缺乏疾病知识有关。

八、护理目标

（一）患儿方面

（1）手术前不发生感染或感染症状得到控制。

（2）术前呼吸或吞咽困难的症状能够缓解或减轻。

（3）术后伤口疼痛感得到缓解或减轻。

（4）术后并发症得到预防，及时评估和处理。

（二）家长方面

（1）对治疗和手术充满信心，积极配合医护人员。

（2）家长能够讲述有关疾病手术前后的基本护理要点和注意事项。

九、护理措施

（一）患儿方面

1. 术前护理

（1）心理护理：针对患儿对手术和医院陌生环境的恐惧紧张心理应给予更多的关心和照顾，向其介绍病区的环境、作息制度、手术治疗的优点以及同病室的病友，使其尽快得到心理适应。

（2）控制或预防感染：注意保暖，防止呼吸道感染；已有瘘口的应随时清洁瘘口分泌物，保持颈部皮肤清洁干燥。若瘘口周围皮肤糜烂、红肿者，应遵医嘱使用抗生素，必要时红外线烤灯照射，每天2次，每次15～20分钟，注意温度，避免灼伤。

（3）对有呼吸困难的患儿，卧床休息时可予头高或半卧位，必要时给予氧气吸入。

（4）若囊肿造成患儿的吞咽困难，可给予高能量、高蛋白质、高维生素的营养丰富的流质或半流质饮食，避免食生硬的食物。必要时可给予肠道外营养，以提高和改善机体的营养状况，以适应手术的需要。

（5）术前准备：配合医生完善术前各项检查；术前备皮，注意勿损伤局部皮肤；禁食6～8小时；晨起测肛温，并于手术前30分钟肌注术前针。

2. 术后护理

（1）一般护理：患儿回病房后，应与麻醉师交接术中情况，监测生命体征，并做好记录。必要时约束患儿四肢，去枕平卧位，头偏向一侧，保持呼吸道畅通。术后6小时，可取半卧位，床头抬高45°，有利于呼吸；嘱患儿尽量少说话，使声带和喉部处于休息状态，鼓励深呼吸，有痰时应咳嗽、排痰，而不是必须常规咳嗽。

（2）床边应放置气管切开包、吸引器和吸氧装置，以备病情变化时紧急使用。

（3）颈部伤口护理：保持伤口敷料清洁干燥。如有污染或渗出，应及时更换。必要时可暴露伤口。指导患儿使用放松技术，保护颈部弯曲、过伸和快速运动，有意外情况及时报告医生。

（4）饮食：手术后6小时，患儿若无呕吐等不适，可进温、冷流质，同时观察饮水时有无呛咳；当切口疼痛导致无法进食时，可在进食前30分钟给予止痛剂，术后第2日可进半流质。

（5）并发症的观察和护理：

1）呼吸困难和窒息。是术后最为严重的并发症，可造成患儿的突然死亡。多在术后48小时内发生。临床表现为进行性呼吸困难、烦躁不安、发绀，甚至窒息。

若因切口出血压迫气管引起呼吸困难者，应立即打开敷料，检查切口，剪开切口的缝线，敞开切口予以止血；对表情烦躁、口唇青紫的患儿应立即吸痰或协助患儿将痰咳出，无效时可做气管插管或气管切开；其他原因造成的气道堵塞，均应先做气管切开，然后再做进一步处理。

2）切口出血。多数发生在术后24～48小时内。常由于剧烈咳嗽、过分吵闹、呕吐或活动等原因,使颈部血管内压力升高,引起血管结扎线脱落所致。患儿通常出现颈部肿胀、皮下淤血或呼吸窘迫或呼吸困难,严重者发生窒息。

手术后 6 小时应去半卧位,降低伤口表面张力;嘱患儿卧床休息,减少颈部活动、避免剧烈咳嗽、呕吐和过多说话,以消除出血的诱因;术后 24～48 小时内应加强对颈部伤口、呼吸的观察,发现异常及时和医生取得联系。

（二）家长方面

（1）入院后在取得患儿信任的同时,亦应该通过言谈举止和熟练的操作技能取得父母的信任,在生活和心理上给予最大限度的帮助和安慰,使他们对孩子疾病的康复充满信心。

（2）介绍该疾病的基本知识,简单的手术过程以及手术前后父母应如何配合治疗和护理,出院前告知他们出院后的保健知识。

十、效果评价

（一）患儿方面

（1）术前患儿未发生感染体温正常,颈部皮肤无炎症表现。

（2）患儿术前原有的呼吸或吞咽困难的症状得到缓解。

（3）术后伤口疼痛感得到缓解或减轻,可以正常进食。

（4）术后未发生并发症。

（二）家长方面

（1）对治疗和手术充满信心,积极配合医护人员,焦虑感减轻。

（2）家长能够讲述有关疾病手术前后的基本护理要点和注意事项掌握出院后的健康指导。

十一、出院健康指导

（1）观察伤口情况,如出现红、肿、有分泌物等情况应来院复诊。

（2）合理营养配餐,增强机体抵抗力。

（3）出院后 1 个月复查。

（刘静）

思考题

1. 根据裂隙的程度可将腭裂分为哪三度?

2. 唇裂或腭裂手术前如何做好局部皮肤和口腔的清洁和准备工作?

3. 唇、腭裂术后出院健康宣教内容包括哪些?

4. 何谓甲状舌骨囊肿,甲状舌骨瘘是如何形成的?

5. 如何控制和预防甲状舌骨囊肿患儿术前感染?

第二十一章 胸部疾病

第一节 先天性膈疝和膈膨升

膈肌有先天性缺损,部分腹腔脏器穿过膈肌缺损进入胸腔称为先天性膈疝(有或无疝囊),是较常见的新生儿畸形,发生率占活产婴儿的1/5 000～1/2 200。

先天性膈膨升是膈肌完整但肌纤维发育不全,致使膈的位置上移,向胸腔过度抬高。

一、病因

(一)膈疝

胚胎早期,胸腔和腹腔是一个相互贯通的体腔,在胚胎的第8～10周才形成横膈,将胸腔与腹腔分开。由于某些因素使膈肌发育延迟或停顿,出现薄弱区或缺损,腹腔内脏就会通过这些部位进入胸腔形成膈疝。

(二)膈膨升

在胚胎发育过程中,膈肌发育障碍,膈肌不生长或部分生长,导致膈肌薄弱,出生后出现膈膨升。

二、病理

由于左侧膈肌闭合较右侧晚,故以左侧多见。疝内容物最常见为小肠,其次是肝脏、胃和脾脏中肠进入胸腔后可发生肠旋转不良。腹腔内脏器进入胸腔后,压迫肺脏,导致肺发育不良。

先天性膈膨升其膈神经发育正常。横膈如有部分横纹肌生长,其纤维是正常的,但结构菲薄;若无横纹肌生长,则横膈仅由胸膜和腹膜构成。膈肌抬高后导致肺组织受压改变,但肺发育影响较小。

三、临床表现

(一)症状

患儿出生后24～48小时即出现呼吸困难或窘迫,面色苍白青紫,四肢冰冷。随着吞咽动作,吞入空气,呼吸困难进行性加重,出现明显的"三凹症"。

(二)体征

患侧胸廓饱满前后径增大如桶状,呼吸运动减弱,呼吸音弱或消失,叩诊呈鼓音,可闻及肠鸣音,心脏向健侧移位;腹部呈舟状腹,肠鸣音减弱;有脱水、酸中毒,营养不良等表现。

(三)X线检查

1. 膈疝　纵隔向健侧移位,胸腔内可见充气肠管,有时见肝、脾阴影,患侧肺明显受压。

2. 膈膨升　胸片可见一侧横膈明显抬高,膈的弧度光滑不中断,其下方为胃肠阴影。

四、诊断依据

新生儿有呼吸困难和青紫应立即考虑膈疝或膈膨升,并做X线胸腹平片、B超、钡餐进一步确诊。

五、治疗

诊断明确后有明显呼吸困难应立即手术治疗,如无明显呼吸症状但反复出现呼吸道感染者可择期手术。左侧膈疝多经腹切口,还纳腹部脏器较为方便。右侧膈疝因有大块肝脏入胸腔故多做右胸切口,便于整复肝脏和修补缺损。

六、护理评估

(一)患儿方面

(1)患儿的喂养史,家族史,母亲妊娠史。

(2)观察患儿有无呼吸急促、发绀、呼吸困难、呕吐等情况。

(3)了解X线及钡餐检查结果。

(4)患儿的营养状况,对手术的耐受程度。

(二)家长方面

(1)家长的心理反应和对手术的心理承受能力。

(2)患儿家长是否得到和疾病有关的健康指导。

七、护理诊断

(一)患儿方面

1.气体交换受损　与疝入的脏器压迫肺部有关。

2.有生命体征改变的可能　与疾病本身有关。

3.有体液不足的危险　与禁食,胃肠减压有关。

4.有潜在感染的危险　与手术伤口和机体抵抗力低下有关。

(二)家长方面

1.恐惧焦虑　与孩子即将接受手术治疗和担心手术效果等因素有关。

2.知识缺乏　与家长缺乏疾病知识和康复期喂养护理知识有关。

八、护理目标

(一)患儿方面

(1)患儿气体交换受损状况得到改善。

(2)患儿生命体征平稳或接近正常。

(3)患儿保持体液及酸碱平衡,维持一定的营养状态。

(4)术后并发症得到预防,及时评估和处理。

(二)家长方面

(1)配合治疗和护理工作的进行,对手术有信心。

(2)家长掌握一定的疾病知识和康复期的健康指导。

九、护理措施

(一)患儿方面

1.术前护理

(1)抬高床头,侧卧位(患侧),使内脏易复位,减少对健侧肺的压迫。

(2)保证呼吸道通畅,随时拍背吸痰,并给予氧气吸入。测体温、脉搏、呼吸并记录。

(3)禁食、胃肠减压,以防术中呕吐窒息。观察呕吐次数、性质及减压液量,做好记录。

(4)静脉补液,给予水、电解质和能量的补充,改善机体营养状况。

(5)备皮,注意保暖,准备手术。

2.术后护理

(1)患儿回病室后,认真听取麻醉师交待术中情况。吸氧,心电监测,血氧饱和度监测,测体温,若为新生儿,需放置于暖箱。

(2)观察面色、末梢血循环、脉搏、呼吸。定时翻身、拍背、吸痰。保持呼吸道畅通。有明显呼吸困难者,持续气管插管和应用呼吸机。烦躁不安者,遵医嘱给予适量镇静剂,减少氧气的消耗,预防复发。

(3)继续禁食、胃肠减压,每2小时冲管1次。观察呕吐、腹胀、排气、排便情况。

(4)防止感染:保持病室内温湿度适宜,定期进行空气消毒。加强营养,可给予静脉内营养,输入血浆、白蛋白等,增加患儿的抵抗力。治疗护理中严格执行无菌操作,避免交叉感染。观察切口情况,保持敷料清洁,遵医嘱使用抗生素。

(二)家长方面

(1)为他们提供机会诉说焦虑、恐惧的原因以及所担心的问题,进行解释和安慰,使他们增强对手术的信心。

(2)向家长介绍有关检查或治疗的目的及主要方法;手术后康复期家庭护理的注意事项。

十、效果评价

(一)患儿方面

(1)患儿能正常的气体交换,呼吸正常。

(2)患儿未出现体液不足,酸碱失衡,营养状况有改善。

(3) 患儿未出现感染等并发症。

(4) 生命体征保持基本平稳。

(二) 家长方面

(1) 恐惧焦虑感缓解,对手术有信心。

(2) 家长已掌握一定的疾病知识。

第二节 食管闭锁与气管食管瘘

先天性食管闭锁与气管食管瘘是一种严重的发育畸形,可以单独或合并发生,通常是同时发生的。其发病率国外统计约为新生儿的 $1/4\,000 \sim 1/3\,000$。我国目前的资料统计发病率较国外低。

一、病因

食管和呼吸道器官在发生过程中均起源于胚胎原肠的前肠部分。在胚胎早期,原肠的头侧和尾侧均闭锁,胚胎发生的第 3 周末,原肠头侧的咽膜裂破,使前肠与口窝相通。随着心脏向下方移位,食管的长度迅速增加。胚胎发生第21~26 天,前肠的两侧呈现喉气管沟,继而上皮生长形成气管食管隔,将食管与气管分隔开。如食管与气管末完全分开,两者管腔相通则形成气管食管瘘,气管食管隔向后偏位或前肠上皮向食管腔内生长过度则形成食管闭锁。

二、病理

先天性食管闭锁与气管食管瘘根据病理形态可分成 5 型。

1. 第 I 型　食管上、下段均闭锁,两段距离甚远,无食管-气管瘘,称为单纯食管闭锁。占所有患儿的 5%～7%。

2. 第 II 型　食管上段有瘘与气管相通,食管下段盲闭,两段距离甚远。较少见,占0.5%～1%。

3. 第 III 型　食管上段闭锁,下段有瘘管与气管相通。最常见,占85%～90%。

4. 第 IV 型　食管上、下两段皆与气管相通而成瘘,约占本病的 1%。

5. 第 V 型　无食管闭锁,但有瘘与气管相通,即单纯气管食管瘘,约为 2%～6%。

三、临床表现

食管闭锁的胎儿不能吞咽羊水,故母亲常有羊水过多的现象。新生儿出生后的第一、二天即表现为唾液过多,带泡沫的唾液从口腔、鼻孔溢出,有时发生咳嗽、气急和暂时性青紫。典型症状是第一次喂奶时出现,小儿吸吮一二口后即开始咳嗽,随即奶汁从鼻孔和口腔溢出,同时呼吸困难、面色发绀。如迅速从口腔、咽部吸出液体以及小儿咳嗽将呼吸道排净后,婴儿又恢复正常,以后每次试行喂奶时,均发生同样的症状。

常见的食管下段与气管之间有气管食管瘘的患儿,空气可经瘘道进入胃肠而引起腹胀。同时胃液可经气管食管瘘反流入呼吸道导致吸入性肺炎。由于食物不能进入胃肠道,患儿呈现消瘦、脱水。

食管无闭锁,仅有气管食管瘘的患儿,临床不出现不能进食的症状,但可以有进食后间歇性呛咳。进食流质食物时更容易引起呛咳。瘘道较小者可在出生后数年才呈现症状。

四、诊断

(1) 患儿母亲有羊水过多史,因而产前 B 超检查有羊水过多并发现小胃泡或无胃泡应怀疑有食管闭锁的可能。

(2) 临床诊断在出生后 1～2 天作出,若第一次喂奶时发生呕吐、气哽、咳嗽、发绀等症状,应立即想到食管闭锁的可能。以胃管由鼻孔插入,若无法到达胃部,即应怀疑此病。此时打入 0.5～1 ml 的显影剂摄影即可明确诊断。X 线片应包括腹部。I 型胃肠内无气体;II 型食管上段盲端有造影剂流入气管内,胃肠内无气体;III 型食管上段为盲端,胃肠充气;第 IV、V 型食管上段盲端有造影剂流入气管内,同时胃肠内充气。

五、治疗

先天性食管闭锁与气管食管瘘唯一的治疗方法是手术。手术目的是尽可能一次矫正畸形。手术方式包括气管食管瘘的分离和食管两端的一期缝合。

对有严重的呼吸窘迫的早产儿,以及并发严

重畸形的患儿不能一期手术,可采用分期手术。先行胃造瘘,近端食管持续吸引 1～2 个月。一旦肺炎消失,严重畸形得到矫治后,可行胸膜外的瘘分离和食管吻合术。

对于食管两端距离甚远,不能一期吻合,特别是闭锁的患儿,可采用延期手术方法,先行胃造瘘喂养,一旦食管造影确认食管已延长,可经右胸膜外行食管端端吻合和气管瘘分离术。

六、护理评估

(一)患儿方面

(1)患儿生长发育及营养状况,是否为早产儿或低体重儿。

(2)重要脏器功能尤其是患儿肺部的检查,有无吸入性的肺炎,以及评估患儿对手术的耐受力。

(3)评估患儿临床症状的表现,畸形的严重程度,是否存在其他部位及脏器的畸形。

(4)患儿手术后生命体征的变化,呼吸型态及呼吸道的通畅情况。

(5)患儿手术后水、电解质及酸碱平衡的情况。

(6)评估手术后引流管及引流液的情况。

(7)患儿有无吻合口瘘等术后并发症,并对可能出现的症状和体征加以观察。

(二)家长方面

(1)家长对现实的接受能力和对疾病和手术治疗的心理反应。

(2)家长是否得到有关疾病的基本知识和家庭护理方面的健康指导。

七、护理诊断

(一)患儿方面

1. 潜在性肺吸入 与奶液、唾液等逆流入气管内有关。

2. 营养不足——低于机体需要 与畸形造成的不能正常摄食有关。

3. 清理呼吸道无效 与手术造成的呼吸道分泌物增加、麻醉后的咳嗽反射减弱及术后虚弱致使咳痰无力有关。

4. 感染的危险 与机体抵抗力下降及手术

的伤口有关。

5. 舒适的改变 与伤口疼痛、引流管的放置等有关。

6. 潜在并发症——吻合口瘘 与术中食管下段过度游历和术后营养不良导致吻合口愈合不良有关。

(二)家长方面

1. 恐惧、焦虑 与患儿的疾病和必须的手术治疗有关。

2. 知识缺乏 与家长缺乏疾病的治疗和术后康复知识有关。

八、预期目标

(一)患儿方面

(1)患儿的肺误吸被有效防止,不发生吸入性肺炎。

(2)患儿的营养状况得到维持,无明显脱水或电解质紊乱表现。

(3)患儿能够维持正常的呼吸型态,呼吸道通畅,未发生窒息。

(4)患儿不发生肺部、胸腔和伤口感染。

(5)患儿安静,无明显躁动和哭闹。

(6)患儿不发生吻合口瘘等术后并发症。

(二)家长方面

(1)家长能够接受现实,并积极配合医护人员。

(2)家长能自述有关疾病及手术的有关知识和家庭护理方面知识。

九、护理措施

(一)患儿方面

1. 术前护理

(1)防止吸入性肺炎:患儿头部抬高 45～60°,减少食管内积聚的分泌物被吸入肺内。

(2)观察患儿皮肤黏膜有无干燥、脱水;监测生命体征的变化和四肢末梢情况;记 24 小时出入量。对存在脱水和血容量不足的患儿,应及时遵医嘱补充所需的能量和水、电解质等。必要时予静脉内高营养治疗。

(3)施行保护性隔离,减少继发感染,早产儿及新生儿置暖箱,病室每天紫外线照射消毒

30 分钟。

（4）每 2～4 小时翻身拍背吸痰 1 次，咽部有呼噜的痰声，应随时吸净，必要时将吸痰管插入食管近端盲端进行持续吸引。

（5）术前准备：

1）协助完成各项常规检查。

2）对肺部存在感染者应先给予必要的治疗。

3）术前 1 天遵医嘱进行配血，以准备术中和术后输血。

4）术前 1 天给予青霉素等的抗生素皮试。

5）皮肤准备：保证术区清洁，防止术后伤口感染。

2. 术后护理

（1）术后患儿应置重症监护室，严密监测生命体征和神志、面色等状况。术后第 1 天测量生命体征每小时 1 次。根据需要给予超声雾化吸入，每天 3～6 次，每次 20～30 分钟。

（2）经常吸痰，清除喉头部位的分泌物。吸痰管长度事先由手术医生测量好，并在吸引管上做一记号，以免吸痰管插入过深，对食管缝合处造成伤害；吸痰动作轻柔而迅速，以免造成食管手术缝线处的损害和水肿，同时动作迅速可避免将肺内氧气抽吸出来。

（3）加强巡视，密切观察患儿有无呼吸道梗阻的情况，如出现焦虑的表情、呼吸频率加快以及肋骨缘回缩等，应立即报告医生，进行相应处理；如患儿呼吸情况很差，或为早产儿，应根据血气分析结果和其他呼吸监测指标来决定是否进行气管内插管来辅助呼吸，或以人工呼吸器协助通气来治疗呼吸窘迫。

（4）早产儿、低体重儿或体温不升等患儿应置于暖箱，保持抬高头部，避免颈部向后伸展的动作。

（5）每 2 小时更换体位，左侧卧位或右侧卧位，但不可俯卧，以防坠积性肺炎。术后最初的 3～4 天内可用震颤法排除痰液，以免影响食管吻合口的愈合。

（6）术后第 10 天可由口喂食，若过早可能影响食管接合处的愈合，此期间可以静脉高营养维持机体营养与能量的需要，如患儿有留置胃造瘘管，在开放减压 2～3 天后，可由胃造瘘管喂食。

（7）妥善固定各种引流管，防止滑脱，保持通畅。密切观察胃造瘘口处皮肤的完整性，若有发红、糜烂或脓性分泌物时，可能为局部感染，应及时报告医生给予相应处理。

（8）禁食期间按医嘱静脉输液，保证能量的供给，维持水、电解质和酸碱的平衡。每天总液体量在 10～12 小时内均匀输入，亦可用输液泵控制滴速，合理使用抗生素，预防感染的发生。

（二）家长方面

（1）倾听家长所担心和害怕的问题，鼓励他们说出对治疗和护理的要求，尽可能地安慰和解释，以减轻父母的焦虑和恐惧。

（2）向家长解释患儿的病情、治疗的程序和手术方式以及术后护理要点和喂养方法等。

十、效果评价

（一）患儿方面

（1）患儿未发生吸入性肺炎。

（2）患儿的营养状况得到维持，无明显脱水或电解质紊乱表现，皮肤黏膜弹性良好。

（3）患儿能够维持正常的呼吸型态，未发生窒息。

（4）患儿未发生肺部、胸腔和伤口感染等。

（5）患儿无明显躁动和哭闹，安静休息。

（6）患儿未发生吻合口瘘等术后并发症。

（二）家长方面

（1）家长能够接受现实，并积极配合医护人员，恐惧紧张情绪得到控制。

（2）家长能自述疾病及手术的有关知识和家庭护理喂养方面知识。

（刘静）

思考题

1. 何谓先天性膈疝及膈膨升？

2. 先天性膈疝及膈膨升的胸部临床体征有哪些？

3. 简述先天性食管闭锁与气管食管瘘的病理分型。

4. 先天性食管闭锁与气管食管瘘的术后护理要点有哪些？

第二十二章 腹部疾病

第一节 先天性肥厚性幽门狭窄

先天性肥厚性幽门狭窄是由于幽门环肌肥厚增生,使幽门管腔狭窄而引起的机械性梗阻,为新生儿常见消化道畸形的第三位,仅次于直肠肛门畸形和先天性巨结肠。发病率约为33/10万,男性多于女性,约为5:1。多为足月产正常婴儿,早产儿较少见,有家族史的报告。

一、病因

本病的病因,至今尚无定论,各家看法不一,有以下几个观点。

1. 先天幽门肌层发育缺陷 多数人认为幽门肥厚是先天性的,胚胎第1月末、第2月初,幽门部肌肉发育过度,致使幽门肌尤其是环肌肥厚而致梗阻。

2. 西班牙Maria J研究认为胃生长抑素浓度降低,是对幽门肥厚性狭窄患儿高胃泌素血症的一种反应,实验结果显示两者对本病的发生有一定作用。

3. 法国Wenderwinden JM研究结果显示幽门肥厚性狭窄者,C-Kit免疫活性下降,间质细胞仅在肌肉内层、黏膜下边缘及胃窦部,而幽门处缺乏间质细胞,并导致肌肉动力紊乱。

4. 英国Abel RM在研究人类胎儿组织和动物模型中发现,幽门肌间神经节中血管活性肠道多聚肽的增加,是引发幽门狭窄的内在原因。

二、病理

先天性肥厚性幽门狭窄主要病理改变是幽门壁各层组织均肥厚增大,以环肌为主。幽门呈棘核状或橄榄状,肿块表面光滑、色白、质硬有弹性,一般长2~3.5 cm,直径1~1.5 cm,肌层厚0.4~0.6 cm。但4个月后,肿块可逐渐消失而痊愈。幽门部明显增大,使幽门管狭窄和增长,致使幽门梗阻,胃扩张、排空时间延长,胃壁增厚,蠕动增强。将幽门做横断切开后,可见肥厚部分向幽门管腔推进,幽门黏膜有相当深的皱襞,充满已狭窄的幽门腔,使其更为狭窄。肥厚的肌肉逐渐向正常胃壁移行,在十二指肠侧肥厚的肌肉可突然终止在十二指肠的起端,界限明显。

组织学检查可见幽门壁各层组织均肥厚增生,以环肌最为显著。同时可见肌间神经丛全部缺如或显著减少。幽门黏膜有不同程度的水肿和充血。

三、临床表现

(一)呕吐

早期症状即是呕吐。多于出生后2~3周出现,少数病例生后即出现呕吐。这是由于新生儿期幽门狭窄虽已存在,但梗阻却是不完全性的,出生后短期内婴儿食量很少,强有力的胃蠕动能将稀薄的奶汁挤过狭窄的幽门腔进入十二指肠,以后随着食量的增加,同时幽门黏膜出现水肿,而出现呕吐。开始为食后溢奶,以后逐渐加重,几乎每次吃奶后立即出现呕吐或数分钟后吐出,最后发展成喷射状呕吐,可喷至1 m以外。吐出物为白色奶液及奶块,量多,不含胆汁。少数患儿因呕吐频繁胃黏膜出血,可吐出咖啡样物,患儿呕吐后即有强烈的饥饿感,再次吃奶仍用力吸吮。

（二）消瘦

因呕吐患儿奶与水摄入不足，体重不增或逐渐消瘦，导致营养不良和脱水，小便减少，大便量少。患儿皮肤松弛有皱纹，皮下脂肪减少，两眼眶凹陷，面容痛苦形成饥饿消瘦的面容呈老年貌。

（三）黄疸

少数患儿有黄疸，间接胆红素上升，手术后可以恢复。

（四）电解质紊乱、酸碱失衡

剧烈呕吐后，大量胃酸丧失，而表现为低氯低钾性碱中毒，血中游离的钙离子降低，临床表现为呼吸浅而慢，严重者出现喉痉挛及手足搐搦；晚期患儿因脱水严重，肾功能低下，酸性代谢物潴留体内，部分碱性物质被中和而呈代谢性酸中毒。

（五）腹部体征

腹部检查可见上腹部膨隆，而下腹部平坦柔软。多数患儿于上腹部可见胃蠕动波，从左肋下向右上腹推移。右上腹可触及橄榄状可活动的肿块，此为临床的重要依据。

四、诊断

根据典型呕吐病史，进行性加重，呈喷射状，吐出物为奶块不含胆汁，见到胃蠕动波，右上腹部摸到橄榄状肿块，诊断即可确定。

如肿块扪及不清，可进行上消化道钡餐检查以帮助明确诊断。患儿口服钡剂以后，在 X 线透视下可见胃有不同程度的扩张、胃排空时间延长，幽门管细长，仅 1～3.5 cm，内径 0.5 cm。幽门前区呈"鸟嘴征"，十二指肠球部压迹呈"蕈征"、"双肩征"等。

B 超检查中发现幽门处变异的解剖关系，即拉长的幽门挤压十二指肠与胆囊紧邻并位于其下，有助于诊断，并可免去患儿接受放射线。

五、治疗

先天性肥厚性幽门狭窄诊断确定后，应尽早手术治疗。极少数患儿因发病晚，如 3 个月才开始呕吐，且不严重，可保守治疗或择期手术。

（一）非手术疗法

症状不典型，发病较晚，一般情况较好，尚不能和胃痉挛完全鉴别者。

1. 饮食疗法　细心喂养，每隔 2～3 小时喂奶 1 次。

2. 定时温盐水洗胃　可清除凝乳，减轻胃黏膜水肿和消除胃炎。

3. 解痉剂的应用　用 1‰阿托品液，于喂奶前 15 分钟服用。

（二）手术治疗

多数患儿应尽早行幽门环肌切开术，该手术由 Frede 和 Ramstedt 首创，操作容易，效果良好，死亡率仅为 0.4%。目前国外有逐渐普及经腹腔镜手术之趋势，一般做两个腹壁小切口，一个放置腹腔镜，另一个放置特别肠镜或切开刀，实施黏膜外幽门切开术。此方法术后恢复快，不留瘢痕，与传统手术比较，手术时间和安全性方面并无差异。

六、护理评估

（一）患儿方面

（1）患儿的喂养史及家族史。

（2）患儿呕吐的性质以及呕吐物的形状。

（3）患儿营养状况及其动态变化。

（4）患儿水、电解质及酸碱失衡的症状和体征及其改变。

（5）患儿是否出现胃蠕动波及右上腹部扪及橄榄状肿块，钡餐 X 线摄片结果。

（6）患儿手术或非手术疗法的效果，术后恢复情况，有无术后并发症，并对可能出现的相应症状进行观察与评估。

（二）家长方面

（1）家长对疾病和手术的心理反应和对知识的理解能力。

（2）家长是否得到和疾病有关的护理知识和家庭喂养的健康指导。

七、护理诊断

（一）患儿方面

1. 体液不足、酸碱失衡　与反复呕吐、禁食和胃肠减压有关。

2. 营养不足　与呕吐、禁食有关。

3. 潜在并发症——窒息　与全麻后咳嗽反

射减弱有关。

4. 感染的危险 与机体抵抗力下降、营养不良等有关。

(二) 家长方面

1. 恐惧或焦虑 与患儿即将接受手术和担心手术效果有关。

2. 知识缺乏 与家长缺乏疾病知识和喂养知识有关。

八、护理目标

(一) 患儿方面

(1) 患儿保持体液及酸碱平衡,维持一定的营养状态。

(2) 营养不足得到改善,皮肤黏膜弹性良好,保持湿润。

(3) 患儿术后并发症得到预防,及时评估和处理,呼吸平稳,未发生窒息。

(4) 患儿未发生感染,生命体征基本平稳。

(二) 家长方面

(1) 恐惧和焦虑情绪减弱或消失,对手术和治疗有一定信心。

(2) 掌握和了解有关疾病的治疗、护理以及手术后喂养的基本知识。

九、护理措施

(一) 患儿方面

1. 术前护理

(1) 患儿如有体重下降的病史,失水的临床症状,尿比重升高,血压较低时,术前须补液2～3天,纠正水、电解质失衡。有严重碱中毒者应补充氯化铵。当患儿哭吵有力,皮肤黏膜湿润有弹性,每小时尿量1ml/kg,血生化检查结果正常者即可手术。

(2) 患儿术前如有营养不良,贫血或低蛋白血症,术前应给予支持疗法,如输血、血浆或白蛋白,以改善贫血与低蛋白血症。严重消瘦者可提供肠外营养支持,注意保护和合理使用静脉。

(3) 术前患儿可有喷射性呕吐,喂奶时要少量多次,并抱起头高位,喂奶后给患儿拍背至胃中气体溢出,并给予抬高床头、右侧卧位,减少呕吐,防止窒息。

(4) 喂奶前注意按时应用解痉剂,如阿托品,可起到松弛幽门括约肌,使食物顺利进入胃内的作用。

(5) 术前4小时停止喂奶和喂水,留置胃管并抽出胃内容物。

(6) 其他有关护理措施 加强皮肤护理,口周垫以毛巾承接呕吐物,以免颈部被呕吐物浸渍,一旦浸渍,及时清洁、更换衣服;观察记录呕吐物及胃肠减压的量、颜色和性质;记录24小时出入量。

2. 术后护理

(1) 体位:术后予以去枕平卧位,头偏向一侧,肩下垫一小枕以使呼吸道保持通畅,防止呕吐物误入气管引起窒息。吸氧,观察有无舌后坠及呼吸困难等情况,加强巡视,及时清除口、鼻内分泌物。

(2) 饮食护理:一般术后禁食6～12小时或次日晨开始进食。先喂以15ml糖水,以后每隔3～4小时喂奶1次,如无呕吐可逐渐增加量,直至正常奶量;如术后有时仍有少量呕吐,为黏膜水肿所致,应控制饮食,采用少量多次喂奶法,一般几天后即可停止呕吐;术后多数患儿还会发生程度不同的非喷射性呕吐,原因是术前存在胃炎、黏膜水肿以及反射性因素所致。呕吐时间开始于术后3～4天,呕吐频率及呕吐量逐渐减轻直至消失,持续时间通常在1周以内,3周以上者很少见。此期同样要注意营养摄入,喂奶、喂水时要特别小心,防止呕吐、误吸。

(3) 保持胃肠减压通畅,观察并记录引流液的色、量和性质。

(4) 防止感染:保持病室内温湿度适宜,减少探视,每天通风换气2次,定期予以紫外线照射消毒空气;加强营养,增强患儿抵抗力,必要时给予静脉内高营养或输注血浆、白蛋白等;进行各项治疗护理操作时严格执行无菌操作原则,避免交叉感染;观察切口情况,保持敷料清洁、干燥;遵医嘱合理使用抗生素。

(二) 家长方面

(1) 认真倾听家长诉说所担心的问题,介绍有关疾病的知识和手术、麻醉的简单方法以及手术效果,增强他们对手术和治疗效果的信心。

(2) 告诉家长手术后护理基本要点以及家庭护理和喂养的方法。

十、效果评价

(一) 患儿方面

(1) 患儿体液不足,酸碱失衡得到及时纠正。

(2) 皮肤黏膜弹性好,保持湿润,营养状况逐渐改善。

(3) 患儿术后未出现窒息等并发症。

(4) 住院期间未发生感染迹象,体温维持在正常范围。

(二) 家长方面

(1) 恐惧、焦虑感得到缓解。

(2) 已掌握一定的疾病知识和喂养知识。

十一、出院健康指导

(1) 指导患儿家长正确喂奶方法,减轻呕吐,防止窒息。

(2) 患儿皮肤柔嫩,指导家长注意加强皮肤护理。

(3) 如非手术疗法,一般需住院 2～3 个月,很容易感染,应注意消毒隔离,防止交叉感染。

(4) 出院后要定期门诊随访。

(5) 先天性幽门肥厚性狭窄手术后近期远期效果良好,指导家长注意合理喂养,患儿营养不良很快可得到改善。

第二节 急性阑尾炎

急性阑尾炎是外科常见病,居各类急腹症的首位。小儿急性阑尾炎约占小儿外科急腹症总数的 1/4。

小儿急性阑尾炎可发生于各年龄组,最常见的是 6～10 岁的学龄儿童,年龄越小发病率越低,5 岁以下明显减少,小于 1 岁者仅占 1%,新生儿罕见。

一、病因

阑尾腔梗阻是引起阑尾炎发生的重要原因。阑尾的解剖学特点,如管腔细窄、开口狭小、壁内有丰富淋巴组织等,使阑尾腔易被阻塞,食物残渣、粪石、异物、蛔虫等也常使管腔阻塞。另外,急性肠炎可直接蔓延至阑尾引起阑尾发炎。

二、病理类型及转归

根据其病理解剖学变化和临床表现,可分为单纯性、化脓性、坏疽性及穿孔性、阑尾周围脓肿 4 种临床类型。

(一) 急性单纯性阑尾炎

多见于学龄期儿童。炎症局限于阑尾黏膜层和黏膜下层。阑尾轻度肿胀、充血,周围稍有浆液性渗出,黏膜可发生小溃疡。

(二) 急性化脓性阑尾炎

此类型发病率较高,可发生于任何年龄。病变侵犯阑尾各层,炎症加重,阑尾肿胀明显,浆膜高度充血,有脓性渗出物附着。阑尾黏膜的溃疡面加大,呈蜂窝样炎性改变,腔内有积脓。

(三) 坏疽性及穿孔性阑尾炎

病变主要为阑尾系膜血管栓塞和阑尾壁全层坏死。阑尾本身渗出不多,而周围组织粘连形成较早,局限而形成脓肿者较多。病变处呈暗紫色或黑色,常并发穿孔。

(四) 阑尾周围脓肿

急性阑尾炎化脓坏疽时,大网膜可移至右下腹将阑尾包裹并形成粘连,出现炎性肿块或形成阑尾周围脓肿。

急性阑尾炎的不同病理类型是一个连续的过程,随机体抵抗力强弱的不同,可有以下 3 种形式的转归。

(1) 炎症消退。

(2) 炎症局限化。

(3) 炎症扩散,发展为弥漫性腹膜炎、化脓性门静脉炎和感染性休克等。

三、临床表现

(一) 症状

1. 腹痛 几乎所有病例均有腹痛。腹痛多起于上腹或脐周部,开始疼痛严重,位置不固定,呈阵发性。数小时后,腹痛转移并固定在右下腹部,疼痛呈持续性加重。约 70%～80%急性阑尾炎具有这种典型的转移性腹痛的特点;但也有少数病例发病开始即出现右下腹痛。

2. 胃肠道症状　病初患儿常有恶心、呕吐、厌食、发热及便秘。并发腹膜炎、肠麻痹时则出现腹胀和持续性呕吐。

3. 全身症状　早期可有乏力、头痛、发热等。若阑尾穿孔,体温可明显升高。

(二) 体征

1. 右下腹压痛　是急性阑尾炎常见的最重要的体征,尽管阑尾的位置可有变异,但压痛始终在一个固定的位置上。病变早期,腹痛症状尚未转移至右下腹时,压痛已固定于右下腹部。当炎症扩散到阑尾以外时,压痛范围也随之扩大,但仍以阑尾部位压痛最为明显。

2. 腹膜刺激征象　有腹肌紧张、反跳痛和肠鸣音减弱或消失等。

(三) 实验室检查

多数患儿血常规中周围血白细胞数及中性粒细胞增高。

四、诊断

如果阑尾在正常解剖位置,依靠转移性腹痛和右下腹部固定性压痛的特点,即可诊断。但如阑尾的解剖位置异常,同时受到镇痛或泻剂的影响,或延误了病情等,诊断就变得困难,这时应仔细询问病史,反复进行腹部触诊。再加上白细胞计数和体温的升高,临床诊断才能明确。

五、治疗

(一) 手术治疗

发病不足 48 小时,阑尾尚未穿孔时,手术切除效果好。即便阑尾已穿孔,但病程不足 3 天者,如有弥漫性腹性腹膜炎,全身中毒症状严重,也应考虑手术治疗。

(二) 非手术治疗

适用于早期单纯性阑尾炎又伴有其他严重器质性疾病而有手术禁忌证的患儿。若病程较长已形成脓肿,一般可先采取保守治疗,如保守治疗 2～5 天无效,应手术引流脓肿,待症状消失 8～12 周再做阑尾切除术。

六、护理评估

(一) 患儿方面

(1) 患儿症状、体征的变化,腹膜刺激症有无加重或出现。

(2) 观察生命体征,有无水电解质失衡,体温有无升高。

(3) 了解辅助检查结果,白细胞是否升高。

(4) 患儿术后伤口情况恢复情况,有无并发症。

(二) 家长方面

(1) 家长心理评估,希望早日明确诊断并解除孩子的病痛。

(2) 家长是否得到有关疾病的健康指导。

七、护理诊断

(一) 患儿方面

1. 恐惧紧张　与急性腹痛,手术有关。

2. 疼痛　与疾病有关。

3. 体液不足　与呕吐、禁食和发热有关。

4. 体温过高　与急性炎症有关。

5. 有感染的危险　与阑尾炎、手术有关。

6. 潜在并发症——急性腹膜炎,肠瘘,粘连性肠梗阻　与阑尾炎化脓和破裂等因素有关。

(二) 家长方面

1. 焦虑　与担心孩子的身体状况和疾病预后有关。

2. 知识缺乏　与家长缺乏知识有关。

八、护理目标

(一) 患儿方面

(1) 患儿紧张情绪缓解,接受并配合治疗。

(2) 疼痛感缓解或减轻。

(3) 患儿保持体液及酸碱平衡,维持一定的营养状态。

(4) 患儿体温基本维持正常。

(5) 患儿手术后未发生感染。

(6) 患儿术后并发症得到预防,及时评估和处理。

(二) 家长方面

(1) 焦虑感缓解,情绪稳定,对治疗有信心。

（2）家长掌握一定的疾病知识。

九、护理措施

（一）患儿方面

1. 术前护理

（1）饮食护理：问清最后一次进食时间,术前禁食禁饮 4～6 小时。

（2）密切观察病情变化：如生命体征、腹部症状、体征,腹部检查见腹膜刺激征或加重示病情严重,可能阑尾穿孔发展为腹膜炎。高热予以物理或药物降温,体温降到 38.5℃ 以下方可肌内注射术前用药。

（3）迅速建立静脉通道,根据医嘱使用甲硝唑及抗生素,补充水、电解质等。

（4）心理护理：关心、理解患儿的痛苦,医护人员态度要和蔼、亲切,并适时解释手术,备皮的必要性。

（5）必要的术前准备,做青霉素皮试,备皮,协助医生作好各种术前检查。

2. 术后护理

（1）一般护理：患儿回病房后,按麻醉方式给予适当的体位。与麻醉师交接术中情况,观察并记录神志、血压、脉搏、呼吸、体温和腹部体征。术后 24～48 小时,观察并记录腹胀情况,有无排气排便。根据病情鼓励及协助患儿早期下床活动,防止腹胀和肠粘连的发生。

（2）体温监测,术后 3 天每 4 小时测体温 1 次。正常情况下,术后 2～3 天内可有低热,38.5℃ 以下,称为手术热,不用处理。若高于 38.5℃ 或 3 天内体温正常之后体温升高,则表示有伤口感染的可能,应及时汇报医生。

（3）饮食护理,手术当天禁食,每天进行口腔护理 2 次。术后 1～2 天肛门排气、胃肠功能恢复后可进流食,如无不适再予半流食。术后 4～6 天可进软质普食。但 1 周内忌食牛奶或豆制品等会引起腹胀的食物。

（4）鼓励并帮助早期活动,术后 24 小时后,轻症患儿可在护士的帮助下起床活动,重症患儿则应在床上多翻身,活动四肢,病情稳定后及早起床活动,促进肠蠕动的增加,增进食欲,并可防止肠粘连的发生。

（二）家长方面

（1）安慰并解释阑尾炎手术的可靠性以及疾病的预后,稳定他们的情绪。

（2）针对疾病向家长叙述有关治疗和护理以及康复期的知识,鼓励他们提出问题,并给予解释和说明。

十、效果评价

（一）患儿方面

（1）患儿情绪稳定,紧张感减轻,配合治疗。

（2）患儿体温在正常范围。

（3）患儿未出现体液不足,酸碱失衡。

（4）手术后未发生各种感染。

（5）未出现并发症。

（二）家长方面

（1）焦虑感减轻。

（2）家长已掌握一定的疾病知识。

十一、出院健康指导

（1）按医嘱口服药物 3 天～1 周。

（2）避免剧烈活动,免体育课 1～2 个月,少去公共场所,避免感染。

（3）注意饮食,禁食生冷、油炸食品,包括水果、饮料等,忌暴饮暴食。如有呕吐、腹泻等及时来院就诊。

第三节 急性腹膜炎

急性腹膜炎是腹膜受到细菌感染,化学性刺激或损伤所引起的急性炎症。当炎症涉及整个腹腔时称为急性弥漫性腹膜炎,表现为腹膜刺激征和全身中毒症状,是外科常见的急腹症之一。

一、病因与分类

（一）继发性腹膜炎

腹腔脏器发炎引起穿孔、破裂或手术污染等,是造成继发性腹膜炎的病因。它是急性腹膜炎中最常见的一类。

（二）原发性腹膜炎

病原菌通过血液或淋巴进入腹腔,是原发性腹膜炎的病因,而腹腔内并无原发性病灶。临床较少见。致病菌多为溶血性链球菌、肺炎双球菌等。

二、病理及临床类型

当腹腔受到细菌感染和胃肠内容物的刺激后,很快产生炎症,导致腹膜充血、水肿、通透性增强等一系列病理改变。腹膜炎发生后,根据患儿的抵抗力、感染的严重程度和治疗效果,可有不同的转归。

(一) 炎症消散

当细菌致病力较弱、病变轻、治疗及时和机体的抵抗力强时,感染趋于局限,渗液减少,吸收完全,炎症逐渐消退而痊愈。

(二) 局限性脓肿

渗液未能完全吸收,积聚于膈下、肠襻间、髂窝和骨盆处等,可形成局限性脓肿。

(三) 炎症扩散

患儿抵抗力弱,病变严重或因治疗不当,感染可迅速扩散,炎性渗出液不断增加,形成大量脓液,最终影响局部和全身,导致麻痹性肠梗阻、感染性休克等。

根据病理分析及临床表现可分为局限性腹膜炎和急性弥漫性腹膜炎两种临床类型。

三、临床表现

(一) 症状

1. 腹痛　持续性腹痛为主要特征,触诊疼痛以原发性病灶最为明显。

2. 胃肠道症状　恶心、呕吐是最早出现的症状。系反射性呕吐,早期呕吐轻,呕吐物为上消化道内容物。晚期呕吐频繁,呕吐物常含胆汁,甚至含有肠内粪样内容物。

3. 全身症状　突然发病时体温正常,后逐渐升高,出现高热,脉搏加快,大汗等全身中毒症状。后期血压下降,脱水,四肢冷,呼吸急促,代谢性酸中毒等一系列感染性休克的表现。

(二) 体征

1. 腹膜刺激征　急性腹膜炎的体征是全腹压痛,反跳痛,腹肌紧张。腹部触诊原发病外腹膜刺激征最显著。

2. 腹胀　腹式呼吸减弱或消失。叩诊呈明显鼓音,听诊肠鸣音弱或消失。

(三) 实验室检查

(1) 白细胞计数和中性粒细胞增高。

(2) 腹部 X 线检查可见肠腔胀气,有液平面。

(3) 已形成腹腔脓肿的患儿,B 超和 CT 检查可诊断。

四、诊断

根据患儿腹胀、全腹压痛、反跳痛、肌紧张等主要体征及实验室检查结果,有患儿全身中毒症状的临床表现等,即可诊断。若患儿无腹膜刺激征,只是一般的腹胀、呕吐、发热而全身情况较好,则不能立即确诊。须仔细询问病史,反复进行腹部触诊,密切观察病情变化,才能明确诊断。

五、治疗

原则是:原发性腹膜炎或炎症将要局限化形成脓肿的腹膜炎,采取非手术治疗,如腹腔脓肿穿刺抽脓等。对继发性腹膜炎进行手术治疗,消除感染灶,清理腹腔,必要时放置腹腔引流。

(一) 非手术治疗

炎症比较局限或症状较轻、全身症状良好的原发性和继发性腹膜炎和采用非手术治疗。包括取半卧位、禁食、胃肠减压、静脉输液、输血或血制品、抗生素应用、吸氧、镇静、止痛等。

(二) 手术治疗

用于病因难以明确,病情严重而复杂的弥漫性腹膜炎以及经非手术治疗病情不见好转或加重者。

六、护理评估

(一) 患儿方面

(1) 患儿的心理反应。

(2) 患儿既往史、现病史,以明确病因。

(3) 观察患儿症状、体征变化,辅助检查结果,有无水、电解质紊乱和休克。

(4) 治疗方案及其效果,恢复情况。

(二) 家长方面

(1) 家长的心理反应以及对治疗的想法和要求。

(2) 是否得到相关的健康指导。

七、护理诊断

（一）患儿方面

1. 恐惧紧张　与急性腹痛,手术及治疗有关。

2. 生命体征改变　与腹膜急性炎症、全身中毒有关。

3. 有体液不足的危险　与腹腔内大量渗出、禁食胃肠减压有关。

4. 营养失调　与呕吐及进食量不足有关。

5. 引流管有效性降低的危险　与引流管护理不当导致扭曲、堵塞有关。

6. 潜在并发症　腹腔脓肿,感染性休克。

（二）家长方面

1. 焦虑　与对孩子身体健康状况和疾病预后的担心有关。

2. 知识缺乏　与缺乏疾病有关知识和治疗护理知识有关。

八、护理目标

（一）患儿方面

(1) 患儿恐惧紧张情绪减轻,能够配合诊疗工作。

(2) 患儿生命体征及病情的变化得到及时的评估和处理。

(3) 患儿保持体液及酸碱平衡,维持一定的营养状态。

(4) 患儿的腹腔引流管保持通畅。

(5) 患儿术后并发症得到预防,及时评估和处理。

（二）家长方面

(1) 家长的焦虑感减轻,信任医护人员,配合治疗护理。

(2) 掌握和疾病有关的知识和康复期的健康指导。

九、护理措施

（一）患儿方面

1. 术前护理

(1) 饮食管理:急性腹膜炎患儿必须禁食、禁水,以减轻腹胀及病情的恶化,为急诊手术做好准备(手术前禁食 4～6 小时)。

(2) 胃肠减压:立即给患儿放置胃管,并妥善固定,持续有效胃肠减压。

(3) 迅速建立静脉通道:根据病情建立 1～2 条静脉通道,及时给予水、电解质或血制品,纠正酸碱失衡、低蛋白血症和补充血容量,防止发生休克。遵医嘱给予抗生素。

(4) 观察病情:立即心电监测,吸氧,密切观察生命体征、腹部和体征的变化。若腹部触诊腹膜刺激征加重,患儿出现全身中毒症状和病情恶化,应立即报告医生,及时给予相应的抢救措施。

(5) 心理护理:医护人员要关心理解患儿,给予适当安慰和鼓励。护理治疗时动作要轻,并给予适当的解释,以消除患儿的恐惧心理。

(6) 术前准备:腹部常规备皮,做青霉素皮试,测肛温。如体温在 38.5℃以上,应给予药物及物理降温。要求患儿术前排尿 1 次,按医嘱肌注术前用药。

2. 术后护理

(1) 体位:麻醉清醒后给予半卧位,有利渗出液的积聚、充分引流和炎症局限,并且减轻内脏对横膈的压迫,有利呼吸、避免下肢静脉血栓和褥疮的形成。

(2) 严密观察病情及生命体征变化。定时测量体温、血压、脉搏和呼吸,如出现异常立即通知医生,及时处理。

(3) 密切观察伤口敷料有无渗血渗液,及时更换敷料。

(4) 引流管的护理:

1) 随时观察引流管是否通畅,防止引流管扭曲、折叠和受压,定时挤压引流管,以避免管腔被脓块堵塞。

2) 妥善固定引流管,对不合作及年龄较小的患儿可适当约束双手,以免手抓管子引起意外。每天更换引流袋或瓶。

3) 观察并记录引流液的量和性状。

4) 伤口处放置烟卷引流者及时更换敷料,保持外层敷料的干燥,每天换药时及时转动烟卷,并拔出少许,别针固定尾端,以防止滑入腹腔。

5）根据病情和引流量的多少拔除引流管。

（5）予以患儿禁食，胃肠减压，直至肠功能恢复。

（6）满足患儿基本的营养需要，以静脉补充每天所需的水、电解质、能量、氨基酸及多种维生素，必要时补充血浆和全血。

（7）患儿开始进食后，应鼓励其从流质开始，根据耐受程度，逐步恢复饮食，并指导患儿进食高热量、高蛋白质、多种维生素饮食。

（8）术后合理使用抗生素，预防术后并发症。

（二）家长方面

（1）鼓励说出所担心的问题，给予心理支持，举例说明疾病的预后，缓解父母的焦虑心理。

（2）针对疾病向家长叙述有关治疗和护理以及康复期的知识，鼓励他们提出问题，并给予解释和说明。

十、效果评价

（一）患儿方面

（1）患儿配合治疗，紧张恐惧情绪缓解。

（2）患儿的病情被及时观察并已得到有效处理，病情好转。

（3）患儿未出现体液不足、酸碱失衡。

（4）引流管通畅，保持有效引流。

（5）未出现并发症。

（二）家长方面

（1）焦虑感减轻，对疾病和手术有一定的思想准备。

（2）已掌握一定的疾病知识和康复期相关护理常识。

十一、出院健康指导

（1）多高蛋白质、高热量、多种维生素易消化的饮食，增加营养，增强机体抗病能力。

（2）逐步增加活动量，防止肠粘连。

（3）若发生急性腹痛，体温升高现象，应立即去医院就诊。

第四节 胆管闭锁

胆管闭锁是指在妊娠末期、出生时或出生后肝外胆管的一部分或全部发生闭塞，胆汁不能向肠道排泄的一种疾病，是新生儿胆管疾病中常见而难治的外科疾病。本病的发病率在亚洲东方人中高于欧美白人，女性的发病率高于男性，男女之比为1∶1.5。

一、病因

胆管闭锁的病因尚不完全清楚。以往临床多称为先天性胆管闭塞，但近来发现尽管极少数病例合并有十二指肠前门静脉、多脾、内脏转位、染色体异常等畸形，但多数病例都不合并其他畸形，并且大多数患儿出生后1周内大便均为黄色，1~2周之后才渐渐变白。说明胆管的闭锁应发生在胎儿胆汁分泌之后。另外，在死胎及早产儿中未发现过胆管闭锁。这些证据都不支持先天性畸形的学说。

目前对于病因多倾向于炎症学说。很多报道认为胆管闭锁与新生儿肝炎病理改变相似，均呈炎症改变，有相同的病理过程，也可能是两者同时存在，胆管闭锁是这种炎症病变的结果。原发病可能为乙型肝炎，若母亲为乙型肝炎病毒携带者，可经胎盘传给胎儿，或在分娩过程中吸入母血而被感染。病毒感染后肝可发生巨细胞变性，胆管上皮细胞受损，最终导致管腔闭塞，炎症也可使胆管周围纤维变性，使胆管进行性闭塞。除乙肝病毒外，风疹病毒、甲肝病毒、疱疹病毒都可能为本病的致病原因。

另一些学者认为胰胆管异常合流是导致胆管闭锁的致病原因之一。胰胆管在十二指肠壁外异常汇合，胰管内压高于胆管，致使胰液进入胆管，被激活的胰酶可损害胆管，其后果与胆管闭锁的发生密切相关。

二、病理与临床分型

胆管闭锁基本分为肝外和肝内两型。肝内型可见肝小管排列不整齐、狭窄或闭锁。肝外型的肝外胆管任何部位均可发生狭窄、闭锁或缺如。胆囊纤维化，呈皱缩的条状物，其中可含有少量无色黏液，有的胆囊完全缺如，也有的发育良好，接近正常胆囊。

胆管闭锁患儿肝脏病理变化严重程度与病

期长短成正比,晚期病例有显著的胆汁性肝硬化。肝体积增大 1~2 倍,质硬,表面有结节,呈暗绿色。镜下表现为肝内胆小管增生,管内多可见胆栓,肝门静脉区纤维化,肝细胞及毛细胆管内胆汁淤积,可见到一些巨细胞性变。

根据肝外胆管闭锁部位分为胆总管闭锁、肝管闭锁、肝门区胆管闭锁等 3 型。

(一) Ⅰ 型

胆总管闭锁,分为两种亚型。Ⅰa 型:胆总管下端闭锁伴上端胆总管的囊性扩张。Ⅰb 型:在胆囊管、胆总管及肝总管即所谓的"三管汇合"部位以上的高位胆总管闭锁。

Ⅰ 型病例胆囊内含胆汁,高位的胆总管与肝内胆管相通,可行肝外胆管与肠管吻合。但此型所占比例甚少,仅约占 5%。该型有时与先天性胆管扩张症囊肿型相类似,所不同的是后者胆总管远端不完全闭锁。

(二) Ⅱ 型

为肝管闭锁。又分为三种亚型:① Ⅱa 型:胆总管包括胆囊管开放,但肝管完全缺损或呈纤维条索状改变。② Ⅱb 型:肝外胆管完全闭锁。③ Ⅱc 型:肝管闭锁,胆总管缺如。Ⅱ型的纤维组织条索中部分可有小囊泡样内腔,充满透明样液体而非胆汁。

(三) Ⅲ 型

指肝门区胆管闭锁。肝门区的胆管形态有各种表现。有时可见左右肝管的分支,且常有小于 1mm 的管径;有时则可见纤维结缔组织的胆管条索痕迹。这些肝门部组织检查证明,几乎全部病例都有微细开放的胆管,这成为肝门空肠吻合术的病理解剖学基础,使部分患儿获得挽救。

三、临床表现

患儿多为足月产,主要症状为持续存在、渐进性加重的高度黄疸,排陶土色大便和尿色深黄。有些患儿生后粪便即为陶土色,但也有不少患儿生后胎便多为正常墨绿色,1 周内表现正常。黄疸一般是在 1~2 周后正常的生理性黄疸应该逐渐消退时,该症患儿反而逐渐加重。由于直接胆红素明显升高,故皮肤常呈暗黄色,甚至褐色,黏膜、巩膜也显著发黄。至晚期泪液、唾液也呈明显黄色。大便在黄疸初现之时变为淡黄色,后逐渐成为黄白色、灰白色至陶土样大便。但后期有时粪便又由白陶土色转变为淡黄色,这是由于血液中胆红素浓度过高,胆红素通过肠壁渗入到肠腔,使粪便着色所致。而尿色则随着黄疸的加重而变深,犹如红茶色。

体格检查可见腹部膨胀,肝脏肿大可在右季肋下扪及,表面光滑,质地坚硬。随病程进展,肝脏逐渐增大可达脐下,超越腹中线。几乎所有病例均有脾脏肿大,大者可达左季肋下数厘米。晚期腹壁静脉怒张,亦可出现腹水,多伴有门静脉高压症。

最初 3 个月患儿营养发育状态无明显变化,身长、体重与正常婴儿基本一致。部分患儿精神倦怠,动作反应较迟钝。3 个月后体格发育明显缓慢,营养差,精神萎靡,贫血。因胆管梗阻,脂肪吸收障碍,出现脂溶性维生素缺乏的表现。如维生素 A 缺乏的眼干,皮肤瘙痒,干燥,指甲凹陷等。当维生素 D 缺乏时可能发生佝偻病,急性低钙发生时可出现抽搐。因维生素 K 吸收差,肝功受损,凝血因子的合成受到障碍,而易引致出血倾向,可有鼻出血、皮肤黏膜出血等。未获得治疗的胆管闭锁患儿多数在 1 岁左右时,因肝硬化、门静脉高压症、肝昏迷而最终死于相关的并发症。

四、诊断

1. **临床表现** 持续黄疸、陶土色粪便和黄疸尿。

2. **体检** 腹部隆起,肝脾肿大。

3. **实验室检查** 血胆红素升高,特别是直接胆红素升高明显。肝功能不正常,黄疸指数高达 50~200 U。

4. **放射性核素检查**

5. **肝胆 B 超检查** 作为肝胆疾病的常规诊断方法,对胆管闭锁的诊断和鉴别有一定价值。

6. **肝穿刺活体组织检查** 胆管闭锁的肝活检病理组织检查可见到肝细胞胆汁淤滞,汇管区小胆管增生,胆管出现不同程度的纤维化和管内胆栓,有的可见到多核巨细胞。经皮肝穿刺活检不仅可用于胆管闭锁的早期诊断,还可用于手术后随访观察。

五、治疗

胆管闭锁的治疗原则为早期诊断、早期手术治疗。对应用各种检查仍不能确诊者，应在患儿出生后 2～3 个月内行剖腹探查术，若超过 3 个月，可能会发生不可逆性的胆汁性肝硬化。

根据不同病理类型，选择不同的手术方法。包括：胆管肠吻合术、肝门空肠 Y 形吻合术、肝门胆囊吻合术或预防术后上升性胆管炎的改良肝门肠吻合术。术中应做胆管造影以了解胆管情况，肝组织应做活检，冷冻切片了解其形态学改变。仅有 5%～10% 的患儿能成功地行胆管再吻合术，而其余的患儿通过 Kasai 术（肝门肠吻合术）常能重建胆汁通道。然而许多患儿术后仍存在明显的慢性病患，包括胆汁淤积、反复胆管炎症和发育迟缓，从而导致晚期死亡率增加。

对于肝功能衰竭的患儿，肝移植挽救了肝脏的功能。在此，胆管闭锁是儿科领域最多见的肝移植指征，但由于手术难度大、供体来源困难以及费用巨大，因此普遍开展肝移植术尚有一定困难。

六、护理评估

（一）患儿方面

（1）患儿的出生史和母亲的妊娠史及母亲有无乙肝病毒感染史等。

（2）营养状况，对手术的耐受能力。

（3）皮肤黏膜情况，黄疸的程度；腹部膨隆和肝脾肿大的程度以及排泄物的颜色和性质等。

（4）术后生命体征的变化情况。

（5）术后是否有导致并发症发生的不利因素。

（二）家长方面

（1）家长的心理承受能力和面对现实的能力以及家庭经济状况等。

（2）对知识的理解能力和对疾病的认知程度。

（3）是否得到和疾病有关的健康指导和家庭护理方面的知识。

七、护理诊断

（一）患儿方面

1. 营养失调——低于机体需要量 与营养物质的吸收障碍、胃肠功能紊乱和缺乏正确的喂养知识等因素有关。

2. 有皮肤完整性受损的危险 与胆色素沉着刺激皮肤和凝血机制障碍等因素有关。

3. 清理呼吸道低效 与全麻后痰液黏稠和体质虚弱、咳痰无力有关。

4. 潜在并发症——胆瘘 与胆管感染、胆管梗阻引流不畅或"T"字引流管脱出有关。

（二）家长方面

1. 恐惧紧张 与疾病和不能预知治疗效果有关。

2. 知识缺乏 与缺少和疾病有关知识及健康指导的来源有关。

八、预期效果

（一）患儿方面

（1）患儿能摄入足够的营养物质，体重稳定或增加。

（2）患儿皮肤不发生任何损伤。

（3）患儿术后呼吸道保持通畅，未发生呼吸系统的并发症。

（4）引流管固定良好，引流通畅，未发生胆瘘等并发症或并发症得到及时评估和处理。

（二）家长方面

（1）配合治疗，面对现实。

（2）得到和疾病有关的知识和健康指导。

九、护理措施

（一）患儿方面

1. 术前护理

（1）合理喂养，增加营养，必要时给予静脉内高营养，已有腹水者应限制钠盐摄入。

（2）有腹胀或腹水的患儿可给予半卧位，可减轻因横膈抬高而影响呼吸运动的症状，必要时给予吸氧。

（3）观察皮肤、巩膜黄染的程度以及排泄物的性质，观察有无出血倾向，及时通知医生。

（4）皮肤护理：每天温水清洗皮肤，外用止痒药物，大小便后及时清洗会阴部，保持皮肤的清洁；为患儿剪去手足指甲，以免因搔抓皮肤引起局部破溃而继发感染。

（5）术前准备：常规检查；药物过敏试验；备皮；配血及灌肠和放置胃管等。

2. 术后护理

（1）一般护理：患儿术后应置于重症监护病房，给予去枕平卧位，头偏向一侧。及时清除口腔和呼吸道的分泌物和呕吐物，防止因误吸而引起窒息。

（2）术后常规给予吸氧，减少肝细胞的缺氧情况，严密观察患儿的生命体征及神志、面色的变化，注意有无肝昏迷的早期症状。

（3）妥善固定胃管和"T"字引流管，保持引流通畅。胃肠蠕动恢复后可拔除胃管。"T"字引流管须接无菌引流袋，每天在无菌操作下更换引流袋，引流袋的位置不可高于"T"管，以免引流液倒流引起逆行感染。观察引流胆汁的颜色、量和混浊度，每天做好记录。

（4）如胆汁从伤口漏出，腹壁肌紧张，可能为胆汁性腹膜炎或远端胆总管有狭窄阻塞；如发热、患儿哭闹不止，排除其他原因后，应考虑为上行性胆管感染，应及时通知医生给予处理。

（5）"T"管拔除前先夹管观察1～2天，如患儿无腹痛，体温正常，无胆汁漏出可取出引流管，必要时拔管前先从管内注入碘剂做胆管造影，确定胆管下端通畅后再拔管。

（二）家长方面

（1）给予家长心理支持，树立战胜疾病的信心，并给予力所能及的帮助。

（2）向家长介绍疾病发生的可能因素、治疗的方法和简单的手术过程，使其对疾病有一定的了解。

（3）告知家长目前治疗的进展和手术后的护理要点以及出院后的家庭喂养方法。

十、效果评价

（一）患儿方面

（1）患儿维持较良好的营养状况，身体各方面评估能耐受手术。

（2）患儿皮肤完整，未发生破损。

（3）患儿术后呼吸道保持通畅，未发生呼吸道感染或窒息等。

（4）"T"管有效引流，固定妥当，未发生胆瘘等并发症。

（二）家长方面

（1）自述有战胜疾病的信心，积极配合医护人员。

（2）能说出有关疾病的知识和家庭喂养护理知识。

第五节　小儿门静脉高压症

门静脉高压症是指有某些疾病导致门静脉血流受阻，血液淤滞，导致门静脉压力增高而产生的一系列临床综合征。本病主要特点为脾肿大、脾功能亢进、食管及胃底静脉曲张并发破裂、上消化道出血，发生呕血、黑便和腹水等症状。

一、门静脉解剖生理概要

（一）门静脉的组成

门静脉系统是介于腹腔脏器和肝脏两个毛细血管网之间的静脉系统。门静脉主干由肠系膜上静脉和脾静脉汇合而成，脾静脉血流占门静脉血流的20%。门静脉主干在肝十二指肠韧带内至肝门处分成左右两支，分别进入左右半肝，并逐渐分支，最终与肝动脉小分支汇合于肝小叶内的肝窦，再进入肝小叶的中央静脉，经肝静脉而入下腔静脉。

（二）门静脉系统的解剖特点

（1）门静脉位于两个毛细血管网中间，一端连接胃、肠、脾、胰的血管网，另一端是肝小叶内的肝窦。

（2）门静脉系统内无瓣膜控制血流方向，门静脉血流可顺流入肝，也可以逆流离肝。

（3）门静脉系统与腔静脉系统之间有四个交通支。① 胃底、食管下段交通支；② 直肠下端、肛管交通支；③ 前腹壁交通支；④ 腹膜后交通支。

小儿门静脉高压症占发病率的7%～8.8%。正常小儿安静时的门静脉压力约为0.49～1.47 kPa

(50～150 mm H₂O)之间,最高不超过 1.96 kPa (200 mmH₂O)。当门体静脉系统压力梯度差在 1.47 kPa 以上时,门静脉压力升高到 1.96～2.45 kPa以上,即构成门静脉高压症。

二、病因

引起门静脉高压症的病因有 20 余种,国内以肝硬化的病因为最常见,几乎占 90%;其次是血管本身病变,如静脉炎和静脉周围炎、静脉血栓形成、癌肿的侵蚀或压迫等;再次是先天性血管异常,心脏或心包病变等。根据肝门静脉血流阻塞的部位,以上病因大体可作如下分类。

(一)肝内型门静脉高压症

1. 窦前型 对肝细胞损害较轻,肝功能相对较好。如血吸虫病性肝硬化:虫卵栓塞肝小叶汇管区的门静脉小分支,引起其内膜炎及其周围发生肉芽肿性反应,门静脉腔隙变窄,血流受阻,导致门静脉压力升高。

2. 窦后型 如肝炎肝硬化、酒精性肝硬化。肝小叶内发生纤维组织增生和肝细胞再生,增生的纤维素和再生的肝细胞结节挤压肝小叶内的肝窦,使其变窄或闭塞,此时位于肝小叶间汇管区的肝动脉小分支和门静脉小分支之间较多的动静脉交通支大量开放,以致比门静脉压力高 8～10 倍的肝动脉血流直接反注入压力较低的门静脉小分支,使门静脉压力更增高。

3. 胆汁性肝硬化 在胆管梗阻性病变的基础上导致胆汁淤滞,继而引起门静脉高压症。多发生于先天性胆管畸形的患儿,如先天性胆管扩张症、胆管闭锁、胆管发育不全等。

(二)肝外型门静脉高压症

1. 肝前型 如新生儿脐静脉炎、先天性门静脉系统发育畸形、小儿严重脱水及少数脾切除术后。

2. 肝后型 如柏-查(Budd - Chiari)综合征(肝静脉开口及下腔静脉阻塞)、缩窄性心包炎、慢性右心衰竭等。

小儿肝外型门静脉高压症,70% 发生于学龄期前,最早有发生在出生后 2 个月的婴儿,而肝内型门静脉高压症发病一般较晚,多在学龄期后出现症状。

三、病理生理

门静脉系统内无静脉瓣存在,当门静脉系统压力升高时,门静脉内淤血,门静脉系统发生普遍扩张。主要发生的病理变化为脾肿大,交通支开放扩张和腹水形成。

(一)脾肿大、脾功能亢进

首先发生脾脏充血肿大,脾窦的长期充血,脾内纤维组织增生和脾髓细胞增生则发生不同程度的脾功能亢进,血液中红细胞、白细胞和血小板均减少。

(二)交通支开放扩张

特别重要的是胃底、食管交通支显著扩张,于食管胃底黏膜下形成曲张静脉丛。使黏膜变薄,血管弹性差易手胃液反流的侵蚀和粗糙食物的损伤。当患儿咳嗽、恶心、呕吐、用力排便时,腹内压骤增,容易发生破裂引起急性大出血。其他交通支亦可发生扩张,如出现脐旁及腹壁上、下浅静脉怒张,直肠上、下静脉丛扩张可引起继发性痔。

(三)腹水形成

门静脉高压肝功能受损代偿不全时,由于低蛋白症致血浆胶体渗透压降低;门静脉压升高,使血管床滤过压升高,淋巴液容量增加,大量漏出及醛固酮抗利尿素在体内升高,致水钠潴留,产生腹水。

四、临床表现

(一)脾肿大和脾功能亢进

由于肝门静脉血流排出不畅,脾脏发生充血性肿大。轻度肿大者可触其边缘,不超越腹中线;巨脾见于晚期血吸虫病肝硬变患儿,其下缘可达脐下到达盆腔。侧支循环明显时脾脏反不太大;上消化道出血时,肿大的脾脏会很快缩小,出血停止后脾脏又肿大。门静脉高压症患儿常出现脾功能亢进,表现为外周血红细胞、白细胞、血小板降低贫血外观。

(二)呕血和黑便

食管胃底曲张的静脉在咳嗽、恶心、呕吐或用力排便等腹压增高的情况下及食用粗糙食物后可突然破裂发生出血。一般呕血量多在 50 ml

以上,急性大出血者,一次出血量可在 300 ml 以上,色鲜红,甚至呈喷射状,可导致出血性休克。由于脾功能亢进,导致血小板减少,肝功能损害引起凝血功能障碍,因此出血不易自止。出血经胃酸及其他消化液的作用,患儿有柏油样黑便。

(三) 腹水

患儿常有腹部膨隆、腹胀,并伴有呼吸急促和食欲减退等。门静脉高压症尤其伴有肝炎后肝硬化者常出现腹水,而肝硬化晚期必然出现腹水。但单纯门静脉高压症不一定产生腹水。

(四) 腹壁静脉曲张

腹壁的曲张静脉位于腹壁浅层,很易查到,表现为以脐为中心,向上和向下呈放射性分布;向上走行的稍多,较明显,主要在前腹壁。

由下腔静脉阻塞引起的门静脉高压症(柏-查综合征)的腹壁静脉与肝硬化门静脉高压症的有所不同,其特点是前腹壁、侧腹壁、背部均有;脐下方血流方向均向上。

(五) 肝性脑病

这是肝炎肝硬化伴门静脉高压的严重表现,由肝功能衰竭和门腔分流(经侧支循环或手术后)引起。

五、诊断

对于门静脉高压症的诊断可按以下步骤进行。

1. 确定门静脉高压症的存在　详细询问病史以了解有无引起门静脉高压症的病因。体检时注意有无肝掌、蜘蛛痣、腹壁静脉曲张、脾肿大和腹水。实验室检查注意血常规和肝功能改变。钡餐造影和内镜检查可以确定有无食管胃底静脉曲张存在。尤其是急性上消化道出血患儿不能明确是否由门静脉高压食管胃底静脉曲张破裂所致时,应行急诊内镜检查。

2. 确定门静脉高压症的类型　鉴别门静脉高压症是肝内型还是肝外型,是窦前性还是窦后性,这对选择治疗方法和判断预后很有帮助。必要时可行脾、门静脉造影。近年来开展的数字减影血管造影(DSA),对鉴别门静脉高压症的类型,明确出血部位等很有帮助。

3. 确定门静脉高压症的严重程度

六、治疗

小儿门静脉高压症外科治疗的主要目的是制止急性食管胃底静脉曲张破裂出血,消除或改善脾肿大、脾功能亢进和腹水的产生。

(一) 非手术治疗

主要用于肝硬化或肝功能明显受损并伴有黄疸、腹水和出血的患儿,亦用于没有黄疸、腹水,肝功能在 Child A、B 级的患儿伴有大出血时的手术前准备。

1. 一般处理　绝对卧床休息,禁食,吸氧,保持呼吸道通畅,防止呕血误入呼吸道引起窒息和吸入性肺炎。

2. 输血,及时补充血容量　如较大儿童收缩压低于 10.67 kPa(80 mmHg),估计失血量已达全身血量的 1/6 左右,应快速输血或血浆代用品。

3. 止血或保肝药物的应用　神经垂体血管加压素具有降低门静脉系统压力,减少曲张静脉血流的作用。一般用法是将神经垂体素 20 IU加入 5‰ 葡萄糖溶液 100～200 ml 静脉点滴,20～30 分钟内完成,必要时 4 小时后重复。此外,应同时选择应用维生素 K_1、氨基己酸、酚磺乙胺、氨甲苯酸等止血药物及大量维生素 B、维生素 C,以改善肝功能和凝血机制。

4. 三腔管压迫止血　原理是利用充气的气囊分别压迫胃底和食管下段的曲张静脉,以达止血目的。该管有三腔,一通圆形气囊,充气后压迫胃底;一通椭圆形气囊,充气后压迫食管下段;一通胃腔,经此腔可行吸引、冲洗和注入止血药物。选择一根小儿适用的三腔管,插入端涂以石蜡油润滑后,从患儿鼻腔缓慢插入,将圆形气囊送入胃内后充气 100～150 ml,用钳夹住其管口,以免空气逸出。然后将管向外拉提,感到管子不能再被拉出并有轻度弹力时,即利用滑车装置,在管端悬以重量约 0.25～0.5 kg 的物品,做牵引压迫。接着观察止血效果,如仍有出血,再向食管气囊注气 50～100 ml。放置三腔管后,应抽除胃内容,并用生理盐水反复灌洗,观察胃内有无鲜血吸出。如无鲜血,同时血压、脉搏渐趋稳定,说明出血已基本控制。

5. 经内镜硬化剂注射治疗 1‰乙氧硬化醇溶液在内镜下直接注射到曲张静脉内达到止血目的。

(二) 手术治疗

1. 减流术 单纯脾切除可减少门静脉血流的 20%～40%,从而不同程度地降低门静脉压力及纠正脾功能亢进,但由于减流术降压效果有限,而且婴幼儿脾切除术后免疫功能减低,有发生暴发性感染的可能,因此目前只作为分流术和断流术的辅助手术。

2. 门体静脉分流术 将门静脉与腔静脉吻合,使门静脉血液分流到压力较低的腔静脉内,以降低门静脉压力,制止出血。手术方式甚多,临床常用:脾肾静脉分流术、脾腔静脉分流术、选择性远端脾肾静脉分流术、肠系膜上静脉与下腔静脉分流术和门腔静脉分流术。

小儿门体静脉分流术的适应证如下。

(1) 年龄 6 岁以上,有食管静脉曲张,经保守治疗门静脉压力无下降者。

(2) 有过大量呕血史,脾功能明显亢进者。

(3) 反复多次呕血,一般状态良好,肝功能分级在Ⅰ或Ⅱ级者。

3. 门奇静脉断流术 包括腔内食管胃底静脉结扎术,贲门周围血管离断术,冠状静脉结扎术。贲门周围血管离断术:即脾切除,同时彻底结扎、切断胃冠状静脉,包括高位食管支、胃后支及贲门周围的血管,此手术对防止大出血较确切,操作较简便,又不影响门静脉的血流灌注,对患儿负担较小,预后较好。而且脾切除可减少门静脉系统来自脾静脉的血量 20%～40%,尚可同时纠正脾功能亢进所致的症状。

4. 放射介入治疗 1989 年德国 Richter 首次采用经颈静脉、肝内门-腔静脉支架分流术(TIPSS)治疗肝硬化门静脉高压症后,得到迅速开展并推广,但该法对操作技术要求较高,应慎重选用。

5. 肝移植术 适用于伴有门静脉高压症的晚期肝硬化患儿。

七、护理评估

(一) 患儿方面

(1) 详细了解患儿的既往史和生长史,包括有无血吸虫病、慢性肝炎、黄疸、腹水和肝昏迷史;有无呕血和黑便史,出血的次数、量和接受过何种治疗以及疾病的诱发因素。

(2) 评估患儿的体力情况和营养状况。

(3) 患儿有出血现象时应注意监测生命体征、尿量,有无出血性休克的先兆表现;了解三腔管压迫止血的效果;实验室监测:红细胞、血红蛋白、凝血酶原时间、出凝血时间、电解质和肝肾功能的动态变化。

(4) 患儿有无感知的异常改变 观察并记录患儿精神状况,定期检测血氨浓度,及时发现肝昏迷的先兆症状。

(二) 家长方面

(1) 心理反应和心理承受能力,对疾病的态度。

(2) 对疾病和对治疗进展的了解程度,以及是否得到有关门静脉高压症的健康指导。

八、护理诊断

(一) 患儿方面

1. 恐惧 与突然大量呕血、黑便和接受治疗有关。

2. 组织灌注量改变 与食管胃底静脉破裂并发上消化道出血有关。

3. 营养失调低于机体需要量 与腹水、食欲减退、肝脏代谢功能减退、胆汁分泌不足致消化障碍等因素有关。

4. 有窒息的可能 与呕血和放置三腔管有关。

5. 潜在并发症——肝昏迷 与肝功能衰竭有关。

(二) 家长方面

1. 恐惧焦虑 与患儿疾病的症状和不能预知治疗结果有关。

2. 知识缺乏 与缺乏疾病、康复和预防再出血的知识有关。

九、预期目标

(一)患儿方面

(1)患儿情绪稳定,接受治疗。

(2)恢复有效循环血量。

(3)获得足够营养,体重增加。

(4)呼吸道通畅,不发生窒息或呼吸困难被及时发现和处理。

(5)手术后肝昏迷得到预防、及时评估和处理。

(二)家长方面

(1)面对现实,对疾病的治愈有信心。

(2)得到疾病知识、康复指导和如何预防再出血的知识。

十、护理措施

(一)患儿方面

1. 稳定患儿情绪,减轻恐惧感 除了给予安慰和心理支持外,应向年长儿简单说明和疾病有关的各种症状的原因和目前的治疗措施;在治疗护理过程中,动作轻柔,操作熟练,尽量减轻患儿的痛苦,以取得患儿的配合;必要时可让父母陪伴在患儿身边,让其感觉有所依靠,缓解恐惧心理。

2. 如出现急性大出血,应将患儿安置于重症监护病房

(1)卧床休息,禁食,氧气吸入,保持环境安静。

(2)迅速开放周围大静脉或建立中心静脉插管,按出血量补充液体和输血,肝硬化的患儿应输新鲜血,因含氨量低,且保存了凝血因子,有利止血和防止诱发肝昏迷。

(3)止血:放置三腔管;遵医嘱使用止血药物,注意药物的不良反应,如神经垂体素的抗利尿作用引起的低钠血症;给予冰盐水胃内灌洗或冰盐水加血管收缩剂,灌洗至回流液清澈,因低温可使胃黏膜血管收缩,减少血流,降低胃酸分泌及运动。

(4)及时清理血迹和处理呕吐物:呕血时,协助患儿取侧卧位,并嘱其吐出分泌物,或助其吸出呕吐物,以保持呼吸道通畅。一旦出现窒

息,则配合医师行气管切开,清除血块。

(5)严密监测生命体征和中心静脉压、尿量、神志等,密切观察有无再出血的可能。准确观察和记录出血的特点,如出血前患儿有何不适主诉;呕血的颜色和量,是否混有食物残渣;黑便的性状、严重程度,以及两者出现的先后次序等。

3. 三腔管的护理

(1)患儿应侧卧或头部侧转,便于吐出口腔内分泌物,以免发生吸入性肺炎。

(2)维持呼吸道通畅,经常吸尽患儿咽喉部分泌物,慎防气囊上滑,堵塞咽喉,甚至引起窒息。

(3)小儿食管壁弹性大,耐压性弱。在压迫止血时应严密观察,防止出现压迫性窒息和食管压迫性糜烂、溃疡和坏死。必要时可行气管插管,保证呼吸道通畅。

(4)三腔管一般放置24小时;如出血停止,可先排空食管气囊,后排空胃气囊,再观察12~24小时,如确已止血,才将管慢慢拉出。

(5)放置三腔管的时间不宜持续超过3~5天,每隔12小时应将气囊放空10~20分钟;如有出血即重新充气压迫。

(6)预防肝昏迷的发生,在采用双气囊三腔管压迫的同时,从三腔管胃管内抽吸胃内积血,肥皂水洗肠,排出结肠内积血,是防止血氨增高的重要措施。

(7)床边应备剪刀,若胃气囊破裂,食管气囊可上升到鼻咽腔堵塞呼吸道,如患儿发生严重呼吸困难,可立即用剪刀剪断三腔气囊管并将之拉出。

4. 改善营养状况,增强机体抵抗力 嘱患儿增加卧床休息时间,减少机体能量消耗;保持病室清洁,空气清新,创造良好的进食环境;鼓励患儿进食高热量、适量蛋白质、高维生素、低脂、少渣及无刺激性的营养丰富的饮食,并注意烹饪方法。如有腹水,宜低盐饮食,以免加重水钠潴留;按医嘱给予肠内或肠外营养支持,给予助消化药及护肝制剂,以刺激食欲和提高消化能力;定期给患儿测体重、量腹围,定时监测红细胞、血浆白蛋白、球蛋白等生化检验值,为评估患儿营养状况提供资料。

5. 手术后预防和及时发现肝昏迷的护理措施

（1）术后平卧 24～48 小时，避免体位变动。

（2）观察患儿的感知程度，定期复查肝功能和各项生化指标，如有血氨升高，应给予麸氨酸钾、钠等治疗。

（3）禁食高蛋白质饮食，每天蛋白质的摄入量<30 g，给予以碳水化合物为主的食物，保证水、电解质和其他营养的平衡。

（4）为减少肠道细菌量，应用非肠道吸收的抗生素，用缓泻剂刺激排泄，或生理盐水灌肠，保持大便通畅，促进氨由肠内排出。

（二）家长方面

（1）鼓励家长说出所担心和感到恐惧的问题，给予最大限度的安慰和鼓励，帮助其树立战胜疾病的信心，并尽量满足其要求。

（2）护士应主动进行有关疾病、康复指导和预防再出血的宣教。

十一、效果评价

（一）患儿方面

（1）患儿能配合治疗，情绪相对稳定。

（2）生命体征平稳，重要脏器功能正常。

（3）体重增加，面色逐渐红润；血清总蛋白上升，红细胞计数恢复正常值。

（4）呼吸道通畅，未发生窒息。

（5）手术后循环血量得到及时补充。未发生肝昏迷。

（二）家长方面

（1）对疾病的治愈有信心。

（2）能说出疾病知识、康复指导和如何预防再出血的知识。

第六节 小儿肠套叠

小儿肠套叠是指某一段肠管及其系膜套入邻近肠管内引起的一种肠梗阻。本病是婴儿时期常见的急腹症，发病年龄以 4～10 个月的婴儿为最多见，其中男孩比女孩多 2～3 倍。以春、夏季发病较多，与上呼吸道感染的流行和婴儿腹泻的发病情况有关。

一、病因和发病机制

肠套叠的病因及发病机制尚未完全明了。一般将肠套叠分为原发性与继发性两种，约 95％ 婴儿肠套叠是原发病，手术中在腹腔内发生肠套叠的肠段及其附近找不出显著的器质性病变。5％ 左右的病例为继发性，多数是儿童，由于肠管有一种明显的机械原因，如梅克尔憩室翻入回肠腔内，牵带肠壁而成为肠套叠的起点，又如肠息肉、肿瘤、腹部紫癜之肠壁血肿等也可牵引肠壁而发生肠套叠。

一般认为促发因素多与肠蠕动的正常节律发生紊乱有关。常发生在饮食习惯改变、添加辅食、食物过敏、肠炎、高热，或合并上呼吸道感染、病毒性肠膜淋巴结炎、回肠末端肠壁淋巴滤泡增生刺激自主神经引起蠕动紊乱。

二、病理

肠套叠是肠管的一部进入另一部肠腔中，一般套叠为顺行下行与肠蠕动方向一致，近端肠管套入远端肠管内。套叠的外管部分为鞘部，进入里面的部分为套入部，肠管从外面卷入处称为颈部，而肠套叠进入部最远点称为头部或顶端。通常情况下，套叠一旦形成，很少自动复位。套入部可随肠蠕动继续向前推进，可达左侧结肠，甚至乙状结肠、直肠而自肛门脱出。

在发生肠套叠时，肠系膜也随之嵌入套层中，由于鞘部收缩，尤其是颈部压迫套入部而堵塞肠腔，使肠壁血供受到严重影响，受阻时间越长，发生肠缺血、缺氧越严重，当静脉回流受阻知，可出现水肿，动脉也因受压而痉挛。肠血管明显扩张，套叠的肠黏液细胞被挤出黏膜外，与血液相混，组成特征性的"果酱样"大便，若静脉压不断增高，最终必然影响到动脉血供或发生血管栓塞性改变，造成套叠肠管完全坏死。

肠套叠可以发生于大肠或小肠的任何部位，根据套入部位的不同通常分以下几类。

1. **小肠型** 即小肠套入小肠，仅占 2％～3％。根据近端发生在小肠的部位，又可分为空空型、空回型和回回型。

2. **结肠型** 病变仅涉及结肠，分为盲结型、结结型和盲肠袋套叠,占 2%～3%。

3. 回结型　此型最为常见,约占肠套叠的 85%,其起始部可以是回肠或回盲瓣,套入到结肠,有时阑尾亦被一起卷入。

4. 复杂型(复套)　是整个简单的肠套叠再套入远端肠腔内。最常见的是回回结型,即回肠先套入回肠,然后整个回回套叠再套入结肠。

5. 多发性肠套叠　此型极为罕见,在肠道不同区域有分开的两个以上的肠套叠。

三、临床表现

小儿肠套叠的临床症状根据年龄有所不同,分为婴儿肠套叠和儿童肠套叠。

(一)婴儿肠套叠

1. 阵发性腹痛或哭闹　患儿突然出现阵发性哭闹不安、发出异样的高声哭叫,伴四肢乱动,此为婴儿腹痛的表现。持续数分钟后松弛便安静入睡或玩耍,间隔 10～30 分钟又重新发作。多次发作使患儿精神萎靡、嗜睡、面色苍白、脱水、高热,可以进入休克状态。

2. 呕吐　腹痛不久患儿即发生呕吐。婴儿发生呕吐较早,早期为肠系膜牵拉所产生的反射性呕吐,吐出物奶块及食物残渣,以后因肠道梗阻,吐出物为黄绿色胆汁,晚期呕吐物为粪汁样。

3. 血便　是婴儿肠套叠的特征,95%可以出现。便血最多发生在疾病开始的 6～12 小时,患儿排出稀薄黏液血便,称果酱样便。发病早期尚未出现血便,肛门指检时可见手套上沾有果酱样血便。

4. 排便情况　多数粪便积聚在肠套叠末端,不能排出,形成完全性肠梗阻。也可以大便继续排出,提示不完全性肠梗阻。约 7%的肠套叠发作后有腹泻,往往容易被误诊为细菌性痢疾或胃肠炎。

5. 腹部肿块　早期腹部平坦,柔软而无压痛,无明显肠形可见,多数在右上腹或上腹可触及腊肠样肿块,表面光滑,质中等硬,略能活动。晚期,肿块常沿结肠而移至腹部左侧,严重者可达到直肠内。

6. 全身情况　患儿发病最初时全身情况尚好,无发热或其他异常,仅有食欲不振或拒奶。随着发病时间延长,病情加重,表现为精神萎靡淡漠或嗜睡,面色苍白,晚期全身状况恶化,出现高热、脉细速,白细胞增高等中毒性休克表现,随之出现明显腹膜炎体征,患儿濒于衰竭,为肠梗阻坏死表现。

(二)儿童肠套叠

儿童肠套叠与婴儿肠套叠的临床症状区别并非很大,但年龄越大,发病的过程多比较缓慢,呈亚急性肠梗阻的表现。因肠腔较广阔,肠梗阻是不完全性的,因此肠坏死发生得比较迟。患儿以阵发性的腹绞痛为主要症状,腹部肿块一般能触及,但便血症状往往不如婴儿,或者要在发病后好几天才发生,呕吐也没有婴儿那样多见。在全身情况方面,儿童肠套叠发生严重脱水和休克者较少见。

四、诊断

如果肠套叠的四个典型症状即阵发性哭闹腹痛、呕吐、便血和腹部肿块均具备时,诊断往往比较容易,尤其是出现果酱样大便及腹部腊肠样肿块最具有特征性。但有 10%～15%病例缺乏典型表现,诊断则需进一步辅助检查。

1. 空气结肠灌肠 X 线检查　在做空气灌肠前,先在 X 线透视下观察腹部正侧位,了解肠管充气情况,以防止原已有肠坏死、穿孔情况,不宜再做进一步检查,应早期手术探查。以 8 kPa (60 mmHg)的压力注气,套叠顶端致密之软组织肿块呈半圆形,向充气之结肠内突出,气柱前端形成杯口影。当气体到达回盲部,往往见到巨大的充盈缺损。

2. 钡剂灌肠 X 线透视　若疑有肠套叠可做钡剂灌肠,X 线透视下看到杯状阴影、钳状阴影、筒状薄膜与一系列平行之环、细长的条状阴影其中之一,即可明确诊断。

3. B 超诊断　可避免 X 线照射,B 超对肠套叠的肠管横断扫描时可显示"同心圆"或"靶环"块影,其影像特征是一个较宽的环状低回声区包绕着一个呈高低相间混合回声或呈一致性高回声的圆形中心区。

五、治疗

(一)非手术治疗

空气灌肠整复肠套叠现已成为我国相当普

及的非手术治疗方法,而钡剂灌肠以很少采用。病程 48 小时以内,全身情况良好者均可用空气灌肠整复。

具体方法:灌肠前须给解痉剂:阿托品,用气囊管堵塞直肠内。将气囊管连接到肠套叠复位仪。然后往结肠逐渐加压注气,压力从 8 kPa (60 mmHg)开始,在 X 线荧屏下观察气体前进,此时见到典型肠套叠的 X 线征象如杯口状阴影等。继续加压注气,必要是加到 13.33 kPa (100 mmHg),可同时在腹壁对准肿块轻揉抚摩。多数病例在透视下见到软组织肿块阴影逐渐缩小,直至完全消失,而气体大量进入右下腹部小肠并向腹中、左部扩展,说明肠套叠已复位。在操作中尽量减少 X 线照射。间歇性追踪透视,患儿骨盆处加以铅橡皮遮盖。

禁忌证:① 病程超过 48 小时,而全身情况差。② 腹部异常膨隆,X 线透视可见小肠严重积气、扩张、有张力性液平面。③ 试用空气灌肠逐渐加压至 8~13.33 kPa(60~100 mmHg),而套叠阴影仍不移动,形态不变者应改手术治疗。④ 有腹膜刺激征及腹胀明显者应放弃灌肠,改为手术治疗。

(二) 手术治疗

空气灌肠失败、全身情况较差及晚期肠套叠的患儿应即刻行剖腹手法复位。术前需静脉补液纠正电解质失衡、输血、胃肠减压及其他对症治疗。晚期肠管已坏死,有高度水肿者,往往不能复位,或复位后发现肠管已坏死时,应该争取做肠切除一期吻合术。若患儿情况极端危急时,可考虑先做肠切除肠外置术,待情况改善后再做吻合术。

六、护理评估

(一) 患儿方面

(1) 患儿的出生史、喂养史以及母亲的妊娠史。

(2) 患儿的饮食习惯、食物过敏史及有无合并上呼吸道感染及其他病毒感染。

(3) 患儿呕吐、便血、腹痛的动态变化。

(4) 患儿有无腹膜刺激征和其他中毒症状。

(二) 家长方面

(1) 家长的心理状况和对疾病的应对能力,

对知识的理解能力。

(2) 患儿家长是否得到和疾病、治疗护理等相关的健康指导。

七、护理诊断

(一) 患儿方面

1. 疼痛 与疾病有关。

2. 生命体征改变 与脱水、酸中毒有关。

3. 有体液不足的危险 与呕吐、禁食、胃肠减压等因素有关。

4. 潜在并发症 伤口感染、盆腔感染,伤口裂开,肠粘连。

(二) 家长方面

1. 焦虑 与对疾病的不了解和对手术治疗效果缺乏信心有关。

2. 知识缺乏 与缺乏疾病治疗护理知识有关。

八、护理目标

(一) 患儿方面

(1) 患儿腹痛得到缓解。

(2) 患儿生命体征稳定在正常范围。

(3) 患儿保持体液及酸碱平衡,维持一定的营养状态。

(4) 患儿术后并发症得到预防,及时评估和处理。

(二) 家长方面

(1) 情绪稳定,焦虑感基本消除或缓解,对治疗有信心。

(2) 掌握一定的疾病知识和相关护理知识。

九、护理措施

(一) 患儿方面

1. 空气灌肠复位患儿的护理

(1) 复位前肌内注射巴比妥类药或异丙嗪、阿托品,可使患儿安静合作,减少肠管痉挛,便于复位。

(2) 复位后需输液,继续纠正脱水、酸中毒,并注意治疗效果。

(3) 严密观察整复后的表现:

1) 患儿安静入睡,不再有阵发性哭闹,呕吐不再出现。

2）腹部扪诊原有肿块不再触及。

3）肛门排气并排黄粪便。

4）炭剂试验：口服活性炭，6～8 小时后观察排出黑色炭末大便，即证明肠道已经畅通，梗阻解除。

2. 手术患儿护理

（1）术前护理：

1）术前常准备 3～4 小时，静脉输入水、电解质，纠正脱水和酸中毒，必要时输血。

2）留置胃管，给予胃肠减压。

3）高热患儿应予物理或药物降温，降至 38.5℃以下方可手术。

4）遵医嘱应用抗生素控制感染。

5）必要时氧气吸入。

6）术前准备：常规检查、备皮、普青皮试、术前用药等。

（2）术后护理：

1）禁食、胃肠减压，观察引流液的色、量及性状，记录 24 小时出入量。

2）继续应用抗生素，静脉输液，保证禁食期间水、电解质和酸碱的平衡，防止感染。

3）术后肠道蠕动功能恢复后，拔除胃管给予少量流质；2～3 天之内常有腹泻，排出肠内积存物，故开始应减少进食量，减轻胃肠负担，待腹泻等症状消失后，逐步恢复原来饮食。

4）术后并发症的观察和处理：① 伤口感染：术后 3～5 天，体温下降后重新上升，伤口疼痛，切口红肿，若局部有波动，应及时引流脓液；全身应用抗生素。② 伤口开裂：是肠套叠术后比较危险的并发症，这是由于营养不良、切口感染、术后腹胀、哭闹腹压增加等原因造成。应立即用消毒巾包扎，送手术室重新缝合。③ 盆腔感染：多见于肠切除吻合术后患儿。表现为大便次数增多，为黏液性，伴有发热、腹痛。肛门指检直肠前壁膨隆变软，为脓肿形成的表现。可经直肠前壁做盆腔引流。④ 吻合口裂开、腹膜炎：术后 3～5 天，患儿精神委靡、呕吐、腹胀、全腹有肌紧张、压痛、反跳痛、肠鸣音恢复后重又消失，应立即再手术。⑤ 肠粘连：肠套叠复位术后肠壁浆膜炎性反应，容易发生肠粘连。出院时应嘱家长给患儿进容易消化的食物，勿暴饮暴食，注意饮食卫生；腹部不要受凉，以免发生肠功能紊乱，诱发粘连性肠梗阻。

（二）家长方面

（1）心理护理，耐心倾听焦虑的原因，给予最大限度的安慰，举例说明疾病的预后。

（2）告知家长目前治疗的方案，手术的简单过程和术后护理基本知识包括饮食和活动的注意事项等。

十、效果评价

（一）患儿方面

（1）患儿腹痛好转，能安静入睡。

（2）生命体征基本正常，未出现中毒症状。

（3）患儿未出现体液不足，酸碱失衡。

（4）患儿未出现并发症。

（二）家长方面

（1）积极配合治疗和护理工作。

（2）已掌握一定的疾病知识和术后饮食、活动的注意事项。

第七节　肠　梗　阻

肠梗阻是外科常见的急腹症之一。是指肠内容物不能正常运行，即不能顺利通过肠道，以腹痛、呕吐、不能自肛门排便、排气为主要临床症状，可由多种疾病引起。肠梗阻不但可引起肠管本身解剖和功能上的变化，亦可导致全身性生理上的紊乱。

一、病因与分类

（一）按发生原因可分成 3 类

1. 机械性肠梗阻　是肠管本身发生器质性病变，造成肠内容物通过障碍。

（1）肠腔堵塞：寄生虫、粪块、胆石、异物等。

（2）肠管受压：包括粘连带压迫、肠管扭转、嵌顿疝或肿瘤压迫。

（3）肠壁病变：先天性肠道闭锁、狭窄、炎症、肿瘤等。

2. 动力性肠梗阻　是肠管本身无器质性狭窄，而因肠壁肌肉功能运动紊乱，以致肠内容物运行障碍所致。常见有急性弥漫性腹膜炎、腹部大手术引起的麻痹性肠梗阻等。

3. 血运性肠梗阻 由于肠系膜血管栓塞或血栓形成,使肠管血运发生障碍,继而发生肠麻痹致肠内容物运行障碍。临床较少见。

(二)其他分类

1. 按梗阻发生的部位 分为高位肠梗阻和低位肠梗阻两种。

2. 按肠梗阻的程度 分为完全性肠梗阻和不完全性肠梗阻。

3. 按梗阻现象发生的快慢 分为急性肠梗阻和慢性肠梗阻。

4. 按肠壁有无血运障碍 分为单纯性肠梗阻和绞窄性肠梗阻。

二、病理生理变化

(一)局部病理生理变化

1. 单纯性机械性肠梗阻 梗阻以上部位肠蠕动增加,肠管因大量积液积气而扩张,产生阵发性腹痛和呕吐,梗阻部位越低,时间越长,症状越明显。

2. 急性完全性肠梗阻 肠管迅速膨胀,肠壁变薄,肠腔压力升高,出现肠壁血运障碍,由单纯性变绞窄性。

3. 慢性肠梗阻 多为不完全性梗阻,梗阻以上肠腔有扩张,由于长期肠蠕动增加,肠壁呈代偿性肥厚,腹部视诊可见扩张的肠型和肠蠕动波。

4. 痉挛性肠梗阻 多为暂时性,肠管多无明显的病理改变。

(二)全身变化

1. 水和电解质的丢失 由于不能进食加上频繁的呕吐和肠腔积液,以及肠管高度膨胀,血管通透性增强使血浆外渗,导致体液大量丢失,造成严重的脱水、电解质紊乱和严重的代谢性酸中毒。

2. 感染和中毒 特别是低位梗阻,梗阻以上的肠腔内细菌大量繁殖产生多种强烈的毒素。同时肠壁通透性增加,引起细菌和毒素渗透到腹腔而导致严重的腹膜炎和全身中毒症状。

3. 呼吸和循环功能障碍 肠腔膨胀时腹压增高,膈肌上升,腹式呼吸减弱,影响肺内气体交换,同时下腔静脉血液回流受阻。

4. 休克和多器官功能衰竭 严重的体液丧失,使血液浓缩,血容量降低加之细菌感染和毒素吸收最终可引起失液性和中毒性休克,若病情进一步加重,可因肾衰竭、呼吸和循环衰竭而死亡。

三、临床表现

(一)症状

1. 腹痛 不同原因引起的肠梗阻临床腹痛的表现也各不相同。如阵发性腹痛为单纯肠梗阻;持续性腹痛为绞窄性肠梗阻。

2. 呕吐 梗阻初期为反射性呕吐,高位肠梗阻呕吐频繁,呕吐物为胃液、胆汁及十二指肠液。低位肠梗阻呕吐发生晚,呕吐次数少,呕吐物为粪样物并带有臭味。

3. 腹胀 腹胀程度与梗阻部位有关,出现在梗阻发生一段时间之后。梗阻部位高,腹胀不明显;梗阻部位低,腹胀明显。

4. 排气、排便停止 完全性肠梗阻不能自肛门排便、排气。

(二)体征

肠型或蠕动波存在。不明原因引起的梗阻腹部体征也各不相同。绞窄性肠梗阻可有腹膜刺激征,查体时可触摸到腹部有一包块,腹部叩诊鼓音。麻痹性肠梗阻肠鸣音很弱,甚至消失。

(三)实验室检查

白细胞计数及中性粒细胞增高,血红蛋白、血细胞比容均有不同程度增高。

四、诊断

依据患儿腹痛、呕吐、肛门排便排气障碍、腹胀及腹膜刺激征存在,X线查显示肠腔内积气等,即可明确诊断。若疾病天数较长,病因复杂,症状又不十分明确,则诊断就难了。这时,则需详细询问病史,密切观察病情,反复腹部触诊后再做最后诊断。

五、治疗

肠梗阻无论手术和非手术治疗,其原则是解除梗阻,纠正因肠梗阻引起的一系列全身的病理改变。

（一）手术治疗

适用于各种绞窄性肠梗阻、肿瘤及先天性肠道畸形引起的肠梗阻、经非手术疗法不能缓解的肠梗阻。首先应纠正患儿全身性紊乱，防治感染和毒血症的发生，为患儿能顺利手术做好必要的准备。手术是根据不同的梗阻，采取不同的手术方式。如肠造瘘术、肠切除吻合术等。

（二）非手术治疗

适用于单纯性粘连性不完全性肠梗阻、麻痹性肠梗阻或痉挛性肠梗阻。主要采取禁食、禁水、胃肠减压、静脉补液及抗生素抗感染等一系列治疗措施。若无效时，应立即改为手术治疗。

六、护理评估

（一）患儿方面

（1）患儿的外科疾病及手术史。

（2）患儿体征及症状的变化观察患儿排泄物的性状及量，了解患儿各种检查结果及其变化。

（3）患儿术后伤口，引流液的色、质、量，患儿术后有何不适。

（4）患儿术后恢复情况，有无并发症。

（5）心理状况的评估 患儿异常痛苦中的紧张心情和恐惧感。

（二）家长方面

（1）家长对疾病的认识，对手术有无思想准备，经济能力以及希望了解的问题。

（2）是否已得到有关疾病的健康指导。

七、护理诊断

（一）患儿方面

1. 恐惧 与梗阻造成的疼痛及陌生的医院环境有关。

2. 疼痛 与肠腔梗阻、肠蠕动增加有关。

3. 体液不足 与肠内液体和气体潴留、大量呕吐有关。

4. 腹胀 与肠内液体和气体潴留有关。

5. 有病情变化可能 与非手术治疗无效有关。

6. 潜在并发症 腹腔感染，肠瘘。

（二）家长方面

1. 焦虑 与对疾病无思想准备有关。

2. 知识缺乏 与缺乏疾病治疗和护理知识有关。

八、护理目标

（一）患儿方面

（1）患儿的恐惧感能够得到缓解，配合治疗。

（2）患儿腹胀腹痛症状改善。

（3）患儿保持体液及酸碱平衡，维持一定的营养状态。

（4）病情的变化被及时察觉并得到相应的处理。

（5）患儿术后并发症得到预防，及时评估和处理。

（二）家长方面

（1）家长的焦虑感减轻，信任医护人员，配合治疗护理。

（2）掌握和疾病有关的知识和康复期的健康指导。

九、护理措施

（一）患儿方面

1. 基础和术前护理

（1）心理护理：安慰患儿并可做出相对的保证以解除其恐惧的心理，熟练进行各项护理操作，动作轻柔，最大可能的减少患儿的痛苦。

（2）使用解痉剂：如阿托品、山莨菪碱（654-2）以解除胃肠道平滑肌的痉挛，缓解腹痛，不可随意应用止痛剂。

（3）维持体液平衡：补充葡萄糖液、等渗盐水、电解质，应用碳酸氢钠纠正酸中毒，必要时补充血浆和全血。

（4）减轻腹胀：给予患儿胃肠减压，减少肠腔内的细菌和毒素，改善肠壁血循环，以改善局部病变和全身情况；患儿体位取低半卧位，有利于减轻腹部张力，减轻腹胀，改善呼吸和循环功能。

（5）密切观察患儿病情变化：定时测体温、脉搏、呼吸、血压及观察腹痛、腹胀及呕吐变化，记录出入液体的数量和性状,若患儿症状与体征不见好转或反有加重应考虑有肠绞窄的可能,应在抗休克的同时,积极做好术前准备。

(6)术前准备:禁食,备皮,应用抗生素以防治感染,并按要求做好肠道准备。

2. 术后护理

(1)血压平稳后给予半卧位。

(2)术后禁食,胃肠减压,肠功能恢复后停止胃肠减压,改为流质,进食后无不适,3 天后改半流质,10 天后进软食。肠切除吻合术后应适当推迟进食时间。

(3)禁食期间予以补液保持水、电解质、酸碱平衡,加强支持治疗,改善患儿营养状况,纠正低蛋白血症,促进伤口的愈合。

(4)鼓励患儿术后早期活动以利于机体和胃肠道功能恢复。

(5)预防术后并发症,如腹腔内感染、肠瘘及再次肠梗阻,应继续观察生命体征,腹部有无异常等,如术后 1 周,患儿感到腹部胀痛,有持续发热,白细胞计数增高,腹壁切口出现红肿,并流出较多有粪臭味的液体,为术后并发肠瘘,应积极处理。

(二)家长方面

(1)鼓励说出所担心的问题,给予心理支持,举例说明疾病的预后,缓解父母的焦虑心理。

(2)针对疾病向父母叙述有关治疗和护理以及康复期的知识,鼓励他们提出问题,并给予解释和说明。

十、效果评价

(一)患儿方面

(1)患儿保持安静,配合治疗,紧张恐惧感减轻。

(2)患儿腹胀、腹痛症状消失。

(3)患儿未出现体液不足、酸碱失衡。

(4)病情变化得到及时观察和处理。

(5)患儿未出现并发症。

(二)家长方面

(1)焦虑感减轻,对疾病和手术有一定的思想准备。

(2)已掌握一定的疾病知识和康复期相关护理常识。

十一、出院健康指导

(1)注意饮食卫生,多吃易消化的食物,不宜暴饮暴食。

(2)避免饭后剧烈活动。

(3)有腹痛等不适应及时就诊。

第八节 先天性巨结肠

先天性巨结肠又称肠管无神经节细胞,由于直肠或结肠远端的肠管持续痉挛,粪便淤滞的近端结肠,使该肠段肥厚、扩张。其发病率高,居先天性消化道畸形的第二位。男性较多于女性,为(3~4):1有家族性发生的倾向。

一、病因

该病由于支配结肠远端及直肠肌肉壁的副交感神经节细胞缺乏,丧失肠蠕动所致。由于缺少这种细胞,造成该段结肠持续痉挛狭窄,同时正常排便反射丧失,不能产生反射性直肠收缩和肛门括约肌松弛,因而不能排便。近端结肠则因肠内容物堆积而代偿性扩张、肥厚形成巨结肠。

二、病理

先天性巨结肠的病理改变是狭窄肠段无神经节细胞,而且交感能神经的数目也为之减少,肠管几乎完全处于无神经支配的状态,导致肠管强直性痉挛。久之,近端正常肠段疲惫不堪,发生代偿性、继发性扩大、肥厚,神经节细胞亦产生退化变形直至萎缩,以致减少或消失。

根据无神经节细胞肠段延伸的范围,可将先天性巨结肠分为 6 型。

1. 超短段型 病变局限于直肠远端。

2. 短段型 病变位于直肠近、中段,相当于第 2 骶椎以下,距肛门不超过 6 cm。

3. 常见型 无神经节细胞区自肛门开始向上延至第 1 骶椎以上,距肛门约 9 cm,病变位于直肠近端或直肠乙状结肠连接处,甚至达乙状结肠远端。

4. 长段型 病变延至乙状结肠或降结肠。

5. 全结肠型　病变波及全部结肠及回肠,距回盲瓣 30 cm 以内。

6. 全肠型　病变波及全部结肠及回肠,距回盲瓣 30 cm 以上,甚至累及十二指肠。

三、临床表现

(一)胎便排出延迟,顽固性便秘、腹胀

患儿因病变肠管长度不同而有不同的临床表现。痉挛段越长,出现便秘症状越早越严重。多于出生后 48 小时内无胎便排出或仅排出少量胎便,可于 2～3 天内出现低位部分甚至完全性肠梗阻症状,呕吐、腹胀、不排便。痉挛段不太长者,经直肠指检或温盐水灌肠后可排出大量胎粪及气体而症状缓解。痉挛段不太长者,梗阻症状多不易缓解,有时需急症手术治疗。肠梗阻症状缓解后仍有便秘和腹胀,需经常扩肛灌肠方能排便,严重者发展为不灌肠不排便,腹胀逐渐加重。

(二)营养不良发育迟缓

长期腹胀便秘,可使患儿食欲下降,影响了营养的吸收。粪便淤积使结肠肥厚扩张,腹部可出现宽大肠型,有时可触及充满粪便的肠襻及粪石。

(三)巨结肠伴发小肠结肠炎

是最常见和最严重的并发症,尤其是新生儿时期。其病因尚不明确,一般认为远端肠梗阻,近端结肠继发肥厚扩张,肠壁循环不良是基本原因,在此基础上一些患儿机体免疫功能异常或过敏性变态反应体质而产生了小肠结肠炎。也有人认为是细菌和病毒感染引起,但大便培养多无致病菌生长。结肠为主要受累部位,黏膜水肿、溃疡、局限性坏死,炎症侵犯肌层后可表现浆膜充血水肿增厚腹腔内有渗出,形成渗出性腹膜炎。患儿全身发问突然恶化,腹胀严重,呕吐,有时腹泻,由于腹泻及扩大肠管内大量肠液积存,产生脱水酸中毒高烧、血压下降,若不及时治疗,可引起较高的病死率。

四、诊断

(一)病史及体征

90%以上患儿出生后 36～48 小时内无胎便,以后即有顽固性便秘和腹胀,必须经过灌肠、服泻药或塞肛栓才能排便的病史。常有营养不良、贫血和食欲不振。腹部高度膨胀并可见宽在肠型,直肠指检壶腹部空虚无粪,有时有紧缩感,指诊可激发排便反射,当手指退出时,有大量粪便和气体随着排出,呈喷射状。病变肠段较长者,可放置肛管,同样可有大量稀便和气体由肛管溢出,排便后症状缓解。

(二)X 线所见

腹部立位平片多显示低位结肠梗阻。钡剂灌肠侧位和前后位照片中可见到典型的痉挛肠段和扩张肠段,排钡功能差,24 小时后仍有钡剂存留,若不及时灌肠洗出钡剂,可形成钡石,合并肠炎时扩张肠段肠壁呈锯齿状表现,新生儿时期扩张肠管多于出生后半个月方能对比见到。若仍不能确诊则进行以下检查。

(三)活体组织检查

取距肛门 4 cm 以上直肠壁黏膜下层及肌层一小块组织,检查神经节细胞的数量,巨结肠患儿缺乏节细胞。

(四)肛门直肠测压法

测定直肠和肛门括约肌的反射性压力变化,可诊断先天性巨结肠和鉴别其他原因引起的便秘。在正常小儿和功能性便秘,当直肠受膨胀性刺激后,内括约肌立即发生反射性放松,压力下降,先天性巨结肠患儿内括约肌非但不放松,而且发生明显的收缩,使压力增高。此法在 10 天以内的新生儿有时可出现假阳性结果。

(五)直肠黏膜组织化学检查法

此乃根据痉挛段黏膜下及肌层神经节细胞缺如处增生,肥大的副交感神经节前纤维不断释放大量乙酰胆碱和胆碱酯酶,经化学方法可以测定出两者数量和活性均较正常儿童出 5～6 倍,有助于对先天性巨结肠的诊断,并可用于新生儿。

五、治疗

(一)非手术治疗

(1)口服缓泻剂、润滑剂、开塞露通便或生理盐水结肠灌肠维持每天大便通畅。

(2)合并低蛋白血症和贫血时给予输血、白蛋白、血浆等,必要时肠外营养支持。

（3）合并小肠结肠炎时给予广谱抗生素、禁食、胃肠减压，并注意纠正脱水和电解质紊乱。

（4）中西医结合疗法，适用于短段型巨结肠，应用扩肛和内服中药微泻相结合。

（二）手术治疗

1. 结肠造瘘术　如明确诊断，不论应用何种类型灌肠法都不能缓解症状者，尤其是新生儿，宜早日施行造瘘。或并发结肠穿孔者，或小肠结肠炎反复发作，全身情况不宜做根治手术者。

2. 根治手术　切除无神经节细胞的直肠和乙状结肠。普通型巨结肠采用以下四种根治术：拖出型直肠乙状结肠切除术；结肠切除，直肠后结肠拖出术；直肠黏膜剥离，结肠直肠鞘内拖出术；经腹结肠直肠切除、结肠直肠吻合术。

六、护理评估

（一）患儿方面

（1）患儿的出生史、喂养史以及母亲的妊娠史。

（2）患儿胎便排出延迟、呕吐、腹胀和腹部体征及其动态变化。

（3）有无腹泻、高热、水及电解质紊乱和酸碱失调的症状与体征的变化。

（4）患儿神志和生命体征变化。

（5）排泄物的性状及量。

（6）结肠灌肠的效果

（7）手术后恢复情况，有无术后并发症。

（二）家长方面

（1）家长对疾病的应对情况及了解程度。

（2）家长是否以得到有关疾病的健康指导。

七、护理诊断

（一）患儿方面

1. 舒适的改变　与排便困难、便秘和腹胀有关。

2. 营养失调（低于机体需要量）　与食欲不振和肠道消化吸收不良有关。

3. 术前潜在并发症的危险——电解质紊乱，巨结肠危象　与禁食、胃肠减压、肠管狭窄段痉挛梗阻、细菌毒素作用于肠黏膜等有关。

4. 有感染的危险　与营养状况差、机体抵抗力差和手术切口污染有关。

5. 有肛门肠钳过早脱落的危险　与钳夹过紧、肠壁坏死脱落于术后 3～4 天内、患儿躁动不安及体位和固定不当有关。

6. 术后潜在并发症的危险　盆腔感染、吻合口瘘、大便失禁和便秘复发等。

（二）家长方面

1. 应对能力失调　与家长很难接受排便的异常和结肠灌肠有关。

2. 知识缺乏　与缺乏有关基本能够处理与保健方面的知识和技能有关。

八、预期目标

（一）患儿方面

（1）患儿腹胀减轻或消失，自觉舒服。

（2）营养状况改善，体重增加。

（3）没有感染症状，肛门或瘘口周围皮肤无发红、溃烂。

（4）肠钳固定好，6～10 天后自行脱落。

（5）患儿手术前后不发生并发症或并发症被及时发现得到处理。

（二）家长方面

（1）能够接受并正确面对孩子的疾病。

（2）得到有关疾病的基本知识和健康指导。

九、护理措施

（一）患儿方面

1. 术前护理

（1）手术前每天用 38～40℃ 的生理盐水进行结肠灌洗，使肠道畅通、腹胀消失、食欲增加。结肠灌洗方法及注意事项如下。

1）灌洗次数按病情而定，一般每天 1～2 次。

2）灌肠剂必须用等渗温盐水，反复冲灌抽吸，注入量和抽出量应大体相等，同时轻柔按摩腹部帮助粪便排出，直到抽出液不含粪汁，腹部柔软不胀为止，用量一般为 50～100 ml/kg。

3）选择合适的肛管，韧性适宜，粗细适当。安置肛管要求缓慢而轻巧，切忌暴力操作，防止肠穿孔。

4) 肛管位置要正确,肛管要以通过痉挛段至扩张的结肠腔内,并有气体和粪便冲出为达到要求。

5) 钡剂灌肠检查后要及时清洁灌肠,防止钡石形成,造成灌肠困难。

6) 结肠灌洗后应严密观察有无呕吐、发热、昏迷等水中毒、脱水的症状。

(2) 改善营养状况,给予高热量、高蛋白质、少渣饮食;病情允许的情况下,为患儿提供喜爱的食物。

(3) 如有呕吐,给予禁食、胃肠减压,必要时行肛门排气。

(4) 及时发现巨结肠危象,如患儿出现腹胀加剧、高热、全身发绀、呕吐、烦躁、血压下降,需及时报告医生。

(5) 术前准备:

1) 详细了解病史,并协助完成各项辅助检查。

2) 积极治疗并发症:如肺炎、感冒及肠炎等。

3) 肠道准备:术前除每天结肠灌洗外,术前3天起,每天口服肠道抗生素:庆大霉素及甲硝唑;术前1天流质饮食或禁食输液。

4) 术前2小时插胃肠减压管,术前30分钟注射术前用药。

2. 术后护理

(1) 术后回至病室,需向麻醉师了解患儿术中情况,严密观察生命体征和精神状况。术后第1天测温度、脉搏、呼吸频率、血压每小时1次。观察有无突然腹胀或腹胀加剧等。

(2) 观察肛门排出液的量、性质、颜色和气味,观察患儿有无脱水症状,术后24小时内肛门有少量渗血属正常情况,可用生理盐水棉球随时清洁肛周,禁用肛表。

(3) 禁食2~3天,按医嘱输液和给予抗生素,以保持水、电解质和酸碱平衡,维持机体营养和预防感染。结肠蠕动恢复后给予流质,6~7天可恢复正常饮食。禁食期间做好口腔护理,防止口腔感染。

(4) 观察腹胀情况,必要时肛门排气,动作轻柔,以免损伤而影响吻合口的愈合;保持肛门周围或造瘘口皮肤清洁,随时清洁血迹、分泌物和粪便等;更换敷料、切口护理和处理引流管时

应严格执行无菌操作。

(5) 肠钳护理 观察肠钳固定的正确位置,使之悬空、不顶不坠;婴幼儿需约束四肢,保持患儿安静,减少搬动,必要时遵医嘱使用镇静剂;清洁肛门时,动作轻柔,避免碰撞肠钳;加强床头交接班,使肠钳保持固定位置;一般6~10天自然脱落。

(6) 术后10~14天做直肠指检,了解吻合口情况,有无狭窄和潴留,每天或隔天进行扩肛,坚持3~6个月。

(7) 术后并发症处理:

1) 盆腔感染。术后3~5天出现高热、腹胀、肛门有脓性分泌物。应予以禁食,大剂量广谱抗生素,注意水、电解质平衡,加强支持治疗,保留肛管,保持肠道排出通畅,严重感染时须行横结肠造瘘术,暂时使粪流改道,有利于控制感染。

2) 吻合口瘘。可引起腹膜炎,应做结肠造瘘,盆腔引流。

3) 大便失禁。可引起肛周皮肤糜烂,用3%硼酸水局部清洁,并涂氧化锌软膏,保持局部清洁干燥,勤换尿布及敷料。

4) 便秘复发。术后仍无排气、排便,腹部仍有膨隆。术后为缓解腹胀,早期可放置肛管;吻合口愈合后可行间歇性的结肠灌洗,扩张直肠与肛管,防止肛门狭窄。扩肛无效者切断内括约肌,解除内括约肌痉挛。此外,应训练定时排便的习惯,定期灌肠,逐步建立排便的条件反射。

(二) 家长方面

(1) 做好患儿家长的思想工作,举例说明手术成功的病例,解除他们的思想负担。

(2) 告知家长有关疾病的基本知识,治疗的方法及治疗的进展,教会父母结肠灌洗和扩肛的方法,并鼓励他们给患儿提供一个能满足其体格与心理发展需要的环境。

十、效果评价

(一) 患儿方面

(1) 患儿便秘缓解,腹胀减轻,自觉舒服。

(2) 营养状况改善,体重增加。

(3) 没有感染症状,肛门或瘘口周围皮肤无

发红、溃烂。

（4）肠钳固定好，6～10天后自行脱落。

（5）患儿手术前后未发生并发症。

（二）家长方面

（1）能够接受并正确面对孩子的疾病，积极配合治疗进行。

（2）得到有关疾病的基本知识和健康指导。

第九节　肛门闭锁

肛门闭锁（anal atresia）又称肛门直肠闭锁，是小儿消化道常见的畸形，发病率为1∶1 500～1∶5 000活婴，男性略多于女性。在中医学中称为"肛门闭合"。

一、病因

肛门闭锁是正常胚胎发育期发生障碍的结果，胚胎发育障碍发生的时间越早，肛门直肠闭锁的位置越高。而引起肛门直肠发育障碍的原因，尚不清楚，有家族发生史者在1%以下。

二、病理

按Stephens分型法，以耻骨直肠肌和直肠盲端的关系将肛门直肠闭锁分为高位、中间位和低位。直肠盲端终止于耻骨直肠肌以上为高位，位于耻骨直肠肌环内为中间位，直肠盲端穿过耻骨直肠肌环为低位。男性无肛症多属高位，而女性则有较多的低位无肛。80%～90%的患儿合并有瘘管；男性的瘘管多通往会阴部或尿道，而女性的瘘管多通往阴道和会阴。

肛门闭锁有四种主要形态：① 肛门狭窄；② 不通的肛门膜；③ 肛门未形成；④ 直肠闭锁。其中以第三种最多，占所有病例的80%。

三、临床表现

（一）无瘘管型

无肛不伴发瘘管均表现低位肠梗阻症状。患儿出生后无胎粪排出，很快出现呕吐、腹胀等位肠梗阻症状，局部检查，会阴中央呈平坦状，肛区部分为皮肤覆盖。部分病例有一色素沉着明显的小凹，并有放射皱纹，刺激该处可见环肌收缩反应。婴儿哭闹或屏气时，会阴中央有突起，手指置于该区可有冲击感，将婴儿置于臀高头低位在肛门部叩诊为鼓音。

（二）有瘘管型

有瘘管的患儿排便口位置异常，男性由尿道口或肛门前皮肤瘘口排便，女性由前庭或阴道排便。男性瘘管多数细小，常伴低位肠梗阻症状。女性瘘管较粗大，可暂时维持排便，但瘘管无括约肌功能，稀便时失禁，干便时排便困难，久之继发巨结肠。

四、诊断

先天性肛门闭锁的诊断并不困难，但更重要的是准确判断直肠闭锁的高度，直肠末端与耻骨直肠肌的关系和有无泌尿系瘘及脊椎畸形的存在。因此，应进行一些必要的检查。

1. 倒立侧位摄片　出生后12小时摄片，将患儿垂直倒悬2～3分钟，使结肠内空气上升至直肠盲端，并在肛门皮肤凹陷处涂钡剂作为标记，可测知盲端与皮肤的距离。

2. 结肠直肠与尿道双重造影　直肠瘘管与尿道同时造影，可显示直肠与尿道的关系。能鉴别中高位的直肠、前列腺、尿道瘘与直肠尿道球部瘘。

3. 阴道前庭瘘与会阴瘘造影

4. 阴道造影

五、治疗

根据不同的病理类型确定治疗的方法。

（1）无瘘管或瘘管细小存在肠梗阻应施行急诊手术。高位和中间位无肛先行结肠造瘘，6个月后行腹会阴肛门成形术或骶会阴肛门成形术。低位无肛行会阴或尾路肛门成形术。

（2）瘘管较粗大能暂时维持排便者，先行瘘管扩张术，6个月后行肛门成形术。

（3）肛门狭窄无瘘管行肛门扩张术或肛门成形术。

（4）肛门前移排便功能正常者不需手术。

六、护理评估

（一）患儿方面

1. 病情评估　术前详细评估患儿肛门闭锁的类型，有无瘘管及有无排便；进一步检查有无合并其他的先天性畸形。

2. 生理健康的评估 包括一般生命体征、各系统与器官的物理检查、营养状况、有无水电解质紊乱及酸碱平衡的失调等。

3. 手术评估 小儿对手术和麻醉的耐受能力、手术对小儿生活质量的影响以及术后并发症等。

(二) 家长方面

心理评估 不同家长的心理反应差异很大，对缺陷儿的反应包括震惊以及随之而来的不相信和否认。家长会有强烈的罪恶感，认为自己做错了什么，所有种种负面情绪均须及早发现，给予耐心解释和心理疏导。

七、护理诊断

(一) 患儿方面

1. 排便形态改变 与肛门直肠狭窄、闭锁及暂时性结肠造瘘等因素有关。

2. 潜在性皮肤完整性受损 与造瘘口周围的皮肤受大便的污染和刺激有关。

3. 体液不足 与停止喂食和液体补充不足有关。

4. 潜在的并发症——肛门黏膜外翻、肛门狭窄、大便嵌塞、大便失禁等 与手术及术后护理不当有关。

(二) 家长方面

1. 潜在性应对能力失调 与家长很难接受孩子在器官外观及排便功能改变有关。

2. 知识缺乏 与家长不了解有关手术的知识和手术后护理有关。

八、护理目标

(一) 患儿方面

(1) 患儿能从肛门或结肠造瘘口排便，且排便形态正常或有规律。

(2) 造瘘口周围皮肤未发生溃烂。

(3) 患儿体液平衡维持良好。

(4) 术后不发生并发症或并发症被及时发现并处理。

(二) 家长方面

(1) 家长能接受并面对现实，积极配合治疗

和护理。

(2) 了解治疗方法，掌握手术后护理方法。

九、护理措施

(一) 术前护理

1. 患儿方面

(1) 注意保暖，观察面色和呼吸情况，必要时放置暖箱。随时观察患儿有无腹胀呕吐等情况，病情危重可给予吸氧。

(2) 一旦确定新生儿为无肛症，应立即停止喂食，并给予胃肠减压和静脉输液。

(3) 备血，做好输血的准备，纠正水、电解质失衡。

(4) 观察外阴部有无胎粪的痕迹，并观察粪便的出口，若有粪便从瘘管排出必须经常用棉球蘸生理盐水轻柔地洗净。有皮肤溃烂的涂氧化锌软膏。

(5) 遵医嘱给予术前用药。

2. 家长方面

(1) 采取尊重的态度，用适当的语言解释患儿的情况，以缓和父母的罪恶感与自责；接受家长可能的负向反应，许多家长此时会有放弃患儿的念头，因其对孩子的未来和自己的照顾能力没有信心，我们要理解此正常反应，保持鼓励和支持的态度。

(2) 向患儿家长介绍有关疾病的治疗方法和手术情况，手术的成功率以及治疗后能达到的效果，可让已治愈的同种疾病的家长介绍自身的经验，以增强家长的信心。

(二) 术后护理

1. 患儿方面

(1) 遵医嘱禁食，静脉输液和应用抗生素。输液的滴速维持在 $10\sim15$ 滴/min。

(2) 留置胃管：因多为婴幼儿，故不应予连续胃肠减压，而采用针筒抽吸法，定时抽吸，动作轻柔，切忌抽吸压力过大。

(3) 新生儿应置暖箱，双下肢分开固定，暴露会阴，避免大小便污染伤口，留置导尿管 $3\sim5$ 天。

(4) 伤口护理：

1) 观察拖出肠管的黏膜色泽，有无青紫发

黑的坏死倾向。

2) 观察肠管黏膜有无回缩, 因内缩后引起狭窄, 影响括约肌的功能。

3) 观察肛门处或造瘘口伤口愈合情况, 大便的次数及性状、排尿情况、有无血尿等。注意有无腹胀和肛门排气。

4) 每次排便后用生理盐水棉球, 随时清洁肛门周围或造瘘口周围的皮肤, 防止污染切口。

(5) 扩肛: 术后 2 周起每天给患儿扩肛, 自 6~8 号 (直径 0.6~0.8 cm) 扩肛器起, 逐渐增大。

(6) 术后并发症的护理:

1) 肛门表皮脱落。暴露伤口, 局部清洁, 涂鞣酸软膏等, 红外线照射每天 2 次, 每次 15~20 分钟。

2) 肛门黏膜外翻。因肛门口过大或瘢痕挛缩, 使肛门不能完全关闭。用温盐水坐浴, 使瘢痕软化, 如外翻过多, 可手术切除。

3) 肛门狭窄。轻度可用扩肛术, 较重而狭窄在 1 cm 以内的可做肛门后纵切开继续扩张。

4) 大便嵌塞。由肛门狭窄引起, 并有习惯性便秘。有时可有周期性腹泻, 并产生继发性巨结肠。可通过扩肛及口服液状石蜡治疗。

5) 大便失禁。感染后瘢痕形成, 或直肠未从耻骨直肠肌环内穿过所致。加强肛门括约肌训练, 对恢复正常排便功能有重要作用。

2. 家长方面

(1) 术后宣教: 解释新生儿放置暖箱及每次便后清洁伤口周围皮肤的重要性; 告之父母扩肛的重要性并指导扩肛的方法以及人工肛门的护理方法; 指导正确饮食。

(2) 出院指导: 定时扩肛: 术后 2 周开始每天扩肛, 3 个月后隔天 1 次, 半年后每周 1~2 次, 持续 1 年; 指导如何排便训练: 要求长期进行并给予鼓励和帮助, 勿使父母感到过度的压力。指导一些支持性的措施: 止泻药的使用、饮食的调整及红臀的护理等。

十、效果评价

(一) 患儿方面

(1) 患儿能有规律地从肛门或结肠造瘘口排便, 且大便形态正常。

(2) 肛周皮肤完好, 无感染、破溃发生。

(3) 患儿机体水、电解质酸碱维持平衡。

(4) 患儿术后未发生并发症。

(二) 家长方面

(1) 对疾病的痊愈及照顾患儿的能力有一定信心。

(2) 能说出有关疾病的知识及手术后、出院康复期的护理知识。

第十节 腹股沟疝

腹股沟疝是小儿最常见疾病之一, 分斜疝和直疝两种, 小儿腹股沟疝几乎均为斜疝。根据统计新生儿发病率为 1‰~5‰, 男婴为女婴的 8~12 倍。其中早产儿和低体重儿的发病率较高。小儿腹股沟斜疝右侧多见, 可伴发的先天性疾病有先天性髋关节脱位、隐睾、尿道下裂、结缔组织病等, 有阳性家族史者发病率较高。

一、病因

胚胎早期, 腹膜在腹股沟内环处向外有一个袋形突出, 称为腹膜鞘状突。鞘状突沿着连接位于后腹壁的睾丸与阴囊底部的睾丸引带下降, 且必须有睾丸紧随其后下降, 才能进入阴囊。鞘状突远端包绕睾丸形成睾丸固有鞘膜后, 在胚胎第 8 个月随睾丸出外环口到达阴囊内。此时, 鞘膜腔与腹腔仍然相通。到出生前, 鞘状突从内环部开始闭合, 然后靠睾丸上部的鞘状突闭合, 直至整个精索部的鞘膜闭塞, 萎缩成纤维索。遗留睾丸部分的鞘膜从此与腹膜腔不再相通。

在腹膜鞘状突闭合, 最后萎缩成纤维索的过程如发生了停顿、迟缓或闭合不完全时, 鞘突管仍然保持开放或部分开放, 仍与腹膜腔保持相通, 为疝的发生提供了机会。当某种因素引起腹腔脏器被挤入未闭的鞘膜突囊时, 就形成了疝。因胚胎期右侧睾丸下降比左侧的晚, 右侧腹膜鞘突闭塞时间也相应延迟, 故右侧腹股沟疝的发生率高于左侧。

女孩腹股沟管中含有圆韧带, 自子宫至大阴唇, 在相当于男性胎儿睾丸下降时, 也有一腹膜鞘状突称为 Nuck 管,沿连接卵巢与大阴唇的圆韧带下降,腹腔脏器亦可进入未闭塞的 Nuck 管内形成腹股沟疝。

腹壁薄弱或缺损以及腹内压力增高是发生疝的主要诱因。此外,从小儿腹股沟管的解剖特点来说,婴儿腹股沟管很短,约 1 mm,并且几乎垂直地从内环通向外环,当剧烈哭闹、咳嗽和便秘以及排尿困难时,腹压增高,由于没有斜行腹股沟管的缓冲制约作用,冲力直接指向腹壁皮下。婴儿多为仰卧,两髋常屈曲、外旋、外展,腹肌松弛,收缩力差,因此在婴儿期很容易发生疝。到幼儿期后,腹股沟管的长度增加,并且斜向潜行通过腹壁肌层,腹股沟管和内环的关闭制约作用逐渐增强,因此 2 岁以后,疝的发生率有所下降。

二、病理

典型的疝应由疝环、疝囊、疝内容物及疝外被盖几部分组成。

1. 疝环　是疝突向体表的门户,即腹壁薄弱点或缺损处。

2. 疝囊　是壁层腹膜经过疝环向外突出形成的囊袋,分颈、体、底三个部分。

3. 疝内容物　是进入疝囊的腹内脏器或组织,以小肠最为多见。

4. 疝外被盖　指疝囊外所覆盖的各层组织。

由于腹膜鞘状突闭塞情况不同以及疝囊与睾丸固有鞘膜腔的关系不同,而发生不同类型的腹股沟疝。一种是鞘状突通过内环、外环、腹股沟直到阴囊全部未闭,允许肠管或卵巢等疝入其中,即形成阴囊疝;若鞘状突近端闭索成一纤细小管与远端未闭的鞘状突相通,腹腔内液体流入远端鞘状突内,即形成精索或睾丸鞘膜积液,女孩则形成 Nuck 囊肿。

进入疝囊的腹腔脏器在婴儿最多见的是小肠。盲肠和阑尾有时也可进入疝囊内,多是由于盲肠系膜过长而较游离所致。女孩的疝囊中有子宫及附件,钳闭的发生率较高,卵巢也较易坏死。

三、临床表现

腹股沟疝的患儿因腹股沟处常出现可复性肿物而就诊,有的可于出生时第一阵剧烈啼哭中就出现,特别是早产儿。但多数在 1～2 岁时发现腹股沟处有一光滑囊性肿物,并且只是在哭闹或用力排便时才在外环部突出,安静时肿物缩小,最后入腹腔而消失,肿物复位后自阴囊向上可触及增大松弛的外环口。

体检时可见较小的腹股沟疝位于外环及阴囊起始部,呈椭圆形;较大的可降至阴囊内,外观颇似心形。肿物质软,有蒂,有弹性,上极在外环部逐渐消失至腹股沟管中,边界不清。用手将肿物轻轻向上挤压,可被还纳入腹腔,并可听到"咕噜"声。复位后用手指压在内环处,小儿咳嗽时,可以感到有冲击感,移去手指后,肿物又重新出现。若体检时无肿物出现,应仔细比对左右两侧腹股沟处,一般患侧组织较肥厚,精索较对侧粗,伴有捻丝绸样的感觉,阴囊疝患儿患侧阴囊松弛较大。

斜疝下降后如不能还纳入腹腔,肿物张力逐渐增加,变硬,有触痛,不久患儿便出现恶心、呕吐、腹胀等症状,此为斜疝嵌顿。因嵌顿物为肠管,故常可出现肠梗阻的症状。2 岁以内的小儿,虽外环口狭窄,好哭闹,易引起腹腔内压力增高,嵌顿疝发生率高,但由于其外环口组织富有弹性,无纤维缩窄环,腹肌力弱,血管弹性好,因此组织血供受阻后损伤程度较轻,肠管嵌顿后发生坏死所需的时间较长,若及时诊治,不会发生太严重的后果。

四、诊断

根据腹股沟或阴囊部有可复性肿物的病史,加之在就诊时检查到的典型肿物,可立即诊断为腹股沟疝。如暂无肿物,可使患儿啼哭或让其咳嗽、屏气等增加腹内压力后再检查,一般也能明确诊断。若仍未发现肿物,则应仔细对比左右两侧腹股沟处,发现有一侧组织较肥厚,精索较对侧粗,伴有捻丝绸样的感觉,即可诊断。

但应与小儿腹股沟或阴囊部的一些其他疾病相鉴别,如鞘膜积液、隐睾、睾丸肿瘤等。

五、治疗

小儿年龄超过 6 个月后腹股沟疝一般难以自愈,随着年龄的增大,活动量增加,疝经常下降,不但给患儿带来不适,更易有嵌顿的危险,因此腹股沟疝诊断明确宜尽早手术治疗。但如发生嵌顿,若不超过 12 小时,则应先行手法复位。但如局部肿胀过度,红肿压痛明显,或伴有发热,则应马上手术。

(一) 嵌顿疝手法复位

小儿腹股沟疝发生嵌顿的 12 小时以内,80% 手法复位可以成功。复位时应使患儿安静,可给予镇静、解痉药物,予以平卧位,抬高臀部,先按摩外环口处肿物,以减轻局部水肿,用左手拇指、示指固定肿物,右手握肿物下方,持续均匀加压,使疝内容物逐渐缩小复位。切忌用暴力,以防嵌顿肠管破裂。手法复位成功后局部组织水肿肥厚,应休息 2~3 天,待水肿消退后应行手术治疗。如复位 1~2 小时仍不能成功者,应立即准备手术治疗。

(二) 手术治疗

一般采用 3 个途径进行疝的修补术。

1. 经腹股沟管手术 此法是典型且目前比较通用的手术方式。有以下两种:① 切开腹股沟管,在管内分离疝囊,高位结扎疝囊并切断,再把腹股沟管紧缩修复,精索仍置原位。② 精索下加固法:切开腹股沟韧带,使精索直接从内环口出腹壁,腹外斜肌仍覆盖在外面。

2. 经外环口行疝囊结扎 手术直接暴露外环口,自外环口找到疝囊,轻拉分离疝囊行高位结扎。目前我国多用此法。

3. 腹腔内修补术 暴露腹外斜肌后,做斜行切口,剪开腹内斜肌、腹横肌、腹膜,从腹腔找到疝囊颈,横断后自腹腔内连续缝合。对复发疝或术中找到疝囊有困难者可选此法。

六、护理评估

(一) 患儿方面

(1) 疝的诱发因素:有无咳嗽、哭吵、便秘和排尿困难等。

(2) 通过临床表现和体检,评估患儿的腹股沟疝的病变程度。

(3) 术后生命体征的变化及恢复情况、活动情况及有无并发症。

(二) 家长方面

(1) 评估家长对疾病的认识和对患儿即将接受手术的心理反应。

(2) 患儿家长是否得到与疾病相关的健康指导。

七、护理诊断

(一) 患儿方面

1. 恐惧 与陌生的医院环境和各项治疗护理的操作有关。

2. 有手术失败的可能 与腹内压增高因素的存在及伤口感染有关。

3. 舒适的改变 与术后伤口疼痛和需卧床休息至少 2 周有关。

4. 潜在并发症 阴囊水肿或血肿,疝复发。

(二) 家长方面

1. 焦虑 与对手术的不了解和缺乏信心有关。

2. 知识缺乏 与家长缺乏疾病知识有关。

八、护理目标

(一) 患儿方面

(1) 患儿恐惧心理能够缓解或减轻,配合治疗和护理。

(2) 最大限度避免腹内压增高的各种因素,术后不发生伤口感染,手术取得成功。

(3) 伤口疼痛可被有效控制,患儿能适应 2 周的卧床休息。

(4) 患儿术后并发症得到预防,及时评估和处理。

(二) 家长方面

(1) 缓解对手术的焦虑情绪。

(2) 掌握一定的和疾病有关的知识。

九、护理措施

(一) 患儿方面

1. 术前护理

(1) 消除患儿恐惧心理:关心、理解患儿,能经常陪伴和主动帮助,用温和的语言和态度使其尽快熟悉和适应医院的环境;在进行各项操作和治疗前做必要的解释工作,并采用支持和肯定性的语言对患儿进行鼓励消除患儿的紧张情绪,对婴幼儿可以用手轻轻抚摩其手足或身体,以使其保持安静,并且努力提高自身的护理操作技能,把治疗过程中给患儿带来的痛苦减至最轻程度。

(2) 消除腹内压增高因素:嘱患儿安静卧床,避免大声哭闹。必要时可给予镇静剂,以防疝内容物发生嵌顿。对术前咳嗽、便秘、排尿困难等症状作出相应的处理,如止咳、通便、解除排尿困难等。

(3) 手法复位护理:如需手法复位,先应使患儿安静,可给予镇静、解痉药物,抬高臀部,热水袋敷患处,然后进行手法复位,如复位困难,则应准备手术。

(4) 必要的术前准备:按腹部备皮范围标准备皮,并清洗会阴部。术前禁食 6~8 小时,术前 30 分钟肌注术前针,建立静脉通路。

2. 术后护理

(1) 卧位:患儿术后取平卧位,腘窝处垫一软枕,使髋关节微屈,可减少伤口处张力,减轻疼痛,有利伤口愈合。术后 3~5 天可在床上坐起,但不可过早下床活动,以免腹内压增高。

(2) 预防阴囊血肿:密切观察伤口有无渗血。巨大疝术后应使用阴囊托或丁字带托起阴囊。必要时可以沙袋压迫手术区。避免过早坐起或站立,以防发生阴囊血肿。

(3) 预防感染:保持伤口清洁干净,避免大小便污染。如敷料脱落或污染时应及时更换。必要时可给予口服或静滴抗生素。

(4) 防止腹内压增高:术后注意保暖。如感冒而咳嗽时,应用手向内按压伤口两侧,并及时通知医生用药物治疗。保持大小便通畅,以防便秘发生,必要时可予口服缓泻剂或使用开塞露通便。

(5) 饮食护理:术后应给予高能量、高蛋白质、多种维生素的易消化饮食,多食富含纤维素的蔬菜瓜果,以保持大便的通畅。

(6) 术后患儿可能对需卧床休息 2 周不太适应,除做好必要的解释以外,应经常陪伴患儿,可用讲故事、画画、看电视或听音乐、做游戏等分散其注意力,并应帮助患儿适当进行床上活动。

(二) 家长方面

(1) 向家长解释小儿腹股沟疝的常见性以及手术治疗的可靠性,缓解其焦虑心理。

(2) 解释腹股沟疝的病因和诱发因素以及手术前后如何配合和出院后的注意事项。

十、效果评价

(一) 患儿方面

(1) 患儿恐惧心理减轻,配合治疗和护理。

(2) 未发生腹内压增高的各种因素,术后未发生伤口感染,手术取得成功。

(3) 伤口疼痛被有效控制,患儿适应 2 周的卧床休息。

(4) 患儿术后未发生阴囊水肿、血肿及疝复发等并发症。

(二) 家长方面

(1) 家长情绪稳定,对疾病的治愈有极大信心。

(2) 已掌握一定的疾病知识和出院注意事项。

十一、出院健康指导

(1) 出院后适当休息,逐步加大活动量。

(2) 出院后 1 个月内避免剧烈运动,免体育课。

(3) 避免腹内压增加因素如哭闹、腹胀、便秘等。

(4) 出院后 1 个月复查。

第十一节 腹部肿瘤

小儿腹部肿瘤并不少见,且以恶性居多。腹部巨大肿块为其最明显特征,良性肿瘤及瘤样病变以手术切除为主。而对恶性肿瘤则应采取手术、化学疗法、放射疗法的共同措施。化疗期间,患儿对化学抗癌药物的反应比较明显,如出现发热、呕吐、脱发、厌食、精神倦怠、抵抗力低下。因此在护理时应特别注意,密切观察病情的变化,采取相应措施,以保证化疗的顺利进行。

一、病因

目前小儿肿瘤发生的原因尚不完全明确。通常与胚胎期发育异常有关,而细胞内基因结构及表达的异常是肿瘤发生的根本原因。某些先天性畸形患儿较易并发肿瘤。同时,小儿如患肿瘤,应询问其有无家族史。

二、病理及临床类型

小儿腹部肿瘤以神经母细胞瘤、肾母细胞瘤、腹膜后畸胎瘤较为多见,其病理变化各不相同。

(一)神经母细胞瘤

共分为四期。

一期:肿瘤局限于原发组织或器官。

二期:肿瘤扩散至原发组织或器官附近,但未超过中线,同侧区域淋巴结转移。

三期:肿瘤超过中线,双侧区域淋巴结转移。

四期:肿瘤转移至远处。

(二)肾母细胞瘤

共分为五期。

一期:肿瘤局限于肾内,肾被膜完整,未破溃。

二期:肿瘤扩张至肾外,未侵及淋巴结。

三期:腹部有非血源性肿瘤残存,腹腔内有广泛肿瘤污染。

四期:有血源性转移。

五期:双侧肾母细胞瘤。

(三)腹膜后畸胎瘤

通常由三个胚层的各种组织所构成。最常见的有皮肤及其腺体、牙齿、中枢神经、肌肉、上皮骨等组织。根据瘤组织分化的情况,可分为良性畸胎瘤、恶性畸胎瘤、混合性畸胎瘤三种。

三、临床表现

(一)症状

1. 全身症状　发热、贫血、局部压痛,晚期则出现消瘦、乏力、烦躁不安等症状。

2. 局部压迫症状　如巨大的肾母细胞瘤向上抬高膈肌而出现气促,神经母细胞瘤压迫肠道

而出现消化道障碍,恶性淋巴结瘤压迫或入侵肠管而引起肠梗阻,畸胎瘤可导致骨痛、骨折等。

(二)体征

腹部无痛性肿块为患儿主要症状。如轮廓清楚,表面光滑,推之活动度大,一般为良性。如肿块边界不清,表面凹凸不平,扪之坚实,活动度小,一般为恶性。

(三)实验室检查

(1)畸胎瘤可见甲胎蛋白(AFP)指标恶性升高,良性正常。

(2)肾母细胞瘤可出现血尿。

(3)神经母细胞瘤尿 VMA(+)。

(4)周围血白细胞升高。

四、诊断

根据临床表现及体征来作出诊断。同时应依靠影像学检查。B超、X线片、静脉尿路造影、血管造影、CT、磁共振等辅助检查。同时活体组织检查,对于鉴别肿瘤及瘤样病变是良性或恶性及其分化程度、扩散范围,均有现实意义。

五、治疗

良性肿瘤及瘤样病变以手术切除为主。对恶性肿瘤应采取手术、化学疗法的综合措施。手术不受年龄限制,对有恶变可能的畸胎瘤均应及早手术治疗。对于恶性肿瘤瘤体较大患儿可先行化学疗法后,使瘤体缩小,使手术完整切除的成功率增高。同时术后应注意继续坚持化疗1~2年,以提高预后效果。

六、护理评估

(一)患儿方面

(1)肿块的大小、性质。

(2)患儿的营养状况,有无排便排尿困难。

(3)了解各项实验室检查。

(4)术后切口情况,引流液色、质、量。

(5)化疗时患儿的耐受程度、心理状况、营养状况。

(二)家长方面

(1)对疾病的认识程度、心理反应、有何要求。

(2)是否得到健康指导。

七、护理诊断

(一) 患儿方面

1. 恐惧、焦虑　与疾病、手术、化疗有关。
2. 营养失调　与肿瘤手术有关。
3. 排尿排便困难　与恶性肿瘤压迫或侵入肠道有关。
4. 有液体不足的危险　与禁食、胃肠减压有关。
5. 感染的可能　切口感染。
6. 自我形象紊乱　与化疗引起的脱发等有关。

(二) 家长方面

1. 恐惧　与担心孩子的健康状况和害怕手术预后不良及化疗有关。
2. 知识缺乏　与家长缺乏疾病相关知识和术后的康复知识有关。

八、护理目标

(一) 患儿方面

(1) 消除或减轻患儿的恐惧焦虑。
(2) 患儿保持体液及酸碱平衡,维持一定的营养状态。
(3) 排便、排尿困难得到解决,患儿自感较前舒适。
(4) 患儿术后并发症得到预防,及时评估和处理。
(5) 能正视疾病和化疗的一些副作用,保持相对乐观的心态。

(二) 家长方面

(1) 恐惧感消除或减轻,积极配合治疗。
(2) 家长掌握一定的有关疾病和化疗的知识。

九、护理措施

(一) 患儿方面

1. 术前护理

(1) 一般护理:避免对肿瘤过多地检查与挤压。备皮动作轻柔,切忌用力擦洗。能下地的患儿应注意保护其安全,避免摔倒及磕碰。如肿瘤较大,则应卧床休息。重视口腔卫生。

(2) 对症护理:因肿瘤压迫可出现便秘、尿潴留等,可采取开塞露灌肠或导尿等相应措施,以减轻患儿的痛苦。肿瘤患儿易受感染,应注意保暖,预防感冒。

(3) 饮食护理:肿瘤患儿的抵抗力低下,体弱患儿应给予支持疗法,加强喂养,合理配餐。食物应富含营养,为手术做好准备。

(4) 必要的术前准备:术前需留置胃管,禁食6~8小时,晨起测肛温。肌注术前针。准备好病历及护理记录单等。

(5) 化学疗法护理:术前患儿如肿瘤过大,可先采取化学疗法,使用抗癌药物使瘤体缩小后再行手术。以便利于手术中将瘤体完整摘除。

1) 化疗患儿抵抗力低下,易于感染,因此应采取保护性隔离。

2) 对症处理。化疗期间,患儿会出现发热、恶心、呕吐、皮疹等情况,应采取相应措施,如吸氧、降温及镇痛等。

3) 饮食管理。化疗时,患儿会出现食欲不振、精神衰弱等情况,应注意饮食的色、香、味,以利于患儿进餐。还可根据患儿的口味制作食物,宜食含铁少的食物。应多饮水,以增加尿量。

4) 实验室检查。定期查血象,观察病情变化,如白细胞过低应停药。

5) 操作时护理。化疗药物刺激性强,可引起皮下组织坏死。因此在静脉输入过程中应加强巡视患儿,以防药液漏出血管。如果静推药物,应边抽回血边注射,并且应在注射前后以0.9%NS冲洗血管。如已发生外渗,则应立即停药,拔出针头并用75%乙醇或25%的硫酸镁湿敷,还可用滑石粉按摩局部。操作时应戴口罩、手套,以防药液洒落到手上,做好自身保护。

6) 心理护理。年龄较大的患儿因脱发会出现心理障碍。应多给予关心,勤扫床铺,保持床单整洁。鼓励患儿安心养病,与医生合作,在讨论疾病诊断和发展时,应避开患儿。

2. 术后护理

(1) 一般护理:患儿回病房后,应与麻醉师交接术中情况,监测生命体征并做好记录。去枕平卧,头偏向一侧。将各种引流管固定好。年龄较小及不合作的患儿应予约束四肢,以防引流管拔出。

（2）伤口护理：注意观察伤口的情况。如有渗血、渗液应及时更换。

（3）术后需禁食，予胃肠减压，注意观察腹部情况，有无腹胀。减压管需每2小时冲管1次。保持各种引流管通畅，勿扭曲打折，并记录24小时出入量。

（4）饮食管理：术后禁食3天，每天做口腔护理2次。如病情稳定，患儿无腹胀，已排气、排便可拔除胃管后进流食。

（5）活动：鼓励并帮助患儿早期进行床上活动、翻身及四肢的活动。如病情稳定，胃管拔除后可下床活动，以利机体和胃肠功能的恢复以及防止肠粘连等并发症的发生。

（二）家长方面

（1）向家长解释疾病的相关知识。

（2）告知和疾病相关治疗方案和预后，树立信心，配合医护人员的治疗。

十、效果评价

（一）患儿方面

（1）患儿恐惧、焦虑症状已消除。

（2）患儿未出现体液不足，酸碱失衡。

（3）患儿营养状况好转，体重增加或未减轻。

（4）患儿未出现并发症。

（5）正视化疗药物引起的脱发等，乐观开朗。

（二）家长方面

（1）配合治疗，焦虑、恐惧感减轻。

（2）家长已掌握一定的疾病知识和化疗药物的有关知识。

十一、出院健康指导

（1）出院后应预防感冒和传染病。

（2）如为恶性肿瘤，应坚持化疗2～3年。

（3）密切观察患儿的病情变化，应随时与医生取得联系。

（余佶 刘静）

思考题

1. 先天性幽门肥厚的主要临床表现有哪些？

2. 先天性幽门肥厚非手术治疗方法有哪些？

3. 简述小儿急性阑尾炎的病理类型及转归。

4. 何谓急性腹膜炎？

5. 急性腹膜炎的主要腹部体征是什么？

6. 何谓胆管闭锁？

7. 小儿门静脉高压的主要病理变化是什么？

8. 小儿门体静脉分流术的适应证是什么？

9. 留置三腔管的护理要点是什么？

10. 小儿肠套叠的主要临床表现是什么？

11. 简述小儿肠套叠术后并发症的观察和处理。

12. 引起肠梗阻的病因有哪些？

13. 肠梗阻的主要症状是什么？

14. 何谓先天性巨结肠，其最常见和最严重的并发症是什么？

15. 先天性巨结肠手术后肠钳护理要点有哪些？

16. Stephens如何将肛门闭锁分型？

17. 肛门闭锁的患儿可能存在的护理问题和解决方法有哪些？

18. 嵌顿疝手法复位方法和护理要点有哪些？

19. 根据体征如何初步判断腹部肿瘤的良、恶性？

第二十三章　泌尿生殖系统疾病

第一节　隐　睾

隐睾(cryptorchidism or undescended testis)是指睾丸未能按正常发育过程自腰部腹膜后下降至阴囊,亦称睾丸下降不全。是小儿泌尿生殖系最常见的一种畸形,早产儿、低体重儿发生率达30%,正常新生儿发生率为3%左右,3个月后为1%左右,说明出生后3个月睾丸下降仍在进行。绝大多数隐睾为单侧,约15%为双侧。有研究表明下降不全的睾丸不仅自身发育障碍,而且导致健侧睾丸的继发性病变。

一、病因

由于睾丸正常下降的机制还不完全清楚,因此仍无一种能够说明所有隐睾的病因,目前认为可能与下列因素有关。

1. 内分泌失衡　下丘脑-垂体-睾丸轴失衡,使睾酮减少,延缓了胚胎的睾丸下降。

2. 解剖因素　睾丸下降过程无腹膜紧随其后,或下降过程中有机械性梗阻均能阻碍睾丸下降。

3. 睾丸自身缺陷　如果睾丸在胚胎发育过程中已受损,也不能正常下降。

二、病理

(一) 肉眼观

睾丸常有不同程度的发育不全,体积明显小于健侧且质地松软,有时可见睾丸附睾分离,个别见睾丸萎缩失去睾丸形态。

(二) 组织学检查

以曲精小管变细,精原细胞减少及曲精小管周围胶原组织增生为主,睾丸停留位置越高,时间越长,其病理变化越趋明显。在5~6岁前隐睾并无显著组织学改变,至6~11岁就显示出明显组织学改变,如曲细精管较小、精管周围胶原组织增生、精原细胞减少。成年人的双侧隐睾,其曲细精管有退行性变化,几乎看不见正常精子。

睾丸受温度的影响较大。动物实验中在阴囊加热或造成人工隐睾,都可使曲细精管发生退行性变。

隐睾的间质细胞受累较轻。即使双侧隐睾,间质细胞仍能分泌足量雄酮以维持正常男性特征和性生活能力。

对侧降至阴囊内的睾丸也可能有某种程度发育畸形或交感性病变。

三、临床表现

单侧和双侧都可发生,但单侧多于双侧,而右侧的发生率高于左侧。

单侧隐睾阴囊发育不对称,患侧阴囊扁平空虚;双侧者表现为阴囊发育差,甚至无明显阴囊,触诊阴囊内无睾丸。仔细检查,80%隐睾可在体表扪及,最多位于腹股沟部。睾丸体积较小,一般不能推入阴囊,即使能逐渐推入,松手后,睾丸又缩回腹股沟部,此称为滑动睾丸,但仍属于隐睾;如松手后睾丸能在阴囊内停留,称为睾丸上缩性,此非隐睾。另有20%的隐睾在触诊时未能扪及,其中的80%在手术探查中可以在腹股沟管或内环附近被发现,其余20%仍然不能被找到。如一侧找不到睾丸,称为单睾或单侧睾丸缺如,如双侧都未被发现睾丸,称为无睾畸形,发生率约1/20 000。

四、诊断

阴囊内空虚,不能扪及睾丸,可能为隐睾。但应注意与睾丸上缩性和滑动性睾丸的鉴别。

在进行检查时,应有温暖的环境,消除患儿的恐惧心理,力求安静与合作,因为小儿提睾肌反射比较活跃,受到寒冷或惊吓的刺激后,容易引起收缩,将本来位于阴囊内的睾丸提至阴囊近端,甚至进入腹股沟,造成隐睾假象。患儿取坐位,两腿分开,呈外展位,此为隐睾检查的标准体位,亦可蹲位检查,有利于上缩睾丸的自行下降。

经反复仔细检查后,如患侧仍不能扪及睾丸,还应检查股部、耻骨部和会阴部,以确定有无睾丸异位。同时可以通过B超、CT和MRI检查,明确诊断。

五、治疗

隐睾诊断明确应尽早治疗。

(一) 激素治疗

1. 绒毛膜促性腺激素(HCG) 每次1 000～1 500 IU肌内注射,每周2次共9次;或者每次1 000 IU肌内注射,隔天1次共10次,总量控制在1 000～15 000 IU之间,激素治疗适合于1岁以内患儿,6个月后即可开始使用;在术前未使用术后仍可使用,能改善睾丸血循环,促进睾丸发育。

2. 促黄体生成素释放素(LHRH)或促性腺素释放素(GnRH)

3. 促黄体生成素释放素(LHRH)+绒毛膜促性腺激素(HCG) 有报道,在LHRH治疗后再加用HCG,每周1次,每次1 500 IU,连续3周,睾丸下降率会有明显增加。

(二) 手术治疗

激素治疗无效和就诊年龄已超过1岁者应进行手术治疗,但隐睾手术治疗在2岁以前完成最为适宜。手术方式有:① 睾丸下降固定术。② 自体睾丸移植术。③ 萎缩睾丸切除术,此术式不宜用于双侧隐睾患儿。

六、护理评估

(一) 患儿方面

(1) 患儿出生史和母亲妊娠史。

(2) 外生殖器外观表现,阴囊发育程度。

(3) 患儿的性格表现和心理反应。

(4) 手术后是否存在并发症的潜在因素。

(二) 家长方面

(1) 对疾病和治疗的心理反应,对医护人员的信任度。

(2) 是否得到和疾病有关的健康指导。

七、护理诊断

(一) 患儿方面

1. 恐惧 与医院陌生环境和接受治疗有关。

2. 有伤口感染的危险 与大小便污染伤口有关。

3. 潜在并发症——伤口出血、伤口裂开 与腹压增高和手术有关。

(二) 家长方面

1. 紧张担心 与患儿即将接受手术和对治疗过程的不了解有关。

2. 知识缺乏 与不能及时得到和疾病有关的知识和健康指导有关。

八、护理目标

(一) 患儿方面

(1) 对环境和人能够适应,能够接受治疗。

(2) 术后伤口处清洁干燥,无感染迹象。

(3) 不发生并发症或并发症被及时评估并处理。

(二) 家长方面

(1) 基本了解治疗过程,并对医护人员充分信任。

(2) 得到和疾病有关的知识和健康指导。

九、护理措施

(一) 患儿方面

1. 术前护理

(1) 消除患儿恐惧感:接受隐睾手术的患儿年龄基本为1～2岁,对陌生环境特别是医院环境以及医护人员常因恐惧而表现为啼哭不止或默不作声。除了在病室环境方面应尽量迎合小儿特点,更要经常与患儿多接触,消除小儿的陌生感,并且在护理操作技能方面熟练掌握,把因治疗工作对小儿造成的痛苦减轻至最低程度。

(2) 术前准备:

1) 注意保暖,防止呼吸道感染。

2) 配合医生完善各项常规检查。

3) 术前1天备皮,阴囊、腹股沟处彻底清洁,范围与腹部手术相同。

4) 药物过敏试验,并记录。

5) 术前禁食禁水6~8小时,术晨更换清洁衣裤。

2. 术后护理

(1) 一般术后护理:术中多数采用全身麻醉,术后回病房应给予去枕平卧位,头偏向一侧,以避免呕吐物误吸入气管引起窒息;认真听取麻醉师交代术中患儿情况;密切观察生命体征的变化,每小时测1次脉搏、呼吸和血压,至少3小时,并随时观察患儿面色和神志情况。

(2) 伤口观察和护理:观察伤口有无渗血渗液。为防止尿湿敷料,可采用小尿袋黏接在患儿阴茎根部上套牢。经常保持会阴部清洁,及时处理大小便,若有污染伤口敷料的情况,及时通知医生更换敷料。术后遵医嘱给予抗生素口服,防止感染。

(3) 饮食:麻醉清醒后6小时,即可给予易消化的普食,应增加营养物质的摄入,促进伤口的愈合。

(4) 防止伤口裂开,避免腹压增高:术后保持大便通畅,必要时可给予开塞露通便;避免患儿连续性哭闹不止,可遵医嘱适当给予镇静药物。

(二) 家长方面

(1) 说明治疗的过程和预后,给予一定的心理安慰,使家长树立对治疗的信心。

(2) 告之和疾病有关的知识以及健康指导,特别是激素治疗的药物副作用,取得家长的理解。

十、效果评价

(一) 患儿方面

(1) 能够适应医院环境和人,神态自如。

(2) 伤口处清洁干燥,愈合良好,未发生

感染。

(3) 未发生任何并发症。

(二) 家长方面

(1) 了解治疗过程,积极配合治疗。

(2) 能说出和疾病有关的知识和健康指导,对激素药物的副作用能够理解。

第二节 包茎和嵌顿包茎

包茎(phimosis)是指包皮口狭窄,包皮不能向上翻转显露龟头。嵌顿包茎(paraphimosis)是包茎的一种并发症,即包皮被强力翻至阴茎头上方后未及时复位,包皮环将阻止静脉和淋巴回流引起水肿,致使包皮嵌顿无法复位。包皮过长指包皮覆盖阴茎头,但能上翻使阴茎头外露,在小儿也是正常现象。

一、病因及发病机制

胚胎第12周,阴茎头处形成皮肤反折,称为包皮。当其向前生长,完全包裹阴茎头时,包皮的内层上皮很快与阴茎头粘连。在妊娠晚期,由于脱屑和空泡的形成,包皮与阴茎头逐渐分离。至出生时,这种分离过程在大多数新生儿仍未完成。

包茎分为先天性和后天性两种。

1. 先天性包茎 系阴茎和包皮间有生理性粘连,在新生儿及婴儿期属正常现象,出生后2~3年间粘连能自行分离,绝大多数包皮可向上退缩露出阴茎头,但并不都能自愈。有时包皮口小若针孔,妨碍阴茎头甚至整个阴茎发育,可导致排尿困难,产生逆行压力,造成上尿路损害。

2. 后天性包茎 大多继发于阴茎头和包皮损伤或炎症,包皮口形成瘢痕性挛缩,包皮不能向上退缩,且常伴尿道口狭窄,通常不会自愈。

当包皮被翻至阴茎头上方后,未能及时复位,而导致嵌顿包茎。包皮环阻塞静脉及淋巴循环,引起水肿,致使包皮狭窄环越来越紧,阴茎头及包皮水肿越发严重,包皮复位更加困难,形成恶性循环,最终将导致局部缺血,包皮及阴茎头发生坏死。若同时并发感染,将引起局部蜂窝织炎、腹股沟淋巴结肿大,感染扩散甚至可引起盆

腔静脉的血栓性静脉炎。

二、临床表现

（一）包茎

包皮口狭窄的患儿有排尿困难、尿线细、排尿时间延长、包皮膨起等。包皮口周围皮肤变厚,颜色苍白。长期排尿困难可引起直肠脱垂及腹股沟斜疝等并发症。尿积留于包皮囊内,经常刺激包皮和阴茎头,产生分泌物及表皮脱落,形成过多的包皮垢。积聚的包皮垢呈乳白色豆渣样,从细小的包皮口排出。包皮垢积留于包皮下,可诱发阴茎头包皮炎。急性感染时,阴茎头及包皮黏膜潮湿红肿,可产生脓性分泌物。患儿常会疼痛不安,包皮水肿,排尿困难,有时可有急性尿潴留。

（二）包茎嵌顿

水肿的包皮翻在阴茎头的冠状沟上,在水肿的包皮上缘可有狭窄环。阴茎头呈暗紫色肿大。患儿常疼痛剧烈,哭闹不止,可有排尿困难。若时间过长,嵌顿包皮及阴茎头可发生坏死、脱落。

三、诊断

（1）包皮口细小,有时仅针尖大小,用手握住阴茎上推包皮不能显露阴茎头。

（2）包皮炎:包皮口红肿,可见脓性分泌物排出,阴茎瘙痒疼痛。

（3）排尿困难:因包皮口狭小,尿流不畅,包皮呈球状膨起并且排尿费力。

（4）包皮垢:分泌物与脱落表皮形成包皮垢,乳白色的包皮垢积聚在阴茎头的冠状沟处,包皮外呈白色肿块。

（5）包茎嵌顿后见包皮肿胀发亮,冠状沟处包皮口呈环状狭窄。患儿疼痛难忍,排尿困难。部分病例包皮发生点片状坏死,局部有脓性分泌物及溃烂。

四、治疗

（一）非手术治疗

经常上翻包皮清洁龟头及包皮,除去包皮垢。注意清洁后包皮一定要复位,防止包皮嵌顿。婴幼儿包茎为生理性,无异常表现可暂不处理。

（二）手术治疗

包皮环切术,其适应证为:① 包皮口狭小导致排尿困难者。② 反复发生包皮炎者,甚至包皮口瘢痕性狭窄。③ 4~5岁以后龟头仍不能显露者。

（三）嵌顿性包茎

1. 手法复位　用0.5%的活力碘消毒包皮和龟头并涂石蜡油,双手示指和中指夹在包皮狭窄环近端,两拇指将龟头稍用力推向包皮内即可复位。水肿明显可用无菌针头刺破包皮,轻柔挤压包皮,待水肿好转后再行复位。

2. 手术复位　手法复位失败者应行包皮背侧切开术,手术主要是解决环状狭窄,使包皮复位,待以后再行包皮环切术。

（四）包皮过长

若包皮口宽大易于上翻,要经常上翻清洗,保持局部清洁,无需手术。

五、护理评估

（一）患儿方面

（1）患儿外生殖器发育情况,包皮口狭窄的程度,有无嵌顿发生。

（2）有无包皮口红肿,有脓性分泌物等感染症状。

（3）是否能够手法复位或必须要手术治疗。

（4）患儿的心理状态,对疾病和手术的心理反应。

（5）术后伤口愈合情况,有无出血感染等并发症发生。

（二）家长方面

（1）对治疗或手术是否持积极乐观的态度。

（2）是否得到和疾病有关的健康指导。

六、护理诊断

（一）患儿方面

1. 恐惧　与来到陌生环境或包茎嵌顿以及即将接受手术有关。

2. 有感染的危险　与包皮内污垢过多积聚有关。

3. 疼痛　与包茎嵌顿有关。

4. 潜在并发症——出血　与手术有关。

5. 潜在并发症——伤口感染 与排尿后局部未及时清洁和机体抵抗力下降有关。

（二）家长方面

1. 焦虑 与对治疗效果不能预知和患儿即将接受手术有关。

2. 知识缺乏 与缺乏疾病相关知识和健康指导有关。

七、护理目标

（一）患儿方面

（1）恐惧感减轻，熟悉病区环境，配合治疗。

（2）术前不发生包皮炎等感染症状。

（3）经复位后，包茎嵌顿消除，疼痛缓解。

（4）术后并发症不发生或被及时发现和处理。

（二）家长方面

（1）对治疗和手术持乐观积极态度，对医护人员充分信任。

（2）掌握和疾病有关的健康指导。

八、护理措施

（一）患儿方面

1. 术前护理

（1）心理护理：特别是对年长儿应重视其心理变化，加强沟通，鼓励其说出担心害怕的问题，共同寻求解决的方法。对因嵌顿包茎而急诊入院的患儿，更要安慰和耐心解释，鼓励患儿积极面对疾病。

（2）手术前保持尿道口清洁，可用1∶5 000高锰酸钾液洗尿道口，每天2次，防止发生包皮炎而延误手术。

（3）对嵌顿包茎急诊入院的患儿，积极配合医生进行手法复位。如复位失败需立即急诊手术，应迅速做好各项术前准备。患儿取平卧位，减轻疼痛，亦可遵医嘱应用镇静解痉药物，缓解患儿痛苦。

（4）术前准备：完善常规检查，备皮，皮试，术前晚禁食禁水，术晨更换清洁衣裤并再次清洁尿道口。

2. 术后护理

（1）一般护理：根据麻醉的方式与去枕平卧

6小时，以后可给予患儿半卧位，为防止龟头水肿，应避免过早下床活动。

（2）观察伤口情况，保持干燥，防止感染，每次排尿后，应用生理盐水棉球及时清洁尿道口。一旦发现伤口出血，可用无菌纱布加压包扎，但不能过紧以免影响局部血液循环。

（3）术后3天内可适当使用镇静止痛药物，年龄较大的患儿为防止阴茎勃起产生疼痛与出血，睡前可口服乙烯雌酚。

（4）术后可用1∶5 000高锰酸钾浸泡阴茎，每天2次，保持尿道口清洁。

（二）家长方面

（1）解释手术的过程，说明手术的可靠性，树立父母对手术成功的信心。

（2）告知和疾病相关的知识和健康指导。

九、效果评价

（一）患儿方面

（1）熟悉病区环境，减轻思想负担，配合治疗。

（2）术前未发生包皮炎。

（3）经复位后，包茎嵌顿消除，疼痛缓解。

（4）术后未发生出血、感染等并发症。

（二）家长方面

（1）对治疗和手术持乐观积极态度，对医护人员充分信任。

（2）能说出和疾病有关的健康指导。

第三节 尿道下裂

尿道下裂（hypospadias）是小儿泌尿生殖系统中比较常见的先天性畸形。发病率仅次于隐睾，排于第二位，占出生活产男婴的0.8‰～8.2‰。尿道下裂是指由于胚胎发育过程障碍，尿道沟不能完全融合到龟头的远端，尿道口位于冠状沟至会阴之间的任何部位，伴有阴茎下弯畸形同时影响排尿和生殖功能。

一、病因及发病机制

其病因至今仍不十分清楚。可能与遗传、内分泌缺陷、雄激素受体有关。胚胎期，尿道沟的发育受垂体和睾丸激素的影响,在腹侧从后向前闭合。如在发育过程中受到障碍,尿道沟未能完全闭合到阴茎头的尖端舟状窝而形成尿道下裂。而在没有形成正常尿道部分的海绵体变成纤维带,牵扯阴茎头引起不同程度的阴茎下弯。常与隐睾、腹股沟疝、睾丸鞘膜积液等泌尿生殖系统的畸形共存。据遗传学研究,未发现有特殊的染色体缺陷,但临床发现不少病例有家族史。

二、临床表现及分型

尿道下裂因其分型不同而临床表现各异。一般根据尿道开口的位置将其分为4型。

(一)阴茎头或冠状沟型

对称阴茎头型,最常见。尿道开口位于冠状沟腹侧,系带缺如,包皮位于龟头背侧呈头巾样。阴茎发育正常,龟头有轻度下弯,偶有尿道外口狭窄而排尿困难。

(二)阴茎体型

尿道开口位于腹侧冠状沟至阴茎根部之间,阴茎向腹侧弯曲。若尿道开口位于阴茎体近端,阴茎下弯明显,多数患儿直立排尿会溅湿衣裤,成年后不能性交。

(三)阴囊阴茎型

尿道开口位于阴茎与阴囊交界处。阴茎发育不良,严重弯曲,不能站立排尿。典型的阴囊阴茎型可见分裂的阴囊似女性阴唇,阴茎似阴蒂,常伴睾丸发育不良或下降不全。

(四)会阴型

尿道开口位于会阴部,阴茎发育不良,严重弯曲,阴囊对称,同时伴有阴茎、阴囊转位,外生殖器酷似女性。

三、诊断

先天性尿道下裂为常见的体表显露性疾病,一般一望可知,诊断容易。但严重会阴型尿道下裂合并双侧隐睾时需鉴别有无性别异常。

1. 体检　仔细观察和检查外生殖器,注意有无阴道、睾丸,直肠指检了解有无子宫。

2. 性染色体测定　目前认为性染色体是判断性别的决定因素,正常性染色体男性46,XY,女性为46,XX。

3. B超检查、CT或腹腔镜检查　了解有无子宫、卵巢或睾丸等组织。

4. 尿17-酮类固醇排泄量测定　如排泄量显著增高时,可能是女性肾上腺征异常症。

5. 尿生殖窦造影或尿道镜检查　了解有无阴道。

6. 剖腹探查　在不能决定性别时,剖腹探查和性腺活检明确性别诊断。

四、治疗

尿道下裂手术方法据文献报道达200余种,但至今仍没有一种十全十美的方法。尿道下裂治疗以手术整形为主。使患儿有接近生理的外形,恢复男性排尿姿势,使成年后能有正常的性生活。手术年龄一般在三四岁左右。有条件的也可在婴幼儿期施行。最迟不宜超过6岁,以免影响患儿的心理发育。

尿道下裂手术方法繁多,可一期手术,也可分期手术但应根据尿道下裂的类型,阴茎发育情况,帽状包皮是否丰富,是否已接受过手术治疗以及术者的经验选择不同的手术方法。不管采用何种手术方法,最终应达到以下目的:① 阴茎下曲完全矫正,术后痛性阴茎勃起。② 尿道外口位于龟头正常位。③ 无尿瘘和排尿困难。④ 阴茎外观满意,外形接近正常,能站立排尿,成年后能进行正常性生活。

(1)1~3岁接受手术为宜,目前有人主张在1.5岁前完成手术,以免成年后遗留心灵上的创伤。

(2)若阴茎短小发育不良,术前可试用1~2个疗程绒毛膜促性腺激素治疗,待阴茎增大后再手术。

(3)龟头型尿道下裂,若无排尿困难,龟头无明显下曲,一般不需手术治疗。

(4)目前一般均可采用显微外科技术,正位尿道口一期尿道成形术。

(5)阴茎阴囊型可选择一次成形术(Duckett方法)或游离膀胱黏膜管尿道成形术,也可分期手术(Nesbit+Denis Browne方法)。

(6)会阴型一期手术可采用Duckett+Duplay方法。对阴茎发育不良,严重阴茎弯曲者宜分期手术,第一期先行阴茎下弯矫正术(Nesbit 手术),间隔 6～12 个月以后再行游离膀胱黏膜管尿道成形术或 Denis Browne 手术。

（7）尿道扩张与尿道瘘修补术：尿道成形术后可发生尿道狭窄或尿瘘形成。尿道狭窄可视狭窄程度行术后定期扩张。瘘口较小的尿瘘可自行闭合,3 个月再不闭合者可行尿瘘修补术。

（8）严重会阴型尿道下裂,不强求同期完成阴茎下弯矫正和尿道成形。有时先行阴茎下弯矫正,半年后再行尿道成形术,可获得更满意的治疗效果。

五、护理评估

（一）患儿方面

（1）患儿的家族史、出生史和母亲妊娠史。

（2）患儿的心理活动情况,有无自卑害羞心理。

（3）外生殖器发育情况,排尿情况。

（4）术后引流管是否通畅,是否有效引流。

（5）伤口愈合情况,有无发生感染。

（6）有无发生并发症的潜在因素,并发症是否被得到及时的预防和处理。

（二）家长方面

（1）家长对疾病的心理反应和认知情况。

（2）对知识的理解能力。

（3）是否及时得到有关疾病治疗和护理的信息以及出院后的健康指导。

六、护理诊断

（一）患儿方面

1. 社交障碍　与排尿方式和外生殖器畸形有关。

2. 有发生褥疮的可能　与术后需卧床休息有关。

3. 潜在并发症　伤口感染、尿道狭窄、尿漏。

（二）家长方面

1. 紧张担心　与不能预知手术和治疗的效果有关。

2. 知识缺乏　与缺乏疾病相关知识和术后护理知识有关。

七、护理目标

（一）患儿方面

（1）患儿能够自我调节,面对现实,与他人进行沟通。

（2）术后住院期间不发生褥疮。

（3）不发生任何并发症或并发症被及时预防、发现和处理。

（二）家长方面

（1）对战胜疾病充满信心,积极配合治疗工作。

（2）得到和疾病相关的各种知识。

八、护理措施

（一）患儿方面

1. 术前护理

（1）对年长儿做好心理护理：介绍主管医师、护士和病室环境、同病室的小病友,使患儿消除陌生感,增强安全感;鼓励患儿多与室友谈心、交往,以减轻社会、心理压力;各项治疗护理操作和检查前,同患儿作好沟通,尽量减轻其痛苦,以取得患儿的信任;向患儿简单讲述手术的过程以及手术前后如何配合,使其对整个治疗的过程有基本了解;经常鼓励和适当赞扬患儿,树立起战胜疾病的信心和勇气。

（2）入院后每天给予患儿 1：5 000 高锰酸钾浸阴茎或坐浴 BID,清除阴茎包皮污垢,保持尿道口清洁有效降低术后伤口感染的机会。

（3）注意保暖,预防感冒,防止发生术前肺部感染影响手术。

（4）术前 2～3 天指导年长儿练习床上大便,以免术后不适应床上解便引起便秘;鼓励患儿练习咳嗽和深呼吸,预防术后肺部感染。

（5）术前晚及术晨予温盐水普通灌肠或开塞露通便,清除肠道内的粪便,有效缓解术后 1～2 天内的解便困难。

2. 术后护理

（1）体位：根据麻醉方式去枕平卧 6～24 小时,以后应卧床休息,适当床上活动,直至膀胱造瘘管拔除后才可下地活动。过早下床易引起龟头水肿、充血及引流管滑脱,影响伤口愈合。

(2) 病情观察：观察生命体征包括神智、面色等，评估呼吸状况、皮肤颜色，是否有缺氧、发绀现象。观察阴茎敷料打包处有无渗血渗液，阴茎头若有水肿、发紫可能为打包过紧。

(3) 引流管的护理：妥善固定，防止扭曲受压，对年龄较小及不合作的患儿可适当约束双手，以免手抓敷料或引流管引起意外；膀胱造瘘管必须保持通畅，嘱患儿每天大量饮水，以起到冲洗膀胱及造瘘管的作用，必要时可用 0.9% 氯化钠经造瘘管冲洗膀胱，但要严格执行无菌操作原则，以免引起逆行感染。保持引流管的无菌，每天无菌操作下更换引流袋。观察引流液的色、泽、量并做好记录，若有血性引流液或其他异常情况及时与医生取得联系，给予止血等相应的处理。

(4) 伤口的护理：术后第 2 天起可每天数次在患儿阴茎头处用碘伏棉球轻按擦拭，以清除分泌物，防止局部感染。术后 3～5 天拆开阴茎加压敷料检查 1 次，并清除尿道口结痂及分泌物，随之更换敷料重新包扎。保持伤口处清洁干燥，可每天予以红外线照射阴茎，每天 2 次。

(5) 防止腹压增高，以免尿液过早从新的尿道流出而污染伤口：术后第 2 天起每天给予患儿开塞露通便或口服缓泻剂，以保持大便通畅；鼓励患儿适当床上活动，促进肠蠕动的增加；饮食方面除高蛋白质、多种维生素营养丰富饮食以提高机体抵抗力，促进伤口愈合外，更应鼓励患儿多食富含纤维素的蔬菜瓜果，忌辛辣刺激性的食物。

(6) 预防褥疮的发生：术后卧床期间，帮助或指导患儿适当床上活动，背部、臀部和足跟等长时间受压部位需经常按摩，促进血液循环。保持床单位的平整，防止异物擦破皮肤。

(7) 用药及观察：术后除常规使用抗生素预防感染外，目前对 10 岁以上、阴茎发育正常的患儿在住院期间均予口服雌激素：乙菧酚。可有效避免因阴茎勃起造成伤口及缝线的开裂。注意观察药物的疗效，听取患儿的主诉，及时发现药物对患儿产生的副作用及患儿的不良反应。

(8) 夹管、拔管及尿道扩张的护理：术后 2 周可拔除尿道支撑管，夹膀胱造瘘管，嘱患儿排尿，观察排尿情况，尿线粗细，有无排尿困难、尿瘘等情况。成功者于次日拔去造瘘管。尿道支撑管拔除后，在无菌操作下用尿道扩张器蘸灭菌石蜡油进行尿道扩张，动作轻柔，每天 2 次。

（二）家长方面

(1) 向家长说明手术的可靠性和手术可达到的效果，亦可让同类疾病已治愈患儿的家长现身说法，以消除其紧张担忧，和患儿共同树立战胜疾病的信心。

(2) 对家长进行本病的健康教育指导，教会他们掌握尿道扩张的方法和注意点，告知出院后仍需坚持尿道扩张至少半年的原因。对于使用药物的重要性和可能产生副作用需事先讲明，以取得家长的理解。

九、效果评价

（一）患儿方面

(1) 患儿能与他人进行沟通，饮食、睡眠基本正常。

(2) 后住院期间未发生褥疮，身体各部位皮肤黏膜完整性良好。

(3) 并发症被及时预防、发现和处理。

（二）家长方面

(1) 对疾病的预后有正确的认识，积极配合治疗工作。

(2) 知道和疾病相关的各种知识，正确掌握尿道扩张的方法。

第四节　先天性肾积水

先天性肾积水（congenital hydronephrosis）指肾盂输尿管连接部梗阻致尿液从肾脏排出受阻，引起肾盂内压力升高，肾盂、肾盏逐渐扩张，肾实质受压萎缩，肾分泌功能减退。病变最终导致肾功能严重损害。先天性肾积水是小儿泌尿生殖系统畸形中最常见的一种疾病，其发生率仅次于隐睾和尿道下裂而居第三位，在泌尿系统梗阻中居首位。男女患儿发生率大致相等，左右侧也无显著差别，单双侧均可见。本病应早期手术治疗。

一、病因

先天性肾积水通常仅指肾盂输尿管连接部梗阻。常见原因如下。

(一) 肾盂输尿管连接部狭窄

为最常见的原因,约占85%。狭窄多由于肾盂输尿管连接处及输尿管起始段肌层的增厚和纤维组织的增生所致,但局部无明显的炎性变化。

(二) 迷走血管压迫

正常情况下肾动脉由主动脉分出,在肾门附近或进入肾门后再行分支到肾上、中、下部。如肾动脉过早分支,有的从腹主动脉直接分支供应肾下极,则血管可压迫肾盂和输尿管连接部造成梗阻。临床较少,一般不超过3%。

(三) 肾盂输尿管连接处瓣膜

形成内在性活瓣样的结构而引起梗阻。临床发生率低,不超过1%。

二、病理及临床类型

由于肾盂内尿液排除受阻,尿液潴留,可继发肾内感染,严重者可形成脓肾;梗阻、感染可继发结石,而结石又可加重梗阻、感染和肾功能损害。肾盂压力升高,肾盂、肾盏扩大,致肾实质内血管牵拉断裂而引起肾内出血,临床上出现血尿;肾实质受压、缺血,致肾素分泌增加而引起高血压;另外,肾实质缺血可致实质萎缩,分泌减少,最后导致肾功能受损,两侧病变则产生肾功能衰竭。小儿肾盂正常容量随年龄增长而增加,1岁为1~1.5 ml,5岁以内每岁增加1 ml,以后逐渐增加至成人肾盂容量约5~7 ml,在肾积水时,容量可达数百毫升至数千毫升,超过患儿24小时尿量称为巨大肾积水。肾盂扩大,肾盂壁变薄,肾内压增高,肾实质血管受压,发生缺血萎缩。根据临床表现,可分为双侧肾盂积水和单侧肾积水。

三、临床表现

(一) 腹部包块

为最常见的体征,肿块位于一侧腰腹部,呈囊性,光滑,界限清楚(张力不高的肾积水界限不清楚),稍活动,无压痛,偶有一次大量排尿后腹块明显缩小。B超早期发现的病例可摸不到腹块。婴幼儿透光实验阳性。

(二) 腰腹部疼痛

学龄儿童可诉说疼痛的部位和性质,有时大量饮水后可诱发腹痛发作。

(三) 消化道功能紊乱

表现为原因不明的纳差、厌食、恶心、呕吐。

(四) 尿路感染

继发感染时出现尿路感染症状及高热、寒战等中毒败血症样表现。肾区可有明显触痛及叩击痛。

(五) 血尿

20%~30%的病例可伴有血尿,一般为镜下血尿,发生于腰部轻微损伤以后或肾盂压力增高,由于肾盂内压力增高,髓质血管断裂所致,继发结石,感染也可产生血尿。

(六) 肾破裂

轻微的外力可致肾破裂而出现内出血,尿外渗性腹膜炎症状,也可能发生自发性破裂。

(七) 肾性高血压

用血管紧张素转换酶抑制剂才能控制的高血压。

四、诊断

对有上述症状和体征的患儿,应想到此病,但需做进一步检查。

(一) B超检查

疑有肾积水时应首选B超。肾轮廓增大,实质变薄,集合系统出现液性暗区。

(二) 静脉肾盂造影 (IVP)

做双倍剂量延迟摄片,可了解患肾功能、形态以及肾盂、肾盏扩张程度,同时可了解对侧肾功能。60%泛影葡胺每次2~2.2 ml/kg(加等量5%葡萄糖液)静注,静注毕即刻摄片显示肾实质及其功能情况,然后分别在5分钟、15分钟、30分钟、60分钟摄片以了解肾脏形态及功能情况。必要时延迟摄片达120分钟、240分钟及360分钟观察有无造影剂浓集现象,常能显示狭窄梗阻部位而部分地替代逆行肾盂造影。造影术中不必禁水及腹部加压。必须充分注意双侧肾脏的显影情况。

（三）肾穿刺造影

对巨大肾积水，IVP 检查不显影者，经皮肾穿刺造影可清楚地显示肾盂、肾盏的扩张情况，并可明确梗阻部位。

（四）排尿性膀胱尿道造影

可排除膀胱、输尿管反流所致肾积水。

（五）逆行造影

适用于 IVP 检查不显影者，可了解梗阻部位、程度和梗阻远端输尿管的情况。但此项检查受条件限制，且可能造成损伤和继发感染，应慎用。

必要时还可以选用核素肾图和利尿核素肾图、肾盂测压、磁共振成像等检查协助诊断。并应与肾母细胞瘤、腹膜后畸胎瘤、胆总管囊肿、肾囊肿、腹膜后含尿假性囊肿等疾病区别。

五、治疗

诊断明确后应及时手术治疗，解除梗阻，控制感染尽可能保留肾脏，保护肾功能。因小儿代偿和修复能力较强，尤其是 5 岁以下儿童，一般梗阻解除后 3~6 个月肾功能逐步改善。

（一）手术方法

① 进行肾盂离断性成形术、肾盂输尿管吻合术。② 肾功能极度损害，肾实质菲薄如纸，厚度在 5 mm 以下，对侧肾正常者可考虑肾切除术。

（二）双侧肾积水的处理

① 原则上先治疗积水程度较轻的一侧。② 如一侧积水严重，同时伴有感染，可进行该侧肾造瘘，同时对积水轻的一侧做肾盂成形术。③ 在患儿情况和技术条件允许的情况下，目前主张双侧肾盂成形术同期完成。④ 原则上不做肾切除术。

（三）肾切除术

严格掌握适应证，尤其在双肾积水及孤立肾肾积水病例切勿轻易做肾切除。适用于：① 肾皮质菲薄如纸并呈灰白色，血供应极差。② 脓肾并有多个溃疡，已无功能。③ 经肾盂造瘘后观察无功能并仍有不易控制的感染，而另一侧肾功能良好者。

单侧肾积水预后良好，即使肾切除，也不影响患儿的生长、发育和成年后的学习和工作。孤立肾或双侧肾积水，如在 1 岁前接受了成功的手术治疗，多数病例肾功能可望恢复正常，1~2 岁手术仅能保存或稳定原有的肾功能，2 岁以后手术到成年后可能造成肾功能不良或肾功能衰竭。

六、护理评估

（一）患儿方面

（1）患儿的出生史、喂养史和母亲的妊娠史。

（2）询问患儿的排尿情况，是否有膀胱刺激症状存在，有无肉眼血尿。

（3）对患儿进行全面的体检及特殊检查，有无反复的尿路感染。

（4）对患儿的营养状况进行评估，以明确接受手术的耐受力。

（5）评估患儿的心理反应。

（6）手术后评估手术对小儿生活质量的影响，包括体位、饮食、引流管的放置等对舒适的影响等。

（7）评估术后有无出现并发症。

（二）家长方面

（1）评估家长对孩子疾病的心理反应。

（2）评估家长对疾病知识的了解程度。

七、护理评估

（一）患儿方面

1. 恐惧　与手术和陌生环境有关。

2. 有感染的危险　术前与尿液排出受阻继发肾内感染有关；术后与机体抵抗力下降和手术伤口及引流管有关。

3. 清理呼吸道低效　与全麻后痰量增多、体质虚弱、咳痰无力等有关。

4. 潜在并发症——肾盂输尿管吻合口梗阻　与手术所致的吻合口内外积血、吻合口处输尿管扭曲和输尿管狭窄段切除不彻底有关。

（二）家长方面

1. 焦虑　与孩子的疾病和对手术的担心有关。

2. 知识缺乏　与对疾病的不了解和缺乏术

后基本护理知识有关。

八、护理目标

(一) 患儿方面

(1) 患儿对手术的恐惧心理得到缓解。

(2) 患儿手术前不发生尿路感染,术后不发生伤口和肺部的感染。

(3) 术后卧床期间痰液能自行咳出,呼吸形态正常。

(4) 术后不发生并发症或并发症被及时发现及处理。

(二) 家长方面

(1) 家长焦虑心理得到缓解。

(2) 对疾病和术后护理的有关知识有一定了解和掌握。

九、护理措施

(一) 患儿方面

1. 术前护理

(1) 心理护理,消除患儿的恐惧心理:入院后面对陌生环境,患儿在身心两方面都超出其适应能力,产生紧张和恐惧感。护士应予心理疏导,向其介绍环境和其他病友,注意语言上的温柔,多关心和帮助患儿,使其尽快在心理上适应,积极配合治疗和护理。

(2) 观察患儿的排尿情况:注意有无排尿困难和膀胱刺激征,观察尿色,有无肉眼血尿等。

(3) 加强营养,增强机体对手术的耐受力:不少患儿可有厌食、恶心、呕吐等胃肠道紊乱的症状,可给予高热量、多种维生素的易消化饮食,注意食物的色香味,尽量能引起患儿的食欲。若效果不明显,可给予患儿输注人体血浆或静脉高营养治疗,以提高机体的抵抗力。

(4) 术前准备:

1) 完善各项术前检查。

2) 术前1天备皮,范围与腹部手术相同,检查患儿全身皮肤情况,有无皮疹或过敏,及时通知医生。

3) 术前1天做青霉素或其他抗生素皮试,并做好记录。

4) 术前晚22:00起禁食禁水。

5) 术晨测量肛温,更换手术衣裤。

6) 遵医嘱予术前用药。

2. 术后护理

(1) 一般护理:根据麻醉决定卧位,一般为去枕平卧位,尤其腰麻及硬膜外麻醉患儿需平卧6小时,以避免术后引起头痛。并观察记录患儿体温、脉搏、呼吸、血压等情况。

(2) 保持呼吸道的通畅:呼吸道分泌物多的患儿应鼓励其自行咳嗽,教会其深呼吸的方法,咳嗽时注意伤口的保护。必要时采取一定的护理措施积极清除呼吸道的分泌物。

(3) 饮食护理:手术当日禁食及术后第1天禁食,禁食期间每天进行口腔护理2次,第2天患儿排气后,可饮水或流质。

(4) 引流管护理:随时观察各种引流管和支撑管是否通畅或移位、脱位,有无打折或扭曲,观察并记录引流液的色、质、量。若为持续的血性引流液需立即通知医生。

(5) 对年龄较小及不配合的患儿必要时约束四肢,以免手抓敷料或引流管造成意外。

(6) 手术伤口的观察:观察伤口有无渗血渗液,每天协助医生进行换药,注意伤口的愈合情况,有无感染的迹象等。

(7) 夹管和拔管的护理:

1) 夹管后7天拔除支撑管,2天后用亚甲蓝做通畅试验,若证明已通畅,夹管24~48小时,观察患儿有无发热和疼痛等不良反应,若无即可拔除造瘘管并作好拔管周围皮肤的护理。

2) 拔管后嘱患儿健侧卧位,防止尿液自造瘘口流出,影响瘘口的愈合,拔管3~4天内,督促患儿每2~4小时排尿1次,以免膀胱过度膨胀。

(8) 定期复查肾功能以了解恢复情况,肾功能损害未恢复者,注意休息,低蛋白质、低盐饮食,禁用损害肾脏的药物。

(二) 家长方面

(1) 为家长提供诉说焦虑感原因的机会,了解他们所担心的问题。

(2) 向家长介绍有关疾病的知识和护理的特点,说明手术的目的、麻醉的方式和简单的手术过程,增强他们对手术和治疗的信心。

十、效果评价

（一）患儿方面

（1）患儿的恐惧和陌生感消失，能与医护人员或病友进行沟通和交流。

（2）患儿术前未发生尿路感染，无膀胱刺激症状。

（3）术后呼吸道通畅，痰液自行咳出，未发生窒息和肺部感染。

（4）术后引流管周围皮肤正常，伤口愈合良好，体温基本正常。

（5）未发生肾盂输尿管吻合口梗阻等并发症。

（二）家长方面

（1）家长焦虑心理缓解，积极配合治疗。

（2）能讲述疾病和术后护理的有关知识及康复期健康指导。

第五节　异位输尿管口

异位输尿管口（ectopic ureteral orifice）指输尿管开口位于膀胱三角区两侧输尿管以外，而位于尿道、生殖道或会阴等处。为小儿常见的泌尿系统畸形。女性多见，且在女性中的 80% 以上伴有重肾、双输尿管畸形，而男性则多为单一输尿管。

一、病因

异位输尿管口为先天性发育异常，在胚胎发育过程中，中肾管下段向膀胱延伸并形成膀胱三角区，两侧输尿管口位于膀胱三角之左右底角。由于膀胱迅速发育，输尿管被牵引向上外方，若输尿管没有随膀胱向上移动，则形成异位输尿管口。

二、病理

异位输尿管口多发生于重肾积水和双输尿管畸形的患儿，女性约为男性 3～4 倍，单侧及双侧均可发生。异位开口的输尿管都来自同侧上肾部，这可能为胚胎下肾部输尿管首先到达膀胱，而上肾部输尿管在后期才与膀胱相接所致。

异位输尿管口的位置男性和女性不同。男性异位输尿管口位于后尿道、输精管、射精管及精囊等处，仍在尿道括约肌的近端，无"尿失禁"症状；而女性则开口于尿道远端、前庭、阴道及子宫等处，均在尿道括约肌的远端，故有"尿失禁"症状。

由于异位输尿管口神经、肌肉发育不良，开口处往往有狭窄，因此异位口的输尿管有扩张、积液和肾积水伴肾发育不良。此种畸形变异比较复杂，Malgras 将异位输尿管口分为 11 种类型。一般来说，异位输尿管口单侧多见，也可两侧同时发病。既可发生在重肾、双输尿管病例，也可发生在正常肾的输尿管上。临床多见于单侧重肾、双输尿管畸形，且开口异位的输尿管引流重肾的上肾段，而单侧发育不良肾合并异位输尿管口也并非少见。

三、临床表现

1. **尿失禁**　女性异位输尿管口多发生在膀胱颈或括约肌的远端，如尿道壁、阴道壁及前庭部，多数患儿表现有正常分次排尿，又有持续性滴尿，外阴及大腿内侧潮红，并出现尿疹糜烂。

2. **尿路感染**　男性因异位输尿管口常位于前列腺部尿道、前列腺囊、精索、附睾等部位，一般无尿失禁，多数表现为尿频、尿急、尿痛及脓尿等尿路感染症状，甚至腰部疼痛及反复发作的附睾炎等。

3. **输尿管弯曲扩张及肾积水等**　部分病例因输尿管口狭窄，致输尿管弯曲扩张及肾积水、反复尿路感染。

4. **特殊检查**

（1）有点滴性"尿失禁"的患儿，应仔细检查外阴，寻找开口，若在前庭发现有异常小孔滴尿时，插入细胶管做逆行造影，可显示异位开口输尿管及肾脏的形态；如开口于尿道或阴道不能与尿失禁鉴别时，经导尿管向膀胱内注入亚甲蓝后拔出导尿管，再观察溢出尿液的颜色，若尿道口或阴道口滴出的尿液不带蓝色，是异位输尿管口的重要依据；如异位输尿管开口的肾脏功能极差，尿量少，不易观察，快速输液，同时给予利尿剂，有利于观察。

（2）逆行输尿管造影：若能找到异位开口，

从开口插入导管行逆行造影,显示相应扩张的输尿管及发育不良的棒槌肾脏。

(3)静脉肾盂造影:是一种重要的诊断方法,既可以了解异位输尿管口的类型,又可以了解异位输尿管口及其相关肾脏的功能,有利于手术方法的选择。由于异位输尿管口的相关肾脏低下,一般要采用核素扫描或CT检查。

(4)静脉尿路造影:由于异位开口伴随的重复肾发育差,浓缩力低,用大剂量高浓度造影及延迟摄片可出现下列几种情况。①上肾部显影极淡。②肾盏数目减少或缺如,下肾部向外下方斜行移位。③双侧重复肾,异位开口的一侧肾盂扩张积水。④单一输尿管,患肾多不显影。⑤膀胱不显影表示双侧单一输尿管均开口异位。

(5)超声检查:可见正常肾图像的上方有囊性包块和扩张的输尿管,与静脉肾盂造影互为补充,甚为重要。对诊断有困难的病例可选用核素扫描或CT检查。

四、诊断

(1)女孩多见,有正常分次排尿,但在两次正常排尿之间还可有尿液滴出,内裤潮湿,会阴湿疹。

(2)女孩在前庭或尿道外口周围有异常小孔滴尿,若发现异位开口,插管做逆行造影可确诊。

(3)男性患儿,无"尿失禁",可有反复尿路感染,腰骶部疼痛或附睾炎。

(4)经导尿管向膀胱内注入亚甲蓝后拔管,会阴部滴出的尿液不着色。

(5)B超和静脉肾盂造影检查后发现有重肾双输尿管畸形,则提示有异位输尿管口的可能,若结合病史、体征,一般可以作出诊断。

五、治疗

手术治疗方式的选择需根据患肾功能而定。

1. 重复肾切除、重复输尿管低位切除 是治疗异位输尿管口的主要方法,其疗效确切,预后良好,适用于异位输尿管口伴有重肾双输尿管畸形的病例。

2. 肾切除术 用于单侧肾发育不良伴异位

输尿管口者。

3. 输尿管膀胱移植术 具有保留患者功能的优点,用于异位开口的输尿管来自不伴重复肾的病例,切肾发育正常,积水不重,功能尚好,有保留肾脏的价值时。

4. 输尿管再植及膀胱颈重建 双侧单一异位输尿管开口做输尿管膀胱再植的同时,做扩大膀胱及膀胱颈重建术。

5. 膀胱输尿再植术 患肾有相当功能,无感染积水,或患肾为孤立肾,做抗反流性输尿管再植术。

6. 随访 进行膀胱输尿再植术,术后1~2个月超声波检查,排除术后梗阻,3个月做膀胱造影,了解有无膀胱输尿管反流。

六、护理评估

(一)患儿方面

(1)了解患儿的心理状况,是否有自卑害羞及恐惧心理。

(2)评估患儿的排尿情况和排尿习惯,有无持续性滴尿或排尿困难等。

(3)了解患儿的全身情况,有无尿路感染的表现,实验室检查及重要脏器功能尤其是肾功能检查的结果。以了解患儿对手术等治疗方法的承受能力,选择改善患儿全身情况的措施。

(二)家长方面

(1)了解家长对疾病和手术的心理反应。

(2)了解家长是否得到有关疾病的基本知识和手术后的健康指导。

七、护理诊断

(一)患儿方面

1. 恐惧 与手术和陌生环境有关。

2. 潜在性皮肤完整性受损 与疾病造成的持续性滴尿有关。

3. 感染的危险 与异位输尿管口造成反复尿路感染有关。

4. 舒适的改变 与手术后的体位、留置引流管及进行各项治疗有关。

(二)家长方面

1. 焦虑 与孩子的疾病和对手术的不了

解、担心有关。

2. 知识缺乏 与缺乏疾病的相关知识和康复知识有关。

八、护理目标

(一) 患儿方面

(1) 患儿的恐惧心理得到缓解。

(2) 会阴部皮肤完整,未发生破损或糜烂。

(3) 尿路感染得到控制,不出现膀胱刺激症状。

(4) 患儿自觉较舒适,能保持安静。

(二) 家长方面

(1) 家长的焦虑心理得到缓解,积极配合医护人员进行治疗和护理。

(2) 家长对疾病的相关知识和康复知识有一定了解。

九、护理措施

(一) 患儿方面

1. 术前护理

(1) 加强皮肤护理:会阴部因经常受到尿液浸渍,常出现潮红、皮疹等皮炎表现。应经常清洗后擦干,局部红外线照射每天 2 次,每次 30 分钟,注意保暖。

(2) 心理护理:针对患儿常有的自卑害羞心理,我们以良好的服务态度和护理技术以及舒适的环境取得患儿的信任,加强沟通并对其进行一定的心理疏导,增强患儿对手术和治疗的信心。

(3) 术前控制尿路感染:必要时遵医嘱给予抗生素静脉使用,观察用药反应。

2. 术后护理

(1) 一般护理:患儿回病房后,按不同麻醉方式给予不同的卧位,认真听取麻醉师介绍术中的全过程,并监测体温、脉搏、呼吸、血压等情况,及时记录在护士记录单上。

(2) 饮食管理:术后第 1 天按医嘱禁食,患儿无腹胀第 2 天后可饮水,见排气后可饮水,以利于引流。

(3) 重复肾切除后,应注意伤口放置的引流管渗血渗尿的情况。是否并发漏尿。

(4) 输尿管膀胱再吻合术后的患儿,保持膀胱造瘘管的通畅,每天记录尿量,支撑管放置 10 天,注意妥善固定,防止脱落。膀胱造瘘管夹管时,观察有无滴尿情况。

(5) 术后避免过早下床,以防引流管脱落,患儿可在床上适当翻身活动。注意皮肤的清洁护理,预防褥疮的发生。进行各种治疗操作时,动作轻柔,并注意保暖,最大限度地减轻患儿的痛苦。

(二) 家长方面

(1) 家长提供诉说焦虑感原因的机会,了解他们所担心的问题,对这些问题提出一定的建议,给予心理上的支持。

(2) 向家长介绍有关疾病的知识和护理的特点,说明手术的目的、麻醉的方式和简单的手术过程以及疾病的预后,增强他们对手术和治疗的信心。

(3) 告知家长出院后注意事项:按医嘱继续口服抗生素 3～5 天;定期做尿常规检查;术后出院 3～6 个月来院复查。

十、效果评价

(一) 患儿方面

(1) 患儿对疾病和医院环境不再恐惧,能配合治疗。

(2) 皮肤潮红等问题得到控制,不发生破溃、糜烂。

(3) 手术前尿路感染被控制,尿常规检查结果正常。

(4) 术后不发生伤口感染。

(5) 患儿四肢活动良好,能安静入睡。

(二) 家长方面

(1) 对治疗和手术有一定信心,积极配合医护人员。

(2) 能说出和疾病有关的知识,并掌握护理要点和康复期有关注意事项。

第六节 膀 胱 外 翻

膀胱外翻(extrophy of the bladder)指尿生殖窦及覆盖的骨骼系统在腹侧完全缺损的一种严重畸形,临床上较少见,发病率为 1/1 000～

1/50 000,男性为女性的 1.7～2.3 倍。如不治疗约 50% 于 10 岁左右死亡,而 2/3 病例于 20 岁前死亡,死于肾积水和尿路感染。

临床上将膀胱外翻分为完全性和不完全性两类,以前者为多见。该病常伴有其他畸形如脊柱裂、马蹄肾、腹股沟疝、肛门直肠畸形等。

一、病因及发病机制

正常胚胎 3 周时后肠末端与尿囊基部连通的膨大部分成为泄殖腔。其末端的泄殖腔膜是由泄殖腔的内胚层和肛凹的外胚层组成。第 4 周初在泄殖腔膜的颅侧发生生殖结节。随着初阴的发育形成,泄殖腔膜则位于初阴的腹侧面。第 6 周末泄殖腔被尿直肠隔分为背侧的直肠和腹侧的尿生殖窦。尿直肠隔与泄殖腔膜会合处形成会阴体,将泄殖腔膜分隔成背侧的肛膜和腹侧较大的尿生殖膜。第 8 周末该膜破裂,分别成为肛门和尿生殖孔。尿生殖孔与初阴腹侧面的尿生殖沟相通。在胚胎 4～10 周时泄殖腔膜内外胚层之间由两侧的间充质组织向内生长、发育构成脐以下的腹壁。

外翻畸形的胚胎发生学说尚无定论。一类学说是泄殖腔膜发育异常,阻碍间充质组织向中线生长,影响下腹壁发育。另一类是脐以下区域由于中胚层的病变而发育延迟,导致下腹壁关闭不全。膀胱外翻是在尿直肠隔分隔泄殖腔以后,由位置异常在下腹壁和初阴背侧的尿生殖膜发生破裂所致。

二、临床表现

(一) 膀胱外翻主要有 3 种类型

常见为完全型即典型膀胱外翻,另有部分型膀胱外翻和隐型(假性)膀胱外翻。

1. 完全型膀胱外翻 膀胱黏膜完全外翻暴露于下腹壁,触之易出血并疼痛敏感。在相当于膀胱三角的部位可见两侧输尿管开口,并有间断喷尿。外翻的膀胱黏膜周围和阴囊皮肤由于尿液刺激常伴有尿性皮炎。逼尿肌长期处于废用和外翻紧缩状态,以致增厚、纤维化、变硬。骨盆发育异常,有明显耻骨联合分离,造成两侧股骨外旋,呈摇摆步态,均伴有完全型尿道上裂,呈完全性尿失禁。

2. 部分型膀胱外翻 膀胱黏膜没有完全外翻,多不能直接看到输尿管开口。外翻膀胱黏膜下缘为膀胱裂开处,呈大小不等的洞状,可见溢尿,同样有明显的耻骨联合分离,伴有完全型尿道上裂,呈完全性尿失禁。

3. 隐型膀胱外翻 亦称假性膀胱外翻,即膀胱膨出伴完全型尿道上裂。膀胱黏膜无外翻,膀胱区下腹壁及其上方为较大的腹壁缺损,呈腹壁疝样膨出。局部皮肤为较薄的大片瘢痕,膀胱前壁较薄并与皮肤愈着。膀胱颈部裂开呈短而宽的洞状。同样有耻骨联合分离,伴有完全型尿道上裂,呈完全性尿失禁或伴有隐性尿道上裂。

在外翻的膀胱黏膜上,可见尿液从输尿管口喷出,耻区、会阴及大腿内侧受尿液浸渍而潮红,周围皮肤常发生皮炎。在男性阴茎短而扁阔上翘,女性除有尿道上裂外,阴蒂分离,阴唇、阴阜分开,阴道显露。因耻骨分离,股骨外旋,患儿步态摇摆。膀胱外翻常合并其他畸形,如肠异位、小膀胱、阴茎海绵体分离、阴囊裂和会阴裂等。

(二) 特殊检查

1. 骨盆平片 了解耻骨联合分离程度。

2. 静脉尿路造影 了解上尿路有无畸形、梗阻、积水。

三、诊断

临床检查可见膀胱黏膜翻出,输尿管口外露,有尿排出可诊断。而非典型膀胱外翻,伴有相关合并畸形或膀胱外翻变异畸形,则诊断会有困难或易漏诊,但可借助其他辅助检查来明确诊断。骨盆 X 线可了解耻骨联合分离程度。静脉肾盂造影可明确上尿路有无畸形,并能了解肾功能。

四、治疗

功能性修复术为治疗膀胱外翻的首选术式。膀胱外翻修复手术的要求为:修复腹壁缺损和关闭外翻膀胱;控制排尿,保护肾功能;修复外生殖器达到恢复正常形态和功能。

(一) 膀胱外翻修复手术

1. 功能性修复术 适宜年龄为 1.5～3 岁。手术可以一期完成,也可以分期完成。近年提出出生后 72 小时内先行膀胱关闭术，以保护膀胱，减少膀胱黏膜继发病变和上行感染所致的肾脏损害，日后再行膀胱颈部重建术。

2. 功能性膀胱关闭 髂骨截断后变换体位一期完成或间隔 7~14 天进行二期手术。

（二）其他

对膀胱过小、膀胱壁僵硬伴有复杂畸形、无法施行修复重建手术或修复失败者，严重反复尿路感染伴肾积水者，可考虑行尿流改道手术。

五、护理评估

（一）患儿方面

（1）患儿的出生史、家族史和母亲的妊娠史。

（2）外翻膀胱的位置、形态和排尿方式。

（3）机体营养状况和心肺功能的评估，对手术的耐受能力。

（4）术后生命体征是否平稳。

（5）引流管是否引流有效，有无感染的迹象。

（6）是否存在发生术后并发症的潜在因素，并发症是否被及时地评估和处理。

（二）家长方面

（1）家长的心理承受和对现实的接受能力。

（2）对知识的理解能力。

（3）是否及时得到有关治疗进展和术后健康指导的信息。

六、护理诊断

（一）患儿方面

1. 排尿异常 与疾病有关。

2. 皮肤黏膜完整性损害的可能 与皮肤黏膜受尿液浸润而潮红发生感染有关。

3. 有窒息的可能 与全麻后咳嗽反射减弱和呕吐有关。

4. 有感染的危险 与机体抵抗力低下、营养不良和手术切口有关。

5. 潜在的并发症 伤口裂开、膀胱输尿管反流、尿失禁。

（二）家长方面

1. 预感性悲哀 与对治疗和手术效果没有信心有关。

2. 知识缺乏 与不了解术后健康指导和家庭护理知识有关。

七、护理目标

（一）患儿方面

（1）手术后排尿功能恢复正常。

（2）皮肤黏膜不发生感染，外观正常。

（3）术后不发生窒息。

（4）不发生感染。

（5）不发生并发症或并发症被及时评估并处理。

（二）家长方面

（1）接受现实，对治疗结果有信心。

（2）得到术后健康指导和家庭护理的有关知识。

八、护理措施

（一）患儿方面

1. 术前护理

（1）局部护理：保护外翻黏膜组织及周围皮肤，如有输尿管喷尿的现象，需及时清洁局部，可用硼酸粉稀释液局部洗浴，洗浴后可给予红外线烤灯照射。

（2）新生儿应置于暖箱中，便于观察和各项治疗护理操作的进行，注意暖箱的温度和湿度。

（3）术前抗生素静脉应用，新生儿应注意保护静脉。

（4）配合完善各项术前常规检查和化验。

（5）术前准备：备皮、术前禁食禁水，测肛温，常规补液等。

2. 术后护理

（1）一般护理：按不同麻醉方式给予不同卧位，新生儿仍需安置于暖箱中，并监测患儿生命体征：体温、脉搏、呼吸、血压等，及时记录在护士记录单上。

（2）手术 6 小时后，患儿取平卧位，双下肢并拢，两膝和踝部间可垫衬棉垫或纱布，用绷带包扎固定 2~3 周，此特殊体位可减轻耻骨联合及下腹切口的张力。新生儿可用双下肢悬吊牵引，用宽布托起骨盆。

（3）饮食护理：术后禁食 24～48 小时，肠蠕动恢复排气无腹胀，可进半流食或奶，鼓励患儿多饮水，以利于引流。

（4）遵医嘱合理应用抗生素，预防感染。掌握好输液速度，并可用输液泵来维持，要保持抗生素在体内有效浓度。

（5）观察患儿伤口敷料有无渗出，并保持伤口及会阴部清洁，患儿尿湿敷料后及时更换。

（6）妥善固定各种引流管，保持引流通畅，避免引流管受压或折叠，新生儿或不合作的患儿适当约束四肢，以免引流管被拉出引起意外。

（7）术后 2 周可拔除输尿管引流管，第 4 周时可先用金属尿道探针了解后尿道是否通畅，然后夹管膀胱造瘘管，观察排尿情况，如排尿通畅即可拔除造瘘管。

（二）家长方面

（1）做好家长的思想工作，解除其心理负担，帮助建立对战胜疾病的信心。

（2）定期和家长沟通，告知治疗的进展情况和手术前后的健康指导。

九、效果评价

（一）患儿方面

（1）手术后排尿功能基本恢复正常。

（2）皮肤黏膜正常，无炎症情况发生。

（3）术后生命体征平稳，未发生各种感染。

（4）未发生各种并发症，伤口愈合良好。

（二）家长方面

（1）接受现实，对治疗结果有信心，给予患儿更多的关心和爱护。

（2）了解治疗的基本情况，能说出术后健康指导和家庭护理的有关知识。

十、出院健康指导

（1）需较长期小剂量口服抗生素。

（2）避免剧烈活动，注意休息。

（3）注意体温变化，如有发热、尿路感染可考虑有无输尿管反流可能。

（4）出院后定期门诊随访，定期测残余尿，做细菌培养；半年后复查，X 线摄片做肾盂造影，看有否肾积水及膀胱输尿管反流。

第七节　肾母细胞瘤

肾母细胞瘤又称肾胚胎瘤和 Wilms 瘤，是幼儿最多见的肾脏恶性肿瘤，占儿童实体性瘤的 80%，75% 发生在 1～5 岁，90% 在 7 岁以下，峰值在 3～4 岁，约 1%～10% 为双侧病变。应用手术、放疗及化疗的综合措施，使 20 世纪 20～30 年代病死率高达 80% 变为目前存活率高达 80% 以上。

一、病因

肾母细胞瘤是小儿泌尿系统最常见的恶性肿瘤，罕见于成人。诊断时年龄多见于 1～3 岁，90% 的病例见于 7 岁以前，平均年龄是 3.1 岁。

肿瘤可能起源于后肾胚基的不正常分化，它可以遗传的或非遗传形式出现，若属遗传形式，则肿瘤发生更早，更易为双侧及多中心形式。所有双侧肾母细胞瘤及 15%～20% 的单侧病变与遗传有关。实际上仅 1%～2% 肾母细胞瘤有家族性。

虹膜缺如可以散发或有家族性，在一般人群中约 5 万人中有 1 例虹膜缺如，而在肾母细胞瘤患儿中约 100 人中有 1.1 例虹膜缺如。涉及肾母细胞瘤的完全性虹膜缺如综合征，包括肿瘤发生在 3 岁前，有智力迟钝及泌尿生殖系统畸形（常是难分性别的外生殖器），可有肌张力低下，头颅或颌面异形，或脐及腹股沟疝。

二、病理

肾母细胞瘤是一个大的实体瘤，外有包膜，剖面呈鱼肉状，常有坏死、出血，间有囊腔形成，5% 合并钙化，呈线状位于周围被膜区，肿瘤早期可发生血行转移，常见转移部位为肺、肝、脑等，有可沿肾静脉延伸入下腔静脉甚至右心房，淋巴转移居次要地位。肾母细胞瘤是一边界清晰，有包膜的单个实体瘤，诊断时 80%～90% 的肿瘤直径已超过 5 cm，50% 病例已超过 10 cm。肿瘤平均重量 572 g。肿瘤剖面呈肉样膨出，如有局灶性出血及梗死，则呈橘黄色、红色或棕色，间有囊腔形成。美国肾母细胞瘤研究机构报告 11%

患者的肿瘤侵入肾外肾静脉 3% 并侵入下腔静脉，侵入右心房者少于 1%。病理组织学肾母细胞瘤包含肾源性的间质及上皮成分。有些上皮细胞形成实质性索条，或形成发育不全的肾小球及肾小管。间质组织占肿瘤绝大部分，包括原始间质细胞及不同量的横纹肌、平滑肌、成熟结缔组织、黏液组织、神经纤维、脂肪及软骨等成分，偶见骨质。由于肾母细胞瘤的预后与构成肿瘤的结构有关，故目前按其肿瘤细胞的分化程度其病理类型分两类。

(一) 预后好的组织结构

包括两种。一是典型肾母细胞瘤，肿瘤组织以上皮型和间质型瘤细胞占主要成分，上皮型瘤细胞多排列成小管状结构。二是囊性肾母细胞瘤，仅在囊的间隔上有分化不良的瘤细胞，只需做患肾切除可获痊愈。此类病例占总数的 85%。

(二) 预后差的组织结构

肿瘤为未分化或肉瘤样圆形肿瘤细胞构成和间变型瘤。近年有人主张应将杆状细胞肉瘤和透明细胞肉瘤排除在肾母细胞瘤之外，因这两种肿瘤不是来源于后肾胚基，其恶性度极高，治疗方案不同于肾母细胞瘤。

肾母细胞增生复合体 (nepnroblastomatosis complex)：肾母细胞瘤增生是指妊娠 36 周时，仍残存原始肾成分，称为结节性肾胚基 (nodular renal blastoma)。这些残留者如汇合则称肾母细胞增生复合体，可能是肾母细胞瘤的前驱。双侧肾母细胞瘤病变中，有些均有肾母细胞增生的表现，而肾母细胞增生病变中将有 40% 发生双侧肾母细胞瘤。

三、临床表现

1. 腹部肿块　无症状的上腹部肿块为肾母细胞瘤最常见的早期表现，常在为婴儿更衣或洗澡时被偶然发现，肿块多位于季肋部，向外鼓出，表面光滑，呈球状，实性，无压痛，很少超越腹中线。

2. 腹痛　因肿瘤局部浸润对周围脏器的压迫、牵拉和肿瘤本身的出血、坏死而出现腹痛，少数因肿瘤自发溃破而出现急腹症甚至伴有休克。

3. 血尿　为晚期症状，肿瘤已侵犯肾盂，有 20% 左右的患儿可出现血尿，多为无痛性血尿，少数因血尿严重有血凝块而伴有尿频、尿急症状。

4. 压迫症状　压迫下腔静脉可引起腹水，腹壁静脉曲张，下肢水肿，肾血管栓塞或肾动脉受压过致高血压；亦有肿瘤压迫，膈肌抬高而出现肠梗阻、呼吸困难等症状。

5. 晚期可出现贫血、消瘦等恶病质

四、诊断

肾母细胞瘤的诊断除依据临床表现外，需借助其他相关辅助检查以明确诊断。

1. 静脉肾盂造影　常见肾盂、肾盏和输尿管被挤压，程度拉长变形或破坏。

2. B超检查　肿块呈不均匀回声声像图，有瘤内出血或囊性变化者呈低回声区。可判断肿瘤大小，有无瘤内出血及下腔静脉有无瘤栓。

3. CT检查　可进一步确定肿瘤性质、与周围的关系、有无肝转移及下腔静脉瘤栓。

4. MRI检查　了解腔静脉通畅情况。

5. 肾动脉造影　可显示肿瘤血管形态和分布，下腔静脉造影可了解腔静脉通畅情况。此项不列为常规检查。

6. 胸部X线骨检查　可了解有无转移。

7. IVP检查　患肾呈占位性病变，肾盂推移、变形或破坏。肾盂内被肿瘤充实或瘤栓阻塞肾静脉时患肾不显影。IVP另一重要目的是详细检查对侧肾的形态和功能，是否双侧肾母细胞瘤。此项为特殊检查。

8. 肺部X线摄片　了解有无肺转移。此项为特殊检查。

五、肿瘤分期

目前广泛采用的是 NWTS-3 标准分期，与以前的分期不同的是注意到淋巴转移与局部肿瘤溢出影响预后。预后好的组织结构中 65% 是属于 1 期或 2 期，故 2 年存活率可达 90%，而预后差的组织结构中 50% 病例属于 3 期或 4 期，故 2 年存活率只有 54%。

1. 1 期　肿瘤局限于肾被膜内，可完全切除,术前或术后位穿刺或破溃,无肿瘤残留。

2. 2期　肿瘤扩展到肾外但可全部切除,肾静脉有瘤栓或肿瘤曾做过穿刺或活检,手术时无肿瘤残留。

3. 3期　① 肾门,主动脉旁有淋巴结转移。② 手术中肿瘤组织污染全腹腔或肿瘤已弥漫性播散。③ 肿瘤已浸润附近脏器位能全部切除。④ 腹膜上有肿瘤种植。

4. 4期　肿瘤经血源转移至肺、肝、脑及骨骼。

5. 5期　双侧肾母细胞瘤,每侧再按上述标准分期。

决定预后的主要因素:在目前改进治疗情况下,决定于肿瘤的病理组织类型及分期。

六、治疗

各期肾母细胞瘤均应以外科手术配合化疗和放疗为妥。条件允许应做根治性切除术,肿瘤巨大或已侵入下腔静脉,术前可应用放疗或化疗,使瘤体缩小再行手术,术后也可酌情放疗或化疗,提高治愈率。

(一) 治疗方法

1. 根治性肾切除　应完整切除患肾,肾周脂肪及筋膜,清除腹主动脉旁淋巴结直至髂总动脉分叉处。

2. 化疗　近年肾母细胞瘤预后改观,主要归功于化疗。首选长春新碱(VCR)及放线菌素D(ACTD),两药联用。VCR抑制瘤细胞的有丝分裂,ADM与脱氧核糖核酸(DNA)结合形成复合物,特异地阻断了信息核糖核酸(DNA)的合成,引起细胞损伤及死亡。

(1) VCR:0.05 mg/kg(粗略计算表面积=千克体重×0.035+0.1)×10次静注,然后每2周1次,作为维持量,单次极量2 mg,18个月以上婴儿除第1次药量外,其后均用半量。

(2) ADM:每疗程为15 $\mu g/(kg \cdot d) \times 5$次,12 $\mu g/(kg \cdot d) \times 7$次,第1与第2疗程间隔6周,以后每3个月1个疗程。单次极量400 μg,18个月以上婴儿药量减半。

两药两用较单用一药效果好,此外,尚有阿霉素及环磷酰胺。

3. 放疗　NWTS-3提出预后好的组织结构1期及2期均不用放疗,即使3期放疗量亦不必超过1 000 rad。

(二) 治疗的并发症

在放疗、化疗过程中,应定期查血象及肝功能,注意保护隔离及支持治疗。放线菌D及阿霉素加重放疗的毒性,常见骨髓抑制及胃肠道反应,6%放疗患儿有肝功能障碍。放疗晚期并发症有脊柱发育落后致脊柱侧弯;卵巢受损可致原发性无月经并发滤泡雌激素及黄体素增高,即使能发育,围生期小儿死亡率高且易有低体重儿。如患儿长期存活,继发瘤的发病率3%～17%,常见的有软组织肉瘤、白血病、甲状腺瘤、肝癌。幼小儿有巨大肿瘤时手术并发症并不少见,如损伤主动脉及其主要分支,尤以腹腔动脉、肠系膜上动脉及对侧肾动脉较多见,须注意避免损伤。

(三) 转移及复发瘤

用放疗及多种药物的联合化疗处理转移瘤。最多转移至肺,双侧肺野照射1 200 rad。其次是肝,须经活体检查证实,3～4周内照射3 000 rad。如须做肝切除,则延迟放疗、化疗以便有时间让肝再生。诊断后6个月内复发的预后最差。对转移及复发瘤应加用阿霉素、环磷酰胺或(及)顺铂。

(四) 双侧肾母细胞瘤

发病时间比单侧者早1年,家族中有恶性瘤病史者70%,说明遗传有影响。同时发生双病变者几乎都有肾母细胞瘤增生。治疗目的是尽量保存肾组织而以化疗为主。最初的手术探查是做两侧肾活体检查及对每侧进行分期,保留双侧肾组织最少在2/3以上。术后3药联用并用超声、CT监测,3个月后做第2次探查手术,仍尽量保存肾组织。即使肿瘤均已切除,术后必须用化疗,最少1年。只有晚期病例,化疗效果不明显的才做放疗。双侧肾切除及肾移植是最后的办法,用于第三次手术探查时,即便用环胞霉素,两年存活率低于40%。一般来说双侧周期诊断的肾母细胞瘤,因双侧多属1、2期病变,有预后好的病理组织结构,故存活率在NWTS可达87%。

1. 1期和2期治疗　手术后开始:ACTD

15 μg/kg 静注每天 1 次,共 5 天为 1 个疗程。然后在术后 7 周、3 个月、6 个月时各重复 1 疗程;VCR 0.05 mg/kg 静注,术前先用 1 次,术后每周 1 次共 8 周。术后 3 个月每个 ACTD 疗程的第 1 天和第 5 天各用 1 次。

2. 3 期和 4 期治疗　ACTD 和 VCR 方案同上,另加 ADR 在术后第 7 周用 60 mg/m² 静注 1 次,然后每隔 12 周静注 1 次,以上 3 药联用共 15 个月;放疗:肿瘤床共 20 Gy;化疗后肺转移瘤未消失者需手术切除。

3. 5 期治疗　双侧肾母细胞瘤治疗的目的是尽量保留肾脏组织再施以化疗。第 1 次手术的目的是做双侧肾肿瘤活检,术后 3 药联用 3 个月后二次手术切除肿瘤,但需保留肾组织 2/3 以上,术后再化疗 1 年。

预后取决于发病年龄、肿瘤的组织结构、原发瘤完整切除及完善的综合治疗。出院后严密随访,按期执行完整的治疗方案。以后每 3 个月随诊 1 次,持续 2 年。再 6 个月 1 次至 5 年。经系统治疗者,1 期和 2 期三年存活率已达 90% 以上。

七、护理评估

(一) 患儿方面

(1) 患儿的出生史、家族史和生长史,有无家族遗传性疾病,是否长期接触某种致病物质。

(2) 评估腹部肿块的大小、性质,患儿的体征以及是否有低热、消瘦和食欲不振甚至恶病质等全身症状。

(3) 患儿的年龄、营养状况和对手术、化疗的耐受力。

(4) 术后有无出血征象和感染危险,各种引流管是否保持有效性。

(5) 术后卧床期间皮肤完整性有无受损。

(二) 家长方面

(1) 对现实的接受能力和对疾病的反应,有无否认、绝望的表现,家庭经济能力,对治疗费用是否能承受。

(2) 对知识的理解能力,是否得到和疾病治疗有关的信息以及手术、化疗的健康指导。

八、护理诊断

(一) 患儿方面

1. 排尿形态改变　与肿瘤浸润、破坏有关。
2. 疼痛　与肿瘤扩散和转移有关。
3. 营养失调——低于机体需要　与食欲不振、持续低热和消耗增加有关。
4. 有感染的危险　与引流管放置和术后机体抵抗力下降以及化疗有关。
5. 有出血的危险　与根治性手术后广泛渗血有关。
6. 有皮肤完整性受损的危险　与术后卧床时间较长有关。

(二) 家长方面

1. 绝望　与肿瘤和对治疗预后缺乏信心有关。
2. 知识缺乏　与缺乏和疾病有关知识以及手术和化疗的健康指导和出院后家庭护理要点的知识有关。

九、护理目标

(一) 患儿方面

(1) 排尿异常得到缓解,减轻痛苦。

(2) 营养状况有好转,对手术和化疗有耐受力。

(3) 患儿疼痛减轻,自感较前舒适。

(4) 住院期间不发生感染。

(5) 不发生伤口较多出血或出血征象被及时发现和处理。

(6) 患儿皮肤完整性良好。

(二) 家长方面

(1) 情绪得到稳定,能正视现实,对治疗效果抱有信心。

(2) 得到和疾病有关的信息和手术、化疗的健康指导以及出院后家庭护理的注意事项。

十、护理措施

(一) 患儿方面

1. 术前护理

(1) 对症处理:根据排尿异常的程度和症状给予相应的对症处理,血尿严重时应卧床休息,每天测量脉搏和血压；严密观察和记录尿量。

（2）保证营养供给：增加营养物质的摄入量，尽可能地缓解进食困难，按照患儿的喜好，鼓励进食；遵医嘱给予支持治疗，如静脉补充液体、白蛋白、血浆或全血等；每天称体重，定期监测血清白蛋白等，以了解患儿营养失调的纠正情况。

（3）缓解疼痛：可帮助患儿转移注意力，必要时遵医嘱给予口服镇痛药物；观察疼痛的性质、部位和持续的时间，掌握疼痛的规律，一般可在晚入睡前给药，并注意观察和处理药物的不良反应。

（4）化疗护理：

1）从化疗开始，做各种治疗及护理时，应严格无菌技术操作。接触患儿前应认真洗手。

2）保持室内空气清新，每天开窗通风2次，每次20～30分钟。

3）注射化疗药时，选择好合适的静脉，不要在肘窝、手腕处静脉给药。先建立静脉通道，确保针头在血管内，再注射化疗药物。若化疗时间长，采用留置静脉套管中心静脉插管，避免反复穿刺引起机械性损伤，同时大血管中稀释快，对血管壁的刺激性减少，保护血管。

4）加强口腔、皮肤、肛周护理。每天给予口腔护理3次，并于饭后、睡前、醒后给予生理盐水或朵贝液漱口；保持皮肤清洁干燥，经常洗澡或擦浴，及时更换汗湿的衣裤；保持大便通畅，每次便后给予热水清洗肛周或 1：5 000 高锰酸钾溶液坐浴15分钟。

5）化疗期间及白细胞值低时，患儿应只食煮、炖、蒸的食物，避免食腐烂的、隔夜的或稍微加工过的食品及生的水果与蔬菜。同时避免食粗糙辛辣食物，以防损伤口腔黏膜。

6）指导患儿多饮水，以加速代谢产物的排泄，同时可预防便秘，避免直肠黏膜的损伤。

7）观察、记录、报告任何感染的症状和体征。如发热、寒战、咳嗽、咳痰、尿频、尿急、皮肤损伤等。

8）注意休息，勿进行剧烈活动，血小板低于 $20 \times 10^9/L$ 时，应绝对卧床休息，同时根据血小板减少的严重程度，予以相应的生活护理。观察患儿有无出血的症状及体征，如皮肤有无出血点

及淤斑，有无鼻出血、牙龈出血、呕血、便血、血尿等症状，有无头痛、喷射性呕吐、颈项强直等颅内出血症状。若出现上述症状，予以相应处理，并立即报告医生。

（5）术前准备：

1）协助完善术前各项必要的检查。

2）有严重泌尿系统感染症状者，应用抗生素控制感染后再行手术。

3）指导患儿练习有效的咳嗽和床上大小便。

4）备皮、药物过敏试验、配血等。

5）术前肠道准备，术前晚可给予温盐水普通灌肠或开塞露通便。

6）禁食禁水6～8小时。

7）术晨更换清洁衣裤，测体温，遵医嘱术前用药。

2. 术后护理

（1）一般护理：术后应置于监护病房或重症观察室，麻醉未清醒前，去枕平卧，头偏向一侧，以防止呕吐物吸入呼吸道引起窒息。术后24小时内专人守护，持续心电监护，注意生命变化。

（2）妥善固定腹膜后引流管，防止引流管脱落、折叠，保持引流管通畅，观察引流物的颜色、性状及量的变化。

（3）术后24小时内注意伤口渗血，如病情需要时可少量多次输血及给予其他营养药物，以增强抵抗力。

（4）准确及时执行医嘱，按时使用化疗药物，并注意观察化疗药物的副作用，如恶心、呕吐、脱发等情况，每周随访血常规1次。

（5）胃肠功能恢复后应鼓励患儿进食高营养、高蛋白质、多种维生素等易消化食物，以增强抵抗力。

（二）家长方面

（1）鼓励说出内心感受，给予心理疏导，介绍手术和治疗成功的病例，积极帮助其树立战胜疾病的信心。

（2）介绍治疗的方案，简单讲述手术方法、用药情况、手术后的健康指导和家庭护理方法等。

（3）介绍有关化疗、放疗的知识，如可能会

出现的短期或长期的毒副作用,以及出现毒副作用后的应对方法;怎样预防感染、怎样预防出血、怎样预防高尿酸血症等。

十一、效果评价

(一) 患儿方面

(1) 能够正常排尿。

(2) 营养状况好转,体重增加,各项检查指标显示对手术和放、化疗有耐受力。

(3) 患儿疼痛减轻,自感较舒适。

(4) 住院期间未发生感染,生命体征平稳,伤口正常愈合。

(5) 出血征象被及时发现和处理。

(6) 患儿皮肤完整性良好。

(二) 家长方面

(1) 情绪稳定,面对现实,对治疗效果有信心。

(2) 能讲述和疾病有关的信息和手术、化疗的健康指导以及出院后家庭护理的注意事项。

十二、出院健康指导

(1) 较大儿童注意心理指导。尤其是对恶性肿瘤患儿,要耐心安慰家长,配合医院治疗,出院后要预防感冒和传染病。

(2) 坚持定期化疗或放疗。

(3) 定期做血常规、尿常规检查,1 个月1 次。

(4) 肾母细胞瘤的好发转移部位是肺,手术切除原发瘤并予以化疗、放疗后,告知家长半年后要来院复查肺部情况。

(陆小溪　刘静)

思考题

1. 何谓隐睾?

2. 隐睾的激素治疗方法有哪些?

3. 嵌顿包茎的临床表现有哪些?

4. 包皮环切术的手术指征有哪些?

5. 尿道下裂的临床分型有哪些?

6. 尿道下裂术后引流管护理要点有哪些?

7. 何谓先天性肾积水?

8. 除根据临床表现外,哪些检查可帮助诊断先天性肾积水?

9. 何谓异位输尿管口?

10. 如何做好异位输尿管口患儿术前皮肤护理?

11. 完全型膀胱外翻的临床表现有哪些?

12. 肾母细胞瘤的临床表现有哪些?

第二十四章　运动系统疾病

第一节　小儿骨折总论

小儿骨折是较常见的一种损伤。由于小儿处于生长发育期,各种器官包括骨骼系统在内,均处于一种持续性结构改变状态,因此小儿的骨折损伤不同于成人,而损伤后的处理也有很多与成人不同之处。

一、小儿骨骼的解剖与生理特点

小儿的骨组织虽然较柔软,但有一定的韧性和弹性。在折断以前,能吸收较大的能量,这种韧性和弹性随年龄的增长而逐渐消失。小儿的骨膜较成人为厚,内层有成骨细胞,外层为较坚固的纤维组织,通常在骨折的一侧骨膜仍保持相连,有助于稳定复位,减少移位的机会。小儿长骨的两端主要由软骨组成,在软骨区内有骨化中心称为骨骺,骨骺与骨干之间为骨骺软骨。骨骺软骨的厚薄随年龄的增长而变薄,至成人时软骨区与骨干骨质融合,骨的生长也就停止。小儿骨骺因有骨骺软骨存在,骨折后可产生一些特殊类型的骨折,如骨骺分离、骨骺骨折等。

因此,小儿骨骼的生理功能除了造血、无机盐代谢和免疫功能外,还有生长的功能,无论软骨化骨或骨膜化骨均十分旺盛,使之不断增加骨的长度和周径。

二、小儿骨折类型

由于小儿骨骼的解剖生理特点,骨折后除了可以发生与成人同样类型的骨折外,另有一些特殊类型。

(一) 青枝骨折

小儿最常见的骨折类型,为不完全性骨折。可分为3种。

1. **典型青枝骨折**　小儿骨骼韧性强、骨膜厚,折断时骨皮质在凸面有破裂,但凹面仍保持完整,形似未完全断裂的新鲜嫩枝。临床可见畸形、局部压痛及疼痛,但无反常活动和骨摩擦音。

2. **压缩骨折**　骨皮质仅压缩呈折叠状,犹如竹节。多见于骨松质处,如干骺端部,又称竹节状骨折。临床仅有局部疼痛和压痛。

3. **骨皮质线状破裂**　一般由骨皮质受到扭力损伤引起,局部表现为轻度疼痛及压痛。

(二) 骨膜下骨折

为完全性骨折,骨皮质完全断裂,但骨膜仍完整无移位,属于稳定性骨折。

(三) 骨骺损伤

根据受伤的机制,骨折线与骨骺板的关系,以及是否影响以后的生长发育等,将骨骺损伤分为5型。

1. **Ⅰ型**　骨骺分离。常见于骨骺板较厚的婴儿,约占16%。一般不影响生长发育。

2. **Ⅱ型**　骨骺分离骨折。此为最常见的骨骺损伤,约占46%。好发于儿童的桡骨远端和肱骨上端,一般不发生生长紊乱。

3. **Ⅲ型**　骨骺部骨折。属关节内骨折,比较少见,约占5%。多发生在胫骨上、下端骨骺。因不影响骨骺的生长区域和血供,日后生长正常,但多需手术复位。

4. **Ⅳ型**　骨骺和干骺端骨折,约占30%。由于骨折线经骺板的增殖细胞层,个别患儿可产生局部骺板的早期融合而导致畸形,骨折部移位者需手术复位,要求达到精确的解剖复位,以恢复关节面的平整性。

5. Ⅴ型　骨骺板挤压伤。极为罕见，仅占骨骺损伤的1‰，常易被误诊为软组织损伤，以后发生骨骺板的早期融合而导致生长紊乱。

三、小儿骨折的临床特点

（一）局部表现

1. 畸形　常见有成角畸形、短缩畸形和旋转畸形3种。

2. 反常活动　在无关节的部位，骨折后有不正常的活动。

3. 骨擦音或骨擦感

4. 其他表现　疼痛和压痛、局部肿胀和功能障碍等。

（二）全身表现

1. 体温升高　由于血肿吸收，变性蛋白进入循环所致。小儿骨折后体温升高较成人明显，可达38℃以上，尤其是婴幼儿，常持续3～5天。

2. 休克　见于严重的开放性和多发性骨折，如股骨骨折或骨盆骨折等。

（三）X线检查

对于了解骨折的具体情况有重要价值。X线摄片包括正位、侧位或斜位，并包括邻近关节，有时还须加摄特定部位、取特殊姿势或与健侧相应部位对比的X线片。

四、小儿骨折修复特点

（1）年龄越小，愈合越快。

（2）年龄越小，矫正能力越强。

（3）干骺端和骨干部的骨折，缩短8～20 mm以内，可因充血刺激骨骺板过度增生及生长加速而得到弥补，但与年龄、骨折部位、成角的方向和程度有关，也有一定的限度，应认真处理，避免并发症的出现。

五、治疗原则

小儿骨折的处理应以不再损伤骨骺及骨骺板，造成生长发育障碍或骨断端再次出血及增加软组织的挫伤肿胀，导致血管神经损伤等并发症为原则。

常以手法复位、牵引治疗和保守治疗为主，

应尽量避免手术整复。小儿骨折手术整复较成人更易产生并发症，因此切开复位仅适用于肘部少数骨折，如有旋转移位的肱骨外髁骨折、嵌入关节内的肱骨内上髁骨折、有血管神经障碍的肱骨髁上骨折及完全骨折移位的桡骨颈骨折等。

小儿骨折愈合较快，骨痂出现早，因此应争取尽早一次正确整复及局部固定。对长管状骨折应早期获得理想的对线复位，即骨折端不可有严重的成角或旋转移位；骨骺损伤的处理要根据损伤的类型、小儿的年龄、骨骺血液供应情况来选择，不论采用闭合或切开复位，均应采取轻柔的手法和技巧；对骨骺分离应立即复位，一旦延迟将会增加复位的难度；关节内的骨骺骨折要求解剖复位，恢复理想的关节面，防止创伤性关节炎的产生。

六、护理评估

（一）患儿方面

（1）详细了解患儿受伤史，如受伤的时间、地点、原因和方式，以进一步分析骨折的性质和程度。

（2）病情评估：疼痛或压痛的性质、部位，骨折部位肿胀、畸形的程度以及活动障碍的情况，有无发热或合并其他症状。

（3）患儿的年龄和心理状况，恐惧害怕的程度等。

（4）接受治疗过程中患儿自理和活动的情况，有无因牵引或石膏引起的不适或并发症等。

（二）家长方面

（1）家长的心理状况、焦急程度。

（2）对骨折的了解程度以及是否得到相关健康指导。

七、护理诊断

（一）患儿方面

1. 恐惧　与受伤过程、患肢疼痛、医院陌生环境和接受治疗有关。

2. 自理缺陷　与卧床休息和石膏或牵引有关。

3. 疼痛　与骨折创伤有关。

4. 体温升高　与血肿吸收有关。

5. 有废用综合征的危险　与神经损伤、活动受限和缺乏功能锻炼有关。

6. 有皮肤完整性受损的危险　与小儿皮肤柔嫩、体液刺激和石膏、牵引不当引起压疮有关。

7. 有肢体血液循环障碍的可能　与骨折和局部受压等有关。

（二）家长方面

1. 焦虑　与小儿受伤骨折和对治疗效果的担心有关。

2. 知识缺乏　缺乏与骨折有关的知识和石膏、夹板或牵引的相关注意事项。

八、护理目标

（一）患儿方面

（1）患儿能说出恐惧的原因及自我感受,恐惧有所减轻,恐惧的行为表现和体征减少或消失。

（2）患儿卧床期间生活需要能得到满足。

（3）患儿疼痛的刺激因素被消除或减弱,痛感消失或减轻。

（4）发热的相关因素消除,体温正常。

（5）不出现或少出现废用综合征,患儿能主动或配合进行功能锻炼。

（6）患儿知道发生皮肤损伤的原因,皮肤保持完整。

（7）肢体血液循环能得到重点观察,一旦出现能得到及时处理。

（二）家长方面

（1）焦虑感减轻或消除。

（2）得到和疾病有关的知识和康复期的健康指导。

九、护理措施

（一）患儿方面

1. 心理护理,消除恐惧感　耐心听取患儿倾诉,理解、同情患儿的感受,并共同分析恐惧产生的原因,尽可能消除其相关因素。尽量减少、消除引起恐惧的医源性因素:如耐心地向年长儿详细地介绍特殊检查、治疗(如牵引、石膏固定)、手术等环境、程序及配合要点;对疾病的预后多给予明确、有效和积极的信息,可让治愈效

果较满意的患儿与其交流配合治疗的经验。向患儿介绍有关的医护人员及病友的情况,给患儿以慈爱、亲切的关怀与照顾,使其消除陌生感;根据患儿病情和兴趣,鼓励参加一些可增进舒适和松弛的活动,如练习深呼吸、读书报、听音乐、看电视及下棋等;对患儿的合作与进步及时给予肯定。

2. 尽可能地满足患儿的生活所需　将常用物品置患儿床旁易取到的地方;协助洗漱、更衣、床上擦浴、洗头等;提供合适的就餐体位与床上餐桌板;保证食物温度在 38℃ 左右,软硬适中,适合吞咽和咀嚼能力;协助患儿使用拐杖、助行器、轮椅等,使其能进行力所能及的自理活动;及时鼓励患儿逐步完成病情允许下的部分或全部自理活动。

3. 减轻或消除疼痛刺激　观察记录疼痛性质、部位、程度、起始和持续时间、发作规律、伴随症状及诱发因素,减轻或消除疼痛刺激。

（1）心理方法:催眠与暗示,以分散注意力,减轻焦虑与不适。

（2）生理方法:必要时使用镇痛药,注意观察其疗效和不良反应。

4. 观察生命体征,特别是体温情况　若有发热,及时做好降温处理。配合医师积极查明发热的原因,观察热型的变化,有针对性地给予物理或药物降温,保证水分的补充,给予清淡且易消化的高能量、丰富维生素的流质或半流质饮食,保证营养的摄入。

5. 防止发生废用综合征的护理措施

（1）向患儿讲述废用综合征的不良后果,使之积极锻炼。

（2）计划并实施功能锻炼。

（3）经常翻身并检查皮肤受压情况,以防褥疮发生。

（4）预防长期卧床患儿易发生的几种畸形　用支被架、预防垂足板、沙袋等防止足部受压,以保持踝关节功能位,每天数次按摩踝关节和足背、足趾,以预防足下垂畸形;每天数次将腘窝下垫枕拿开,进行膝关节伸屈活动,以防止膝关节屈曲、挛缩畸形;睡硬板床并进行伸髋锻炼,以预防屈髋畸形;仰卧时,两臂离开躯干位置,以防肩

关节内收;全臂用枕垫起,以防肩关节后伸;在病情允许下,指导和协助患儿自行梳头、扣后背纽扣、拉住床头栏杆向床头方面移动身体,以使膀臂外旋外展,从而避免肩内收畸形。

6. 皮肤护理

(1)预防压疮与褥疮:改善营养、血循环状况;重视局部护理;加强观察,不但要查看受压皮肤的颜色,而且要触摸皮肤的质地。保持床单位的平整、清洁、干燥、无皱褶、无碎屑。对长期卧床或坐轮椅的患儿,骨隆突使用衬垫、气垫、气圈、棉垫、棉圈等,以减轻局部组织长期受压。卧床患儿每2～3小时翻身1次。对使用夹板患儿需经常调整夹板位置、松紧度、衬垫等。对使用石膏和牵引的患儿要经常听取患儿主诉,及时发现引起压疮的可能因素。

(2)保持皮肤的清洁和完整:每天用温水清洁皮肤2次,以保持皮肤清洁及凉爽;对皮肤易出汗部位(腋窝、腘窝、腹股沟部)随时擦拭;及时用温水擦拭被大小便污染的皮肤。

(3)正确实施按摩:患儿变换体位后,对受压部位辅以按摩,尤其是骶尾部、肩胛区、髂嵴、股骨大转子、内外踝、足跟及肘部。对因受压而出现反应性充血(局部皮肤变红)、皮肤变硬时则不主张按摩,以免加重损伤,而应使其局部悬空,避免受压。

(4)预防抓伤和擦伤:勤剪指甲;及时配合医生处理皮疹;向患儿解释正常愈合之中的切口皮肤可有痒感,应避免搔抓,也不能自制工具搔抓石膏固定内的皮肤;擦拭皮肤时手法应轻柔,水温应适中(45℃左右);保持床单位整洁、无碎屑。正确使用便器,切忌用破损搪瓷类便器;下肢牵引患儿使用牵引架时,需在架的近心端隔一棉垫,以防擦破大腿根部之皮肤;对使用石膏床、石膏背心的患儿,在躯体上、下缘衬垫好棉垫,以防活动时擦破皮肤。

7. 防止患肢血液循环障碍的措施

(1)对四肢损伤,密切观察肢端颜色、温度、毛细血管充盈度、脉搏、疼痛性质及有无被动牵拉指(趾)痛,异常时及时报告医生。

(2)采用预防性措施,以避免血液循环障碍。抬高患肢30°～35°,以利静脉血、淋巴液回流减轻疼痛和肿胀;听取患儿对患肢疼痛、麻木等的倾诉,查找婴幼患儿哭闹不止的原因,及时调整外固定物的松紧度。

(3)一旦出现血液循环障碍及时处理。对缺血肢体,禁止做按摩、热敷,防止增加局部代谢,加重组织缺血;迅速解除外固定;必要时协助医师做好紧急手术探查准备。

(二)家长方面

倾听家长的诉说,理解和同情他们的感受,分析焦虑的原因,向他们解释病情和预后,耐心回答家长提出的问题。

解释治疗的主要方法,详细讲述石膏、甲板或牵引的目的和注意事项以及相应的康复指导。

十、效果评价

(一)患儿方面

(1)患儿安全感增加,恐惧心理减轻。

(2)患儿的生活需要(卫生、进食、排泄等)得以满足,自理能力逐步恢复。

(3)患儿在应用护理措施后疼痛减轻,感觉舒服,能入睡及安静休息。

(4)患儿体温趋于正常。

(5)患儿无明显肢体畸形。

(6)患儿未出现皮肤损伤。

(7)患儿肢体的血液循环情况得到了及时观察。

(二)家长方面

(1)心理稳定,焦虑感减轻。

(2)掌握和疾病有关的知识和康复期健康指导。

第二节 锁骨骨折

锁骨骨折是儿童常见的骨折,从刚出生的新生儿至14岁均可发生,占上肢骨折中第3位。

一、病因和发病机制

锁骨是全身骨骼中最早骨化的,原发性骨化中心出现时间在胚胎期第7周,属膜性化骨。锁骨呈S形,内侧2/3凸向前方,外侧1/3凹向后方,内侧1/3横断面呈三角形,外侧1/3呈扁平形,由于存在上述弯曲及各部位横断面形态不同,导致应力上的弱点,容易发生骨折。轻者发生青枝骨折,重者为横形或斜形骨折,并有错位,骨折部位以锁骨中外 1/3 为最多,约占 90%。其近端因胸锁乳突肌牵拉可向上、向后移位,远端因肩的重力和胸大肌的作用可向下、向前移位。

跌倒所致的间接暴力是造成锁骨骨折的主要原因。跌倒时患侧上肢撑地或肩部触地,暴力向上传导使锁骨发生骨折。偶有难产过程中挤压肩部或直接压迫造成的锁骨骨折。

二、临床表现

受伤后,患儿常表现为不敢活动上肢,患肢常垂于胸前,似上肢麻痹,称为"假性麻痹"。婴幼儿锁骨骨折因脂肪较多,故多为青枝骨折,局部肿胀不明显,锁骨仅有轻度向前成角;年龄较大的患儿骨折多有移位,局部肿胀明显,有隆起和压痛,并可见皮下瘀斑。

三、诊断

锁骨骨折确诊并无困难,但个别患儿由于病史不清,临床表现不明显而被家长忽视,直到骨折畸形愈合,才被发现而前来诊治。X线摄片可协助确诊及了解骨折移位的情况。

四、治疗

锁骨骨折一般不需解剖复位,而是采用患肢制动的方式,缓解疼痛,并使骨折在较满意的位置上愈合。婴幼儿青枝骨折,用三角巾或胶布固定患肢即可,也可将患肢屈肘后绑在躯干上固定,防止抱起时造成进一步损伤和疼痛;较大患儿用"8"字绷带固定,移位的骨折应予以整复。方法为:患儿坐于凳上,术者以膝顶住患儿背部,将双上肢外展平举,两肩向上、向后牵拉,两腋下放棉垫,避免压迫腋窝处的神经和血管,用绷带做"8"字固定,一般固定 3 周拆除。对体格强健的年长儿童,可用"8"字形石膏绷带固定治疗。

五、护理要点

(1)在用"8"字形绷带固定期间,要注意保

持两肩部外展位置,避免其内收,以免发生骨折断端重叠移位而影响愈合。

(2)患儿应平卧木板床,肩胛部垫以小枕头,使肩部后伸。

(3)绷带固定期间鼓励患儿练习握拳、伸屈肘部和双手叉腰后伸动作。

(4)拆除绷带后指导并鼓励患儿逐渐进行肩部的外展、内收和内旋、外旋的功能练习。

第三节　肱骨髁上骨折

肱骨髁上区扁而宽,前有冠状窝,后有鹰嘴窝,之间仅一薄层骨质易致骨折。常发生于 3～10 岁的儿童,约占小儿肘部骨折 50%。骨折多为间接暴力引起。分伸直型和屈曲型两种,前者多见约占 95%。

一、病因

小儿在日常生活或运动中不慎跌倒时,上肢伸直或屈曲手掌撑地,外力经前臂传到髁上部而发生骨折,外力若继续作用则发生骨折段不同方向和程度的移位。

二、类型

(一)伸直型

此型多见,约占 95%。因跌倒时上肢肘关节呈伸直姿势,手撑地间接暴力所致。骨折线从前下方斜向后上方,远端骨折段向后上方移位。根据骨折线所偏桡、尺侧的方向分为尺偏型和桡偏型。因肱动脉、静脉及正中神经从肘窝部经二头肌腱膜下进入前臂,骨折严重移位时,近端尖锐的骨端不但可刺断肱肌和肱桡肌,还可使血管神经被刺伤或被挤压在腱膜与骨折端之间,而引起前臂缺血性肌挛缩或正中神经挫伤。

(二)屈曲型

此型较少见,只占 5%。受伤时肘关节屈曲位,肘部着地,骨折线斜向前上方,下折端向前上方移位,骨折后侧骨膜破裂。此型骨折血管神经损伤的并发症较少见。

三、临床表现

（1）肘部肿胀疼痛、压痛及功能障碍。肿胀的程度与骨折端移位程度有关。无移位或轻度移位，骨折肿胀较轻；严重移位时，肿胀严重，并可发生肘前皮下瘀斑。

（2）肘前窝饱满并向前突出，肘部向后突出，肘前可触及骨折断端，局部有异常活动、骨擦音。

（3）肱动脉挫伤或压迫可发生血管痉挛、疼痛或桡动脉搏动消失，手部皮肤苍白，发凉麻木；正中神经受损可引起拇指对掌功能障碍及桡侧三个半手指感觉减退或消失；尺神经损伤则表现为小指内收无力及尺侧一个半手指掌侧感觉改变。

四、诊断

除根据外伤史、临床表现及血管神经检查外，X 线检查可帮助确诊。摄片时应使肘关节处于正确的前后位和侧位，分别拍摄正、侧位片以明确骨折类型及移位的情况。

五、治疗

根据患儿的年龄、骨折移位的情况、肿胀的轻重和有无血管神经的损伤选择不同的治疗方法。

（一）单纯石膏夹板固定

适用于无移位的肱骨髁上骨折。固定 3 周后拆除，进行功能锻炼，一般治疗后 2～3 周肘关节功能即可恢复正常，无后遗症。

（二）手法复位石膏夹板固定

适用于诊治较早、轻或中度移位，肿胀不重，无神经血管损伤的肱骨髁上骨折。复位应在完全无痛和肌肉充分松弛的状态下进行，婴幼儿及不合作的患儿应采用全身麻醉，年长儿及能合作的患儿可在臂丛神经阻滞麻醉下进行。整复后用石膏夹板固定，注意石膏夹板不可过窄，应包括肱骨内外髁在内，以防骨折端重新发生移位。

（三）牵引治疗

骨折时间较长，肿胀和错位严重或桡动脉搏动不清，伴有神经损伤需要观察及手法复位失败者，可采用牵引疗法。常用伸直位皮肤牵引或尺骨鹰嘴牵引法。

1. **伸直位皮肤牵引** 是由 Sharrard 推荐使用的一种较简易的牵引方法：上臂外展，肘关节伸直，前臂旋转中立位，向外上方牵引，悬重 2 kg 左右，持续牵引至骨折愈合，一般需约 3 周。牵引的第 3 天应予床边 X 线摄片，了解骨折复位情况，因小儿骨痂形成较早，时间过长，移位就不能再矫正了。

2. **尺骨鹰嘴牵引法** 在尺骨鹰嘴部插入一螺丝钉做骨牵引，患儿仰卧，患肢外展抬高，肘部屈曲 65°，前臂加皮牵引，近折端用重量向下牵引，一般也维持 3 周，牵引期间同样需像皮肤牵引那样做床边 X 线摄片。此种牵引不但可使患儿感到舒适，而且不会因皮肤牵引的胶布牵拉而发生皮肤张力性水疱。

（四）闭合复位及经皮穿针内固定

闭合复位的同时穿入 2 枚克氏针，可维持骨折复位的稳定。特别是当肘部肿胀严重屈曲不能超过 90°时，经皮穿针的内固定法，可获得较好的临床效果和 X 线结果。

（五）手术探查血管神经加切开复位内固定

肘部严重肿胀、桡动脉搏动消失，患肢剧痛、苍白、麻木、发凉，被动伸直时有剧烈疼痛，经臂丛阻滞或肌内注射血管扩张剂后，仍不能改善者，应立即手术探查血管神经，做相应处理，并行骨折切开复位内固定，避免缺血性肌挛缩的发生。

六、护理要点

（1）体检时仔细检查患肢情况，特别对婴幼儿的哭闹要及时查明原因，动作轻柔，切忌暴力。

（2）石膏夹板固定者，应注意石膏松紧是否合适，夹板有无移位等。按石膏夹板常规护理。

（3）牵引治疗的患儿，应随时观察牵引的有效性，注意保暖。按牵引常规护理。

（4）密切观察有无血管痉挛、肌肉供血不足的症状 桡动脉搏动减弱或消失，患肢被动伸指有疼痛，手指苍白、发凉、麻木，应考虑有血管损伤及时通知医生，以便采取减压措施。

（5）教会患儿及父母如何进行功能锻炼，如

1周内可做手指和腕关节的伸屈活动和肩关节的主动活动,当达到临床愈合后拆除石膏夹板,应做肘关节伸、屈锻炼。

第四节 股骨干骨折

小儿股骨干骨折占下肢骨折的第1位,可发生于包括新生儿在内的任何年龄,年长儿和男孩更为多见。

一、病因

交通意外或跌伤是最常见的病因。

(1)直接暴力,如汽车撞击、重物砸压、碾压或火器伤等,骨折多为粉碎、碟形或近似横行,故骨折断端移位明显,软组织损伤也较严重。这类骨折多为年龄较大的儿童,发病率比其他类型高。

(2)因间接外力致伤者如高处坠落、跌伤所发生的骨折多为斜形、螺旋形骨折。骨折端因受暴力作用的方向,肌群的收缩,下肢本身重力的牵拉和不适当的搬运与手法整复,可能发生各种不同的移位。受伤者多为正在学走路或刚会走路的婴幼儿。

(3)新生儿股骨干骨折多因产伤引起,臀位分娩者更多见。

二、病理生理

骨折移位受3种力量制约,除了肌肉的牵拉力外,还与致伤力的强度、方向、性质以及肢体的重力直接相关。强暴力可使骨折发生移位、重叠、成角和旋转畸形。股骨远端骨折肢体外旋与重力作用有关。

骨折端移位方向随骨折平面而异:股骨上1/3骨折后,近折段受髂腰肌、臀中肌、臀小肌和髋关节外旋诸肌的牵拉而屈曲、外旋和外展,而远折段则受内收肌的牵拉而向上、向后、向内移位,导致向外成角和缩短畸形。股骨中1/3骨折后,其畸形主要是按暴力的撞击方向而成角,远折段又因受内收肌的牵拉而向外成角。股骨下1/3骨折段受腓肠肌的牵拉而向后倾倒,远侧骨折端可压迫或刺激腘动脉、腘静脉和坐骨神经。

三、临床表现

(1)小儿股部软组织疏松,伤后疼痛和压痛剧烈,局部肿胀严重,并有髋膝关节运动障碍。

(2)畸形:肢体缩短,成角畸形。

(3)骨擦音和异常活动。

(4)尤其是下股骨干1/3骨折,易压迫腘动脉,引起足背动脉和胫后动脉搏动的减弱或消失。

四、诊断

根据外伤史、临床表现和X线摄片所见,一般可以确定诊断。但股骨干骨折可能产生其他的并发症,如骨折断端失血过多导致的失血性休克或局部神经血管性损伤,因此必须进行全面仔细的检查,发现问题立即根据病情轻重缓急进行相应处理。

五、治疗

对单纯性股骨骨折,非手术治疗是首选的最佳治疗,而牵引复位是最主要、最常用的措施,牵引方法的选择则根据患儿的年龄、骨折的类型、移位程度等而不同。

1. 悬吊牵引法 3岁以下的患儿无论何种类型及部位的股骨干骨折,均采用此法。将双下肢垂直悬吊于牵引架上,保持髋关节屈曲90°,臀部稍离开床面,一般经3~4周可获得良好的愈合。治疗期间需做床边X线摄片,了解骨折整复是否符合要求。

2. 固定牵引法 适用于3~7岁的小儿。将患肢用托马斯架托起,远端支架抬高固定于床尾架上,再行患肢皮肤牵引,牵拉远端的反作用力正对坐骨结节。

3. Russell平衡牵引法 用于较大儿童。此法牵引效果好,护理方便,舒适安全,但要求使用骨科牵引床。牵引期间在床边反复做X线摄片,通常3~4周后可改行单侧髋人字形石膏固定。

小儿股骨干骨折通常并无手术治疗的必要,切开复位内固定仅适用于:① 严重开放骨折。② 同一肢体多发骨折。③ 骨折断端有软组织嵌夹者。④ 骨折畸形愈合或不愈合。⑤ 伴发损伤或疾病不宜接受牵引疗法者。

六、护理要点

1. 了解病史,观察生命体征的变化 尤其是注意有无因骨折引起的神经血管并发症及出血性休克等情况。

2. 加强牵引期的护理,减少并发症的发生 每天注意观察患肢血供、感觉和运动能力;及时调整外固定物,确保合适的松紧度,保持皮肤清洁干燥,防止压疮等。股骨干骨折后,出血量多,血肿很大,肌肉痉挛和收缩力较强,早期使用较大的牵引重量,数天后,血肿逐渐吸收,肌肉开始萎缩,需及时调整重量,经常测量肢体的长短,定期 X 线检查,防止过度牵引造成骨不连接。

3. 切开内固定患儿的护理 手术后观察伤口出血情况,处理疼痛,鼓励并帮助功能锻炼。髓内针固定的患儿可早期离床,但下地后患肢不可负重,可教会患儿使用拐杖。

4. 功能锻炼

(1) 全身锻炼:利用牵引床上的拉手,活动上肢和其他关节。

(2) 局部锻炼:可指导患儿进行股四头肌的等长收缩,并带动踝关节的伸屈活动,同时注意髌骨的活动,每天定时用手将患儿的髌骨向两侧推动以防膝关节粘连和僵硬。

第五节 先天性斜颈

先天性斜颈是一种多见的畸形,病变在胸锁乳突肌。婴儿出生时并无畸形,10 天后被发现颈部出现肿块,逐步转变成胸锁乳突肌痉挛,患儿头偏向患侧,下颌转向健侧而出现斜颈。常见于臀位产。

一、病因

病因尚不明,有以下几种理论。

(一) 供血不足引起缺血性痉挛

动物实验证明,当胸锁乳突肌的血液供应受压而阻塞时,尤其是静脉阻塞,肌肉血液供应不足可发生纤维增生变化,但也有认为是由于动脉

阻塞,因为胸锁乳突肌的主要血供自肌肉后面中段进入肌内,仅仅有一个分支供应,一阻塞就会引起这种变化。

(二) 先天性畸形

胸锁乳突肌纤维化本身是先天性畸形、发育不全,因此常和其他畸形同时存在,如先天性髋关节脱位、先天性马蹄足等,但家族发病率并不超过正常人群发病率,目前此种说法仍依据不足。

曾有说法认为是产伤后肌肉出血引起血肿纤维化,但在手术的组织标本中至今未发现血红蛋白的铁质沉淀,说明该疾病并非出血引起,因此这种说法目前基本被否定。总之,先天性肌性斜颈的病因仍需进一步探讨。

二、病理

斜颈主要病变在胸锁乳突肌中、下 1/3 处,表现为肿块、质硬、呈圆形。显微镜检查可发现肌肉组织减少,肌肉横纹消失,其间有小圆细胞浸润,肌内有致密的纤维组织增生,无含铁血黄素沉着。肌纤维发育不够成熟,有颗粒变化及空泡形成,并有变性和萎缩现象,纤维细胞成熟而转化为瘢痕,肌肉与肌腱分界线消失。

三、临床表现

患儿出生时并无异常,约在 10 天出现一侧胸锁乳突肌中、下 1/3 处有肿块隆起,质坚硬,呈圆形或椭圆形,底部不固定可以移动。按之则婴儿哭闹,头倒向患侧,下颌转向健侧,下颌旋转向患侧受限制。肿块无红、肿、热、痛。2～3 个月后肿块逐渐缩小,6 个月后全部消失。肿块消失后,部分患儿胸锁乳突肌开始有挛缩现象。但亦有部分患儿由于病情较轻,不发生显著挛缩,无畸形出现。到 1 周岁左右,斜颈畸形更为明显,颈部活动受限,头喜偏向患侧,而下颌转向健侧。患儿逐渐出现脸部不对称,患侧脸轮廓椭圆,短而扁,健侧则较直,长而瘦。颈椎下段和胸椎上段可发生侧弯畸形。患儿到门诊检查时往往被发现头颅两侧不对称,纵轴不在中央而斜向一方的斜头畸形,口腔上腭高而深,约有 25% 的患儿伴有其他的先天性畸形。若不及时治疗,畸形可随年龄的增长而加重。

四、诊断

先天性肌性斜颈诊断并不困难。凡出生时正常,出生后 10 天左右出现颈部肿块,可以活动与锁骨不固定,质硬,无红、肿、热、痛的表现,边缘清楚,手与肩部无异常,X 线片颈椎未见骨骼改变,即可作出诊断。

五、治疗原则

早期诊断、早期治疗对预防继发性病变,如头、脸、颈椎畸形是非常重要的。

(一) 非手术治疗

1 岁以内手法矫正治疗为主。

(1) 轻柔手法按摩,推拿患侧胸锁乳突肌。主要是避免肌肉萎缩、纤维化,避免颜面、颈部的各种继发性变化。

(2) 用光线、玩具、卧位等诱导患儿头部向患侧方向转动。

(3) 睡眠时用沙袋固定保持头部于矫正位。

(4) 手法矫正:固定双肩,手法旋转矫正头颈部,使患儿头偏向健侧,下颌尽量转向患侧,枕部旋向健侧,此时按摩肿块 15～30 秒,如此反复 15～30 次,每天做 5～7 次;手法矫正一般半年,若未见好转,肌肉有挛缩,脸部出现畸形者需手术治疗。

(二) 手术治疗

如手法矫正失败,患儿畸形明显,颈部旋转活动减少,脸部出现畸形,或颈部肌肉硬而粗者,应考虑手术治疗。适宜手术年龄为 1～5 岁,以早治疗为原则。不足 1 岁但挛缩严重者亦应手术治疗,12 岁以后手术者,能改善颈部旋转但畸形不能完全消失,难以得到满意效果。

手术方法主要是胸锁乳突肌下端切断术或部分切除术。2 岁以下小儿手术后不做石膏固定,可做头部牵引或塑料围颈保护 2 个月;2 岁以上术后以石膏背心连头固定 4～6 个月;6 岁以上石膏背心固定应增加至 6～8 周,否则常易复发。手术后仍需手法矫正 1～2 年,一般经 3～5 年脸部畸形逐渐消失。12 岁以上的患儿,脸部畸形已久,头颅、眼、耳、鼻、唇、颈椎等都已定型,畸形不可逆转。

六、护理评估

(一) 患儿方面

(1) 患儿出生史、家族史以及母亲的妊娠史。

(2) 患儿颈部活动受限程度。

(3) 颈部肿块的性质。

(4) 治疗的效果和术后有无伤口感染等并发症的发生。

(5) 术后生命体征变化和恢复的情况。

(6) 术后颈部牵引或石膏固定的位置和效果。

(二) 家长方面

(1) 对疾病的了解程度、心理状况和对知识的理解能力。

(2) 是否得到健康指导。

七、护理诊断

(一) 患儿方面

1. 恐惧　与手术和陌生环境有关。

2. 颈部活动受限　与疾病有关。

3. 舒适的改变　与矫正畸形有关。

4. 有感染的可能　伤口感染。

5. 有窒息的可能　与术后颈部牵引位置不当有关。

6. 石膏的潜在并发症——压疮　与石膏过紧有关。

(二) 家长方面

1. 焦虑　与患儿即将接受手术和不能预知疾病的治疗和手术效果有关。

2. 知识缺乏　与家长缺乏疾病知识有关。

八、护理目标

(一) 患儿方面

(1) 恐惧感减轻或消失,配合治疗。

(2) 治疗后颈部活动能恢复正常。

(3) 患儿能适应矫形后的正常位置。

(4) 术后不发生各种感染。

(5) 颈部牵引过程中不发生窒息或呼吸困难被及时发现和处理。

(6) 石膏松紧合适,不发生压疮。

（二）家长方面

（1）焦虑感减轻或消失,配合医护人员。

（2）掌握一定的疾病知识。

九、护理措施

（一）患儿方面

1. 非手术治疗的护理 主要做好家长的指导工作。

（1）手法矫正:固定双肩,手法旋转矫正头颈部,使患儿头偏向健侧,下颌尽量转向患侧,枕部旋向健侧,此时按摩肿块15～30秒,如此反复15～30次,每天做5～7次。

（2）患儿卧位时,使灯光来自患侧,母亲也应在患儿的患侧哺乳吸引患儿将下颌部转向患侧,利于有效地牵引患侧胸锁乳突肌。

（3）热敷:可自行制作两个小沙袋,加热至45℃外层用毛巾或布套包裹,在患儿睡眠时将头置于矫形位,将热沙袋置于患部,可达到热敷、固定双重作用。

2. 手术治疗的护理

（1）术前护理:

1）心理护理。对待患儿亲切和蔼,建立良好的护患关系,做必要的解释工作,语言温柔恰当,并且介绍同病室的病友以消除紧张情绪。

2）特殊备皮。术前1天备皮。应注意剃净患儿的头发,确保手术区域干净,便于术后头部的清洁,应向年长儿说明剃净头发的必要性,取得配合。必要的术前准备:① 配合医生完善各项术前检查。② 术前禁食6～8小时。③ 术前30分钟测肛温,如正常则肌注术前用药。④ 备好病历、护理记录单。⑤ 与麻醉师共同核对后送走患儿。

（2）术后护理:

1）一般护理。患儿返回病房后,应与麻醉师交接术中情况。适当约束年幼儿及不配合患儿四肢,监测生命体征,并做好记录。采取去枕平卧位。并垫好肩垫。

2）伤口护理。注意观察伤口情况,有无渗血渗液,如将敷料污染,应及时更换。遵医嘱合理使用抗生素,防止感染。

3）饮食。患儿清醒后6小时即可进食。

4）由于术后矫形,患儿头颈部需向畸形相反的方向倾斜与扭转,对此体位会有不适应,甚至出现恶心、呕吐等,影响进食,故因主动关心照顾患儿,耐心给患儿讲故事、歌谣、玩玩具等分散注意力,使患儿尽快适应术后的变化,尽量减轻痛苦。

5）头颈牵引的护理。① 牵引带要求牢固、安全、舒适,带子不可压迫两耳及头面两侧,如有污渍,及时更换。② 保持反牵引,床头抬高10～15 cm。③ 保持牵引的有效,经常检查有无阻挡牵引的情况,并及时纠正。如被服用物不可压在牵引绳上;牵引绳不可脱离滑轮,并且要与头部、身体在一条轴线上;牵引过程中,身体不可过分向床头滑动,以免头抵住床头而失去身体的反牵引作用;牵引的重量不可随意放松或减轻并保持悬空,一般为患儿体重的1/7～1/10。④ 防止窒息:随时观察牵引的位置,牵引带有无下滑压迫气管;观察患儿的面色及呼吸情况,听取主诉,及时调整牵引的位置;翻身时注意保护颈部,使头、颈、肩及牵引装置同向转动。⑤ 预防并发症:调节饮食,增加营养摄入,多食水果蔬菜,增加植物纤维,防止便秘发生;保持床单位整洁平整,经常按摩骨隆突处皮肤,定期床上沐浴,以促进血液循环,防止褥疮的发生;适当活动四肢,进行锻炼,防止肌肉萎缩与关节僵硬。

6）颈部石膏护理。观察和重视患儿的主诉,检查石膏有无压迫过紧。如石膏过紧可出现局部疼痛与压疮,应及时与医生联系,重新更换石膏。

（二）家长方面

（1）讲述治疗的必要性和手术的可靠性以及治疗过程中患儿可能出现不适的解决方法,以解除家长的思想顾虑,稳定情绪。

（2）简单描述治疗和手术的方法,告知家长手术后的护理常识,教会他们手法矫正的方法。

十、效果评价

（一）患儿方面

（1）患儿接受并配合各项治疗,心理稳定。

（2）颈部能矫正到正常位置,并逐渐恢复正常活动。

（3）逐渐适应矫形后的正常位置,自感

舒适。

(4) 术后未发生各种感染，伤口愈合正常，体温平稳。

(5) 牵引过程中呼吸状态良好，未发生窒息。

(6) 石膏松紧合适，未发生压疮。

(二) 家长方面

(1) 情绪稳定，对治疗有信心。

(2) 能说出牵引和石膏护理的基本知识，学会手法矫正的方法。

第六节 发育性髋关节脱位

发育性髋关节脱位（developmtntal dislocational of the hip, DDH）原称为先天性髋关节脱位（congenital dislocation of the hip, CDH），是四肢畸形中最常见的一种，对儿童生长影响较大，是小儿矫形外科研究的重点。如果婴幼儿早期被发现有先天性髋关节脱位，并给予治疗，常常能发展成一个正常的髋关节。因此，有必要把重点放在早期诊断、早期治疗上。同时，对延误就诊和治疗的儿童，也应尽一切努力提高其治疗效果。随着研究的不断深入，越来越多的专家认为除了先天因素之外，后天性因素也对本病起着重要的作用。因此，1992 年北美小儿矫形外科学会便将此改名为发育性髋关节脱位。

一、病因

新生儿髋关节脱位发病率约为 1%。左侧多于右侧，双侧发病较多，女孩发病是男孩的 5 倍。常见于第一胎。有家族史的发病率高于正常的 10%。此外常合并颅骨、筋膜异常，以及先天性斜颈、趾骨内收、马蹄外翻足等畸形。

发育性髋关节脱位的病因尚不明确。通常认为与下列因素有关。

(1) 机械因素：如胎儿在子宫内体位不正、臀产位、孕妇外伤使胎儿受暴力影响而发生脱位。

(2) 母体分娩时分泌大量雌激素使胎儿髋关节周围的关节囊、韧带和肌肉松弛。

(3) 早期髋臼发育不良，如有浅髋臼特征致使髋关节不稳定。此为本病的解剖学缺陷。

(4) 遗传因素：与家族史和多基因遗传有关。

二、病理及分类

髋关节周围骨质和软组织的病理改变随脱位的程度和年龄而改变。

(一) 骨质变化

1. 髋臼 出生时髋臼尚属正常，但因长期脱位而缺乏股骨头的冲击作用，使髋臼缺少正常的刺激，因而发育迟缓。髋臼上缘较倾斜、平坦，X 线上表现为髋臼指数增大的现象。髋臼内充满脂肪组织，圆韧带经不断牵拉而增厚、肥大，充塞髋臼中，髋臼唇内翻于髋臼上缘，妨碍股骨头的复位。

2. 股骨头 出生时股骨头多为圆形，常位于髋臼的外上方，紧贴髋臼，久之股骨头受压成扁平，骨骺发育出现迟缓。

3. 股骨颈 髋关节的发育，股骨头受髂骨挤压，使股骨颈变粗变短，前倾角逐渐增大，甚至出现髋外翻。

4. 骨盆 患侧骨盆可能伴有髂翼倾斜，坐骨结节分开，耻骨联合增宽，髋臼基底增厚。

5. 脊柱 单侧脱位使脊柱倾斜，出现代偿性脊柱弯曲；双侧脱位使骨盆较垂直，腰椎前凸增加，臀部后突。

(二) 软组织变化

1. 关节囊 新生儿关节囊是一层纤维组织。髂腰肌横越关节囊前方，产生压迹，引起关节囊挛缩，妨碍股骨头复位。股骨头向外上方移位后，关节囊被牵拉而增长、增厚，上部远离髋臼，与髂翼产生粘连，形成一个结缔组织，关节囊呈葫芦形，使股骨头难以复位。

2. 圆韧带 脱位后韧带受股骨干的牵拉而增厚、增长与肥大。中心动脉多半栓塞。

3. 肌肉 股骨近端上移后，关节周围的肌肉如臀中肌、臀小肌、内收肌群及髂腰肌等均有不同程度的缩短，肌腱有纤维变性而妨碍髋关节复位。

(三) 分类

发育性髋关节脱位包括畸胎性脱位、新生儿

髋关节不稳定、髋关节完全脱位、半脱位和髋臼发育不良五种类型。

1. **畸胎性脱位** 为严重、高位、胎儿早期发生的脱位；常与多发性关节挛缩、拉森综合征、脊髓脊膜膨出、多发畸形性侏儒合并发生。其病理变化明显：髋臼小，圆韧带肥厚，股骨头大小、形状不一，关节活动差，不能用手法复位，X线片显示股骨头上方脱位。对此例病例，单侧脱位宜积极手术治疗。同时注意，对有神经肌肉疾病的儿童来说，无痛、活动好、脱位的关节比疼痛、僵硬而复位的关节要好。

2. **新生儿髋关节不稳定** 指股骨头容易进入髋臼，又容易从髋臼内脱出来。

3. **小儿的髋关节全脱位** 股骨头停留在髋臼外面，同时出现一系列的继发改变。

4. **半脱位** 指股骨部分位于髋臼内，部分在髋臼外。

5. **髋臼发育不良** 指髋臼发育异常，髋臼指数较大，超过正常范围。

三、临床表现

年龄不同，发育性髋关节脱位的临床表现不同。6个月以内的婴儿，大腿内侧皮纹不对称，下肢不等长，大腿外展受限体征并不明显。X线片对新生儿诊断帮助不大。小儿站立行走前，主要症状为下肢不等长，患肢不好站立，大腿内侧皮纹不对称，牵拉患肢可听见弹响，两侧臀部不对称等。

（一）新生儿期临床表现

1. **外观与皮纹** 髋关节脱位时大腿和小腿不对称，臀部宽，腹股沟皱纹不对称，患侧短或消；臀部皮纹亦不对称，患侧升高或增多，整个下肢轻度外旋10°～15°。

2. **股动脉搏动减弱** 股骨头脱位后，腹股沟部位的股骨头衬托消失，股动脉深层空虚，搏动减弱，检查时须两侧对比。

3. **Allis 征或 Galeazzi 征** 将新生儿平卧，屈膝85°～90°，两足平放于床上，两踝靠拢可见两膝高低不等。这是股骨上移所致。

4. **Barlow 试验** 体位同上，检查者一手固定放在新生儿骨盆，另一手拇指置于大腿内侧，

其余四指置于大腿外侧，轻轻内收下肢，用拇指沿纵轴方向向下压大腿内侧，可引起脱位。然后外展下肢，又可复位。不论髋关节复位或脱位时，检查者都可以感到股骨头滑进、脱出髋臼或听见弹响。

5. **外展试验（Ortolani 征）** 患儿仰卧，检查者一手固定其骨盆，另一手握住膝部使成90°，拇指放在大腿内侧，其余四指指尖对着大转子。轻轻外展下肢，手指尖将大转子推向髋臼，可将股骨头复位；反方向活动，可将股骨头脱出。不论髋关节复位或脱位时，检查者可以感到股骨头滑进、脱出髋臼或听见弹响。

（二）较大儿童临床表现

1. **跛行步态** 往往是就诊的唯一主诉。一侧脱位时跛行，两侧脱位表现为"鸭步"。患儿腰椎前突，臀部明显后突。

2. **套叠试验** 小儿平卧，屈髋屈膝90°，检查者一手握住膝关节，另一手抵住骨盆两侧髂前上棘，将膝关节向下压可感到股骨头向后脱出，膝关节向上提可感到股骨头进入髋臼，称为套叠试验阳性。

3. **Trendelenburg 试验** 患儿单腿站立，另一腿尽量屈膝屈髋，使足离地。正常站立时对侧骨盆上升，脱位侧臀中肌松弛无力，不能平衡地拉住患侧骨盆，故对侧骨盆下降，若背后观察尤为明显，称为 Trendelenburg 试验阳性。

四、诊断

根据临床表现，尤其注意肢体的长短，若Ortolani 征阳性即可确诊，同时 X 线骨盆摄片可证实有无脱位、单侧或双侧、半脱位或全脱位并可观察髋臼、股骨头骨骺发育和变形情况，但新生儿期因股骨头骨骺尚未骨化，目前多采用 B 超检查以弥补 X 线检查的不足。

五、治疗

根据年龄不同，选择不同的治疗方法，年龄越小治疗效果越好，一般分为保守治疗与手术治疗两种。

（一）保守治疗

1. **Pavlik 支具** 适用于出生后至6个月以

内的婴儿,患儿髋关节脱位或半脱位,用 Ortolani 方法可以复位。通常 2 周内成功率为 85%～95%,对畸胎型髋脱位或用 Ortolani 方法不可以复位的患儿没有帮助。其主要目的是限制髋关节内收,使髋关节自由外展。它是帆布制成的,由一条胸带、两条肩带和两条肢蹬带组成。使用时,小孩仰卧,先系紧胸带,再扣上两条肩带,最后将脚放入肢蹬带,使髋关节外展复位。复位后,先系紧肢蹬前面的带子保持复位,再系紧后面的带子限制内收。只要股骨颈中轴线指向髋臼 Y 形软骨,就可以逐渐达到复位的目的。每周检查一次调整带子松紧度,一般需 3～6 个月治疗时间。如 1 个月后仍不成功,可改换其他治疗方法。用皮牵引,或用支具或用闭合复位等方法。

2. 外展支架　适合于 6 个月以内的婴儿,使其髋关节逐渐外展而复位。常使用的支架有 Von Rosen 支架,通常使用 6 个月可使髋关节恢复正常。根据我国具体情况,可将方法教给婴儿家长,就地取材,将婴儿的两大腿绑在防水布包裹的三角形厚褥垫的两侧,使髋不能内收,并逐渐将垫加大,直至股骨头复位。复位后继续固定 6 个月。

(二) 手术治疗

1. Salter 骨盆截骨术　适用于 3～6 岁患儿,髋臼指数不超过 45°,或 3 岁以下手法复位失败者。手术目的在于切开复位,并通过骨盆截骨术矫正髋臼指数过大至髋臼覆盖不良。术前应经皮切断内收肌,进行股骨下端骨牵引 3～4 周,使股骨头下降至髋臼水平,克服软组织挛缩。术后石膏固定 6 周。

2. 各种髋臼形成术　如 Pemberton 髋关节囊周围截骨术、Chiar 截骨术等,适应于 6～10 岁患儿或髋臼发育不良。对脱位高、牵引无效,可进行股骨短缩术。

3. 姑息性手术　适用于 10 岁以上患儿,已不可能恢复正常的髋关节,而采用减轻疼痛,改变重力线的方法,如股骨上端的 Schanz 截骨术等。

六、护理评估

(一) 患儿方面

(1) 患儿出生史、家族史及母亲的妊娠史。

(2) 患儿臀部皮纹、股动脉搏动、双下肢的长短、关节形态及步态等是否改变和改变的程度。

(3) 患儿失去关节的正常活动度。

(4) 手法复位、石膏固定或牵引、手术的治疗效果,有无并发症发生,并对可能出现的相应症状进行观察和评估。

(5) 手术后患儿生命体征变化及恢复情况。

(6) 评估患儿的自理能力。

(二) 家长方面

(1) 家长的心理反应,对疾病的了解情况。

(2) 是否得到有关髋关节脱位的健康指导。

七、护理诊断

(一) 患儿方面

1. 皮肤完整性受损的危险　与长期卧床有关。

2. 不能保持有效的外固定　与石膏受潮、支架移位有关。

3. 便秘　与卧床休息和活动少有关。

4. 生命体征改变的可能　与手术有关。

5. 自理缺陷　与年龄、制动、疼痛和不适等因素有关。

(二) 家长方面

1. 恐惧担心　与对疾病的不了解和患儿即将接受的治疗有关。

2. 应对能力失调　与缺乏手法复位、支架、石膏或牵引的知识有关。

八、护理目标

(一) 患儿方面

(1) 皮肤黏膜保持完整,不发生褥疮或压疮。

(2) 能保持有效的外固定。

(3) 患儿排便正常。

(4) 术后生命体征保持平稳。

(5) 患儿生活所需能够得到满足。

(二) 家长方面

(1) 恐惧心理减轻或消除,能够面对现实。

(2) 学会和疾病有关的出院后护理。

九、护理措施

(一)患儿方面

1. **使用外展支架患儿的护理** 根据患儿的年龄和具体情况选择大小合适的支架,注意经常观察皮肤情况,保持清洁干燥,防止大小便污染。保持支架合理的外展度和松紧度,如固定过紧会引起皮肤破裂形成压疮,导致局部或全身感染,如外展角度过大,可因血管被压迫,股骨头血供来源减少,发生股骨头缺血性坏死。但固定过松或外展角太小,又难以获得逐渐复位或维持复位,导致治疗的失败。

2. **牵引患儿的护理** 常用的牵引方法有2种。

(1)双下肢悬吊皮肤牵引:将胶布贴于双下肢,以卷带固定后将两下肢同时悬吊进行牵引,患儿臀部离床。常用于婴幼儿,但容易损伤皮肤。因此,需特别注意保护皮肤,防止破损,或形成水疱。贴胶布前,先清洁皮肤,确定没有破溃炎症;胶布宽度合适,与皮肤牢固黏和,缠绕的绷带松紧合适,防止血循环受阻或胶布脱落。牵引过程中随时观察牵引的位置和有无血运障碍。

(2)骨牵引:将钢针穿过患侧股骨髁上做骨骼的直接牵引,适用于年长儿开放复位的术前准备。患儿长期仰卧位,背部和臀部皮肤护理非常重要,应每天清洁按摩受压部位的皮肤,防止异物压迫及大小便污染会阴部皮肤。在牵引过程中经常观察钢针出皮肤情况,听取患儿主诉,若患儿主诉牵引处疼痛或突然哭闹不止,可能是钢针移位、脱落或折断,应立即检查,必要时停止牵引,通知医生紧急处理。

3. **石膏固定患儿的护理** 常用髋关节屈曲外展外旋的蛙式或"人"字形石膏固定位。每天应让患儿俯卧位2~3次,时间1小时左右,以减少背部、臀部、会阴部皮肤受压,防止压疮的发生;大小便时,抬高床头,以免尿液倒流入石膏内;保持会阴清洁、干燥,每天常规会阴护理外,大小便后均应局部清洁。如患儿无原因哭闹或主诉石膏内疼痛,尤其是骨性突出部位疼痛,应检查有无石膏过紧的可能,必要时局部切

开观察。定期观察足部肢端血液循环和踝关节的活动情况,如发现足背不能上抬,踝关节失去主动背屈能力时,为腓总神经受压,应立即拆除石膏。经常帮助或指导患儿进行双下肢、足部的主动或被动训练,以免石膏拆除后出现肌肉的萎缩。

4. **术后及时观察生命体征和肢端末梢循环以及伤口情况**

5. **防止便秘**

(1)了解患儿的饮食习惯,逐渐增加食物中的纤维素含量,避免辛辣、刺激性的食物。向年长儿解释正确饮食的意义,以使患儿主动配合和接受。

(2)保证足够的液体入量,鼓励患儿每天多饮水。

(3)适当进行床上活动,每天按摩腹部数次,以增加肠蠕动,促进排便。

6. **关注患儿生活** 常与患儿多交流,及时观察其生活所需,因长期卧床,患儿自理能力差,需要护士给予额外的照顾和关心,满足生活上的需要。

(二)家长方面

(1)鼓励家长讲述感到恐惧和担心的问题,举例说明治疗后的成功率,使他们放下精神包袱。

(2)正确指导家长对于支架、石膏和牵引如何护理和注意事项,指导功能锻炼的方法和目的。

十、效果评价

(一)患儿方面

(1)皮肤黏膜保持完整,未发生破溃或炎症,更无褥疮或压疮。

(2)保持有效的外固定和牵引,位置正确,循环良好。

(3)患儿排便正常,自感舒适。

(4)术后生命体征保持平稳。

(5)生活所需能够得到满足,对特殊体位能够适应。

(二)家长方面

(1)恐惧心理减轻,能够面对现实,配合治疗。

（2）说出和疾病有关的出院后护理。

十一、出院健康宣教

（1）患儿出院后注意勿尿湿及大便污染石膏和伤口，观察石膏固定部位有无疼痛，必要时到医院开窗查看。

（2）回家后继续进行床上躯体功能训练，以及石膏固定部位的静态收缩运动，每天 4～5 次，每次 20～30 分钟。

（3）家长注意鼓励、督促患儿咳嗽、深呼吸，防止坠积性肺炎发生；每 4 小时翻身 1 次按摩受压部位，预防皮肤压伤；大、小便及时清洁会阴、臀部，防止泌尿系统感染。

（4）多食高蛋白质、高热量、多种维生素饮食，增强体质，促进伤口愈合。

（5）术后 6 周拆石膏，伤口同时拆线，如有骨盆钢针须同时拔取，如有股骨钢针则术后半年取出。

（6）拆除石膏复查 X 线片后，在家长的保护下可开始功能锻炼，如屈髋、内收、外展髋关节。2～3 个月到半年再复查 1 次。

第七节　先天性马蹄内翻足

先天性马蹄内翻足是临床最常见的足部畸形。男女发病率比例为 3：1。双侧多见，单侧较少。该畸形既可单独发生，也可并发其他畸形。最常见的并发畸形有并指、多指、多发性关节挛缩症等。

一、病因

（一）遗传因素

常有家族史。根据调查表明马蹄内翻足家族中第一代亲属的发病率为 2.9%，而总人群却为 1‰～2‰，发病率高约 25 倍。

近年来遗传学研究认为有一组能引起马蹄内翻足的基因存在于每一个个体中，但有些人群中所含致病基因高于平均基因数，而有些人群则低些。如胎儿所含的致病基因超过一定阈值，则可能出现马蹄内翻足畸形。男孩发病率高于女孩，是由于男孩的阈值较女孩低。除基因影响外，

外界环境因素在疾病的发病中亦起到一定的作用，如子宫内的压力、药物、温度及病毒感染等。

（二）骨骼异常

该理论认为距骨畸形是导致马蹄内翻足的原发病理。胚胎期，距骨软骨基质发育的欠缺最终导致了足内翻畸形及足的内侧软组织挛缩。

（三）神经、肌肉异常

有学者认为，先天性马蹄内翻足的骨骼、关节和软组织挛缩是对于胎儿早期肌力不平衡的适应性改变，而肌力的改变是以神经异常为基础的。正常胚胎足发育早期即呈生理性马蹄内翻，至 11 周后逐渐发育至正常足部外形，在这个过程中由于肌纤维组化类型改变而引起足踝部生物力学环境变化，即持续的肌力不平衡，导致足的正常发育受限。

（四）血管异常

Greider 用血管造影的方法发现：大部分先天性马蹄内翻足的患儿均有胫前动脉发育不良或缺如，或终止于踝关节水平处，足背动脉消失。有的胫前动脉虽存在但发育差，而粗大的胫后动脉为主要血管，因此研究者推断血管畸形可能是原发病因之一。

（五）子宫内发育阻滞学说

研究者通过对胚胎期足的位置动态变化研究认为，胚胎期胫腓骨远端及其同侧足骨的发育紊乱可能是先天性马蹄内翻足的病因。

目前尽管有以上多种学说，但真正病因尚不清楚，很可能为多种因素所致。

二、病理

先天性马蹄内翻足的主要畸形有：前足内收内翻、足跟内翻、踝关节与距下关节跖屈呈马蹄畸形、有时有高弓畸形或胫骨内旋。软组织和骨组织是参与这些畸形的组织。

（一）软组织变化

1. 肌肉与肌腱　肌肉多数发育差，肌腱细而弱。足底与内踝处肌肉都有挛缩，而腓骨长、短肌无力，足背肌肉被拉长。

2. 韧带与筋膜　跟距关节内侧韧带与筋膜大片纤维化，跟距韧带短小，内踝韧带、跟距间韧带挛缩。

3. 胫后肌挛缩 胫后肌在内踝后纤维化与跖筋膜、距骨、舟状骨、足底都有粘连,紧张包裹内踝下部,把足拉向内侧。

(二)骨骼变化

距骨是主要的原始变化,距骨头向内侧弯曲。关节面指向下内而不指向前方,距骨呈马蹄位。距骨在踝关节中有旋转,使足沿前足纵轴外旋引起足内翻。趾骨与跖骨屈曲。

三、临床表现

大多数病例在出生时即有明显的前足内收、内翻,后足内翻跖屈、跟腱挛缩、距舟关节半脱位等。畸形的程度不一,轻者可用手法扳正,重者只能部分扳正。患儿一般很少有临床症状,即便畸形严重,患儿也并不感到有什么不便。至小儿学走路后,畸形逐渐加重,开始用足尖或足外缘甚至足背行走,步态不稳。因患足负重处长期受到摩擦,承受持久的压力,常产生滑囊炎和胼胝,甚至形成溃疡。临床上依其治疗效果分为2型。

(一)Ⅰ型

为松软型,占本病的70%,畸形较轻。足跟大小接近正常,踝及足背外侧有轻度皮肤皱褶,小腿肌肉萎缩变细不明显,其最大特点是在被动背伸外翻时可矫正其内翻畸形,使患足达到或接近中立位。其特点为畸形容易用手法矫正,保守或手术治疗效果良好。

(二)Ⅱ型

为僵硬型。畸形严重,表现为跟骨小,不易触及,足内侧皮肤皱褶较深,当被动背伸外翻时足部畸形呈僵硬固定,很难用手法矫正,常需手术矫形。术后易复发,有称之为抵抗性或复发性马蹄内翻足。

四、诊断

先天性马蹄内翻足诊断并不困难,新生儿出生时即可被看到马蹄畸形,典型征象为内侧软组织紧张,前半足不能外展,足跟紧不能背伸。因此诊断并不需要X线摄片。但要确定内翻、旋转和马蹄的程度以及治疗后的进展,X线摄片是必不可少的。

X线检查常规包括足前、后位和高度背伸位的侧位片。单侧畸形应以健侧作比较,摄片时最好取负重体位。正常新生儿足部X线可见跟、距和骰骨的骨化中心,而马蹄内翻足的患儿足部诸骨的骨化中心出现较晚,舟骨在3岁后方出现。

五、治疗

先天性马蹄足治疗越早越好,一般出生后1个月内可手法矫正。非手术治疗包括对婴儿患足采用多次重复手法矫正、石膏和夹板固定。手术治疗主要用于非手术矫正效果不满意或复发病例及年龄较大儿童未经矫治者。

(一)手法治疗

新生儿应该立即手法治疗,先用轻柔手法按摩纠正畸形,关键在于将前半足内收纠正至20°外展,然后足跟内翻纠正至轻度外展,使足跟与踝关节在垂直线上,至此才能牵拉跟腱,纠正马蹄。

(二)石膏矫正

对畸形严重的患儿,每次手法纠正一部分后,用长腿管型石膏固定维持1周,逐渐纠正内收、内翻及马蹄,婴儿经7~8次手法后,可能被完全纠正畸形,再用 Dennis Browne 夹板维持矫正位置,疗程常需数年。

(三)手术治疗

1. 单纯软组织松解术 常用的方法包括跖筋膜切断术、跟腱切断术、足内侧软组织松解术、胫后肌腱延长术等。术后行管型石膏固定6~8周。

2. 跟骰关节融合术 4岁以上马蹄内翻足患儿,仅靠彻底内后侧软组织松解,不能完全矫正前足内翻和内收,因此有时需做跟骰关节性切除,9岁以上小儿适用此手术,效果良好者为70%。

3. 三关节固定术 患儿年龄到10岁以后就可以追楔形切除距跟、距舟、跟骰三个关节面,以矫正马蹄足的残余畸形。理想年龄是12岁,手术指征是足部疼痛、功能不良和畸形。术后用短腿石膏固定3个月左右。

六、护理评估

(一)患儿方面

(1)评估患儿的出生史、家族史和母亲的妊娠史。

（2）患足内翻、旋转和马蹄畸形的程度。

（3）畸形对患儿日常活动和生活带来的影响和不便。

（4）治疗的效果和有无并发症发生，并对可能出现的相应症状进行观察和评估。

（5）评估患儿的自理能力。

（二）家长方面

（1）对疾病和治疗的心理反应以及对知识的理解能力。

（2）对疾病和手术前后健康指导的了解程度。

七、护理诊断

（一）患儿方面

1. 紧张焦虑　与到陌生环境和即将接受的治疗有关。

2. 不能保持有效的外固定　与石膏变形及夹板移位等有关。

3. 术后疼痛　与手术伤口有关。

4. 潜在并发症——肢体血液循环障碍、压疮　与石膏变形、过紧或内衬不适有关。

（二）家长方面

1. 焦虑　与对疾病的预后没有信心和未能及时得到有关治疗护理的情况及如何应对有关。

2. 知识缺乏　与对疾病的不了解和缺乏手法矫正、石膏护理等知识有关。

八、护理目标

（一）患儿方面

（1）适应医院环境和作息制度，配合治疗。

（2）外固定有效。

（3）术后伤口疼痛能够得到及时解决。

（4）潜在的并发症不发生或得到及时发现和处理。

（二）家长方面

（1）情绪稳定，对治疗有信心。

（2）得到与疾病有关的知识。

九、护理措施

（一）患儿方面

1. 消除陌生感，配合治疗工作　为年长儿

介绍病区环境和同病室病友，主动关心帮助和沟通，简单介绍治疗的基本方法和如何配合，使其获得心理上的适应。

2. 手法矫正护理

（1）操作手法应轻柔。

（2）开始先矫正前足内收，依次再矫正内翻和马蹄，每天操作3～4次，每次20～30分钟。

（3）矫正后用胶布固定者，足趾基底和前足部要加垫，以防压迫性溃疡。

（4）用2.5 cm宽的胶布从足背中部经内侧绕趾底斜向小腿处侧面，绕过膝上折回小腿内侧。另一条胶布从小腿内侧经足跟上反折到小腿外侧面，以维持跟骨背伸和外翻。

（5）每周重复1次，换用胶布重新固定，约需6～10周。

3. 手术矫正护理

（1）术前护理：

1）自入院后每天泡足2次，每次20分钟（水温以不烫手为宜）。泡后洗净足部及小腿并修剪趾甲。

2）术前保暖、完善各项检查、术前1天备皮、术前禁食禁水6～8小时、术晨测体温和肌注术前用药等。

（2）术后护理：

1）术后6小时内按全麻术后护理。

2）设法使石膏尽快干硬，可采取适当的通风或烤灯照射等方式；避免小儿把玩具等物件塞入石膏筒内；在搬动患儿或改变体位时应注意保护石膏，切勿折裂。

3）抬高患肢，有利于淋巴和静脉回流，减少下肢肿胀。观察足趾血液循环，包括足趾的感觉、皮温、颜色，耐心倾听患儿主诉，观察其表情和情绪反应，如患儿主诉肢体疼痛难忍或婴幼儿哭闹不止、观察患肢足趾肿胀明显、肤温较健肢低或感觉迟钝，其中有任何一项时可能为石膏过紧或石膏内衬垫不适应及时通知医师并协助检查进行处理。

4）注意伤口有无渗血，出血较多者要及时汇报医师进行处理。

5）伤口疼痛者，要及时解除患儿痛苦，给予适当镇痛剂，以保证患儿正常的休息和睡眠。

（二）家长方面

（1）向家长说明手术的可靠性和预后，及时告诉他们治疗的进展，以缓解焦虑。

（2）告知手法矫正和石膏、夹板护理的注意点以及出院以后的保健指导。

十、效果评价

（一）患儿方面

（1）患儿能适应医院环境和作息制度，配合治疗。

（2）固定持续有效。

（3）术后伤口疼痛得到及时解决，患儿自感较舒适。

（4）潜在的并发症未发生。

（二）家长方面

（1）情绪稳定，了解治疗进展，对治疗有信心。

（2）能说出有关手法矫正和外固定护理的基本知识。

第八节 臀肌挛缩症

臀肌挛缩是由于臀部肌内反复注射药物引起的臀部筋膜、肌肉等软组织纤维瘢痕化挛缩，造成以髋关节内收内旋障碍为主的病变，为一种医源性疾病。

一、病因

臀部肌内注射是导致本病发生的主要原因。反复注射后，针头对肌肉的机械损伤和化学药物的刺激，引起局部出血、水肿以致肌纤维炎，最终形成臀肌的纤维化和瘢痕挛缩。青霉素钾盐用苯甲醇稀释虽可减轻肌注时的疼痛（苯甲醇有局麻和防腐作用），但对肌组织的刺激和化学性损伤较严重，目前我国已不再采用此种注射方式。

4岁以前的幼儿，臀肌肌肉发育差，肌肉纤细，吸收功能及抗刺激能力差，反复多次的肌内注射，无论是机械或是化学刺激，均可引起局部肌细胞的损伤或出血。低渗或高浓度的药物，导致局部体液环境的改变，或药物的毒副作用，使肌细胞变性坏死，形成纤维化、瘢痕化，失去弹

性。患儿在生长过程中，骨骼生长正常，而挛缩组织相对生长慢或不生长，必然发生髋关节外展、外旋畸形，进而继发骨关节甚至腰椎畸形改变。

二、病理

本病主要病理变化在臀大肌的上半部，因标准的臀部肌内注射部位正是在臀大肌的上半部分。研究中发现，注入肌肉的药液沿肌纤维走行方向扩散，而不是呈环状向四周扩散，因此臀大肌内的挛缩表现为与肌纤维方向一致的束状带，而不是呈团块状。

任何注射用药都有刺激性，但由于药物分子结构及分子团大小不同，对人体组织的刺激程度也不同。特别是青霉素钾盐在用苯甲醇稀释后对局部肌肉组织的刺激性很强，反复多次注射，针刺的机械性损伤，局部化学性炎症，使臀大肌部分肌肉组织发生纤维瘢痕化，肌组织完全被纤维瘢痕替代。病变累积范围约2～7 cm宽，深度为累积臀肌筋膜及肌肉全层。纤维挛缩带与正常肌肉之间界限不清，参差不齐。

三、临床表现

（1）步态异常，走路或跑步时呈外"八"字（足外旋），跑跳不灵活。由于屈髋受限，步幅较小，犹如跳跃前进，称为"跳步征"。

（2）站立时，双下肢不能完全靠拢，轻度外旋。由于臀大肌上部纤维挛缩，肌肉容积缩小，相对显出臀部尖削的外形，称为"尖臀征"。

（3）坐位时，双膝分开，不能并拢；双大腿交叉架腿试验阳性，即不能跷"二郎腿"。

（4）髋关节不能始终保持在中立位下做屈伸活动，在屈髋约90°时，屈髋受限，只能外展外旋髋关节才能继续屈髋，且双髋不能内收并拢。臀部可见部分皮肤凹陷成沟，并可触及硬索条物，严重者有皮下粘连。严重者下蹲时双膝不能并拢，有如蛙式样。伸屈髋关节时可有弹响。

（5）当髋关节屈曲内收、内旋时臀部可触及一条与臀大肌纤维走行方向一致的挛缩束带，宽度为2～7 cm。

四、诊断

根据患儿有反复臀部肌内注射史和由于髋关节内收、内旋障碍导致的步态异常、"尖臀征"、双大腿交叉架腿试验阳性等临床表现即可确诊该病。骨盆 X 线片表现为：假性双髋外翻，股骨颈干角大于 130°，股骨小转子明显可见。

五、治疗

肌肉纤维化常引起关节功能障碍，并对骨盆发育有影响，必须手术治疗，且年龄越小，获得效果越满意。

一般可采用臀大肌挛缩带部分切除术，臀大肌部分止点松解术。在大转子为中心做浅弧形切口，切除所有影响髋关节内收、内旋和屈曲的纤维化组织，术中注意保护坐骨神经。

六、护理评估

（一）患儿方面

（1）评估患儿的心理状态，对治疗和手术的心理反应。

（2）病史和发病原因。

（3）走路、站立、下蹲和坐位时患儿臀部、髋关节和双下肢的表现。

（4）术后伤口疼痛和愈合情况。

（5）术后并发症是否发生、是否得到及时的发现和处理。

（6）术后功能锻炼和正常步态恢复情况。

（二）家长方面

（1）家长对手术成功的信心和对患儿接受手术的心理反应。

（2）对造成疾病的病因和手术前后配合治疗护理的要点以及出院后注意事项的了解程度。

七、护理诊断

（一）患儿方面

1. 紧张恐惧　与来到陌生环境和即将接受手术有关。

2. 舒适的改变　与术后体位和需床上大小便有关。

3. 知识缺乏　与缺乏功能锻炼的知识有关。

4. 潜在并发症　伤口感染、伤口开裂。

5. 手术失败的可能　与术后缺乏功能锻炼有关。

（二）家长方面

1. 焦虑担忧　与缺乏对手术的信心和患儿即将接受手术有关。

2. 知识缺乏　与缺乏疾病相关知识有关。

八、护理目标

（一）患儿方面

（1）对手术有心理准备，紧张感得到缓解或消除。

（2）术后适应特殊体位，能适应床上大小便。

（3）掌握功能锻炼的要点和方法。

（4）不发生伤口感染或开裂等并发症或并发症得到及时发现和处理。

（5）经正确的功能锻炼后手术成功。

（二）家长方面

（1）对手术不再焦虑和担忧，配合治疗。

（2）掌握与疾病相关的知识，督促和指导患儿进行功能锻炼。

九、护理措施

（一）患儿方面

1. 术前护理

（1）心理护理：臀肌挛缩症患儿多为学龄儿童，常因"外八字"步态、"跳步征"、"尖臀征"、"蛙腿征"等，出现自卑的心理，对手术的期望值非常高。另外，对手术过程不了解而产生恐惧感、怕疼痛等心理负担。根据患儿的心理状态，护士应耐心细致地进行安慰，取得信任，尽可能地以通俗的语言介绍手术的目的、过程及如何配合手术，这些措施可有效地解除患儿的心理压力，从而以最佳的心理状态配合手术。

（2）术前注意保暖，防止呼吸道感染；术前几天指导患儿训练深呼吸、咳嗽和床上大小便，以适应术后 3 天内必须卧床休息。

（3）术前准备：

1）完善各项常规检查。

2）术前应备皮连续 3 天,如患儿已开始发育,应剃净阴毛。

3）术前禁食禁水 6~8 小时。

4）术晨测体温,更换清洁衣裤,术前解尿。

5）术前 30 分钟肌内注射术前用药,部位为上臂三角肌下缘,切勿注射于臀部肌肉。

2. 术后护理

（1）术后 6 小时内予以去枕平卧位,头部偏向一侧,观察生命体征变化。双膝部予三角巾固定,保持双下肢并拢的状态。可用一枕头将双下肢垫起,使髋关节、膝关节呈屈曲位,以减轻疼痛。

（2）伤口处敷料加压包扎,必要时可给予沙袋加压。并注意伤口渗血情况,如有渗血较多,应及时通知医师并协助处置。

（3）术后第 2 天,患儿应采取双下肢并拢伸直俯卧位与双下肢并拢伸直平卧位交替,既避免了长时间压迫臀部伤口,而影响伤口愈合,又对手术部位起到一定的牵拉作用;术后至少卧床休息 3 天,以免过早下床引起伤口出血、开裂等并发症。

（4）注意大、小便勿污染伤口,以防伤口感染;术后可常规 3 天使用抗生素。

（5）术后 3 天开始功能锻炼,教会及指导患儿功能锻炼的方法和程序,告诉其重要性。

1）若疼痛缓解,去除枕头及双膝约束,鼓励患儿坐起,双下肢伸直,双膝并拢。

2）若伤口无继续出血及血肿,可扶患儿下地行走,避免下支外展外旋步态。

3）床上被动训练的方法是：① 患儿平卧于床上,逐渐屈曲膝关节、髋关节,使屈膝的下肢贴于腹部。② 护士一手托住患儿头颈部,一手压住屈曲的膝关节,使患儿由卧位改为蹲位,蹲在床上。

4）被动训练几天后,开始下地主动锻炼。其方法是：① 患儿手扶栏杆,练习走"一字步"双脚的脚尖和脚跟保持在一直线上。② 患儿扶着床栏杆下蹲,下蹲时足跟着地,双膝保持并拢。③ 练习跷"二郎腿",背挺直,先可用三角巾帮助固定,以后逐渐放开。④ 锻炼时遵守循序渐进的原则。用力过大致伤口出血时,应暂停锻炼,

且卧床休息,以免增加切口感染机会、延缓愈合。

5）由于患儿对疼痛比成人具有更强烈的恐惧感,且缺乏耐力,故应对每项进步给予鼓励,增强其信心。

（二）家长方面

（1）向家长解释手术的必要性以及手术的可靠性,取得他们的理解和配合。

（2）告知引起疾病的原因以及手术前后如何配合,向家长说明功能锻炼的重要性,使其能督促患儿进行正确的锻炼。

十、效果评价

（一）患儿方面

（1）紧张感缓解或消除,对手术有心理准备。

（2）术后适应特殊体位,能适应床上大小便。

（3）掌握功能锻炼的要点和方法,并坚持进行功能锻炼。

（4）不发生伤口感染或开裂等并发症,伤口愈合良好。

（5）经正确的功能锻炼后患儿恢复正常体态。

（二）家长方面

（1）对手术成功充满信心,配合治疗。

（2）能说出与疾病相关的知识,督促和指导患儿进行正确的功能锻炼。

十一、出院健康指导

（1）出院后须长期坚持功能锻炼至少半年并膝,并足,下蹲,足跟不离地,上身贴大腿,走路一字步或交叉剪刀步。

（2）注意臀部发育及切口瘢痕情况,可外涂瘢痕灵等药物减轻瘢痕。

（3）注意加强营养,增强体质,提高机体免疫力,预防呼吸道疾病。

（4）每 1~2 个月门诊复查 1 次。

第九节　急性血源性骨髓炎

急性血源性骨髓炎又称为急性化脓性骨髓

炎。最常见于小儿,2～12岁的儿童占80%。其中男性发病率比女性高3～4倍。长管状骨最易受感染,下肢显著较上肢多见,可能与负重和易受损伤有关。致病菌主要以金黄色葡萄球菌为主,乙型链球菌占第二位。

一、病因

急性血源性骨髓炎是化脓菌由某一部位的病灶进入血流而引起,常见的病灶多位于体表,如疖、痈、毛囊炎以及扁桃体炎、中耳炎、上呼吸道感染等,但亦有查不出原发病灶的。无论有无原发病灶,血流中有细菌,是造成骨髓炎的先决条件,但还必须具备诱发的条件,才能造成骨感染。其条件如下。

1. 机体抵抗力 骨髓炎的发病决定于人体抵抗力的强弱,所以在临床上常看到有些患儿很严重,有的就很轻。影响抵抗力的因素很多,如久病初愈、体弱、营养不良、过度疲劳、着凉等因素。

2. 局部抵抗力 创伤不是引起骨髓炎的直接原因,但与发病可能有间接关系,由于损伤使局部抵抗力降低,有利于细菌繁殖。

3. 细菌的毒力 毒力大者发病重;细菌数少,毒力小者则发病轻。

二、病理

急性血源性骨髓炎大多发生在长管状骨的干骺端,因是终末动脉,血流较慢,细菌栓子容易停留。细菌的繁殖和局部骨组织的变态反应引起一系列炎性病变,结果使骨组织坏死,形成一个小的骨脓肿。如细菌的毒力小,或者是机体的抵抗力强,则骨脓肿可局限化,形成局限性骨脓肿。但一般病灶继续扩大,侵及更多的骨组织,甚至波及整个骨干。

(一) 脓肿形成

感染蔓延的途径有两个可能。

1. 向外发展 骨脓肿向外发展,突破干骺端的密质骨,达骨膜下形成骨膜下脓肿,骨膜下脓肿逐渐增大而压力增高时,感染即经骨小管系统侵入髓腔,也可穿破骨膜向软组织扩散。

2. 直接进入髓腔 骨感染向髓腔的方向蔓延,脓肿直接进入髓腔,髓腔内脓液压力增高时又经骨小管系统向外蔓延到骨膜下,形成骨膜下脓肿。

(二) 骨壳形成

感染蔓延到骨膜下,形成脓肿,同时被剥离的骨膜,由于反应形成新生骨,并逐渐增厚,即形成骨壳。由于感染继续存在,骨壳本身亦遭破坏,故骨壳是不规则的,常有许多穿孔,称骨瘘孔。

(三) 骨坏死,死骨形成

当骨膜被脓肿剥离骨面时,该部骨皮层即失去来自骨膜的血液供应而发生骨坏死,当骨的营养血管同时因感染而栓塞时,坏死更为广泛。凡与周围组织未脱离者为骨坏死,如炎症被控制,侧支循环建立后有可能再生,如与周围组织游离者为死骨,大小不等,大的甚至包括整个骨干。

(四) 修复

修复和炎症的控制,是由于肉芽组织的作用,将坏死骨包围,死骨游离,小的可吸收或被排出;大的多需手术摘除。形成的骨壳是维持骨干连续的唯一保证,因此取出大块死骨时,应该在骨壳形成后。婴儿修复快,死骨少,骨壳多,塑型好;成人修复慢,易形成窦道,且可引起混合感染,持续多年不愈,有时因长期溃破甚至发生癌变。

三、临床表现

(一) 全身症状

主要为急性败血症的临床表现:起病急骤,有高热、寒战、精神不振、食欲低下、恶心、呕吐等全身中毒症状。小儿往往表现为烦躁、哭闹不止和拒食等。若不及时治疗,严重者可出现中毒性休克、惊厥、昏迷。

(二) 局部症状

以疼痛为主。早期持续剧烈的疼痛,可因轻微活动而加重。患肢不敢主动活动,常被疑为有神经肌肉麻痹性疾病。下肢受累的患儿,因疼痛而拒绝负重或有跛行。随病情发展,骨膜穿孔,脓液流出,骨内张力减低,疼痛有所缓解。

体检时,患处压痛明显,局部有肿胀和表面温度增高。早期患处皮肤颜色改变不明显,当炎症波及体表时,皮肤红肿。邻近关节的肌肉常有保护性痉挛,关节处在比较舒适的位置,常呈屈曲状,但比化脓性关节炎的屈度要小。发病后因骨质破坏可发生病理性骨折。

四、诊断

1. 一般表现 起病急骤,急性败血症表现,出现感染性中毒症状。

2. 局部疼痛 局部持续的剧烈疼痛,患肢拒绝移动。靠近关节的干骺端有明显的压痛。

3. 实验室检查 白细胞计数升高,中性粒细胞增多,红细胞沉降率加快。血培养可为阳性,特别是高热时,阳性率明显增高。

4. 早期分层脓肿穿刺 抽出液体做涂片或细菌培养,涂片中为脓细胞或细菌,可明确诊断。

5. X线检查 一般起病后 10 天内感染骨的结构、X 线片无明显改变;2 周后干骺端出现不规则的斑点状疏松区,脓液随骨干的髓腔扩散,X 线透射区不断出现,范围亦逐渐增大。

6. 放射性核素骨扫描 发病 24～48 小时内,放射性核素检查即可对急性骨髓炎作出诊断。骨扫描在骨髓炎症部位放射性核素浓集增加,这种放射现象的增加,可持续 6 个月之久,直至病变部位修复。骨扫描是一种非侵袭性且可靠的检查方法,但对不合作的儿童或肢体异常扭转不能很好制动,可能出现假阴性或假阳性的结果。

五、治疗

急性血源性骨髓炎在早期有中毒症状。严重者如不及时治疗,甚至危及生命,或者演变成慢性骨髓炎,遗留窦道,经久不愈。故应高度重视,争取早期治疗。

(一)抗生素的应用

抗生素对控制细菌所引起的各种感染有良好效果,败血症的发生率已大为降低。开始可选用两种以上的抗生素,如青霉素作肌内注入,同时以头孢菌素等作静脉注入,或用红霉素、万古霉素、新生霉等。不能等待血液细菌培养和细菌对抗生素敏感度试验的结果,以免延误治疗时

间。根据临床使用后的疗效和细菌敏感度可另行更改。一般给药 3 天后若体温不降,症状不减,应调整抗生素。抗生素要持续用到细菌培养阴性后 2～3 周左右。

(二)外科手术引流减压

早期诊断者,经系统治疗后,局部和全身症状能迅速改善,体温恢复正常,因此一般不需手术减压。若延误诊断者、已有脓液吸出或 X 线片显示骨破坏时,应立即行手术引流减压。病变部位的减压,应开小窗,切除 1～2 cm 骨皮质引流,并对病灶进行搔刮,用大量生理盐水冲洗;在骨髓腔深部置入 1～2 条打孔的硅胶管,连接冲洗和引流;根据局部和全身情况,引流管保留 5～7 天。

(三)全身支持疗法

根据病情补充液体,纠正脱水,维持水、电解质平衡。如中毒症状严重,可少量多次输新鲜血液,大量维生素 C 静脉滴注,高蛋白质饮食等。

(四)局部制动

无论手术或非手术治疗,患肢应制动,可用石膏固定或牵引。如下肢骨髓炎,尤其是股骨上端,牵引可缓解肌肉痉挛,减轻疼痛,防止畸形,并可预防脱位或病理性骨折的发生。

六、护理评估

(一)患儿方面

(1)观察心理反应,对疾病和治疗以及医院环境表现的不同程度的恐惧害怕和悲观情绪。

(2)详细了解病史、感染史和外伤史,及时配合发现原发病灶。

(3)患儿的营养状况和体质,有无贫血貌,以判断对疾病的抵抗能力。

(4)观察全身中毒症状,有无高热、寒战、恶心、呕吐和食欲不振等,有无水、电解质失衡的表现,甚至出现中毒性休克。

(5)患肢局部的炎症表现,疼痛的性质和程度,局部有无肿胀和皮肤温度升高以及邻近关节有无痉挛等。

(二)家长方面

(1)对患儿疾病的心理反应和应对能力,对

知识的理解能力。

（2）是否能及时得到与骨髓炎有关的知识及相应的健康指导。

七、护理诊断

（一）患儿方面

1. 恐惧　与持续疼痛和治疗措施以及医院环境有关。

2. 高热　与细菌毒素吸收有关。

3. 营养失调　与机体代谢率增高、感染和食欲不振有关。

4. 有伤口引流不畅和逆行感染的可能　与引流管扭曲受压、血凝块脓渣堵塞、伤口冲洗、引流装置被污染和机体抵抗力低下等因素有关。

5. 有发生褥疮的危险　与营养不良、冲洗液外漏、大小便污染和局部受压时间长有关。

6. 潜在并发症——病理性骨折　与骨破坏、局部缺乏保护和行动受限等有关。

（二）家长方面

1. 焦虑　与疾病的病程较长和对治疗缺乏信心有关。

2. 知识缺乏　与缺乏和骨髓炎相关的知识及没能及时得到康复期指导有关。

八、护理目标

（一）患儿方面

（1）恐惧感减轻或消除。

（2）体温下降至正常范围或接近正常。

（3）营养状况有所改善。

（4）伤口引流通畅，不发生逆行感染。

（5）卧床期间皮肤保持完整，不发生褥疮。

（6）患儿患肢得到妥善的制动与保护而未发生病理性骨折。

（二）家长方面

（1）焦虑感减轻，情绪稳定，配合治疗。

（2）得到与骨髓炎相关的知识和康复期健康指导。

九、护理措施

（一）患儿方面

1. 心理护理和安慰　入院后护士应以亲切温柔的言行举止接待患儿，介绍病区的环境、制度和同病室的其他患儿，主动询问和发现患儿的需要，并及时给予帮助和解决；对年长儿更需加强语言方面的沟通，让患儿说出恐惧害怕的问题和原因，给予必要的解释和心理疏导；进行各项治疗和护理操作前，应向年长儿解释清楚，以取得配合，并且在操作中做到动作轻柔、技术娴熟，把因治疗给患儿带来的痛苦降到最低程度。

2. 配合医生尽快明确致病菌，并遵医嘱使用抗生素　在寒战高热期抽血培养，或初诊时每隔 2 小时抽血培养 1 次，连续 3 次，以提高细菌培养阳性率；局部脓肿分层穿刺，及时送检标本进行细菌培养加药敏的检测。注意药物的配伍禁忌，了解药物在血中的浓度和半衰期，合理安排用药时间；观察药物有无变态反应、毒性反应及治疗效果，警惕发生双重感染，如伪膜性肠炎和真菌感染的腹泻。

3. 高热护理　注意观察全身症状和局部体征的变化，特别是体温的监测，每 4 小时测量 1 次。体温超过 39℃ 时，及时给予物理或药物降温，退热处理后 1 小时应复测体温；保证充足的水分摄入，防止虚脱；及时更换因出汗而潮湿的衣裤、床单，保持皮肤清洁。

4. 营养状况的改善

（1）与患儿及其家属一起寻找导致营养不良的原因。

（2）为患儿提供洁净、清新的进餐环境。

（3）了解患儿的进食习惯，包括喜好的食物、口味及进食时间等，尽量选择适合患儿口味的食物，可多食酸奶，鼓励少食多餐，注意食物色、香、味。

（4）向患儿及其家属推荐高热量、高蛋白质、多种维生素的食物，多饮水。

（5）遵医嘱使用支持疗法，少量多次输新鲜血、氨基酸、白蛋白等。

5. 引流和冲洗管的护理

（1）向年长儿说明维持伤口冲洗和引流通畅的重要性；钻孔或开窗引流术后行大量抗生素液持续冲洗，是尽快控制炎症、防止死骨形成的重要措施之一。

（2）妥善固定冲洗、引流装置，防止松动和脱出：拧紧各连接接头；翻身时妥善安置管道，以防脱出；年龄较小或不合作的患儿适当约束四肢，以防自行拔出。

（3）保持伤口部位的冲洗管位置在引流管之上，以利引流。

（4）冲洗管液瓶高于伤口 60～70 cm，引流袋低于伤口 50 cm，且引流管宜与一次性负压引流袋相连，并保持负压状态，以维持通畅。

（5）钻孔或开窗引流术后 24 小时内快速（以流水样）灌洗，以后每 2 小时快速冲洗 1 次，维持冲洗直至引流液清亮（一般是留置 3 周，体温下降，引流液连续 3 次培养阴性）为止。冲洗液随着引流液颜色的变淡逐渐减量。

（6）观察和记录引流液的质、量及色，保持出入量的平衡。

（7）出现滴入不畅或引流液流出困难，应检查是否有血（脓）凝块堵塞、管道受压扭曲，及时处理，以保证引流通畅。

（8）及时更换冲洗液，倾倒引流液，冲洗的装置每天更换，防止发生逆行感染。

6. 防止褥疮的护理

（1）加强营养。

（2）保持冲洗引流通畅，异常时报告医生酌情处理，及时更换浸湿之敷料、床单位用物，保持皮肤清洁、干燥，床单位整洁。

（3）每 2～3 小时翻身按摩 1 次。

7. 防止病理性骨折的发生

（1）卧床休息，抬高患肢，有利于静脉回流，减轻肿胀。

（2）限制患肢活动，用石膏托或皮肤牵引。

（3）搬动患肢时动作轻巧。

（4）观察邻近关节是否出现红、肿、热、痛，身体其他部位有无病灶转移，警惕骨组织感染后发生骨质疏松及破坏而骨折。

（二）家长方面

（1）鼓励家长说出焦虑的原因和担心的问题，讲明疾病的治疗和预后情况，给予心理安慰和力所能及的帮助。

（2）向家长介绍疾病的主要原因和目前治疗方案和治疗的进展，并做好疾病康复期的健康指导。

十、效果评价

（一）患儿方面

（1）患儿接受治疗，情绪较稳定。

（2）体温逐渐下降，趋于正常。

（3）患儿营养状况得到改善，面色逐渐恢复红润，精神状况良好。

（4）冲洗引流装置通畅，未发生逆行感染。

（5）住院期间皮肤黏膜完好，未发生褥疮。

（6）未发生病理性骨折。

（二）家长方面

（1）家长焦虑感减轻，对治疗有信心。

（2）能讲述骨髓炎的有关知识和康复期的健康指导。

第十节 骨 肿 瘤

骨肿瘤是发生于骨骼或其附属组织（血管、神经、骨髓等）的肿瘤，分为原发性和继发性骨肿瘤 2 种。前者来自骨骼系统本身的瘤细胞，占全部肿瘤的 2%，分为良性和恶性；后者则由其他器官的瘤细胞，通过血液循环或淋巴管转移至骨组织，皆属恶性。

一、病因

骨肿瘤的病因至今未明，以往认为损伤特别是慢性轻微损伤、慢性感染均可引起骨肿瘤。近年通过实验研究如 Fujinaga 曾用 Harvey 和 Moloney 的肉瘤病毒制成大量鼠骨肉瘤模型，Finkel 曾用不同类型的同位素和病毒制成骨肉瘤动物模型，亦有人用放射性物质如镭、锶等制成骨肉瘤动物模型。这些致病因素已被许多学者确认。骨肿瘤发病年龄男性为 15～24 岁，女性为 5～14 岁，可能与不同性别骨的生长与内分泌发育的早晚和时间长短有关。

二、分类

原发性骨肿瘤通常以病理形态为基础，主要是根据肿瘤细胞的形态及其所产生的基质，再结合临床及 X 线改变，进行分类。根据肿瘤的分化程度和生物学特性的不同,又可将每类骨肿瘤区分为良性和恶性两大类(表24-1)。

表 24 - 1　常见骨肿瘤分类

分类	良性	恶性
成骨性肿瘤	骨瘤、骨样骨瘤、良性骨母细胞瘤	骨肉瘤、皮质旁骨肉瘤、恶性骨母细胞瘤
成软骨性肿瘤	骨软骨瘤(单发、多发)、软骨瘤(单发、多发)、良性软骨母细胞瘤、软骨黏液样纤维瘤	软骨肉瘤、恶性软骨母细胞瘤、间叶性软骨肉瘤、去分化软骨肉瘤
多核巨细胞	良性骨巨细胞瘤	恶性骨巨细胞瘤
骨髓源性肿瘤		尤文肉瘤、骨髓瘤、恶性淋巴瘤
结缔组织性肿瘤	韧带样纤维瘤、非骨化性纤维瘤	纤维肉瘤
脉管组织性肿瘤	血管瘤、淋巴管瘤、血管球瘤	血管内皮瘤、血管外皮瘤
脂肪组织性肿瘤	脂肪瘤	脂肪肉瘤
神经组织性肿瘤	神经鞘瘤、神经纤维瘤	恶性神经鞘瘤
脊索源性肿瘤		脊索瘤
瘤样病变	孤立性骨囊肿、动脉瘤性骨囊肿、骨的纤维结构不良、嗜酸性肉芽肿	

三、常见骨肿瘤病理变化

(一)骨软骨瘤

肿瘤大小不等,直径一般为3~4 cm,大者可达10 cm以上。肿瘤可分为宽基型与带蒂型两种,从骨表面向外隆起,表面呈半球状、菜花状或息肉状。骨软骨瘤结构较特殊,一般可分为三层:表层为一薄层纤维组织组成,即软骨膜和相邻骨膜相连;中层为软骨帽盖由灰白略带蓝色的透明软骨组成,其厚度随患者的年龄而异,年龄越小,软骨帽越厚;在成年人,软骨帽很薄,或几乎消失,其厚度多在1~5 mm之间,镜下与正常软骨骺板相似,表层软骨细胞及基质组织较不成熟,愈近底层愈成熟,交界处的成熟软骨细胞排

列成柱状,并见钙化及骨化现象。基底部为肿瘤的主体,常占肿瘤的大部分,由海绵状骨松质组成,骨小梁间多为纤维组织,有较丰富的毛细血管网。基底部下方与正常骨相连。

(二)骨巨细胞瘤

肉眼观,本瘤常侵犯骨骺线已闭合的长骨端,早期常为偏心性生长,增大的肿瘤使骨皮质受累而向外膨胀。在肿瘤周围往往有菲薄的骨壳,乃由骨内、外膜反应性新生骨构成,肿瘤的境界比较清楚。肿瘤内原有骨松质大部分或全部消失,瘤内常有纤维组织或骨性间隔。由于肿瘤组织的溶骨性破坏,常造成病理性骨折。肿瘤组织呈灰红色,质软而脆,较大的肿瘤常合并出血及坏死,并伴有囊性变而形成大小不等的空腔,囊腔内含有浆液性或血性液体。晚期病例骨性包壳如果被破坏,则可侵犯软组织形成肿块。镜下,肿瘤主要由单核基质细胞及多核巨细胞等两种细胞组成,间质血管丰富。基质细胞为梭形、卵圆形或圆形,细胞境界不清楚,常见胞质突起。细胞核较大,染色质量中等,可具有一个核仁。多核巨细胞常较均匀地散布在基质细胞之间,是为本瘤的特点。多核巨细胞的直径常为30~60 μm,核数一般为15~20个,最多可达100个以上,常聚集在细胞的中央。核的形态与单核基质细胞相似。细胞边界不规则,但分界较清楚,胞质丰富,略呈嗜碱性,有时还可见含大量脂类的泡沫细胞。本瘤间质血管丰富,有多少不等的胶原纤维。

(三)骨肉瘤

肉眼观,长骨肿瘤位于干骺端的骨髓腔中央或为偏心性。一侧或四周的骨皮质被浸润和破坏,其表面的骨外膜常被掀起。在切面上可见肿瘤上、下两端的骨皮质和掀起的骨外膜之间形成三角形隆起,其间堆积由骨外膜产生的新生骨。此三角称为Codman三角,这在X线片中可以显示出来。镜下,骨肉瘤由明显间变的梭形或多边形肉瘤细胞组成,细胞大小不等,核形奇异,大而深染,核仁明显,易见病理性核分裂像。肿瘤细胞直接形成肿瘤性类骨组织或骨组织,是诊断骨肉瘤的最重要的组织学依据。所形成的类骨组织或骨组织在不同肿瘤或同一肿瘤的不同部位

多少不等。

（四）尤文肉瘤

肉眼观为灰白色、质软,来自骨髓腔,瘤组织沿骨干上、下扩展,与周围界限不清;切片镜检为密集的小圆细胞,胞质少、细胞境界不清、核染质细粉状,有时有瘤排列成假菊团。PAS 染色胞质内有红色颗粒为阳性。

四、临床表现

（一）疼痛

是骨肿瘤的一个主要症状,休息后不能缓解,由于外界刺激减少而夜间疼痛加重,尤其是恶性骨肿瘤夜间痛,静止痛更明显,是与创伤及炎症疾病造成的疼痛的主要区别。

（二）肿块

往往表现在肢体或躯干的异常隆起,需注意肿块部位、大小、局部温度、质地、边界、有无压痛、表面性质、活动度及其生长速度。

（三）年龄

骨肿瘤的年龄分布有一定的规律。如 6 个月婴儿恶性骨肿瘤几乎全为神经母细胞瘤。尤文肉瘤(Ewing's sarcoma)多发生在儿童,成骨肉瘤多发生在青少年,淋巴瘤及其他小圆细胞瘤、骨巨细胞瘤等多发生在 20～40 岁。

（四）部位特征

某些骨肿瘤有比较特定的好发部位,不同组织来源的肿瘤好发部位不同。如骨软骨瘤、骨肉瘤、巨细胞瘤是以四肢长骨为多发部位;软骨肉瘤、尤文肉瘤等,位于纵轴骨和四肢长骨;软骨瘤以手骨为多发部位;瘤样病变中,动脉瘤性骨囊肿多发生于脊椎,骨囊肿以股骨和肱骨多见。

一般来说,良性骨肿瘤生长缓慢,疼痛轻微或不痛,除位置表浅者外,早期不易察觉,当肿瘤长大或压迫周围组织时,疼痛加重或发生病理性骨折时始被发现。恶性肿瘤呈浸润性生长,发展迅速,骨皮质破坏后,可蔓延至周围软组织。患部常呈梭形肿胀,肿块边界不清,质地较硬,局部血管扩张,皮肤温度升高,早期出现疼痛并呈进行性加重。后期出现贫血及恶液质,并可发生多处转移病灶,其中以肺部转移最多见。

五、诊断

骨肿瘤的诊断原则是临床、影像学、病理三者结合,进行综合分析最终确诊。

X 线平片是诊断骨肿瘤的重要手段,良性骨肿瘤 X 线表现为骨内呈膨胀性生长,界限明显,骨质改变规则,一般无骨膜反应。恶性骨肿瘤显示骨内骨质破坏,界限模糊,骨皮质破坏,有明显骨膜反应。

CT 和 MRI 对了解肿瘤的范围,有无蔓延至骨外及邻近器官有重要意义。

通常可通过切开活检和穿刺活检进行病理诊断,活组织检查对诊断和确定治疗方案极为重要。

六、治疗

（一）良性肿瘤

多以局部刮除植骨或切除为主,如能彻底去除,一般不复发,预后良好。

（二）恶性肿瘤

治疗上尚存在不少困难,尽管近年来采用所谓的综合方法,疗效有所提高,但仍远远不能令人满意,在"挽救生命,最大限度保留肢体功能"的原则下,人们在积极地寻求更有效的方法。

1. 手术切除 是治疗的主要手段。截肢、关节离断是最常用的方法。但是,由于化疗方法的进步,近年来一些学者开始做瘤段切除(Enbolc resetion)或全股骨切除,用人工假体置换。据称,近期效果较好,但远期效果仍很差。对于恶性程度偏低的肿瘤,如纤维肉瘤,采取保留肢体的"局部广泛切除加功能重建"辅以化疗等措施,是一种可取的方法。至于用尸体关节作为置换材料问题,部分作者认为"愈合满意",但有些病例出现较大的排异反应,尚须研究克服。

2. 化学治疗 分全身化疗、局部化疗,常用的药物有阿霉素及大剂量甲氨蝶呤,但药物的作用选择性不强,肿瘤细胞在分裂周期中不同步,都影响化疗的效果。用单克隆抗体携带药物,选择性攻击瘤细胞(即"导弹方法"),只是一种设想,距实际应用尚有距离。

局部化疗包括动脉内持续化疗及区域灌注,其中以区域灌注效果较好,五年生存率得到提高,但达不到完全"化学截除"的作用。今后需要继续研究以期改善灌注方法,如合理的联合用药、选择灌注液的最适宜温度、灌注后根治性手术的时机等,均需深入探讨,使其日臻完善。

3. 免疫疗法 目前仍停留在非特异性免疫治疗阶段,因肿瘤抗原是一个复杂的问题,还没有理想的特异性免疫疗法。干扰素也在不断扩大应用范围,但其来源有限,还不能广为应用。

4. 放疗方法 对骨肿瘤的治疗只能作为一种辅助治疗,目前也有一些改进(如快中子、射频等的作用)。

七、护理评估

(一) 患儿方面

1. 年龄与心理评估 特别是年长儿对疾病的心理反应接近成人,在确诊后出现恐惧、绝望、担心治疗效果、缺乏继续生存的信心等。

2. 健康史和病史及疾病的家族史 注意有无诱发肿瘤的病因;起病的急缓,有无伴随症状,曾经接受过何种治疗等。

3. 病情评估 评估肿瘤的大小、性质、生长的速度、有无扩散等,注意病灶周围淋巴结有无肿大等。

(二) 家长方面

(1) 家长对疾病的心理反应,对事实接受能力、应对能力和对知识的理解能力以及对治疗经费的承担力。

(2) 对疾病了解程度,是否得到和疾病、治疗有关的信息及康复期的健康指导。

八、护理诊断

(一) 患儿方面

1. 恐惧 与疾病、对治疗方法的害怕和担心预后有关。

2. 疼痛 与恶性肿瘤组织局部浸润,刺激神经末梢有关。

3. 活动无耐力 与恶病质、食欲不振和化疗有关。

4. 躯体活动障碍 与卧床休息防止病理性骨折有关。

5. 自我形象紊乱 与截肢和化疗引起脱发

和皮肤色素沉着有关。

6. 自理缺陷 与术后卧床和截肢后尚未安装假肢有关。

7. 皮肤完整性受损的危险 与长期卧床、手术伤口感染等因素有关。

8. 疼痛 与手术创伤和伤口疼痛有关。

9. 潜在并发症——伤口出血 与截肢残端感染和碰伤等有关。

(二) 家长方面

1. 悲观绝望 与患儿恶性肿瘤和对治疗预后没有信心等有关。

2. 应对能力失调 和突然遭受打击及不知如何面对有关。

3. 知识缺乏 与对疾病知识的不了解和缺乏化疗、放疗和手术的健康指导有关。

九、护理目标

(一) 患儿方面

(1) 患儿能说出恐惧的原因和心理感受,并能通过心理调节,使恐惧感减轻到最低程度。

(2) 手术前后疼痛感消失或减轻。

(3) 患儿营养状况能有所改善,有较好的手术耐受能力。

(4) 患儿手术前后基本生活需要能够得到满足,不出现或很少出现因缺少活动而发生的并发症。

(5) 患儿能正视现实,进行自我修饰和放松,积极配合治疗。

(6) 术后不发生皮肤损伤,伤口愈合满意。

(7) 不出现大出血或大出血被及时发现和处理。

(二) 家长方面

(1) 对治疗和疾病的康复充满信心。

(2) 接受现实,正确对待。

(3) 得到和疾病有关的知识,包括化疗、放疗和手术的健康指导。

十、护理措施

(一) 患儿方面

1. 术前护理

(1) 心理护理:特别对于年长儿,应主动与他们交流,主动询问患儿有何不适和需要,态度温柔和蔼,进行各项操作时,沉着稳健,尽量减少患儿的痛苦,这样才能使患儿对医护人员产生信任感,愿意说出对疾病的感受和生活上的需要,有利于治疗和护理工作的开展。

(2)缓解和避免患儿的疼痛:向年长儿说明疼痛的原因,了解疼痛的性质、程度、发作持续的时间,以便让医生能够掌握合理和有针对性地使用止痛药物;使用局部按摩和热敷;翻身时注意保护局部,动作缓慢,防止扭转;更换床单和搬动患儿时,避免对肿瘤部位的触碰;下肢肿瘤患儿应卧床休息,避免下地负重,遵医嘱给患儿使用镇痛泵止痛,药物的剂量有麻醉医师设定,并根据患儿疼痛的程度来调节药量。

(3)增加营养的摄入,使患儿能够耐受各种治疗和手术:选择患儿喜欢的食物,说明增加营养的意义,可采取少量多餐的进食方式,观察并记录每天进食的情况,每天称体重,以了解身体状况。

(4)鼓励患儿进行适当活动:如必须卧床休息,可协助床上翻身或肢体肌肉锻炼,并加强生活护理。

(5)术前准备:

1)骨肿瘤的患儿术后卧床时间相对较长,术前应帮助患儿训练床上大小便。

2)配血、药物过敏试验、备皮。

3)术前禁食禁水、术前灌肠、术前用药。

2. **术后护理**

(1)一般护理:术后返回病房后,按麻醉要求给予去枕平卧位;严密观察生命体征和面色、神志等;遵医嘱给予低流量吸氧,观察伤口有无渗血,患肢的血液循环情况,如肤色有无异常、肤温有无降低等;检查患肢动脉搏动情况和毛细血管充盈时间,询问患儿肢体有无异常感觉并注意关节活动和肌力变化。

(2)患儿术后应注意卧床休息,避免过度活动,根据病情进行关节活动和翻身,特别是下肢肿瘤的患儿,不可过早下床活动。卧床期间应作好生活护理,特别是皮肤护理,经常按摩骨隆突处和受压部位的皮肤,保持床单位的清洁平整,防止褥疮的发生。

(3)术后伤口疼痛的护理:手术后伤口的疼痛可使患儿心率、血压、呼吸等发生变化,造成患儿睡眠不足和食欲下降,最终影响伤口的愈合。处理疼痛最有效的方式应为在疼痛发生或加重前先给药,因此术后早期应按时给予患儿镇静止痛药物。术后镇痛泵的应用可使药物在体内维持恒定的血药浓度,既减少了对药物的需求,也达到了良好的镇痛效果。

(4)饮食护理:鼓励患儿进食高蛋白质、高热量、多种维生素、易消化饮食,忌食辛辣刺激性食物,应多吃蔬菜、瓜果,以防止便秘和泌尿系统的感染。

(5)功能锻炼:鼓励并帮助患儿进行功能锻炼,防止肌肉萎缩、关节僵硬和静脉血栓的形成。术后48小时可开始锻炼患肢肌肉的舒缩运动,但禁止做影响骨骼和肌肉稳定性的活动;术后3周,可进行手术部位远、近端关节的活动,动作要轻,不可做负重活动;术后6周起可进行全身肌肉及重点关节的活动,必要时进行理疗、按摩,利用辅助器械或在帮助下下床活动。

(二)家长方面

1. **心理支持** 由于患儿病程较长,家长的思想负担和经济负担都过重,因此护士应给予极大的同情,主动给予精神上的支持和力所能及的帮助,并且举例说明疾病治疗的预后,使其树立战胜疾病的信心,给予患儿更多的关心和支持,共同与病魔作斗争。

2. **及时告知** 向家长讲解治疗的主要方法,及时告诉他们治疗进展,对于化疗、放疗所产生的副作用应事先讲明,取得家长的理解;告之疾病康复期的注意事项。

十一、效果评价

(一)患儿方面

(1)患儿通过心理调节,使恐惧感减轻到最低程度。

(2)手术前后疼痛感得到控制。

(3)患儿营养状况改善,达到正氮平衡,能耐受手术。

(4)患儿基本生活需要得到满足,不出现因缺少活动而发生的并发症。

（5）患儿能正视现实,配合治疗。

（6）术后伤口愈合满意。

（7）未出现大出血等并发症。

（二）家长方面

（1）对战胜疾病充满信心。

（2）接受现实。

（3）能讲述和疾病有关的知识,包括化疗、放疗和手术的健康指导。

（胡艳华　刘静）

思考题

1. 小儿骨折的临床表现有哪些?

2. 小儿骨折的修复特点和治疗原则有哪些?

3. 小儿易发生锁骨骨折的原因有哪些?

4. 先天性斜颈的临床表现有哪些?

5. 先天性斜颈非手术治疗的方法有哪些?

6. 发育性髋关节脱位有哪几种类型?

7. 何谓 Ortolani 征阳性?

8. 先天性马蹄内翻足有哪些畸形表现?

9. 先天性马蹄内翻足手法矫正方法有哪些?

10. 何谓臀肌挛缩症? 其临床表现是什么?

11. 臀肌挛缩症手术后功能锻炼方法有哪些?

12. 急性血源性骨髓炎局部和全身症状有哪些?

13. 急性血源性骨髓炎外科手术引流术后冲洗和引流管的护理要点有哪些?

第二十五章　软组织感染性疾病

第一节　新生儿皮下坏疽

新生儿皮下坏疽是发生在新生儿期的一种严重的皮下组织急性感染,多发生腰骶部、臀部及背部。在我国北方寒冷地区发病率较高,而南方相对少见。发病后短时间内病变范围迅速扩大,易伴败血症而短期内死亡。近年来由于医疗卫生条件的不断改善以及抗生素的更新换代,发病率明显减少,死亡率亦降低。

一、病因

引起新生儿皮下坏疽的病原菌多为金黄色葡萄球菌,白色或柠檬色葡萄球菌、大肠杆菌、产气杆菌和铜绿假单胞菌也可引起本病。

由于新生儿皮肤发育尚不完善,屏障功能差,皮肤娇嫩,角质层薄,容易损伤;经常仰卧位,使背部、臀部、骶尾和枕部等处受压而血流缓慢,局部营养障碍,加上哭闹时被服摩擦、大小便浸泡等均可引起局部皮肤损伤而导致细菌侵入。

二、病理

新生儿细胞免疫功能不良,补体不足,中性粒细胞对化学性趋化作用薄弱,调理素缺乏,血清球蛋白仅有 IgG 可经胎盘输入。新生儿本身缺乏产生血清球蛋白的能力,且局部淋巴结的屏障功能不足,对炎症的抵抗能力低,一旦细菌侵入皮肤,吞噬细胞消灭细菌能力不足,炎症迅速扩散,造成皮下组织广泛变质、坏死,肌肉和结缔组织间存留大量细菌和白细胞浸润,坏死组织周围的结构则保持完整。早期皮肤病变为真皮层出血。少数病例皮肤红肿,局限能力较强而形成脓肿。

三、临床表现

(一)局部症状

好发于身体受压部位,最多见于臀部和背部,也可发生于枕部、颈部、骶部和会阴等处。其特征为:起病急骤,病情发展快,局部皮肤温度增高,皮肤片状红肿,中央部位的皮肤渐变为暗红或紫黑色,指压部位变白,手指离开后又迅速恢复充血,触之稍硬,有皮肤与皮下分离之感觉,称为漂浮感,至晚期皮肤呈紫黑色,甚至溃破有稀薄脓液流出。

(二)全身症状

患儿表现为高热、呕吐、腹泻、哭闹不止,体温多在 38～40℃。合并败血症时表现为嗜睡、高热、唇周青紫、腹胀、皮肤黄疸等,严重者体温不升,甚至出现中毒性休克,最终因呼吸和肾功能衰竭而死亡。

四、诊断

根据局部皮肤典型病变诊断并无困难,但应注意与尿布疹和硬肿症相鉴别。对于病变范围的估计,可按小儿烧伤的面积计算方法来计算。

实验室检查:白细胞计数多增高,脓液培养多为金黄色葡萄球菌。

五、治疗

(一)局部湿热敷

早期一般情况良好,病变不严重,无漂浮感者,可予以局部湿热敷,同时应用抗生素控制感染。

（二）切开引流

局部有漂浮感或扩散恶化,应早期切开引流。方法如下。

（1）皮肤消毒后,在病变中央做小横切口,由此处将弯头血管钳伸入向四周探查引导做多个小切口,达到与健康皮肤交接处。

（2）边切边将凡士林纱布填入切口内,动作迅速,以免失血过多。切口应分布分散,相互交错,以保证皮肤的血液供应和皮下引流通畅。

（3）切开引流后每日用生理盐水冲洗伤口。如病变扩散,应随时补充切口,以使引流完全、通畅。

（三）植皮

如皮肤坏死范围广泛、脱落面积较大,而留有较大创面时,可于后期在肉芽创面作点状游离植皮,以缩短愈合时间。

（四）全身治疗

1. 抗生素治疗　选用两种抗生素联合应用,静脉给药,一般使用氨苄西林、头孢菌素等,或根据对细菌的药敏试验结果,选择有效抗生素。

2. 支持治疗　给予输全血、血浆或白蛋白等,注意能量和维生素的补充,特别是维生素 K 和维生素 C,必要时可提供肠外营养等,以增强体质,促进愈合。

六、护理评估

（一）患儿方面

（1）坏疽发生的部位,病变局部皮肤的症状,有无漂浮感甚至较大面积的皮肤坏死。

（2）患儿的全身表现,有无败血症表现,体温、全身皮肤情况、呼吸情况以及神志如何。

（3）有无出现中毒性休克的临床征象。

（二）家长方面

（1）照顾患儿的能力。

（2）对知识的理解能力和面对现实的能力。

七、护理诊断

（一）患儿方面

1. 皮肤黏膜完整性受损的危险　与病变皮肤有关。

2. 体温过高　与感染有关。

3. 潜在并发症——败血症、中毒性休克　与细菌进入血液大量繁殖有关。

（二）家长方面

1. 恐惧紧张　与患儿的疾病有关。

2. 知识缺乏　与缺乏和疾病有关的知识及家庭护理常识有关。

八、护理目标

（一）患儿方面

（1）病变处皮肤的局部症状好转或痊愈。

（2）患儿体温降至正常范围,感染被控制。

（3）不合并并发症或并发症被及时发现和处理。

（二）家长方面

（1）恐惧感减轻或缓解,面对现实。

（2）得到和疾病有关的知识和家庭护理常识。

九、护理措施

（一）患儿方面

（1）患儿安置于单间病室或同种疾病的新生儿合住一室,防止交叉感染,并定期对病室的空气和地面进行消毒,尽量减少探视。

（2）工作人员进入病室必须戴好口罩和帽子,接触患儿前需洗手。

（3）注意保暖,特别是早产儿或低体重儿,应置于暖箱内,防止发生新生儿硬肿症。

（4）做好切开引流的配合,观察创面情况避免受大小便污染,防止混合感染尤其是铜绿假单胞菌感染;引流液湿透全层敷料时,应立即通知医生,及时更换。

（5）定时翻身,防止创面受压、血液循环障碍而使皮肤发生坏死。

（6）观察全身情况,如有高热、腹胀、腹泻等情况应及时给予对症处理。

（7）防止并发症的发生:遵医嘱使用抗生素控制感染的扩散,同时给予输血、输白蛋白和增加热量及维生素等支持疗法以增强机体的抵抗力。

（8）需植皮者,按植皮术前术后护理。

(二) 家长方面

（1）给予一定的安慰，告知目前对于新生儿皮下坏疽的治愈率较高的事实，使其面对现实，对战胜疾病充满信心。

（2）向家长介绍和疾病有关的知识，目前治疗的进展以及出院后家庭护理的重要点，如新生儿应使用柔软的棉质衣裤和尿布，防止皮肤擦伤；避免臀背部长期受压，应经常变换体位或抱起拍背；经常洗澡，保持皮肤清洁等。

十、效果评价

(一) 患儿方面

（1）病变局部症状好转，未发生大面积皮肤坏死。

（2）患儿体温降至正常范围，感染被控制，全身症状减轻。

（3）未发生并发症。

(二) 家长方面

（1）恐惧感减轻，对治疗有信心。

（2）能讲出和疾病有关的知识，掌握家庭护理常识。

第二节 痱疖

痱疖是指病原菌侵入毛囊或汗腺引起单个或多个及其所属皮脂腺和汗腺的急性化脓性感染。常见于婴幼儿的头面部，也可发生于颈后、背部或腋下等处。多发于夏季，因夏季多汗，如通风不良时汗液不易蒸发，在汗腺周围形成痱子。

一、病因

引起痱疖的常见细菌为金黄色葡萄球菌，链球菌亦可引起本病，随着年龄的增长，痱疖的发生逐渐减少。

二、病理

痱子的刺痒，搔抓后细菌被带入毛囊深部，在毛囊或皮脂腺迅速繁殖，产生毒素，引起组织坏死，形成疖的中心。中心周围组织逐渐坏死和溶解，在真皮下形成小脓肿，向外突起。临床表现为红肿硬结，中央为黄白色脓栓，破溃排出脓液后，脓腔逐渐被新的纤维组织修复而愈合。在身体各部同时反复发生多个疖，经久不愈称为疖病，常见于营养不良或糖尿病小儿。

三、临床表现

(一) 局部表现

为红、肿、热、痛。感染后，局部皮肤有轻度隆起的丘疹，约针头大小，红色，周围有红晕；随后病变在毛囊周围形成圆锥状大小硬结，局部轻度压痛；数天后硬结逐渐软化，有黄白色脓栓，脓栓脱落排出脓液，炎症逐渐消退而痊愈。如不能自然排脓，则红肿增大为 $1 \sim 2$ cm 之软化脓肿，或自溃或数周内慢慢吸收。疖肿感染严重时，局部淋巴结肿大，有压痛，有时淋巴结化脓形成脓肿。

(二) 全身症状

病初可无全身症状，当疖肿严重感染时，可有高低不等的发热。面部，特别是上唇或鼻周围等处的疖，若被挤压，感染可能沿内眦静脉进入颅内海绵窦，引起颅内感染的症状。

四、诊断

根据以上临床表现应即能够作出诊断。

实验室检查：血常规示有白细胞升高。

五、治疗

(一) 局部治疗

（1）病变早期局部红肿有小脓疱时可给予涂擦 2.5% 碘酊，再外敷抗生素药膏，亦可用鱼石脂膏或金黄膏外敷，严禁挤捏，以防扩散。

（2）疖肿形成后，可做小切口引流或火针引流，外敷拔毒膏。

（3）伤口暴露治疗，保持凉爽。

(二) 全身治疗

痱疖一般不需全身治疗，但出现发热等全身症状时，应及时给予抗生素治疗。

六、护理评估

(一) 患儿方面

（1）痱疖发生的部位，病变的局部症状。

（2）天气温度情况，室内空气流通的情况。

（3）有无发热等全身症状。

（4）有无引起颅内感染等并发症的可能因素。

（二）家长方面

对小儿皮肤护理常识的了解程度。

七、护理诊断

（一）患儿方面

1. 皮肤完整性受损　与疾病有关。

2. 潜在并发症——颅内感染　与细菌进入颅内海绵窦有关。

（二）家长方面

知识缺乏　与缺乏小儿皮肤护理常识有关。

八、护理目标

（一）患儿方面

（1）局部病灶消退，皮肤恢复正常。

（2）不发生并发症。

（二）家长方面

掌握小儿皮肤护理的知识和正确上药的方法。

九、护理措施

（一）患儿方面

（1）应将患儿置于室温不超过 30℃ 的环境内，保持室内通风。

（2）经常为患儿修剪手足指甲，防止再次因搔痒而引起皮肤感染甚至是颅内感染。

（3）定时局部外敷药物，观察红肿消退和炎症吸收的情况，必要时协助医生进行切开引流。

（4）每天洗澡，连同疖肿及伤口全部清洗后，不用包扎，保持凉爽。

（5）感染严重时，遵医嘱口服或静脉使用抗生素，注意观察药物的疗效和有无恶心、呕吐或皮疹等副作用。

（二）家长方面

（1）教会家长正确外敷药物的方法。

（2）指导小儿皮肤护理的正确方法，如夏季沐浴后可在痱疖易发处外敷痱子粉，可避免形成疖肿等。

十、效果评价

（一）患儿方面

（1）疖肿消退，局部皮肤恢复正常。

（2）未发生并发症。

（二）家长方面

（1）掌握正确外敷药物。

（2）能讲出如何进行小儿皮肤护理的注意点。

第三节　颈部急性淋巴结炎

颈部急性淋巴结炎常发生于幼儿期，系化脓性细菌侵入颈部淋巴结而引起的急性炎症。一般冬季比较多见。

一、病因

引起颈部急性淋巴结炎的病原菌多为金黄色葡萄球菌、溶血性链球菌，有时也有铜绿假单胞菌或大肠杆菌。

颈部淋巴结炎发生的部位与病灶的解剖位置及引流范围有密切联系。扁桃体炎和龋齿可导致颌下淋巴结炎，炎症向深颈部蔓延，引起咽部附近或纵隔感染，造成咽后、纵隔脓肿或败血症，经血液向全身扩散；头皮感染引起枕部、耳前、耳后淋巴结炎；门齿及舌下感染则引起颏下淋巴结炎。

二、病理

（1）局部淋巴结有充血、肿胀，白细胞浸润及炎性渗出。淋巴结中心变质、坏死及化脓，被膜有炎性增厚。

（2）感染向周围扩散形成淋巴结周围炎，多个淋巴结感染后粘连成块，有时甚至发展成广泛的蜂窝织炎。感染控制后炎症逐渐消退或局限形成脓肿，脓肿穿破引流后可逐渐愈合。

（3）如发展成慢性淋巴结炎，有淋巴组织及纤维组织增生，不再缩小，有时反复急性发作，淋巴结不断扩大。

三、临床表现

（一）局部表现

早期淋巴结肿大，局部有红肿、压痛，但尚能活动。炎症向周围扩散后红肿蔓延，局部出现增大的不能移动的肿块，当巨大肿块出现后淋巴结已不能触及。婴幼儿颌下、双侧颏下淋巴结炎，有广泛肿胀,常因剧烈压痛而哭闹。

(二) 全身症状

多个淋巴结炎或向周围扩散时有全身寒战、发热,食欲减退,精神不振等表现。肿块压迫喉部可引起发绀、呼吸困难,甚至全身中毒症状。

四、诊断

发病前患儿多有头面部感染病史,如头面部疖疮、扁桃体炎、龋齿等。根据局部淋巴结肿大,有明显压痛及血常规检查白细胞计数增高即能确诊。

五、治疗

(1) 早期应给予局部热敷,外敷金黄膏或鱼石脂软膏等,全身应用抗生素,并配合内服一些清热、解毒、利湿之中药,炎症多可在数日内消退。

(2) 若炎症局限形成脓肿,并且有张力和胀痛,应及时切开引流,切开1～2天后开始换药,因过早换药会引起伤口疼痛和出血;有喉部压迫影响呼吸时可考虑气管切开;口底蜂窝织炎合并呼吸困难,虽未形成脓肿,也应广泛切开引流,减轻对呼吸道的压迫。

(3) 急性颈部淋巴结炎有淋巴结周围炎或并发局部蜂窝织炎,有全身中毒症状时,应给予全身支持疗法,纠正液体和电解质失衡,必要时输全血或血浆,增加机体抵抗力。

六、护理评估

(一) 患儿方面

(1) 有无头面部感染病史。

(2) 局部表现,淋巴结或肿块的大小、质地,有无压痛等。

(3) 患儿颈部活动情况,有无呼吸困难等症状。

(4) 患儿的全身情况,有无发热、食欲减退、精神不振等表现。

(二) 家长方面

有无及时得到与疾病有关的信息和健康指导的宣教。

七、护理诊断

(一) 患儿方面

1. 舒适的改变　与局部压痛和巨大肿块影

响颈部活动有关。

2. 潜在并发症——窒息　与肿块压迫喉部影响呼吸有关。

3. 营养失调——低于机体需要量　与并发淋巴结周围炎造成全身中毒症状有关。

(二) 家长方面

知识缺乏　与缺乏疾病的知识有关。

八、护理目标

(一) 患儿方面

(1) 局部压痛好转,颈部活动恢复正常,患儿自感较舒适。

(2) 不发生窒息等并发症。

(3) 营养状况及时得到纠正,全身中毒症状逐渐减轻。

(二) 家长方面

得到和疾病有关知识的信息和相关健康指导。

九、护理措施

(一) 患儿方面

(1) 卧床休息,局部有较大肿块时,可予患儿半卧位,有利呼吸运动。

(2) 遵医嘱定时给予热敷或外敷药膏,方法正确,上药均匀。经常观察肿块或肿大的淋巴结有无缩小或增大,若有感染向周围扩散的征象及时报告医生。

(3) 脓肿形成,应做好切开引流的配合。

(4) 随时观察患儿呼吸情况,如有发绀或呼吸困难等情况及时报告医生,予以气管切开等处理。

(5) 遵医嘱应用抗生素,控制感染。如有全身中毒症状者,给予补液、输血等全身支持疗法,以增强机体抵抗力,促进炎症的消散。

(二) 家长方面

(1) 向家长讲述引起疾病的原因和目前主要的治疗。

(2) 教会家长热敷和外敷药膏的方法,解释卧床休息的原因。

十、效果评价

(一) 患儿方面

(1) 颈部肿块消退,压痛消失,颈部活动自如。

（2）未发生并发症。

（3）营养状况良好。

（二）家长方面

能简单讲述疾病的病因和主要治疗,掌握相关健康指导。

第四节 丹 毒

丹毒是一种由于溶血性链球菌(丹毒链球菌)侵入皮肤或黏膜的浅淋巴管所引起的组织急性感染。该病好发于面部和下肢,发病急,蔓延迅速,但很少有组织坏死或化脓。

一、病因

引起丹毒的主要致病菌为溶血性链球菌。轻微的抓伤、尿布擦伤、脐带处理不当和手术切口等都可作为感染的入口,致病菌通过皮肤、黏膜的小伤口进入组织,侵犯皮内或黏膜内的网状淋巴管而发病。

丹毒易发于免疫功能低下、营养不良及有慢性肾病的幼儿,而新生儿由于有母体输给的特殊免疫球蛋白 G 抗体,因此不易感染丹毒。

二、病理

组织病理特点是:感染部位表皮明显水肿,真皮水肿更显著。淋巴管和毛细血管扩张,其周围及胶原纤维间多核细胞、淋巴细胞运动并聚集,链球菌位于扩大的淋巴空隙中,淋巴管壁有纤维性增厚,管腔部分或全部闭塞;局部淋巴结有炎性或增殖反应,无化脓。

三、临床表现

（一）急性丹毒

潜伏期约数天到 1 周。婴幼儿表现为哭闹不安、拒乳等,较大儿童则往往有突然寒战发烧,高时可达 40℃,伴头痛、恶心、呕吐等中毒症状。受累皮肤出现小片玫瑰色斑,稍隆起,边界清楚,指压时红色消退,放手后又很快恢复,局部有烧灼样痛。病变迅速向周围蔓延,同时中央区红色消退,脱屑后转为棕黄色,有时发生水疱。

发生于面部的丹毒,病变呈蝴蝶状伴眼睑水肿。头皮丹毒肿胀极为明显,伴剧烈疼痛,易合并海绵窦血栓形成和脑脓肿等。新生儿丹毒多见于腹部,为坏疽性丹毒,局部皮肤迅速变成暗红或灰黑色。若侵入皮下引起蜂窝织炎,可导致败血症而死亡,此情况极少发生,但却相当严重。

（二）慢性丹毒

常发生于小腿部位,多见于有足癣的年长儿。局部小腿前侧皮肤暗红、肿胀且粗糙,界线清楚,轻触痛,不化脓。反复发作,可因肢体淋巴系统阻塞而形成淋巴性水肿,甚至发展成橡皮腿。

四、诊断

通过上述特征性的表现可以诊断。病原菌很难从损害处培养,但偶尔可从血液中培养出来。通过直接免疫荧光染色细菌也可鉴定病原菌,但诊断通常根据临床形态学。面部丹毒需与带状疱疹、血管神经性水肿和接触性皮炎鉴别;手臂和手的丹毒需与少见的类丹毒鉴别。

五、治疗

（一）局部治疗

抬高患肢。局部用 50% 硫酸镁溶液湿敷,抗生素软膏如莫匹罗星软膏外敷。

（二）全身治疗

青霉素类药物静脉点滴有很好的疗效,剂量应稍大,持续 10 天以上,不可过早停药,全身和局部症状消失后继续用药 3～5 天。对青霉素过敏者可用红霉素静脉点滴或口服。

（三）中医中药治疗

头面部丹毒,宜清热凉血、祛风解毒。可服导赤丹、清血解毒丸、梅花点舌丹等;外用金黄散。小腿丹毒,宜利湿清热解毒。可服龙胆泻肝丸、复方金银花冲剂、二妙丸等;外用金黄散。

（四）其他

去除诱因,对症处理,加强支持治疗。

六、护理评估

（一）患儿方面

（1）详细了解病史,是否有其他诱发丹毒的疾病。

（2）丹毒发生的部位和局部的症状，红肿的范围、大小、与周围组织的关系，有无进一步发展等。

（3）患儿的全身表现，有无高热、关节酸痛和胃肠道症状等。

（4）有无发展为败血症或脑脓肿等并发症的不利因素存在。

（二）家长方面

（1）文化素质和对知识的理解能力。

（2）对小儿皮肤护理和健康指导的掌握情况。

七、护理诊断

（一）患儿方面

1. 疼痛　与局部病变有关。

2. 皮肤完整性受损　与皮肤形态改变有关。

3. 潜在并发症——海绵窦血栓形成、脑脓肿　与头皮丹毒继发感染有关。

4. 潜在并发症——败血症　与侵入皮下引起蜂窝织炎有关。

（二）家长方面

知识缺乏　与缺乏小儿皮肤护理常识和健康指导有关。

八、护理目标

（一）患儿方面

（1）局部疼痛缓解或消除。

（2）局部症状消失，皮肤完整性恢复。

（3）不发生并发症或并发症被及时发现和处理。

（二）家长方面

得到和疾病有关的知识和小儿皮肤护理常识以及有效健康指导。

九、护理措施

（一）患儿方面

（1）注意卫生，保持皮肤清洁。患儿应卧床休息，发生于小腿的，应抬高患肢 $30°\sim40°$ 可缓解局部疼痛。同时患有足癣者，必须治疗彻底，

以免丹毒复发。

（2）饮食宜清淡，多进凉性食物，如菊花脑、马兰头、鲜藕、绿豆汤等。多饮水。忌牛肉、羊肉、猪头肉、鱼、虾、蟹等和辣椒、胡椒等辛辣之品，因其可促使病势蔓延。

（3）遵医嘱合理使用青霉素等抗生素药物，观察药物的疗效和副作用；密切观察全身症状，及时发现问题和听取患儿主诉，并根据医嘱给予对症处理。

（4）局部按时湿敷和上药，上药前应观察红肿情况，及时了解病情进展情况。

（5）对年长儿，应叮嘱其平时加强体育锻炼，以提高身体抵抗力。

（二）家长方面

（1）向家长讲述丹毒的病因和主要治疗方式。

（2）指导正确的小儿皮肤护理方法。

（3）在小儿饮食、活动和休息等方面给予正确指导。

十、效果评价

（一）患儿方面

（1）局部疼痛减轻，患儿能保持安静。

（2）局部症状消失，红肿消退，皮肤完整性恢复。

（3）未发生各种并发症。

（二）家长方面

能讲述和疾病有关的知识和小儿皮肤护理常识以及有效健康指导。

（刘静）

思考题

1. 何谓新生儿皮下坏疽，其主要致病菌有哪些？

2. 新生儿皮下坏疽局部表现有哪些？

3. 何谓痈疖，其主要致病菌有哪些？

4. 痈疖如何治疗？

5. 试述颈部淋巴结炎发生的部位与病灶的解剖位置及引流范围之间的联系。

6. 丹毒的致病菌和急性丹毒的临床表现有哪些？

诊疗篇

儿 内 外 科 护 理 学

第二十六章　儿科诊疗护理技术操作规程

第一节　新生儿护理

一、口饲法

口饲法喂养事项如下。

(1) 由于早产儿的抵抗力差,要特别注意饮食卫生,防止感染和中毒。

(2) 早产儿需要母乳喂养。早产母亲的乳汁较足月儿母乳的蛋白质含量高、乳糖低、脂肪低,矿物质中钠、锌含量多,抗体亦高于足月儿母乳,适于其生长发育需要,促进消化功能及增加免疫力,能充分满足早产儿的营养需求。若需要人工喂养,应给予早产儿配方奶粉。低体重儿可静脉补充营养。同时补充各种营养成分,特别是维生素C、维生素A、维生素D及铁、钙等,防止发生软骨病、贫血等疾病。

(3) 早产儿一般在出生后6小时开始喂奶,太弱太小者可迟些,先喂10%糖水1~2次,每次3~5 ml。如吃得很好,可改喂奶。

(4) 不会吮吸的早产儿,可将乳液后用小滴管沿舌面慢慢滴入,待婴儿咽下后再滴,不要滴得太多太快,以防窒息。能吮吸的早产儿,喂奶时也要注意,一次不要喂奶太多,以防呛咳。一般每顿间隔2~3小时,每次4~8 ml,逐步增加。

(5) 早产儿的喂奶时间,体重不足1 000 g的,产后48小时开始喂奶,体重1 000~1 500 g的,产后36小时开始喂奶,以后每顿间隔2小时;体重1 500 g以上的,产后24小时开始喂奶最好,以后每顿间隔3小时。在给早产儿添加辅助食品时,较正常儿更要注意少量多试,待婴儿完全接受后再试加另一样;如果对所试的品种有不能接受的反应,应耐心等待,多试几次,久试仍不行的,可以撤换。

(6) 早产儿体内维生素及铁储量不足,很易得佝偻病及贫血。应尽早加入下列营养物。

1) 2~4周时,每天可滴喂浓缩鱼肝油3~5滴,内含维生素A和维生素D。

2) 1个月时,每次授乳时加入2.5%枸橼酸铁溶液2~5滴,也可以喂些菜汤及果汁以补充维生素C。

3) 3~4个月时,母乳或牛奶已不能满足婴儿的营养需要,应开始添加辅食,如奶糕、米麦糊、豆类、蛋黄、鱼泥等。

4) 6个月后,可加菜泥、蛋白质、肉末饼干、烘面包片等。添加辅食应循序渐进,每次添加一种,从小剂量开始,逐渐加量。

5) 平时多晒太阳及户外活动,按时接受预防接种。

二、鼻饲法

(一) 目的

给予婴儿(特别是极低出生体重儿因吸吮能力差、吞咽困难或胃肠功能差等情况)提供能量,保证其正常生长发育。

(二) 用物准备

治疗盘、硅胶管,石蜡油、纱布、针筒、生理盐水、听诊器、温开水、乳品或所需药品、备吸氧装置和其他窒息抢救装置。

(三) 操作要点及注意事项

1. 插管时间　一般出生后2~4小时喂糖水1~2次,若无呕吐,24小时后插胃管鼻饲母乳。

2. 胃管的选择 选用内径为 2 mm 的硅胶管,易于插入及固定。

3. 操作过程

(1) 操作前洗手。

(2) 行经鼻插管时,患儿取仰卧位,再用小枕头将其后颈部垫高 5 cm(不是头部),使其头部自然后倾,以利于胃管进入食管。插管过程中若小儿发生呛咳、面色青紫应立即停止插入,并将胃管稍往回提拉,待咳嗽停止后继续操作,必要时插管时面罩吸氧。

(3) 证实在胃内(同成人的三个方法:听气过水声,抽到胃液,无气泡溢出)。用少量的温开水冲洗胃管。用针筒抽出胃内容物,以防胃过度膨胀而影响呼吸。

(4) 用针筒抽取所需的奶量。奶量的计算方法如下:

最初 10 天每天喂奶总量(ml)=(婴儿出生实足天数+10)×体重/100

10 天后每天总奶量=1/5—1/4 体重。

(5) 接上胃管,将针筒竖起,提高,利用活塞的重力作用使奶量缓慢注入胃内,切勿用力注入。在鼻饲过程中注意观察患儿面色、呼吸、心率及有无呛咳等情况。如发现患儿面色青紫、呼吸心率减慢时应立即停止鼻饲,采取相应的急救措施。

(6) 用少量温开水冲洗胃管。鼻饲液应现配现用。鼻饲用具每天消毒 1 次。根据情况操作前后给以吸氧。

(7) 鼻饲后应观察 2~3 分钟,如无异常。先取右侧卧位,待 1~2 小时后改为左侧或取平卧位,头偏向一侧。如有呼吸困难或面色青紫时,立即清除口鼻腔内分泌物,以防误吸入气管而继发吸入性肺炎,并给氧气吸入。

(8) 每天定时测体重并标于体重生长曲线图中,如发现体重不降或不升,及时分析是否营养供给不足或有并发症出现。

4. 其他 早产儿喂养除了鼻饲法外还有静脉途径,当奶量达到 140 ml/(kg·d),静脉途径供给可以停止。

三、T、P、R 测量

(一) 目的

观察生命体征,提供诊疗依据。

(二) 用物

体温篮,内有置污体温计的消毒溶液器,放置已消毒体温计的干容器,浸消毒液纱布,记录本,笔,有秒针的表。

(三) 操作步骤

(1) 检查体温计完好性及水银柱是否在 35℃以下。

(2) 口腔测量:口表水银端置于患者舌下部位,闭口 3 分钟,取出。

(3) 直肠测量:肛表用油剂润滑水银端后轻轻插入肛门 3~4 cm,3 分钟取出。

(4) 腋下测量:先擦干腋窝下汗液,体温计水银端放腋窝深处,紧贴皮肤,屈臂过胸,夹紧体温计,10 分钟取出。

(5) 用浸有 1 000 mg/L 有效氯溶液的纱布擦净使用过的体温计看读数。

(6) 以示指、中指、环指的指端,用适中的压力按于桡动脉表面,计数半分钟×2

(7) 手仍做诊脉状,观察患儿胸部的起伏。

(四) 注意事项

(1) 精神异常、昏迷、婴幼儿、口腔疾患、口鼻腔手术、呼吸困难、不能合作者不可采用口表测温。

(2) 进食、吸烟、面颊部冷热敷后应间隔 30 分钟后方可用口表测温。

(3) 直肠疾病或手术后,腹泻患儿不宜测肛温;坐浴、灌肠后须待 30 分钟后方可测肛温。

(4) 测患儿肛温时护士应手扶肛表,以防体温表断裂或进入直肠,造成意外。

(5) 过瘦患儿不宜测量腋温。

(6) 肛表与口表、腋表应分别清洁消毒。

(7) 不用拇指诊脉,当脉搏细弱不易计数时,用听诊器听心律一分钟计脉搏。

(8) 绌脉应由两人同时测量,分别听心律和脉搏,同时计数 1 分钟。

(9) 患儿刚剧烈活动后或情绪激动时,应休息 20 分钟再测量。

(10) 测呼吸时不能讲话,计数1分钟。

四、血压测量

(一) 目的

观察血压,了解生命体征动态变化。

(二) 用物

血压计,听诊器,笔,纸。

(三) 操作步骤

(1) 患儿取坐位或卧位,使肱动脉与心脏成同一水平,血压计放平,开盖。

(2) 缠袖带于下缘距肘窝2~3 cm,松紧1指。

(3) 带听诊器,摸到脉搏动脉搏动,加压听诊器并固定。

(4) 关气门,打气放气,记录血压值。

(5) 取下袖带,排气关开关,记录。

(四) 注意事项

(1) 对需要长期密切观察的患儿应定时间、定部位、定体位、定血压计观察血压。

(2) 充气不可过猛、过高,防止水银外溢,放气不可过快以免误读。

(3) 当没听清时应放气至零稍等片刻后再测。

(4) 偏瘫患儿测健肢。

第二节 药 物 治 疗

一、儿科药物治疗的特点

由于药物在体内的分布受体液的pH值、细胞的通透性、药物与蛋白质的结合程度、药物在肝脏内的代谢和肾脏排泄等因素的影响,小儿的药物治疗有如下特点。

1. 药物在组织内的分布因年龄而异 如巴比妥类、吗啡、四环素在幼儿的脑浓度明显高于年长儿。

2. 小儿对药物的反应因年龄而异 吗啡对新生儿呼吸中枢的抑制作用明显高于年长儿,麻黄素使血压升高的作用在未成熟儿却低得多。

3. 肝脏解毒功能不足 特别是新生儿和早产儿,肝脏酶系统发育不成熟,延长了药物的代谢时间和半衰期,增加了药物的血液浓度和毒性作用。

4. 肾脏排泄功能不足 新生儿,特别是未成熟儿的肾功能尚不成熟,药物及其分解产物在体内滞留的时间延长,增加了药物的毒副作用。

5. 先天遗传因素 要考虑家族中有遗传病史的患儿对某些药物的先天性异常反应;对家庭中有药物过敏史要慎用某些药物。

二、药物的选择

选择用药的主要依据是小儿年龄、病种和病情,同时要考虑小儿对药物的特殊反应和药物的远期影响及药物特点,有针对性地选择药物。

(一) 抗生素

小儿容易患感染性疾病,故抗生素是小儿临床最常用的药物之一。对个体而言,除抗生素本身的毒副作用以外,过量使用抗生素还容易引起肠道菌群失衡,使体内微生态紊乱,引起真菌或耐药菌感染;对群体和社会来讲,广泛、长时间地滥用广谱抗生素,容易产生微生物对药物的耐受性,进而对人们的健康产生极为有害的影响,因此在使用中要严格掌握适应证。针对不同细菌、不同部位的感染正确选择用药,保证适当的用量、足够的疗程,不可滥用。临床应用某些抗生素时必须注意其毒副作用,如氯霉素可抑制造血功能、链霉素能损害听神经等。

(二) 肾上腺皮质激素

临床上应用广泛,可与相关药物配合使用,抗炎、抗毒、抗过敏等。根据需要使用的时间不同,分为短疗程和长疗程。短疗程常用于过敏性疾病、重症感染性疾病等;长疗程则用于治疗肾病综合征、血液病、自身免疫性疾病等。哮喘、某些皮肤病则是提倡局部用药。在使用中必须重视其副作用:① 短期大量使用可掩盖病情,故诊断未明确时一般不用。② 较长期使用可抑制骨骼生长,影响水、盐、蛋白质、脂肪代谢,也可引起血压增高和柯氏综合征。③ 长期使用除以上副作用外,尚可导致肾上腺皮质萎缩,可降低免疫力使病灶扩散。④ 水痘患儿禁用激素,以防加重病情。

(三) 退热药

小儿疾病中多有发热表现,一般使用对乙酰

氨基酚,该药可反复使用,但剂量不宜过大,现在也可使用布洛芬退热。

(四) 镇静止惊药

在患儿高热、烦躁不安、剧咳不止等情况下可考虑给予镇静药,使其安静休息、解除惊厥。发生惊厥时可用苯巴比妥、水合氯醛、地西泮等镇静止惊药。婴儿不宜使用阿司匹林,以免发生 Reye 综合征。

(五) 镇咳止喘药

婴幼儿呼吸道感染时多有咳嗽,分泌物多,痰不易咳出。婴幼儿咳嗽时一般不用镇咳药,多用祛痰药口服或雾化吸入,使分泌物稀释,配合体位引流排痰,使之易于咳出。但氨茶碱类药可引起精神兴奋,易致新生儿及小婴儿惊厥,应慎用并于使用时注意观察。

(六) 止泻药与泻药

对腹泻患儿不主张用止泻药,除用口服或补液疗法防治脱水和电解质紊乱外,可适当使用保护肠黏膜的药物,或以含双歧杆菌或乳酸菌的制剂以调节肠道的微生态环境。小儿便秘一般不用泻药,多采用增加蔬菜等饮食调整或使用开塞露等外用药通便方法解决便秘问题。

(七) 新生儿、早产儿用药

幼小婴儿的肝、肾等代谢功能均不成熟,不少药物易引起毒副作用,如磺胺类药、维生素 K_3 可引起高胆红素血症,氯霉素引起"灰婴综合征"等,故应慎重。

三、给药方法

(一) 口服法

是最常用的给药方法。对患儿身心影响小,只要条件允许。尽量采取口服给药。幼儿用糖浆,水剂、冲剂等较合适,也可将药片捣碎后加糖水吞服,年长儿可用片剂或药丸,并鼓励教会其自己服药。小婴儿喂药时最好将小儿抱起或头略抬高,以免呛咳时将药吐出。病情需要时可采用鼻饲给药。

(二) 注射法

急、重症及不宜口服的患儿多用。注射法比口服法奏效快,但对小儿刺激大,肌内注射次数过多还可造成臀肌挛缩,影响下肢功能,故非病

情必须不宜采用。肌内注射部位多选择臀大肌外上方;静脉推注多在抢救时应用;静脉滴注应根据年龄大小、病情严重程度控制滴速。在抗生素应用时间较长时,提倡使用续贯疗法,以提高疗效和减少抗生素的副作用。

(三) 外用药

以软膏为多,也可用水剂、混悬剂、药剂等。要防止小儿用手抓摸药物,误入眼、口服引起意外。

(四) 其他方法

雾化吸入常用;灌肠法小儿采用不多,可用缓释栓剂;含剂、漱剂很少用于小龄儿,年长儿可采用。

四、药物剂量计算

儿童用药剂量较成人更须准确。可按以下方法计算。

(一) 按体重计算

是最常用、最基本的计算方法,可算出每天或每次需用量:每天(次)剂量=每天(次)每千克体重所需药量×患儿体重(kg)。须连续应用数天的药,如抗生素、维生素等,都按每天剂量计算,再分 2~3 次服用;而临时对症用药如退热、催眠药等,常按每次计量计算。患儿体重应以实际测得值为准。年长儿按体重计算如已超过成人量则以承认量为上限。

(二) 按体表面积计算

此法较按年龄、体重计算更为准确,因其与基础代谢、肾小球滤过率等生理活动的关系更为密切。小儿体表面积计算公式为:体重<30 kg,小儿的体表面积(m^2)=体重(kg)×0.035+0.1;体重>30 kg,小儿体表面积(m^2)=(体重 kg-30)×0.002+1.05。

(三) 按年龄计算

剂量幅度大、不需十分精确的药物,如营养类药物等可按年龄计算,此较简单易行。

(四) 从成人剂量折算

小儿剂量=成人剂量×小儿体重(kg)/50,此法仅用于未提供小儿剂量的药物,所得剂量一般都偏小,故不常用。

采用上述任何方法计算的剂量,还必须与患

儿具体情况相结合,分析用药的目的、给药的途径,才能得出比较准确的药物用量,如:治疗化脓性脑膜炎的磺胺类药或青霉素类药物剂量要增大,以达到通过血脑屏障发挥作用的目的;阿托品用于抢救中毒性休克时的剂量要比常规剂量大几倍到几十倍。

五、口服给药法

(一) 目的

根据医嘱,帮助患儿服下应服剂量的药物,以治疗其疾病,促使患儿早日恢复健康。

(二) 用物准备

推车,药盘,水壶,量杯,碾钵,药杯若干,消毒小毛巾若干,糖浆,搅棒。

(三) 操作步骤

(1) 摆药:核对患儿床号、姓名、药名、剂量、方法、用药时间、浓度。根据患儿服药的能力准备药物,如婴幼儿可将片剂碾碎,加入糖浆。

(2) 发药:推车至病房,核对床号、姓名。

(3) 喂药:对于年长儿,护士须看其将药服下,并检查是否遗留口中;对不能自行服药的婴幼儿,护士须帮助喂药,如下:核对手圈。将患儿头部抬高,头侧位,用小毛巾围于患儿颈部。再次核对床号、姓名、药名、剂量方法、用药时间、浓度。操作者左手固定患儿前额,并轻捏其双颊,右手拿药杯从患儿口角顺口颊方向慢慢倒入药液。药杯在患儿口角旁停留片刻,直至其将药物咽下。再喂服少许温开水或糖浆水。完毕后使其处于头侧位。再次核对,整理床单位,处理用物。

(4) 给药后需注意观察患儿情况。

(四) 注意事项

(1) 严格执行"三查七对"制度,严格按医嘱给药,对医嘱有疑问时,及时向医生询问清楚,方可执行。

(2) 做好必要的解释工作,以期患儿能配合服药。因患儿暂不能服药时,应将药物取回保管,并做好交班工作。

(3) 如患儿出现恶心感,应暂停给药,可轻拍患儿背部,转移其注意力,待好转后再喂。若患儿将药物吐出,应立即清除呕吐物,并使患儿

安静,报告医生酌情补给。根据不同药物的性质采用合理给药方法。

(4) 任何中西药不得与食物混合服用,中西药不同时服用,须间隔 30~60 分钟。

(5) 服用止咳药后,少饮水,以免冲淡药液。

(6) 服用磺胺类药物后应多饮水,以免尿中出现结晶。

(7) 健胃药宜在饭后服用,以利胃液分泌。

(8) 对胃黏膜有刺激的药物应在饭前服用,以减少刺激。

(9) 服用洋地黄类药物时要了解病史,测量心率,严密观察,防止毒性反应。

(10) 酸类、铁剂应避免和牙齿接触,可用吸管。

六、肌内注射法

(一) 目的

(1) 由于药物或病情因素不宜采用口服给药的药物。

(2) 药物刺激性较强或药液量较大的药物。

(3) 要求药物在较短时间内发生疗效而又不适于或不必要采用静脉注射。

(二) 注意事项

(1) 切勿把针栓全部刺入,以免针梗从衔接处折断。

(2) 需长期做肌内注射的患儿,注射部位应交替更换,并用细长针头,可避免或减少硬结的发生。

(3) 需要两种药物同时注射时,要注意配伍禁忌。

(4) 两岁以下婴幼儿不宜选用后臀注射,有损伤坐骨神经的危险,幼儿尚未能独自走路前,其臀部肌肉一般发育不好,因此不宜在臀大肌上进行注射,可选用臀中肌或臀小肌注射为佳。

(三) 注射部位

1. 臀大肌注射法 注射时应注意避免损伤坐骨神经,定位方法有两种。

(1) 十字法:从臀裂点向左或右作一水平线,然后从髂嵴最高点作一垂直线,这样一侧臀部被划分为 4 个象限,其外上象限为注射部位,

注意避开内角。

（2）联线法：取髂前上棘与尾骨连线的外上1/3处为注射部位。

2. 臀中肌、臀小肌注射法　该处血管神经分布较少，脂肪组织较薄，定位方法有两种。

（1）以示指尖和中指尖分别置于髂前上棘和髂嵴下角处，这样髂嵴、示指、中指之间便构成一个三角形区域，此区域即为注射部位。

（2）髂前上棘外侧三横指处（以患儿自己手指的宽度为标准）。

3. 股外侧肌注射法　在大腿中段外侧，该处范围较广，可供反复多次注射。

4. 上臂三角肌注射法　取上臂外侧，肩峰下两到三横指处。此处肌肉较臀部肌肉薄，只能作小剂量注射。

（四）用物

铺无菌注射盘1个，按药物剂量选择注射器，针头，医嘱用药。

（五）操作步骤

（1）洗手，戴口罩，备好药液。

（2）携用物到患儿处，核对，并解释操作目的及方法。

（3）协助患儿取合适的体位，暴露注射部位。

（4）常规消毒皮肤。

（5）再次核对，排气。

（6）以一手拇指和示指绷紧皮肤，另一手持注射器，以中指或无名指固定针栓，用手臂带动腕部力量，将针头迅速垂直刺入，深度约为针梗的2/3。

（7）固定针头，另一个手抽动活塞，见无回血后以均匀的速度慢慢推注药液。

（8）注药毕，用无菌干棉签轻按于进针处快速拔针，并继续按压片刻。

（9）再次核对后协助患儿穿好衣裤，取舒适体位；整理床单位和清理物品。

七、小儿头皮静脉输液法

（一）目的

（1）补充水分及电解质，纠正水、电解质和酸碱平衡失调。常用于脱水、酸碱代谢紊乱患儿。

（2）补充营养，供给热量。常用于慢性消耗性疾病，肠胃道吸收障碍及不能由口进食如昏迷、口腔疾病患儿。

（3）输入药物，治疗疾病。如输入抗生素控制感染，输入脱水剂降低颅内压等。

（二）用物准备

无菌小号头皮输液针头（4～5.5号）、备皮盘，余物同静脉输注（输液器1套，注射盘1套，另备加药用的针筒，瓶套，开瓶器，砂仁，剪刀，止血带，胶布，3M胶贴）。

（三）选择静脉

小儿头皮静脉丰富，分支很多，交错成网且互相沟通，因静脉表浅不易滑动，穿刺后易于固定，临床常选用的静脉有颞浅静脉、额上静脉、耳后静脉和眶上静脉等。

（四）操作步骤

1. 操作前　同静脉输液（素质要求，核对，解释，注射单，1 000 g/L有效氯擦洗治疗盘、台、车，洗手，戴口罩，备齐用物并检查）。

2. 操作中

（1）药物检查：根据医嘱准备药液，核对药液的名称、剂量、浓度。检查药液质量（是否过期，瓶盖有无松动，瓶身有无裂缝，对光检查药液有无浑浊、沉淀、絮状物、霉菌感染）。输液瓶上倒贴注射单，套网套。

（2）消毒加药：启动液体瓶铝盖中心部分，安尔碘消毒后，75%酒精脱碘，按医嘱加入药物。注意有无配伍禁忌。

（3）备输液器：检查输液器后取出，将输液器和通气管针头同时插入瓶塞至针头根部，关闭调节器。

（4）再次查对，备胶布，将输液瓶挂于输液架上。

（5）排除空气：抬高滴管下端的输液管，挤压滴管，使溶液迅速流至滴管1/3～2/3满时，稍松调节器，手持针栓，使液体顺输液管缓慢下降直至排尽导管和针头内的空气。关闭调节器。

（6）选取静脉：患儿取仰卧位或侧卧位。选择静脉，常规消毒皮肤，待干。必要时剃去注射部位毛发。

（7）再次排气及核对,取下护针帽,由助手固定患儿头部,穿刺者一手固定静脉两端,一手持头皮针沿静脉向心方向平行刺入,见回血后,将针头平行送入少许。松开调节器试滴,观察局部无肿胀,液体滴入通畅,用3M胶贴及胶布固定。

（8）调节滴速:根据病情,年龄及药物性质调节输液速度。20～40 gtt/min,婴幼儿或输注刺激性较强的药物时速度要较慢,对严重脱水,血容量不足者速度适当加快。

（9）协助卧位,注意保暖。

（10）记录签名:在输液卡上记录输液的时间、滴速、签全名。

（11）更换液体:常规消毒瓶塞后,从上瓶中拔出输液管及通气管插入下一瓶中,观察输液通畅后方可离去(持续输液应及时更换输液瓶,防空气进入,更换时注意无菌操作,防污染。对需要24小时持续输液者,每天更换输液器)。

（12）加强巡视:输液过程中密切观察有无输液反应,患儿有无哭闹,观察输液部位状况,及时处理输液故障,保证输液畅通。

（13）输液完毕:轻揭胶布,用于棉签或小纱布轻压穿刺点上方,加快拔针,按压片刻至无出血。

3. 操作后　整理床单位,注意保暖,清理用物(敷料扔于敷料桶内,针头2 000 mg/L有效氯浸泡1小时,皮条毁形,针筒毁形扔在指定污物桶内统一处理,弯盘1 000 g/L有效氯浸泡消毒)。1 000 mg/L有效氯擦洗治疗盘、台、车,物归原处,洗手,脱口罩,做好记录。

（五）注意事项

（1）严格执行查对制度和无菌操作原则。

（2）患儿取仰卧或侧卧位,必要时剃去注射部位毛发。

（3）注射过程中注意约束患儿,防止其抓拽注射局部。

（4）注射过程中要试抽回血,以检查针头是否仍在静脉内,如有局部疼痛后肿胀隆起,抽无回血提示针头滑出静脉,应拔出针头更换部位重新注射。

（5）在穿刺过程中,如误入头皮动脉,回血呈冲击状,鲜红色,局部血管呈树枝分布状苍白,此时应立即拔出针头,按压局部止血另选择静脉再行穿刺。

第三节　各种穿刺术

一、肘静脉穿刺术

（一）适应证

大龄患儿,前臂静脉较粗,较清晰者。

（二）目的

取血标本,静脉输液。

（三）操作步骤

（1）操作者洗手,戴口罩后,备齐用物,核对医嘱无误后,至患儿床边,解释并取得患儿合作。

（2）暴露患儿前臂,挑选合适肘部静脉。肘部衣袖不要过紧,肘下放置一小垫枕。

（3）安尔碘消毒皮肤,在穿刺点上方部5～6 cm处扎紧止血带,止血带末端向上。

（4）排尽注射器内的空气,嘱患儿握拳,使静脉充盈,穿刺时,左手拇指绷紧静脉下端皮肤,使静脉固定,右手持注射器,针尖斜面向上,针头与皮肤成20°,由静脉上方或侧方刺入皮下,再沿静脉方向潜行刺入。如见回血证明针头已进入静脉,可再顺静脉进入少许。

（5）如需取血标本,左手固定针头,回抽血,取够血量放松止血带,嘱患儿松拳,以干棉签按压穿刺点,迅速拔针,嘱患儿屈肘片刻。将针头取下,沿管壁缓缓注入标本瓶或试管内,凡抗凝标本,在平面处旋转摇匀。在标本瓶上贴上化验单,编号,整理用物,记录,标本送检。

（6）静脉输液者,用敷贴固定针头。

（四）注意事项

（1）严格执行无菌操作,防止感染。

（2）如一次操作失败,切勿反复穿刺,以免形成血肿。

（3）如抽出鲜红色血液,表明进入动脉,应立即拔出针头,紧压穿刺部位直至不再出血为止。

二、股静脉穿刺术

（一）目的

新生儿,婴幼儿取血化验或者年长儿的外周取血困难者,也可用于右心导管检查术等。

（二）原理

股静脉是下肢最大静脉,位置固定,操作得法可取足量的血以满足各项化验的需要。

(三) 禁忌证

有明显出血倾向者。

(四) 操作步骤

(1) 让家长给患儿清洁会阴部、腹股沟及大腿处皮肤,并更换清洁尿布。助手立于婴儿头端,以小软枕垫高穿刺侧臀部,使患儿股部外旋、外展、膝关节屈曲成直角,并固定双下肢,用前臂约束患儿双上肢及躯干。

(2) 操作者洗手后,戴消毒口罩,备齐用物,核对医嘱无误后位于婴儿足端,于婴儿腹股沟内1/3 处开始寻找,触摸股动脉的搏动处。

(3) 消毒取血部位(以股动脉搏动为中心)和操作者左手示指,继续摸股动脉搏动。右手持注射器,沿股动脉内侧穿刺即可刺入股静脉。有2 种方法可供参考。

1) 直刺法。沿股动脉内侧 0.5～1 cm 处垂直刺入 1～1.5 cm 后边退边抽血,直到见回血即固定位置,尽快抽血至所需量,拔针时用消毒无菌棉球压迫止血,此法准确,速度快。

2) 斜刺法。摸到股动脉后,示指不再离开,贴股动脉距腹股沟下 2 cm 左右与皮肤呈 30°～45°,沿股动脉平行方向斜刺进针达适当深度,随即边退边抽吸,见血即固定,继续快速抽至所需量,然后拔针压迫止血同前。此法容易固定,静脉不易被刺破,而且可以同时注射药物或血浆。

(4) 抽血后,用消毒无菌棉球按压 5～10分钟,直至不再出血为止。

(五) 注意事项

(1) 操作者事先要剪好指甲,洗净手指,以新洁尔灭酊严密消毒,避免带入感染。

(2) 注射器内形成足够的负压很重要,千万不能漏气,最好是用 10 ml 注射器,可以形成足够的负压。取血动作要快,否则血会凝固在注射器中。认真压迫止血,防止发生局部血肿。

(3) 有出血倾向或局部有感染者禁用。

(4) 如刺入股动脉,抽出鲜红色血液,应立即拔针,局部按压至少 5 分钟,以避免出血。

三、颈外静脉穿刺术

(一) 目的

需取血的婴幼儿,外周静脉极细或不清晰无

法取血者。

(二) 操作步骤

(1) 用被单包裹婴儿后,使其仰卧,头下垂于检查台一端。助手站于台旁(婴儿右侧)面向婴儿,用双前臂从婴儿身旁约束其身躯,两手分别按其面额与枕部(切勿蒙其口鼻),使颈项向取血的对侧旋转 90°并向后仰约 45°,露出颈外静脉。

(2) 操作者洗手,戴口罩后,位于婴儿头端,将头部转向操作得力、颈外静脉暴露明显的一侧。

(3) 选好穿刺部位,常规消毒皮肤,待患儿啼哭,静脉怒张时以 30°～40°角斜刺入皮肤,刺入点为颈外静脉可见部分的上 1/3 与中 1/3 交界处,有回血时固定针头取血,至所需要量。

(4) 用消毒无菌棉球压迫进针部位拔针,继续按压 3～5 分钟,同时抱起患儿,使其为坐、立位。

(三) 注意事项

(1) 有心肺疾患、缺氧症状、病情危重及出血倾向者禁用。因颈外静脉的取血姿势可使患儿病情加重,甚至发生危险。

(2) 最好使用短而锐利的易于进针的针头,5～10 ml 注射器,用前检查是否漏气,争取一次成功。

(3) 不熟练者可分两步进行:先于颈外静脉上、中 1/3 交界处刺入皮肤,等静脉怒张时再刺入血管。

(4) 拔针时要认真压迫穿刺部位,并立即扶患儿坐起以减轻头部静脉压,避免出现血肿。

(5) 整个操作过程力求安全、准确、快速。注意观察患儿的呼吸,千万不能蒙住其口鼻,严防窒息。

四、后囟静脉穿刺术

(一) 目的

新生儿或后囟未闭婴儿,无出血倾向者,用其他方法采血困难时,可用此法。

(二) 用物准备

治疗盘,无菌注射器及短斜面 6、7 号针头。

(三) 操作步骤

(1) 将后囟周围头发剃光,患儿侧位,背向取血者,助手固定小儿头部,局部常规消毒。

(2) 选择头皮正中或两侧颞浅静脉,充分暴露,操作者用左手固定患儿头部,示指轻压静脉回心端以阻断其血液回流使血管充盈,使头皮穿刺血管充分暴露于拇、示指之间,右手拇、示指捏住穿刺针柄,针头沿静脉走向平行刺入血管。

(3) 由助手抽吸注射器取得需要血量后,固定头皮针连接静脉输液。

(四) 注意事项

(1) 操作过程中,注意左手沿静脉走向按压,以保证血流通畅,不污染穿刺针头及采血部位。

(2) 针头由后囟中央刺入,针头沿矢状面指向额部最顶点,进针 0.5 cm 左右即达上矢状窦。

(3) 抽取血液后,拔出针头,压迫片刻。

五、心内注射法

(一) 目的

心脏停止后尤其是在建立静脉通道前的患儿,向其心腔内注射强心药物,以达到心脏复苏的目的。

(二) 用物

2~5 ml 注射器各 1 个,8 号针头(新生儿使用 6 号针头)数只,皮肤消毒剂,强心药物如肾上腺素。

(三) 操作步骤

(1) 消毒注射部位皮肤。

(2) 方法一:婴幼儿在第四肋间隙胸骨左缘旁开 1~2 cm 处,较大儿童可在第五肋间隙胸骨左缘旁开 1 cm 处,垂直刺入心室腔内,一般刺入 4 cm 深,抽得回血,即注入药液。方法二:于剑突下偏左肋弓下约 1 cm,穿入皮下组织后沿肋弓下缘,与腹壁皮肤呈 15°~35°,针尖朝心底部直接刺入心室腔,抽得回血后,即可注入药液。

(3) 拔针后,按压针孔 1~2 分钟,并记录注入的药物及时间。

(四) 注意事项

(1) 穿刺针要细长,质地要硬韧。

(2) 穿刺部位要准确,否则易造成气胸或损伤冠状血管。

(3) 注射时必须先回抽,见血通畅后,才能

注入药液。药液避免注射在心肌内,以免引起心律失常或心肌坏死。

(4) 进行加压人工呼吸时禁止穿刺以防止刺破肺泡引起气胸。

六、胸腔穿刺术

(一) 目的

(1) 抽取胸腔内液体进行常规、生化、细菌、病理标本,协助诊断。

(2) 胸腔大量积液或气胸时,抽出胸腔内积液或气体,以减轻压迫症状。

(3) 向胸腔内注入药物,已达到局部治疗目的。

(4) 胸腔抽脓、冲洗。

(二) 用物准备

胸腔穿刺包:洞巾 1 块、弯盘 1 个,17 号长针头 1 个,胸腔穿刺针 1 个,血管钳 2 个,长乳胶管 1 根,药碗 1 个、无菌纱布数块、无菌手套 2 副。另备:2% 普鲁卡因,量杯,龙胆紫棉棍,5 ml、50 ml 注射器各 1 个,皮肤消毒剂,胶布,1:1000 肾上腺素 1 支,标本瓶 2 个。

(三) 操作步骤

(1) 做普鲁卡因皮肤试验。对于烦躁不安或不能合作的患儿,在穿刺前半小时给予镇静剂如地西泮、苯巴比妥钠等。

(2) 患儿坐位,使其患侧前臂举至头顶部。年长儿倒骑坐在靠背椅上,胸贴椅背,助手协助固定;年幼儿由助手坐在椅子上抱患儿,胸对胸,使患儿稍向前弯,背部暴露并使之突出。婴幼儿头靠助手胸,助手一手将婴儿穿刺侧的手臂搁在其头上,另一手搂患儿腰。

(3) 积液一般以叩诊音最实处为穿刺点,常用肩胛角下第 7~8 肋间隙或腋中线第 5~6 肋间隙或腋后线第 7~8 肋间隙。积气叩诊音为鼓音。常用第 2 肋间,胸骨旁 1~2 cm。液气胸则多于液气交界处进针。有些患儿有胸膜增厚和包裹性积液,可根据 B 超或 X 线检查结果进行定位。确定穿刺部位后用甲紫棉棍标记。

(4) 操作者戴口罩及无菌手套,消毒皮肤,1% 普鲁卡因进行局麻。边进针边注药,直至回抽有液体为止。用无菌纱布压迫撤麻醉针。

（5）操作者用左手示指和中指固定穿刺处皮肤。右手持针尾套好橡皮管和附有止血钳的穿刺针，沿肋骨上缘慢慢刺入。待觉胸膜壁层被穿过，针锋抵抗感消失后，表示针头已穿过胸膜。助手用血管钳协助固定穿刺针，防止针头过深而损伤肺组织。

（6）用 50 ml 注射器接于橡皮管尾端，放开止血钳抽液。当抽满液体后，先夹管再移去注射器，把液体注入弯盘及准备送检的标本瓶中，如此反复抽吸计量。也可将穿刺针尾部接一个三通管，一侧接注射器，一侧接橡皮管，此法不必用止血钳。

（7）液气胸、张力性气胸患儿应取半卧位，穿刺点为患侧的锁骨中线外侧。如随抽随长，呈活瓣状态，即呈开放性、张力性气胸，需持续排气。应采用闭式引流装置进行胸腔减压。

（8）抽液完毕，用消毒无菌纱布压紧针眼部位，迅速拔针，继续压迫片刻，胶布固定。

（四）禁忌证

（1）穿刺部位有炎症、肿瘤、外伤者。

（2）患儿不合作。

（3）病情严重、有严重出血倾向、自发性气胸、大咯血、严重肺结核、肺气肿等。

（五）注意事项

（1）有凝血缺陷、出血性疾病和服用抗凝药治疗者，应给予相应处理后再行此术。

（2）穿刺前应再次叩诊，以明确哪边是健侧，哪边是患侧。穿刺前麻醉要充分，以防止胸膜休克发生。

（3）穿刺应紧贴肋骨上缘进针，以免刺伤肋间血管和神经，并应使针、橡皮管或三通开关，针筒保持密闭，以免空气进入胸腔造成气胸。

（4）抽液时，穿刺针不要移动，避免患儿咳嗽。助手的固定工作一定要做到位。随时注意观察患儿的情况，如有面色苍白、出汗、头晕、心慌、脉搏变弱，必须停止操作，并让患儿平卧，必要时吸氧，皮下注射肾上腺素或苯甲酸钠咖啡因等，另根据病情做相应处理。若抽出血性液体，也要立即停止操作。

（5）放液速度要慢，如有大量胸腔积液，不要一次抽尽，以免纵隔过度移位。必要时分次抽

吸，每次量视小儿年龄而定。一般为 100～150 ml 左右。

（6）重复胸穿抽液时要有 X 线检查做指导或 B 超定位，观察液量多少，确定穿刺部位。

（7）穿刺进针时拉紧皮肤，与皮下针眼有意错开，待拔针后表皮组织可自然盖上针眼，以防止瘘道。与胸腔相通的各接头皆不要脱落，三通管不要扭错方向。避免空气进入胸腔。闭式引流也要注意不要接错。

（8）需要注药时，在抽液后接上备好的盛有药液的注射器，抽取胸液少许与药液混合后再行注入，以确保注入胸腔内。

（9）脓胸患儿如抽液不畅快，可用生理盐水反复冲洗，最后注药。

七、腰椎穿刺术

（一）目的

（1）测量脑脊液压力或抽取脑脊液做化验检查，协助诊断疾病。

（2）往脊髓腔内注射药物，做脊椎麻醉或治疗疾病。

（二）用物准备

腰穿包：洞巾 1 块、弯盘 2 个、腰穿针 2 个、纱布数块、无菌手套 2 副、镊子 2 把。另备：皮肤消毒剂、橡皮布 1 块，杂用巾 1 块，酒精灯，火柴，无菌测脑压管。

（三）操作步骤

（1）操作者和助手洗手，戴口罩、帽子。

（2）年长患儿要做好解释工作，已取得信任与合作。

（3）治疗室用紫外线照射 30 分钟，带患儿到治疗室，侧卧于治疗台，脊背部与治疗台边沿对齐，铺橡皮布及杂用巾与腰部的治疗台上。助手将患儿双手肩部臀部固定，使腰椎尽可能弯曲（注意勿弯曲颈部以免妨碍呼吸）。患儿取左侧卧位，背靠桌缘，颈和两腿前屈，右手从两腿间伸至左膝后，助手面向患儿，右臂从患儿颈后绕过，右手拉住患儿伸至膝后的右手，左手按住患儿臀部，使脊椎前屈，背与桌面垂直。

（4）局部常规消毒，铺以消毒巾。按两髂前上棘的连线，在脊柱中线第 4～5 或第 3～4 腰椎

间隙处进针,方向指向脐部缓慢推进,通常早产儿进针约 0.5～0.7 cm,足月儿 1 cm 可达蛛网膜下腔,进入蛛网膜下腔时常有轻微的落空感。进针过程中应不时的抽出针芯或将注射器轻轻抽吸,观察有无脑脊液流出,以免刺入过深伤及椎前静脉丛。

(5) 收取脑脊液,观察颜色和浑浊度,分装入 3～4 支试管中,每管 0.5～1 ml(第一管做细胞记数及分类,并离心取沉淀涂片做革兰染色。第二管做培养及药敏实验。第三管做生化检查。第四管做其他必要实验室检查)。

(6) 拔针后重新消毒,覆盖纱布,胶布固定,按压 2～3 分钟。

(7) 患儿去枕平卧 4～6 小时,防止低脑压,引起疼痛或形成脑疝。临床上可用颈静脉压迫法(Queckenstedt 试验)、压腹试验(stookey 试验)、Pussep 试验判断脊髓部蛛网膜下腔是否存在梗阻。

(四) 注意事项

(1) 颅内高压者穿刺,应先脱水进行降压处理。

(2) 需保持正确体位。

(3) 操作过程中注意患儿的生命体征,面色。注意保暖。

(4) 拔针时动作要缓慢,以防脑脊液漏。

八、肝脏穿刺术

(一) 目的

(1) 原因不明的肝脾肿大或肝功能异常,原因不明的黄疸且已排除肝外胆管梗阻者,慢性肝炎随访病情或判断疗效,疑有弥漫性肝病后有肝外疾病累至肝脏等疾病,取其肝脏活体组织或者查找病原虫协助诊断。

(2) 抽取肝内脓液治疗肝脓肿。

(二) 用物

肝穿刺包:洞巾 1 块、弯盘 2 个、肝穿针 2 个、纱布数块、无菌手套 2 副、血管钳 1 把。治疗盘内备有:弯盘,小镊子,5 ml 注射器 1 个,6 号针头数只,皮肤消毒剂,20～50 ml 注射器 1 个,一次性无菌手套。另备:沙袋,腹带,甲紫棉棍,局麻药物,标本瓶 2 个。

(三) 操作步骤

(1) 检查患儿凝血酶原时间,血小板,出、凝血时间,必要时术前连服 3 天维生素 K。术前须禁食 6 小时以上。训练年长患儿学会憋气。

(2) 通过 B 超确定穿刺部位、方向和深度,一般选在腋前线第 7～8 肋间,或腋中线第 8～10 肋间。

(3) 操作者和助手洗手,戴口罩。

(4) 年长患儿要做好解释工作,以取得信任与合作。

(5) 患儿取仰卧位或稍向左卧,穿刺点局部常规消毒、铺巾,用甲紫注明穿刺点,用 1% 利多卡因行浸润麻醉至肝包膜。用肝穿刺针,通过橡胶管和玻璃接头与注射器连接,内吸 3～5 ml 生理盐水,穿刺针沿肋骨上缘刺入胸壁 0.5～1 cm 时,将注射器内盐水推进 1 ml 左右,目的是把穿刺针可带入的皮下组织冲去,嘱患儿在深吸气后呼气屏气(此时已将注射器抽成负压),操作者将针快速垂直刺入,并立即拔出,此动作一般在 1 秒以内完成,将抽取的标本置于福尔马林固定液瓶中。

(6) 穿刺部位盖灭菌纱布包扎,以腹带紧扎伤口,沙袋加压。

(7) 穿刺后患儿绝对卧床休息 4 小时,穿刺后 4 小时去掉沙袋,可在床上进行轻微活动,穿刺后 24 小时去掉腹带,可下床活动。

(四) 注意事项

(1) 不能合作的患儿,重度黄疸,大量腹水或有凝血功能障碍者。充血性肝肿大,一般情况较差,或右侧胸腔内有急性炎症的患儿禁忌穿刺。

(2) 必须预先训练患儿屏息动作,以配合操作,穿刺针进入肝脏后绝对不得搅动。

(3) 穿刺后初 24 小时,每 30 分钟测脉搏血压 1 次,如无变化,改为每小时 1 次,共 6 次,如有出血征象,应考虑输血,必要时邀外科会诊。

九、腹腔穿刺术

(一) 目的

(1) 诊断方面:了解腹水性质,送检常规、生化、细菌病理学检查,做气腹造影。

(2) 治疗方面:缓解压迫症状,腹腔内注射药物及腹膜透析。

(二) 用物准备

腹腔穿刺包：洞巾 1 块、弯盘 1 个，17 号长针头 1 个，腹腔穿刺针 1 个，血管钳 2 个，长乳胶管 1 根，药碗 1 个、无菌纱布数块、无菌手套 2 副。另备：2%普鲁卡因，中单，多头腹带，量尺，甲紫棉棍，三通开关，5 ml、20 ml 注射器各 1 个，皮肤消毒剂，胶布，培养管 2 个，水桶。

(三) 操作步骤

(1) 洗手、戴口罩，备齐用物。

(2) 年长患儿要做好解释工作，以取得信任与合作。

(3) 患儿排尿后，仰卧位。如放腹水者测量腹围，放置腹带，患儿腹下放置中单，水桶放在方便处盛接腹水。

(4) 选取脐与耻骨连线中上三分之一交界处，或脐与髂前上棘连线中下三分之一交界处，消毒皮肤，用甲紫标记后，操作者戴手套、铺洞巾，用 2%普鲁卡因做局部麻醉。

(5) 穿刺针进入腹膜腔后，当有液体或气体漏出，连接三通和注射器，即可进行抽液或排气。同时留取标本。

(6) 放腹水速度不宜过快，量不宜过多，放腹水中应自上而下逐层收紧包扎腹带。

(7) 穿刺毕，拔出针头，重新消毒，覆盖纱布，胶布固定。穿刺点有渗出时用明胶海绵封闭。

(8) 测量并记录放出腹水量、性质、时间，并将标本及时送检。

(四) 注意事项

(1) 大量放腹水可能引起晕厥及休克、水与电解质紊乱、血浆蛋白缺失等严重并发症，故除特殊情况下，一般不予放液。初次放腹水不宜超过 300 ml，但有腹水浓缩回输设备者不在此限。

(2) 腹水为血性者于取得标本后，应停止抽吸或放液。

(3) 腹腔穿刺放液术后，患儿应至少卧床 12 小时。

十、骨髓穿刺术

(一) 目的

(1) 抽取骨髓制成涂片做细胞学及病原学检查以确定诊断。

(2) 抽取骨髓做细菌培养以协助诊断。

(3) 进行骨髓内输血、输液及输骨髓。

(二) 用物准备

无菌骨髓穿刺包：洞巾 1 块、弯盘 2 个、骨穿针 2 个、纱布数块、无菌手套 2 副、血管钳 1 把。另备：皮肤消毒剂，6 号针头数只，5 ml、20 ml 注射器各 1 个，2%普鲁卡因，推片，玻璃片数张，胶布，小砂锯。

(三) 操作步骤

1. **胸骨穿刺法** 患儿仰卧，两臂约束于身旁，胸骨暴露，做皮肤消毒，并用 2%的普鲁卡因局麻，取胸骨中线，胸骨角上下各 1～1.5 cm 平坦处，左手在胸骨两侧固定皮肤。取注射器 (含 6 号针头) 沿中线刺入，刺入少做旋转动作，针头向患儿头部，与胸骨成 45°～60°。在距胸骨骨膜下约 1～1.5 cm 处，可得空洞感觉，及达骨髓腔。抽取骨髓液 0.2～1 ml 抽时勿用力过猛以免引起疼痛。抽毕拔针，无菌纱布外敷，然后压迫止血。

2. **髂骨穿刺法** 患儿仰卧，腹胀者可侧卧，在髂前上棘最突出部位做皮肤消毒后，用 2%普鲁卡因做局麻。针头达骨膜时注射应缓慢，注射量通常不多于 2 ml，穿刺针沿患儿身体矢面与髂嵴成 45°处刺入，施适当压力并用旋转动推针前进，直到前进阻力突然消失为止。深度约 1～1.5 cm，拔出针芯，接上注射器抽取骨髓液，抽取完毕可用纱布封住针口，胶布固定。

3. **胫骨穿刺法** 多用于新生儿或 3 个月以下的婴儿。穿刺点于胫骨前内侧面相当于胫骨粗隆水平下 1 cm 的前内侧，皮肤消毒后进行局麻，穿刺针进入皮肤时与骨干长径 60°。稍用压力并做轻度旋转，使针穿过骨膜，针到达骨髓腔时，即有阻力减轻的感觉，此时应固定穿刺针于骨中使之不动摇。拔出针芯接上 5～10 ml 干净的注射器，抽取骨髓液，用力不可过猛，以免负压过大使血窦破裂，导致血液和骨髓液混合，而稀释了骨髓液。如做骨髓液涂片取 0.2～0.5 ml 即可。如做骨髓培养，则抽取 2 ml，拔针后应以消毒敷料加压局部压迫止血。

(四) 注意事项

(1) 骨穿前应向患儿及家属解释清楚检查

的目的与方法,以取得配合。

(2)穿刺前应检查用具是否完好适用,注射器与穿刺针必须干燥以免发生溶血。

(3)穿刺针头进入骨质后避免摆动过大以免折断,胸骨穿刺不可用力过猛,以防穿透内侧骨板。

(4)抽取骨髓涂片检查时,应慢慢增加负压,抽吸骨髓量不宜过多,过多会使骨髓液稀释,影响有核细胞增生度判断、细胞记数及分类结果。如抽不到骨髓液时,可使穿刺针略前进或后退再抽,旋转穿刺针适当用力再抽吸。

(5)穿刺过程中患儿面色苍白、出冷汗、脉搏加速、血压下降等表现应立即停止穿刺。

(6)骨髓液取出后应立即涂片,否则会很快发生凝固,使涂片失败。标本应及时送检,如不能及时,应置室温,不能放入冰箱及暴晒处。

(7)如穿刺失败,则被抽出的骨髓液无浅黄色的骨髓颗粒或油珠(在急性再生障碍性贫血时可无骨髓粒但应有油珠)。

十一、心包穿刺术

(一)目的

(1)取心包积液做化验检查,以协助诊断。

(2)抽取积液,减轻液体对心脏及临近器官的压迫症状,并注入药物治疗化脓性心包炎。

(二)用物准备

胸腔穿刺包:弯盘2个,胸穿针2个,纱布数块,洞巾1块,无菌手套2副,血管钳1把。另备:皮肤消毒剂,甲紫棉棍,急救器械及药品,氧气,强心药等。

(三)操作步骤

(1)患儿呈仰卧位,积液引流时,上身略垫高,取剑突下做穿刺点,常规消毒局部,铺以无菌巾。

(2)操作者洗手,戴消毒口罩,将套管针与三通开关,盛有少量生理盐水的注射器连接。在剑突与左肋弓缘交界处进针,与正中线和水平面各呈45°。向左肩方向推进,边进针边轻轻抽吸,进入1~2 cm深达心包腔,可见注射器中气泡或积液抽去。拔除内针,用三通管将注射器和套管连接,分次抽出积气或积液。

(3)拔针后局部重新消毒,覆以纱布块和粘上胶布条。

(4)如气漏严重,或在使用持续呼吸道正压(CPAP)或人工呼吸机下可将套管留置与心包腔内,固定后与引流装置及吸引器连接作持续引流。吸引负压-0.049 kPa(-5 cm H₂O)。

(5)待患儿病情改善,无气体流出,X胸片示心包无积气时,可停止吸引,如6~12小时后X线胸片仍无心包积气出现,可以拔管,局部消毒覆以纱布块,粘以胶布条。

(四)注意事项

(1)因有危险性,要由有经验的医生操作,并在心电监护下进行,术前患儿服镇静药。

(2)术前须心脏超声检查,确定液段大小与穿刺部位,或在超声显像指导下进行穿刺抽液更为安全。

(3)术前解释,穿刺过程中切勿咳嗽后深呼吸。

(4)麻醉要完善,以免疼痛引起神经性休克。

(5)第一次抽液不超过100~200 ml,以后每次不超过200~300 ml,引流心包积液每分钟不超过20~30 ml,抽液过快过多使大量血回心可导致肺水肿。

(6)如抽出鲜血,立即停止抽吸,并严密观察有无心包填塞出现。

(7)取下空针前夹闭橡胶管,以防止空气进入。

(8)术中后均须密切观察P、R、BP变化,如因疼痛刺激、麻醉不佳或神经反射引起休克时,应立即停止抽液,平卧。必要时静脉注射GS或皮下注射1:1 000肾上腺素0.3~0.5 mg。

十二、硬脑膜穿刺术

(一)目的

(1)引流硬脑膜下的积液或积脓,减轻颅内压。

(2)检查积液的性质,进行常规化验与细菌培养以协助诊断。

(3)硬脑膜下注射药物。

(二)用物准备

同腰椎穿刺,如果前囟已闭合,须备无菌钻

颅器,1 ml 注射器 2 个,6 号针头 2 个。

（三）操作步骤

（1）剃去患儿前囟及其附近毛发,局部皮肤严格消毒,消毒区域铺以无菌巾,患儿仰卧或侧卧,头顶与治疗台一端齐平。

（2）操作者与助手洗手后,戴消毒口罩、手套。助手站在治疗台右侧,双手拇指向上,环形固定患儿头部。

（3）穿刺点于前囟近侧角之内缘 0.5 cm 处,前囟较小者,应尽量远离中线不能 <0.5 cm,以免损伤血窦。将针头接上注射器,与头皮垂直缓慢刺入。经硬膜即达硬脑膜下腔,进针过程随时轻轻抽吸,观察有无液体。一般进针 0.2~0.5 cm,刺入硬脑膜时有落空感。切记针身调转方向,搜寻液体,以免损伤大脑皮质。

（4）如有指征,可行双侧穿刺,但每次每侧抽液勿超过 15 ml。

（5）拔针后,局部消毒,覆盖以消毒纱布,胶布固定,患儿去枕平卧或侧卧继续按压针孔 30 分钟。

（四）注意事项

（1）颅内压过高或有脑疝症状时,禁忌穿刺。穿刺部位皮肤有化脓感染时,禁忌穿刺。

（2）观察穿刺点处有无液体渗出,若为硬脑膜下积脓,针孔处压迫更为重要,以免皮下感染。

（3）穿刺后,可由于颅内压减低而发生病情变化,可能因穿刺放液过多过快而出现抽搐后脑性休克等。如有异常反应及时报告医生,协助抢救。

十三、侧脑室穿刺及引流术

（一）目的

引流脑脊液,降低颅内压。

（二）用物准备

侧脑室穿刺包:颅钻,9 号穿刺针,侧脑室三通引流管,侧脑室引流瓶,测压管,无菌手套 2 副,无菌方巾,直径为 1.5 cm 的橡皮塞。另备:软皮尺,皮肤消毒剂,胶布。

（三）操作步骤

（1）患儿仰卧,剃去患儿前囟及其附近毛发,局部皮肤严格消毒,消毒区域铺以无菌巾。

（2）操作者洗手后,戴消毒口罩、手套。立于患儿头侧,左手固定患儿头部,右手持针,在前囟侧角刺入,脑积水时可在前囟侧角与中线连线之中点刺入。针头穿过头皮及骨膜后,微向前内指向对侧眼内眦方向前进,针身不能摆动或转变方向,以免损伤脑实质。

（3）进针时每进 1 cm,取出针芯,观察有无液体流出。一般足月儿刺入 4~5 cm 即达侧脑室,勿再深刺,进针深度依体重而异:1 000 g 是 2~3 cm,1 500 g 是 3~4 cm,2 500 g 是 4~5 cm。

（4）若未穿刺成功,应插上针芯,将针循原进针轨道插至头盖骨下,再行穿刺,切记针身在脑实质内调动方向搜寻侧脑室。若第二次穿刺未成功,应换人或请人指导。穿刺成功后插上针芯,缓慢循原进针轨道退出,局部消毒,盖以纱巾,必要时加压包扎。

（5）术后略垫高头部,注意观察,监护脉搏、呼吸。

（四）注意事项

（1）进针后针身不能摆动或转变方向,以免损伤脑实质。

（2）注意进针深度,勿深刺。

（3）引流脑脊液不宜过多过快,以免发生抽搐或脑性休克。

第四节 治疗操作

一、抽取胃内容物

（一）目的

抽取胃液,进行胃液分析以助诊断。

（二）用物

治疗盘内放弯盘,一次性胃管 1 根,无菌石蜡油,生理盐水,棉签,纱布,镊子,20 ml 注射器,治疗巾,无菌小瓶 1~5 个。

（三）操作步骤

（1）评估患儿,备齐用物,携至病床旁,向患儿解释,取得合作。

（2）关闭门窗,必要时围屏风。

（3）患儿头侧向一边,颌下铺治疗巾,清洁鼻腔,取出分泌物,需要时可约束患儿。

（4）用石蜡油纱布润滑胃管前段,沿一侧鼻孔插入胃管,如发现咳嗽、呼吸困难、发绀等情况,表示误入气管,应立即拔出,休息片刻更换胃管重插。插入不畅时,应检查胃管是否停留在口中。

(5) 用注射器抽吸,有胃液抽出,证实胃管在胃内。

(6) 抽取胃液 10～30 ml,放无菌标本瓶中,必要时注入生理盐水 20～30 ml。

(7) 抽取完毕夹住胃管,迅速拔出,安置好患儿,开门窗,去屏风。整理用物。

(8) 贴好标本送验,洗手,记录。

(四) 注意事项

(1) 应在清晨患儿未进食及服药前抽取胃内容物。

(2) 昏迷,吞咽和咳嗽反射消失,不能合作者,在插管前应去枕,头后仰,当胃管插至 15 cm(会厌部)时,左手将患儿头部托起,使下颌靠近胸骨柄,以增大咽喉部通道的弧度,便于管端沿后壁插入。

二、洗胃法

电动吸引洗胃

(一) 目的

利用负压吸引原理,用电动吸引器连接胃管进行洗胃。

(二) 用物准备

电动洗胃器(控制台、溶液瓶、污水瓶),粗的洗胃管(内径 1～1.5 cm),胃管头端面开有两个凹陷的长孔,50 ml 注射器,弯盘,止血钳,石蜡油,牙垫,开口器,纱布,洗胃溶液 1:15 000～1:20 000 高锰酸钾,2%～4% 碳酸氢钠,1% 盐水等溶液。

(三) 操作步骤

(1) 评估患儿,备齐用物,携至病床旁,向患儿解释以取得合作。

(2) 协助患儿右侧卧于床边,将治疗巾及橡胶单围于胸前,并予以固定。污水桶放于头部床下,置弯盘于患儿口角处。

(3) 将洗胃液倒入正压瓶。

(4) 接通洗胃器的电源和地线。

(5) 插胃管前端涂石蜡油,经口腔或鼻腔将

胃管缓慢送入胃内,抽净胃内容物,留送化验标本。

(6) 打开控制台按钮,向胃内注入灌洗液(300～400 ml)。

(7) 当正压瓶洗胃液的液面下降 300～500 ml 时,再按负压,一般负压为 -27～-20 kPa,吸出洗胃液。

(8) 如此反复灌洗至达标准。

(四) 注意事项

(1) 必须接牢地线,以防引起电击。

(2) 使用过程中,保持吸引管通畅。

(3) 严禁灌入过多的洗胃液,以免超过胃容量,造成急性胃扩张。

(4) 洗毕,彻底清洗机器各管道。

(5) 控制台不可倒置。

漏斗胃管洗胃法

(一) 目的

利用虹吸原理,将洗胃液灌入胃内再吸引出来的方法。

(二) 用物准备

治疗盘内备漏斗胃管,镊子,无菌纱布,石蜡油,棉签,弯盘,压舌板,张口器。治疗车下放置污水桶。

(三) 操作步骤

(1) 评估患儿情况,向患儿做好说明、指导。

(2) 备齐用物,携至床边,患儿取坐位、半卧位或侧卧位,将治疗巾及橡胶单围于胸前,置污水桶于床前。

(3) 插入胃管,将漏斗放置低于胃的位置,挤压橡皮球,抽尽胃内容物,抬高漏斗距口腔30～50 cm,徐徐倒入洗胃液 300～500 ml,当漏斗内尚有少量溶液时,迅速将漏斗降至低于胃位置,利用虹吸作用引出胃内液体流入污水桶中。若引流不畅,可将胃管中段的皮球加压吸引。

(4) 胃内溶液流完后,再抬高漏斗,如此反复灌洗,直至洗出液与灌洗液相同为止。

(5) 灌洗完毕,反折胃管,迅速拔出。

(四) 注意事项

(1) 洗胃过程中,注意观察患儿反应及洗出液性质。

(2) 吞服强腐蚀毒物者,上消化道静脉曲

张、癌症、溃疡及近期有出血穿孔者禁洗胃,昏迷者慎用。

(3) 中毒不明时,应抽出胃内容物送验,先用等渗盐水洗胃,待检验毒物明确后改用拮抗剂洗胃。

注射器洗胃法

(一) 目的

用注射器,通过胃管冲洗的方法。适用于幽门梗阻和胃手术前的洗胃。

(二) 用物准备

治疗盘内置胃管,治疗碗,镊子,50 ml 注射器,纱布,石蜡油,棉签,洗胃液,盛水桶,治疗巾。

(三) 操作步骤

(1) 评估患儿,向患儿解释取得合作。

(2) 备齐用物,携至病床旁,患儿取坐位或半卧位,围治疗巾于胸前。

(3) 插好胃管,用注射器吸尽胃内容物后,注入洗胃液约 150 ml 左右,再抽出弃去。反复冲洗,直至洗净为止。

(4) 冲洗毕,反折胃管,迅速拔出。协助患儿漱口、洗脸,取舒适体位。

(四) 注意事项

(1) 幽门梗阻患儿洗胃宜在饭后 4～6 小时或空腹时洗胃。同时记录胃内潴留量,灌入液量视病情而定。

(2) 洗胃过程注意观察患儿反应及洗出液性质。

(3) 抽吸胃内容物,吸力不可过大,以免损伤胃黏膜。

自动洗胃机洗胃法

(一) 目的

利用电磁作为动力源,完成洗胃过程,能自动、迅速、彻底清除胃内毒物。

(二) 用物准备

自动洗胃机,其他用物同电动吸引洗胃法。

(三) 操作步骤

(1) 评估患儿,备齐用物,携至病床旁,向患儿解释以取得合作。

(2) 协助患儿右侧卧于床边,将治疗巾及橡胶单围于胸前,并予以固定。污水桶放于头部床下,置弯盘于患儿口角处。

(3) 检查洗胃机完好,各管道衔接是否正确牢固,运转是否正确。

(4) 打开控制台上的按钮向胃内注入洗胃液的同时,观察正压表(一般压力小于等于 40 kPa),并观察洗胃液的出入量。

(5) 用毕及时清洗。

(四) 注意事项

(1) 如有水流不畅,进出液量相差较大,可交替按"手冲"、"手吸"两键,进行调整。

(2) 急性中毒患儿,应迅速采用口服催吐法,必要时进行洗胃,操作时动作要轻而快,切勿损伤食管黏膜或气管。

三、肛管排气法

(一) 目的

将胃肠内气体排出,以减轻腹胀不适。

(二) 用物准备

治疗盘内置肛管数根,胶布,石蜡油,棉签,排气装置 1 套(玻璃瓶内装水 3/4 满、瓶口有系带,橡胶带一端插入液面下,用胶布固定在瓶口,另一端为有护帽的玻璃接头),屏风。

(三) 操作步骤

(1) 核对医嘱,评估患儿,向患儿解释肛管排气的目的、方法,屏风遮挡。

(2) 备齐用物,携至病床旁,将瓶系于床边,橡胶管一端插入瓶中水面下,另一头玻璃接头于肛管连接。

(3) 患儿取仰卧位或右侧卧位(根据病情而定)。脱裤子至膝部(婴儿取掉尿布),露出肛门。

(4) 用石蜡油润滑肛管前端,分臀插入 10～15 cm,用胶布固定在臀部。

(5) 橡胶管留出足够患儿翻身长度,用安全别针固定在床单上。

(6) 观察并记录患儿排气情况,一般保留肛管在 20 分钟以内。

(7) 排气完毕,拔除肛管,擦净肛门,协助患儿穿好裤子或垫好尿布。

(8) 整理床单位,处理用物。

(四) 注意事项

(1) 排气不畅时,可协助患儿变换卧位或调节肛管的深浅度,还可以进行腹部按摩、热敷,以促进排气。

（2）转移患儿注意力，若患儿感觉疼痛或遇有阻力时，应停止插入，告知医师处理。

（3）依据需要，决定肛管保留时间，一般约20分钟拔除肛管，以防过久刺激直肠。

四、灌肠法

大量不保留灌肠法

（一）目的

（1）刺激肠蠕动，解除便秘，缓解腹胀。

（2）清洁肠道，为手术、检查和分娩做准备，以减少污染。

（3）协助降温。

（二）用物准备

治疗盘内置灌肠筒1套（内盛灌肠溶液），弯盘，肛管（18～22号），血管钳，润滑液，棉签，卫生纸，水温计，橡皮单，治疗巾，便盆，便盆巾，输液架，屏风，绒毯。

（三）溶液

（1）溶液：0.1%～0.2%软皂液、等渗盐水，降温时用等渗盐水。

（2）溶液量：成人溶液量每次用500～1 000 ml，小儿每次200～500 ml，<6个月的不超过50 ml。

（3）温度：39～41℃，降温用28～32℃，中暑用4℃等渗盐水。

（四）操作步骤

（1）备齐用物，携至病床旁，向年长患儿解释操作目的，取得合作并嘱排尿。酌情关闭门窗，屏风遮挡。

（2）协助患儿左侧卧位，双膝屈曲，脱裤至膝部，暴露臀部，使臀部移近床沿，将橡胶单和治疗巾垫于臀下。如肛门括约肌失去控制能力者可取仰卧位，臀下置放便盆。婴幼儿卧位可采用仰卧位或右侧卧位。

（3）灌肠筒挂于输液架上，液面高于肛门30～40 cm，弯盘置臀边，润滑肛管前端，放出少量液体以驱出管内气体，并以腕部试温是否适当，然后夹紧橡胶管。分开臀部，暴露肛门，将肛管插入直肠7～10 cm，固定肛管，放松血管钳，使溶液缓缓注入。

（4）观察筒内液体灌入情况，如灌入受阻，可稍移动肛管，同时检查有无粪块堵塞。如患儿感觉腹胀或有便意时，应适当放低灌肠筒并嘱张口深呼吸，以减轻腹压。如发现患儿脉速、面色苍白、出冷汗、剧烈腹痛、心慌、气短，应立即停止灌肠，并和医生联系。

（5）待溶液将尽时，夹紧橡胶管，用卫生纸裹住肛管，拔出放入弯盘内，擦净肛门，嘱患儿尽可能保留5～10分钟以上，以使粪便软化，不能下床的患儿，给予便盆，便后擦净臀部。

（6）便毕，取出便盆，整理床铺，开窗通风。

（7）清理用物，洗手，观察大便性状，记录结果。

（五）注意事项

（1）禁忌证：急腹症、消化道出血、严重心血管疾病。

（2）掌握液体温度、浓度、速度和溶液量，肝昏迷患儿禁用肥皂水灌肠，伤寒患儿灌肠液面不得高于肛门30 cm，溶液量不超过500 ml，并选用等渗盐水，钠潴留、充血性心衰禁用生理盐水灌肠。

（3）指导患儿建立正常的排便习惯。

（4）插管动作要轻柔，对肛门疾病患儿更应小心，以免造成损伤肠黏膜。

（5）灌肠过程中，注意观察患儿反应，发现面色苍白、脉速、出冷汗、心慌气急，应立即停止灌肠，并报告医生。

小量不保留灌肠法

（一）目的

软化粪便，排除肠道积气，减轻腹胀。

（二）用物准备

治疗盘：同大量不保留灌肠，免去灌肠筒，另加漏斗或50 ml注射器，另带便盆，围屏。

（三）溶液

（1）按医嘱配制常用有"1、2、3"灌肠液（50%硫酸镁30 ml，甘油60 ml，水90 ml）或水和甘油各60～90 ml。

（2）温度同大量不保留灌肠。

（四）操作步骤

（1）准备工作同大量不保留灌肠。

（2）将注射器或漏斗连接肛管，倒入或抽取溶液，润滑肛管前端，排除空气，夹紧肛管并插入肛门,放松夹子,使溶液全部流入。

(3) 灌毕,捏紧肛管并取出。嘱患儿保留10～20分钟,使粪便软化后排出。

保留灌肠法

(一) 目的

自肛门灌入药物,保留在直肠或结肠内,通过黏膜吸收进行药物治疗。

(二) 用物准备

除选择12、14号肛管外,其余用物同小量不保留灌肠。

(三) 溶液

(1) 肠道杀菌剂:用2%黄连素、0.5%～1%新霉素或其他抗生素。

(2) 镇静催眠:10%水合氯醛,剂量遵照医嘱。

(3) 药量小于等于200 ml。

(4) 药液温度39～41℃。

(四) 操作步骤

(1) 评估患儿,向患儿说明保留灌肠的目的,采取特殊体位的原因及保留药液时间。

(2) 嘱排空两便,关闭门窗,屏风遮挡。

(3) 备齐用物,携至床旁,协助患儿取侧卧位,将臀部垫高10 cm,铺橡胶单、治疗巾。

(4) 润滑肛管驱气后,分臀插入10～15 cm。

(5) 用大号针缓慢推入药液或利用小灌肠筒,药液距肛门30 cm以内,药液缓慢流入。最后注入5～10 ml温开水,抬高肛管末端,使液体全流入肠腔。

(6) 夹紧肛管,用卫生纸包裹,轻轻拔出,置于弯盘内,擦净肛门,嘱患儿尽可能忍耐,使药液保留1小时以上,以利于药物吸收。

(7) 整理床单位,处理用物。

(五) 注意事项

(1) 保留灌肠前,对灌肠的目的和病变部位要了解清楚以便于掌握患儿的卧位和插入肛管深度。

(2) 选择肛管要细,压力要低,流速要慢,最好在临睡前灌入。

(3) 慢性痢疾病变、慢性肠炎多在乙状结肠和直肠,患儿宜取左侧卧位。阿米巴痢疾病变多见于回盲部,应取右侧卧位,肛管可插入15～20 cm。

(4) 肛门、直肠、结肠等手术后的患儿及大便失禁者均不宜做保留灌肠。

清洁灌肠法

(一) 目的

(1) 反复多次进行大量溶液灌肠,彻底清除结肠中的粪便,直至肠道清洁。

(2) 用于某些肠道手术前准备、脏器造影、腹部摄片及结肠检查前准备,或协助排除体内毒素。

(二) 用物准备

用物同大量不保留灌肠。

(三) 溶液

0.1%肥皂水500 ml,生理盐水500～1 000 ml。溶液温度:39～41℃。

(四) 操作步骤

(1) 同大量不保留灌肠法。

(2) 先用0.1%肥皂水500 ml灌入刺激肠蠕动,将溶液排出后再用等渗盐水反复多次灌洗,直至排出液清洁无粪便为止。

(五) 注意事项

(1) 灌肠时肛管插入深度为10～15 cm,压力宜低。

(2) 对体弱患儿灌肠时,应密切观察,并给予协助。

(3) 每次大量清洁灌肠时,注意观察和记录灌入量与排出量应基本相符,防止水中毒。

(4) 灌毕,嘱患儿变换体位,其顺序为左侧卧位—仰卧位—右侧卧位,以达到软化粪便冲洗肠道的作用。

(5) 需反复灌肠的患儿,首次应用0.1%肥皂水,以后用生理盐水灌洗。

(6) 灌洗压力太大,易造成肠道痉挛,压力太小,溶液不易流入。

五、套管针

(一) 适应证

(1) 须按时多次静脉注射药物的患儿。

(2) 输液疗程在两周内且输入无刺激性药物的患儿。

(3) 外周血管健康的输液患儿。

（二）用物准备

选择型号合适的套管针,止血带,安尔碘,无菌透明敷料,余同静脉输液。

（三）操作步骤

（1）操作者洗手,戴口罩。

（2）核对加药。

（3）向患儿解释,三查七对,头皮针连接输液器,排气。

（4）打开套管针包装,连接套管针,头皮针和输液器,排气。

（5）扎止血带选择血管,安尔碘消毒,消毒范围直径大于 8 cm,待干。

（6）拔去保护套,旋转松动外套管,检查套管针完好性。

（7）左手绷紧皮肤,右手持针翼以 15°～30°直刺血管。穿刺点应选择在消毒范围的 1/2～2/3 的部位。

（8）注意进针速度不能太快,从导管观察回血,见回血后降低角度(约 5°～15°角)再进针 0.2 cm,确保套管进入血管里。

（9）送套管:针头退出 0.5 cm,右手持住针柄,左手送导管。

（10）松止血带,打开输液器调速器,观察流速。

（11）撤出针芯,针芯撤出后,放入针尖收集箱。

（12）用无菌透明敷料做封闭式固定,固定延长管。

（13）调节输液速度,填写输液卡。

（14）整理床单位,洗手。

（四）注意事项

（1）选择富有弹性、粗直、血流丰富的静脉,避开静脉瓣。

（2）选择型号应遵循套管针的使用原则尽量选用最短、最小型号、能满足输液要求的套管针。

（3）撤出后的针芯,切勿再从白色隔离塞插入针头进行输液。

六、外周插管的中心静脉导管（PICC）

（一）适应证

（1）有缺乏外周静脉通道的倾向。

（2）有锁骨下或颈内静脉插管禁忌。

（3）需输注刺激性药物,如化疗药。

（4）需输注高渗性或黏稠性液体,如 TPN。

（5）需要反复输血或血制品,或反复采血。

（6）需要使用输液泵或压力输液。

（7）需要长期静脉治疗,如补液治疗或疼痛治疗时。

（8）同样适用于儿童。

（二）禁忌证

（1）预插管途径有感染源。

（2）预插管途径有外伤史、血管外科手术史、放射治疗史、静脉血栓形成史。

（3）不能确认外周静脉。

（4）有严重的出血性疾病。

（5）患儿顺应性差。

（三）用物准备

皮尺,止血带,PICC 穿刺套件,无菌手套,碘伏,酒精,生理盐水,20 ml 注射器 2 副,静脉穿刺包,透明贴膜,透明胶布。

（四）操作步骤

（1）选择穿刺点:扎止血带,选择穿刺点后松开止血带。

（2）测量导管置入长度:患儿预穿刺侧手臂于身体成 90°,测量自穿刺点至右胸锁关节,然后向下至第三肋间。

（3）建立无菌区:打开无菌物品,在患儿手臂下铺无菌巾。打开 PICC 套件中一个连接器(将另一个连接器妥善保存),3 支注射器中抽满生理盐水。

（4）预冲导管:使用注射器预冲导管、连接器和肝素帽。将导管浸于生理盐水中,并连接穿刺针,排气,备用(如不带注射器穿刺,穿刺针不可预冲)。

（5）消毒:用三遍酒精、三遍碘伏行皮肤消毒,待干 2 分钟。范围是穿刺点上下 10 cm(直径 20 cm),两侧到臂缘。

（6）扎止血带:在穿刺点上方扎止血带。

（7）戴不含滑石粉的无菌手套:更换无菌手套,并用生理盐水冲掉手套上的滑石粉。

（8）铺洞巾:暴露穿刺部位铺洞巾。

（9）静脉穿刺:以一手固定皮肤,另一手持针穿刺,进针角度 15°~30°。穿刺见回血后将穿刺针与血管平行,继续推进 1~2 mm,然后保持针芯位置,单独向前推进插管鞘,避免由于推进钢针造成血管壁穿透。

(10) 取出穿刺针:松开止血带,以一手拇指固定插管鞘,示指或中指压住插管鞘末端处的血管,防止出血,从插管鞘中撤出穿刺针。

(11) 插入并推进导管:固定插管鞘,将导管自插管鞘内缓慢、匀速地推进。

(12) 撤回插管鞘:当导管置入预计长度时,在鞘的远端静脉上加压止血并固定导管,然后撤出插管鞘。

(13) 撤出支撑导丝,轻压穿刺点以保持导管的位置,缓慢地将导丝撤出。

(14) 修正导管长度,保留体外 5 cm 导管以便于安装连接器,用无菌剪刀剪断导管,注意不要剪出斜面或毛碴。

(15) 安装连接器:先将减压套管筒套到导管上,再将导管连接到连接器翼形部分的金属柄上,注意一定要推进到底,导管不能起褶,将翼形部分的倒钩和减压套筒上的沟槽对齐,锁定两部分。

(16) 抽回血和冲管:用注射器抽吸至有回血,然后用 20 ml 生理盐水以脉冲方式冲管,正压封管,最后连接肝素帽。

(17) 固定:将导管出皮肤处逆血管方向盘绕一流畅"S"弯,在穿刺点处垫以纱布,其上用透明贴膜固定,透明贴膜覆盖到连接器的翼行部分的一半,然后用抗过敏胶布以蝶形交叉固定连接器和肝素帽。

(18) 确定位置:拍胸片确定导管的位置。

(五) 注意事项

(1) 体外测量永远不可能与体内的静脉解剖完全一致。

(2) 当导管推进困难时,可以冲一些生理盐水使导管末端飘浮起来,易于推进。

(3) 当导管头部到达患儿肩部时,嘱患儿将头向穿刺侧转 90°并低头(用下颌贴近肩部),以避免将导管误插至颈静脉。

(4) 至少要剪掉导管与原来导丝连接的地方。

(5) 如果是双腔导管,应以相同方式冲每一腔。

(6) 儿科患儿用 6 ml 生理盐水冲管。冲管必须用脉冲方式,使生理盐水产生湍流,冲尽导管。在注射最后 0.5 ml 时边推注活塞边撤注射器,以正压封管。

(7) 要将导管露出体外部分的全部都固定于透明贴膜下。

七、植入性静脉泵(PORTS)

(一) 适应证

(1) 需长期或重复静脉输液药物的患儿。

(2) 可进行输血、抽血、营养液、静脉输液或化疗药物输注等。

(二) 禁忌证

(1) 任何确诊或疑似感染、菌血症或败血症症状。

(2) 患儿体质、体形不适宜任意规格植入输液港的尺寸。

(3) 患儿确诊或疑似对输液港的材料有过敏反应。

(三) 操作步骤

1. 使用撕开式穿刺鞘

(1) 确认锁骨位置。

(2) 用注射器检查各穿刺针、导管是否通畅。

(3) 注意自锁骨中外 1/3 处穿刺进入血管。

(4) 穿刺过程中随时轻柔地回抽注射器。如果误穿入动脉,将针撤回并加压压迫几分钟,如果进入胸膜腔,撤回穿刺针,检查有无气胸的症状。

(5) 穿刺进入锁骨下静脉后,分离注射器,保持穿刺针的位置,注意:要用手指堵住穿刺针针尾,减少血液流失及进气的可能,在进行此操作时患儿屏住呼吸更加有利于防止气胸。

(6) 将导丝的 J 形末端抚直,插入导丝推送器的碟形尖端内,并将碟形尖端插入穿刺针针尾,将导丝推进到上腔静脉,去掉导丝推送器。

(7) 轻柔地撤回穿刺针和导丝推送器的碟形尖端。注意:如果必须要自穿刺针内回撤导丝,要将导丝和穿刺针一起回撤,以防穿刺针切断或损伤导丝。

(8) 以穿刺点为中点,与锁骨平行,在导丝旁边做一小切口,大约 1 cm,以便将穿刺鞘和扩张器放入血管内。注意:谨慎操作,防止手术刀损伤导丝。

(9) 同时沿导丝旋转推进扩张器和穿刺鞘,使之进入锁骨下静脉内,保留约 2 cm 鞘在体外即可。

(10) 松开扩张器和穿刺鞘之间的锁,撤回扩张器和导丝,将穿刺鞘留在血管内。用拇指堵住穿刺鞘的开口以防进气,如果同时嘱患儿屏住呼吸会更有效防止进气。

(11) 把导管自穿刺鞘内放入静脉中。

(12) 从上方仔细观察穿刺鞘,掰开穿刺鞘的两翼。

(13) 将导管留置到位,边撕开边取出穿刺鞘,注意不要同时带出导管。

2. 切开式导管植入法

(1) 麻醉后,用手术方式暴露选定的血管。

(2) 通过预装好的导丝用无菌生理盐水冲洗三向瓣膜式导管,注意不要夹闭导管。

(3) 分离、稳定血管,防止出血和进气,然后行静脉切开。

(4) 握住静脉拉钩的有纹一端。

(5) 自静脉切口处插入静脉拉钩的碤形尖端,使之进入静脉。

(6) 将拉钩拉起,自其下方将导管的头端滑行放进血管。

(7) 取出静脉拉钩。

(8) 将导管推进到所需位置。

(9) 保持导管头端在最适宜输液的位置,最佳位置是上腔静脉和右心房交界的地方。

(10) 用冲洗液清洁各处组织。

(四) 注射座和导管的连接

注意事项:导管最初只需要插到略过注射座导管接口的突起部位。千万不要一开始就将导管推进到注射座边缘的位置,然后推上导管锁。因为这样可能导致:① 导管起皱褶,导致导管固定不良。② 导管局部受挤压变薄,导致导管断裂。导管锁的放射显影标记应在远离注射座的一端。

(五) 单腔输液港和导管的连接

注意:在推动导管锁前,要确认导管的位置正确,并且位于注射座的导管接口上的导管平直无打折,可以轻轻拉动一下导管,有助于保持导管平直。如果导管有皱褶时就推动导管锁可能损伤导管。

(1) 将导管腔与注射座上的导管接口对成一线。注意:如果需重新安装导管锁,应再次修剪导管头端以保证安装牢固。

(2) 将导管推到刚刚越过注射座的导管接口上的突起。注意:千万不要一开始就将导管推进到注射座边缘的位置。

(3) 再继续推动导管锁,直到导管锁和导管一起推进到底,与注射座边缘平齐。注意:使用"透明导管锁"时,确保带有一个黑色的放射显影的圆环的一端在注射座远端。

(六) 注射座植入固定方法

(1) 将注射座放入远离穿刺入点的皮袋里,并且使用不吸收、单丝线缝合固定每个固定孔,这样可以防止注射座移动或翻转。

(2) 固定好注射座后用适宜的抗菌溶液冲洗伤口。

(3) 缝合切口,不要使注射座恰好位于缝合口下。

(七) 术后护理

术后行放射检查确认导管位置。植入部位应查看有无下列情况发生:肿胀、感染、血肿、浆液囊肿,以及器材的扭转或损耗。伤口则应依照标准程序消毒和敷裹。

出院前,教导患儿日常护理常识,及在哪些症状出现时,应马上请教医护人员。

八、约束法

(一) 目的

防止因患儿不合作而导致碰伤、抓伤或坠床等意外,以保证患儿的安全及治疗护理操作的顺利进行。

(二) 用物准备

物品准备根据患儿约束的部位准备物品。

(1) 全身约束:凡能包裹患儿全身的物品皆可使用,如大单、大毛巾等。

（2）手或足约束：手足约束带或用棉垫与绷带。

（3）肘部约束：肘部约束带，压舌板 4～5 支。

（4）手部约束：布质并指手套。

（三）约束方法

（1）全身约束法将大单折成自患儿肩至踝的长，抱患儿置于中间，用靠近操作者一侧的大单紧包患儿同侧上肢、躯干和双脚，至对侧腋窝处整齐地塞于其后背，再用上法将另一侧肢体包裹好，将大单剩余部分塞于近侧肩背下（图 26-1），若患儿过于躁动，可外加布带固定。

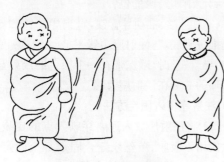

图 26-1 全身约束法

（2）手或足约束法用约束带的 A 端系于手腕或足踝部，B 端系于床边空隙处（图 26-2）。

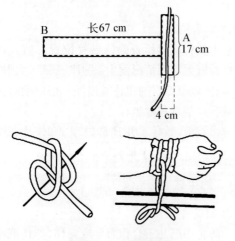

图 26-2 手约束法

（3）肘部约束法将压舌板放于肘部约束带的间隔内，带的顶端覆盖于装压舌板的开口处。脱去患儿外衣，整理内衣袖子，将约束带开口端朝向手部平放在肘部（图 26-3），包裹肘部，系好带子，不要过紧，注意防止上下滑动，以免摩擦患

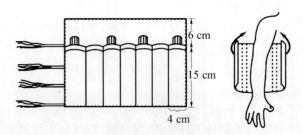

图 26-3 肘部约束法

儿腋窝及腕部。

（4）手部约束法并拢五指，套上手套，在腕部系好带子（图 26-4），必要时固定在床边空隙处。

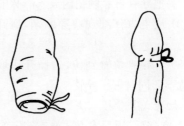

图 26-4 手部约束法

（四）注意事项

（1）约束带捆扎松紧要适宜，定时松解。

（2）定时观察局部皮肤血液循环状况。

（3）避免皮肤损伤，必要时局部按摩。

九、尸体护理

（一）目的

使尸体清洁，无渗液，五官端详，肢体舒展，易于鉴别。

（二）用物准备

治疗盘内备衣裤、尸单、尸体识别卡 3 张，血管钳，不脱脂棉花适量，剪刀，绷带。有伤口者需备换药敷料，按需要准备擦洗用具，必要时备隔离衣和手套。

（三）操作步骤

（1）填写尸卡，备齐用物携至床边；用屏风遮挡。

（2）撤去治疗用物，劝慰家长并请家长离开病房后，再行尸体护理。如家长此时不在医院，应设法将患儿已故消息尽快通知。

（3）将床放平；协助尸体仰卧，双臂放于身体两侧,用大单遮盖尸体。如家长此时不在医院,应设法通知。

(4) 洗脸:协助闭上眼睑。嘴不能闭紧者用绷带拖住。并为死者梳理头发,必要时用棉花塞口、鼻、耳、肛门等孔道,以免液体外溢,棉花不能外露。

(5) 脱去衣裤,依次洗净上肢、胸、腹、背、臀及下肢,如有胶布痕迹,应用松节油擦净。

(6) 有伤口者更换辅料,如有引流管应拔出后缝合伤口,或用蝶形胶布封闭,再用棉垫盖好包扎。

(7) 穿上衣裤,在死者右手腕部系上尸体识别卡。

(8) 将尸单斜放在病床或平车上,移尸体于尸单上,尸单两端遮盖头部和脚,再将两边整齐地包好,在颈、腰及踝部用绷带固定,系第二张尸体识别卡在腰部的尸单上。

(9) 盖上大单,将尸体由专职人员送太平间,第三张尸体识别卡放于停尸屉外。

(10) 填写死亡通知单,待结账后交家长注销户口。

(11) 整理病历,停止一切医嘱、治疗、药物及饮食等。在当日体温单的 40～42℃ 之间写上死亡时间,按出院手续办理结账。

(12) 将遗物清点交给家长。家长不在时,应由 2 人共同清点。

(13) 患儿的床单位按出院的清洁消毒处理。

(范敏君　陈洁)

第二十七章　小儿外科护理技术操作规程

第一节　外科门诊治疗操作

一、外科换药车的准备及使用

(一) 换药车的准备

换药车分为上、中、下三层,中间一层有两个抽屉,不锈钢车框架,下方为4个车轮,灵活移动,使用方便。摆放各种无菌用物,有利于各种操作的完成。

1. 换药车的上层

(1) 后排:放置4个无菌带盖不锈钢的油膏罐:分别装有新洁尔灭酊棉球、碘伏棉球、生理盐水棉球、纱条,另需备用的无菌刀片、无菌的缝针缝线、无菌手套等。

(2) 前排:放置1个无菌带盖不锈钢的方盒:装有无菌的压舌板、剪刀、血管钳、镊子等,无菌持物钳1把放于无菌持物缸内。

2. 换药车的中层

(1) 放置2个无菌储槽:分别装有无菌的纱布棉球、无菌棉垫等敷料。

(2) 中间2个抽屉:分别备有绷带胶布、弯盘、托盘等。

3. 换药车的下层　备用时不放置用物,一般视为污染区,在进行操作时可放置污染用物。

(二) 换药车用物的使用原则

(1) 进入换药室前应洗手戴口罩和帽子,方可用无菌持物钳取用无菌用物。

(2) 进行各项操作前应先检查各种用物是否齐全,是否符合无菌原则,必要时添加或更换无菌用物。

(3) 操作过程中应注意无菌原则　无菌持物钳有效期为4小时,只能取用无菌用物,持钳高度不可低于腰部;无菌带盖不锈钢的油膏罐、无菌带盖不锈钢的方盒和无菌储槽一经打开必须在24小时内更换,以上用物如有污染应及时更换。戴无菌手套时手不能触及手套外面,戴手套的手不能触及没戴手套的手,如手套有破裂,立即更换。开启的无菌液体使用时间不得超过2小时,抽吸的液体不得超过24小时,并应注明开启时间。

二、换药

(一) 目的

(1) 观察伤口情况,有无渗血渗液,有无脓性分泌物等,及时给予正确的处理。

(2) 清洁伤口,保持引流通畅,去除坏死组织,控制感染,促进肉芽组织生长,使伤口尽快愈合。

(3) 更换清除引流物,拆除缝线。

(二) 用物

托盘1个,弯盘1个,药碗2个,无菌镊2把,碘伏棉球数个,纱布数块,胶布,棉签,乙醚,更需要准备各种伤口用药。

(三) 操作步骤

(1) 换药前了解伤口情况,根据伤口的部位正确摆放体位,充分暴露换药部位,注意保暖。

(2) 用手去除外层敷料,内面向上放于弯盘内,用镊子去除内层敷料,必要时用盐水浸湿后轻轻揭去。

(3) 用乙醚去除胶布痕迹。

(4) 消毒伤口:用碘伏棉球由内之外进行消毒,消毒范围稍大于敷料范围,严格执行无菌操作原则。

（5）根据需要涂好伤口用药，最后覆盖无菌纱布，并用胶布固定。

（四）注意事项

（1）换药前向患儿做好必要的解释工作，取得配合，有利于换药的顺利完成。

（2）安排换药的顺序，严格执行无菌原则，防止交叉感染。

（3）熟悉伤口愈合规律，对于2周以上不愈合的伤口，应考虑为非单纯性的开放感染，应及时通知医生，进行处理。

（4）告知家长及患儿如伤口有红肿热痛等异常情况，应及时到医院就诊。

（5）特殊感染伤口必须作好床边隔离，换药用物、器械和敷料要焚烧。

三、外伤缝合

（一）目的

（1）止血，促进伤口愈合。

（2）防止伤口进一步污染，减少感染机会。

（二）伤口的判断

仔细检查伤口，注意判断伤口的位置、大小、污染程度、血管、神经、肌肉、肌腱损伤及骨折情况；判断是否有颅脑及胸腹损伤；根据不同的伤口做不同的处理；严重的外伤应至手术室在麻醉下行清创缝合术。

（三）用物

药碗2个，平镊1把，齿镊1把，持针器1把，组织剪1把，纱布数块，碘伏棉球数个，生理盐水棉球数个，双氧水适量，洞巾1块，无菌手套1副，带线缝皮针，利多卡因1支。

（四）操作步骤

（1）根据伤口部位，固定患儿体位，暴露伤口，注意保暖。

（2）用利多卡因进行局麻，痛觉消失后彻底清洗伤口。

（3）消毒伤口及周围皮肤，头部伤者需剪发，用双氧水清洁伤口，再用碘伏棉球消毒，用生理盐水彻底清洁伤口内，详细检查有无异物，如有应及时清除。

（4）对于较深且污染的伤口，必要时可切除

部分失活的组织，做到彻底的清创。

（5）根据伤口部位不同，选择适当的带线头皮针，进行缝合皮下组织及皮肤。

（五）注意事项

（1）肌内注射破伤风类毒素，注射前做皮肤过敏试验，阳性者遵医嘱用脱敏疗法进行注射。

（2）观察敷料有无渗血渗液，告知家长如患儿有不适症状应及时到医院就诊。

（3）嘱咐家长不能自行打开敷料，按时到门诊换药拆线。

四、包扎

（一）目的

起到止血、保护伤口、防止污染、减少疼痛的作用。

（二）用物

绷带数卷，衬垫适量，剪刀1把。

（三）操作步骤

患儿取坐位或者卧位，暴露包扎部位，清洁周围皮肤，注意保暖，保持肢体功能位，在肢体凹陷或凸隆处垫好衬垫，选择合适的绷带进行包扎。

（四）注意事项

（1）观察患肢末梢循环，如有异常应及时通知医生进行处理。

（2）包扎应牢固、舒适、整齐、美观。

（3）定期门诊随访。

五、石膏的固定

（一）目的

对损伤复位后的骨、关节、软组织等起制动固定作用，缓解疼痛，促进愈合。

（二）用物

石膏绷带数卷，普通绷带数卷，衬垫（棉纸、棉垫）适量，温水适量，剪刀1把，治疗巾数块。

（三）操作步骤

将患儿需固定的肢体擦洗干净，摆好患儿的体位，患肢呈功能位，注意患儿舒适与保暖，根据肢体的长度、周径取相应长度、尺寸、数量的绷带，放于温水中浸透后取出，挤出约2/3水分，平铺于衬垫上。将有衬垫的一面贴于患肢皮肤上，

以绷带包扎,塑形后维持石膏固定的位置,直至石膏完全凝固。

(四)注意事项

(1)告知患儿及家长保持石膏干燥、清洁,不要变形与折断的意义。

(2)观察患肢的末梢血循环,倾听患儿主诉,如有异常,及时通知医师进行处理。

(3)抬高患肢,预防肿胀、出血,注意保暖。

(4)观察石膏边缘,皮肤有无擦伤及刺激现象,受压点给予按摩。

六、8 字形绷带法

(一)目的

对于锁骨骨折起制动固定作用,缓解疼痛,有利于骨折的愈合。

(二)用物

绷带数卷,纱布垫适量,剪刀1把。

(三)操作步骤

患儿取坐位,脱去患儿上衣,注意保暖,操作者站在患儿背后,在患儿腋下垫纱布垫,双肩稍向后。用绷带经过双腋下于肩背部缠绕成横8字形,稍微用力、稍紧。

(四)注意事项

(1)告知家长勿牵拉患肢,不要自行解开绷带;抱患儿时,避免托腋窝处。

(2)患儿睡眠时取仰卧位或侧卧位。

(3)定期门诊随访。

七、包皮粘连分离、包皮垢去除法

(一)目的

解除尿路梗阻,缓解排尿困难,预防包皮垢堆积导致感染,使患儿获得更好的生活质量。

(二)用物

药碗1个,内放小纹式钳1把,大方纱1块,无菌生理盐水棉球数个,金霉素软膏少许,弯盘1个。

(三)操作步骤

用生理盐水棉球清洁阴茎口,用左手固定阴茎,右手持钳,用钳的弧侧沿龟头逐渐剥离包皮直至露出冠状沟,用生理盐水棉球将污垢洗净后涂金霉素软膏,将包皮复位。

(四)注意事项

(1)治疗后有可能发生水肿和少量渗血,数小时内小便有轻度疼痛。嘱家长和患儿水肿时不要翻动包皮,以免发生包皮嵌顿。

(2)建立对包茎定期清洗的良好卫生习惯,每天坚持用1∶5 000 pp 粉浸泡阴茎2次,水肿消失后,浸泡时应将包皮翻起至冠状沟,再涂金霉素软膏,将包皮复位。

(3)包皮、龟头红肿发炎时,应及时到医院就诊。

(4)让家长和已懂事的患儿,了解包茎的基本医学知识,教会清洁包皮和阴茎的具体护理方法,并认识防止包皮阴茎头炎的重要意义。

八、嵌顿包茎复位术

嵌顿包茎是包茎或包皮过长的一种并发症,当包皮向上退缩至阴茎头上方后未能复位,包皮口的环遂落在冠状沟内,将循环阻断而引起水肿,致使包皮不能复位。

(一)目的

尽早复位,防止嵌顿包皮及阴茎头坏死,减少患儿痛苦。

(二)用物

药碗1个,大纺纱数块,大油纱1块,弯盘1个。

(三)操作步骤

患儿取蛙式卧位,妥善固定,并注意保暖。操作者手托油纱敷在龟头上,以双拇指压住龟头,示指及中指向下剥离嵌顿的包皮,拇指向上同时推动,使阴茎头慢慢通过狭窄环,然后包皮下翻复位。

(四)注意事项

(1)建立对包茎定期清洗的良好卫生习惯,每天坚持用1∶5 000 pp 粉浸泡阴茎2次,教会家长将包皮轻轻上拉,清洁外露的部分,如有污垢应及时清除,清除后再将包皮复位。

(2)包皮、龟头红肿发炎等异常情况,应及时到医院就诊。

(3)告知家长排尿时可能有不畅症状,消肿后即可恢复,如发生尿潴留,应及时到医院就诊。

(4)让家长和已懂事的患儿,了解包茎的

基本医学知识,教会清洁包皮和阴茎的具体护理方法,并认识防止包皮阴茎头炎的重要意义。

第二节　外科病房护理操作

一、小儿手术前后护理常规

(一) 术前护理常规

1. 心理护理

(1) 建立良好的护患关系,增加信任度:入院时,以热情、关怀的态度接待患儿及其父母,介绍病区的作息制度、环境和便民措施,使其尽快适应,减少陌生和焦虑感;加强沟通,了解患儿的需要,对于因疾病而产生自卑、害羞心理的患儿更要主动关心和细心观察,给予力所能及的帮助;对于婴幼儿应多给予身体上的接触,如搂抱、抚摸等,可让家长把其喜爱的玩具和物品带来医院,以解除婴儿的寂寞,使其得到情感上的温暖和感觉上的良好刺激。

(2) 增强患儿对手术和治疗的信心,提高对病痛的承受能力:对年长儿可向其简单讲述手术前的各项准备、术后可能出现的疼痛或注射、补液、留置导管及石膏、牵引等可能带来的不适感,使之有充分的思想准备;让做过同类手术且年龄相仿的患儿现身说法,以安定患儿的情绪。

(3) 加强与患儿父母的沟通,取得支持和配合:父母的心理障碍往往对患儿的心理造成较大的影响,因此需给予父母更多的解释、理解和指导,提高心理承受能力,使其配合医护人员共同战胜疾病。

2. 术前一般准备和护理

(1) 了解患儿的病情,手术名称及一般情况。

(2) 营养不良及贫血者,应给予高蛋白质、高热量饮食,输全血或血浆,或应用静脉内营养,待全身情况改善、贫血纠正后再行手术。

(3) 注意保暖,避免因着凉引起上呼吸道感染,影响择期手术。

(4) 配合医生完善各项常规检查和化验,如血尿常规、血型鉴定、出凝血时间、肝、肾功能测定,X线片、EKG,特殊检查遵医嘱进行。

(5) 皮肤准备:术前一天洗澡、剪指甲,冬季注意保暖,避免受凉。根据手术部位及医嘱要求进行备皮:学龄前儿童一般不需剃毛,但需清洁及去除手术区皮肤的污垢,以减少感染机会。学龄期儿童,按医嘱酌情备皮。

(6) 药物过敏试验并记录。

(7) 配血:估计出血较多及历时较长的手术,术前应检查血型,并配备足够的血液。

(8) 抗生素的应用:术前患儿如有感染性疾病,术前应使用抗生素;准备施行胸腔或骨科手术时,为预防肺部并发症和骨髓内感染,也应术前应用抗生素;结肠手术前应予口服肠道抗生素,以防止术后感染。

(9) 肠道准备:根据医嘱术前晚或术晨开塞露通便或灌肠。

(10) 禁食禁水:术前禁食禁水6~8小时,但婴幼儿胃肠排空时间较短,可适当减少禁食时间,以免引起过度饥饿和不必要的哭吵。

(11) 监测生命体征,如有发热及时通知医生。

(12) 更换清洁衣裤,除去手表等各种装饰品,进手术室前协助患儿排空膀胱,并由当班护士,查对床号姓名,并将准备好的物品如病历、胃管、X线片等,交给手术室工作人员。

(二) 术后护理常规

(1) 了解患儿手术情况,并与手术室陪送人员当面核对患儿情况及清点用物。

(2) 安置好患儿,根据医嘱护理好患儿,做好必要的监测。

(3) 卧位:

1) 全麻的患儿,去枕平卧6小时,未醒前头偏向一侧,避免呕吐引起窒息,注意安全,拉好床档,防止坠床。必要时加用约束带固定,防止各种导管脱落等意外的发生。

2) 腰麻的患儿,去枕平卧12~24小时,关心患儿第一次解尿的时间和色、质、量。

3) 对于颈胸或腹部手术后患儿,在全麻完全清醒后给半卧位,有利于各种引流通畅、膈肌运动,增加肺活量,减少并发症。

(4) 按医嘱定时测量T、P、R、BP,并做好记录,必要时使用心电监护亦,发现异常,应与医生及时联系。

(5)饮食:按手术性质、麻醉时间的长短而决定饮食的性质和饮食的开始时间,一般非胃肠道术后6小时开始进食,可先给予少量糖水或流质,以后逐渐恢复至正常饮食;腹部手术则于术后1～2天或胃管拔除后,肠道功能恢复后开始进食。

(6)切口护理:术后观察切口有无渗血渗液,有无脓性分泌物,包扎腹带或胸带不宜过紧或过松。如有异常分泌物,须与医生联系及时处理。

(7)保持各种引流管通畅,不使其受压、扭曲、脱出,并观察记录其色、质、量。

(8)如需补液,根据医嘱严格控制好补液速度及顺序,防止发生肺水肿。

(9)密切观察病情,如发现术后并发症,应及时通知医生。

(10)鼓励患儿术后早期下床活动,尤其是腹部手术,可促进肠蠕动的恢复,防止肠粘连。增加食欲,促进切口早日愈合。

(11)保持环境的安静、舒适,使患儿精神愉快,促进患儿早日恢复。

(12)切口拆线:头面部3～5天,腹部5～7天,四肢7～14天。

二、外科手术备皮法

皮肤准备是预防切口感染的重要环节,因此术前做好备皮是尤为重要的。

(一)目的

去除手术区毛发和污垢,为手术时皮肤消毒做准备,预防手术后切口感染,促进愈合。

(二)用物

备皮盘(乙醚适量、75%酒精适量、剃刀架1把、刀片1把、纱布数块、棉签1包),治疗巾2块,弯盘1个,肥皂1块,脸盆1个,毛巾1条,温水适量,屏风1个等。

(三)操作步骤

根据手术部位及医嘱要求进行备皮:学龄前儿童一般不需剃毛,但需清洁及去除手术区皮肤的污垢,以减少感染机会。学龄期儿童,按医

嘱酌情备皮。急诊手术需当天立即备皮,而择期手术一般在术前一天备皮,对于骨科手术应在术前两天开始备皮,术晨再备皮一次并用无菌敷料进行包扎。

(1)备齐用物,环境准备,核对解释取得患儿的配合,对于3岁以下患儿可以由家长陪同。

(2)患儿准备,平卧位,暴露备皮区,下垫治疗巾,注意保暖。

(3)用乙醚去除皮肤表面油脂。

(4)涂肥皂水,检查剃刀。

(5)绷紧皮肤,右手持剃刀呈45°剃毛。

(6)用乙醚、棉签去除脐孔的污垢。

(7)检查是否有遗留毛发、污垢。

(8)检查有无损伤皮肤。

(9)用75%酒精消毒备皮区。

(10)撤去治疗巾。

(四)小儿皮肤准备范围

1. 颈部手术 上至下颌,下至锁骨下第二肋骨水平。

2. 颅脑手术 剃光头发,整个头部前至眉,后至枕骨底,包括两耳郭及耳垂后沟处。

3. 腹部手术 上至两侧乳头,下至腹股沟水平,两侧至腋后线,包括剃阴毛,并注意脐部清洁。

4. 腹股沟部手术 上至脐,下至大腿上二分之一。

5. 肾区手术 上至腋窝,下至腹股沟。

6. 会阴及肛门手术 上至脐,下至大腿上二分之一,包括臀部。

7. 四肢手术 超过上、下各两个关节。

8. 臀部手术 上至脐部,下至膝部,包括会阴部、大腿全部。

(五)注意事项

(1)发现局部有感染及皮肤病等,应及时通知医生。

(2)备皮时应细心,持刀用力均匀,切勿偏斜切割,以免皮肤损伤。

(3)剃刀方向:对粗发应顺其生长的方向,细毛应逆其生长的方向。

(4)操作过程中,注意保暖,防止感冒。

三、牵引法

皮肤牵引法

(一) 目的

(1) 通过对皮肤的牵引,使作用力传到皮下组织和骨骼,利用持续适当的作用力与反作用力,达到复位固定的作用。

(2) 矫正畸形。

(二) 优点

不需要穿入骨组织,操作方便,减少痛苦,较适合于小儿。

(三) 缺点

不能承受过大的压力,重量一般不超过 5 kg。

(四) 用物

皮肤护理盘,牵引布、牵引架、牵引绳、重量、扩展架各 1 份,纱布数块。

(五) 操作步骤

(1) 告知患儿及家长牵引的目的及注意事项,取得配合,嘱患儿放松,制动。

(2) 协助患儿取平卧位,根据牵引的部位进行暴露,注意保暖。

(3) 必要时清洁皮肤,牵引布固定松紧合适。

(4) 放好扩展架,系上牵引绳,放上牵引架。

(5) 听取患儿的主诉,观察末梢的循环。

(6) 根据患儿的体重,放上合适的重量,系好牵引绳。

(7) 根据患儿牵引的部位,抬高床头或床尾 10～15 cm。

(六) 注意事项

(1) 观察末梢血循环,有无肿胀感觉及运动障碍,如有应及时调整。

(2) 观察牵引布松紧是否合适,及时做好调整。

(3) 牵引绳与患肢在一条轴线上,被服等用物不可以压在牵引绳上,以防影响牵引的效果。

(4) 经常按摩骨突出部位,保持床单位的清洁整洁,做好预防压疮的护理工作。

(5) 告知患儿定时做好肌肉收缩练习,预防肌肉萎缩。

骨牵引法

(一) 目的

通过不锈钢针穿入骨骼,进行直接的牵引,利用持续适当的作用力与反作用力,达到复位固定的作用。常用于颅骨、尺骨鹰嘴、股骨髁上、胫骨结节、跟骨等牵引。

(二) 优点

牵引的重量大,可以起到很好的牵引作用,较适合于青壮年。

(三) 缺点

要承受一定的痛苦,有感染的可能。

(四) 用物

牵引床(带滑轮牵引架)、牵引绳、牵引重锥、牵引弓、穿刺用具各 1 份,无菌骨牵引包 1 个,利多卡因 1 支,新洁尔灭酊棉球数个,开口无菌纱布数块,无菌小瓶等。

(五) 操作步骤

(1) 做好解释工作,以取得配合,有利于穿刺的顺利完成。

(2) 根据医嘱剃净钢针进出处的毛发,除去污垢,保持局部皮肤的清洁无垢,预防穿刺后的感染。

(3) 摆好体位,固定患儿,暴露穿刺处,注意保暖。

(4) 用新洁尔灭酊棉球消毒穿刺处,再用利多卡因进行局麻,待痛觉消失后由医生进行穿刺。

(5) 配合医生顺利完成穿刺,穿刺好后将空的无菌小瓶套在针的两端,以防止刺伤肢体。

(6) 穿刺点再用新洁尔灭酊棉球进行消毒,然后用开口的无菌纱布进行包扎,用胶布进行固定。

(7) 遵医嘱安装牵引弓、牵引绳、牵引架,进行有效的牵引,根据体重选择合适的牵引重锥。

(8) 抬高床尾 20～25 cm。

(六) 注意事项

(1) 用新洁尔灭酊棉球消毒牵引钢针,每天 2 次。

(2) 观察末梢血循环,有无肿胀感觉及运动障碍,如有应及时通知医生。

(3) 牵引绳与患肢在一条轴线上,被服等用物不可以压在牵引绳上,以防影响牵引的效果。

(4) 经常按摩骨突出部位,保持床单位的清洁整洁,做好预防压疮的护理工作。

(5) 告知患儿定时做好肌肉收缩练习,预防肌肉萎缩。

四、胃肠减压

(一) 目的

(1) 通过放置胃肠减压吸出胃肠道的液体和气体,缓解腹胀,降低肠腔内压力,改善肠壁血循环,促进伤口愈合。

(2) 观察引流液的色、质、量,来反映患者的病情变化,及时做出正确的诊断和治疗。

(二) 用物

弯盘 1 个,棉签 1 包,剪刀 1 把,石蜡油适量,别针数个,橡皮筋若干,血管钳 1 把,胃肠减压装置 1 套,乙醚 1 瓶,清水,尺 1 把,治疗巾 1 块。

(三) 操作步骤

(1) 检查胃肠减压装置是否呈备用状态,向患儿及家长解释胃肠减压的目的及注意事项,取得配合。

(2) 协助患儿取半卧位,额下铺治疗巾,用棉签清洁鼻腔。

(3) 检查并选择合适的胃管,测量好插入的长度,从患儿的耳垂经鼻尖至剑突,并做好标记。

(4) 用石蜡油润滑好胃管插入端,血管钳夹闭胃管的末端。

(5) 将胃管从鼻腔插至咽喉部时让患儿做吞咽的动作并将头部前倾,利于插入。

(6) 用线和胶布将胃管固定于鼻尖,再检查胃管是否在胃内:检查胃管有无盘在口腔内,用注射器回抽,见胃液说明在胃内,或从胃管的末端注入 20 ml 左右空气,用听诊器听胃部有气过水声,或将胃管的另一端至于有水的药碗内,无气泡逸出,均说明在胃内。

(7) 连接胃肠减压装置,检查负压是否正确,并固定好导管。

(四) 注意事项

(1) 根据患儿的病情、年龄选择大小合适的胃管。

(2) 使用前应先检查胃肠减压装置由无漏气、阻塞、吸引力的大小,其功能是否处于备用状态。

(3) 如在插胃管过程中发生咳嗽、呼吸困难等应立即拔出,休息片刻后根据患儿的病情重新插管。

(4) 妥善固定好胃管,保持胃管的通畅和减压装置有效的负压。

(5) 观察引流液的色质量,并做好记录,如有异常应及时通知医生。

(6) 每天 2 次口腔、鼻腔护理,保持口腔、鼻腔的清洁,预防感染。

(7) 每天用生理盐水 10～20 ml 冲洗胃管,保持胃管通畅。

(8) 如胃管注入药物,应停止吸引 1 小时,以免将药物吸出。

(9) 一般术后 48～72 小时,肠蠕动恢复,肛门排气,腹胀消失,引流液少,可考虑拔管。

五、脓肿穿刺术

(一) 目的

(1) 抽出积液,减轻压迫症状。

(2) 协助诊断。

(3) 注射药物达到治疗的作用。

(二) 用物

无菌穿刺包 1 个,注射器数个,碘伏棉球数个,无菌纱布数块,利多卡因 1 支,培养管数根。

(三) 操作步骤

(1) 向患儿和家长解释穿刺的目的及注意事项,以取得配合。

(2) 根据穿刺的部位,选择合适的体位,暴露穿刺的部位,注意保暖。

(3) 用碘伏棉球消毒穿刺部位,用利多卡因进行局麻,协助医生进行穿刺。

(4) 根据医嘱留取培养管,必要时注入药物进行治疗。

(5) 抽出脓液,拔针后用无菌纱布覆盖包扎。

(四) 注意事项

(1) 告知家长保持敷料的干燥、清洁,及时通知医生进行换药。

(2) 如有培养管应及时送检。

(3) 定期门诊随访。

六、脓肿切开引流术

(一) 目的

切开引流，排出脓液，控制感染，减少疼痛，促进愈合。

(二) 用物

药碗 2 个，内放弯血管钳 1 把，镊子 1 把，大方纱数块，碘伏棉球数个，手术刀各 1 把，凡士林油纱条数个，弯盘 1 个，1%利多卡因 1 支，胶布。

(三) 操作步骤

(1) 根据脓肿的部位，固定好患儿的体位，充分暴露脓肿区域，注意保暖。

(2) 用碘伏棉球消毒手术区域，用利多卡因进行局麻，痛觉消失后，用手术刀划切开脓肿，用血管钳撑开脓腔，引流脓液，根据脓腔的大小填塞油纱条，清洁周围皮肤，最后用无菌纱布覆盖包扎，用胶布固定。

(四) 注意事项

(1) 观察切口敷料有无渗血渗液，有无脓性分泌物。如有应及时就诊。

(2) 询问药物过敏史，使用抗生素，告知患儿及家长用药的重要性、方法、疗程。观察疗效及可能的药物反应。

(3) 根据患儿疼痛的程度，必要时可给予止痛剂。

(4) 鼓励患儿多饮水，加强饮食调整，必要时给予静脉输液。

七、胸腔闭式引流

(一) 目的

排除胸腔内的积液、积气和积血，恢复和维持胸腔内负压，促进肺叶膨胀，防止感染。

(二) 用物

胸穿包 1 个，药碗包 1 个，新洁尔灭酊棉球数个，无菌纱布数块，无菌注射器数个，1%利多卡因 1 支，胸腔引流的全套无菌水封瓶装置 1 副，无菌手套 2 副，别针和橡皮筋数个等。

(三) 操作步骤

(1) 操作前检查胸腔闭式引流装置是否呈备用状态，在水封瓶内注入适当生理盐水，检查装置有无破损、有无漏气、是否完好。

(2) 向患儿及家长解释安装引流管的目的和注意事项，取得配合，有利于操作的进行。

(3) 患儿取半卧位，充分暴露，注意保暖。

(4) 穿刺引流部位：气胸引流选择患侧锁骨中线第 2 肋间或腋前线或腋中线第 4～5 肋间，脓胸引流应选择腋后线第 8～9 肋间，也可根据体征、X 线胸片或超声检查确定部位，并在局部做好标记。

(5) 用新洁尔灭酊棉球消毒皮肤，协助医生进行局麻，配合完成操作。

(6) 当引流管进入胸腔后，立即连接胸腔闭式引流装置。

(7) 询问患儿有无不适主诉，观察引流瓶连接是否正确，长管内水柱波动情况，正确固定导管。

(四) 注意事项

(1) 保持引流管的通畅，避免扭曲受压，妥善固定导管。

(2) 观察引流液的色、质、量，如每小时引流液在 100 ml 以上，呈血性，持续 3 小时，提示有活动性出血的可能，应及时通知医生。

(3) 保持装置的严格无菌，水封管下端在瓶内液面 3～4 cm，水封瓶内的液面应低于胸腔 60 cm，以利于引流。

(4) 患儿生命体征平稳后，应取半卧位，以利于体位引流和呼吸。

(5) 在搬动患儿时应用血管钳把引流管加紧，以免在搬动的过程中发生管道的脱节、漏气、逆流等情况。

(6) 拔管指征：48～72 小时后，引流液明显减少且颜色变淡，24 小时引流液小于 50 ml，脓液小于 10 ml，X 线胸片示肺膨胀良好，无漏气，患儿无呼吸困难即可拔管。

(7) 拔管后注意观察患儿有无胸闷、呼吸困难、切口有无渗血渗液，如有应及时通知医生。

八、巨结肠清洁灌肠法

(一) 目的

(1) 促进肠蠕动，排出堆积的粪便，减轻腹胀,减少患儿的痛苦。

（2）缓解肠管张力,改善血液循环,促进肠壁炎症的吸收,预防溃疡性结肠炎的发生。

（3）使扩张的肠管得以恢复,为手术做好肠道准备,有利于手术的完成,减少术后的并发症。

（二）用物

灌肠针筒1副,灌肠盆1个,0.9%生理盐水的灌肠液,凡士林油膏适量,便盆1个,便巾1块,水温计1个,尿垫1块,手套1副,肛管1根。

（三）操作

（1）了解结肠病变位置的高低及痉挛段的长短,以掌握肛管插入的深浅程度。

（2）向患儿及家长解释灌肠的目的和注意事项,取得配合,有利于操作的进行。

（3）协助患儿取仰卧位,垫好尿垫,暴露臀部,将便盆放于臀下。

（4）选择合适的肛管,韧性适宜,粗细20～24号为宜。操作者站在患儿右侧,右手持肛管,用凡士林油膏润滑肛管前端后,缓缓插入肛门,动作轻柔,遇阻时应后退再前进,切忌暴力操作;肛管必须通过痉挛段至扩张的结肠腔内,并有气体和粪便冲出为达到要求。

（5）灌洗时用灌肠针筒抽吸灌肠液,每次灌入37°～40°的生理盐水100～150 ml,随即由肛管排出,如此反复冲灌抽吸,注入量和抽出量应大体相等,同时进行腹部的轻柔按摩,有利于气体和粪便的排出。总灌流量一般不超过100 ml/kg体重。

（6）如发现肛管上带有血迹或灌出液中有血丝,提示有穿孔的可能,应立即停止操作。

（7）如遇粪便干硬灌洗困难时,可用生理盐水和甘油等混合液注入结肠保留2～3小时后,再用生理盐水灌洗。

（8）灌肠毕,协助患儿洗净臀部,穿好裤子,安慰患儿,整理床单位。

（四）注意事项

（1）根据患儿的病情和年龄,选择合适的肛管。

（2）在灌肠过程中,随时观察患儿的面色、呼吸等,如有异常及时通知医生。

（3）灌肠前几天应鼓励患儿进食无渣饮食,有利于洗肠。

（4）协助患儿排出粪便,有利于手术的进行,减少术后的感染。

（5）观察患儿腹胀消失的情况,维持出入量的平衡。

（曹冬娟）

思考题

1. 简述小儿手术前皮肤准备的范围。
2. 换药车用物的使用原则有哪些?
3. 皮肤牵引的注意事项有哪些?
4. 胃肠减压过程中应如何护理?
5. 简述巨结肠灌肠的操作方法。

附 录

儿 内 外 科 护 理 学

附录一　婴儿每日饮食建议表

项目 年龄	母乳喂养次数/天	婴儿配方食品喂养/次	冲泡婴儿配方食品量/次	水果类		蔬菜类	五谷类	蛋豆鱼肉肝类
				主要营养素	维生素A 维生素B 水分 纤维质	维生素A 维生素C 矿物质 纤维质	糖类 蛋白质 维生素B	蛋白质、脂肪 铁质、钙质 复合维生素B 维生素A
1个月	7	7	90～140 ml	果汁 1/4～1/2 茶匙		青菜汤 1/4～1/2 茶匙		
2个月	6	6	110～160 ml					
3个月	6	5						
4个月	5	5	170～200 ml	果汁或果泥 1/2～1 汤匙		青菜汤或青菜泥 1/2～1 汤匙	麦糊或米糊 3/4～1 茶匙	蛋黄泥 1/4～1 个；豆腐 1/4～1 个四方块；鱼、肉、肝泥 1/4～1 两
5个月								
6个月								
7个月	4	4	200～250 ml	果汁或果泥 1～2 汤匙		青菜汤或青菜泥 1～2 汤匙	稀饭、面条、面线 1.25～2 碗；吐司面包 2.5～4 片；馒头 2/3～1 个；米糊、麦糊 2.5～4 碗	蛋黄泥 2～3 个；豆腐 1～1.5 个四方块；豆浆 1～1.5 杯(240～360 ml)；鱼、肉、肝泥 1～1.5 两；鱼松、肉松 0.5～0.6 两
8个月								
9个月								
10个月	3	3	200～250 ml	果汁或果泥 2～4 茶匙		剁碎蔬菜 2～4 汤匙	稀饭、面条、面线 2～3 碗；干饭 1～1.5 碗；吐司面包 4～6 片；馒头 1～1.5 个；米糊、麦糊 4～6 碗	蒸全蛋 1.5～2 个；豆腐 1.5～2 个四方块；豆浆 1.5～2 杯(360～480 ml)；鱼、肉、肝泥 1～2 两、鱼松、肉松 0.6～0.8 两
11个月	2	3						
12个月	1	2						

备注：
1. 表内所列喂养母乳或婴儿配方食品次数，系指完全以母乳或婴儿配方食品喂养者，若母乳不足加喂婴儿配方食品时，应适当安排喂养次数。
2. 各类食品中之分量为每日之总建议量，母亲可将所需分量分别由该类中其他种类食品供给。
3. 7～9 个月宝宝之食谱范例：

　　早餐：米(1/2 碗)、母乳或婴儿配方食品。
　　早点：母乳或婴儿配方食品。
　　午餐：鱼肉泥(1/2 两)、稀饭(1/2 碗)、香瓜泥(1 汤匙)。
　　午点：母乳或婴儿配方食品。
　　晚餐：蛋黄泥(1 汤匙)、面条(1/2 碗)、菠菜泥(1 汤匙)。
　　晚点：母乳或婴儿配方食品。

附录二　常用食物及水果营养成分表

类别	食物项目	食品(%)	水分(g)	蛋白质(g)	脂肪(g)	碳水化合物(g)	热量kJ	粗纤维(g)	钙(mg)	磷(mg)	铁(mg)	胡萝卜素(mg)	硫胺素(维生素B₁)(mg)	核黄素(维生素B₂)(mg)	尼克酸(mg)	抗坏血酸(维生素C)(mg)
谷类	稻米(籼)(糙)	100	13.0	8.3	2.5	74.2	1 477	0.7	14	285	…	0	0.34	0.07	2.5	0
	糯米	100	14.0	6.7	1.4	76.3	1 443.5	0.2	19	155	6.7	0	0.19	0.03	2.0	0
	小麦粉(标准粉)	100	12.0	9.9	1.8	74.6	1 481.1	0.6	38	268	4.2	0	0.46	0.06	2.5	0
	面条	100	33.0	7.4	1.4	56.4	1 121.3	0.4	60	203	4.0	0	0.35	0.04	1.9	0
	馒头(标准粉)	100	44.0	9.9	1.8	42.5	945.6	0.6	38	268	4.2	0	0.31	0.05	2.3	0
	烧饼	100	34.0	7.4	1.4	55.9	1 112.9	0.5	29	200	3.2	0	0.21	0.05	2.3	0
	油饼、油条	100	31.2	7.8	10.4	47.7	1 322.1	0.7	25	153	…	0	0.14	…	2.2	0
	小米	100	11.1	9.7	3.5	72.8	1 514.6	1.6	29	240	4.7	0.19	0.57	0.12	1.6	0
	芝麻	100	2.5	21.9	61.7	4.3	2 761.4	6.2	564	368	50.0	…	…	…	…	0
干豆类	黄豆	100	10.2	36.3	18.4	25.3	1 723.8	4.8	367	571	11.0	0.40	0.79	0.25	2.1	0
	小豆(赤)(崇明产)	100	9.0	21.7	0.8	60.7	1 410	4.6	76	386	4.5	…	0.43	0.16	2.1	0
	绿豆	100	9.5	23.8	0.5	58.5	1 401.6	4.2	80	360	6.8	0.22	0.53	0.12	1.8	0
	蚕豆(带豆)	100	13.0	28.2	0.8	48.6	131.8	6.7	71	340	7.0	0	0.39	0.27	2.6	0
	豌豆	100	10.0	24.6	1.0	57.0	1 401.6	4.5	84	400	5.7	0.04	1.02	0.12	2.7	0
豆制品	豆浆*	100	91.8	4.4	1.8	1.5	167.4	0	25	45	2.5	…	0.03	0.01	0.1	0
	豆腐脑(带卤)	100	91.3	5.3	1.9	0.5	167.4	0	20	56	0.6	…	0.04	0.03	0.2	0
	豆汁	100	96.0	1.9	0.4	0.6	58.6	0.6	3	25	0.8	…	0.04	0.01	0.2	0
	豆腐(南)	100	90.0	4.7	1.3	2.8	251.0	0.1	240	64	1.4	…	0.06	0.03	0.1	0
	油豆腐	100	45.2	24.6	20.8	7.5	1 322.1	0.4	156	299	9.4	…	0.06	0.04	0.2	0
	豆腐干	100	64.9	19.2	6.7	6.7	686.2	0.2	117	204	4.6	…	0.05	0.05	0.1	0
	腐竹	100	7.1	50.5	23.7	15.3	1 995.8	0.3	280	598	15.1	…	0.21	0.12	0.7	0
	粉条(干)	100	0.1	3.1	0.2	96.0	1 665.2	0.3	…	…	…	0	…	…	…	0
鲜豆类	黄豆芽	100	77.0	11.5	2.0	7.1	384.9	1.0	68	102	1.8	0.03	0.17	0.11	0.8	4
	绿豆芽	100	91.9	3.2	0.6	3.7	121.3	0.7	23	51	0.9	0.04	0.07	0.06	0.7	6
	毛豆	42	69.8	13.6	5.7	7.1	560.7	2.1	100	219	6.4	0.28	0.33	0.16	1.7	25
	豇豆	95	90.7	2.4	0.2	4.7	125.5	1.4	53	63	1.0	0.89	0.09	0.08	1.9	19
根茎类	马铃薯(白皮)	88	79.9	2.3	0.1	16.6	332.2	0.5	11	64	1.2	0.01	0.10	0.03	0.4	16
	胡萝卜(红)	79	89.3	0.6	0.3	8.3	159.0	0.8	19	29	0.7	1.35	0.04	0.04	0.4	12
	白萝卜	78	91.7	0.6	0	5.7	104.6	0.8	49	34	0.5	0.02	0.02	0.04	0.5	30
	姜	100	87.0	1.4	0.7	8.5	192.5	1.0	20	45	7.0	0.01	0.01	0.04	0.6	4
	冬笋	39	88.1	4.1	0.1	5.7	167.4	0.8	22	56	0.1	0.08	0.08	0.08	0.6	1
	藕	85	77.9	1.0	0.1	19.8	351.5	0.5	19	51	0.5	0.02	0.11	0.04	0.4	25
	荸荠	68	74.5	1.5	0.1	21.8	393.3	0.6	5	68	0.6	0.02	0.04	0.02	0.4	3

续 表

类别	食物项目	食品(%)	水分(g)	蛋白质(g)	脂肪(g)	碳水化合物(g)	热量 kJ	粗纤维(g)	钙(mg)	磷(mg)	铁(mg)	胡萝卜素(mg)	硫胺素(维生素B₁)(mg)	核黄素(维生素B₂)(mg)	尼克酸(mg)	抗坏血酸(维生素C)(mg)
叶 菜 类	大 白 菜	68	95.4	1.1	0.2	2.4	66.9	0.4	41	35	0.6	0.04	0.02	0.04	0.3	19
	小 白 菜	99	93.3	2.1	0.4	2.3	87.9	0.7	163	48	1.8	2.95	0.03	0.08	0.6	60
	油 菜	96	93.5	2.6	0.4	2.0	92.0	0.5	140	30	1.4	3.15	0.08	0.11	0.9	51
	菠 菜	89	91.8	2.4	0.5	3.1	113.0	0.7	72	53	1.8	3.87	0.04	0.13	0.6	39
	芹 菜	74	94.0	2.2	0.3	1.9	79.5	0.6	160	61	8.5	0.11	0.03	0.04	0.3	6
	韭 菜	93	92.0	2.1	0.6	3.2	113.0	1.1	48	46	1.7	3.21	0.03	0.09	0.9	39
	韭 黄	89	93.7	2.2	0.3	2.7	92.0	0.7	10	9	0.5	0.05	0.03	0.05	1.0	9
	青 蒜	71	89.4	3.2	0.3	4.9	146.4	1.3	30	41	0.6	0.96	0.11	0.10	0.8	77
	蒜 苗	83	86.4	1.2	0.3	9.7	192.5	1.8	22	53	1.2	0.20	0.14	0.06	0.5	42
	大 蒜	29	69.8	4.4	0.2	23.6	472.8	0.7	5	44	0.4	0	0.24	0.03	0.9	3
	大 葱	71	91.6	1.0	0.3	6.3	113.9	0.5	12	46	0.6	1.20	0.08	0.05	0.5	14
	茭 白	45	92.1	1.5	0.1	4.6	104.6	1.1	4	43	0.3	微量	0.04	0.05	0.6	8
	菜 花	53	92.6	2.4	0.4	3.0	104.6	0.8	18	53	0.7	0.08	0.06	0.08	0.8	88
瓜 类	南 瓜	81	97.8	0.3	0	1.3	25.1	0.3	11	9	0.1	2.40	0.05	0.06	…	4
	冬 瓜	76	96.5	0.4	0	2.4	46.0	0.4	19	12	0.3	0.01	0.01	0.02	0.3	16
	黄 瓜	86	96.9	0.6	0.2	1.6	46	0.3	19	29	0.3	0.13	0.04	0.04	0.3	6
	丝 瓜	93	92.9	1.5	0.1	4.5	104.6	0.5	28	45	0.8	0.32	0.04	0.06	0.5	8
	苦 瓜	82	94.0	0.9	0.2	3.2	75.3	0.1	18	29	0.6	0.08	0.07	0.04	0.3	84
	西 瓜	54	94.1	1.2	0	4.2	92.0	0.3	6	10	0.2	0.17	0.02	0.02	0.3	3
茄果类	茄子(紫皮)	96	93.2	2.3	0.1	3.1	96.2	0.8	22	31	0.4	0.04	0.03	0.04	0.3	3
	番 茄(红)	97	95.9	0.8	0.3	2.2	62.8	0.4	8	24	0.8	0.37	0.03	0.02	0.6	8
	辣 椒	56	92.4	1.6	0.2	4.5	108.8	0.7	12	40	0.8	0.73	0.04	0.03	0.3	185
咸菜类	榨 菜	100	73.8	4.1	0.2	9.2	230.1	2.2	280	130	6.7	0.04	0.04	0.09	0.7	…
	萝 卜 干	100	68.7	1.6	0.4	12.2	246.9	1.3	109	69	7.5	0.44	0.07	0.08	1.2	2
	冬菜(芥菜)	100	60.0	9.7	0.6	11.8	380.7	2.8	300	210	12.0	…	…	…	…	…
	黄 瓜(酱)	90	68.5	4.9	0.1	13.5	313.8	0.9	…	…	…	…	…	…	…	…
菌藻类	冬 菇	100	10.8	16.2	1.8	60.2	1 347.2	7.4	76	280	8.9	…	0.16	1.59	23.4	…
	银 耳	100	10.4	5.0	0.6	78.3	1 418.4	2.6	380	…	…		0.002	0.14	1.5	…
	木 耳	100	10.9	10.6	0.2	65.5	1 280.3	7.0	357	201	185.0	0.03	0.15	0.55	2.7	…
	海 带	100	12.8	8.2	0.1	56.2	1 079.5	9.8	1 177	216	150.0	0.57	0.09	0.36	1.6	…
	紫 菜	100	10.3	28.2	0.2	48.5	1 292.9	4.8	343	457	33.2	1.23	0.44	2.07	5.1	1
鲜、干果类	葡萄 圆紫	87	87.9	0.4	0.6	8.2	167.4	2.6	4	7	0.8	0.04	0.05	0.01	0.2	微量
	柚	61	84.8	0.7	0.6	12.2	238.5	0.8	41	43	0.9	0.12	0.07	0.02	0.5	41
	柑 桔	73	85.4	0.9	0.1	12.8	234.3	0.4	56	15	0.2	0.55	0.08	0.03	0.3	34
	苹 果	81	84.6	0.4	0.5	13.0	242.7	1.2	11	9	0.3	0.80	0.01	0.01	0.1	微量
	鸭 梨	93	89.3	0.1	0.1	9.0	154.8	1.3	5	6	0.2	0.01	0.02	0.01	0.1	4
	桃	73	87.5	0.8	0.1	10.7	196.6	0.4	8	20	1.2	0.06	0.01	0.02	0.7	6
	杏	90	85.0	1.2	0	11.1	205.0	1.9	26	24	0.8	1.79	0.02	0.04	0.6	7
	李	95	90.0	0.5	0.2	8.8	163.2	0	17	20	0.5	0.11	0.02	0.02	0.3	1
	草 莓	98	90.7	1.0	0.6	5.7	133.9	1.4	32	41	1.1	0.01	0.02	0.06	0.3	35
	樱 桃	75	89.2	1.2	0.3	7.9	163.2	0.8	…	…	…	0.33	0.02	0.04	0.7	11
	枣 (鲜)	91	73.4	1.2	0.2	23.2	414.2	1.6	14	23	0.5	0.01	0.06	0.04	0.6	540
	枣 (干)	85	19.0	3.3	0.4	72.8	1 288.7	3.1	61	55	1.6	0.01	0.06	0.15	1.2	12
	荔枝(鲜)	63	84.8	0.7	0.6	13.3	255.2	0.2	6	34	0.5	0	0.02	0.04	0.7	3

续　表

类别	食物项目	食品(%)	水分(g)	蛋白质(g)	脂肪(g)	碳水化合物(g)	热量 kJ	粗纤维(g)	钙(mg)	磷(mg)	铁(mg)	胡萝卜素(mg)	硫胺素(维生素B₁)(mg)	核黄素(维生素B₂)(mg)	尼克酸(mg)	抗坏血酸(维生素C)(mg)
鲜、干果类	桂圆	53	81.4	1.2	0.1	16.3	297.1	0.2	13	26	0.4	0	0.04	0.03	1.0	60
	枇杷(红)	66	91.6	0.4	0.1	6.6	121.3	0.8	…	…	…	…	…	…	…	…
	香蕉	56	77.1	1.2	0.6	19.5	368.2	0.9	9	31	0.6	0.25	0.02	0.05	0.7	6
	菠萝	53	89.3	0.4	0.3	9.3	175.7	0.4	18	28	0.5	0.08	0.08	0.02	0.2	24
硬果类	花生仁(炒)	96	2.7	26.5	44.8	20.2	2 468.6	2.7	71	399	2.0	…	0.26	0.18	11.7	0
	核桃	42	3.6	15.4	63.0	10.7	2 807.5	5.8	108	329	3.2	0.17	0.32	0.11	1.0	…
	杏仁(炒)	91	2.1	25.7	51.0	9.6	2 510.4	9.1	141	202	3.9	0.10	0.15	0.71	2.5	…
	栗子(热)	78	46.6	4.8	1.5	44.8	887.0	1.2	15	91	1.7	0.24	0.19	0.13	1.2	36
兽肉类	猪肉(肥瘦)	100	29.3	9.5	59.8	0.9	2 426.7	0	6	101	1.4		0.53	0.12	4.2	
	猪肉(肥)	100	6.0	2.2	90.8	0.9	3 472.7	0	1	26	0.4					
	猪肉(瘦)	100	52.6	16.7	28.8	1.0	1 380.7	0	11	177	2.4					
	排骨	81	50.7	16.4	32.0	0	1 481.1	0	…	…	…					
	猪排骨	73	…	23.6	10.5	1.0	807.5	0	78	9	(1.4)					
	猪肉松	100	17.1	54.1	12.4	7.2	1 493.7	0	74	542	16.8					
	猪蹄	26	55.4	15.8	26.3	1.7	1 284.5	0								
	猪舌	96	68.0	16.5	12.7	1.8	786.6	0	…	…	…	0	0.08	0.23	3.0	0
	猪心	78	75.1	19.1	6.3	0	556.5	0	…	…	…	0	0.34	0.52	5.7	1
	猪肝	100	71.4	21.3	4.5	1.4	548.1	0	11	270	25.0	8 700	0.40	2.11	16.2	18
	猪肺	100	83.3	11.9	4.0	0	351.5	0	12	230	3.4			0.14	0.6	
	猪肾	89	77.8	15.5	4.8	0.7	451.9	0	…	…	…	微量	0.38	1.12	4.5	5
	猪肚	92	80.3	14.6	2.9	1.4	376.6	0	…	…	…		0.05	0.18	2.5	0
	猪大肠	100	76.8	6.9	15.6	0.1	702.9	0	…	…	…	…	…	…	…	…
	牛肉(肥瘦)	100	68.6	20.1	10.2	0	719.6	0	7	170	0.9	0	0.07	0.15	6.0	
	牛心	94	80.2	8.7	10.8	…	552.3	0	8	185	5.4	0	0.31	0.49	8.6	1
	牛肝	100	69.1	21.8	4.8	2.6	589.9	0	13	400	9.0	18 300	0.39	2.30	16.2	18
	羊肉(肥瘦)	100	58.7	11.1	28.8	0.8	1 284.5	0	…	…	…	0	0.07	0.13	4.9	0
	羊肝	100	69.0	18.5	7.2	3.9	644.3	0	…	…	…	29 900	0.42	3.57	18.9	17
乳制品	牛乳	100	87.0	3.3	4.0	5.0	288.7	0	120	93	0.2	140	0.04	0.13	0.2	1
	羊乳	100	86.9	3.8	4.1	4.3	288.7	0	140	106	0.1	80	0.05	0.13	0.3	…
	黄油	100	14.0	0.5	82.5	0	3 117.1	0	15	15	0.2	2 700	0	0.01	0.1	0
禽肉类	鸡	34	74.2	21.5	2.5	0.7	464.4	0	11	190	1.5	…	0.03	0.09	8.0	…
	鸭	24	74.6	16.5	7.5	0.5	569.0	0	…	…	…		0.07	0.15	4.7	…
蛋制品	鸡蛋	85	71.0	14.7	11.6	1.6	711.3	0	55	210	2.7	1 440	0.16	0.31	0.1	…
	鸭蛋	87	70.0	8.7	9.8	10.3	686.2	0	71	210	3.2	1 380	0.15	0.37	0.1	…
	松花蛋	88	71.7	13.1	10.7	2.2	661.1	0	58	200	0.9	940	0.02	0.21	0.1	…
	鸡蛋壳	100	…	…	…	…	…	…	37 760	182						
鱼、虾类	大黄鱼	57	81.1	17.6	0.8	…	326.4	0	33	135	1.0		0.01	0.10	0.8	…
	小黄鱼	63	79.2	16.7	3.6	…	414.2	0	43	127	1.2		0.01	0.14	0.7	…
	带鱼	72	74.1	18.1	7.4	…	581.6	0	24	160	1.1		0.01	0.09	1.9	…
	青鱼	68	74.5	19.5	5.2	…	523.0	0	25	171	0.8		0.13	0.12	1.7	…
	草鱼	63	77.3	17.9	4.3	0	460.2	0	36	175	0.7		0.03	0.17	2.2	…
	鲤鱼	62	77.4	17.3	5.1	0	481.2	0	25	173	1.6	微量		0.10	3.1	…
	黄鳝	55	79.7	18.8	0.9	0	347.3	0	38	175	1.6		0.02	0.95	3.1	…
	鱼松	100	8.4	59.9	16.4	0	1 619.2	0	3 970	2 270	…		…	…	…	…

类别	食物项目	食品(%)	水分(g)	蛋白质(g)	脂肪(g)	碳水化合物(g)	热量kJ	粗纤维(g)	钙(mg)	磷(mg)	铁(mg)	胡萝卜素(mg)	硫胺素(维生素B₁)(mg)	核黄素(维生素B₂)(mg)	尼克酸(mg)	抗坏血酸(维生素C)(mg)
鱼、虾类	墨　鱼	73	84.0	13.0	0.7	1.4	267.8	0	14	150	0.6	…	0.01	0.06	1.0	…
	对　虾	70	77.0	20.6	0.7	0.2	376.6	0	35	150	0.1	360	0.01	0.11	1.7	…
	甲　鱼	55	79.3	17.3	4.0	0	439.0	0	15	94	2.5	…	0.62	0.37	3.7	…
其他类	桃　酥	100	…	5.9	26.5	63	2 146.4	…	52	220	2.8	29	0.26	0.04	1.3	0
	巧克力(散装)	100	…	5.5	27.4	65.9	2 225.9	…	95	192	3.4	85	0.03	0.13	0.5	0
	冰淇淋	100	…	3.7	8.7	23.9	786.6	0	93	87	0.8	438	0.05	0.13	0.2	0
	酥心糖	100	…	8.6	12.2	…	1 903.7	…	167	…	…	…	…	…	…	…

附录三　正常儿童生长曲线图

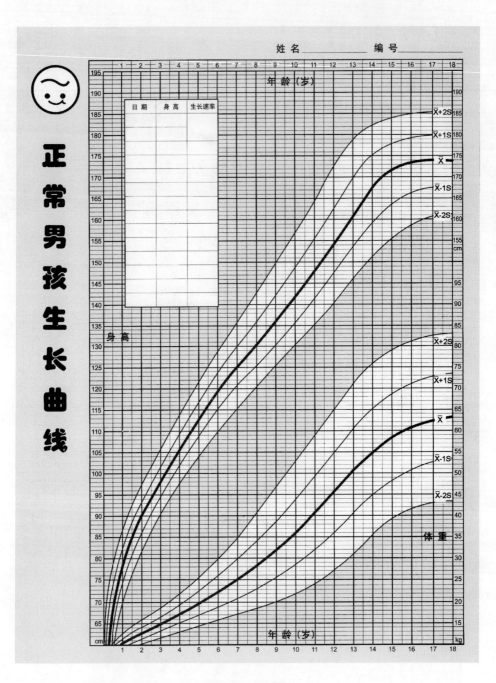

正常男孩生长曲线

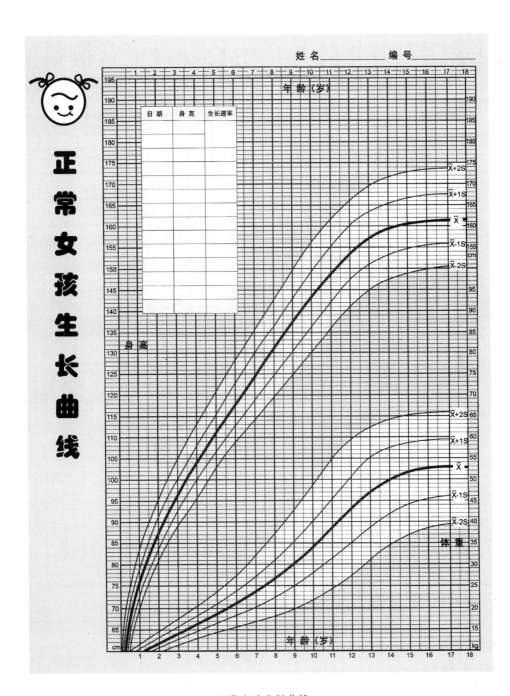

正常女孩生长曲线

附录四 各年龄儿童生长发育正常测量值

附表 1 九市城区 7 岁以下男、女童体格发育测量值 $\bar{x}\pm SD$（1995 年）

年龄组	男					女				
	体重(kg)	身高(cm)	坐高(cm)	头围(cm)	胸围(cm)	体重(kg)	身高(cm)	坐高(cm)	头围(cm)	胸围(cm)
0～3 天	3.30±0.38	50.4±1.7	33.9±1.5	34.3±1.2	32.7±1.5	3.20±0.36	49.8±1.6	33.5±1.5	33.9±1.2	32.6±1.4
1 月～	5.10±0.63	56.9±2.3	37.9±1.7	38.1±1.3	37.6±1.8	4.81±0.57	56.1±2.2	37.3±1.7	37.4±1.2	36.9±1.7
2 月～	6.16±0.72	60.4±2.4	40.1±1.5	39.7±1.3	39.8±1.9	5.74±0.64	59.2±2.3	39.2±1.7	38.9±1.2	38.8±1.7
3 月～	6.98±0.79	63.0±2.3	41.5±1.8	41.0±1.3	41.4±1.9	6.42±0.70	61.6±2.3	40.6±1.7	40.1±1.2	40.2±1.8
4 月～	7.56±0.81	65.1±2.2	42.6±1.7	42.1±1.3	42.3±1.8	7.01±0.75	63.8±2.3	41.6±1.7	41.2±1.2	41.3±1.8
5 月～	8.02±0.88	67.0±2.3	43.5±1.8	43.0±1.3	43.0±1.9	7.53±0.77	65.5±2.3	42.6±1.8	42.1±1.2	42.1±1.8
6 月～	8.62±0.94	69.2±2.4	44.6±1.9	44.1±1.9	44.0±1.3	8.00±0.90	67.6±2.4	43.6±1.8	43.0±1.3	42.9±1.9
8 月～	9.19±1.00	72.0±2.5	46.0±1.8	45.1±1.3	44.8±2.0	8.65±0.97	70.6±2.5	45.0±1.8	44.1±1.3	43.9±1.9
10 月～	9.65±1.04	74.6±2.6	47.1±1.9	45.8±1.4	45.5±2.0	9.09±0.99	73.3±2.6	46.2±1.9	44.8±1.2	44.5±1.8
12 月～	10.16±1.04	77.3±2.7	48.4±1.9	46.5±1.3	46.3±1.9	9.52±1.05	75.9±2.8	47.4±1.9	45.4±1.2	45.2±1.8
15 月～	10.7±1.11	80.3±2.8	49.8±2.2	47.1±1.3	47.2±1.9	10.09±1.05	78.9±2.8	48.9±1.9	46.0±1.3	46.1±1.8
18 月～	11.25±1.19	82.7±3.1	50.9±2.1	47.6±1.3	48.0±1.8	10.65±1.11	81.6±2.9	50.2±2.0	46.5±1.2	46.8±1.8
21 月～	11.83±1.26	85.6±3.2	52.3±2.1	48.1±1.3	48.6±1.9	11.25±1.12	84.5±3.0	51.5±2.0	46.9±1.2	47.4±1.8
2 岁～	12.57±1.28	89.1±3.4	53.8±2.2	48.4±1.2	49.4±1.9	12.04±1.23	88.1±3.4	53.1±2.2	47.4±1.2	48.2±1.9
2.5 岁～	13.56±1.33	93.3±3.5	55.6±2.2	49.0±1.2	50.3±1.8	12.97±1.33	92.0±3.6	54.8±2.2	48.0±1.2	49.2±1.9
3 岁～	14.42±1.51	96.8±3.7	56.8±3.7	49.4±1.2	50.9±2.0	14.01±1.43	95.9±3.6	56.0±2.2	48.4±1.1	49.9±1.9
3.5 岁～	15.37±1.55	100.2±3.8	58.1±2.2	49.8±1.2	51.7±2.0	14.94±1.52	99.2±3.8	57.3±2.2	48.8±1.2	50.7±2.1
4 岁～	16.23±1.77	103.7±4.1	59.5±2.3	50.1±1.3	52.4±2.1	15.81±1.68	102.8±3.9	58.8±2.2	49.1±1.2	51.3±2.1
4.5 岁～	17.24±1.94	107.1±4.1	61.1±2.3	50.4±1.2	53.2±2.2	16.80±1.88	106.2±4.2	60.4±2.3	49.1±1.2	52.1±2.2
5 岁～	18.34±2.13	110.5±4.2	62.5±2.3	50.7±1.2	54.2±2.4	17.84±1.97	109.8±4.1	61.9±2.3	49.7±1.2	52.9±2.4
5.5 岁～	19.38±2.25	113.7±4.5	63.8±2.4	50.9±1.2	55.0±2.4	18.80±2.22	112.9±4.5	63.2±2.4	50.0±1.2	53.6±2.5
6～7 岁	20.97±2.60	117.9±4.7	65.6±2.5	51.3±1.2	56.3±2.7	20.36±2.55	117.1±4.5	65.0±2.4	50.3±1.3	54.9±2.8

附表 2 九市城区 7 岁以下男、女童的体重百分位数(kg)（1995 年）

年龄组	百分位数(男)									百分位数(女)								
	3	5	10	20	50	80	90	95	97	3	5	10	20	50	80	90	95	97
0～3 天	2.60	2.70	2.85	3.00	3.25	3.60	3.80	3.95	4.10	2.60	2.65	2.75	2.90	3.18	3.50	3.70	3.85	3.95
1 月～	4.00	4.10	4.30	4.55	5.05	5.60	5.99	6.20	6.45	3.85	3.95	4.10	4.30	4.80	5.30	5.51	5.80	6.00
2 月～	4.90	5.04	5.25	5.55	6.24	6.75	7.10	7.45	7.60	4.60	4.75	4.95	5.20	5.70	6.25	6.55	6.85	7.10
3 月～	5.60	5.80	6.00	6.30	6.95	7.65	8.01	8.30	8.50	5.25	5.40	5.60	5.80	6.36	7.00	7.31	7.60	7.90
4 月～	6.12	6.30	6.51	6.90	7.50	8.20	8.64	8.95	9.17	5.75	5.85	9.10	6.40	7.00	7.60	8.00	8.31	8.50
5 月～	6.50	6.65	6.95	7.30	7.95	8.75	9.20	9.55	9.82	6.20	6.35	6.50	6.85	7.50	8.17	8.51	8.88	9.05
6 月～	7.00	7.15	7.41	7.80	8.55	9.45	9.90	10.30	10.50	6.50	6.67	6.95	7.24	7.90	8.74	9.20	9.60	9.85

年龄组	百分位数(男)									百分位数(女)								
	3	5	10	20	50	80	90	95	97	3	5	10	20	50	80	90	95	97
8月~	7.47	7.65	8.00	8.30	9.10	10.00	10.50	10.91	11.25	7.05	7.20	7.50	7.85	8.50	9.47	10.00	10.40	10.60
10月~	7.80	8.00	8.35	8.75	9.65	10.47	11.00	11.40	11.70	7.45	7.60	7.90	8.20	9.00	9.90	10.35	10.90	11.20
12月~	8.35	8.60	8.95	9.25	10.06	11.01	11.56	12.00	12.25	7.70	8.00	8.24	8.70	9.45	10.34	10.95	11.45	11.80
15月~	8.81	9.00	9.30	9.76	10.60	11.65	12.20	12.63	12.95	8.30	8.50	8.80	9.20	10.00	10.95	11.47	12.00	12.30
18月~	9.20	9.39	9.75	10.20	11.17	12.23	12.80	13.30	13.60	8.70	9.00	9.30	9.75	10.60	11.50	12.10	12.57	12.90
21月~	9.70	9.97	10.25	10.73	11.75	12.90	13.50	13.92	14.35	9.35	9.60	9.95	10.30	11.20	12.15	12.65	13.20	13.62
2岁~	10.32	10.62	11.05	11.50	12.50	13.60	14.30	14.89	15.25	10.00	10.13	10.51	11.00	11.95	13.00	13.66	14.30	14.55
2.5岁~	11.27	11.50	11.90	12.41	13.50	14.60	15.25	15.90	16.30	10.70	10.90	11.30	11.80	12.90	14.08	14.70	15.25	15.75
3岁~	11.80	12.15	12.60	13.10	14.30	15.65	16.40	17.00	17.60	11.54	11.85	12.30	12.80	13.90	15.11	15.90	16.55	16.90
3.5岁~	12.60	12.90	13.45	14.10	15.28	16.60	17.40	18.10	18.57	12.55	13.05	13.70	14.30	14.85	16.20	16.91	17.60	17.95
4岁~	13.25	13.65	14.14	14.75	16.10	17.65	18.50	19.31	20.00	13.04	13.30	13.80	14.40	15.65	17.20	18.05	18.80	19.45
4.5岁~	13.85	14.25	14.85	15.60	17.06	18.85	19.80	20.71	21.26	13.70	14.05	14.50	15.20	16.60	18.33	19.30	20.30	20.80
5岁~	14.82	15.21	15.76	16.55	18.15	20.00	21.08	22.14	22.92	14.61	14.90	15.48	16.10	17.70	19.40	20.35	21.50	22.00
5.5岁~	15.65	16.00	16.65	17.45	19.23	21.20	22.23	23.40	24.00	15.20	15.60	16.15	16.95	18.50	20.60	21.80	22.80	23.61
6~7岁	16.75	17.15	17.80	18.85	20.70	23.05	24.50	25.82	26.57	16.30	16.70	17.40	18.14	20.90	22.40	23.80	25.12	26.00

附表3　九市城区7岁以下男、女童的身高百分位数(cm)（1995年）

年龄组	百分位数(男)									百分位数(女)								
	3	5	10	20	50	80	90	95	97	3	5	10	20	50	80	90	95	97
0~3天	47.3	47.9	48.3	49.0	50.0	51.90	52.5	53.1	53.7	47.0	47.0	47.8	48.5	50.0	51.0	52.0	52.5	53.0
1月~	52.8	53.2	54.0	55.0	57.0	58.50	59.8	60.6	61.1	52.3	52.8	53.4	54.1	56.0	58.0	58.9	59.7	60.2
2月~	56.0	56.5	57.3	58.5	60.4	62.30	63.4	64.4	65.0	55.0	55.5	56.2	57.2	59.1	61.2	62.2	63.1	63.8
3月~	58.9	59.2	60.0	61.1	63.0	65.00	66.4	66.8	67.3	57.8	58.0	58.9	60.0	61.5	63.3	64.2	65.2	65.9
4月~	61.0	61.6	62.3	63.1	65.0	67.00	68.0	69.0	69.5	59.6	60.0	61.0	61.9	63.8	65.6	66.5	67.5	68.0
5月~	62.5	63.2	64.0	65.0	67.0	69.00	70.0	70.7	71.3	61.5	62.0	62.7	63.7	65.4	67.5	68.5	69.5	70.0
6月~	64.7	65.2	66.0	67.0	69.2	71.30	72.3	73.2	74.0	63.4	63.9	64.5	65.5	67.5	69.6	70.6	71.5	72.1
8月~	67.5	68.0	69.0	70.0	72.0	74.10	75.3	76.3	77.0	66.4	67.0	67.5	68.5	70.5	72.5	73.8	74.8	75.5
10月~	69.3	70.0	71.1	72.4	74.6	76.70	78.0	79.0	79.5	68.5	69.0	70.0	71.0	73.3	75.4	76.6	77.8	78.5
12月~	72.3	72.9	74.0	75.0	77.2	79.50	80.90	82.0	82.5	70.7	71.4	72.1	73.5	75.7	78.1	79.4	80.5	81.4
15月~	75.0	75.5	76.5	78.0	80.2	82.50	84.0	85.0	85.6	73.4	74.0	75.1	76.5	79.0	81.2	82.5	83.5	84.4
18月~	76.8	77.7	78.9	80.1	82.7	85.30	87.0	88.0	88.4	75.9	76.7	78.0	79.1	81.5	84.0	86.3	86.4	87.2
21月~	79.7	80.5	81.5	83.0	85.5	88.20	90.0	91.0	92.0	79.0	79.8	80.7	82.0	84.3	87.0	88.4	89.5	90.2
2岁~	82.7	83.5	84.9	86.2	89.0	92.00	93.6	94.8	95.7	81.7	82.5	83.7	85.1	88.0	91.0	92.5	93.6	94.7
2.5岁~	87.0	87.7	88.8	90.3	93.4	96.30	98.0	99.0	100.0	85.0	86.0	87.5	89.0	92.0	95.0	96.5	97.7	98.6
3岁~	90.0	91.0	92.0	93.7	96.7	100.00	101.5	103.0	103.7	89.5	90.3	91.4	92.7	95.8	98.8	100.5	101.7	102.5
3.5岁~	93.2	94.2	95.3	97.0	100.1	103.30	105.3	106.8	107.6	92.1	93.0	94.3	96.0	99.1	102.3	104.0	105.5	106.7
4岁~	96.0	97.1	98.4	100.2	103.7	107.10	108.9	110.6	111.7	95.5	96.4	97.7	99.5	102.5	106.1	108.0	109.7	110.5
4.5岁~	99.9	100.7	102.0	103.7	107.1	110.60	112.4	114.0	115.0	98.6	99.5	100.8	102.5	106.1	109.7	111.6	113.2	114.2
5岁~	102.8	103.6	105.1	106.9	110.5	114.10	115.8	117.2	118.2	102.0	103.0	104.5	106.5	109.8	113.2	115.0	116.4	117.5
5.5岁~	105.1	106.4	108.3	110.1	113.5	117.60	119.4	121.1	121.9	105.0	105.9	107.2	109.0	112.7	116.8	118.9	120.5	121.5
6~7岁	108.5	110.0	112.1	114.2	117.8	121.70	124.0	125.6	126.6	108.4	109.8	111.3	113.2	117.1	120.9	122.8	124.8	126.0

附录五 各年龄儿童的正常生理测量值

<table>
<tr><th colspan="3">附表1 儿童于休息时的心率</th></tr>
<tr><th>年　龄</th><th>平均心率</th><th>2个标准差</th></tr>
<tr><td>出生时</td><td>140</td><td>50</td></tr>
<tr><td>第1个月</td><td>130</td><td>45</td></tr>
<tr><td>1～6个月</td><td>130</td><td>45</td></tr>
<tr><td>6～12个月</td><td>115</td><td>40</td></tr>
<tr><td>1～2岁</td><td>110</td><td>40</td></tr>
<tr><td>2～4岁</td><td>105</td><td>35</td></tr>
<tr><td>6～10岁</td><td>95</td><td>30</td></tr>
<tr><td>10～14岁</td><td>85</td><td>30</td></tr>
<tr><td>14～18岁</td><td>82</td><td>25</td></tr>
</table>

<table>
<tr><th colspan="4">附表2 呼吸速率</th></tr>
<tr><th>年　龄</th><th>次/分</th><th>潮气容积(ml)</th><th>肺活量(注)</th></tr>
<tr><td>早产儿</td><td>40～90</td><td>12</td><td>—</td></tr>
<tr><td>足月新生儿</td><td>30～80</td><td>19</td><td>—</td></tr>
<tr><td>1岁</td><td>20～40</td><td>48</td><td>—</td></tr>
<tr><td>2岁</td><td>20～30</td><td>90</td><td>—</td></tr>
<tr><td>3岁</td><td>20～30</td><td>125</td><td>—</td></tr>
<tr><td>5岁</td><td>20～25</td><td>175</td><td>1.0</td></tr>
<tr><td>10岁</td><td>17～22</td><td>320</td><td>2.0</td></tr>
<tr><td>15岁</td><td>15～20</td><td>400</td><td>3.7</td></tr>
<tr><td>20岁</td><td>15～20</td><td>500</td><td>3.8</td></tr>
</table>

注：这些代表性的平均值是由多项关于两性的统计资料综合而得，男孩的肺活量约比女孩的大6%。

<table>
<tr><th colspan="6">附表3 血压 (mmHg)</th></tr>
<tr><th>婴儿的血压*</th><th>年　龄</th><th>收缩压</th><th>2个标准差</th><th>舒张压</th><th>2个标准差</th></tr>
<tr><td>第1天：52</td><td>1天</td><td>78</td><td>14</td><td>42</td><td>14</td></tr>
<tr><td>第4天：70</td><td>1个月</td><td>86</td><td>20</td><td>54</td><td>18</td></tr>
<tr><td>第10天：80</td><td>6个月</td><td>90</td><td>26</td><td>60</td><td>20</td></tr>
<tr><td>第2个月：95</td><td>1岁</td><td>96</td><td>30</td><td>65</td><td>25</td></tr>
<tr><td>第8个月：95</td><td>2岁</td><td>99</td><td>25</td><td>65</td><td>25</td></tr>
<tr><td></td><td>4岁</td><td>99</td><td>20</td><td>65</td><td>20</td></tr>
<tr><td></td><td>6岁</td><td>100</td><td>15</td><td>60</td><td>10</td></tr>
<tr><td></td><td>8岁</td><td>105</td><td>15</td><td>60</td><td>10</td></tr>
<tr><td></td><td>10岁</td><td>110</td><td>17</td><td>60</td><td>10</td></tr>
<tr><td></td><td>12岁</td><td>115</td><td>19</td><td>60</td><td>10</td></tr>
<tr><td></td><td>14岁</td><td>118</td><td>20</td><td>60</td><td>10</td></tr>
<tr><td></td><td>16岁</td><td>120</td><td>16</td><td>65</td><td>10</td></tr>
</table>

注：1. ＊此数据得自于泛红法(flush method)。2. 收缩压与舒张压之判别在1岁以下是根据杜卜勒法，在1岁以上是根据听诊器的听诊时心音改变的那一点即为舒张压。

附录 4 液体需要量

年 龄	体重(kg)	液体需要量 (ml/24 小时)	每小时给液量 (ml)	计 算 式
出生 3 天内	3.3	198~330	8~15	60~100 ml/kg
1 周	3.3	330	15	100 ml/kg(若无肾脏或心脏方面的问题,可再增加)
2 个月	5.0	500	20	
6 个月	8.0	800	35	
12 个月	10.0	1 000	40	
3 岁	15.0	1 250	50	1 000 ml+50 ml×(体重公斤数−10)
5 岁	20.0	1 500	60	
8 岁	30.0	1 750	70	1 500 ml+25 ml×(体重公斤数−20)
12 岁	40.0	1 850	80	1 750 ml+10 ml×(体重公斤数−30)

附录六 儿科常用临床检验参考值

项 目	正 常 值
动脉血液气体 PO₂ (氧分压显示出经肺泡膜扩散到血液的氧气量)	• 海平面：80%～100% • 高于海拔 5 000 英尺：65%～75%
PCO₂ (二氧化碳分压显示出溶于血液中二氧化碳压力)	• 海平面：35%～45% • 高于海拔 5 000 英尺：32%～38%
pH (用以侦测体内之化学平衡状态) 碱基多出量 (计量多出的碱基总量，为全血中缓冲离子浓度的总合)	7.35～7.45 • 海平面：−2～+2 • 高于海拔 5 000 英尺：−4～+2
血液重碳酸盐离子(HCO_3^-) (全血中主要的阴离子缓冲剂，占全部阴离子缓冲剂的一半)	• 海平面：22～26 mmol/L(22～26 mEq/L) • 高于海拔 5 000 英尺：18～26 mmol/L(18～26 mEq/L)
氧饱和度 (测量血红素之真正氧含量与其最大携氧量的百分比)	海平面：95%
脑脊髓液数值 颜色	清澈
细胞记数	• 新生儿：少于 15 个白血球/mm³ • 儿童：0～5 个细胞/mm³(全为淋巴球)
蛋白质	• 新生儿：600～1 200 mg/L(60～120 mg/dl) • 儿童：150～450 mg/L(15～45 mg/dl)
葡萄糖	血糖浓度的 1/2～2/3 之间
革兰染色	无微生物

血液学检查 血红蛋白(Hgb)	• 初生儿(1～3 天)：145～225 g/L(14.5～22.5 g/dl)
	• 婴儿(2 个月)：90～140 g/L(9.0～14.0 g/dl)
	• 儿童(6～12 岁)：115～155 g/L(11.5～15.5 g/dl)
	• 青少年
	  男：130～160 g/L(13.0～16.0 g/dl)
	  女：120～160 g/L(12.0～16.0 g/dl)

血细胞比容(Hct)	(%)
	• 初生儿(1～3 天)：44～75
	• 婴儿(2 个月)：28～42
	• 儿童(6～12 岁)：35～45
	• 青少年
	  男：37～49
	  女：36～46

续　表

	项　目		正　常　值
血液学检查	红血球数值(RBC)		(M/μl) ● 初生儿(1～3天)：4.0～6.6 ● 新生儿(1～4周)：3.0～6.3 ● 婴儿(1～18个月)：2.7～5.4 ● 儿童(2～12岁)：3.9～5.3 ● 青少年 男：4.5～5.3 女：4.1～5.1
	平均血球容积(MCV)，即一个红血球的平均容积； MCV=Hct/RBC		(μm^3) ● 初生儿(1～3天)：95～121 ● 婴儿(0.5～2岁)：70～86 ● 儿童(6～12岁)：77～95 ● 青少年： 男：78～98 女：78～102
	平均血球血红素(MCH)，即一个红血球中血红素的平均量(以重量计)；MCH=Hgb/RBC		(pg/cell) ● 初生儿(1～3天)：31～37 ● 新生儿(1～4周)：28～40 ● 婴儿(2～24个月)：23～35 ● 儿童(2～12岁)：24～33 ● 青少年：25～35
	平均血球血红素浓度(MCHC)，即一个红血球中血红素的浓度； MCHC=Hgb/Hct		(%Hb/cell) ● 初生儿(1～3天)：29～37 ● 新生儿(1～4周)：28～38 ● 婴儿(1～24个月)：29～37 ● 儿童/青少年：31～37
	网状细胞计数，即年轻红血球经离体活体染色法染色后，呈正反应(即含嗜碱性网蛋白)者		● 初生儿(1天)：3.2±1.4% ● 新生儿(1～4周)：0.6±0.3% ● 婴儿(5～12个月)：0.3%～2.2% ● 成人：0.5%～1.5%
	白细胞计数(每微升[μl](mm^3)血液中的白细胞数量)		(*1 000个细胞/μl) ● 初生儿 9.0～30.0 ● 新生儿(1个月)5.0～19.5 ● 婴儿(1～3岁)6.0～17.5 ● 儿童(4～13岁)4.5～15.5 ● 成人 4.5～11.0
	白细胞分类计数(周边血液镜检所见之各类白细胞的百分比)	中性粒细胞	● 初生儿 32%～62% ● 婴儿(1岁)23% ● 儿童(10岁)31%～61% ● 成人 54%～75%
		嗜碱性粒细胞	● 初生儿 0.5%～1.0% ● 婴儿(1岁)0.4% ● 儿童(10岁)0.5% ● 成人 0～1%
		嗜酸性粒细胞	● 初生儿 2%～2.5% ● 婴儿(1岁)2.6% ● 儿童(10岁)2%～2.5% ● 成人 1%～4%

项　　目		正　　常　　值
血液学检查	白细胞分类计数（周边血液镜检所见之各类白细胞的百分比）	淋巴球	• 初生儿 26%～36% • 婴儿（1 岁）61% • 儿童（10 岁）28%～48% • 成人 25%～40%
		单核球	• 初生儿 5%～6% • 婴儿（1 岁）5% • 儿童（10 岁）4%～4.5% • 成人 2%～8%
血　清　化　学　值	血小板计数，即 1 μl（mm^3）血中的血小板数目		• 初生儿：84 000～478 000 • 以后：150 000～400 000
	流血时间，即从体表小伤口流血至停止所需要的时间		• 初生儿：1～8 分钟 • 以后：1～6 分钟
	全血凝血时间，即在玻璃管中之血液凝固所需要的时间		所有年龄：5～8 分钟
	凝血酶原时间（PT），指将凝血活酶（thromboplastin）及氯化钙假如血浆后使血液凝固所需的时间；可查出第 V、Ⅶ、Ⅹ 凝血因子，或是纤维素原、凝血酶原缺乏的情形		• 初生儿：<17 秒 • 以后：11～15 秒
	部分凝血酶原时间（PTT），即测量凝血活酶活动力；此种凝血试验可查出各种因子不足的情形		• 初生儿：<90 秒 • 以后 　　非活化的：60～85 秒 　　活化的：25～35 秒
	凝血活酶产生时间（TGT），即测量血液产生凝血活酶的能力；可区分第 Ⅷ 及第 Ⅸ 凝血因子缺乏的情形		• 初生儿：8～20 秒 • 以后：8～16 秒
	凝血酶原消耗时间（PCT），即测量凝血活酶产生情形及凝血酶原的反应		凝固时间大于 20 秒，表示几乎完全消耗
	纤维素原（fibrinogen）量，即测量血中纤维素原的量		• 初生儿：1.25～3.0 g/L（125～300 mg/dl） • 以后：2.0～4.0 g/L（200～400 mg/dl）
	IgG 血液中主要的（85%）免疫球蛋白；也是唯一可通过胎盘的免疫球蛋白。具对抗某些细菌、毒素及病毒之活性		• 初生儿：7～14.8 g/L（700～1 480 mg/dl） • 婴儿（6 个月）：3.0～10.0 g/L（300～1 000 mg/dl） • 儿童（6～12 岁）：7.0～16.5 g/L（700～1 650 mg/dl） • 青少年：7.0～15.5 g/L（700～1 550 mg/dl）
	IgA 身体分泌物中主要的免疫球蛋白，占全部免疫球蛋白的10%～15%。可保护胃肠道及呼吸道之黏膜。具对抗病毒与某些细菌之活性		• 初生儿：0～22 mg/L（0～2.2 mg/dl） • 婴儿（6 个月～2 岁）：140～1 080 mg/L（14～108 mg/dl） • 儿童（6～12 岁）：290～2 700 mg/L（29～270 mg/dl） • 青少年：0.8～2.32 g/L（81～232 mg/dl）
	IgM 占全部免疫球蛋白的 10%～50%，为抗原进入身体后最先出现的抗体。具对抗革兰阴性细菌的活性；亦可活化补体（complement）		• 初生儿：50～300 mg/L（5～30 mg/dl） • 婴儿（6 个月～2 岁）：430～2 390 mg/L（43～239 mg/dl） • 儿童（6～12 岁）：500～2 600 mg/L（50～260 mg/dl） • 青少年：450～2 400 mg/L（45～240 mg/dl）
	IgE 具对抗过敏反应之活性。血液中只含少量 IgE。可能可对抗蛲虫		• 男：0～230（IU/ml） • 女：0～170（IU/ml）

续　表

项　目	正　常　值
血清化学值 IgD 血液中只含少量 IgD	● 初生儿：0 g/L ● 以后：0～80 mg/L(0～ 8 mg/dl)
α1 -胰蛋白酶抑制素(AAT)试验,用以测量肝产出的一种蛋白质,该蛋白质可抑制将死细胞释放蛋白酶	1 300～2 380 mg/L(130～238 mg/dl)
胆红素(bilirubin),用以检测肝能、溶血性贫血及初生儿高胆红素血症	全部胆红素 ● 初生儿：10～120 mg/L·(1.0～12.0 mg/dl) ● 儿童： 　　间接胆红素：2～8 mg/L(0.2～0.8 mg/dl) 　　直接胆红素：1～4 mg/L(0.1～0.4 mg/dl)
氨(ammonia),用以作为肝蛋白代谢之指标	值的范围很大：400～1 100 mg/L(40～110 mg/dl)
淀粉酶(amylase)	儿童：45～200 染科单位/ dl(dyeU/dl)
血清麸氨酸-草醋酸转氨酶(SGOT),此酶的出现与将死之细胞数及组织受伤到试验之间所经历的时间有直接的关系	(IU/l) ● 初生儿(1～3 天)16～74 ● 婴儿(6 个月～1 岁)16～35 ● 儿童(1～5 岁)6～30 ● 较大儿童(5 岁～成人)19～28
血清麸氨酸-焦葡萄酸转氨酶(SGPT),此酶主要存在与肝中,可以之评价肝功能	● 婴儿：低于 54 IU/l ● 儿童：1～30 IU/l
碱性磷酸酶(alkaline phosphatase),配合其他临床发现,可作为肝与骨骼疾病的指标	● 博丹斯基单位(Bodansky units) 　　儿童：50～140 U/L(5～14 U/dl) 　　成人：15～45 IU/L(1.5～4.5 IU/dl) ● 金-阿姆斯壮单位(King - Armstrong units) 　　儿童：150～300 U/L(15～30 U/dl) 　　成人：40～130 U/L(4～13 U/dl) ● 贝西-洛厄里单位(Bessy - Lowery units) 　　儿童：34～90 U/L(3.4～9.0 U/dl) 　　成人：8～23 U/L(0.8～2.3 U/dl)
血清电解质 钾	3.5～5.5 mmol/L(3.5～5.5 mEq/L)
钠	130～150 mmol/L(130～150 mEq/L)
钙	2.25～2.85 mmol/L(4.5～5.7 mEq/L)
镁	0.6～1.05 mmol/L(1.2～2.1 mEq/L)
粪便检验 pH 值	7～7.5
寄生虫和虫卵	0
粪便培养	无致病性微生物
脂肪	(单次检体或 72 小时收集)在抹片上,脂肪酸球直径为 1～4μ
胰蛋白酶	儿童：2+～4+
还原质(reducing substances)	阴性反应
液状大便中是否有糖	阴性反应

项 目	正 常 值
颜色	清澈、琥珀色
浊度	清澈
比重-尿密度与水密度之比	1.001～1.040 ● 一般儿童：1.003～1.010 ● 一般成人：1.015～1.025
pH 值	4.6～8.0，平均 6.0
蛋白质	0
葡萄糖	0
酮体	0
细胞	少许
红细胞	0
白细胞	少许
圆柱	0
结晶体	一些
17-酮类固醇（用以测试肾上腺皮质功能）	(mg/24 小时) ● 婴儿(小于 1 岁)：少于 1 ● 儿童(5～8 岁)：少于 3 ● 儿童(9～12 岁)：约为 3 ● 成人： 　　男：8～25 　　女：5～15
17-氢皮质类固醇（用以测试肾上腺皮质功能）	儿童到 16 岁：3.1～10.0 mg/男性/24 小时
尿中游离皮质醇（用以测试肾上腺皮质功能）	20～100 μg/24 小时
尿中钙	10 mg/dl
尿中钠	40～180 mmol/24 h(40～180 mEq/24 小时)
尿中香草扁桃酸	(24 小时检体 mg/g 肌酐) ● 婴儿(1～12 个月)：1.40～15.0 ● 儿童(5～10 岁)：0.5～6.0 ● 儿童(10～15 岁)：0.25～3.25

（表格左侧纵排标题：尿液实验（尿液分析））

* 正常值可因实验室方法不同而有所差异。

附录七　儿科常用药物的剂量与用法

附表 1　抗 生 素 类

G$^+$革兰阳性　G$^-$革兰阴性　AR 不良反应　△需要做青霉素药敏试验

药 物 名 称	剂型规格	途径	小 儿 剂 量	备　　注
青霉素△ Penicillin	注射剂 40 万 u 80 万 u 100 万 u	im, iv　gtt	一般感染 5 万～10 万 u/(kg·d),分 2～3 次 严重感染 60 万～80 万 u/(kg·d),分 2～4 次 新生儿 β 组溶血性链球菌 感染 新生儿剂量见附录六	为杀菌剂,对 G$^+$球菌及某些 G$^-$球菌 有效。对螺旋体也敏感 　皮试:200 u/ml 溶液 0.1 ml 皮内注 射,20 min 后观察结果,如红肿≥1～ 2 cm 以上且有足样改变或发痒,为阳性 　AR:偶有过敏反应,用前询问过敏 史。肌注痛,可用 0.2% 利多卡因作 溶媒
普鲁卡因 青霉素△ Procaine Penicillin 40 万 u 80 万 u	注射剂	im	2.5 万～5 万 u/(kg·d),分 1～2 次 婴儿 5 万 u/(kg·d),qd 先天性梅毒剂量同上,连用 14 d	同青霉素。本品 40 万 u 内含青霉素 10 万 u 和本品 30 万 u。80 万 u 内含青 霉素 20 万 u 和本品 60 万 u 　AR:同青霉素。用前分别以青霉素 及普鲁卡因作过敏试验
氯唑西林钠△ Cloxacillin	胶囊　0.25 g 0.5 g 注射剂 0.25 g 0.5 g	po im	0.05～0.1 g/(kg·d),分 4～6 次 空腹服 0.075～0.15 g/(kg·d),分 2～4 次	作用与苯唑西林相同,用于耐青霉素 酶的葡萄球菌 　AR:过敏反应较青霉素少,可有皮 疹、荨麻疹、恶心、呕吐
氨苄西林钠 Ampicillin Sodium （氨苄青霉素）	胶囊　0.25 g 混悬剂 5 ml 0.125 g 0.25 g 注射剂 0.5 g	po im iv iv　gtt	0.05～0.1 g/(kg·d),q6 h 最大量每次 0.25 g 新生儿剂量见附录六 0.1～0.2 g/kg,q4～6 h 脑膜炎 0.2～0.4 g/(kg·d),q4 h 新生儿剂量见附录六	作用同青霉素。对革兰阴性菌有效, 但对革兰阳性菌的作用不如青霉素。用 于敏感菌所致呼吸系统、泌尿系统感染 及败血症、脑膜炎、伤寒等。用前需做青 霉素皮试,静注速度约 10～15 min 　AR:皮疹较常见,另有恶心、呕吐、腹 泻、假膜性肠炎、肝功能损害、溶血性贫 血等。剂量＞0.2 g/(kg·d)时可发生 间质性肾炎。新生儿可引起抽搐,婴幼 儿可有良性颅内压升高和惊厥
氨苄西林钠- 舒巴坦钠 Ampicillin Sodium - Sulbactan （优立新,unasyn）	混悬剂 5 ml 0.25 g 62.5 mg 注射剂 0.5 g	po im iv iv　gtt	0.15 g/(kg·d),q6 h 0.15 g/(kg·d),分 2～4 次 新生儿剂量见附录六	为广谱青霉素,对 G$^+$和某些 G$^-$杆菌 有效。快速静滴,否则易破坏 　AR:皮疹,发热 　[注]氨苄西林与舒巴坦两者比例注 射剂为 2:1,混悬剂为 4:1

药 物 名 称	剂型规格	途径	小 儿 剂 量	备 注
阿莫西林△ Amoxycillin	胶囊 0.25 g 0.5 g 干糖粉 0.125 g	po po	0.025~0.1 g/(kg·d) 分 3~4 次 严重感染	为羟化的氨苄西林,口服吸收好,血浓度与等量氨苄西林肌注相仿。抗菌谱广 AR:同氨苄西林
阿莫西林- 克拉维酸钾 Amoxycillin- Clavulanate (力百汀) (Augumentin)	混悬剂 5 ml 0.125 g~ 0.031 g 片剂 0.25 g~0.125 g 注射剂 0.5 g 0.5 g~0.1 g 1.0 g~0.2 g	po iv gtt	每次 9个月~2岁 2.5 ml 2~7岁 5 ml 7~12岁 10 ml >12岁 0.375 g 均 tid 2~12 岁 每次 30 mg/kg,q8 h 严重感染 q6 h	克拉维酸对β-内酰酶有较强抑制作用,能发挥其耐药菌杀灭作用 AR:腹泻、恶心、呕吐 [注]两者比例混悬剂为 4:1,片剂为2:1,注射剂为 5:1
哌拉西林△ Piperacillin (氧哌嗪青霉素)	注射剂 0.25 g 0.5 g 1 g	im iv iv gtt	0.2~0.3 g/(kg·d),分 2~4 次 新生儿剂量见附录六	广谱,对 G+菌敏感,β组链球菌也敏感,抗铜绿假单胞菌作用强。脑膜炎时可透过血脑屏障 AR:少,有时出现皮疹、发热和过敏
头孢唑林 (先锋霉素Ⅴ号) Cefazolin	注射剂 0.25 g 0.5 g	im,iv iv gtt	0.05~0.1 g/(kg·d),分2 次 新生儿剂量见附录六	为第一代头孢菌素中较优者,血浓度高 AR:恶心、呕吐、白细胞和血小板减少。肌注痛,可用 0.2%利多卡因作溶媒
头孢唑林 (先锋霉素Ⅵ号) Cefazolin	胶囊 0.25 g 0.5 g 混悬剂 5 ml 0.125 g 注射剂 0.5 g 0.5 g	po po im,iv iv gtt	0.05 g/(kg·d),分 3~4 次 2~4 ml/(kg·d),分 3~4 次 0.05~0.1 g/(kg·d),分 2 次 重症 0.2~0.3 g/(kg·d),分 4 次 新生儿剂量见附录六	为第一代头孢菌素。对 G+球菌有效,对耐药金葡菌不稳定,对 G-杆菌作用较弱 AR:少,偶见阴道白念珠菌病
头孢孟多 Cefamandole	注射剂 0.5 g 0.1 g	im iv iv gtt	0.05~0.15 g/(kg·d),分3~6 次	为第二代头孢菌素。对 G-和 G+菌的作用优于第一代头孢菌素。肌注宜深 AR:偶见过敏,可产生肾和肝损害
头孢呋辛 (西力欣) Cefuroxime (Zinacef)	注射剂 0.25 g 0.75 g	im,iv iv gtt	0.05~0.1 g/(kg·d),分 2 次 重症 0.1~0.2 g/(kg·d),分 2~3 次 新生儿剂量见附录六	为第二代头孢菌素。抗菌谱较广,对嗜血流感杆菌和淋病奈瑟菌尤为敏感。 AR:恶心、呕吐、皮疹,偶见过敏性休克,白细胞减少
头孢克洛 (Cefaclor) (希克劳,Ceclor)	胶囊 0.25 g 混悬剂 5 ml 0.125 g 0.25 g	po	20~40 mg/(kg·d),分 3 次,空腹服	为第二代头孢菌素。对肺炎链球菌、金葡萄、嗜血流感杆菌均有效 AR:与头孢氨苄相同,但较轻
头孢噻肟 Cefotaxime	注射剂 0.5 g 1.0 g	im,iv iv gtt	0.15~0.2 g/(kg·d),分 3~6次 重症 0.1~0.15 g/(kg·d),分 2~3 次 新生儿剂量见附录六	为第三代头孢菌素。对 G-杆菌作用强。体内分布广,可至脑脊液、胆汁、胸腔,治疗严重感染包括化脓性脑膜炎 AR:皮疹、腹泻、白细胞降低、嗜酸粒细胞增多

续 表

药 物 名 称	剂型规格	途径	小 儿 剂 量	备 注
头孢曲松 (头孢三嗪,菌必治) Ceftriaxone (Recephin)	注射剂 0.25 g 0.5 g	im 深 iv iv gtt	20～80 mg/(kg·d),qd 脑膜炎 　负荷量 75 mg/kg,以后每 次 50 mg/kg,bid,总量<4 g/d 　新生儿剂量见附录六;治 疗新生儿淋菌性眼炎见第 16 章	为第三代头孢菌素。用于 G⁻杆菌引 起的败血症和化脓性脑膜炎,半衰期长 (4～8 h) 　间隔时间应较长 　AR:嗜酸粒细胞增加,白细胞减少
头孢他啶 (复达欣) Ceftazidime (Fortum)	注射剂 0.5 g 1.0 g	im,iv iv gtt	每次 0.03～0.08 g/kg,tid 静滴时间应在 30 min 以上 婴儿<2 个月,25～50 mg/ (kg·d)分 2 次, 　新生儿剂量见附录六	为第三代头孢菌素。广谱,对铜绿假 单胞菌尤佳。脑膜炎时进入脑脊液,用 于治疗 G⁻杆菌感染 　AR:恶心、呕吐、皮疹
头孢哌酮 (先锋必) Cetoperazone (Cefobid)	注射剂 0.5 g 1.0 g	im,iv iv gtt	0.05～0.2 g/(kg·d),分 2 次 　新生儿剂量见附录六	为第三代头孢菌素。广谱,对绿脓假 单胞菌抗药,血液和胆汁浓度高 　AR:发热、皮疹和腹泻
亚胺培南-西司他丁 钠(泰能) Imipenem‐Cilastatin Sodium (Tienam)	注射剂 0.25 g 0.5 g	im iv gtt	<3 岁 0.1 g/(kg·d),分 4 次 >3 岁 0.06 g/(kg·d),分 4 次 　新生儿剂量见附录六	杀菌剂,对 G⁺、G⁻、厌氧菌、铜绿假 单胞菌、大肠杆菌属有效 　AR:注射部疼痛,恶心、呕吐、过敏反 应,肝、肾功能损害 　[注] 亚胺培南与西司他丁两者比例 为 1:1
链霉素 Streptomycin	注射剂 1.0 g	im 深	20 mg/(kg·d),每日 1 次	对结核分枝杆菌作用突出,对多种 G⁻杆菌有效。肾功能差者慎用 　AR:耳鸣、耳聋、头晕、皮疹、发热,最 好少用
庆大霉素 Gentamicin	注射剂 40 mg 80 mg	im iv gtt	4～6 mg/(kg·d),分 1～2 次 　新生儿剂量见附录六	对 G⁻杆菌有灭菌作用,与青霉素同 用时要分开注射。疗程不宜大于 10 d。 1 mg=1 000 u 　AR:对肾和耳有毒性。新生儿最好 少用
阿米卡星 (丁胺卡那霉素) Amikacin	注射剂 0.1 g 0.2 g	im iv gtt	6～10 mg/(kg·d),分 1～ 2 次 　新生儿剂量见附录六	对 G⁺和 G⁻杆菌有灭菌作用。对耐 庆大霉素和卡那霉素者仍有效。药物的 用法有人认为将 1 天总量每日 1 次 im 或 iv gtt,效果比分 2 次为佳,不良反应 也较小。与青霉素同用时需分开注射。 疗程不超过 10 天。新生儿最好少用 　AR:对肾和耳有毒性,但较链霉素低
红霉素 Erythromycin	片剂 0.25 g 注射剂 0.25 g	po iv gtt	20 mg/(kg·d),分 2～3 次 20～30 mg/(kg·d),分 2 次 浓度 0.5～1 mg/ml,静滴不 少于 60 min 　新生儿剂量见附录六	抗菌谱与青霉素相似。对衣原体和支 原体疗效好 　AR:恶心、呕吐,胃痛,静滴对静脉有 刺激
阿奇霉素 (希舒美) Azithromycin (Zithromax)	片剂 0.25 g 干糖粉 0.1 g	po	10 mg/(kg·d),qd 连用 3 天或第 1 天 10 mg/kg, 第 2～5 天 5 mg/kg,均 qd	抗菌谱与红霉素相同,也显交叉耐药 　AR:恶心、呕吐、腹痛、腹泻,偶有过 敏反应

药物名称	剂型规格	途径	小儿剂量	备注
林可霉素 (洁霉素) Lincomycin	片剂、胶囊 0.25 g 0.5 g 注射剂 0.3 g 0.6 g	po im iv gtt	30～60 mg/(kg·d),分 3～4 次 20～40 mg/(kg·d),分 2～3 次	抗菌谱似红霉素 AR:恶心、呕吐、纳差
克林霉素 (氯洁霉素) Clindamycin	片剂,胶囊 75 mg 0.15 g 0.5 g 注射剂 60 mg	po im iv gtt	一般感染 8～12 mg/(kg·d),分 2～3 次 重症 15～20 mg/(kg·d),分 3～4 次 一般感染 15～25 mg/(kg·d),分 2～3 次 严重感染 25～40 mg/(kg·d),分 3～4 次 新生儿剂量见附录六	作用似林可霉素,但效果大 4 倍 AR:与林可霉素同,但较轻
磷霉素 Fosfomycin	胶囊 0.125 g 0.25 g 注射剂 1.0 g	po iv iv gtt	0.05～0.1 g/(kg·d),分 3～4 次 0.1～0.3 g/(kg·d),分 2～3 次	对多种 G+ 球菌和 G- 杆菌有效。治疗敏感菌所致尿路、肺、肠道及皮肤软组织感染 AR:低,少数有皮疹

万古霉素
Vancomycin
	注射剂
	50 万 u
	(0.5 g)
		iv gtt	20～40 mg/(kg·d),分 2～3 次
			新生儿剂量见附录六
			  静滴时间不少于 60 分钟(浓度 1～5 mg/ml)
			8 h 后如必要可重复
			  中枢神经系统金葡萄感染
			60 mg/(kg·d),分 4 次
			  感染性心内膜炎
			  预防 20 mg/kg,于心脏手术前 30～60 分钟
				抗菌谱与青霉素 G 相似,对耐甲氧西林的葡萄球菌有效,对其他 G+ 菌也有效,不宜和氨基糖苷类合用,最高血浓度不得>50 mg/L
				AR:发热、皮疹,当血浓度达 60 mg/L 时,发生耳和肾毒性

制霉菌素 Nystatin	片剂 10 万 u 50 万 u 混悬剂 1 万 u/ml	po 局部	<2 岁,每日 40 万～80 万 u >2 岁,每日 100 万～200 万 u,均分 4 次 新生儿 15 万～30 万 u/d,分 4 次 100 万 u+甘油 10 ml 加水至 100 ml	对白念珠菌、隐球菌和滴虫有抑制作用 AR:轻微恶心、呕吐、腹泻 用于口腔黏膜或皮肤真菌感染
氟康唑 (大扶康) Fluconazole (Diflucan)	片剂 0.05 g 0.1 g 0.2 g 混悬剂 1 ml 10 mg 40 mg 注射剂 0.2%	po iv gtt	预防 3 mg/(kg·d) 治疗 6 mg/(kg·d),均 qd 持续感染 12 mg/(kg·d),分 2 次 同 po	广谱抗真菌药。分布全身体液,脑脊液中浓度高。治疗隐球菌脑膜炎疗程至少 6～8 周。治疗表浅念珠菌感染疗程 7～14 d,口服吸收良好 AR:恶心、腹痛、胃肠胀气、皮疹

续 表

药 物 名 称	剂型规格	途径	小 儿 剂 量	备 注
利巴韦林 （病毒唑、三氮核苷） Ribavirin （Virazol）	滴鼻剂 0.5% 粉剂 6 g 片剂 0.1 g 溶液 5 ml 0.15 g 滴眼剂 0.2% 注射剂 1 ml 0.1 g	滴鼻 喷雾 po 滴眼 im,iv iv gtt	每鼻孔 1~2 滴（早期有效）， 每天 4~6 次 每日 6 g，以注射用水 300 ml 稀释成 20 g/L， 喷雾吸入 12~18 小时，用 3~7 d 10~15 mg/(kg·d)，分 3 次 每眼 1~2 滴，每天 4 次 10~15 mg/(kg·d)，分 2 次	为广谱抗病毒药，对流感、副流感病 毒、腺病毒、呼吸道合胞病毒、单纯疱疹 和带状疱疹均有效。上呼吸道感染的早 期（最好在潜伏期）用滴鼻法有一定疗 效。下呼吸道感染以雾化治疗效果较 好。病毒引起的腹泻（例如上呼吸道感 染伴腹泻），可口服溶液 AR：少数有口渴、稀便
阿昔洛韦 （无环鸟苷） Acyclovir	片剂 0.2 g 混悬剂 5 ml 0.2 g 注射剂 1.0 g	po iv gtt	<2 岁，每次 0.1 g ≥2 岁，每次 0.2 g 均每日 5 次，连用 5~10 d 反复复发感染 每次 0.2 g，每日 3~5 次 带状疱疹 >10kg，每次 0.8 g，每日 5 次，连用 5 d 水痘，7~10 d 单纯疱疹、免疫缺陷、水痘及 带状疱疹 30 mg/(kg·d)或 750 mg/ m²，q8 h， 用 7~10 d 单纯疱疹性脑炎 用 10~14 d	广谱抗病毒剂，对疱疹病毒、巨细胞病 毒均有效，和 α-干扰素合用对乙肝病毒 也有效。口服吸收率低 AR：小，可能发生局部刺激反应，有 肾毒性，也可引起震颤、幻觉，对严重肝、 肾疾病患者慎用 ［注］静滴时先用注射用水配成 2%溶 液，然后用 10%GS 或 NS 稀释至 60 ml。 滴入时间不少于 1 小时，疗程约 10 天
复方磺胺甲噁唑 （复方新诺明） Sulfamethoxazole- TMP （Sinomin，SMZ Co）	片剂 0.5 g 注射剂 2 ml 0.4 g~0.8 g	po iv gtt	0.1 片/(kg·d)，分 2 次 严重 G⁻ 感染或卡氏囊虫病 0.5 ml/(kg·d)，分 3~4 次	为广谱抗菌药物，SMZ 与 TMP 同服 可增强抗菌作用。片剂和注射剂 2 ml 内约含 SMZ0.4 g 和 TMP0.08 g；大剂 量长期服用需加碳酸氢钠。早产儿、新 生儿及对磺胺过敏者忌用，肝、肾功能不 全者慎用 AR：可能有皮疹、恶心、食欲减退、胃 部不适等
磺胺嘧啶 （磺胺哒嗪） Sultadiazine （SD）	片剂 0.5 g 合剂 10% 注射剂 2 ml 0.4 g 5 ml 1 g	po im iv gtt	一般感染 30~50 mg/(kg·d)，分 2~3 次 首剂加倍 疗程流脑 0.1~0.2 g/(kg·d)，分 4 次 预防：每日 0.5 g，用 2~3 d 弓形虫病 每日 0.1~0.15 m g/(kg· d)，分 4 次 疗程流脑 0.1~0.2 g/(kg·d)，首剂 为 1 d 量的 1/3~1/2，全量 分 2~3 次 弓形体病 0.1 g/(kg·d)，分 4 次	对 G⁺ 和 G⁻ 球菌均有效，常用以治疗 流行性奈瑟菌脑膜炎、上呼吸道炎、中耳 炎、痈疖等。宜多饮水。对磺胺类过敏 者忌用；肝、肾功能减退、脱水、早产及新 生儿慎用或忌用 AR：食欲减退、恶心、呕吐、药热、皮 疹、血尿、蛋白尿等

药物名称	剂型规格	途径	小儿剂量	备注
柳氮磺吡啶 (柳氮磺胺吡啶) Sulfasalazine (SASP)	肠溶片 0.25 g	po	每次 10～15 mg/kg 以后逐渐增至 20～30 mg/kg 维持量 每次 10 mg/kg,每日 3～ 4 次	口服吸收少,对肠壁结缔组织有特别亲和力,并在该处释出 5-氨基水杨酸和磺胺吡啶而起作用。用于急慢性溃疡性结肠炎,亦可防止复发。肝、肾功能不全者慎用,症状消失后停药过早易复发。另应随访血象 AR:易引起恶心、呕吐、皮疹、药物热及粒细胞减少等
诺氟沙星 (氟哌酸) Norfloxacin (Noroxin)	片剂 0.1 g	po	10～20 mg/(kg·d),分 3～ 4 次	口服吸收好,体内分布广。抗菌谱广,对伤寒沙门菌作用强。对其他 G⁻杆菌也有效 AR:偶有恶心、呕吐。本品的动物实验提示对软骨发育有不良作用,一般 6岁以下小儿少用,婴儿忌用
氧氟沙星 (氟嗪酸) Ofloxacin	片剂 0.1 g 注射剂 0.2 g	po iv gtt	7.5 mg/(kg·d),分 2 次 5 mg/(kg·d),分 2 次	口服吸收良好。抗菌谱广,对球菌和杆菌均有效。对衣原体和支原体也有效 AR:同诺氟沙星
环丙沙星 (环丙氟哌酸) Ciproflxacin	片剂 0.25 g 0.5 g 注射剂 0.2 g	po iv gtt	15 mg/(kg·d),分 2～3 次 总量每日<1.5 g 10 mg/(kg·d),分 2 次 总量每日<0.8 g	口服吸收良好,抗菌谱广,作用迅速 AR:同诺氟沙星
甲硝唑 (灭滴灵) Metronidazole (Miediling)	片剂 0.2 g 注射剂 100 ml 0.5 g	po iv gtt	厌氧菌感染 首剂 15 mg/kg,然后每次 7.5 mg/kg q6 h 幽门螺杆菌 15～20 mg/(kg·d) 分 2 次,1 个疗程 4 周 厌氧菌感染 每次 7.5 mg/kg,qid 最大剂量,每日 4 g	对厌氧菌和阿米巴原虫有效,口服后吸收快 AR:恶心、食欲不振、口腔异味、腹痛、腹胀,偶可引起出血性膀胱炎
替硝唑 Tinidazole (Fasigyn)	片剂 0.2 g 0.25 g 注射剂 0.4 g	po iv gtt	厌氧菌感染 20 mg/(kg·d),qd,首剂加倍 阿米巴痢疾 30～50 mg/(kg·d),分 2 次 连服 5 d 预防术后感染 50 mg/kg,术前 12 h 顿服 厌氧菌感染 每次 20 mg/kg,qd,连用 5～6 d 预防术后感染 40 mg/kg,分 2 次 于手术后 12～24 小时用	与甲硝唑同类,能抑制病原体 DNA 合成或破坏 DNA 链。对原虫和厌氧菌有良好活性。用于各种厌氧菌引起的败血症、腹腔感染等,亦用于预防术后感染。本品易透过血脑屏障;对本类药物过敏者忌用,iv gtt 浓度 2 g/L,滴注时间40～90 分钟;用药期忌用含乙醇饮料或药物 AR:偶有恶心、呕吐、食欲减退、口有金属味、皮疹、头痛、白细胞减少
小檗碱 (黄连素) Berberine	片剂 0.1 g	po	10～20 mg/(kg·d),分 3 次 (kg·d),分 3～4 次	抗菌谱广,但吸收差,仅用于肠道感染

续 表

药 物 名 称	剂型规格	途径	小 儿 剂 量	备 注
复方甘草合剂 （棕色合剂） Mixt Glycyrrhizae Co. (Brown Mixture)	合剂	po	每岁每次 1 ml, tid	镇咳、祛痰。用于一般咳嗽 [注] 每 10 ml 含甘草流浸膏、复方樟脑酊和甘油各 1.2 ml，酒石酸锑钾 2.4 mg
敌咳 Dicough	糖浆	po	每岁每次 0.5～1 ml 每日 3～4 次	为祛痰药。可使痰液变稀，易于咳出。用于一般咳嗽 [注] 每 100 ml 含氯化铵 0.7 g，氯仿 0.15 ml，愈创木酚磺酸钾 0.15 g，海葱醋 0.45 ml，麻黄碱 0.05 g，百部流浸膏及桔梗流浸膏各 1 ml，吐根酊 0.4 ml
溴己新 （必嗽平） Bromhexine (Bisolvon)	片剂 4 mg 8 mg 雾化吸入剂 0.2%	po 雾化吸入	每次 0.2 mg/kg，每日 2～3 次 每次 0.5～1 ml，每日 2～3 次	祛痰药。有分化和裂解痰中糖胺聚糖（黏多糖）和黏蛋白的作用，使痰变稀，易于咳出。用于急、慢性支气管炎，哮喘等白色黏液痰难以咳出的患儿，口服应慎用于胃炎及胃溃疡患儿 AR：偶有恶心、胃部不适及 ALT、AST 暂时性升高
泰诺感冒 咳嗽糖浆 Tylenol Cold And Cough Syrup	糖浆	po	2～5 岁，每次 5 ml 每 4～6 h 1 次，但 24 h 不超过 4 次	具有解热、止咳及抗组胺作用。用于感冒引起的发热、头痛、周身及四肢酸痛、咳嗽、鼻塞、流涕、流泪等症状。高血压、心脏病、糖尿病及哮喘等患者慎用 AR：头晕、嗜睡、胃部不适、恶心、呕吐等 [注] 每毫升含乙酰氨基酚 32 mg、假麻黄碱 3 mg、右美沙芬 1 mg、氯苯那敏 0.2 mg
糜蛋白酶 Chymotrypsine (Chymase)	注射剂 1 mg 5 mg	im 雾化吸入或气管滴入	每次 0.1 mg/kg，qd 每次 0.1 mg/kg，用蒸馏水稀释至 1～3 ml 后使用，每日 2～3 次	为肽链内切酶。能迅速分解蛋白质，溶解浓液等作用。此处用于呼吸道分泌物黏稠等。严重肝、肾疾病及有出血倾向和凝血功能异常者忌用 AR：恶心、呕吐、腹泻、皮疹、凝血酶原时间延长和纤维蛋白原减少等
氨茶碱 Aminophyline	片剂 0.1 g 注射剂 10 ml 0.25 g	po iv iv gtt	每次 3～5 mg/kg，tid，宜饭后服 新生儿呼吸暂停 首剂 5～6 mg/kg，维持量 1.5～3 mg/kg，q12 h 最大量 3 mg/kg，q8 h 每次 2～4 mg/kg（6.25～12.5 mg/ml） 静注＞10 min 每次 2～4 mg/kg（1～2 mg/ml） 滴速每小时 0.5～1 mg/kg 新生儿 首剂 6 mg/kg，维持：每次 1～3 mg/kg，q8～12 h，滴注＞30 min	具有缓解支气管平滑肌痉挛、强心、利尿，扩张冠状动脉及胆管平滑肌，兴奋中枢神经等作用。用于支气管哮喘、新生儿支气管痉挛呼吸暂停及心动过缓、胆绞痛等 AR：恶心、呕吐、胃部不适，静注过快、浓度过高、剂量过大，可引起心悸、脉速、心律不齐、血压剧降，甚至肢体震颤、惊厥和危及生命

药 物 名 称	剂型规格	途径	小 儿 剂 量	备 注
肾上腺素 Adrenaline (Epinephrine)	注射剂 1 ml 1 mg	sc 气管内 滴入 iv iv gtt	每次 0.01~0.03 mg/kg 新生儿每次 0.01 mg/kg 心脏停搏或心动过缓 每次 0.1 mg/kg,每 3~5 分 钟 1 次,直至心跳恢复,新生 儿同静注 心脏停搏或心动过缓 首剂 0.01 mg/kg,然后每次 0.1 mg/kg,每 3~5 分钟 1 次,直至心跳恢复,最大量每 次 0.2 mg/kg 静滴维持每分钟 0.1~1 μg/kg 新生儿每次 0.01~0.03 mg/kg 每 3~5 分钟 1 次,直至心跳 恢复	有直接兴奋 α 和 β 受体,松弛支气管 及胃肠道平滑肌,增强心肌收缩力,加快 心率,收缩血管等作用。用于支气管哮 喘、过敏性休克及心跳停搏
异丙肾上腺素 Isoprenaline	片剂 10 mg 气雾剂 0.25%	舌下 喷雾 吸入	>5 岁 每次 2.5~10 mg,tid 每次 1~2 揿 每日 2~3 次 重复使用,间隔不得少于 2 h	为拟肾上腺素药。兴奋 β₂受体作用较 强,对支气管平滑肌有明显的松弛作用。 可缓解支气管痉挛等作用。用于支气管 哮喘、心搏骤停和感染性休克等。心律 失常、甲亢、高血压患者忌用 AR:心悸、心率加快、心律不齐、恶 心、头痛、咽干等
特布他林 (博利康尼) Terbutalime (Bricanyl)	片剂 2.5 mg 气雾剂 每瓶 1 g 2.5 mg/揿	po 喷雾 吸入	每次 40~80 μg/kg 每日 2~3 次 ≤12 岁,每次 1 揿 >12 岁,每次 2 揿 2 揿间隔 1 min,均每日 3~4 次	为高选择性 β₂受体兴奋剂。使支气管 平滑肌舒张、痰液变稀,易于咳出。用于 支气管哮喘、慢性支气管炎、肺气肿等引 起的支气管痉挛。未控制的心脏病、高 血压、甲亢及糖尿病患者慎用 AR:恶心、心悸、心率加快、心律不 齐、头晕、血压增高、肌张力增高、震颤等
沙丁胺醇 (舒喘灵、喘乐宁) Salbutamol (Ventolin)	片剂 2 mg 缓释胶囊 4 mg 8 mg 控释片 4 mg 气雾剂 0.1 mg/揿	po po po 喷雾 吸入	每次 0.1~0.15 mg/kg,每 日 2~3 次 >5 岁每次 4 mg,q12 h 勿嚼碎服 同上 每次 1~2 揿,每日 3~4 次	为选择性 β₂兴奋剂。作用起效快,维 持时间长。用于支气管哮喘、喘息性支 气管炎、变应性鼻炎及肺气肿等。高血 压、糖尿病、甲亢等患者慎用。久用可产 生耐药性,不仅降低疗效,且可加重哮喘 AR:恶心、头晕、心悸、失眠,偶有肌 肉和手指震颤、血压波动等 [注] 缓释胶囊又名爱纳灵(Etinoline)
倍氯米松 (必可酮) Beclomethasone (Becotide)	气雾剂 50 μg/揿	喷雾 吸入	每次 1~2 揿 每日 2~4 次	有抗炎、抗过敏作用,吸入肺组织可迅 速吸收,从而减轻气道高反应性,控制哮 喘发作。用于支气管哮喘及变应性鼻炎 等。肺结核、呼吸道真菌或病毒感染者 慎用 AR:偶有咽喉部刺激感及声音嘶哑, 剂量过大,可有激素的全身不良反应及 对激素的依赖性,并可诱发口腔真菌 生长

药 物 名 称	剂型规格	途径	小 儿 剂 量	备 注
布地奈德 （普米克） Budesonide (Pulmicort)	气雾剂 每撤 0.05 mg, 　0.2 mg 粉剂 每剂 　0.2 mg 　0.04 mg	喷雾吸入	每次 0.05～0.2 mg,bid 最大量 每日＜0.4 mg	为类固醇激素。能缓解支气管痉挛,并具有较强的抗炎、抗过敏作用。用于其他药物治疗无效的支气管哮喘。肺结核患者忌用 　AR：咽喉部有轻微刺激感,声音嘶哑,偶有该部位念珠菌感染
复方鲜竹沥 （祛痰灵）	溶液 每支 10 ml	po	≤5 岁 每次 5～10 ml 6～14 岁 每次 10～20 ml 均每日 2～3 次	解毒消炎、清凉润喉、清肺化痰。用于痰热咳嗽、烦躁及痰多等症
半夏糖浆	糖浆 每瓶 　100 ml 　200 ml	po	≤5 岁 每次 5～10 ml ＞5 岁 每次 10～15 ml 均每日 2～3 次	止咳化痰。用于咳嗽痰多,支气管炎 [注] ① 主要成分为生半夏、麻黄、桔梗、紫菀、枇杷叶、陈皮酊及薄荷油; ② 本品原名半夏露
蛇胆川贝枇杷膏	膏剂 每瓶 100 ml	po	≤5 岁 每次 3～10 ml ＞5 岁 每次 10～15 ml 均每日 2～3 次	润肺止咳,祛痰定喘 　用于肺燥引起的咳喘 　痰清稀者慎用
布洛芬 （异丁苯丙酸） Brufen (Ibuprofen)	片剂 　0.2 g 　0.4 g 缓释胶囊 每粒 0.3 g	po	解热阵痛 20 mg/(kg·d),分 3 次 类风湿关节炎 30～50 mg/(kg·d),分 3～4 次 成人每次 1～2 粒,早、晚各1 次,小儿酌减	用于类风湿关节炎、压痛、腰背痛及发热,不与阿司匹林合用。缓解剂口服后2～3 小时血浓度达峰值 　AR：偶有恶心、呕吐、胃部烧灼感、皮疹
安乃近 Analgin	片剂 　0.5 g 滴剂 　10% 灌肠剂 　2 ml 　0.1 g 　0.2 g 注射剂 　0.25 g 　0.5 g	po 滴鼻 塞肛 im	每次 10～20 mg/kg,tid 每次 1～2 滴,q6 h,prn 连续用不得超过 2 次 每次 15～50 mg/kg,q6 h,prn 每次 5～10 mg/kg,q6 h,prn	有解热镇痛、抗风湿等作用。用于高热、头痛、肌肉痛、牙痛、关节痛等。注射剂开启后应立即使用 　AR：可引起过敏反应,长期用可致粒细胞减少
苯巴比妥 （鲁米那） Phenobarbital (Luminal)	片剂 　0.015 g 　0.03 g 　0.1 g 注射剂 　0.05 g 　0.1 g	po im，iv	镇静 每次 1～2 mg/kg 每日 2～3 次 催眠 每次 5 mg/kg 镇静 同口服 抗惊厥 每次 5 mg/kg	用于镇静、催眠、抗惊厥及癫痫大发作。用本药长期治疗癫痫时,不能突然停药 　AR：长期服用可产生耐受性和成瘾性,还可能致骨质软化

药 物 名 称	剂型规格	途径	小 儿 剂 量	备　　注
			必要时 4～6 小时后可重复使用 癫痫持续状态 15～20 mg/kg 即刻用 12 h 后 4～5 mg/(kg·d) 每日 1 次或分 2 次 im	
水合氯醛 Chloral Hydrate	溶液 10% (1 ml　0.1 g)	po 灌肠	催眠每次 2 550 mg/kg,睡前服 镇静 15～50 mg/(kg·d),tid	口服后 15～30 分钟起效,维持 5～8小时 用于失眠、烦躁不安及惊厥等,醒后无思睡或头昏不适 　AR:久用可产生耐受性和依赖性
地西泮 (安定) Diazepam (Valium)	片剂 2.5 g 注射剂 10 mg 2 ml	po iv	镇静 每次 0.04～0.1 mg/kg 每日 3～4 次 高热惊厥预防 1 mg/(kg·d),分 3 次 自发热起用至体温正常 抗惊厥 每次 0.1～0.3 mg/kg 癫痫及其持续状态 每次 0.25～0.5 mg/kg 最大量每次 10 mg 需要时隔 10～15 分钟可重复 2～3 次	有镇静、肌肉松弛和抗惊厥作用。久用突然停药可出现惊厥、震颤。静注宜缓慢,并注意呼吸,因本品有抑制呼吸作用 　AR:嗜睡、便秘
氢氯噻嗪 (双氢克尿塞) Hydrochloro	片剂 25 mg	po	1～2 mg/(kg·d),分 1～2 次 <6 个月需要时可增至3 mg/(kg·d),分 1～2 次	通过促进肾脏对 NaCl 的排泄而产生利尿作用,还有抗利尿激素的作用,可减少尿崩症患者的尿量。肝、肾功能严重损害者忌用;大剂量或久用应补充 KCl 　AR:恶心、呕吐、腹胀、低血钾、高尿酸血症
呋塞米 (速尿) Furosemide (Lasix)	片剂 20 mg 40 mg 注射剂 2 ml 20 mg	po im iv	2～3 mg/(kg·d),分 2～3 次 必要时每 4～6 小时追加1 次 每次 1 mg/kg 最大量不超过 6 mg/(kg·d)	主要通过拟制肾小管对 Na+ 和 Cl- 的再吸收而起利尿作用。同时注意水、电解质紊乱。长期用药者(7～10 天)利尿作用消失,故宜采用间歇疗法。注速>4 mg/min 可致暂时性耳聋 　AR:恶心、呕吐或腹泻等
螺内酯 (安替舒通) Spironolactone (Aldactone)	胶囊(微粒) 20 mg	po	2 mg/(kg·d),分 2～4 次 连服 5 天后可酌情调节剂量或加用其他利尿剂	拮抗醛固对 Na+、Cl- 及水的重吸收而起利尿作用,K+ 的排出减少。肾功能不全及高血钾者忌用。与氢氯噻嗪合用可增加疗效 　AR:头痛、嗜睡、皮疹等。久用引起低血钠、高血钾
甘露醇 Mannitol	注射剂 20% 100 ml 250 ml	iv gtt	降颅压 每次 0.25～1 g/kg,于 15～30 分钟缓慢注入 利尿 每次 0.25～1 g/kg,2～6 小时内滴注 必要时 4～8 小时重复使用	本品为高渗脱水利尿剂,可使组织脱水,降低颅内压。心功能不全、尿少者慎用,急慢性肾功能不全、活动性颅内出血者(开颅手术除外)忌用 　AR:滴速过快者可致一过性头痛、昏眩、视力模糊;大剂量可有肾小管损害及血尿。不可外漏,以免引起组织坏死

药 物 名 称	剂型规格	途径	小 儿 剂 量	备 注
右旋糖酐 40 (低分子右旋糖酐) Dextran 40	注射剂 10% 100 ml 250 ml 500 ml	iv iv gtt	每次 5～10 ml/kg 肾病利尿消肿 每次<250 ml	疏通微循环,可使肾有效滤过率增加, 发挥渗透性利尿作用 　AR:偶有过敏反应及肾功能损伤
异丙嗪 (非那根,普鲁米近) Promethazine (Phenergan)	片剂 12.5 mg 25 mg 注射剂 1 ml 25 mg	po im iv gtt	每次 0.25～1 mg/kg,每日 1～3 次 每次 0.25～1 mg/kg	抗组胺作用较强。忌与碱性及生物碱 类药配伍;滴注速度宜慢;肝、肾功能不 全者慎用 　AR:口干、恶心、嗜睡,肌注可引起局 部刺激
马来酸氯苯那敏 (扑尔敏) Chlorphenamine Maleate (Chlortrimeton)	片剂 4 mg 注射剂 1 ml 10 mg 2 ml 20 mg	po im iv	0.35 mg/(kg·d),分 3～4 次 0.35 mg/(kg·d),q6 h	抗组胺作用较强,用量小,副作用少, 适用于小儿各种过敏性疾病,虫咬、药物 过敏反应等。癫痫患者忌用;甲亢及高 血压慎用。一般不用于婴儿 　AR:较轻
氯雷他定 (开瑞坦) Loratadine (Clarityne)	片剂 10 mg 糖浆 1 ml 1 mg	po	<30kg,每次 5 mg >30kg,每次 10 mg 均每日 1 次	为强效长效三环抗组胺药,用途与阿 司咪唑同。成人 t 1/28～11 h,<2 岁小 儿慎用 　AR:偶有乏力、头痛、口干等
赛庚啶 Cyproheptadine (Periactin)	片剂 2 mg 糖浆 5 ml 2 mg	po	0.25 mg/(kg·d),分 2～3 次	作用较氯苯那敏(扑尔敏)、异丙嗪强, 尚有刺激食欲作用。尿潴留、消化道溃 疡、幽门梗阻者忌用 　AR:嗜睡、口干、乏力、头晕、恶心
酮替芬 Ketotifen	片剂 2 mg 糖浆 5 ml 1 mg	po	<3 岁,每次 0.5 mg >3 岁,每次 1 mg 均每日 1～2 次	对组胺 H1 受体具拮抗作用,并可抑 制过敏反应介质的释放。用于过敏性哮 喘的预防和治疗。可连服 4～8 周 　AR:嗜睡、倦怠,偶有胃肠道反应
氢化可的松 (皮质醇) Hydrocortisone	片剂 20 mg 注射剂 10 mg 25 mg 0.1 g	po iv gtt	0.5～2 mg/(kg·d),分 3～4 次 4～8 mg/(kg·d) 于 8 h 内或分 3～4 次滴入	用于感染伴严重中毒症状及循环衰 竭、急性肾上腺皮质功能减退、胶原性疾 病、哮喘、白血病等 　AR:本品含有乙醇,不适用于肝昏迷 或鞘内注射,此时可改用氢化可的松琥 珀酸钠注射剂,每支 135 mg。相当于本 品 100 mg,可静注或肌注
泼尼松 (强的松) Prednisone	片剂 5 mg	po	1～2 mg/(kg·d),分 3～ 4 次	水、钠潴留及排钾作用较少,而对糖代 谢及抗炎作用则显著增加 　AR:长期应用可致类库欣综合征
甲泼尼龙 Methylprednisolone	片剂 2 mg 4 mg 注射剂 40 mg	po im iv	0.8～1.6 mg/(kg·d),分 3～4 次 每次 0.8 mg/kg	同泼尼松,但抗炎作用较其稍强,钠、 水潴留作用稍弱,无排钾作用 　肌注或静注用其琥珀酸钠盐

药物名称	剂型规格	途径	小儿剂量	备注
倍他米松 betamethasone	片剂 0.25 mg 0.5 mg 注射剂 4 mg	po im iv	0.06~0.16 mg/(kg·d)， 分3~4次 0.2~1.6 mg/(kg·d)，分 数次	同地塞米松
地塞米松 Dexamethasone	片剂 0.75 mg 注射剂 2 mg 5 mg	po im,iv iv　gtt 或鞘内	0.1~0.25 mg/(kg·d)，分 3~4次 1~2.5 mg/次，每日1~2次 新生儿 0.5~1 mg/次，每日1~2次	对糖代谢的作用强，对电解质代谢的 作用弱。长期应用可致类库欣综合征
促皮质素 Corticotropin （ACTH）	注射剂 10 u 25 u	im iv	2~3 u/(kg·d)，分2次 每日0.4 u/kg，于8 h内滴入 每日1次(0.01~0.04 u/ml)	同氢化可的松。肾上腺皮质功能减退 者不宜用。用前必要时作过敏试验，活 动性结核、高血压、糖尿病、溃疡病患者 忌用。忌与中性及偏碱性药物混合静 滴。1 mg≈1 u
泛葵利酮 （辅酶 Q10） Ubidecarenone （Coenzyme Q10）	片剂 5 mg 注射剂 5 mg 10 mg	po im iv	5~10 mg/次，每日2~3次 饭后服，1疗程2~4周 5~10 mg/次，每日1次 1个疗程2~4周	是细胞代谢和细胞呼吸的激活剂。用 于肝炎、心肌炎和脑血管障碍 　AR：恶心、胃不适，一过性心悸
环磷腺苷 Adenosine Cyclophosp hate （cAMP）	注射剂 20 mg	im iv	20~40 mg/次，每日1~2次 1个疗程2~3周 静滴时溶于5%GS溶液中 缓滴	对代谢起调节作用，对心功能不全、心 绞痛、老慢支和肝炎起一定保护作用 　AR：暂时头昏、恶心，偶见发热、皮疹
三磷腺苷 Adenosine Triphosphate （ATP）	注射剂 2 ml 20 mg	im iv iv　gtt	每次10~20 mg，每日1~2次	供应能量，扩张血管，改善循环，用于 肝炎、心肌炎等 　AR：偶见过敏反应。脑出血初期 禁用
辅酶 A Coenzyme A	注射剂 50 u 100 u	im iv　gtt	50~100 u/次，每日1次 静滴时溶于5%~10%GS 溶液中	用于白细胞或血小板减少、功能性低 热、新生儿缺氧
转移因子（TF） Transfer Factor	注射剂 2 ml	sc （上臂 内侧皮 下）	每次1~2 ml，每周1~2次 1个月后改为每2周1次	传递免疫信息，提高免疫功能 　AR：个别有风疹样皮疹、皮肤瘙痒
人血丙种球蛋白 Intravenous Human-γ-Globulin （IVIg）	注射剂 2.5 g 3.0 g	iv　gtt	丙种球蛋白缺乏症 每次0.15~0.4 g/kg，每2~ 4周1次，滴速不超过 0.08 ml/(kg·min)原发性 血小板、减少性紫癜 0.4 g/(kg·d)，连用5 d 严重感染 每次0.2~0.3 g/kg，qd，共 2~3 d	本品使免疫球蛋白 G 类（包括 IgG、 IgG1、IgG2 等）增加，临用时先以注射用 水稀释至 50 ml，再加10%GS50 ml后静 滴，速度宜慢，约在1~2 h内滴入。有 过敏史者禁用，本制品不宜肌注。开瓶 后不可保留 　AR：注意过敏反应
卡介苗多糖核酸 （斯奇康注射液）	注射剂 1 ml 0.5 mg	im	每次1 ml，每周2~3次 3个月为1个疗程	本品为免疫调节剂，用于预防及治疗 慢性支气管炎，反复感冒、哮喘等疾病

附表 2　新生儿中常见的抗生素剂量表

抗生素名称	用药途径	每次剂量 mg/kg	药　物　间　隔　时　间			
			体重＜2 000 g		体重≥2 000 g	
			日龄 0～7 d	＞7 d	日龄 0～7 d	＞7 d
青霉素	im,iv gtt	2.5 万～5 万 u	q12 h	q8 h	q8 h	q6 h
氨苄西林	iv,im,iv gtt	25～50	25 mg/kg,q12 h	25 mg/kg,q8 h	50 mg/kg,q8 h	50 mg/kg,q6 h
苯唑西林(P12)	iv,im,iv gtt	25,37.5	25 mg/kg,q12 h	25 mg/kg,q8 h	25 mg/kg,q8 h	37.5 mg/kg,q6 h
哌拉西林 (氧哌嗪青霉素)	iv,im,iv gtt	50,75	50 mg/kg,q12 h	75 mg/kg,q8 h	75 mg/kg,q8 h	75 mg/kg,q6 h
头孢唑林	iv,im,iv gtt	20～25	q12 h	q12 h	q12 h	q8 h
头孢呋辛	iv,im,iv gtt	30～50	q12 h	q8 h	q8 h	q8 h
头孢噻肟	iv,im,iv gtt	50	q12 h	q12 h	q12 h	q8 h
头孢他啶	iv,im,iv gtt	30	q12 h	q8 h	q8 h	q8 h
头孢曲松	iv,im,iv gtt	50	q24 h	q24 h	q24 h	q24 h
头孢哌酮	iv,im,iv gtt	50 mg/(kg·d)			q8～12 h	q8～12 h
头孢拉定	iv,im,iv gtt	50 mg/(kg·d)			q8～12 h	q8～12 h
阿米卡星★	im,iv gtt	5	q24 h	q24 h	q24 h	q24 h
庆大霉素★	im,iv gtt	2.5	q24 h	q24 h	q24 h	q24 h
红霉素	po,iv,iv gtt	10	q12 h	q12 h	q12 h	q8 h
克林霉素	im,po,iv gtt	5	q12 h	q8 h	q8 h	q6 h
万古霉素★★	iv gtt	15	q12～18 h	q8～12 h	q12 h	q8 h
亚胺培南-西司他丁(泰能)	im,iv gtt	20～25	q12 h	q8 h	q8 h	q8 h

注：★ 氨基糖苷类应用 3 天后,宜测血浓度,理想峰值 6～8 μg/ml　　★★治疗 3 天后宜测血浓度,理想峰值 20～30 μg/ml。

参考文献

1　廖清奎. 小儿营养及营养性疾病. 天津：天津科学出版社,1990
2　沈刚. 实用儿科药物手册. 上海：上海科学技术文献出版社,1995

（郭　雪）

附录八　正常儿童骨骼发育的 X 线指标

年龄	部位	骨化中心	
		新出现	已存在
新生儿	膝（侧位）	股骨远端骨骺 胫骨远端骨骺	
	踝（侧位）	距骨、股骨、跟骨	
1岁	腕（前后位）	头状骨、钩状骨、桡骨远端骨骺	
	肩（前后位）	肱骨头骨骺	
	髋（前后位）	肱骨头骨骺	
	踝（侧位）	外楔骨、胫骨远端骨骺	距骨、骨、跟骨
2岁	腕（前后位）		头状骨、钩状骨、桡骨远端骨骺
	肩（前后位）	肱骨大粗隆	肱骨头骨骺
	肘（前后位）	肱骨小头	
	踝（侧位）	腓骨远端骨骺	距骨，股骨、跟骨、外楔骨、胫骨远端骨骺
3岁	腕（前后位）	三角骨、指骨骨骺、掌骨骨骺	头状骨、钩状骨、桡骨远端骨骺
	踝（前后位）	距骨骨骺、内楔骨	距骨、股骨、跟骨、外楔骨、胫骨远端骨骺
4岁	腕	月状骨	头状骨、钩状骨、桡骨远端骨骺、 三角骨、指骨骨骺、掌骨骨骺
	髋（前后位）	大粗隆骨骺	
	膝（侧位）	腓骨近端骨骺	股骨远端骨骺、胫骨近端骨骺
	踝（侧位）	中楔骨、舟状骨	距骨、股骨、外楔骨、跟骨、胫骨远端骨骺、 腓骨远端骨骺、距骨骨骺、内楔骨
5岁	腕（前后位）	大多角骨、舟状骨	头状骨、钩状骨、桡骨远端骨骺、 三角骨、指骨骨骺、掌骨骨骺、月状骨
	肘（前后位）	桡骨近端骨骺	肱骨小头
	膝（侧位）	髌骨	股骨远端骨骺、胫骨近端骨骺、腓骨近端骨骺
6岁	腕（前后位）	小多角骨、尺骨远端骨骺	
	肘（前后位）	肱骨滑车	
	肩（前后位）		肱骨头与大转子
7岁	髋（前后位）		坐骨与耻骨
8岁	踝（侧位）	跟骨骨骺	
9岁	肘（侧位）	肱骨滑车、鹰嘴	
10岁	腕（前后位）	豆状骨	
	髋（前后位）	股骨小转子骨骺	
11岁	肘（前后位）	肱骨外髁	
	膝（侧位）	胫骨粗隆	
12岁	肘（前后位）		肱骨滑车与小头

(1—12岁)

参 考 文 献

［1］张国成. 儿科护理［M］. 北京：人民卫生出版社，2002.

［2］王慕逖. 儿科学［M］. 北京：人民卫生出版社，2002.

［3］崔焱儿. 儿科护理学［M］. 北京：人民卫生出版社，2002.

［4］金继春. 最新儿科护理学［M］. 北京：科学技术文献出版社，1999.

［5］曾熙媛. 护理学进展［M］. 长春：长春出版社，2001.

［6］史瑞芬. 护理人际学［M］. 北京：人民军医出版社，2006.

［7］吴敏. 儿科护理常规［M］. 北京：人民卫生出版社，2000.

［8］洪黛玲. 儿科护理学学习指导［M］. 北京：北京大学医学出版社，2003.

［9］刘纯燕. 临床护理技术操作规程［M］. 北京：人民卫生出版社，2002.

［10］雷春莲. 现代儿科护理手册［M］. 北京：北京医科大学出版社，2001.

［11］吴敏. 儿科临床标准护理计划［M］. 北京：人民卫生出版社，1998.

［12］陈百合. 最新儿科护理学［M］. 台北：华杏出版服务有限公司，1999.

［13］陈舜年. 儿科临床诊疗手册［M］. 上海：上海科学技术文献出版社，2004.

［14］李宁. 护理诊断手册［M］. 北京：科技文献出版社，2001.

［15］孔德凤. 实用新生儿护理［M］. 山东：山东科学技术出版社，2002.

［16］薛辛东. 儿科学［M］. 北京：人民卫生出版社，2003.

［17］冯泽康. 中华新生儿护理学［M］. 南昌：江西科学技术出版社，1998.

［18］胡亚美，诸福堂. 实用儿科学［M］. 北京：人民卫生出版社，1996.

［19］王吉安. 现代儿科急救［M］. 北京：人民卫生出版社，2001.

［20］杨霁云，白克敏. 小儿肾脏病基础与临床［M］. 北京：人民卫生出版社，2000.

［21］易著文. 小儿临床肾脏病学［M］. 北京：人民卫生出版社，2001.

［22］杨辉，杜永成，王斌全. 临床系统化整体护理常规［M］. 北京：人民卫生出版社，2002.

［23］洪黛玲. 儿科护理学［M］. 北京：北京医科大学出版社，2000.

［24］中华医学会儿科学会分会呼吸学组. 儿童支气管哮喘防治常规（试行）［J］. 中华儿科杂志，2004，42(2)：100 - 106.

［25］徐润华，徐桂荣. 现代儿科护理学［M］. 北京：人民军医出版社，2003.

［26］宋志强，都飞. 变应原检测的再认识［J］. 临床皮肤科杂志，2006(5)：333 - 335.

［27］杨辉，杜永成，王斌全. 临床系统化整体护理常规［M］. 北京：人民卫生出版社，2002.

［28］陈舜年，许春娣. 儿科消化病临床新技术［M］. 北京：人民军医出版社，2002.

［29］张国成，陈星琪，苏渊. 儿科学［M］. 北京：高等教育出版社，2003.

［30］胡亚美，江载芳，诸福棠. 实用儿科学［M］. 北京：人民卫生出版社，2002.

［31］宁寿葆. 儿科学［M］. 上海：上海医科大学出版社，2000.

［32］顾兆坤，顾可梁. 儿科临床与检验

［M］.上海：上海医科大学出版社,1999.

［33］曲维香.标准护理计划［M］.北京：北京医科大学和中国协和医科大学联合出版社,1997.

［34］江景芝.儿科护理学题库［M］.北京：人民卫生出版社,2000.

［35］戴宝珍,陶祥龄.护理常规［M］.上海：上海科学技术出版社,1999.

［36］朱延力.儿科护理学［M］.北京：人民卫生出版社,2000.

［37］朱怡然.临床护理全书［M］.北京：北京出版社,1991.

［38］曾畿生,王德芬.现代儿科内分泌学—基础与临床［M］.上海：上海科学技术文献出版社,2001.

［39］陈凤生,王伟.儿科内分泌遗传代谢疾病临床新技术［M］.北京：人民军医出版社,2002.

［40］朱宪彝.临床内分泌学［M］.天津：天津科学技术出版社,1993.

［41］薛耀明.甲状腺疾病的诊断和治疗［M］.北京：人民军医出版社,1997.

［42］钱礼.甲状腺疾病［M］.杭州：浙江科学技术出版社,1996.

［43］江载芳.中华儿科临床手册［M］.山东：山东科学技术出版社,1998.

［44］齐家仪.小儿内科学［M］.北京：人民卫生出版社,1987.

［45］诸福棠.实用儿科学［M］.北京：人民卫生出版社,2000.

［46］徐润华.儿科护理技术操作规程及疾病护理常规［M］.上海：上海科学技术文献出版社,1994.

［47］刘咸璋.健康评估［M］.上海：上海医科大学出版社,1998.

［48］Lolait SJ, Ocarrololl A-M, McBride OW, et al . cloning and characterization of a vasopressin V2 receptor and possible link to nephrogenic diabetes insipidus［J］. Nature,1992 (357)：336-339.

［49］李永旭,颜纯.小儿内分泌学［M］.北京：人民卫生出版社,1991.

［50］杨辉,杜永成.临床系统化整体护理常规［M］.北京：人民卫生出版社,2002 .

［51］杨锡强.儿科学［M］.北京：人民卫生出版社,2002.

［52］尤黎明.内科护理学［M］.北京：人民卫生出版社,2006.

［53］张乃峥.临床风湿病学［M］.上海：上海科学技术出版社,1999 .

［54］李毅.儿科疾病诊断标准［M］.北京：科学出版社,2005.

［55］叶应妩,李健斋.临床实验诊断学［M］.北京：人民卫生出版社,1989.

［56］姚凤祥,麻世迹,陈阳.现代风湿病学［M］.北京：人民军医出版社,1995.

［57］张澎.现代儿科学［M］.北京：人民军医出版社,1998.

［58］李璞,刘权章,田瑞符.医学遗传学纲要［M］.北京：人民卫生出版社,1980.

［59］宁寿葆.儿科学［M］.上海：上海医科大学出版社,2000.

［60］单荣森,刘树琴.临床实用遗传医学［M］.合肥：中国科学技术大学出版社,1995 .

［61］刘翠玲,魏淑芳.系统性红斑狼疮脑病的早期观察和护理［J］.山东：齐鲁护理杂志,2000,6(1)：17-18 .

［62］(美)J.J.诺拉,F.C.弗雷泽著.医学遗传学原理与应用［M］.罗见龙,罗逊等译.北京：人民卫生出版社,1987.

［63］李正,王慧贞,吉士俊.先天畸形学［M］.北京：人民卫生出版社,2000.

［64］卢美秀.现代护理实物全书［M］.深圳：海天出版社,1998.

［65］易著文.疑难儿科学［M］.武汉：湖北科学技术出版社,2002.

［66］陈百合,谢巾英,廖秀宜.最新儿科护理学［M］.北京：人民军医出版社,2007.

［67］段恕诚,刘湘云,朱启容.儿科感染病学［M］.上海：上海科学技术出版社,2003.

［68］陆以佳.外科护理学［M］.北京：人民卫生出版社,1998.

[69] 张晋杰. 皮肤科学[M]. 北京：人民出版社,19991.

[70] 苗美方. 实用皮肤科学[M]. 第 2 版. 北京：北京出版社,1997.

[71] 魏金铠,栗克清. 现代儿童心理行为疾病[M]. 北京：人民军医出版社,2002.

[72] 刘小红,李兴民. 儿童行为医学[M]. 北京：军事医学科学出版社,2003.

[73] 李雪荣. 现代儿童精神医学[M]. 长沙：湖南科学技术出版社,1994.

[74] 陶国泰. 儿童少年精神医学[M]. 南京：江苏科学技术出版社,1999.

[75] 薛富善,袁凤华. 围手术期护理学[M]. 第 1 版. 北京：科学技术文献出版社,2001.

[76] 邱蔚六. 口腔颌面外科学[M]. 第 3 版. 北京：人民卫生出版社,1995.

[77] 宋秀英. 整形外科护理[M]. 第 1 版. 北京：人民卫生出版社,1997.

[78] 马遇荪. 实用护理学[M]. 第 1 版. 南京：东南大学出版社,1993.

[79] 张金哲,潘少川,黄澄如. 实用小儿外科学[M]. 第 1 版. 杭州：浙江科学技术出版社,2003.

[80] 佘亚雄. 小儿外科学[M]. 第 1 版. 北京：人民卫生出版社,1995.

[81] 王光和. 唇腭裂的序列治疗[M]. 第 1 版. 北京：人民卫生出版社,1997.

[82] 尹音,胡敏. 儿童口腔学[M]. 北京：人民军医出版社,1995.

[83] 上海卫生局. 儿科诊疗常规[M]. 上海：上海科学技术出版社,1999.

[84] 顾沛. 外科护理学[M]. 第 1 版. 北京：科学出版社,2000.

[85] 李楚杰,卢兴,赵修竹. 临床病理生理学[M]. 第 1 版. 广州：广东科学技术出版社,1990.

[86] 裘法祖. 外科学[M]. 第 1 版. 北京：人民卫生出版社,1997.

[87] 袁继炎. 小儿外科疾病诊疗指南[M]. 第 1 版. 北京：科学出版社,1999.

[88] 李建业,周异群. 实用腹部外科学

[M]. 第 3 版. 天津：天津科学技术出版社,1999.

[89] 王强,王元和. 肛肠外科[M]. 第 2 版. 北京：人民军医出版社,1998.

[90] 吴梓梁. 实用临床儿科学[M]. 第 3 版. 广州：广州出版社,1997.

[91] 解云,周红. 儿科疾病护理[M]. 第 2 版. 北京：人民卫生出版社,1998.

[92] 邹典定. 现代儿科诊疗学[M]. 第 1 版. 北京：人民卫生出版社,1995.

[93] 恕诚,朱启镕. 小儿肝胆系统疾病[M]. 第 2 版. 北京：人民卫生出版社,1997.

[94] 胡仪吉. 儿科基本技能[M]. 第 2 版. 北京：科学出版社,1999.

[95] 杜嗣廉,郑名新. 小儿胃肠病学[M]. 第 2 版. 北京：人民卫生出版社,1998.

[96] 刘钧澄. 现代小儿外科治疗学[M]. 第 1 版. 广州：广东科学技术出版社,1993.

[97] 周彩峰,胡素君. 妇儿疾病的护理与保健[M]. 第 1 版. 郑州：河南医科大学出版社,1999.

[98] 施诚仁. 新生儿外科学[M]. 第 2 版. 上海：上海科学普及出版社,1998 .

[99] 夏穗生. 现代腹部外科学[M]. 武汉：湖北科学技术出版社,1996.

[100] 佘亚雄,应大明. 小儿肿瘤学[M]. 上海：上海科学技术出版社,1997.

[101] 李树贞. 现代护理学[M]. 第 1 版. 北京：人民军医出版社,2000.

[102] 黎介寿. 围手术期处理学[M]. 第 1 版. 北京：人民军医出版社,1987.

[103] 郭桂芳,姚兰. 外科护理学[M]. 第 1 版. 北京：北京医科大学出版社,2000.

[104] 吴孟超. 肝脏外科学[M]. 第 1 版. 上海：上海科学技术出版社,1982.

[105] 刘素珍. 护理心理学[M]. 第 1 版. 上海：上海交通大学出版社,1991.

[106] 彭文伟. 传染病学[M]. 第 5 版. 北京：人民卫生出版社,2001.

[107] 华积德. 现代普通外科学[M]. 第 1 版. 北京：人民军医出版社,1999.

[108] 中国人民解放军总后勤卫生部. 手术

学全集之小儿外科卷[M].北京：人民军医出版社,1995.

[109] 夏穗生,黄光英,张良华.小儿外科疾病诊疗指南[M].第1版.北京：科学出版社,1999.

[110] 冯新为.病理生理学[M].第1版.北京：人民卫生出版社,1991.

[111] 韩振藩,李冰倩.泌尿外科手术并发症[M].第1版.北京：人民卫生出版社,1993.

[112] 吴阶平,马永江.实用泌尿外科学[M].北京：人民军医出版社,1995.

[113] 许龙顺.早期肌力平衡手术治疗先天性马蹄内翻足的临床及相关实验研究[J].中华骨科杂志,1995,15(11)：732.

[114] 杜克,王守志.骨科护理学[M].第1版.北京：人民卫生出版社,1995.

[115] 吕式媛.创伤骨科护理学[M].第2版.北京：人民卫生出版社,1998.

[116] 朱怡然,王珏,谭朴泉.临床护理全书[M].第1版.北京：北京出版社,1991.

[117] 马文元.实用护理心理学[M].第1版.南昌：江西科学技术出版社,1987.

[118] 金惠铭.病理生理学[M].第4版.北京：人民卫生出版社,1996.

[119] 陈易人.外科围手术期处理学[M].第1版.南京：江苏科学技术出版社,1990.

[120] 韩学德.现代外科感染学[M].北京：科学技术文献出版社,1995.

[121] 仲剑平.医疗护理技术操作常规[M].北京：人民军医出版社,1962.

[122] 刘俊.护理常规[M].上海：上海科学技术出版社,2008.

[123] 罗连霞.护理原理与技术[M].北京：科学技术文献出版社,1999.

[124] 潘化娟.最新护理技术[M].北京：科学技术文献出版社,1999.

[125] 雷青莲.现代儿科护理手册[M].北京：北京医科大学出版社,2001.

[126] 刘纯艳.临床护理技术操作规程[M].北京：人民卫生出版社,2005.

[127] 何晓真,张进川.实用骨科护理学[M].第1版.郑州：河南医科大学出版社,1999.

[128] 张金哲,陈晋杰.小儿门诊外科学[M].第1版.北京：人民出版社,1990.

[129] 苗美方.实用门急诊医护手册[M].第1版.北京：北京出版社,1991.

[130] 保罗.贝内特.异常与临床心理学[M].第1版.陈传译.北京：人民邮电出版社.2007.

[131] 郭国际,王高华,王铭.实用心理卫生与精神医学[M].北京：中国医药科技出版社.2007.

[132] 务学正.孤独症儿的疗育[M].第1版.郑州：郑州大学出版社.2008.